INHALT

INHALT

Gerhardus Lang • **Homöopathie, Heilung über die Seele**

Gerhardus Lang

Homöopathie, Heilung über die Seele

Homöopathie in
der Anwendung
und Arzneimittel

Band 2

ELV Eva Lang Verlag
Homöopathische Literatur

Gerhardus Lang
Homöopathie, Heilung über die Seele
Band 2
ISBN 3-937466-23-1

Eva Lang Verlag für homöopathische Literatur,
Bergstr. 8, 27726 Worpswede
Tel.: ++49-4792-4224 Fax: ++49-4792-952385
www.evalangverlag.de
kontakt@evalangverlag.de

Wichtiger Hinweis:

Medizin als Wissenschaft ist ständig im Fluss. Forschung und Erfahrung erweitern unsere Erkenntnisse, insbesondere was Behandlung und medikamentöse Therapie anbelangt. Soweit in diesem Werk eine Dosierung oder eine Applikation erwähnt wird, darf der Leser zwar darauf vertrauen, dass Autoren, Herausgeber und Verlag große Sorgfalt darauf verwandt haben, dass diese Angabe genau dem Wissensstand bei Fertigstellung des Werkes entspricht. Dennoch ist jeder Benutzer aufgefordert, die Beipackzettel der verwendeten Präparate zu prüfen, um in eigener Verantwortung festzustellen, ob die dort gegebene Empfehlung für Dosierungen oder die Beachtungen von Kontraindikationen gegenüber der Angabe in diesem Buch abweicht. Das gilt nicht nur bei selten verwendeten oder neu auf den Markt gebrachten Präparaten, sondern auch bei denjenigen, die vom Bundesgesundheitsamt (BGA) oder Paul-Ehrlich Institut (PEI) in ihrer Anwendbarkeit eingeschränkt worden sind. Geschützte Warennamen (Warenzeichen) werden nicht besonders kenntlich gemacht. Aus dem Fehlen eines solchen Hinweises kann also nicht geschlossen werden, dass es sich um einen freien Warennamen handelt.

Umschlagsgestaltung: Babette Lichtenford, Hamburg

Druck und Bindung: LegoPrint S.p.A., Lavis (TN)

Printed in Italy

Arzneimittel

Psorinum, Krätze Nosode, 4/1994

Motto: Was Du ererbt von Deinen Vätern ...

In der Homöopathie besteht die Lehre von den chronischen Krankheiten. *Samuel Hahnemann* hat diese Lehre begründet, die soviel sagt, als dass die Krankheitsveranlagungen, die sich im Laufe des Lebens dann in Krankheiten verwirklichen, von unseren Vorfahren vererbt wurden. Diese haben sich beim Durchgang durch die vielen Generationen unendlich oft verändert, so dass immer neue, persönliche Krankheitsbilder als Mischung der Veranlagungen der Vorfahren entstehen. Es ist deshalb Aufgabe des homöopathischen Arztes, bei chronischen Krankheiten die Erkrankungen der Vorfahren möglichst genau zu erforschen. Aber nicht nur die durchgemachten Krankheiten der Vorfahren spielen eine Rolle, sondern auch Erlebnisse derselben, die sehr schwerwiegend waren, wie z. B. Not, Entbehrungen, Flucht, Gefangenschaft usw. mit den damit verbundenen, oft schrecklichen Erlebnissen. Wir Älteren, die wir noch den letzten großen Weltkrieg miterlebt haben, können das gut verstehen. So erinnere ich mich noch deutlich daran, wie die armen Flüchtlinge aus dem Osten Deutschlands, aus Schlesien und Ostpreußen, im Februar 1945 in unserem Dorf ankamen: In geschlossenen Viehwaggons, ohne Heizung, ohne Nahrung, ohne Toiletten und Waschgelegenheiten. Beim Öffnen der Waggons schlug uns ein infernalischer Gestank entgegen. Zuerst wurden die Leichen ausgeladen: Säuglinge, Kinder, Alte und auch manche Erwachsene, vorwiegend Frauen, hatten es nicht überlebt. Dann die armen Menschen, die alles verloren hatten, Hab und Gut, Haus und Hof, oft die Familienangehörigen. Verlaust und verschmutzt, nach Urin und Kot stinkend, wochenlang nicht gewaschen, abgemagert, unfrisiert usw.: ein entsetzliches Elend. Der Geruch ist mir noch heute in der Nase.

Weshalb ich das erzähle? Wegen eines kleinen Jungen mit Asthma, das er seit seinem dritten Lebensmonat immer sehr heftig anfallsweise bekam, und dem ich nicht recht abhelfen konnte. Auch die Mutter hatte Asthma, das ich auch nie ganz beheben konnte. Da war nun wieder der Telefonanruf wegen des Kleinen: Husten, Fieber, Atemnot. Ich bat die Mutter herzukommen. Sie wohnten einige Kilometer entfernt und erschienen nach einer Stunde. Die

Mutter war verlegen, da das Asthma während der Autofahrt verschwunden war. Sie erinnerte sich nun, dass ihre eigene Mutter, wenn sie und ihre Zwillingsschwester Asthma hatten und es sehr schlimm war, in der Not die Kinder ins Auto packte und mit ihnen herumfuhr, wodurch es immer besser war. Im Repertorium von Kent findet sich ein einziges Mittel unter der Rubrik „Atemnot", besser durch Fahren, nämlich Psorinum.

Psorinum ist eine Nosode, die aus dem Sekret des Krätzebläschens hergestellt wird. Die Menschen, die Psorinum benötigen, frieren sehr, so dass sie im Sommer dicke Sachen anziehen. Sie haben oft schrecklichen Juckreiz, der schlimmer in der Bettwärme wird. Vor allem haben sie, auch wenn sonst nichts vorhanden ist, eine unerklärliche Angst vor Verarmung. Alles dieses war hier bei unserem Jungen und seiner Mutter nicht vorhanden. Aber folgendes ergab sich: Ich gab dem Kind Psorinum C 200, was das Asthma erstmals eindeutig besserte. Ich erfuhr auf Nachfrage, dass die Großmutter des Jungen, nämlich die Mutter der Mutter, 1945 mit sechs Kindern die Flucht vor den herandringenden Truppen der Roten Armee unternahm. Dabei erlebten die Kinder das Elend der Flucht, das nicht ohne Eindruck auf sie geblieben war. Angst, Hunger, Kälte, Not, Gestank, Ungeziefer. Besserung von allem, wenn der Treck oder der Eisenbahnzug in Bewegung ist und also dem Unheil davonfährt. So könnten wir dieses Symptom verstehen, dass sich das Asthma durch Fahren im Wagen bessert, dass dieses Gefühl der Erleichterung durch die Fahrt so tief eingeprägt wird, dass es auch noch bei den Nachfahren Besserung des Leidens bringt. Asthma ist verkörperte Angst.

Der bedeutende griechische Homöopath Vithoulkas sagt, dass er Psorinum oft bei Menschen angezeigt fand, die im letzten Krieg in Griechenland während der deutschen Besatzung solche existentiellen Nöte erlitten hatten, die z. B. beinahe am Verhungern waren. Er hat diese Zeit noch miterlebt und fand solches in der Vorgeschichte Psorinumkranker immer wieder bestätigt. Ich selbst frage deshalb immer, wenn ich Psorinum herausfinde, ob solche Ereignisse bei den Vorfahren aufgetreten sind. Im Prinzip kann man davon ausgehen, dass irgendwann jeder von uns einen oft weit zurückliegenden Vorfahren hatte, der solche Nöte erlitten hat, denn das kam früher viel häufiger vor, wovon uns schon die überlieferten Volksmärchen Zeugnis geben. Man denke nur an die Eltern von Hänsel und Gretel.

Natrium muriaticum, Kochsalz, Steinsalz, Natriumchlorid 1/1995

Natrium muriaticum ist das gewöhnliche Kochsalz. Es ist eines unserer wichtigsten Mittel in der Homöopathie. Es ist immer schon ein Stein des Anstoßes für alle diejenigen gewesen, die die Wirksamkeit der homöopathischen Arzneimittel anzweifeln, das wir das gewöhnliche Kochsalz als Heilmittel verwenden. Wie kann eine Substanz, die wir in jeder Küche, in jedem Supermarkt, in jedem tierischen Lebewesen in so großen Mengen vorfinden, ein Heilmittel sein? Ganz so rätselhaft ist das nicht, wenn wir uns die Sache etwas genauer ansehen. Jeder Mensch weiß, dass nichts scheußlicher schmeckt, als eine versalzene Speise. Auf der anderen Seite aber schmeckt auch Vieles überhaupt nicht, wenn ihm nicht etwas Salz hinzugefügt wird. Eine Prise Salz, auch zu mancher süßen Speise, lässt erst den eigentlichen Geschmack zur Geltung kommen. Dabei ist es wirklich die Prise Salz, also ganz wenig, und die rechte Dosis hängt stark vom Gefühl des Kochs und noch häufiger der Köchin ab, ob beim gemeinsamen Essen dann Wohlbehagen oder schlechte Stimmung auftritt. Wir stellen uns ganz einfach vor: die Familie oder sonstige Tischgesellschaft versammelt sich zum gemeinsamen Mahle und freut sich auf das gut zubereitete Essen, dem vielleicht eine Suppe vorangeht. Es riecht gut, und das Wasser läuft manchem im Munde zusammen. Und dann die große Enttäuschung, wenn die Suppe versalzen ist oder wenn das Salz vielleicht vergessen wurde. Beides kann ja vorkommen. Was geschieht dann? Eine verhaltene Missstimmung kommt auf, jeder löffelt pflichtgemäß weiter und schluckt die Suppe runter, aber die Freude ist dahin. Keiner sagt etwas, um die Hausfrau nicht zu kränken, die nun selber merkt, was passiert ist. Sie ist furchtbar betroffen, dass ihr so etwas passiert ist, und ihre eifrige Freude weicht dem aufsteigenden Kummer. Sie beginnt zu schlucken, die Tränen steigen auf. Eine ärgerliche oder sarkastische Bemerkung des Ehemanns genügt und es bricht aus ihr heraus: Sie verlässt weinend das Esszimmer, rennt ins Schlafzimmer, wirft sich auf das Bett, nachdem sie die Türe noch rasch abgeschlossen hat. Sie heult ihren Kummer in die Kissen und lässt niemanden ein um sie zu trösten. Die Familie oder die Gäste versuchen nun das Beste daraus zu machen, und irgendwann renkt sich alles wieder so einigermaßen ein. Das alles kann von der versalzenen Suppe kommen: Eine typische Szene aus dem Leben einer Frau, der Natrium muriaticum ein gutes

Heilmittel sein kann, wenn der kundige Homöopath es ihr verordnet. Denn das ist typisch: Was sagt der Volksmund, wenn jemand das Essen versalzt: „Der war wohl verliebt". Genau das ist die Natrium muriaticum Patientin schon früh in ihrem Leben, manchmal schon als kleines Kind. *Thomas Mann* beschreibt so eine Kinderliebe in der Erzählung „Unruhe und frühes Leid". Oft ist es der gegengeschlechtliche Elternteil, in den sich das Kind verliebt.

Was heißt das Wort lieben mit der Vorsilbe „ver" davor? Lieben ist eine schöne Sache, nichts wird höher gepriesen. Aber das „ver" erinnert fatal an Unangenehmes, wie in den Worten verderben, verfahren, verdammen, verlieren, verhaften, vergeuden usw. zum Ausdruck kommt. In dem deutschen Wörterbuch von Grimm hat die Vorsilbe „ver" die Bedeutung von fort, hinweg, ab. Das sind alles negative oder etwas mindernde Eigenschaften. Wenn wir uns verlieben, wissen wir ja nicht, ob der andere uns auch liebt, und insbesondere Natrium muriaticum weiß das nie ganz sicher. Deshalb bleibt es immer verliebt und kann seiner Liebe doch nie sicher sein. Das erzeugt mit der Zeit eine ungeheute Spannung, die sich auch in der Neigung zeigt, einen so genannten Spannungskopfschmerz zu entwickeln.

So jemand verliebtes ist zerstreut, kann die Gedanken nicht beisammen halten: „Ein gedankenloses für sich Seyn" steht als 79. Symptom in der Arzneimittellehre von *Hahnemann* bei Natrium muriaticum. So passiert dann das Versalzen der Suppe und alles was damit zusammenhängt. An diesem Beispiel mit dem Salz und seiner „banalen" alltäglichen Verwendung als notwendiges, aber doch vorsichtig zu dosierendes Gewürz zu fast allen Speisen, zeigt sich schon seine Bedeutung, die es für unser ständiges Wohlergehen hat.

Aus der Physiologie, d.h. der Lehre von den Funktionen eines lebendigen Organismus, wissen wir, dass ohne das Salz nichts läuft. Unser Blut enthält einen konstanten Salzspiegel ähnlich dem des Meeres, und dieser ist lebenswichtig. Dieser Salzspiegel muss aufrechterhalten werden, wie wir alle wissen. Wenn wir durch zu starkes Schwitzen, Erbrechen oder durch Durchfälle große Salzverluste erlitten haben, so müssen wir dringend für Ersatz des verloren gegangenen Salzes sorgen.

Das Kochsalz findet sich in der Natur entweder in gelöstem Zustande im Meer oder in den Körperflüssigkeiten der Tiere und Menschen. Auf der anderen Seite findet es sich in Form von Kristallen tief in der Erde als Steinsalz. Bringen wir das Steinsalz aus seinen trockenen Lagerstätten an die Erdoberfläche, so müssen wir es vor Feuchtigkeit schützen, denn Wasser löst das Salz rasch auf. In der Homöopathie wird nun das Kochsalz mit Natrium muriaticum bezeichnet. Dieses ist ein alter Name, der aus der Zeit stammt, als man Salz vorwiegend zum Einpökeln von Fleisch und Fisch verwendete. Das Wort Muriaticum stammt aus dem Griechischen murio = ich fließe, lasse rinnen. Dieses Wort wurde dann für die flüssige Pökellake benutzt. Muriatisch heißt einfach salzsauer oder Kochsalz enthaltend.

Eigentümlich ist die Ähnlichkeit mit dem Wort Murus = Mauer, denn diese Mauer hat auch etwas mit dem Kochsalz zu tun. Um sein Eigensein als Salz nicht zu verlieren, muss es eingemauert in Steinen sein Dasein als Steinsalz fristen. Ähnlich mauert sich auch der Natrium muriaticum Patient ein, um seine übergroße Empfindlichkeit und seine starke Verletzlichkeit im Gefühlsbereich zu schützen. Gefühle entsprechen dem flüssigen Element, und allen Gefühlen ist Natrium muriaticum sehr stark ausgeliefert. Um diesem zu entgehen, schirmt sich Natrium muriaticum ab, schließt sich ein. Das kann so weit gehe, dass Natrium muriaticum nach außen hin regelrecht austrocknet: Es bekommt eine trockene, schuppige, juckende Haut, die vor allem in den Gelenkbeugen, wo die Haut empfindlich und dünn ist, bevorzugt befallen ist. Aber dieses kann sich dann als Neuordermitis überall hin ausbreiten. Normalerweise feuchte Gegenden wie die Schleimhäute, werden trocken: Trockene Augen, trockene Nase (Stockscnupfen), trockener Mund, trockener Rachen, zäher, fast trockener Rachenschleim, trockene Stimmbänder mit Heiserkeit, trockener Darm mit harten, trockenen Stühlen, trockene, schmerzhafte Scheide. Sogar das Wasserlassen geht nicht, wenn jemand in der Nähe ist, der es sehen oder hören könnte. In der ärgsten Trauer versiegen die Tränen, und der im Natrium-Menschen nagende Kummer oder Hass bleibt ungelöst mangels seelischer Flüssigkeit. Als Gegenschlag in die andere Richtung können aber auch ganz entgegengesetzte Erscheinungen auftreten: Heftigster Fließschnupfen (als Heuschnupfen), unstillbarer Tränenfluss, der auch bei gegensätzlichen Dingen auftritt, wie z.B. beim Lachen. Tränen im Wind, in kalter Luft, usw., reichlich wässrige Durchfälle, Ödeme, nässende Bläschenausschläge und Ekzeme, untröstliches Weinen, das sich sogar durch Trostversuche verstärkt oder erst richtig zum Ausbruch kommt. Oft wechseln diese Extremzustände beim gleichen Menschen miteinander ab.

Sind die Natrium muriaticum Patienten gerade in einem Zustand, wo sie ihr krankes Wesen einigermaßen im Griff haben (wenn sie es gut kompensiert haben, sagen die Homöopathen), dann kann sich die große Empfindlichkeit für Gefühle in Begabungen für bestimmte Berufe niederschlagen. Natrium muriaticum kann gut zuhören und grenzt sich dabei doch durch eine fast objektive Haltung ab. Dieses sind gute Voraussetzungen um z.B. ein guter homöopathischer Therapeut zu werden. Sie können gut miterleben, was dem anderen Leidvolles passiert aber sie können sich dabei so weit zurückhalten, dass sie die Übersicht behalten. Deshalb ergreift Natrium muriaticum oftmals therapeutische oder seelsorgerische und soziale Berufe, wo sich diese Art des stillen Wirkens am Besten verwirklichen lässt. Aber auch in vielen anderen Berufen, wo ein stilles Dienen möglich ist, ist Natrium muriaticum zuhause. So gehören naturgemäß viele jüngere und ältere Mütter dazu, die nicht selten neben ihrer aufreibenden Mutterrolle noch einer Erwerbsarbeit nachgehen.

In Gesellschaft sitzen die Natrium muriaticum Menschen oft nur als stumme, aber dafür um so aufmerksamere Zuhörer da. Ab und zu lassen sie eine trockene, aber treffende Bemerkung fallen. Wenn sie aber einmal warm geworden sind und das Gefühl haben, dass man sie versteht und ernst nimmt, können sie durchaus etwas von dem preisgeben, was sie innerlich berührt. Auf der anderen Seite kann es aber auch passieren, dass sie aus lauter Verlegenheit ins Reden geraten, wobei sie dann merken, dass es eigentlich unsinnig ist, so viel von sich zu geben, aber aus lauter Verlegenheit können sie dann nicht aufhören und reden immer weiter, manchmal die Zuhörerschaft in ein peinliches Schweigen treibend. Solche peinlichen Situationen vergisst Natrium muriaticum nie. Alle Dinge, die unangenehm waren, ob sie nun selbst verschuldet oder von anderen zugefügt wurden, werden in der Seele vergraben und brechen immer wieder auf. Natrium muriaticum leckt oft seine alten Wunden und deshalb heilen sie nie. Zu allen möglichen Zeiten werden die verpassten und verpatzten Gelegenheiten wiedergekäut, erzeugen Schlaflosigkeit, Kopfschmerzen und Herzrhytmusstörungen. Eine Fülle von vegetativen Störungen ist die Folge, der Blutdruck kann auch noch ansteigen.

Wir sehen hier, dass Natrium muriaticum Patienten meistens wegen ihrer zahlreichen, sehr unterschiedlichen körperlichen Beschwerden in die Sprechstunde kommen. Sie klagen über Vielerlei, und die ärztlichen Untersuchungen ergeben dann meisten, dass alles in Ordnung ist, die Befunde sind gut, die Laborwerte stimmen, im Röntgen und im EKG ist auch nichts festzustellen und zum Schluss sind es die „Nerven". Ein Beruhigungsmittel für den Tag und Schlaftabletten für die Nacht, Tabletten gegen die Migräne und gegen den hohen Blutdruck, Hormone für die schmerzhafte Periode, Tabletten gegen Magensäure, ein Spray für den chronischen Schnupfen, Cortisonsalbe für das Ekzem und ein Antipilzmittel für die Zehen, das ist das Standardprogramm für Natrium muriaticum. Sie suchen den Arzt oft mit immer wechselnden Beschwerden auf, setzen denselben unter Druck, der diesem dann durch immer neue Verschreibungen ausweicht und sich schließlich ungeduldig von den lästigen Patienten abwendet und ihnen immer weniger Zeit gönnt. Bis diese schließlich genug haben und zum homöopathischen Arzt oder Heilpraktiker gehen und dort vielleicht das Glück haben, endlich verstanden zu werden: „Das ist Nartium muriaticum". Eine Gabe der Hochpotenz dieses Mittels bringt eine oft dramatische Entwicklung in Gang. Viele körperliche Symptome bessern sich, und zunächst werden die sonst für ihre Umgebung pflegeleichten Lebensgefährten, Ehepartner, Kinder und Freunde usw. plötzlich unbequem, aufmüpfig, nicht mehr so zuverlässig funktionierend. Was ist passier? Sie entdecken mit einem mal, dass sie nicht mehr um Liebe betteln müssen, sondern dass sie liebenswert sind auch ohne das. Dass sie sich im Spiegel ansehen können und nicht nur Mitesser, Pickel und Falten sehen, sondern ihre oft herbe Schönheit zur Kenntnis nehmen. „Liebe deinen Nächsten", so war es bisher und nun kommt noch hinzu „wie dich selbst". Wie sollen denn auch andere einen wirklich lieben können, wenn man sich selbst nicht leiden (oder lieben) kann? Natrium muriaticum sagte früher immer: „Ich mag dich leiden". Jetzt sagt es aus überströmendem Herzen: „ich liebe dich". Das ist dann die Heilung.

Calcium carbonicum Hahnemannii, Austernschale, 3/1995

Calcium carbonicum ist eigentlich ein Mineral, nämlich der ganz gewöhnliche Kalk, Calcium carbonat = Ca CO3, aus dem viele unserer Gebirge aufgebaut sind, z. B. die Schwäbische Alb. Diese Gebirge haben ihren Ursprung jedoch nicht aus dem Erdinneren, wie der Granit, sondern es sind Sedimentgesteine, die aus der Ablagerung von lauter Lebewesen stammen. Jeder Kalkstein ist ursprünglich aus Tieren entstanden. Das Calcium carbonicum Hahnemannii, wie es ganz genau heißt, wird nun nicht aus diesem Kalkstein gewonnen, sondern aus der Austernschale, quasi einer Minikalkablagerung. Wenn man die Schale dieses Tieres zerbricht - wie einen Knochen -, so kracht das wie beim Brechen eines Knochens, und an der Bruchstelle findet sich dann eine innere Schicht, die ganz weiß ist. Diese wird herausgekratzt und im Mörser zusammen mit Milchzucker zur ersten Potenz von Calcium carbonicum verrieben.

Betrachten wir die Auster, so sieht sie im geschlossenen Zustand hässlich aus: Keine schön geformte Muschel, sondern eine raue, unregelmäßige Oberfläche, von Tang und Moos bewachsen, grau und wenig attraktiv. Aus dem Ei der Auster schlüpft die Larve, die sich im Wasser zu ihrem künftigen Standort hinbewegt. Sie siedelt sich mit anderen Austernlarven zusammen auf einer Muschelbank an und bleibt da ihr Leben lang; ein friedliches Wesen, das eigentlich nur seine Ruhe haben will, sich - wie im Schlaraffenland - die flüssige Nahrung von Ebbe und Flut heranspülen lässt und als einzige Anstrengung die Muschel öffnet, was eigentlich von alleine passiert. Ihr einziger Zweck ist also, mit möglichst geringer Mühe nichts anderes zu tun, als zu fressen und zu wachsen, wobei eine gleichmäßige Zunahme in allen Richtungen das Prinzip ist. Nur der allgegenwärtigen Gefahr von räuberischen Wesen wird insofern Rechnung getragen, als ein kräftiger Muskel vorbeugend entwickelt wird, der die Muschelhälften schließt und außerordentlich fest zusammen hält.

Die Austernmuschel gehört zu den Weichtieren, wie die langsame Schnecke (Murex) und der schnelle Tintenfisch (Sepia), beide auch Ausgangspunkte homöopathischer Mittel. Die Zugehörigkeit zu der Klasse der Weichtiere ist eigenartig, wo sie doch eine so harte Schale hat. Manche Muscheln entwickeln in sich selbst noch etwas Hartes, nämlich eine Perle, die auch aus Kalkschichten besteht und die manchen Damen sehr gut als Schmuck steht, vor allem wenn sie einen üppigen Busen haben, auf dessen Ausschnitt sich die schillernden Perlen gut ausmachen. Das sind auch sonst meist Damen, die Probleme mit der Linie haben und deren Kleidergröße selten unter 44 fällt.

Unser homöopathisches Mittel Calcium carbonicum Hahnemannii ist ein großes Mittel, das in allen Lebensaltern infrage kommt. Aber eine ganz besondere Beziehung hat es zu den kleinen Kindern. Die ganze liebeweckende Unschuld, Hilflosigkeit und Schutzlosigkeit des ganz kleinen Kindes - wundervoll dargestellt in dem Bild von Philipp Runge „Der Morgen" - tritt vor unsere Augen und wir möchten diesen Wesen alle Hilfe und allen Schutz geben, um sie vor den Gefahren der Welt zu schützen. Wenn diese kleinen Kinder dann Schwierigkeiten haben, ihr Schädeldach fest auszubilden (offene Fontanellen) oder ihre Knochen gerade zu richten (Rachitis), so ist Calcium carbonicum eines der Mittel, die da helfen können. Es ist sozusagen der physiologische Zustand der frühestens Kindheit, wo genährt werden, schlafen, verdauen und ohne Eigenbewegung an einen Ort gebunden sein ganz normal ist. Im späteren Alter kann dann wieder ein ähnlicher Zustand auftreten, und wieder kann Calcium carbonicum indiziert sein. Da ist es dann mehr die rheumatische Arthritis, Steifigkeit in allen Gelenken, Schlaflosigkeit, Nierensteine und Herzschwäche, die die Alten unbeweglich machen. Sie sitzen dann unter Umständen unter Osteoporose zusammengebrochen in ihrem Rollstuhl, sind meist dick und wabbelig, schwitzen am Kopf und riechen sauer.

Bei den Kleinkindern ist es ein gutes Mittel, damit sie keine Rachitis bekommen, aber nur wenn es durch die Symptome indiziert ist, denn auch die Rachitis ist nicht einfach auf die Diagnose hin homöopathisch zu heilen. Die kleinen Calcium-carbonicum-Kinder lernen spät laufen, zahnen spät und sind oft „Wonneproppen". Sie spielen ruhig und freundlich, wo man sie hingesetzt hat, sind pflegeleicht, wenn sie nicht gerade einen dicken Milchschorf oder eine ihrer häufigen Erkältungen haben. Manchmal sind sie verstopft und fühlen sich trotzdem wohl dabei. Sie essen gerne und viel, und wenn Essenszeit ist, sitzen sie als erste am Tisch und lassen es sich sichtlich wohl schmecken. Fast gierig sind sie auf Eier; hart- oder weich gekocht können sie davon fast beliebig viele verdrücken.

Im Kindergarten geht es ihnen durch ihre Freundlichkeit noch ganz gut, obwohl sie wegen ihrer Langsamkeit oft gehänselt werden (sie heißen oft Hans, Johannes oder Hanna, Johanna), und das Märchen vom getreuen Johannes ist ein schönes Calcium-carbonicum-Märchen, da dort einer geschildert wird, der aus Treue in (Kalk)Stein verwandelt wird.

Schlimmer wird dann die Schulzeit, vor allem wenn sie strenge Lehrer haben, die „Leistung" verlangen. Dieses Wort ist für ein Calcium-carbonicum-Kind schwer zu begreifen und sie werden nie verstehen, wie man freiwillig nach demselben streben kann. Sie leiden dann oft unter großen Ängsten: vor grausigen Geschichten, lassen sich ungern anschauen, weil sie Angst haben, dass man ihre Schwäche und Furcht durchschaut. Dann machen sie zu wie eine Muschel und man kommt schwer an sie heran. Sie haben Angst vor Krankheiten aller Art, obwohl sie in der Krankheit selbst in stoischer Ruhe viel ertragen können und in ihrer Gutmütigkeit oft für schmerzunempfindlich gehalten werden, was sie aber gar nicht sind. Wenn man sie überbeansprucht, sei es durch Anstrengung oder durch grässliche Erzählungen, so werden sie sauer. Dann zeigen sie eine große Widerspenstigkeit. Das Sauersein zeigt sich dann auch im Geruch des Schweißes oder des Stuhles. So finden sich viele Züge der Auster im übertragenen Sinne dann im Verhalten dieser Kinder wieder.

Die Jugendlichen ziehen sich gerne von der grausamen Welt in geschütztere Bereiche zurück, z. B. in eine Kirche. Dort entwickeln sie ein eigentümliches Interesse für übersinnliche und religiöse Dinge. Dabei steht nicht so sehr die philosophisch-erkenntnismäßige Seite im Vordergrund, sondern die Gefühle und Rituale. Ein Gottesdienst mit festlich gekleideten Priestern, Weihrauch und Orgelmusik erhebt sie über die Trostlosigkeit des mühevollen irdischen Daseins empor und erfüllt ihre Seele mit Hoffnung, dass man dem grausamen Wettkampf in Schule und Beruf entgehen könnte. In unserer schnellebighektischen Zeit, wo alles schnell erledigt werden soll, sind sie schlecht untergebracht. In den guten alter Zeiten, wo man noch „Perlen" im Haushalt und treue Diener zu schätzen wusste (und sie auch bezahlen konnte), ging es ihnen besser. Das einzige Refugium, das ihnen sonst noch geblieben ist, ist der eigene Haushalt und viele liebe, kleine Kinder. Da sieht man sie dann (oft sind es auch etwas beleibte Väter) am Küchenherd stehen und leckere Mahlzeiten zubereiten oder den Garten liebevoll pflegen. Denn die Pflanzen können einem wenigstens nicht weglaufen und so bleibt nur die Anstrengung der Pflege. Das geschieht aber mit Ausdauer und Liebe.

Die einzige Abwechslung, die Calcium carbonicum gerne hat, ist eine Ausfahrt mit dem Auto, möglichst als Beifahrer, wo man dann ruhig sitzend die Landschaft und die Begebnisse an sich vorbeiziehen lassen kann, fast wie die Nahrung der Auster durch die Strömung an ihr vorbeizieht. Ausgestiegen wird nur an gastfreundlichen Stellen, wo dann der Tisch von freundlichen Bediensteten gedeckt wird. Von anstrengenden Wanderungen wollen die Calcium-Kinder und -Erwachsenen nicht viel wissen, vor allem wenn sie bergan gehen. Da geraten sie dann außer Atem und klagen über schmerzende Füße. Schleppt man sie dann doch mit Mühe auf einen Berg, so haben sie Angst, wieder hinunterzugehen, da ihnen dabei vor dem Abgrund ganz schwindelig wird. Auch verstauchen sie sich dann garantiert sehr rasch den Knöchel, so dass man sie den Rest des Weges tragen muss.

Bei so geringer Neigung, sich körperlichen Anstrengungen auszusetzen, und ihrem gleichzeitig gut ausgeprägtem, genießerischem Appetit ist es kein Wunder, wenn sie von Anbeginn ihres Lebens an Übergewicht leiden. Immer wieder unternehmen sie dann Anstrengungen, durch Fasten ihre reichlichen Pfunde zu mindern, was ihnen aber eigentümlicherweise kaum gelingt. Unterziehen sie sich einer klinischer Fastenkur, so werden sie oft verdächtigt, dass sie heimlich hintenherum etwas essen Damit tut man ihnen aber meistens wirklich Unrecht, denn sie haben tatsächlich große Schwierigkeiten, ihr einmal erreichtes Gewicht wieder zu mindern. Es entspricht einfach nicht ihrer Natur, abzunehmen. Andere Mittel dagegen nehmen ab, obwohl sie Unmengen essen, wie z. B. Natriun muriaticum. So sind die Menschen eben in ihren Veranlagungen verschieden, was wiederum beweist, dass eine Ernährungslehre, die nur auf Kalorienbilanzen aufbaut, der Wirklichkeit des Lebens nicht gerecht wird. Führen wir jedoch eine Behandlung mit Calcium carbonicum durch, so werden wir bei entsprechender Geduld, die auch hier notwendig ist, viele Patienten erleben, die die überschießenden Reaktionen eines Calcium-carbonicum-Daseins verlieren.

Wenn man die Geist-Gemütssymptome von Calcium nach der Sehgal-Methode betrachtet, treten einige derselben stärker in der Vordergrund, die uns dann helfen, die Ähnlichkeit des Patienten mit Calcium mit Sicherheit zu erkennen. Wenn man fragt: „Wie geht es Ihnen?" so ist die Antwort oft: „Mir geht es ganz gut, nur..." oder „Mir fehlt eigentlich nichts, außer..." womit sie die Vorstellung zum Ausdruck bringen, dass sie „reich" seien: Wahnidee von Reichtum.. Aber alle Reichen haben natürlich Furcht vor der Armut, was sich auch in anderen Befürchtungen ausdrückt, Situationen, wo man Verluste erleiden könnte: Furcht vor der Nacht, der Dunkelheit, vor Unfällen, vor dem Alleinsein, beim Hören schlechter Nachrichten, vor Krebs, Klaustrophobie, vor Ansteckung, beim Erzählen von Grausamkeiten, vor dem Tod, vor dem Verhungern, vor dem Gang zum Arzt oder Zahnarzt, vor dem Fliegen, vor Verletzungen, den Verstand zu verlieren, vor Insekten, Mäusen, Ratten, Schlangen, Spinnen, seinen gut bezahlten Job zu verlieren, vor Schmerzen und Leiden, vor allem, wenn sie dadurch daran gehindert werden könnten, ihrer Arbeit nachzugehen, was dann wieder die Furcht vor der Armut verstärkt. Sie werden traurig, wenn sie nichts zu tun haben (Traurigkeit bei Müßiggang oder Angst mit Verlangen nach Arbeit). Ein eigentümliches Symptom wird durch folgende Redewendungen offenbar: „Ich will nicht, dass mich jemand in diesem Krankheitszustand sieht und dadurch einen armseligen Eindruck von mir bekommt" oder „Ich will nicht die ganze Zeit als krank angesehen werden und als Kranke behandelt werden": Furcht man könnte ihren Zustand (ihre Verfassung) bemerken. Auf der anderen Seite haben sie das Gefühl krank zu sein und gehen deshalb nicht zur Arbeit. Aber das bringt sie wieder in das Dilemma, dass dann jemand bemerken könnte, dass sie in einem schlechten Zustand ist, und so geht sie dann doch zur Arbeit. Weil sie so ungern ihre Schwäche zugeben wollen, haben sie das Bedürfnis, weit weg von den Menschen aufs Land zu ziehen, wo sie niemand beobachten kann.

Zu den zahlreichen Befürchtungen gesellen sich dann unzählige Ängste: Wenn der Abend kommt, in der Dämmerung, nachts bei Kindern, beim Erwachen nachts, Angst um seine Kinder, beim Schließen der Augen, nach dem Hören von Grausigkeiten, um die Zukunft, die Gesundheit, wegen der Krankheit, um andere, über Kleinigkeiten. Hypochondrische Angst veranlasst sie, in allen möglichen medizinischen Büchern nachzulesen, denn sie mögen nicht im Unklaren über ihre Krankheit gelassen werden, sie Verlangen Aufklärung, weil sonst ihre Ängste unerträglich werden (Verlangen nach Licht!).

Solche Menschen haben dann einen Mangel an Selbstvertrauen, sie können ein kindisches Verhalten an den Tag legen, sie überlassen es anderen, ihre Probleme zu lösen: „Das müssen Sie entscheiden, Herr Doktor!" (Verlangen getragen zu werden). Sie verlässt leicht der Mut und sie verzweifeln an der Genesung, obwohl sie die Hoffnung nie verlieren.

Sulphur lotum, Schwefel, 4/1995

Redaktionelle Vorbemerkung (befand sich vor jedem Arzneimittelbild in der Zeitschrift *Homöopathie aktuell!*): *„Viele Leserinnen und Leser werden sich (oder ihr Kind) in diesem Arzneimittelbild „wieder erkennen" und spontan glauben, diese Arznei sei „ihr" homöopathisches Mittel. Manche werden sich fragen, warum ihr Homöopath es ihnen bisher nicht verordnet hat. Ihnen sei gesagt, dass sich viele der hier angesprochenen Eigenschaften auch in anderen Arzneimitteln wieder finden. Es ist die Kunst des Homöopathen herauszufinden, welches der vielen Arzneimittelbilder auf den jeweiligen Patienten passt- wie der Schlüssel zum Schloss. Daher kann und soll dieser Artikel auch keine Anleitung zum Selbstbehandeln sein. Wohl aber ist er geeignet, deutlich zu machen, wie wichtig es für die richtige Mittelwahl ist, dass sich der Patient seinem Homöopathen im Gespräch so weit wie möglich öffnet".* (Sorgen von Manfred Temme, Chefredakteur, die ich selber nicht unbedingt teile).

„Zu Risiken und Nebenwirkungen lesen sie die Packungsbeilage (S.oben) und fragen Sie Ihren Arzt oder Apotheker!" Es ist schon ein gefährliches Gebiet, auf das man sich beim Studium der Homöopathie begibt. Das wird sich beim nun folgenden Mittel besonders zeigen, wo nicht genügend gewarnt werden kann, es möglichst gar nicht anzuwenden, da es schreckliche Wirkungen in Gang bringen kann! Vor allen diejenigen, die dieses teuflische Mittel benötigen, seien vor seiner Anwendung gewarnt, denn sie sind immer die Ersten, die aus purer Neugierde alles ausprobieren müssen, auch auf die Gefahr hin, dass ihnen nachher alles um die Ohren fliegt. Sie sind einfach unbotmäßig und sollten schon in ihrem eigenen Interesse vorbeugend in Sicherheitshaft gehalten werden! Es geht nämlich heute um **Sulphur, Schwefel.**

Als ich als Junge im Alter von 13 Jahren mein erstes Lehrbuch der Chemie bekam, hatte ich nichts Eiligeres zu tun, als die Herstellung von Schwarzpulver zu studieren. Ich fand bald heraus, dass man dazu drei Dinge benötigte: Holzkohle, Salpeter und Schwefel. Es war nicht schwierig, das zu „organisieren", und bald betätigten „wir" (Sulphur macht alles in Gesellschaft, oft nicht von der feinsten Art) uns als Feuerwerker. Vorbilder waren genug vorhanden, zählten wir doch das Jahr 1944, in dem die Bombergeschwader der Alliierten die deutschen Städte in Schutt und Asche legten und Hitlers Armeen überall auf dem Rückzug waren. Wir Jungen waren die „Herren" im Dorf, denn alles, was männlich und älter im Dorf war, diente in Hitlers Armee oder in deren Zubringerorganisationen. Schwarz hieß der Mönch, der das Schiesspulver 1300 n. Chr. angeblich erfunden hatte, und schwarz sahen wir meistens aus, wenn wir wieder einiges in die Luft gejagt hatten. Wir lebten so ganz unserem Vergnügen, wenn wir die paar Pflichten erledigt hatten, die man uns aufgetragen hatte. Wir hatten uns einige antike Pistolen „besorgt" - Vorderlader-, die wir mit Pulver füllten und mit denen wir kreisrunde Löcher in Fensterscheiben schossen. Auch sonst war nichts vor uns sicher, wir knackten jedes Schloss und nahmen, was wir brauchen konnten. Hauptsache, wir hatten unseren Spaß.

Letzteres ist sicher eine Lebenseinstellung, die in diesem Alter weit verbreitet ist: Man entdeckt, dass das Leben einige Vergnügungen zu bieten hat, vor allem solche, die das Selbstgefühl, das Ego, pflegen.

Dieses ist nun das Feld von Sulphur, dem Hauptmittel der Homöopathie für den egozentrischen Menschen. Da wir alle mehr oder weniger zu diesen zählen, kommt es auch häufig vor, dass wir Sulphur benötigen.

Odysseus benutzte den Schwefel zur Reinigung seines Hauses, nachdem er alle Freier, die sich nach Sulphur-Art in seinem Hause aufgeführt hatten, erschlagen hatte. Eine sehr lesenswerte Stelle für die heutige Wohlstandsjugend, die sich manchmal in den Häusern ihrer Eltern bei so genannten Partys ähnlich aufführt, wie jene Angehörigen der Jeunesse d'Or von Ithaka. Sie fraßen auf, was ihnen nicht gehörte und was sie nicht erarbeitet hatten, ließen es sich wohl sein, trieben Unzucht mit den Dienerinnen und wollten die treue Penelope an einen neuen Mann bringen, den sie selbst nicht wollte. Was dabei für sie herauskam, sollte die heranwachsende Jugend nachlesen.

Schwefel wird noch heute zur Reinigung der Mostfässer benutzt. In der Medizin ist er in vielen Chemotherapeutika enthalten: Immer wenn die die Silbe „tio" auftaucht, ist Schwefel mit von der Partie (Ichthiol-Salbe). „Tio" scheint sich von dem griechischen Wort „Theion" abzuleiten, das den Schwefel so bezeichnet, da er auf die Opfertiere gestreut beim Brand derselben eine große Rolle durch seine Farb- und Geruchsentwicklung spielte. Theion ist das „Göttliche". Das ist eigentümlich, da wir den Schwefel eigentlich mehr dem

Teufel zuordnen, bei dem es in der Hölle nach Schwefel stinkt. Man kann nun schon wieder denken, dass die Griechen anscheinend etwas von der Homöopathie verstanden, da sie einen Stoff als Reinigungs-Heilmittel gegen etwas einsetzten, dass nach seinem Prinzip für die Unreinlichkeit selbst zuständig ist.

So findet sich Sulphur als bewährte Indikation in der Homöopathie häufig zum Abschluss akuter Erkrankungen indiziert: es schafft noch den letzten Rest der Krankheitsrückstände heraus, es hilft z.B. Ergüsse nach einer Rippenfellentzündung resorbieren, sorgt sozusagen für die Endreinigung. Reinlichkeit ist deshalb für Patienten, die Sulphur benötigen, meist ein großes Problem. Das geht schon bei den Neugeborenen los, die sich heftig wehren und schreien, wenn der beliebte Waschlappen sich nähert, was damit dem geübten Sinn des Homöopathen aufzeigt, dass das Kind Suphur benötigt, welches dann viele oft nicht so leicht durchschaubare Probleme löst. Denn Sulphur ist das Mittel, das wohl die meisten Symptome in Prüfungen hervorgebracht hat, und deshalb das größte Polychrest (= viel nützliches Mittel) der Materia Medica ist. In jedem Lebensalter ist es nützlich, wenn es angezeigt ist.

Ich erinnere mich noch an meine erste Praxiszeit, als ich zu einem steinalten Mann gerufen wurde, der in einem zerfallenden, alten Bauernhaus lebte: Er hauste in dem einzigen Zimmer, in das es nicht hineinregnete, umgeben von allerlei Getier und unsäglichem Gerümpel. Seit Jahren hatte hier niemand mehr aufgeräumt, sauber gemacht oder etwas gewaschen. Die Kleidungsstücke waren steif vor Dreck, und der alte Mann hatte ein Unterschenkelgeschwür, auf dem sich die Fliegen versammelten. Unter anderem machte ich den Vorschlag, jemanden zu schicken, der ihn mal waschen sollte. Als Antwort vernahm ich auf Plattdeutsch: „Woter an d'Lif, dat kaant' nich hebben" („Wasser an den Körper, das kann ich nicht gebrauchen"). So pflegen Sulphuriker alle möglichen Theorien zu erfinden, die beweisen sollen, „dass Waschen - womöglich noch mit Seife - den Säure-Basenhaushalt der Haut gefährdet", oder sie sagen: „Wer Ordnung liebt, ist nur zu faul zum Suchen". Denn sie finden eigentümlicherweise in ihrer Unordnung alles, was sie gerade suchen, und wenn eine liebende Seele aufgeräumt hat, finden sie nichts mehr wieder.

Die Abneigung gegen das Waschen bei Sulphur hat nämlich folgenden Grund: „Nun hat es so viel Mühe und Zeit gekostet, sich alles das anzueignen, was da so auf der Haut aufgeschichtet ist. Man hat es so richtig hautnah. Das tut dem Ego einfach gut. Davon kann man sich doch nicht einfach trennen". Sulphur möchte alles in nächster Nähe haben: sein Angehörigen, seine Bücher, seine Klamotten, sein Essen. Ideal ist die Wohn-Schlaf-Küche mit unmittelbarem Zugang zum Klo, wo es dann mit der Zeitung sitzt und gelegentlich die Tür aufstößt, um sich an der Unterhaltung zu beteiligen. Denn es weiß zu allem die einzig richtige Meinung zu sagen. Auch liebt es keine echte Veränderung. Kleidungsstücke, die so richtig abgeschabt sind, mehr oder wenige geflickt, voller Flecken und Gerüche, die liebt es und tauscht sie ums Verrecken nicht gegen neue Sachen ein. Wenn sie etwas vermissen, kontrollieren sie sofort die Mülltonne, wo die Partnerin vielleicht etwas deponiert hat, weil es sogar für die Altkleidersammlung ungeeignet ist. Sie können alles gebrauchen, decken sich beim Sperrmüll ein, bevölkern die Flohmärkte, wo gleich der Bezug zum Ungeziefer hergestellt wird, von dem sie liebend gerne - sozusagen als Verwandte - aufgesucht werden, und treiben seit Jahrtausenden das, was heute ganz modern als Recycling in Mode gekommen ist.

Mark Twain hat in seinen Huckleberry Finn den klassischen Sulphuriker geschildert. und ihm im Tom Sawyer den spinnigen Sulphurtheoretiker beigesellt. Denn auch sauber und fein angezogene Sulphuriker- die gibt es heute dank der TV-Reklame für Duschgel und Desodorant mehr als die Stinker - sind nicht selten, aber auch bei ihnen finden sich meist Flecke auf der Krawatte oder dem Revers, da sie eben eigentlich nicht auf ihr Äußeres achten. Oft sind sie einfach nur geschmacklos gekleidet, ähnlich wie Natrium muriaticum, nur dass Sulphur glaubt, das es niemanden so gut gekleidet gäbe wie ihn, wären Natrium glaubt, dass es sowieso keinen Zweck hat, anderen gefallen zu können.

Als pubertierende Jugendliche haben sie Pickel und Mitesser, die sie sich ungeniert bei jeder Gelegenheit ausdrücken. Sie halten sich auch viel im Badezimmer der Familie auf, um dort den Umgang mit Kosmetika zu erlernen, wobei benutzte Farb-, Salben- und Duftbehältnisse anschließend in unverschlossenem Zustand dem Verfall anheim gegeben werden, nachdem man alles Störende zugeschmiert und überpinselt hat. Zum Entschminken werden natürlich nicht die Papiertücher benutzt, sondern es wird gedankenlos alles in die Handtücher geschmiert. So ist für ständige Unterhaltung gesorgt. Allfällige Mithilfe im Haus wird möglichst umgangen oder mit viel Argumenten als unnötig wegtheoretisiert.

In der Schule machen sie den Ordnung schaffenden Lehrkräften das Leben schwer. Kaum hat man endlich die notwendige Ruhe hergestellt, so meldet sich einer zum Austreten und dokumentiert dieses Bedürfnis möglicherweise durch einen lauten Windabgang. Sie sind große Erfinder von jedem Unsinn, und man macht ihnen keine größere Freude, als wenn man sich tüchtig ärgert und die Sache durch „Maßnahmen" richtig hochspielt. Sie stehen ständig unter erheblichem Druck, der sein Ventil sucht. Im Gesicht erkennt man das an der Röte, den Sommersprossen auf der Nase, den roten Ohren und roten Lippen. Es hängt immer ein Hemdzipfel raus und die struppigen Haare widerstreben jedem Kamm.

Schwefel kommt als reines Element aus dem Erdinneren und findet sich in Vulkanen, vor allem wenn sie „ruhen". Da steigen überall Dämpfe auf, und an den Austrittsstellen findet sich der Schwefel. In der organischen Welt findet er sich hauptsächlich in allen Eiweißverbindungen, den Proteinen. Diese haben ihre Namen von Proteus, einem griechischen Gott, der sich in jegliche Gestalt verwandeln konnte, und den Menelaos, der Gatte der schönen Helena, seinerzeit gezwungen hat, ihm die Zukunft vorauszusagen. So finden sich bei Sulphur auch hellsichtige oder prophetische Träume. In dem Proteus ist die Wandelbarkeit und Anpassungsfähigkeit dieses Elementes beschrieben, das schon ohne alle chemische Verbindung in vier verschiedenen Formen auftreten kann, wie jeder aus dem Chemieunterricht weiß, was der Schwefel für Wandlugen durchmacht, wenn man ihn erhitzt.

Viele Schwefelerkrankungen spielen sich auf der Haut ab. Da sieht jeder, was Sache ist, was keinesfalls angenehm ist. So haben die Menschen schon früh danach gestrebt, anders zu scheinen als zu sein, und haben alles daran gesetzt, diese Ausbrüche des Inneren (Ausschläge heißen auch Ausbrüche) zum Verschwinden zu bringen. Sie verfertigten sich schwefelhaltige Salben (heute meist mit Cortison), um ihre häufig juckenden Hautausschläge zu unterdrücken. Nach Hahnemann ist diese Taktik, mit Hilfe des Schwefels eine saubere Weste vorzuspiegeln, die Ursache der von ihm so genannten Psora, dem Urübel schlechthin. Um diese Psora, die Krätzekrankheit, diese „Älteste und vielköpfigste unter allen miasmatisch-chronischen Krankheiten" zu beheben, ist Sulphur das Hauptmittel schlechthin.

Wie schon oben erwähnt, fallen sie manchmal durch unangenehmen Geruch auf. Dieser kann durch mangelnde Reinlichkeit bedingt sein, oder der Stuhlgeruch ist so penetrant, dass er durch alle Fugen dringt. So erfüllt Sulphur - sich überall hin ausbreitend - sozusagen ohne Grenzen alles mit seiner „persönlichen Note", was auch durch die überall herrschende Unordnung und durch das penetrante Geschwafel (Geschwefel!) von Sulphur bezeichnet wird. Wie kann man da helfen? Außer mit potenziertem Schwefel auch mit einer pädagogischen Maßnahme, die talentierten Erziehern außerhalb der Homöopathie eingefallen ist: Man muss Sulphur Grenzen setzten, die unüberwindlich sind. Bei Kindern hilft da am allermeisten, dass man sie einfach mit festem Griff hält, bis sie merken, dass es hier nicht mehr weitergeht. Dann kann es geschehen, dass sie in Tränen ausbrechen. Aber das ist bald vorüber und sie sind danach fromm wie die Lämmer. Das dauert zwar nicht sehr lange, bis ihnen wieder das Fell juckt. Aber immer wieder geübt ist es wirksamer als lange Appelle an die Vernunft. Hier gilt insbesondere das Sprichwort: „Wer nicht hören will (kann), muss fühlen."

Es gibt ein schönes Märchen der Gebrüder Grimm, das die Heilung eines Sulphurikers schildert: „Des Teufels rußiger Bruder". Es wird beschrieben, wie ein abgedankter Soldat, einer der immer nur auf Befehl und nie in eigener Verantwortung handelte (was systemimmanent und typisch für Soldaten und Sulphuriker ist!), durch treue Dienste in der Hölle (Saubermachen in derselben!) seine Heilung erreicht, seine Seele zum Erklingen bringt (er lernt in der Hölle, wie man Musik macht) und damit erreicht, dass der König ihm vor Freude über diese Musik seine jüngste Tochter zur Frau gibt und ihn später als seinen Nachfolger einsetzt. Denn sein Wahrspruch war: „Ich bin des Teufels rußiger Bruder und mein König auch". **Mein eigener König sein**, was das bedeutet, das ist nachdenkenswert. Wie so einer wohl aussieht? Darüber beim nächsten mal mehr!

Lachesis, Buschmeisterschlange, 1/1996

Ja, das ist die große Frage: Darf der Patient sich selbst behandeln? Bei dem nun folgenden Mittel handelt es sich natürlich wieder um ein solches, vor dem gar nicht genug gewarnt werden kann, es mal eben schnell zu schlucken, weil man *„gedacht hat“,* statt nachzudenken. Was hat es nicht für Folgen gehabt für uns Menschen, weil einmal eine Frau, die aus der Rippe des Menschen gemacht worden war, nicht mal gedacht hat, sondern einfach geschluckt, weil es „ein lustiger Baum wäre, weil er klug macht”. Der Bissen ist ihr auch fast im Hals stecken geblieben, wie dem schönen Schneewittchen, und verursacht dort noch immer ein unangenehmes Kloßgefühl. Und als dann die Folgen vom verbotenen Schluck offensichtlich wurden, war es schon zu spät: Abtransport zur Arbeit in die ödeste Gegend, und selbst die Arbeit geht uns heute langsam aber sicher aus. Der Neubeginn des Paradieses? Alle Menschen arbeitslos, wie damals? Lauter aktuelle Fragen, die uns begegnen, wenn wir uns mit unserem heutigen Mittel, einer leibhaftigen Schlange, beschäftigen: Lachesis.

Die Schlange haben sich die Ärzte auch gleich unter den Nagel gerissen und ließen sie am Stab des Aeskulap hoch kriechen: als Symbol dafür, dass Gift Heilmittel wird, und auch dafür, dass Sünde die Vorbedingung fürs Heil ist. Mit einer Schlange fand dann auch die erste homöopthische Heilung statt, als Moses eine eherne Schlange gegen die Schlangenkrankheit des auserwählten Volkes verwendete. Daran sollten wir denken, dass die eigentliche Homöopathie schon viel älter als 200 Jahre ist, deren wir in diesem Jahr gedenken, da sie der geniale Hahnemann zur wissenschaftlichen Heilkunde machte. So geht es bei Lachesis um die Frage von Wissen oder Weisheit, von Macht oder Liebe.

Lachesis mutus, von den Eingeborenen des Amazonasgebietes „Buschmeister” genannt, ist eine sehr giftige Schlange, die bis zu 3,75 m lang wird. Sie ist sehr aggressiv und verfolgt sogar den Menschen, um ihn anzugreifen. Ihr Biss führt zu einer rasch fortschreitenden Vergiftung mit tödlichem Ausgang. Einer der bedeutensten Schüler Hahnemanns, der Arzt Constantin Hering, ließ sich ein Exemplar dieser Schlangen fangen und gewann am 28. Juli 1828 das Gift mit eigener Hand durch Ausdrücken des Giftbeutels der durch einen Schlag auf den Kopf betäubten Schlange. Er stellte durch Verreibung an Ort und Stelle die erste Potenz des Mittels her und erlebte dabei schon ohne Einnahme desselben die ersten Symptome: „Als Folge des Hantierens mit dem Gift und der Herstellung der niedrigen Potenzen wurde Hering von einem Fieber mit Delirium und mit Herumwerfen und Manie ergriffen, sehr zum Schrecken seiner Frau. Gegen Morgen schlief er, und beim Erwachen war sein Verstand wieder klar. Er trank etwas Wasser, um den Hals anzufeuchten, und die erste Frage, die der unbezwingbare Prüfer stellte, war: „Was habe ich getan und gesagt?" Seiner Frau war es noch lebhaft genug im Gedächtnis. Die Symptome wurden niedergeschrieben, und dies war die erste 'Rate' der Prüfung von Lachesis. Die Eingeborenen kamen am nächsten Tag einer nach dem anderen zurück geschlichen und waren erstaunt, Hering und dessen Frau lebendig vorzufinden" beschreibt Clarke die Begebenheit.

Sie Fangzähne der Schlange sind fast 3,5 cm lang und richten sich durch einen „ausgeklügelten" Mechanismus beim Aufsperren des Rachens auf und werden dadurch zu dem, was man auch einen „steilen Zahn" nennt. Das abgesonderte Gift enthält allerlei stark wirkende Enzyme, die den Verdauungsenzymen sehr ähnlich sind. Durch ihre Wirkung vergiften sie zwar auch die Nerven, was zur Lähmung führt, aber weit mehr beginnt durch sie bereits eine Auflösung des Opfers im Sinne einer Verdauung noch bevor es überhaupt von der Schlange verschlungen worden ist. Dabei ist interessant, dass die Schlange gar keine Möglichkeit hat, das Opfer richtig hinunterzuschlucken, da ihre Speiseröhre keine Muskeln besitzt. Die Schlange muss buchstäblich ihr Opfer in sich „hineinkriechen", um es dann verdauen zu können. Das Schlucken fällt also schwer. Sie lebt hauptsächlich in sehr feuchten Gebirgswäldern und liebt eine Temperatur von 20° Celsius, mag es also lieber etwas kühl und feucht.

Angeblich war es Hering, der der Schlange, die von Linné „Crotalus mutus" (stumme Klapperschlange) getauft wurde, den Namen der griechischen Schiksalsgöttin Lachesis gab. Es ist diejenige der drei Moiren (Göttinnen, die die Geburts- und Todesstunde bestimmen), die den Lebensfaden abspinnt. Sie entstammen der zweiten Ehe des Zeus mit Themis (das Naturgesetz), der auch die Horen (die Jahreszeiten) entstammen. Es ist ein signifikanter „Zufall", dass dieser Name für dieses Tier gewählt wurde, der mit „Göttinnen des ersten Anfangs" des „Zeitalters des Zeus" zu tun hat. So finden wir die Schlange auch in der Bibel „am Anfang" nach der Erschaffung des Menschen im Paradies als diejenige, die dem Menschen zu seinem irdischen Bewusstsein verhilft und ihm gleichzeitig seinen Anteil an der göttlichen Welt verschafft: „Eritis sicut deus, scientes bonum et malum" (Ihr werdet seine wie Gott, und wissen, was gut und böse ist). Sie ist damit mit dem eigentlich menschlichen Schicksal schlechthin von Anbeginn verknüpft. Im neuen Testament heißt es dann auch: „Seid klug wie die Schlangen und ohne Falsch wie die Tauben."

In der Homöopathie ist nun dieses Lachesis eines der größten Mittel geworden. Hering prüfte es selbst in immer höheren Potenzen, wobei ihm eine bleibende Lähmung des linken Armes zurückblieb. Bis 1903 wurden alle Potenzen aus den ersten von Hering gewonnenen Verreibungen hergestellt, bis man ein neues Exemplar importierte: „Lachesis II in Amerika angekommen" lautete die Schlagzeile in den homöopathischen Journalen. Fotografien der Schlange aus den unterschiedlichsten Blickwinkeln wurden gedruckt, ihr Verhalten und ihre Körpermasse liebevoll beschrieben wie die eines Filmstars. Sie ist, wie viele Schlangen von faszinierender Schönheit, und nichts fesselt so die Aufmerksamkeit, wie die leisen, geschmeidigen Bewegungen einer Schlange, die sich scheinbar ohne Gliedmassen vorwärts bewegt. Wenn ich in meinen Kursen die Teilnehmer frage, wie sich dieses Tier denn ohne Gliedmassen so schnell vorwärts bewegen kann, so weiß das gewöhnlich niemand so richtig. Alle sind dann erstaunt, dass sich die Schlange mit den freien Enden ihrer vielen Rippen vorwärts bewegt, indem sie dieselben durch ihre eng anliegende Haut auf dem Boden abstützen. Es funktioniert so wie das „Sackgehen" der Kinder: Sie steigen in einen Sack und machen in ihm kurze Schritte: Sie gehen und man sieht es nicht! Aber vervollkommnet wird dieses Gehen noch durch komplizierte Seitwärtsbewegungen, wodurch erst das „Schlängeln" möglich wird. Hören können die Schlangen so gut wie gar nicht, dafür umso besser sehen. Ihre Lider sind durchsichtig und immer geschlossen. Sie besitzen eine sehr empfindliches Wärmeorgan, mit dem sie vor allem in der Dunkelheit ihre Opfer sehr gut orten können. Die Lachesis als zu den Grubenottern gehörend ist meist nachts unterwegs.

Durch die Prüfung des Schlangengiftes am Menschen wird nun noch viel mehr vom Charakter des Mittels deutlich, als das, was wir schon durch das Studium des Tieres, seiner Lebensweise und seinem Aussehen erfahren können. Im Gegensatz zu der stummen Schlange ist die Lachesis-Patientin (meistens sind es natürlich Frauen, sonst würde es ja nicht „die" Schlange heißen!) meistens sehr geschwätzig: „spricht viel und schnell"; „hastiges Sprechen". Sie denken so schnell, dass sie mit dem Sprechen nicht nachkommen, sie sind so voller Ideen, die sie förmlich überfallen und die sie unbedingt loswerden müssen. Denn jeder Aufstau verschlimmert ihr Befinden, alle Absonderungen bessern, so auch der Redeschwall, auch als Logorrhoe bezeichnet. Beliebte Frage bei Lachesisverdacht: „Wie hoch ist ihre Telefonrechnung?" Dann lachen sie meistens. Beim Sprechen kann es passieren, dass Lachesispatienten ständig mit der Zunge züngeln, wie es die Schlange ebenfalls macht, wobei sie ihr Maul nicht öffnet.

Alles was irgendwie stauen könnte hassen sie: ein enger Kragen zum Beispiel. Den haben die Lachesis-Damen meist bis zum Bauchnabel geöffnet und vermehren damit natürlich das schon durch auffällige Kleidung bewirkte erhebliche Interesse an ihrer Person: Eine Patientin beschrieb mir einmal ihre Stiefel, die sie als Halbwüchsige trug als „Hurenstiefel": Sie waren knallrot mit überhohen Absätzen. Es sind Frauen, nach denen sich die Männer umdrehen und hinterher pfeifen: „ein steiler Zahn" (s.o.). Sie lieben dieses Aufsehen, mit dem sie die Konkurrenz ausstechen. Konkurrenz ist das Hauptmerkmal aller tierischen Mittel, damit haben sie alle mehr oder weniger zu tun, weshalb auch die Eifersucht eine so unheilvolle Rolle bei ihnen spielt. Sie kontrollieren ihren Partner, ihre Kinder und was sonst mit ihnen verbunden ist ununterbrochen und möchten z.B. immer wissen, wo sich dieselben gerade befinden. Wenn sie sehr krank werden, versagt das Ventil der Geschwätzigkeit und sie können dann sehr wortkarg sein. Dann öffnet sich aber manchmal eine Ventil in Form eines grässlich stinkenden Unterschenkelgeschwürs, das dann schwarze Ränder wie nach einem Schlangenbiss aufweist.

Wie die Schlange haben die Lachesispatienten ihre beste Zeit abends und nachts, wo sie ohne Unterlass arbeiten können oder auch dem gesellschaftlichen Leben obliegen, wozu sie sehr neigen, da sie dort das Feld finden, wo man sich mit anderen messen kann. Sie ergreifen gerne Berufe, wo ihre Beredsamkeit zur Geltung kommen kann, z.B. Prediger, Schauspieler, Vortragsredner, Politiker, Verkäufer usw.. Dort fallen sie durch ihre scharfe Zunge auf, die gerne witzig und bisweilen auch zynisch-verletzend sein kann. Unterstützt von einer im allgemeinen überdurchschnittlichen Intelligenz können sie jeden „Andersgläubigen" fertig machen. Das zeigt sich oft schon in jungen Jahren.

In der Praxis spielt Lachesis eine sehr große Rolle. Die meisten Beschwerden sind linksseitig oder beginnen dort, um dann nach rechts zu gehen. Das ist ein Leitsymptom bei der Mandelentzündung. Dieses Symptom korrespondiert mit der Tatsache, dass bei den Schlangen die linke Lunge und das linke Ovar nicht ausgebildet sind. Aber auch in anderen Bereichen ist es diese Seite, bei den Eierstöcken, den Kopfschmerzen usw.

Was sie gar nicht vertragen können, ist jegliche Beengung. Das erinnert an die Schlange, die eine so zähe Haut hat, dass dieselbe sich nicht dehnt, wenn die Schlange wächst, sondern abgestreift werden muss. So verträgt Lachesis keinen Kragen, keine beengenden Kleidungsstücke, wie Büstenhalter, Mieder, Rollkragen, Gürtel, ja nicht einmal das Gummiband eines Schlüpfers, weshalb Lachesis im Bett höchstens ein Nachthemd erträgt. Der tiefe Ausschnitt ist aus diesem Grund auch ein echtes Bedürfnis und erfüllt gleichzeitig den Zweck, Aufmerksamkeit auf sich zu ziehen. Ein Engpass ist der Hals. Es gibt viele Schluckprobleme, die sich häufig in einem „Globus hystericus", einem nervösen Kloßgefühl äußern. Das hat meistens nicht seine „Ursache" in einem Kropf, sondern ist lediglich ein Gefühl „als ob", die uns in der Homöopathie sehr wichtig sind, da sie uns die Mittelwahl erleichtern.

Lachesis gehört zu den „venösen" Mitteln, d.h. sie haben viel mit dem Venenkreislauf zu tun: es bilden sich dort Stauungen, die zu Krampfaderbildung an den Beinen, aber auch im Pfortaderkreislauf der Leber führen, Hämorroiden, Speiseröhrenvarizen und Stauungen im kleinen Kreislauf des Herzens. Deshalb sind Lachesispatienten häufig „livide", d.h. bläulich verfärbt. Manchmal kommt das auch bei Alkoholikern vor, für die Lachesis ein Heilmittel sein kann, wenn die anderen Symptome auch dazupassen.

So entspricht das Mittel mehr der Nachtseite unseres Wesens. Lachesis wacht nur ungern auf, da verschlimmert sich alles. Aber nachts, da ist ihr Element: da sind sie auch oft etwas hellsichtig, haben prophetische Träume und können die Gedanken ihres Gegenüber erraten. Sie wissen genau, wenn sie belogen werden, da sie auch selbst gerne lügen, einfach so, als Sport, nicht aus Verlegenheit oder Feigheit. Sie können aber auch genauso schonungslos jemandem die Wahrheit ins Gesicht spucken, da sie nichts so hassen, wie Falschheit.

In der Praxis sind sie meistens „interessante" Fälle, die einen faszinieren, mit den man sich gut unterhalten kann, weil sie oft so intelligent sind. Dabei sind sie trotz allem misstrauisch und wollen immer wissen, was für ein Mittel sie bekommen. Das setzt einen dann in Verlegenheit, wenn man ihnen sagen muss, dass sie ein Schlangenmittel bekommen. Sie wollen dann wissen „warum", womit ihr Hauptproblem deutlich wird: Sie müssen alles infrage stellen. Das tat schon die Schlange im Paradies: „Ja, sollte Gott gesagt haben: Ihr sollt nicht essen von allerlei Bäumen im Garten?" beginnt sie ihren Plausch mit Eva. Daher kommt es auch, dass das Fragezeichen die Form der Schlange hat. Wer's nicht glaubt, soll mir eine bessere Erklärung liefern.

Lycopodium, Keulenbärlapp, Schlangenmoos, 3/1996

Nichts ist verwunderlicher, als die Entdeckung Hahnemanns, dass diese Pflanze Heilkräfte besitzt, die in ihrer Weitläufigkeit fast alles in den Schatten stellen, was wir sonst von homöopathischen Mitteln gewöhnt sind. Für den Anfänger in der Homöopathie ist die Indikation für die Gabe dieses Mittels noch ein wenig schwierig, da die Symptome - wie auch die Patienten - sehr dazu neigen, das indizierte Mittel eher zu verbergen als zu offenbaren: Tarnen und täuschen verstehen die Patienten, die Lycopodium benötigen, meist sehr gut, was sehr zu dem sycotischen Charakter des Mittels passt. Was ist denn das nun schon wieder: „sycotisch"? Sycose ist eines der drei Miasmen, die Hahnemann gefunden hat, wobei der Begriff Miasma auch nicht so schnell erklärt werden kann. Aber ich verspreche Ihnen, es bald nachzuholen, denn er wird in der Homöopathie viel gebraucht und wenig verstanden. Es handelt sich hier nämlich um eine Sache, von der Goethe folgendes sagt:

„Schon gut! Nur muss man sich nicht allzu ängstlich quälen;
Denn eben wo Begriffe fehlen,
Da stellt ein Wort zur rechten Zeit sich ein.
Mit Worten lässt sich trefflich streiten,
Mit Worten ein System bereiten,
An Worte lässt sich trefflich glauben,
Von einem Wort lässt sich kein Jota rauben." (Faust I, 1994-2000)

So befinden wir uns schon mitten auf einem Terrain, wo sich Lycopodium gerne entfaltet: Gescheite Köpfe, denen zu allem etwas einfällt (Werbespruch der FAZ: „Dahinter muss sich ein kluger Kopf verbergen"). Sie sind nicht auf den Kopf gefallen und schauen schon als Säuglinge pfiffig aus der Wäsche. Was sie da zunächst nur als wahrhafte Blähungen produzieren mit entsprechenden Bauchschmerzen, das metamorphosiert sich dann ohne Anwendung von Lycopodium im späteren Leben in eine gewisse geistige Blähsucht, wie man sie vor allem bei möchtegernegrossen Politikern aber auch Wissenschaftlern vorfindet, oder auch bei allen Leuten, die auf Grund Ihrer Stellung meinen, höher gestellt zu sein als andere. Dazu zählen vor allem Angehörige des Lehrkörpers von **Schulen jeglicher Art**, wo ja das **Podium** immer schon höher angebracht war, wie die Zuhörerreihen. Deshalb ist ihm auch sein Platz im Namen der Pflanze sozusagen von selbst zugefallen. Bei Podiumsdiskussionen sieht man sie dann mit wichtig gerunzelter Stirn sich gegenseitig anhören. Zuhören fällt ihnen schwer, da sie grundsätzlich alles besser wissen als andere, was ja auch bei Angehörigen von Lehrkörpern berufsmäßig bedingt ist, weshalb sich Lycopodiumveranlagte Menschen dorthin gezogen fühlen. Aber auch auf anderen Podien finden sie sich, z.B. als Vorsitzende von allem möglichen, als Dirigenten, wobei Ministerialdirigenten eine besondere Abart sind. Richter, insbesondere Vorsitzende Richter, Räte, vor allem geheime ("das höchste Glück auf Erden, ist, geheimer Rat zu werden"), Chefs, auch wenn sie außer sich selbst keine Angestellten haben (dafür muss dann die Ehefrau von Natrium muriaticum-Charakter herhalten), weshalb sie unbedingt eine selbstständige Stellung aufsuchen, freiberuflich oder wenigstens innerhalb eines Betriebes selbstständig (Chefsekretäre). Aber meist herrschen sie gerne über andere. In der Hierarchie finden sie leicht ihren Platz, wo sie nach oben buckeln und nach unten treten, was in der Vulgata als „Radfahren" bezeichnet wird. Das sind nun alles wohlbekannte, aber nicht gern gesehene Eigenschaften, die gerade Lycopodiumpatienten nicht für sich passend finden. So sehen sie sich gar nicht. Typisch ist für sie, dass sie da einen blinden Fleck haben. Deshalb ist es schwierig, gebildeten Homöopathiepatienten Lycopodium zu verschreiben: „Ich bin doch kein Lycopodiot!"

Dabei sind sie normalerweise sehr nützliche und angenehme Mitglieder der Gesellschaft: Sie besitzen hervorragende Führungseigenschaften, eine hohe (analytische) Intelligenz, sind sehr anpassungsfähig (was im negativen Fall dann charakterlos sein kann. Ein typischer Spruch aus dem Schwäbischen, wo man diese „Kleverles" häufig findet: *„Was goht mi mei saudomms Gschwätz von geschtern ah").* Im Märchen vom tapferen Schneiderlein wird so eine Lycopodiumgeschichte in Reinform erzählt: Er wohnt hoch oben, lässt kommen, ist sparsam bis zum Geiz (das typische Lycopodiumportemonnaie ist so ein hufeisenförmiges, kleines Ding, wo vorne zur Not ein klein gefalteter Zehnmarkschein reinpasst und in dem sich sonst Kleingeldmünzen befinden, die man nach dem Aufklappen hervorrutschen lässt und dann Groschenweise das Trinkgeld berappt). Meist haben sie in Gesellschaft nicht genügend dabei, um selbst bezahlen zu können und lassen sich dann gerne einladen. Die Gegeneinladung vergessen sie geflissentlich, wie sie überhaupt geflissentlich sind.

Mit dem Vorzimmerpersonal gehen sie meist arrogant um, um dann um so freundlicher und verbindlicher beim Chef aufzutreten. Das kann man schon bei Kindern beobachten, die einen feinen Sinn dafür haben, wo oben und unten ist. Alles das findet sich im höflichen Umgang wieder, einer Masche, die früher nur an fürstlichen Höfen üblich war und die sich vom Benehmen der „Bauern" unterschied. Aber was wären wir ohne Höflichkeit? Das hat doch auch etwas Gutes. Wenn sie von Herzen kommt, ist nichts gegen sie zu sagen. Aber wenn es nur „Schleimen" ist, pfui Teufel!

Wie kommt nun eine Pflanze dazu, den Menschen bis in seine Charaktereigenschaften so zu verändern, wie wir es bei der homöopathischen Prüfung mit Lycopodium erleben? Gibt es irgendwelche Signaturen in der Pflanze, die bereits auf diese krankhaften Veränderungen einen Hinweis geben können, damit wir das alles besser verstehen können?

Schauen wir uns also die Pflanze genauer an: Sie stammt entwicklungsgeschichtlich aus der Anfangszeit der Erde, gehört regelrecht zur ältesten Pflanzenfamilie überhaupt und ist ein etwas klein gebliebener Rest dieser ursprünglich 40 Meter hohe Bäume produzierenden 400 Mill. Jahre alten Familie, deren Ablagerungen wir unsere Kohlenvorräte verdanken. Wenn man zu so einer guten, alten Familie gehört, kann man sich schon etwas darauf einbilden, auch wenn man jetzt so klein geschrumpft ist: Man ist klein mit Hut, kriecht am Boden entlang wie eine Schlange und richtet sich ab und zu mal zu gerade 10 cm auf. Wenn einer drauf tritt, ist man weich und nachgiebig, wenn der Tritt weg ist, richtet man sich wieder zur vollen Höhe auf (wenn Sie einen Lycopodiumvertreter vorne hinausgeworfen haben, kommt er bestimmt hinten wieder herein und ist freundlich, als wenn nichts gewesen wäre).

Die Fortpflanzung der Pflanze ist sehr kompliziert und schwierig und geschieht natürlich nicht wie gewöhnlich über Samen, sondern über ungeschlechtliche Sporen. Ehe aus diesen eine neue Pflanze entsteht, vergehen 7 - 14 Jahre. Die Fortpflanzung ist also eine mühevolle Angelegenheit, was sich dann auch in der manchmal anzutreffenden Impotenz als Symptom wieder spiegelt. Die Spore ist 0,03 mm klein, bildet in Menge eine gelbes, geschmeidiges Pulver, das früher die Apotheker dazu benutzten, Pillen darin zu wälzen, damit sie nicht aneinander klebten (Lyc. hält gerne vornehmen Abstand vom Gewöhnlichen).

Die einzelne Spore hat die Form eines Tetraeders, d.h. einer dreiseitigen, gleichseitigen Pyramide. Dadurch ist sie in jeder Lage stabil (Lyc. fällt immer auf die Füße, sie sind nicht umzuwerfen). Sieht man von oben auf diese Pyramide, so bildet sie in der Projektion auf die Fläche folgende Form:

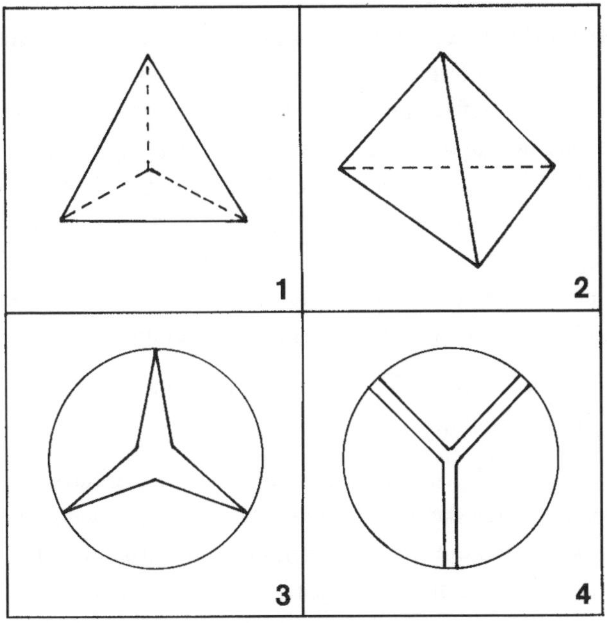

1 = Tetraeder von oben
2 = Tetraeder von der Seite
3 = Mercedes-Stern
4 = Ypsilon

Jeder kennt sie, es ist nicht der Stern von Bethlehem, aber der von Untertürkheim, der sich auf der berühmten Nobelmarke vorne befindet und von dem geführt zu werden weltweit allen Potentaten ein Anliegen ist. Im real existierenden kapitalistischen Konzern erkennt man die Hierarchie am Wagentyp, und wehe! einer der Angestellten wagt es, einen nicht seiner Position angemessenen Typ zu befahren: die Exkommunikation drohte ihm, wie in der katholischen Kirche, die ja auch hierarchisch aufgebaut ist, wie der Beamtenstaat in Ägypten. Letztere haben dann ja auch die Pyramide erfunden. Überall, wo wir das Dreieck finden als Symbol der Pyramide, sind Lycopodiumverdächtige Verhältnisse zu vermuten.

In der Spore, die von einer sehr harten Schale umgeben ist, findet sich eine weiche, fetthaltige Masse. Früher hat man das leicht brennbare Pulver zu Theaterblitzen verwendet oder zum Feuerspucken. Das erinnert an die mehr oder weniger geschmackvollen Geistesblitze, die Lycopodium gerne auf Lager hat, manchmal in Form mehr oder weniger unanständiger Witze. Damit überspielen sie ihre tiefsitzenden Minderwertigkeitskomplexe und Schüchternheit. Manche behaupten sogar, Lycopodium wäre feige. Das stimmt gar nicht. Sie sind nur nicht so dumm, es mit Stärkeren, bei denen sie den Kürzeren ziehen könnten, anzulegen. Von Napoleon behauptet jedenfalls keiner, dass er feige gewesen sei. Aber er war klein, ein vorzüglicher Organisator und nicht klein zu kriegen. Den musste man schon regelrecht vergiften, um ihn endgültig los zu werden. Er trug einen Lycopodium Hut.

Noch so ein Symbol sind die Gartenzwerge, eine typisch deutsche Erfindung: Klein, Bart, alt, allen gefällig.

Die Beschwerden von Lycopodium finden sich oder beginnen immer auf der rechten Seite und gehen dann nach links. Das ist außerordentlich charakteristisch, woraus sich auch die Rechthaberei, die Schwierigkeiten mit der Rechtschreibung, die Vorliebe für Rechtsparteien, den Beruf des Rechtsanwaltes und für Recht und Ordnung ableiten lassen. Rechts sitzt die Leber, aus der die Energie des Lebens stammt. Die ist bei Lycopodium schwach veranlagt, anfällig. Daraus resultieren eine geschwächte Verdauung, viel Blähungen und alle möglichen Stoffwechselstörungen. Sie vertragen nichts Enges um den Bauch, müssen Hosenträger tragen, die sie dann auch gerne zu der bekannten Geste benutzen, sie vor und zurück zu dehnen, um damit Kraft vorzutäuschen, wo nur warme Luft entweicht.

Lycopodium ist ein Mittel, das in der Praxis oft vorkommt, sowohl bei akuten Erkrankungen als auch bei chronischen. Ich bin immer wieder erstaunt, wie oft ich Lycopodium bei Patienten geben muss, die schon lange in meiner Behandlung stehen und die überhaupt nicht in das Schema passen, das von mir so grob skizziert worden ist. Bin ich aber durch irgendwelche ausgefallenen Symptome auf das Mittel gestoßen, so finden sich bei entsprechend vorsichtigem Nachforschen immer auch die typischen Lycopodium-Charakterzüge, die nur vorzüglich hinter einem liebenswürdigen Wesen und ausgesprochen angenehmen Umgang verborgen sind. Frauen dieser Art sind oft selbstständig, sehen sehr gut aus, sind intelligent, beruflich erfolgreich (und auch bei den Männern), erreichen oft hohe Positionen in Wirtschaft oder Gesellschaft. Auch Männer sind keinesfalls kleinwüchsig und impotent. Sie sehen auch gut aus, sind sportlich-athletisch, gut gekleidet, erfolgreich im Beruf und bei den Frauen. Aber auch dieses ist ein Klischee. Lycopodium findet sich überall, vor allem da, wo man es nie vermutet hätte, z.B. bei sich selbst.

Pulsatilla, Küchenschelle, 4/1996

Pulsatilla pratensis, die gemeine Küchenschelle, ist zur Pflanze des Jahres 1996 erklärt worden. Sie ist vom Anbeginn der Homöopathie eine ihrer wichtigsten Heilpflanzen gewesen, und so trifft es sich gut, dass ihr gerade zum 200-jährigen Jubiläum dieser göttlichen Heilkunst so viel Ehre erwiesen wird. Bei Hahnemann heißt sie noch Anemone pratensis, sie gehört zur Familie der Hahnenfussgewächse (Ranunculaceen), die so viele bei uns im Frühjahr aufblühende Pflanzen enthält, dass unsere Wiesen, Triften und Wälder um diese Jahreszeit einen traurigen Anblick bieten müssten, würden sich nicht überall die vielen Blumen dieser Familie unter das erste Grün mischen. Alle lieben die feuchten, kühlen Verhältnisse, die Bächlein und die frische Luft. Die Pulsatilla mischt sich allerdings nicht in den Niederungen so unter das gemeine Volk, sondern sie liebt es mehr, in der Höhe zu gedeihen, dort wo die Luft noch etwas frischer ist, sozusagen bei den oberen Zehntausend. Bei uns auf der Alb findet man sie auf exponierten Felsvorsprüngen, an steilen Südhängen, wo die Sonne den Schnee früh weg geschmolzen hat und wo die „Besserverdienenden" ihre Villen „mit unverbaubarer Sicht" hinbauen.

In den Alpen gibt es dann im Hochgebirge ganze Wiesen voller Pulsatilla, von der es unendlich viele Arten gibt. Sie bilden eine Matte von feinen Blumen mit lichten Farben von Dunkelviolett über Rot bis zum Gelb, aber alles nicht sehr auffällig, sondern einfach nur lieblich anzuschauen, wie eine Schar junger Mädchen in lichten Kleidern, die sich lieblichen Ballspielen hingeben, nicht so wilde, halbstarke Hummeln, wie heutzutage.

Der Maler Philipp Otto Runge hat solche Mädchen gemalt oder der Jugendstilkünstler Heinrich Vogeler. Auch der große Impressionist Auguste Renoir, dessen Bilder gerade in Tübingen zu sehen sind, liebte offenbar Frauen dieser Art, und man findet seine Art zu malen sehr schnell von geschmacklosen Kitschproduzenten imitiert. Das sind alles feine, vornehme Gestalten, bei denen man sich nicht gut vorstellen kann, dass sie Kartoffeln schälen oder gar die Treppe scheuern. Um ihre zarten Hände zu schonen, tragen sie zart gewirkte Handschuhe aus feinen Spitzen, und gegen die unvornehm bräunenden Strahlen der Sonne drehen sie kokett ein feines Sonnenschirmchen. Sie belieben, sich in offenen, überdachten Kutschen spazieren fahren zu lassen, um sich dann von der anstrengenden Fahrt in einer Eisdiele beim Schlecken an einer Eisbombe zu erholen. Das ist die Welt, die Pulsatilla sich erträumt: frei von den Grobheiten der niederen Arbeiten und den Mühen des Alltags, umsorgt von einem liebenden und natürlich gut verdienenden Gatten, dem sie dann ganz selbstverständlich jedes Jahr ein Töchterchen „schenken".

So schreibt *Kent*, der große amerikanische Homöopath: *„Der Pulsatilla-Typ ist interessant: Man findet ihn immer in jenen Familien, die mehrere Töchter haben. Die Patientin ist weinerlich, füllig und findet im allgemeinen infolge ihres scheinbar gesunden Aussehens kein Verständnis für ihre Beschwerden, Sie ist meistens nervös, unruhig, launisch, aber leicht zu führen und leicht zu überreden. Obwohl sie sanft und freundlich ist und häufig jammert und weint, ist sie ausgesprochen reizbar, nicht im Sinne aggressiver Streitsucht, sonder äußerster Empfindlichkeit. Sie fühlt sich immer vernachlässigt oder fürchtet, übersehen zu werden. Empfindlichkeit gegen jeden gesellschaftlichen Einfluss. Melancholie, Traurigkeit, Weinen, Trostlosigkeit, religiöse Verzweiflung, Fanatismus, Launenhaftigkeit, Einbildungen, Erregbarkeit. Sie hält den Umgang mit Männern für eine gefährliche Angelegenheit und glaubt, all das, was für die Erhaltung der Menschheit gut und notwendig ist, mit Vorsicht behandeln zu müssen. Auch hinsichtlich Essen und Trinken ist sie voreingenommen; sie lehnt es z.B. ab, Milch zu trinken, weil sie Milch für schädlich hält; oder sie bildet sich ein, bestimmte Diätformen seien für die menschliche Rasse abträglich. Besonders kennzeichnend ist ihre Abneigung gegen Heirat. Es gibt auch männliche Pulsatilla-Typen, die z.B. den Geschlechtverkehr mit der eigenen Frau für verwerflich halten und ihn daher unterlassen. Neigung, das ganze Leben nach gewissen religiösen Begriffen einseitig auszurichten usw."* Letztere Entwicklungen sind natürlich extrem krankhafte Zustände, denn im allgemeinen ist Pulsatilla bei Männern und Frauen von einem recht aktiven und lustvollem Geschlechtsleben erfüllt. Ich fand es meistens bei sehr groß gewachsen, gut aussehenden Männern, die gerne den Haushalt machten, gut kochten, sich gerne eine Schürze umbanden und den Garten der Frau überließen, der dann oft Graphites von Nöten war, dem Komplementärmittel von Pulsatilla. Eine Neigung zu Homosexualität oder Transvestitentum war nicht zu übersehen, was mit der Unentschiedenheit von Pulsatilla zusammenhängt, die manchmal bisexuell veranlagt sind

Pulsatilla wird vorwiegend für Frauen nützlich gefunden, obgleich *Hahnemann* mehr verallgemeinernd sagt: „*Es wird daher auch der arzneiliche Gebrauch der Pulsatille um desto hülfreicher seyn, wenn in Uebeln, zu denen in Rücksicht der Körperzufälle dieses Kraut passt, zugleich ein schüchternes, w e i n e r l i c h e s, zu innerlicher Kränkung und stiller Ärgerniss geneigtes, wenigstens mildes und nachgiebiges Gemüt im Kranken zugegen ist, zumal, wenn er in gesunden Tagen gutmüthig und mild (auch wohl leichtsinnig und gutherzig schalkhaft) war. Vorzüglich passen dazu langsame, phlegmatische Temperamente, dagegen am wenigsten Menschen von schneller Entschliessung und rascher Beweglichkeit, wenn sie auch gutmüthig zu seyn scheinen.*"

Nach der allgemeinen Erfahrung ist das Mittel sehr oft bei Kindern angezeigt, da es viele Symptome von Schnupfen, Husten und Mittelohrentzündung enthält. Auch die Blase ist oft befallen. Meine erste Begegnung mit Pulsatilla war ein Junge, der mit 8 Jahren noch jede Nacht einnässte. Die Mutter war mit ihm erschienen und meinte etwas vorwurfsvoll: „Das ist eine Heulsuse, den braucht man nur anzuschauen, dann heult er schon! So was ist doch kein Junge!" Ich gab ihm Pulsatilla und der Erfolg war durchschlagend: Er war vom Tage an trocken und entwickelte ein typisch jungenhaftes Temperament von sulfurischem Charakter. Die gute Frau, die immer so fröhlich und guter Dinge war, hatte 11 Kinder zur Welt gebracht. Ihr Mann, ein tüchtiger Fabrikarbeiter, meinte: „Ich brauche nur meine Hose ans Bett hängen, schon ist sie wieder schwanger". Womit die Beziehung von Pulsatilla zu Schwangerschaft und Geburt belegt ist: Pulsatilla ist bei schwach oder spät menstruierenden Frauen angezeigt, wenn ihr Kinderwunsch nicht in Erfüllung geht. Das kann so weit gehen, dass sie sogar eine eingebildete Schwangerschaft entwickeln. Für eine leichte Geburt dient Pulsatilla durch Regulierung der Wehen, und wenn das Kind vor der Geburt eine regelwidrige Lage hat, so dreht Pulsatilla das Kind meistens in die vorgeschriebene Schädellage, wie ich an einigen Fällen selbst erfahren habe, auch noch unmittelbar vor der Entbindung. Ich habe es dann immer in einer hohen Potenz gegeben, nämlich in der C10.000, 2 oder 3 Globuli..

Wo ich diese Zeilen niederschreibe, wird draußen gerade der Maibaum neben dem Rathaus aufgerichtet und die Blasmusik intoniert: „De'her Maai ist gekommen...", so richtig getragen und langsam, dass einem das Frieren im Rücken ankommt und die Rührungstränen aufsteigen: das ist so rechte Pulsatillastimmung: kitschig und sentimental.

Die Küchenschelle hat etwas mit der Küche und den von dort kommenden Speisen zu tun: damit haben die Pulsatillas viel zu schaffen, denn die Verdauung ist schwach, und sie werden durch fast jede Speise verschlimmert. Manche sagen auch, der Name käme eigentlich von der Kuh und meinte eigentlich „Küh'chen-Schelle”, also Kuhglocke. Mit der Kuh haben sie auch einiges gemeinsam: Kühe treten gerne in Gruppen auf, stehen beim Grasen immer in der gleichen Richtung, sind furchtbar neugierig, haben einen schwerfälligen Gang, der ausgesprochen lächerlich wirkt, wenn er in Galopp gerät. Dann sind sie wahre Trampel. Pulsatilla ist daher auch schwerfällig, ungeschickt, langsam. Wie die Kuh haben sie vier Mägen, jedenfalls Beschwerden wie von solchen. Trotz ihrer schwachen Verdauung sind sie ausgesprochen futterneidisch, was sich bei Pulsatilla nicht nur aufs Essen bezieht. Milchproduktion ist ihr Lebenszweck, und so hat Pulsatilla viel mit den Krankheiten der weiblichen Brust zu tun. Von Hera, der Gattin des größten Gottes, wird der Blick als „kuhäugig” beschrieben. So wirken auch die Augen von Pulsatilla: ein wenig groß, blau, und etwas verständnislos dreinschauend, was man als dämlich bezeichnen kann.

Pulsatilla neigt dazu, bequem und faul zu sein. Am liebsten verdienen sie viel Geld durch Nichtstun, vielleicht auf dem Rücken liegend, weil Sitzen als solches schon anstrengend ist und eine gewisse Haltung erfordert. Deshalb findet man Pulsatilla nicht selten bei Menschen, für die diese Haltung charakteristisch ist. (Ich will das nicht weiter ausführen, da ich anlässlich meines Sulfurartikels hart gerügt worden bin wegen meiner „Geschmacklosigkeiten”. Aber leider gibt es nun unter den Menschen auch dieses, auch wenn man was dagegen hat.) Es handelt sich also nicht unbedingt nur um die Berufsausübenden vom horizontalen Gewerbe, sondern auch um solche, die genügend „angeschafft” haben, um nun von den Erträgen leben zu können. (siehe Abbildung).

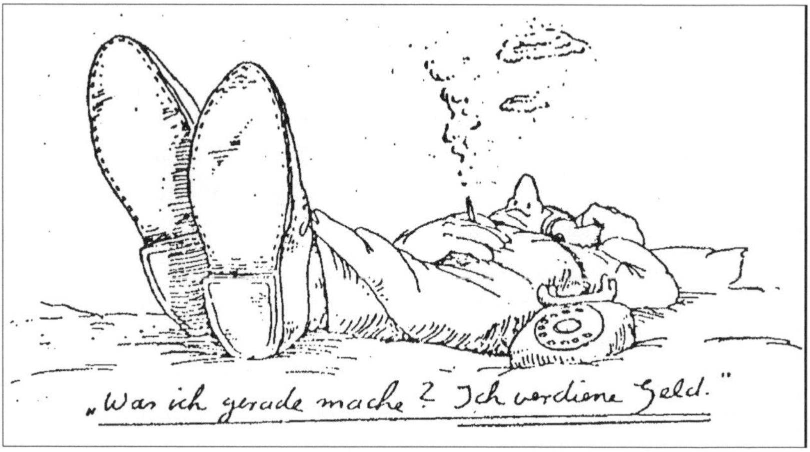

Pulsatilla gehört nach *Hahnemann* zu den Polychresten, den vielnützlichen Mitteln. Es übersteigt die Möglichkeiten, hier auch nur andeutungsweise zu schildern, wie nützlich dieses Mittel ist. Es wird in meiner Praxis bestimmt an jedem Tag verordnet, weil es von Kopf bis Fuß so viele Beschwerden bessern kann, dass sie schier unzählbar sind.

Ich liebe diese Pflanze mit ihren empfindlichen, fein behaarten Blättern, zärtlich und streichle sie gerne, wenn ich sie denn einmal rechtzeitig finde. Zu diesem Zweck versäume ich es ungern, sie zu ihrer Blütezeit kurz nach der Schneeschmelze an ihrem Standort in der Nähe aufzusuchen und zärtliche Gefühle mit ihr auszutauschen, wie einst am ersten Mai, als ich meine Frau kennen lernte. Manchmal übe ich dieses Treffen vorher mit meiner langjährigen, treusorgenden Penelope, womit dann wieder einmal erwiesen ist, dass wir die Pulsatilla momentan nicht als Heilmittel benötigen, auch wenn unsere Häupter schon die „weisen" Haare umkränzen, wie bei der Pulsatilla an der Blüte nach der Samenreife.

Silicea terra, Kieselerde, Bergkristall, 1/1997

Ich hatte gedacht, bei dem nun folgenden Mittel sei eine Warnung der Redaktion überflüssig, aber dann erinnerte ich mich doch, das schon Kent vor der unkritischen Anwendung des Mittels warnte, da es alte Wunden aufreißt und verborgene Fremdkörper zum Wandern bringt. Also es bleibt dabei; zu Risiken und Nebenwirkungen usw., wie es uns das Fernsehen täglich mehrfach, um unser Wohlergehen besorgt, zur Kenntnis bringt.

Der Sinn für ein homöopathisches Mittel öffnet sich oft am Besten, wenn man sein Herkommen kennen lernt. Aus den ältesten Gebirgen der Erde stammt dieses homöopathische Mittel, das vor Hahnemanns homöopathischer Zubereitung in der Medizin keine Anwendung fand. Die Urgesteine sind es, auf die sich alles gründet, und ein Haus, das sicher stehen soll, baut man auf einen Felsen und nicht auf Sand, aus dem allerdings auch Silicea hergestellt werden kann, wenn es denn Quarzsand ist. So baut die Kirche auf den Felsen „Petrus" und der Siliceapatient auf „sicheres Wissen": Niemand ist so gründlich, wie Silicea. Alles und jedes muss bis ins Detail durchgeplant werden, so dass Berufe wie Architekt, Planer u.ä. dieser Neigung entgegenkommen. Es sind Griffelspitzer und Pingelfritzen, denen nichts genügt, was nicht bis auf den Anfang zurückverfolgt werden kann. Sie sind einfach gründlich, d.h. sie gründen tief. Als Umstandskrämer kann uns das auch auf die Nerven gehen.

Mit Sand aber baut man auch die vom Architekten geplanten Häuser, wozu man den Sand mit Zement oder Kalk mischt und daraus Beton und Mörtel herstellt. Man verleiht dann den Gebäuden durch einbetonierte Stahlstangen wie bei einem Korsett eine gewisse Elastizität, dass die Bauwerke nicht bei der kleinsten Erschütterung zusammenbrechen. Denn das fürchtet Silicea ganz besonders: es träumt von so schrecklichen Dingen, wie Erdbeben und Überschwemmungen. Diese Naturkatastrophen lassen auch die stabilsten Gebäude irgendwann zusammenbrechen, denn das Wasser kann es auch noch auf andere Weise: steter Tropfen höhlt den Stein.

Die Pflanzen und die Haut verdanken ihre Elastizität ihrem Kieselgehalt. Besonders die Gräser, wozu auch der Bambus gehört, enthalten viel davon, was sich auch insofern unangenehm bemerkbar macht, als man sich an einem Grashalm schneiden kann wie an einer Glasscheibe: der Rand des Grases wird durch Silicea scharf. Auch noch eine andere Heilpflanze nützt diese Schärfe aus: die Brennessel, die ihr brennendes Gift in kleinen Glasspitzen auf ihren Blättern bereithält, die wie eine Kanülenspitze die Haut verletzen, wodurch dann das Gift wie nach dem Abbrechen einer Ampulle freikommt und die Haut zum Brennen bringt. So hat Silicea eine panische Angst vor Spritzen, ähnlich wie Spigelia. Da kommt es dann aber vom Namen der Pflanze (Spi wie Spitze!). Man kann das Ähnlichkeitsgesetz gar nicht genug übertreiben!

Ja, und da haben wir schon die Glasscheibe, die auch aus Quarzsand hergestellt wird. Sie ist durchsichtig, zerbrechlich, kalt anzufassen, wird nicht warm in der Sonne, sondern lässt auch die Wärmestrahlen hindurch ohne selbst recht warm zu werden. Das nützt der Gärtner fürs Gewächshaus und der Wohlstandsbürger für den Wintergarten. Der Organismus baut sich daraus die Hornhaut und die Linse des Auges, damit er damit dem Menschen die Möglichkeit eröffnet, die Welt in ihrer Farbenpracht wahrzunehmen und das Trommelfell, das uns mit der Welt der Töne verbindet und das bei Silicea leicht nach einer durchgebrochenen Mittelohrentzündung ewig nicht zuheilen will. Wer es genau wissen will, hält sich eine quartz-gesteuerte Uhr, und Glasfaserkabel transportieren die unendlich vielen Informationen, die Silicea glaubt nötig zu haben, wenn es an etwas glauben soll. Denn es glaubt nur, was es weiß.

Das Bindegewebe, aus dem die Sehnen, die inneren Häute, wie Rippenfell, Herzbeutel, Bauchfell, die zähen Teile der Muskeln, über die wir uns beschweren, wenn sie uns im Gasthaus im Rindersteak den Appetit verderben, kurz alles, was uns Form und Haltung ermöglicht, verdankt dieses dem Gehalt an Kieselsäure. Vor allem die berühmten Bandscheiben, an denen so viele leiden, weil in unserer Zeit so viel gebuckelt wird, enthalten unser Mittel ähnlich den Knoten des Bambus, weshalb letzterer u.a. hier heilsam eingesetzt werden kann. Schmidtchen Schleicher aus dem berühmten Tango mit den elastischen Beinen hätte vielleicht Silicea gebraucht oder noch besser das Ergänzungsmittel Fluoricum acidum, die Flusssäure, die man nicht in Glasgefäßen aufbewahren kann, da diese davon zerfressen werden.

Silicea ist ein wunderbares Mittel, das auch in akuten Situationen hilfreich sein kann. So erschien eines nachts eine kranke Frau, die schon seit Tagen an einem schrecklichen Husten litt, mit furchtbarer Atemnot. Die Untersuchung ergab, dass das Lungenfell eingerissen war und so Luft aus der Lunge in den Rippenfellraum eindrang, ein so genannter Pneumothorax, der eigentlich sofort ins Krankenhaus musste. Bevor ich die Einweisung ausschrieb, gab ich der jungen Mutter von drei kleinen Kindern - dünn wie eine Binse war sie - Silicea in Hochpotenz und begann erst dann zu schreiben. Als ich mit dem richtigen Ausfüllen der vorgeschriebenen Kassenformulare fertig war (das dauert!), hatte sich die Atemnot auffallend gelegt. Ich schickte die Patientin mit den Formularen und einigen weiteren Silicea-Globuli nicht gleich in die Klinik (verantwortungslos! höre ich die Kollegen sagen), sondern zu ihren Kindern, da der Mann Nachtschicht hatte. Die Atemnot war nach einer Stunde verschwunden, die Rö.-Untersuchung am nächsten Tag ergab normale Verhältnisse. Die Mutter war ihren Kindern erhalten geblieben, die AOK-„Gesundheitskasse" hatte einen Haufen Geld gespart, und die Homöopathie hatte mal wieder der Lehrmeinung ein Schnippchen geschlagen.

Aus eigener Erfahrung kann ich noch Folgendes berichten: Als meine Frau mit unserer späteren Tochter Eva schwanger war, trat im 7. Schwangerschaftsmonat ein frühzeitiger Blasensprung auf, d.h. die Fruchtblase bekam von alleine einen Riss und das Fruchtwasser begann sich zu entleeren. Ich arbeitete zu der Zeit als Assistent auf der geburtshilflichen Abteilung eines Krankenhauses und mein Chef verordnete absolute Bettruhe. Er äusserte sich sehr pessimistisch und meinte, dass die Schwangerschaft wohl nicht zu halten sei. Ich hatte so ein wenig Ahnung durch meine Beschäftigung mit der anthroposophischen Medizin. Es gab von der Fa. Welda Injektionsampullen von Quarz D30, die mir schon einmal geholfen hatten, bei einem Patienten eine chronische Fistel zum Abheilen zu bringen. Meine Überlegung war nun, dass die Haut, aus der die Fruchtblase besteht, viel Silicea enthält, bei meiner Frau vielleicht zu wenig. Ich gab meiner Frau also jeden Tag eine Injektion von Quarz D30. Die Absonderung von Fruchtwasser hörte auf, das Kind blieb am Leben und wurde zur rechten Zeit um Mitternacht zufällig am 99. Geburtstag meines Großvaters (der auch noch lebte und das Kind später noch gesehen hat!) mit zwei Presswehen zur Welt gebracht.

Einmal kam auch eine junger Mann, der machte sich mit seinen 34 Jahren immer noch in die Hose, und zwar wenn er sich auf einen kalten Sitz setzte. Er hatte sich deshalb einen heizbaren Autositz angeschafft. Er konnte auch nicht im Sitzen lesen, dazu brauchte er ein Tischpult, da er bei normalem Neigen des Kopfes Nackenschmerzen bekam: er war „halsstarrig". Seine Mutter war zwar noch nicht „steinalt", aber schon 43, als sie ihn bekam und taufte ihn dann auch Gereon, was auf griechisch „Der Alte" heißt. Davon gibt es ja auch eine Krimiserie. Er bekam Silicea.

Es wird behauptet, dass Silicea nachgiebig sei. Das stimmt, wenn man es mit dem Gras vergleicht. Das gibt auch nach, richtet sich aber gleich wieder auf. Sie sind sozusagen elastisch in der Situation, aber im Endziel hartnäckig und zäh. Sie haben einen gewissen Hang, Dinge zu sammeln und zu ordnen, z.B. Briefmarken, Käfer oder Mineralien. Das wird alles sorgfältig bestimmt, mit Etiketten versehen hinter Glas aufbewahrt, und so entsteht mit der Zeit eine oft bedeutende Sammlung, die dann eines Tages einem Museum vermacht wird. Dadurch wird der Ruhm von Silicea verewigt, denn auch darauf legen sie großen Wert. Sie dokumentieren ihre „Wichtigkeit" durch viele Titel und Mitgliedschaften, z.B. in wissenschaftlichen Gesellschaften. Damit zeigen sie, dass sie über die Welt gründlicher bescheid wissen als der Durchschnitt. Visitenkarten und Briefkopf geben Zeugnis davon.

Sie trauen sich auch nicht, in der Welt tätig zu werden, ehe sie nicht alles wissen. Der Famulus Wagner aus dem Faust ist so eine Figur. Sie bleiben die ewigen Studenten, Assistenten und Angestellten. Selbstständigkeit scheuen sie, und man sagt ihnen mangelndes Selbstvertrauen nach. Das stimmt auch, denn sie haben immer das Gefühl, noch nicht genug zu wissen oder zu können, um in ihrer Zerbrechlichkeit in der Welt bestehen zu können.

Die kleinen Kinder haben einen großen Kopf mit feinen Haaren, durchscheinender Haut und schmalem Gesicht. Sie sind sehr anfällig für alle Infekte, neigen zu chronischen Eiterungen der Ohren und haben jeden Schnupfen. Sie schwitzen im Schlaf am Kopf wie Calcium und auch an Händen und Füssen, dort oft übelriechend. Unterdrückt man einen solchen Schweiß durch Salben o.ä., kann das üble Folgen haben. Die Kinder werden je älter immer scheuer und schüchterner, sind still, frieren und haben noch im Sommer eine Mütze auf. Wenn sie dieselbe verlieren, haben sie sofort einen Schnupfen oder eine Mittelohrentzündung. Der Dauerpullover aus Schafwolle hat oft so Norwegermuster in weiss und schwarz, die aussehen wie Schneekristalle. Wenn sie zur Schule kommen, wirken sie schon wie kleine, seriöse Erwachsene, sind vernünftig und eifrig bei der Arbeit. Nur melden sie sich nie, da sie immer Angst haben, es nicht gut genug zu wissen. Wenn sie zum Arzt müssen, ist das ein Martyrium, da dort das droht, was sie am meisten fürchten: eine Spritze. Da gehen sie buchstäblich die Wände hoch und wehren sich mit aller Macht, womit sie recht haben, denn leicht entsteht ein Spritzenabszess oder gar eine Fistel, wofür dann Silicea das Mittel ist.

Die Durchlässigkeit von Silicea bemerken wir schon beim Licht. Der Patient ist auch für noch feinere Ausströmungen durchlässig, indem er prophetische Gaben hat, schlafwandelt und von den Mondphasen deutlich beeinflusst wird. Jemand, der so empfindlich ist, hat es schwer in dieser Welt: Da ist schon die Muttermilch schwer verdaulich geschweige denn noch irdischere Dinge. So magern sie vor sich hin und verhungern bei gefüllten Töpfen. Sie würden am liebsten von Licht und Farben leben in einer milden Atmosphäre ohne Wind, Nässe und Kälte. So wie sich Silicea in der Natur durch feinste Verbindungen mit Metallen zu den schönsten Halbedelsteinen in ihrer Farbenpracht vereinigt, so möchte Silicea nur den feinen Umgang. Dann können sie sich entfalten wie das Prisma das Licht entfaltet, wenn man es hindurch scheinen lässt. *„Die Farben sind die Taten und Leiden des Lichtes"* sagt *Goethe.* Das kann nur Silicea verstehen, denn welcher normale Mensch versteht, wie das Licht leiden kann, oder sogar Taten vollbringt! Ja, das ist eine so zarte Welt, für die nur Elfen und Feen zart genug sind, um sie zu verstehen. Oder eine Siliceakind. Ein schönes Märchen ist das von *Andersen*: Die Schneekönigin. Es ist so lang und gründlich wie Silicea. Im Märchen von der *„Prinzessin auf der Erbse"* wird ein Silicea - Dämchen beschrieben: Ihre Vornehmheit wird auf die Probe gestellt, und die besteht in ihrer Empfindlichkeit. Weil sie eine Erbse durch etliche Matratzen hindurch noch spürt. So ist das Bild der hochfeinen Prinzessin, die weit entfernt von den Wirklichkeiten der Welt in ihrem Glaspalast aufwächst, das rechte Bild von Silicea und seiner Gebrechlichkeit.

Phosphorus, Phosphor, 2/1997

Hier handelt es sich erneut um ein Heilmittel der Homöopathie, das mit Vorsicht zu behandeln ist. In unangenehmer Erinnerung wird Phosphor allen denen sein, die in den 40iger Jahren die großen Luftangriffe der alliierten Bombergeschwader auf die deutschen Großstädte miterlebt haben, von denen vor allem der Angriff auf Dresden eine so traurige Berühmtheit erlangt hat. Phosphorbomben fielen vom Himmel und setzten alles in Brand: Ein Feuer, das nicht einmal durch Wasser zu löschen war, denn Phosphor brennt, wenn es nur mit der Luft in Berührung kommt und frisst tiefe Löcher ins Gewebe. Es brennt mit einer gleißenden, hellen Flamme, die ein kaltes Licht abgibt, unter Entwicklung eines giftigen, weißen Rauches. Es entsteht dabei eine gespenstische, unheimliche Atmosphäre, die Angst einflösst. Im Dunkeln leuchtet der weiße Phosphor. Es gibt auch noch andere chemische Formen, den roten, den violetten und den schwarzen Phosphor.

Phosphor heißt „Lichtträger" und wurde erst zum Beginn der Neuzeit von einem „hellen Kopf" als eigenständiges Element entdeckt. Luzifer ist ein anderer Name, was im Holländischen Streichholz heißt, oder auch der des Morgensterns, Sohn der Aurora, der Morgenröte. Ferner ist es der Name eines gefallenen Engels, der von den Kirchenvätern als der Inbegriff des Satans beschrieben wird.

Früher hießen die Streichhölzer „Phosphor- oder Schwefelhölzchen", denn es genügte ein heftiges Streichen, um sie zu entzünden. Das ist nun eine wichtige Eigenschaft von Menschen, die Phosphor als konstitutionelles Heilmittel benötigen: sie sind leicht „entflammt", wie sich frisch Verliebte gelegentlich auszudrücken pflegen. Sie sind dann momentan gemütshaft in einem „Phosphorzustand" der Begeisterung für ihre Angebeteten (oder auch umgekehrt). Der Verliebte ist „geblendet" von ihrer Schönheit (sie sieht „blendend" aus), er bekommt einen roten Kopf wie ein Zündholz, wenn er „Sie" sieht, wie ein Blitz hat es ihn getroffen, als er sie zum ersten Mal sah. Wenn es ihr auch so ging, dann ist er rasch entschlossen, mit ihr „durchzubrennen". Auch sonst sind die Phosphoriker rasch zu begeistern, sie „brennen" rasch für eine Idee, aber das Feuer erlischt bald, wie das einer Kerze, die man an beiden Enden anzündet. Sie verbrennen sich leicht die Finger an etwas, wie es einem geht, wenn man das brennende Streichholz nicht rechtzeitig wegwirft.

Phosphor braucht das äußere Licht und sucht es: große Angst in der Dunkelheit und vor allem beim Alleinsein. Gesellschaft heißt hier: innigster körperlicher Kontakt, immer auf Tuchfühlung. Das Kind sucht im Fieberdelir die Hand der Mutter und lässt sie nicht los. Sie können nicht allein im Bett schlafen, sondern möglichst in innigster Umarmung. Nur so können sie daran glauben, geliebt zu werden. Die höchste Form der Begeisterung nennt man *Euphorie*, nach der *Goethe* das Kind von Helena und Faust Euphorion genannt hat. Das kann jeder im Faust 2.Teil nachlesen, wie es einem Phosphorkind ergehen kann! Und die Helena selber war die schönste und am meisten bewunderte Frau des Altertums, um die schließlich der trojanische Krieg entbrannte: alles um ein leicht zu entzündendes Frauenzimmer, das schon als ganz junges Ding mit dem ersten Mann durchbrannte. Sie war das Produkt einer der vielen Verliebtheiten des Göttervaters Zeus, der sich ihrer Mutter Leda in der Gestalt eines Schwanes näherte, wovon es zahlreiche Bilder gibt. Davon haben schöne Frauen einen Schwanenhals, und wenn sich ein Verliebter ihnen zu sehr nähert, drohen sie neckisch:"mein lieber Schwan!" und hoffen dabei, das es ihnen so gehen möge wie einst Leda im Wonnemonat Mai.

Phosphor braucht das Licht, vor allem das Rampenlicht: es will von allen bewundert sein, ein Star, wie der Morgenstern, von dem es seinen Namen hat. Der ist eigentümlicherweise auch immer die Venus. Aber die hat was mit dem Kupfer zu tun, und das behandeln wir später einmal. Wann ist jeder Mensch ein Star? Natürlich an seinem Geburtstag, da steht er wenigsten einmal im Jahr im Mittelpunkt, alle gratulieren ihm und singen das berühmte Lied der von so vielen geliebten Marylin „Happy Birthday", der Tag, an dem wir das Licht der Welt erblickten und es seitdem nicht mehr missen wollen, obwohl doch die meisten Menschen in der Nacht geboren werden!

„Wie an dem Tag, der dich der Welt verliehen,
Die Sonne stand zum Grusse der Planeten........" (Goethe)

Goethe hatte gut dichten, denn er war tatsächlich am hellen Tag, nämlich mittags um 12 Uhr geboren, als die Sonne am höchsten stand. Wie viele aber müssten sagen, „Wie in der Nacht, die dich der Welt verliehen", wie *Hahne-*

mann, der um Mitternacht Geborene, der die Nachtseiten des Lebens reichlich schmecken durfte.

Phosphor ist ein lebenswichtiges Element im menschlichen Stoffwechsel, dort sind seine Verbindungen Energieträger und helfen den Zucker des Blutes zu Energie verbrennen. In den Knochen findet er sich, in denen die Phosphorverbindung des Calciums diesem festen Element die notwendige Beweglichkeit verleiht, damit wir fröhlich umher springen können, hinter den Mädchen (oder Buben) her, hinter dem Ball oder hinter einem Schmetterling, oder damit wir auf dem Abschlussball in der ersten Verliebtheit das Tanzbein schwingen können. Da folgt dann das Kitzeln, Kosen und Streicheln, und das fortgesetzte Reiben erzeugt Wärme für die Seele, und wenn man das Reiben intensiv genug betreibt, entzündet sich sogar eine neue Seele in Begeisterung für das Licht der Welt, und eine werdende Mutter wird dann auch ein Lichtträger für ein neues Leben. Ohne Phosphor würde das alles nicht passieren.

Phosphor findet sich in der Natur in Verbindung mit Calcium als Apatit, z.B. auf der Halbinsel Kola in Russland. So findet es sich auch im Cola in Form der Phosphorsäure, die dann als homöopathisches Heilmittel notwendig wird, wenn sich Phosphor bei der Liebesmüh verausgabt hat und erschlafft ist, schlapp wie einer, der anhaltenden Durchfall hat, weshalb Coca-Cola da ein gutes Hilfsmittel ist. Lecithin ist phosphorhaltig, und wir nehmen es ein, wenn wir infolge schulischer Anstrengungen keinen klaren Gedanken mehr fassen können.

Die Phosphorkinder sind manchmal Engelskinder mit blonden Haaren, die einen rötlichen Schimmer haben, die Haut ist durchscheinend blass, mit hektischer Röte der Wangen, und sie bekommt leicht blaue Flecken, da Phosphor eine starke Blutungsbereitschaft hat, was sich auch durch häufiges Nasenbluten der Kinder kundtut. Sie sind sehr feinfühlig und haben panische Angst vor Gewittern. So ein Blitz und Donnerschlag schreckt sie aus ihrer ständigen Verträumtheit hoch, ähnlich wie eine an sie gerichtete Frage des Lehrers, die sie natürlich nicht verstanden haben. Nicht weil sie zu dumm wären, sondern weil sie sich ständig wegträumen. Sie haben auch Ahnungen und Hellsichtigkeit. Gemütsmäßig sind sie Sanguiniker (Sanguis=Blut), denen das Blut schnell fließt. Sie werden rasch geliebt und lieben andere, sie „schenken Liebe". In die Sprechstunde bringen sie meist ein persönliches Geschenk mit, was man ihnen nicht abschlagen darf, denn sie können es nicht aushalten, wenn man ihre Liebe zurückweist. Sie wollen gerne immer im Mittelpunkt stehen und bewundert sein. Aber irgendwie hat man immer das Gefühl, dass Vieles nur Schau ist und dass es nicht lange währt. Treue liegt ihnen nicht so sehr. So sind sie oft Schauspieler, denen ja auch der Beifall sehr wichtig ist und die Blumen, und die ja meist nicht identisch mit der Rolle sind, die sie gerade spielen! Sie sind unstet wie ein Schmetterling, von Blume zu Blume, ein wenig naschen und schon die nächste. Wie der Papageno aus der Zauberflöte, den alle trotz seiner Vogelnatur viel besser verstehen und viel mehr lieben, als den hoch gestochenen Tamino mit seinen heren Idealen. Wie überhaupt die Zauberflöte ein wahres Abbild der ganzen Phosphor-Problematik ist, wo es immer um die Liebe geht in ihren verschiedensten Formen und Verirrungen. Mozart hat vieles seine eigenen Natur in seinem Werk offenbart. Er hatte nur ein kurzes Leben.

Wenn man ein solches Leben führt, muss man sich auch nicht wundern, dass es nicht lange dauert: schwere Krankheiten begleiten solche Menschen: Lungenentzündung schon als Kind, Tuberkulose, später schwere Blutungskrankheiten, Überfunktion der Schilddrüse, Geisteskrankheiten, akute Herzkrankheiten, fettige Degenerationen vieler Organe, akute, gelbe Leberatrophie usw., alles Erkrankungen, die zu einem frühen Tod führen können. Ich hatte einen Schulkameraden, der von Adel war. Der hatte immer großen Hunger und konnte nicht lange ohne Essen sein. Trotzdem war er keinesfalls dick. Ihn umschwärmten neiderregend die Mädchen, deren Werbungen er auch allzu gerne erlag. Er war liebenswürdig, was ihm bei den Lehrern half, denn vor allem in der Mathematik haperte es arg. Das Abitur bestand er nicht, was ihm auch nicht wichtig war, denn er machte sein Hobby zum Beruf und wurde ein berühmter Rennfahrer. Er gewann viele große Rennen und wäre fast Weltmeister geworden. Daran hinderte ihn nur der frühe Tod, der ihn auf seinem letzten Rennen durch Unfall ereilte. Vielleicht war er unaufmerksam gewesen, denn er musste während eines solchen Rennens immer etwas essen, da es ihm sonst „elend" wurde. Er war wohl nicht krank, davon hat man nie etwas gehört. Aber so ein früher Tod und seine ganze Art sind sehr charakteristisch für Phosphor.

In der Landwirtschaft benutzt man Phosphate, um die Pflanzen zu raschem Wachstum anzutreiben. Diese Art von Dünger bezeichnet man auch als „Kunstdünger". Überall, wo man im Leben der Menschen Verhältnisse antrifft, die ein ähnlich künstliches Wachstum hervorrufen, kann man mit Folgeerscheinungen rechnen, die im Krankheitsfall Phosphor oder noch häufiger Phosphorsäure oder Calcium phosphoricum benötigen. Viele Überforderungen in unseren „Treibhäusern der Kindheit", wie ich die Schulen manchmal empfinde, sind solche Ursachen, die dann Schlaflosigkeit, Schulkopfschmerz, jugendliche Depressionen und natürlich viele Anfälligkeiten hervorbringen. Auch der überreichliche Fernsehkonsum der Kinder geht in die gleiche Richtung: es wird den Kindern (und auch den Erwachsenen) eine Scheinwelt des Unechten vorgegaukelt, deren Faszination sie gerne erliegen und deren Idolen sie nachzueifern streben. Schon die Ideologie ewigen Wachstums ist wie die Ideologie ewiger Jugend verderblich, vergisst sie doch das Ziel menschlichen Lebens - wie jeden Lebens überhaupt: zu reifen und Früchte und Samen zu bilden. Es ist schon gut gewählt, Phosphor und Luzifer gleichzusetzen: sie sind die großen Verführer, die uns vormachen, dass Liebe etwas Vergängliches und nur ein Schein sei.

„Man sieht nur mit dem Herzen gut" sagt der kleine Prinz. Daran zweifelt Phosphor immer wieder. Es kann nicht an die Ewigkeit der Liebe glauben und sucht deshalb ständig nach neuen Beweisen derselben. So fehlt ihm das tiefste Vertrauen in die Sicherheit der menschlichen Existenz. Deshalb ist es gut, ihnen außer Phosphor als Heilmittel so etwas wie den 23. Psalm mitzugeben: „Der Herr ist mein Hirte; mir wird nichts mangeln... ", damit ihnen mit der Zeit ihr inneres Licht in ihrem Herzen aufgeht. Das ist notwendig in unserer „höllerleuchteten" Zeit, wo wir nachts Schwierigkeiten haben, den Kometen am Himmel zu erkennen, weil die Straßenbeleuchtung so blendet, wo die äusseren Werte gewaltige Kurssteigerungen („shareholder value": frei übersetzt: Werte der Schmarotzer) erfahren und gleichzeitig die Herzen kalt und kälter werden. Dies ist nicht mehr das harmlose Teufelchen, das uns verführt, das von Sulfur, wie in dem Märchen „Des Teufels rußiger Bruder". Das ist schon Satan, der da hinter uns her ist, der uns einbläst, dass wir Gott noch übertreffen könnten mit Supercomputern und Genmanipulationen. Das ist der Mephisto, der dem Faust einen Vertrag abluchst, den er mit Blut unterschreiben muss. „Jesus Christ Superstar", das ist so eine Ausgeburt der Phosphorphantasie. So sehen wir, dass der krankmachende Geist von Phosphor in allen Lebensbereichen wirksam ist und dass wir ihm oft begegnen, ohne es zu merken ("Den Teufel spürt das Völkchen nie, und wenn er sie beim Kragen hätte" sagt Mephisto im Faust). Manche Homöopathen finden solche Gedanken noch abwegig, aber schon *Hahnemann* sagte im § 16 des Organon: „...So wie auch die höchste Krankheit durch hinreichende Verstimmung des Lebensprinzips **mittels der Einbildungskraft** zuwege gebracht und so auf gleiche Art wieder hinweg genommen werden kann.....". Das bedeutet, dass Hochmut, **Einbildung**, jemand „Großes" zu sein, Großmachtswahn usw. Ausdruck der eigentlichen Krankheit ist, in der der Mensch einer grundlegenden Täuschung über seine eigentliche Natur erliegt. Diese Anschauung wird insbesondere von dem argentinischen Homöopathen *Masi-Elizalde* vertreten. Das ist die tiefste Wurzel der Phosphorkrankheit, die sich auch in den Symptomen Nr. 69 der Hahnemannprüfung ausdrücken: „Menschenhass" und Nr. 89: „Delirierende Phantasien im Schlummer und im Wachen, als sey sie auf einer entfernten Insel, habe große Geschäfte, sey eine vornehme Dame usw.".

Ich bitte meine Leser um Verzeihung, wenn ich hier etwas ausgeholt habe in Bereiche, die anscheinend mit unserer Alltags-Homöopathie nichts zu schaffen haben. Aber viele eigene Erfahrungen veranlassen mich, den Rahmen unserer Betrachtungen ein wenig weiter zu stecken, da wir sonst den Herausforderungen unserer Zeit nicht mehr gewachsen sind. *„Es ist an der Zeit"* heißt es im *„Märchen"* von *Goethe*. Es ist an der Zeit, ein wenig über den Tellerrand hinauszuschauen.

Thuja occidentalis, Lebensbaum 3/1997

Thuja muss man weich aussprechen, da der Name sich aus dem griechischen Wort thyein = opfern ableitet, und die Griechen sprechen das th wie die Engländer aus. Also nicht „*Tuja*", sondern Thuja, so lehrt es uns der griechische Homöopath Wassilis Ghegas. So wie die Aussprache ist auch Thuja: weich, „soft" in Neudeutsch. Wie die undurchsichtige Thujahecke: Wenn man in sie hineinfällt, fällt man weich. Das ist kein Stacheldraht, keine Panzerung aus Eisen und keine Mauer, wie bei Natrium muriaticum.

Thuja ist eine uralte Pflanze, die zusammen mit den Farnen riesige Wälder bildete, aus denen dann unsere Steinkohle entstand, und in denen die heute so beliebten Dinosaurier lebten, von den Kindern harmlos „Dinos" genannt. Eigentümlich, dass diese unförmigen, hässlichen Wesen heute so großes Interesse hervorrufen. Aber es wird verständlich unter dem Aspekt von Thuja, das in seien Träumen von vielen wilden und gefährlichen Tieren träumt, vielleicht eine Erinnerung an jene Zeiten, wo die Erde für den Menschen noch recht unwirtlich war.

Von Hahnemann wurde die Wirkung von Thuja ausgerechnet an einem Studenten der Theologie entdeckt, der wegen eines üblen Ausflusses aus der Harnröhre zu ihm kam: „Sie haben einen Tripper vom unreinen Beischlaf" sagte Hahnemann zu ihm. Das bestritt der fromme Eleve auf das entschiedenste. Bei weiterer Erkundigung kam es heraus: Es handelte sich nicht um eine „Befleckung" ohne Schuld, sondern um den Umstand, dass der Student der Gotteswissenschaft beim Lesen des Breviers im Klostergarten von den dort stehenden Zweigen des Thujabaumes einige Triebspitzen abgepflückt und gekaut hatte. Er hatte also vom Baum des Lebens gegessen, was schon Adam und Eva verboten worden war, und das nicht einmal sie getan hatten. Die Folge dieses Vergehens des jungen Mannes war vielleicht nicht ganz so weitreichend, wie der Biss in den Apfel vom Baum der Erkenntnis. Aber wir haben dadurch und durch Hahnemanns Aufmerksamkeit ein Arzneimittel gewonnen, dessen Bedeutung erst langsam deutlich wird.

Hahnemann sah in der Thuja das wichtigste Mittel gegen die chronische Krankheit der Sykosis oder auch der Feigwarzenkrankheit. So ist Thuja als bewährte Indikation gegen Warzen in aller Welt bekannt geworden und hat da auch oft geholfen. Ferner fand man heraus, dass es auch gut gegen die Folgen der damals gerade eingeführten Pockenimpfung half. Denn viele Kinder hatten böse Folgen von dieser Impfung. Sogar der Sohn des Arztes Jenner, der die Pockenimpfung erfand, starb an deren Folgen. Also Warzen und Impffolgen. Dann gab es noch einige Spezialsymptome, die auf Thuja hinweisen. Aber so richrig verstanden hat es keiner, was es mit dem Mittel auf sich hat. Auch der berühmte Vithoulkas ließ seine Schüler unbefriedigt in ihre Heimatländer ziehen, wie Bill Gray berichtet. Aber einige gründliche Homöopathen beobachteten ihre mit Thuja gut gelaufenen Fälle genau und fanden dann einige gemeinsame Nenner:

Thuja passte sich den jeweiligen Verhältnissen immer sehr gut an, vor allem unangenehmen. Die Pflanze wird als Zierpflanze oder für Hecken so geschnitten, wie es der jeweilige Gartenbesitzer wünscht und für richtig hält. Thuja-Patienten haben das Bestreben, sich selbst so zurechtzustutzen, dass sie in die jeweils gegebene Lebenslage möglicht gut hineinpassen, dass sie ja nicht nicht auffallen, vor allem nicht unangenehm. Das erreichen sie damit, dass sie immer korrekt, sauber, höflich, perfekt und gefällig in Erscheinung treten. Sie sind die vollkommenen Angestellten, die besten Diener, die perfekte Sekretärin, der zuverlässige Abteilungsleiter, der immer arbeitsfähige Arbeitnehmer, der immer dienstbereite Einzelhändler, der sich aufopfernde Hausarzt, die treusorgende Mutter, der immer einsatzbereite Hausvater usw., kurz alle Personen, denen erst einmal alle anderen wichtiger sind als sie selbst. Sie opfern sich beständig für die anderen auf. Warum tun sie das?

Wenn man sie näher kennen lernt, so sind sie ängstlich, unsicher, misstrauisch, vorsichtig, obwohl sie gleichzeitig gutmütig sind und sich leicht übervorteilen lassen. DAS IST ALLES SEHR WIDERSPRÜCHLICH. Man wird nicht recht klug aus ihnen. Sie können sich schlecht wehren, sie können nicht Nein sagen, wenn man sie um etwas bittet, auch wenn es ihnen eigentlich zu viel ist. Wenn man sie kränkt, lassen sie sich das nicht anmerken, sondern schlucken das. Allerdings vergessen sie das nicht, sondern es beschäftigt sie fortwährend. Später bekommt man es dann immer wieder vorgehalten. Sie haben keinen rechten Biss, alles bleibt unklar. Darum ist es nicht wunderlich, dass sie träumen, ihnen würden die Zähne abbrechen oder herausfallen.

Sie halten sich ständig unter Kontrolle und unterdrücken ihre eigentlichen Empfindungen. Das schlimmste für sie ist, eine Schwäche zu zeigen und das kann man nur durch perfekte Kontrolle verhindern. Sie träumen davon, dass die Bremse ihres Autos bei voller Fahrt nicht funktioniert, ein wahrer Alptraum des Kontrollverlustes.

Alles kommt von ihrer Schutzlosigkeit, als wenn sie ohne Haut wären und alles in sie eindringen könnte. So träumen sie davon, nackt oder spärlich bekleidet auf der Strasse zu sein, oder sie sitzen auf dem Klo und Leute kommen herein, oder es überrascht sie jemand bei einer intimen Beschäftigung im Schlafzimmer, das sie nicht abgeschlossen hatten. Immer dann, wenn sie ihre unverhüllte Eigenheit zeigen, droht ihnen Gefahr, das ist ihr Lebensgefühl. Sie dürfen sich nicht so zeigen, wie sie eigentlich sind, dann droht ihnen in ihrer wehr- und Schutzlosigkeit große Gefahr, sogar Lebensgefahr. Es ist eine Situation, die ähnlich ist einer solchen, in der sich eine Familie befindet, die im Krieg von der feindlichen Armee überrollt wird: völlige Schutz- und Rechtlosigkeit. Man ist der völligen Willkür einer feindlichen, tödlichen Welt ausgesetzt, wo es kein Entrinnen gibt. Einzige Möglichkeit ist, sich ganz klein und unbemerkbar zu machen.

Dafür muss man eine perfekte Methodik der Tarnung und Täuschung entwickeln. Es ist die Situation, die genau die Juden im Hitlerreich erlebten. Wollte man da überleben, musste man seine Identität total verleugnen, man musste einen falschen Namen annehmen, man musste sein Gesicht verändern, man musste seine Vorgeschichte total verwischen, kurz man durfte nicht mehr man selbst sein. Wenn das nicht möglich war, musste man sich total verstecken, man war nicht mehr vorhanden, man war eigentlich gestorben. Thuja hat viele Träume von verstorbenen Personen, vor allem solchen, denen sie sehr nahe standen.

Thuja wurde früher dank seiner Giftwirkung als Mittel für eine Abtreibung eingesetzt. Was ist eine Abtreibung für den, der da abgetrieben wird? Ich, ein völlig schutzloses Wesen, noch ohne rechte Haut, noch ohne wehrhafte Gliedmassen, ganz winzig klein, ohnmächtig, ohne Möglichkeit zu entfliehen, werde einer brutalen Gewalt ausgeliefert und dann getötet. Das erlebe ich so (jeder kann sich das vorstellen!). So kann das Lebensgefühl von Thuja in Wirklichkeit sein. Schutz scheint ihm in einer solchen Situation nur dann möglich zu sein, wenn er sich so klein macht, dass er nicht bemerkt wird, dass er sozusagen als blinder Passagier nicht entdeckt wird. Dann hätte er eine Chance zu überleben.

Abgetrieben wird man, wenn man unerwünscht ist. Heute sind viele nicht (mehr) erwünscht: in den Betrieben z.B. zu viele Arbeitnehmer, die zu viel kosten und durch rentablere Roboter ersetzt werden können. Die werden auch abgetrieben - Verzeihung! - entlassen. Das geht zwar nicht so leicht, wie bei dem wirklich absolut wehrlosen Föten, aber so arg weit ist die Wehrhaftigkeit eines solchen Arbeitnehmers in abhängiger Stellung trotz Arbeitsrechtsschutz auch nicht. Wer nicht gebraucht wird beim großen Monopoli, der fliegt irgendwann hinaus. Dagegen hilft auch nur: Anpassen, kuschen, brav sein, perfekt, pünktlich, ordentlich, gehorsam, einsatzfreudig, bescheiden, immer freundlich und ein fröhliches Danke für jeden Tritt in den .... .

Eine nicht mehr ganz junge Ehefrau ist häufig auch das Opfer einer solchen Abtreibung, vereinfachend Scheidung genannt. Auch dem nicht mehr so leistungsfähigen Ehemann kann es so gehen. In der Schule werden die Kinder aus dem Unterricht abgetrieben - Verzeihung! -nicht versetzt, die das Leistungspensum nicht erfüllen. So kann sich jeder einmal selbst ausdenken, wo es ähnlich zugeht. Überall da kann sich - durch die Verhältnisse begünstigt - eine Thuja-Krankheit ausbilden, wenn der Mensch diese Veranlagung in sich trägt. Viele Menschen tragen sie in sich, wie die Erfahrung zeigt. Das scheint seinen Grund in der Herkunft des Menschen zu haben.

In der Bibel steht, dass der Mensch - Adam genannt - ursprünglich im Paradies lebte. Dort ging es ihm der Überlieferung nach gut: Er brauchte sich keine Sorgen machen, er musste morgens nicht zur Arbeit, kein Tier fraß ihn auf und er selbst brauchte auch keines zu fressen, da er noch versorgt wurde wie ein ungeborenes Kind. Er brauchte sich auch mit niemandem anderen herumärgern, denn er war alleine. Das änderte sich schlagartig, als der eine Mensch zwei wurde, als er sozusagen in zwei zerfiel: in Adam und Eva. Aus dem einen Menschen waren Mann und Frau geworden, und wenn zwei da sind, kommt auch gleich der Zweifler, der Diabolos (der Zweiteiler, der Auseinanderfäller) in Form der doppelzüngigen Schlange, deren wichtigstes Anliegen ist, halbe Wahrheiten, auch Lügen genannt, zu verbreiten. Darauf fielen die nun *nicht mehr Einigen* herein und aßen von dem einen der zwei im

Paradies angesiedelten Tabu-Bäume. Der Bissen blieb ihnen ein wenig im Hals stecken, als sie nun sahen, dass sie nackt waren, wie die Thujaträumer, d.h. schutzlos, dass sie sich dessen schämten und es nicht so recht zugeben wollten, was nun so offensichtlich war.

Aber dann wurden sie aus der einfachen, schönen, bequemen Welt vertrieben. Weshalb? Alle denken: zur Strafe für den Apfelbiss! So gut bürgerlich und lehrerhaft dürfen wir uns Gottvater nicht vorstellen. Nein, sie sollten nicht auch noch vom Baum des Lebens (Thuja) essen und damit gleichzeitig das gewinnen, was man rätselhaft das Ewige Leben nennt. Hatten sie denn das nicht schon vorher im Paradies? Es scheint wohl noch etwas anderes damit gemeint gewesen zu sein. Sie wurden also aus dem Paradies vertrieben (abgetrieben?), gemeinhin als Sündenfall bezeichnet. Es tat sich ein unendlicher Sund zwischen ihnen und der Welt Gottvaters auf, der Fall war sicher unendlich tief. Davon träumt Thuja heute noch: vom Fall aus großer Höhe, wobei sie eigentümlicherweise immer aufwachen, bevor sie unten aufschlagen.

Ja, das ist ein böses Erwachen nach so einem Sturz. Was liegt näher, als sich nach dem verlorenen Paradies zurückzusehen? Das wird einem hier ja auch gleich vorgegaukelt, dass es gar nicht so schwierig sei, wieder dorthin zu gelangen: setzen Sie nur 10 Mark im Lotto ein und schon sind Sie guter Hoffnung (Thuja ist ein Mittel gegen Scheinschwangerschaften!), paradiesische Zustände zu erlangen, die weit über das langweilige Leben im früheren Paradies hinausreichen. Denn da gab es noch keine schönen Kleider, keine herrlichen Villen, keine lackblitzenden Autos, keine vielen schönen Evas und entsprechende Adams zur Auswahl, alles ist hier noch viel herrlicher. Lasst uns danach streben oder wenigstens nach etwas ähnlich Glück verheißendem, wie es manche Religionen und sogar die Rauschgifthändler versprechen.

Nur nicht dieses Jammertal von Erdendasein länger ertragen müssen. Da muss man ja sein Kreuz selber tragen. Also geschwind einen, er es einem - wenigstens etwas - abnimmt. In ihrem schlechten Gewissen, das ihnen dieser heimliche Wunsch nach dem verlorenen Paradies einflösst, sind die Thuja-Menschen dann gerne bereit, des anderen Kreuz zu tragen. Aber nur aus schlechtem Gewissen, nicht aus freiem Entschluss, wie sich das für eine Christen gehört.

Da nun alle diese vielen unerfüllten Wünsche, diese vielen Ängste, dieser Gram über die verpassten Gelegenheiten auf die Dauer nicht zu ertragen sind, bilden sich dem Thuja-Menschen mit der Zeit allerhand körperliche Krankheiten ein: In dem Verlangen nach einer dickeren Haut bildet er hässliche, harte Warzen, eine dicke, dinoähnliche, schuppige Haut (Psoriasis), in der Absicht seine Weichheit zu überwinden bildet er harte Tumoren, Gerstenkörner, Drüsenschwellungen, Kröpfe, bei der Bemühung nach Wehrhaftigkeit legt er sich hornige Fußsohlen und dicke, krallenartige Nägel zu, die fälschlich dem armen Fußpilz zur Last gelegt werden, der dann rabiat bekämpft wird, obwohl er doch nur die für ihn paradiesischen Verhältnisse an einem Thujafuß genießen will. Alles ist gegen mich, schreit er im Stillen, immer auf die Kleinen! - Ruhig, antwortet der Thujafuß: mir geht es genau so. Sei nur still, sonst werden die nur aufmerksam auf uns, und dann fahren sie erst recht die dicken Geschütze auf.

Mir fallen auch immer die Kinder aus dem Film „Schindlers Liste" ein, die sich da in den Latrinen vor den Bluthunden versteckten in ihrer Todesangst. Wie überhaupt das KZ eine optimale Stätte ist, Thuja-Krankheit zu entwickeln.

So entwickelt Thuja viele Angstsymptome, wie Asthma, Heuschnupfen, Angina pectoris, Colitis ulcerosa, Morbus Krohn usw. Am Ende ist es auch eine Krebskrankheit, wenn man lange genug wartet und Thuja nicht gegeben wird.

Es gibt fast keine Krankheit, die Thuja nicht machen kann. Im Repertorium nach Kent kommt es in fast allen wichtigen Rubriken vor, oft nur im untersten Grad, so dass man es leicht übersieht, was wiederum dazu führt, dass seine eigentliche Bedeutung nicht wahrgenommen wird. Sehr lange werden andere, sehr ähnliche Mittel verordnet, die immer nur bis zu einem bestimmten Punkt helfen, da sie oft nur die individuelle Ausgestaltung der tiefer liegenden, viel allgemeingültigeren Thujaproblematik darstellen. In hartnäckigen Fällen, bei denen nichts mehr recht helfen will, und doch gute Symptome vorhanden sind, sollte man Thuja in Erwägung ziehen. Aber nur, nachdem man die tiefen Probleme des Patienten einigermaßen verstanden hat und auch Thuja so gut kennt, dass es in einem lebendig geworden ist. Am besten man macht eine Arzneimittelprüfung mit unter der Leitung eines erfahrenen Homöopathen, dann wird einem manches Licht aufgehen, von dem man vorher nur einen verschwommenen Schein wahrgenommen hat.

Anhang:

Wie sollen wir uns als Homöopathen zur Frage der Impfung stellen?

Durch den Vortrag von Dr. Buchwald (prominenter Impfgegner) dürfte klar geworden sein, dass Impfen nach wie vor zu den problematischen Praktiken der modernen Medizin zu zählen ist, und dass jedermann gehalten ist, das Für und Wider der Impfungen sorgfältig abzuwägen. Aber nicht nur die Frage der Nützlichkeit, der Schäden und der Kosten darf uns bewegen, sondern es ist an der Zeit, zu fragen, welche grundsätzlichen Überlegungen anzustellen sind, um uns ein klares Urteil in dieser von vielen Gefühlen beherrschten Szenerie zu bilden.

Hahnemann sagt in seinem Organon, §1.

„Des Arztes höchster und einziger Beruf ist, kranke Menschen gesund zu machen, was man heilen nennt."

Ferner soll er noch die Hindernisse, die der Genesung entgegen stehen, kennen und hinwegräumen.

Keinesfalls hat er an irgendeiner Stelle gesagt, dass der Arzt versuchen soll oder gehalten sei, Krankheiten als solche abzuschaffen oder zu verhindern. Allerdings soll sein Konzept der Behandlung chronischer Krankheiten dazu führen, dass die so Behandelten dann immer gesünder werden und ein Aufflackern der chronischen Krankheit mit fortschreitender Heilung immer mehr abnimmt.

Das Konzept der konventionellen Medizin der Neuzeit sieht vor, Krankheiten an sich durch Maßnahmen der Gesundheitspolitik und der Mediziner einzudämmen oder gar auszurotten. Das ist insbesondere das Ziel der propagierten Impfungen, deren Durchführung vor allem in totalitären Regimes mit großer Konsequenz durchgesetzt wurde und wird. Auch bei uns versuchen die Befürworter der Massenimpfungen eine möglichst strenge staatliche Befürwortung durchzusetzen oder einen staatlichen Zwang einzuführen. Dieses hat eine innere Logik, wie ich noch zeigen werde, dass nämlich Impfungen und totalitäres Regime gut zueinander passen.

Über allem diesem steht die große Frage nach dem eigentlichen Sinn von Krankheit überhaupt. Betrachten wir den Menschen als eine - wenn auch sehr komplizierte - Maschine, wie es vereinfacht gesehen die naturwissenschaftlich-materialistische Medizin im Grunde glaubt, so ist Krankheit eine Panne der Maschine, die möglichst zu vermeiden ist. Pannen kann man dadurch minimieren, indem man den Mechanismus und seine Ausführung qualitätsmäßig immer besser macht. Das ist in der Darwinschen Lehre unter der Auslese der Besten beschrieben: „The survival of the fittest." In den Rassenideologien fand diese Anschauung ihren grausigen Niederschlag, indem eben die Leute mit Pannen als lebensunwert vertilgt wurden. Neuerdings feiert diese Gesinnung in so genannten „Ethik-Kommissionen" makabre Urständ, wobei das Etikett Ethik von der Unverfrorenheit ihrer Urheber Zeugnis ablegt.

Um nun bei den so noch nicht genmanipulierten und dadurch Pannen unanfällig gemachten Menschen die Möglichkeit von Krankheits-Pannen zu vermindern, hat man die Impfungen erfunden, natürlich mit der guten Absicht, dem Menschen Leid und Tod zu ersparen. Dagegen lässt sich schlecht etwas vorbringen, wenn man den Menschen eben mit einem pannenanfälligen - sagen wir mal - Trabbi vergleicht, der natürlich gegenüber einem Daimler aus Sindelfingen sehr pannenanfällig ist. So eine alte Klapperkiste ist also der Mensch in medizinisch- naturwissenschaftlicher Sicht, und die schlechtesten von diesen Trabbimenschen kann man dann auch ruhig für Testversuche aussondern, sie einer Sonderbehandlung zuführen, wie sie deutsche Ärzte jüngst in deutschen KZs durchführten. Der Weg von deutschen Universitäten dorthin war nie sehr weit.

Wenn uns allerdings der Begriff von „Krankheit als Panne" nicht befriedigt, dann müssen wir uns etwas anderes einfallen lassen. Das sollte dann in seinem Gehalt auf unvoreingenommener Beobachtung und auf treulicher Aufzeichnung des Wahrgenommenen beruhen. Die Erfahrung zeigt z.B., dass Krankheit, wenn sie zur Gesundheit geführt hat, in den meisten Fällen den Menschen bereichert hat. Das Kind hat nach den überstandenen Masern einen deutlichen Entwicklungsschritt gemacht, der Erwachsene ist nach geheilter Depression „ein neuer Mensch“. Gerade die Biographie bedeutender Menschen zeigt, eine wie große und segensreiche Bedeutung Krankheit hat, man denke nur an Goethe, dessen Werk ohne seine Krankheiten undenkbar wäre. Man kann Krankheit auch als „Weg“ auffassen, den der Mensch gehen kann, um weiterzukommen in seiner Entfaltung, mit dem Ziel, der zu werden, der er sein soll. Nach Aristoteles trägt jeder Mensch seine *Entelechie* in sich, das heißt sein Ziel.

Wir sind auf Erden angetreten, um uns zu verwirklichen und zwar jeder sich selbst. Dabei stoßen wir auf viele Hindernisse, die wir zu überwinden haben. Die dabei geleistete Arbeit macht uns stärker, gibt uns Erfahrungen mit auf den weiteren Weg. Jede durchgemachte Kinderkrankheit, jedes überstandenen Fieber stärkt unser Immunsystem, das sagt heute jeder, obwohl noch niemand dieses Immunsystem gesehen hat. Es ist ja nur eines der vielen Worte, welche die Mediziner erfunden haben, um das zu bezeichnen, was sie nicht verstehen, wie schon *Goethe* wusste:

Denn eben wo Begriffe fehlen,
Da stellt ein Wort zur rechten Zeit sich ein.
Mit Worten lässt sich trefflich streiten,
Mit Worten ein System bereiten,
An Worte lässt sich trefflich glauben,
Von einem Wort lässt sich kein Jota rauben. (Faust I)

Was ist denn dieses Immunsystem? Ich bin so frei, zu behaupten, dass es das gleiche ist, was Hahnemann mit dem Begriff der „Dynamis“, der Lebenskraft, belegt. Es ist das physiologisch-psychische System, durch das unser „Innewohnende Geist“ sich im körperlich-seelischen Bereich kundtut. Das Befinden dieses Systems empfinden wir als Krankheit oder Gesundheit. Krankheit ist eine „Verstimmung der Dynamis“ sagt Hahnemann von diesem von ihm als „geistartig“ bezeichneten System. In der Arbeit an diesem System durchleben und durchleiden wir unser Schicksal in unserem Leib auf dem Weg zu uns selbst. Krankheiten sind ein Ausdruck dieser Bemühungen, die oft sehr anstrengend sind, wo wir uns manchmal überanstrengen, wenn uns keine angemessene Hilfe zuteil wird. Dann hören wir mit der Anstrengung auf, wir sagen „Ich kann nicht mehr", und legen uns zur Ruhe, was man auch als Sterben bezeichnet.

Haben wir einen solchen Begriff von Krankheit, wie er der Homöopathie entspricht, und wie er dem Denken Hahnemanns abgelauscht ist, so können wir Krankheit nicht mehr als Panne ansehen, sondern wir müssen uns bequemen, einen andern Zeugen für unsere Weltanschauung aufzurufen, nämlich wieder Goethe, der in Wilhelm Meisters Wanderjahren folgendes Glaubensbekenntnis ablegt:

„Nun ist aber von der dritten Religion zu sprechen, gegründet auf der Ehrfurcht vor dem, was unter uns ist; wir nennen sie die christliche, weil sich in ihr eine solche Sinnesart am meisten offenbart; es ist ein Letztes, wozu die Menschheit gelangen konnte und musste. Aber was gehörte dazu, die Erde nicht allein unter sich liegen zu lassen und sich auf einen höhern Geburtsort zu berufen, sondern auch Niedrigkeit und Armut, Spott und Verachtung, Schmach und Elend, Leiden und Tod als göttlich anzuerkennen, ja Sünde selbst und Verbrechen nicht als Hindernisse, sondern als Fördernisse des Heiligen zu verehren und lieb zu gewinnen..."

Einer solchen Anschauung, die Krankheit als „Fördernis des Heiligen" auffasst, möchten wir uns als Homöopathen lieber zuwenden. Wir wollen uns deshalb die Möglichkeit zur Krankheit nicht nehmen lassen, da Krankheit nun einmal zum menschlichen Dasein gehört, wie die Nacht zum Tag. Wir wollen unser Bestes leisten, um Krankheit zu heilen, was des Arztes höchster und einziger Beruf ist.

Ich bin mir bewusst, dass es sich hier um Fragen der Weltanschauung, ja der Religion und damit der Ethik handelt. Wie anders wäre sonst das oft fanatische Engagement aller mit der Impffrage Beschäftigten zu verstehen? Es ist doch ein wahrer Religionskrieg, der da entbrannt ist zwischen denen, die das allein gültige Dogma verteidigen und den Ketzern, den Impfgegnern, die der Bannstrahl der Exkommunikation trifft, wenn sie vor dem Schreibtisch des Doktors ihr Bekenntnis stottern und dann blass vor Angst, von Zweifeln zerquält, das Sprechzimmer, das moderne Heiligtum, verlassen.
Wenn wir Krankheit verhindern, so starten wir damit einen Generalangriff auf die Selbstverwirklichung des Menschen. Wir verhindern damit, dass er seine Identität findet. Dazu scheinen heute alle Kräfte aufgeboten zu sein: Die Medien, die sozialen Verhältnisse, die Verführungen der modernen Zivilisation, die den Menschen „zerstreuen" wollen, statt ihm Sammlung zu sich selbst zu ermöglichen. In zunehmendem Maße sehen wir extremistische Strömungen auftreten, wo der Mensch als Individuum mit Füssen getreten wird, wo seine Identität zugunsten der Massenhysterie geopfert wird. Dieser Tage ging ein Portrait von Goebbels Wirken unter Hitler durchs Fernsehen:

„Wollt Ihr den totalen Krieg?" Dahin führt es, wenn man Menschen ihre I-dentität durch Idole oder Ideologien ersetzt. Das wird unterstützt, wenn man die Immunisierung durch Eigenleistung des Organismus durch künstliche, vorgeschriebene Anstrengungen zur Unzeit veranlasst. Deshalb passt Totalitarismus und medizinische Zwangsmassnahmen zusammen.

Im Paradies haben Adam und Eva, von der Schlange versucht, vom Baum der Erkenntnis gegessen, womit die Entwicklung des Selbstbewusstseins begonnen hat. Damit erfolgte die Vertreibung aus dem Paradies, *„damit sie nicht auch vom Baum des Lebens essen würden und lebten danach ewiglich."* Es ist eigentümlich, dass Thuja diesen Namen hat: *Lebensbaum.* Thuja ist eines der wichtigsten Mittel gegen die schädlichen Folgen der Impfung. Es ist auch ein Mittel gegen die Folgen allzu großer Anpassung.

Thuja auf Erden ist sozusagen das Gegenbild des Baumes des Lebens im Paradies. Das Ewige Leben gewinnen, heißt sich selbst gewinnen, seine I-dentität, seine „Heiligkeit". Das ist nur möglich durch den Erdenweg, den Weg durch Irrungen und Wirrungen. Damit die Menschen sich das nicht ersparen konnten, mussten sie aus dem Paradies, nicht zur Strafe wegen der Übertretung des Verbotes. Gott ist kein Polizist, der Strafzettel verteilt. Das würde seiner Weisheit und Güte nicht angemessen sein.

Der Teufel heißt auf Griechisch der „Diabolos", d.h. der „Zerstreuende". Ihm wollen wir entgegentreten wie ein Luther und ihm das Kreuzeszeichen der ICH Findung entgegen halten.

Arsenicum album, arsenische Säure, Weißer Arsenik, 4/1997

Wenn wir ein Fläschchen weißen Arsenik beim Apotheker kaufen wollen, bekommen wir garantiert Schwierigkeiten. Er wird bestimmt fragen, was wir damit vorhaben. Wenn wir ihm dann keine plausible Antwort geben können, wird er es uns nicht verkaufen, denn wir könnten es zu dem benutzen, wozu es früher sehr gerne gebraucht wurde: zur **Vergiftung** von Menschen, die einem im Wege sind. Es war nämlich zu diesem Zweck wie geschaffen: geruch-, geschmack- und farblos und in einer Menge von 0,3 Gramm **tödlich** für den Menschen. Obendrein war es am Toten schwer nachzuweisen, was durch Hahnemann geändert wurde, der als kenntnisreicher Chemiker und Pharmazeut 1786. „Über die Arsenikvergiftung, ihre Hülfe und ihre gerichtliche Ausmittlung" ein Traktat verfasste.

Die Giftigkeit von Arsen wurde und wird immer noch benutzt zur Schädlingsbekämpfung, früher auch zur Behandlung der Syphilis und Psoriasis. Aber auch zur Stärkung fand es in geringer Dosierung Anwendung, der Appetit nahm zu, Pferde bekommen davon ein glänzendes Fell, und die Bergbauern in Tirol aßen relativ große Mengen, um ihre körperliche Leistungsfähigkeit zu steigern ohne viel essen zu müssen. Dabei konnten sie durch Gewöhnung viel größere Mengen zu sich nehmen, ohne vergiftet zu werden, so eine Art Doping.

Bei der Vergiftung mit Arsen kommt es zu reiswasserartigen Durchfällen. Eine eindrucksvolle Schilderung einer akuten, tödlichen Vergiftung finden wir bei Flauberts „Madame Bovary", die Arsenik in sebstmörderischer Absicht zu sich nahm. Hahnemann nimmt seine Schilderung der Symptome von Arsenik im 2.Band seiner Reinen Arzneimittellehre zum Anlass, sich mit seinen allopathischen Kollegen mächtig anzulegen, die ausgerechnet ihm den Vorwurf der **„Gift-Praxis"** machten, nur weil er Arsenik in homöopathischer Dosierung als reines, unvermischtes Mittel anwendete: *„Indem ich den Arsenik nenne, ergreifen gewaltige Erinnerungen meine Seele. - Während der Allgütige das Eisen erschuf, verstattete er freilich den Menschenkindern, aus ihm entweder den mörderischen Dolch oder den milden Pflugschaar zu bereiten, und Brüder damit zu tödten oder zu ernähren; um wie viel glücklicher würden sie sich aber machen, wenn sie seine Gaben bloß zum Wohlthun an-*

*wendeten! Dieß wäre ihr Lebenszweck, dieß war sein Wille.- So rührt auch von ihm, dem Alliebenden, nicht der Frevel her, den sich die Menschen erlaubt haben, die so wundersam kräftigen Arzneisubstanzen in Krankheiten, für die sie nicht geeignet waren, und noch dazu in so ungeheuern Gaben zu mißbrauchen, bloß nach leichtsinnigen Einfällen oder elenden Gewährmännern, ohne sorgfältige Prüfung oder gegründete Wahl.- ....Und wenn noch vor etlichen Jahren, in einer der erleuchtetsten Städte** Europens, schier alle Ärzte, die hochbetittelten, wie die Barbierknaben, den Arsenik fast in allen Krankheiten wie eine Modearznei verordneten, in so öfteren, und großen Gaben nach einander, daß der Nachtheil an der Gesundheit der Menschen handgreiflicher werden musste........usw.*

** *Auf welcher hohen Stufe von Unkunst muss nicht die Arzneikunst unseres ganzen Welttheils stehen, wenn man in einer solchen Stadt, wie Berlin ist, darin noch nicht weiter kam, die doch in allen Arten menschlichen Wissens schwerlich ihres Gleichen hat!".*

Nun habe ich Ihnen schon eine ganze Menge vom homöopathischen Arzneimittel Arsen vorgestellt: Ein paar Proben von der seitenlangen Einleitung, die *Hahnemann* der Symtomenschilderung voranstellt, mit ihren für *Hahnemann* typischen endlosen Sätzen und apothekermäßigen Genauigkeit der Beschreibung der Herstellung der *„Verkleinerungen der Gaben"*. Wir finden schon die wichtigsten Symptome angesprochen: Gift, Tod, Mord, Selbstmord, Angst, Genauigkeit, Zorn, Umständlichkeit., Berlin. Ja, da werden alle *klassischen Homöopathen* (Berlin ist voll davon! Und es wird gesagt, sie seien elitär, höchste Klasse und nur vom Feinsten, auch in den Preisen) sagen: Berlin, das ist aber kein Symptom! Aber ich sage: Es ist ein Symptom, weil es bei *Hahnemann* unter Arsen angeführt ist. Jürgen Becker aus dem lustigen Freiburg im Breisgau erzählte einmal bei Arsen von seinen Weinbauern vom Kaiserstuhl, die in ihrem Leben über die Schädlings- bekämpfungsmittel viel Arsen aufgenommen hatten und jetzt als Patienten zu ihm kamen und nun als Arsenfälle zu erkennen waren. Seitdem war der Kaiserstuhl auch ein Symptom, was auch der Name besagt: denn Kaiser saßen auf ihrem Stuhl und ließen ihr Essen vorkosten, damit sie nicht vergiftet wurden, aus lauter Angst vor Vergiftung. Dazu hatten sie auch allen Grund, aber wenn heute bei den strengen Lebensmittelgesetzen jemand Angst vor Vergiftung hat, dann braucht er sicher Arsen als Heilmittel.

Aber es hilft auch tatsächlich bei Nahrungsmittelvergiftungen aller Art. Wer es einmal erlebt hat, wie sich jemand in tödlichen Krämpfen wand, mit kaltem Schweiß, oben und unten sich unter Qualen entleerend, wie ein so Leidender nach einem Kügelchen Arsen C 30 - schon das Riechen daran genügt! - sich zum Besseren wendete, der weiß, dass Homöopathie hilft, und zwar schneller als jede Schulmedizin. Die Patienten benötigen in solchen Fällen auch schnelle Hilfe, denn das kann rasch fatal enden. Sie wollen schnelle Hilfe, oft mitten in der Nacht, in der der Tod unmittelbarer droht.

Eine meiner ersten Handlungen nach meiner Praxiseröffnung in Boll war, einem dringenden Hilferuf in ein Bauernhaus schnell zu folgen, obwohl das Unglück unabwendbar eingetreten war: Der 87-jährige Altbauer hatte sich im Dachboden erhängt, wobei es nicht einmal hoch genug war, sich richtig aufzuhängen, sondern der Ärmste hatte sich schräg in den Strick fallen lassen müssen. „Er hatte solche Angst vor dem Sterben", erzählten fassungslos seine Angehörigen. „Der hätte doch nun warten können, bis es von selbst so weit ist." Selbstmord aus Angst vor dem Tod, das ist ein Arsensymptom. Angst vor allem möglichen, das ungewiss ist: vor schwerer Krankheit, vor Diebstahl, Einbruch, Mord, Vergiftung, Betrug, Armut. Arsenkranke können außerordentlich geizig sein, so wie Onkel Dagobert, der oft Gefangener seiner eigenen Sicherungsmaßnahmen wird. Alles muss total perfekt sein: nichts ist schlimmer als Unordnung, die einem die absolute Kontrolle unmöglich macht.

Aus solch einer Gesinnung lebte das Preußentum mit seiner Hauptstadt Berlin. Militärisch perfekter Drill hat von dort die ganze Welt erobert. Wenigstens das, denn die späteren Weltmachtpläne, die von Berlin ausgingen, zogen schon weitere Kreise, als die der Preußenkönige. Ohne die Preußenoffiziere hätte der Gefreite aus Braunau am Inn (Österreich) nie so weit kommen können. Denen ist es dann auch wegen ihrer Disziplin nicht gelungen, so etwas ungesetzliches, wie einen Tyrannenmord an ihrem obersten Befehlshaber zu begehen. Disziplin, d.h. Zucht und Ordnung als Selbstzweck und als Überwindung der Angst vor dem Tod ließ die Soldaten aller Länder dieser Welt die mörderischsten Schlachten bestehen, die die Welt je gesehen hat. Es war nicht der Mut des Altertums, der im direkten Kampf sich bewähren musste, sondern es war die Überwindung der Todesangst durch Zucht.

Zucht erreicht man durch Härte und Strafen, das Zuchthaus und die Kaserne hatten vieles gemeinsam. Schulen hatten und haben noch eine ebenso fatale Ähnlichkeit mit jenen Zuchtanstalten, und die Krankenhäuser, insbesondere die psychiatrischen Kliniken aus jener Zeit, verkörperten auch diesen Begriff von Zucht, Ordnung und Strafe (Krankheit als Strafe ist eine weit verbreitete Vorstellung: „Was habe ich denn Schlimmes getan, dass ich so leiden muss"). Die preußisch erzogenen Offiziere kannten als oberstes Gebot nur die Pflicht, herabsetzend auch Kadavergehorsam genannt. Wem sie den Eid geschworen hatten, dem folgten sie bis in den Tod. Das konnte jener schreckliche Gefreite aus dem ersten Weltkrieg für seine dämonischen Machenschaften als Führer der Deutschen und größter Feldherr aller Zeiten (Gröfaz) gnadenlos ausnutzen.

Der kategorische Imperativ des preußischsten aller Philosophen - des Alten aus Königsberg (Kant), der in seiner marionettenhaften Pünktlichkeit eine Karikatur seines Systems war - hat die ganze abendländische Denkweise nachhaltig geprägt. Wenn also immer das Thema Pflicht in zwanghafter Weise auftritt, kann an Arsen gedacht werden. Das sieht man manchmal schon bei ganz kleinen Kindern, die einen auffälligen Ordnungssinn an den Tag legen, der besonders dann auffällt, wenn sonst Unordnung überwiegt. So gesehen bei sulphurisch veranlagten Eltern, die manchmal als Komplementär ein Arsenkind haben. Die schaffen sich dann in dem Chaos eine auffällig ordentliche Ecke und leiden sehr, wenn diese Ordnung immer gestört wird.

Erwachsene sind immer sehr sorgfältig gekleidet, die Schuhe sind blank geputzt und haben keine schiefen Hacken. Das Auto ist elegant, dunkle Farbe oder weiß, und natürlich picobello gewienert. Es muss alles sehr wertvoll sein, und am wohlsten fühlt man sich in einem Land, wie der Schweiz, und in einer Stadt wie Zürich. Nicht umsonst werden die Schweizer in Zukunft dank Genmanipulation als erste mit eingebauten Chronometern zur Welt kommen (das träumte ich neulich nach der Einnahme von Arsen und der Lektüre der neusten Machenschaften der Bio-Ethik-Kommission), ein Witz, der zum Standard Programm von Rajan Sankaran gehört, wenn er in Rohrschach sein Seminar hält.

Auffällig sind die verborgenen Ängste, die sich häufig in Träumen offenbaren: Ängstliche, fürchterliche Träume, aus denen der Kranke mit Geschrei erwacht, Träume voller Sorgen, Drohungen und Befürchtungen, von Gewittern, Feuersbrünsten und schwarzem Wasser, von Einbrechern. Im Symptom Nr. 1032 bei Hahnemann heißt es: „Wahnsinn: erst Kopfweh, ungeheure Angst, Geräusch vor den Ohren, wie von einer Menge großer Glocken, und wenn er die Augen auftath, sah er stets einen Menschen, welcher sich (ehedem) auf dem Boden des Hauses aufgehenkt hatte, der ihn unablässig bittend winkte, ihn abzuschneiden; er lief dahin mit einem Messer, da er ihn aber nicht abschneiden konnte, gerieth er in Verzweiflung und wollte sich (wie die ihm Nachgegangenen versicherten) selbst erhenken, aber daran verhindert, ward er so unruhig, dass man ihm kaum im Bette erhalten konnte, verlor die Sprache bei vollem Verstande und konnte, da er sich schriftlich ausdrücken wollte, nur unverständliche Zeichen hinsetzen, wobei er zitterte, weinte, mit Angstschweiß vor der Stirne, niederkniete und die Hände bittend in die Höhe hob."

Hier finden sich einige Hauptsymptome von Arsen: Angst, Zittern, Angstschweiß, Selbstmord durch Erhängen, Wahnsinn, Verzweiflung etc..

Der Mensch ist wie von allen guten Geistern verlassen, er ist der brennenden Höllenqual ausgeliefert, er zählt zu den hoffnungslos Verdammten des Jüngsten Gerichtes. Das ist das Endstadium von Arsen, das für Sterbende oft ein hilfreiches Mittel ist, endlich Ruhe und Frieden zu finden.

So ist die tiefe Mitternacht die schlimmste Stunde für Arsen (Geisterstunde), die Kinder erwachen schreiend und zitternd vor Angst, sind nicht zu beruhigen und können nur im Bett der Eltern Geborgenheit und Ruhe finden. Tags sind sie nervös und unruhig und beißen sich die Fingernägel ab. Asthma, Heuschnupfen usw. sind die Begleiterscheinungen. Es ist ein Mittel der täglichen Praxis, angefangen beim brennenden Schnupfen mit Niesen und Nasenbluten, weiter bei der Akne der Nase, Krebs der Lippen, Erbrechen und Durchfall, besonders nach verdorbenem Essen, Ruhr, Cholera, Urämie, Gebärmutterkrebs, Asthma, Emphysem, Lungenödem, Angina pectoris, Gangrän des Diabetikers, heftigste, septische Fieber, Malaria, eine endlose Kette schwerster Erkrankungen, die oft zum Tode führen, wenn Arsen als homöopathisches Heilmittel nicht gegeben wird.

Arsen ist das Paradebeispiel, wie ein tödliches Gift durch die Homöopathie zu einem Heilmittel wird, dessen Wirkungen ans Wunderbare grenzen. Als naturwissenschaftlich ausgebildeter Arzt kann man es gar nicht glauben, was man oft in der Praxis an erstaunlichen Besserungen in schier aussichtslosen Fällen erlebt. Dabei kann einem das Lachen vergehen, was Arsen als Symptom hat: Lacht nie, wie im Film „IN NAMEN DER ROSE", wo auch nicht gelacht werden durfte, und wo geheimnisvolle Todesfälle durch das Lesen von Büchern eintraten (in die man wohl Arsenikpulver eingestreut hatte). Deshalb entschuldige ich mich, dass ich diesmal gar keine lustige Geschichte eingeflochten habe, Es fiel mir einfach keine ein.

Causticum Hahnemannii, Ätzstoff 1/1998

Es ist gerade Anfang Februar: Draußen herrscht klares Frostwetter mit einem eisigen Ostwind, dass es nur so durch die Fensterritzen zieht. Das ist das richtige Wetter, um Krankheiten einzufangen, die Causticum als Heilmittel benötigen, z.B. eine Gesichtsnervlähmung durch kalten Wind. Hier finden wir ein sehr eigentümliches Mittel der Homöopathie, das von *Hahnemann* künstlich hergestellt wurde, wie er es in Band 3 der Chronischen Krankheiten beschreibt:

„Die Kalkerde, im Zustande des Marmors, verdankt ihre Unlösbarkeit im Wasser und ihre milde Beschaffenheit einer mit ihr verbundenen Säure von der niedrigsten Ordnung, die der Marmor im Glühe-Feuer als Gas entweichen lässt und indess, als gebrannter Kalk, (ausser gebundenem Hitzstoffe) eine andere Substanz in seine Zusammensetzung aufgenommen hat, welche, ungekannt von der Chemie, ihm seine ätzende Beschaffenheit ertheilt, so wie seine Auflösbarkeit in Wasser zu Kalkwasser. Diese Substanz, obgleich selbst nicht Säure, verleiht ihm die kaustische Kraft, und lässt sich durch Zusatz einer flüssigen (feuerbeständigen) Säure, die sich mit der Erde durch nähere Verwandtschaft verbindet, in der Destillation abscheiden, als wässeriges Causticum (Hydras Caustici?).

Man nimmt ein Stück frisch gebrannten Kalk von etwa zwei Pfunden, taucht dieses Stück in ein Gefäss voll destillirten Wassers, eine Minute lang, legt es dann in einen trocknen Napf, wo es bald, unter Entwicklung vieler Hitze und dem eignen Geruche, Kalk-Dunst genannt, in Pulver zerfällt. Von diesem feinen Pulver nimmt man zwei Unzen, mischt damit in der (erwärmten) porcellänenen Reibeschale eine Auflösung von zwei Unzen bis zum Glühen erhitztem und geschmolzenem, dann, wieder erkühlt, gepülvertem, doppelsaurem schwefelsaurem Kali (bisulphas kalicus) in zwei Unzen siedend heissem Wasser, trägt diess dickliche Magma in einen kleinen gläsernen Kolben, klebt mit nasser Blase den Helm auf, und an die Röhre des letztern die halb in Wasser liegende Vorlage, und destillirt unter allmähliger Annäherung eines Kohlenfeuers von unten, das ist, bei gehörig starker Hitze, alle Flüssigkeit bis zur Trockenheit ab. Dieses etwas über anderthalb Unzen betragende Destillat, von Wasser-Helle, enthält in konzentrirter Gestalt jene erwähnte Substanz, das Causticum, riecht wie Aetz-Kali-Lauge und schmeckt hinten auf der Zunge schrumpfend und ungemein brennend im Halse, gefriert nur bei tiefern Kälte-Graden als das Wasser und befördert sehr die Fäulniss hinein gelegter thierischer Substanzen; auf Zusatz von salzsaurem Baryt lässt er keine Spur Schwefelsäure, und auf Zusatz von Oxal-Ammonium, keine Spur von Kalkerde wahrnehmen."

Diese Beschreibung erinnert uns deutlich an eine Zeit, in der statt naturwissen-schaftlicher Chemie die rätselhafte Alchemie betrieben wurde, deren Ausläufer Hahnemann sicher noch mitbekommen hat, zumal sein Vater als Porzellanmaler in Meißen die Erfindung eines Alchemisten, nämlich das Porzellan, bearbeitete.

Der Marmor wird also ausgelaugt, so könnte man die Prozedur zusammenfassen. Der Marmor entstammt - wie aller Kalkstein - den Ablagerungen eines massenhaften Sterbens kleinster Lebewesen, stellt also ein Massengrab dar. So nimmt es uns nicht Wunder, dass der Marmor gerne zur kunstvollen Gestaltung von Gräbern Verwendung findet, unter ihm also die Verwesung der Leichname stattfindet. Träume von Verstorbenen sind also gut zu verstehen als Symptom von Causticum: *„Trauriger Traum, von verstorbenen Bekannten."* (Cron.Kr. Symptom Nr. 1460) Vor allem wenn es Verstorbene waren, die einer aufopferungsvollen Pflege bedurften, z.B. lebenslang Behinderte, die die Pflegepersonen viel Kraft kosteten und sie buchstäblich auslaugten.

Causticumkranke sind oft vom Schicksal ausgelaugt. So hatten wir einmal eine über 70-jährige Patientin, die in der Nachkriegszeit in Berlin ihre beiden Kleinstkinder durch Verhungern verlor, anschließend in russische Gefangenschaft geriet und mitten im Winter unter größter Auskühlung fliehen konnte. Sie schloss sich später in Mittelamerika, wo sie in Pflegeheimen für Waisen des Bürgerkrieges arbeitete, revolutionären Gruppen an und praktizierte jetzt als Homöopathin noch jeden Tag 12 Stunden. Dazu musste sie mühsam an Krücken täglich ein Treppenhaus überwinden, da sie an einer schrecklichen Osteoporose litt (sie war bis auf die Knochen ausgelaugt!), und sie trug ein orthopädisches Korsett wegen mehrerer zusammengebrochener Wirbelknochen, ohne das sie an den Beinen gelähmt war. Sie hatte einen Traum, der sich öfter wiederholte: Immer wenn sie vor schwierigen Entscheidungen stand, hatte sie einen Traum, in dem ihr Vater erschien. An seiner Miene konnte sie ablesen, wie sie sich entscheiden sollte. Einmal erschien ihr auch in einem solchen Traum ihr Vater und ihr im Krieg verschollener Mann, winkten ihr freundlich zu und verschwanden beide, indem sie über eine Mauer stiegen. Danach hörte dieser Traum auf. Nachdem sie über einige Monate Causticum C 30 eingenommen hatte, hatten die Knochen wieder Kalk eingelagert (röntgenologisch nachgewiesen!) und sie konnte ohne Korsett und ohne Krücken sogar wieder einige Tanzschritte wagen.

Marmor findet auch seine Verwendung bei der Herstellung von Palästen und palastähnlichen Gebäuden, wie z.B. Banken und Versicherungen. Diese führen durch ihre Tätigkeit auch zu einer zunächst kaum merklichen Auslaugung großer Bevölkerungsschichten, nämlich derjenigen, die für Schulden Zinsen zahlen müssen. Das sind wir praktisch alle, denn z.B. die Zinsen für die ungeheuren Staatsschulden von inzwischen 2,5 Billionen D-Mark müssen wir alle aufbringen, da wir auch als Sozialhilfeempfänger Steuerzahler sind, da auf jeder Ware Merwertsteuer liegt. Aber auch in der Miete stecken sehr hohe Beträge für Zinsen und in jeder Ware ebenfalls, da die Wirtschaft größtenteils fremdes Kapital verzinsen muss. Mehr als 80% der Bevölkerung zahlen mehr Zinsen, als sie über eigene Ersparnisse einnehmen und so findet eine immer mehr zunehmende Auslaugung der Vermögen dieser 80 % statt. Das kann jeder in dem sehr lesenswerten Taschenbuch von *Helmut Creutz* nachlesen: *„Das Geldsyndrom".* Da kann man die Denkweise eines Causticum-Menschen gut kennen lernen: nicht Revolution sondern Evolution zur Lösung der Probleme.

Auf der anderen Seite entstehen gewaltige Vermögen mit einem ungeheuren Machtpotential, das wiederum dazu neigt, die schon eingetretenen Ungleichgewichte durch zusätzliche Privilegienwirtschaft zu vergrößern. Auf diese Weise entstehen große Ungerechtigkeiten. Das ist nun für Causticum Patienten ganz unerträglich. Dafür gehen sie auf die Barrikaden, weshalb Causticum ein Mittel für Menschen ist, die durch die Ungerechtigkeiten der Welt krank werden, so genannte Revolutionäre, was sie aber erst werden, wenn alle anderen Mittel versagen. Che Guevara war so einer, dessen Idealismus für viele vorbildlich wurde.

So ist auch das Mitleid von Causticum zu verstehen: Sie können an keinem Bettler vorübergehen, ohne ihm etwas zu geben. Ich hatte einmal einen Rechtsanwalt als Patienten. Wenn der zum Justiz*palast*(!) ging, musste er immer an einer Strasse vorbei, wo sich Bettler aufstellten, und zwar auf der anderen Straßenseite. Er war gezwungen, die sehr verkehrsreiche Strasse zu überqueren, um dort seinen Obolus abzuliefern. Hahnemann, Chr. Krankheiten Symtom Nr. 4: *„Übertrieben mitleidig; bei Erzählungen Anderer und ihnen angethaner Grausamkeiten ist sie ausser sich vor Weinen und Schluchzen und kann sich nicht zufrieden geben."*

Gerade bei Kindern findet man ein so seltsames Verhalten. Diese stottern dann manchmal, vor allem, wenn sie sich über solche Ungerechtigkeiten oder Leiden anderer Menschen aufregen. Meist sind sie nicht zornig über Unrecht wie Staphisagria oder sogar gewalttätig wie Merkur, sondern sie sind immer freundlich und lächeln trotz der größten Schmerzen. Sie werden nur in der äußersten Not gewalttätig, wenn alle anderen Mittel versagt haben.

Die zunehmende Auslaugung kann sich auch in einer Lähmung zeigen, die sich teilweise in einer Degeneration ausdrückt und teilweise in einer Lähmung von Muskeln. Das kann auch die Schließmuskeln befallen, wodurch dann der Urin nicht mehr gehalten werden kann. Causticum ist ein häufiges Mittel im Pflegeheim, wo es immer nach Urin riecht, sowohl für die Insassen als auch die Pflegepersonen, die durch die Pflege oft überlastet sind. Also Lähmungen an den verschiedensten Stellen, z.B. Harnverhaltung nach der Entbindung.

Bei der Herstellung von Causticum wird der Marmorstein dem Feuer ausgesetzt, und der so gebrannte Kalk wird dann gelöscht. So hilft das Mittel bei tiefen Verbrennungen 3. Grades und ihren Folgen, aber auch bei einem hartnäckigen Husten, der sich immer durch einen Schluck kalten Wassers vorübergehend „löschen" lässt.

Causticum ist eines der großen Mittel der Homöopathie und wird oft nicht erkannt, da die Patienten zum Untertreiben neigen und immer zuletzt an sich selber denken. Sie kommen deshalb häufig erst im fortgeschrittenen Stadium ihrer Krankheit und haben schon viele vergeblichen Therapieversuche hinter sich. Dadurch ist die Symptomatik oft sehr verschleiert. Hat man jedoch das auslaugende Prinzip (das caustische Prinzip, wie es Hahnemann nannte) verstanden, dann durchschaut man die Problematik der Patienten leichter, und das ähnliche Mittel findet sich in Causticum.

Mercurius solubilis Hahnemannii, Quecksilber, Hydrargyrum 2/1998

Quecksilber gehört zu den sieben schon im Altertum bekannten Metallen. Es wurde dem Gott Merkur zugeordnet, von dem es seinen Namen hat und der in Griechenland Hermes hieß. Er war einer der olympischen Götter: Seine Mutter war die Göttin oder Nymphe Maia und der Vater Zeus selber, der ihn mit ihr in einer finsteren Höhle eines Berges in Arkadien bei Nacht und Nebel unter strengster Geheimhaltung zeugte, wo er auch geboren wurde. Sie selbst stammte von Atlas ab und war eine der Pleiaden. Ihre Mutter war Aithra genannt, die „Helle". Dem Merkur ist also die Nacht und die Höhle, aber auch die Helle oder auch „Hölle" von der Abstammung her zugeordnet. Niemand wusste von der ganzen Affäre, sie war ein „hermetisches" Geheimnis, bis die Geburt und die anschließenden Ereignisse es schneller an den Tag brachten, als ein Mensch denken kann: Frühmorgens geboren erhob der Knabe sich sofort und machte sich unverzüglich auf den Weg *(Hahnemann, RAL 1, S. 421, Symptom 1257: „Ein fast unwiderstehlicher Trieb, in die Entfernung zu reisen").* Vor der Grotte fand er eine Schildkröte, aus der er mit geschickten Händen eine Leier mit sieben Saiten baute, die er sofort spielte, wozu er ein frühreifes Lied über das Liebesspiel des Zeus mit seiner Mutter aus dem Stegreif sang. Damit war auch schon seine Fleischeslust geweckt, die er durch einen listigen nächtlichen Raub der heiligen Rinder seines Bruders Apollon alsbald stillte, von denen er zwei trotz seines zarten Alters von erst einem Tag fachmännisch schlachtete und ausweidete.

Um das Fleisch zu braten, entzündete er alsbald als erster auf Erden ein Feuer mit einem geschickt von ihm erfundenen Feuerzeug. Als er von Apollon trotz seiner listenreichen Täuschungsmanöver entdeckt wurde, spielte er die Unschuld selbst und log das Blaue vom Himmel herunter, selbst gegenüber seinem allwissenden Vater, als der um Hilfe angegangen wurde. Der brach über die Unverschämtheiten seines Sohnes in schallendes Gelächter aus und ermahnte die Brüder zur Eintracht, die dann durch das Geschenk der Leier an Apollon besiegelt wurde, wobei er dem Apollon schwören musste, dass er sie ihm nicht wieder wegstehlen würde.

So ist Hermes der Gott der Diebe, Lügner und Zauberer geworden. Aber durch seine geschickten Kungeleien auch der Gott der Kaufleute. Weil Apollon ihm zum Dank den goldenen Hermesstab, der Reichtum spendet und an dem sich die berühmten beiden Schlangen empor winden, schenkte, wurde er vom Gott der Heilkunde Apollon auch noch mit diesem Amt belehnt, nämlich der Gott der Ärzte zu sein. Was nun die Verwandtschaft dieses so menschenfreundlichen und uneigennützigen Berufes mit den Dieben, Zauberern und Kaufleuten angeht, so weise ich auf eine weitere (ungeliebte!) Verwandtschaft der Ärzte hin, nämlich die zu den Quacksalbern, die wiederum ihren Namen nämlich direkt vom Quecksilber ableiten können. Auch sonst konnte der Verdacht der Möglichkeit des Übergangs dieser Berufe von einem zum anderen oder der Gleichzeitigkeit in der gleichen Person nie ganz widerlegt werden. Denn eigentümlicherweise nennen sich in Deutschland die allermeisten Ärzte „Kassen-Ärzte", wobei also die Kasse vor dem Arzt steht, also der Kaufmann in ihm Vorrang genießt, was sie natürlich weit von sich weisen. Aber es heißt doch: „Nomen est omen" übersetzt: „Der Name bezeichnet das Wesen." Auch liest man immer wieder von nicht ganz geringen Betrügereien bei der Kassenabrechnung, wo die Ärzte der Versuchung nicht widerstehen konnten, im Trüben reichlich zu fischen. Sie tun auch nichts, um der Trübung der Fischgründe in der (a)sozialen Krankenversicherung Einhalt zu gebieten. Im Gegenteil: Sie rühren den Schlamm immer wieder kräftig auf.

Damit kommen wir zur therapeutischen Verwendung des Merkurs in der älteren Medizin: Mit der Entdeckung der „Neuen Welt" durch den Weltreisenden Genuesen *Columbus* wurde von dort ausgerechnet die Syphilis nach Europa importiert, wo sie sich von Spanien über Italien und Frankreich ausgehend als französische, welsche oder spanische Krankheit durch die Soldaten rasch ausbreitete, auch unter dem Namen Lustseuche bekannt, weil sie sich nämlich durch die „Fleischeslust" getrieben (s.o.) nächtlich und heimlich in jedes christliche Schlafzimmer hinein stahl und auch die Verwalter des Himmels auf Erden trotz ihres Keuschheitsgelübdes nicht ausließ.

Gegen diese Krankheit war nun das in Spanien seit dem Altertum gewonnene Quecksilber das Heilmittel, das als „graue Salbe" bis in die Neuzeit verwendet wurde und erst durch das erste Antibiotikum Salvarsan - auch eine Quecksilber-verbindung - abgelöst wurde. Durch *Hahnemanns* Arzneimittelprüfungen wurden dann seine therapeutischen Feinheiten entdeckt, und es wurde vom Altmeister selbst als das Mittel für das jüngste Miasma, nämlich das der Syphilis, eingesetzt.

Gewöhnlich kennen wir das Metall vom Thermometer her, wo es wegen seiner raschen Ausdehnung durch Wärme zum Messen derselben verwendet wird. Ferner verwenden es die Zahnärzte in großen Mengen zur Herstellung von Amalgan, da das Quecksilber die Eigenschaft hat, andere Metalle - wie Gold - aufzulösen, ohne sich mit ihnen chemisch zu verbinden, und zwar unter der Bildung von geschmeidigen Amalganen, die man dann für Füllungen der maroden Zähne benutzen kann. Umgekehrt zerstört es auch die Zähne, jedenfalls das Zahnfleisch. Junge Arbeiter der Quecksilberbergwerke in Spanien verloren ihre Zähne schon früh und sahen mit 30 Jahren wie Greise aus. Heute wie im Altertum wird Quecksilber in großem Stil zur Gewinnung von Gold verwendet, wenn man gering goldhaltige Gesteine ausbeuten will. Das Gold wird heraus gelaugt, womit die Römer begannen, die Spanier es fortsetzten und es bis in die Neuzeit dazu benutzt wurde und wird.

Im ausgehenden Mittelalter wurde das Quecksilber von den Frühkapitalisten, den Fuggern, monopolisiert. Es diente der Goldgewinnung und gleichzeitig der Anhäufung von Reichtum in den Händen weniger. Später wurde das Quecksilbermonopol von der Familie Rothschild ausgebaut. Man sieht also, dass der Merkurstab nicht nur bei den Ärzten wirklich zu Reichtum führt. Das in Mittelamerika von den Indianern angehäufte Gold, das diese zu kultischen Zwecken gebrauchten, wurde unter Ausübung der größten Grausamkeiten mit Mord und Totschlag von den Conquistadores aus Spanien nach Europa verbracht, wo es zur Finanzierung der Kriege diente.

Wir finden also eine unheilige Allianz von Gewalt, schlimmer Krankheit, Raub, Mord, Ausbeutung und Zerstörung in einer Zeit, die auf das hohe Mittelalter folgte und unter dem Namen der Renaissance bekannt ist. Es fallen uns Namen wie die Borgia ein, aber auch Leoardo da Vinci und die ganze Kunst dieser Zeit. Die Erfindungen der Technik, sowohl in der Herstellung von Waffen als auch zivile Erfindungen der Ingenieurkunst beginnen mit ungeheurer Macht die Welt zu erobern. Die Neuzeit bricht an, der Siegeszug der Technik schreitet Dank der Kräfte des analytischen Verstandes unaufhaltsam fort und bringt eine Zerstörung der natürlichen Welt mit sich, die apokalyptische Ausmaße annimmt.

In diesem allem lebt der Geist des Merkur, der in seiner das Gewordene zerstörenden Kraft schon immer in der Weltgeschichte wirksam war. Bekannt ist uns die Ilias und die Odyssee, mit der Zerstörung Troias und dem entsetzlichen Freiermord endend, ferner die Zerstörung der Festung Konstantinopel durch die Venezianer (die als Schutzheiligen den Markus (*Merkus*) verehren) im Jahre 1203, die großen Kriege der letzten Jahrhunderte usw. Immer muss das Festgefügte zerstört werden, damit neues Leben entstehen kann. Insofern ist Merkur auch das Symbol des ewigen Lebens, des „sich immer Bewegenden", der ALLES IN FLUSS BRINGT, WAS SICH GERADE SO SCHÖN EINGERICHTET HAT. So versteht man auch die Notwendigkeit der Diebe, die es mit den Kaufleuten und Rosstäuschern zusammen fertig bringen, dass immer dort, wo zuviel auf einem Haufen ist, dieses auch wieder verschwindet. Wie freuen wir uns doch alle, wenn eine Rififi-Bande so einen gut geplanten Bruch erfolgreich zu Ende bringt. Das finden wir gar nicht als richtiges Unrecht, sondern uns erfreut die Pfiffigkeit der Spitzbuben. Man hofft sogar, dass sie nicht erwischt werden.

In der gleichen Weise wirkt nun das syphilitische Miasma im Menschen: es wirkt destruktiv und bringt Krankheiten hervor, die alle Gewebe angreifen und zerstören: Aphten, Geschwüre, Knochenauflösung (Osteomyelitis), metatasierende Krebserkrankungen, die alles zerstören und die den Menschen als elendes Wrack enden lassen. Nachts ist alles schlimmer, das Wetter ist in jeder Änderung spürbar, alles verschlimmert, einzig eine mäßige Temperatur bessert. Merkur macht alle Krankheiten nach, es macht Angina, Drüsenschwellungen, befällt jedes Organ und jedes Gewebe. Man kann damit Syphilis und Tripper heilen, Colitis und Gelbsucht, Parkinson und Alzheimer. Auch bei AIDS hat es geholfen. Die merkurkranken Menschen sind von rascher Reaktion, sie haben einen zusammengeschlagen ehe man **merk**t, wer es war. Sie neigen zu brutaler Gewalt, totaler Unmoral, sind gewalttätige Revolutionäre, befinden sich oft lange im Gefängnis wegen ihrer Untaten und sind nicht zu bessern. Zuletzt waren und sind sie wieder im ehemaligen Jugoslawien am Werke.

Bei Boxkämpfen um die großen Meisterschaften sind sie massenhaft beisammen, und sie machen in der Leidenschaft harmlose Dinge zu Mordwaffen. Mit ihnen ist nicht gut Kirschen essen. Das große Interesse an Kriminalfilmen offenbart die Faszination, die dieses Milieu auf sehr viele Menschen ausübt, und dessen nicht so deutlich bekannte Wurzeln in fast jedem von uns bis zu einem gewissen Grad schlummern. Wie sehr hat doch schon immer die Menschen die Hinrichtung eines Übeltäters fasziniert, und die Befürworter der Todesstrafe sind in der Mehrzahl. Auch museale Folterkammern haben regen Zulauf, und Bücher über Hexenprozesse mit detaillierter Schilderung der Folterungen haben guten Absatz. Über solche Neigungen spricht niemand freiwillig, da sie natürlich verpönt sind. Jeder hütet sie als sein Geheimnis und der Homöopath bekommt nur Unschuldslämmer zu Gesicht. Aber wenn er davon weiß, und die körperlichen Symptome gut kennt (die Stigmata), erkennt er, was hinter der Maja, der Scheinwelt, verborgen ist.

Zum Abschluss möchte ich noch etwas vom Planeten Merkur darstellen:

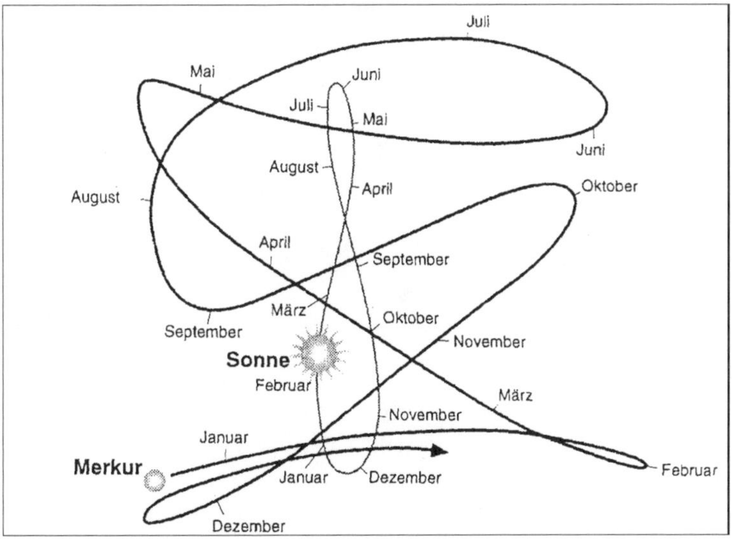

Dieser Planet ist der Sonne am nächsten, weshalb man ihn nur selten zu Gesicht bekommt, da er immer nur - wenn überhaupt - kurz vor Sonnenaufgang im Osten oder kurz vor Sonnenuntergang im Westen und nur bei guter Sicht zu sehen ist. Im Laufe des Jahres führt er nun einen eigentümlichen Bewegungsablauf gegenüber der Sonne durch: Die Sonne steigt im Laufe des Jahres bis zur Sommersonnenwende immer höher, um dann im Dezember ihren niedrigsten Stand zu erreichen. Sie vollzieht dabei eine projizierte Gesamtbewegung gegen den Himmel in Form eine schlanken 8 (Lemniskate). Merkur begleitet sie dabei notgedrungen, aber er macht aus der Lemniskate einen Witz, eine Karikatur, indem er immer völlig übertrieben seitlich sprunghaft ausweicht. Dabei entsteht „zufällig" die Figur des Merkurstabes mit der Doppelschlange als Idee an den Himmel projiziert: Der Stab wird durch die Sonne gebildet als Symbol des aufrechten Ichs und die Doppelschlange durch Merkur als Symbol des sich ewig Wandelnden. So eigentümlich sind die Verhältnisse.

Belladonna, Tollkirsche, 3/1998

Es gab noch nie einen so heißen August wie in diesem Jahr 1998. Aber vor ca. 15 Jahren war es im August genau so heiß, am Albaufstieg stauten sich die Urlauber am Aichelberg, die Luft stand und kein Wind wehte, als ich im Sonntagsdienst zu einem einjährigen Säugling gerufen wurde. Er hatte seit dem Vortag hohes Fieber, das die Eltern mit (nicht von mir verordneten) Zäpfchen auf 38° gesenkt hatten. Aber dem Kind ging es trotzdem viel schlechter, denn es schrie ein kurzen Abständen schrill auf, war dabei bewusstlos mit weit aufgerissenen Augen, die nach oben rechts verdreht waren, hatte ein blasses Gesicht und war nass vor Schweiß. Es bäumte sich in den Armen des ratlosen Vaters nach hinten, war wegen der Hitze nur mit einem Hemdchen bekleidet und riss sich in seinem Delirium mit der Hand ständig am Hodensack und Penis. Der Mutter stand das Entsetzen ins Gesicht geschrieben: sie begriff instinktiv die Bedrohlichkeit der Situation. Es bestand Nackensteifigkeit, und so war die Diagnose einer Hirnhautentzündung naheliegend. Ich fand, dass Belladonna gut passte und verabreichte einige Globuli einer Hochpotenz. Als ich nach einer Stunde wiederkam, lag das Kind entspannt und ruhig in tiefem Schlaf, die Nackensteifigkeit war weg und das Fieber auf 40,5° gestiegen. Das Kind hatte - nachdem es sich sofort beruhigt hatte - erstmalig seit 3 Stunden wieder gierig getrunken, hatte klar geblickt und war dann ruhig eingeschlafen. Das Gesicht war nun hochrot. Am Abend sank das Fieber und am nächsten Tag war das Kind so gut wie gesund.

Das ist der charakteristische Verlauf einer Belladonna-Krankheit: rascher Beginn, dramatischer Höhepunkt, und wieder rascher Abfall der Erscheinungen. So lernen wir es im Kurs, so ist es vielen Laien bekannt, und deshalb ist Belladonna neben Aconit und Arnika das Dreigestirn der „Kügele", wie sie im Schwabenland sagen, das auch ohne Hausapotheke hier fast jeder kannte, besaß und anwendete.

Belladonna ist das erste Mittel, das *Hahnemann* in seiner *„Reinen Arzneimittellehre"* aufführt. Er sagt im Vorwort dazu: *„Die ihre Giftigkeit verschreienden kleinlichen Seelen müssen eine Menge Kranke ohne die Belladonna hinsterben lassen"*.......womit er meint, dass die Belladonna zwar giftig sei, aber als Heilmittel im passenden Fall durch nichts zu ersetzen sei. So hätte man natürlich meinen Säugling auch ins Krankenhaus tun können (was ich auch veranlasst hätte, wenn meine Gabe nicht so prompt gewirkt hätte!), und mit Antibiotika und allem anderen wäre er auch mit großer Wahrscheinlichkeit über seine Krankheit hinweggekommen, aber wie anders wäre es gelaufen mit Infusionen, Lumbal-punktionen, EEG, CT, Labor, von den Kosten einmal abgesehen. *Hahnemann* entdeckte die heilende Wirkung bei einem damals vorherrschenden Typ von Scharlach, der in jenen Zeiten mit hoher Sterblichkeit viele Kinder hinwegraffte. Die Wirkung der Belladonna machte ihn damals mit einem Schlag berühmt, und er versuchte sogar, durch Geheimhalten des Mittels (Belladonna hat die Neigung, Dinge zu verstecken) endlich einmal richtig Geld zu verdienen.

Belladonna wächst hier am Albrand in den Buchenwäldern in ganzen Kolonien, und jetzt stehen die bis zu zwei Meter hohen Stauden in voller Kraft und Blüte und tragen auch gleichzeitig Früchte, wie alle Verwandten der großen Familie der Nachtschattengewächse. Die kirschgrossen, schwarzen Beeren verlocken vor allem unschuldige, unternehmungslustige, kräftige Kinder, die im Alter von 10 Jahren etwa und darüber in Gruppen durch den Wald streifen, davon zu essen. So wurden zu allen Zeiten immer wieder die Giftwirkungen der Tollkirsche beschrieben, die sie dann berühmt machten wegen der Verrücktheit der auftretenden Symptome. Im Mittelalter machten sich die Frauen daraus zusammen mit Bilsenkraut und Stechapfel (auch Nachtschatten!) eine Hexensalbe, die bewirkte, dass sie dann nackt auf einem Besen reitend in der Nacht zum 1.Mai auf den Brocken im Harz zur damaligen „love-parade" ritten. Heute hat man das - im ICE anrasend - nach Berlin oder Zürich verlegt, und wegen der unterkühlten Jugend in die heißen Sommermonate verschoben. Aber die Techno-Rythmen klangen sicher schon damals ähnlich in den Harztälern, denn der Belladona - Patient hat die gleichen klopfenden und hämmernden Kopfschmerzen, die der ungewohnte Zuschauer am Kurfürstendamm spätestens nach dem Vorbeidröhnen des 10. Super-Lorys bekommt, abgesehen vom Schwindel, der einen überfällt, wenn man die spärlich bekleideten Hexen beiderlei oder weiß nicht welchen Geschlechts vorüberwedeln sieht. Wer eine mehr klassische Szene sucht, der sei auf die Walpurgisnacht im 1.Teil von Goethes Faust verwiesen, strotzend von Unanständigkeiten und Anzüglichem, der in der Hexenküche eine weitere verrückte Belladonna - Szene voraufgeht.

In der Musik ist der fatale Verlauf einer (nicht mit Belladonna behandelten) Hirnentzündung im von *Schubert* sehr eindrucksvoll vertonten *Goethe*-Gedicht *„Der Erlkönig"* beschrieben. Man kann statt einer Belladonnagabe auch diese Musik vorspielen und damit eine gleichwertige Wirkung hervorrufen, wie mir berichtet wurde. Im Erlkönig wird sehr schön das kindliche Alter mit der heraufkommenden ersten Sexualität beschrieben, ein Ereignis, das die menschliche Seele in eine nie wieder im Leben so stark auftretende Spannung und Dramatik versetzt. Es ist fast schlimmer als die Vertreibung aus dem Paradies.

In unnachahmlicher Weise ist der gleiche Vorgang von den Griechen in dem Mythos von der Entführung der Europa nach Kreta durch Zeuss geschildert: Wie der als Stier verkleidete Zeuss die unschuldige Jungfrau am Strande des Mittelmeeres verlockt: *„Aber welch ein Stier! Nicht wie er auf gemeiner Wiese geht oder unters Joch gebeugt den schwer beladenen Wagen zieht; nein, groß, herrlich von Gestalt, mit schwellenden Muskeln am Halse und vollen Wampen am Bug, seine Hörner waren zierlich und klein, wie von Händen gedrechselt und durchsichtiger als reine Juwelen; goldgelb war seine Leibfarbe, nur mitten auf der Stirn schimmerte ein silberweißes Mal, dem gekrümmten Horne des wachsenden Mondes ähnlich; bläuliche, von Verlangen funkelnde Augen rollten in seinem Kopfe".* So beschreibt ihn *Gustav Schwab* in seinen *„Sagen des klassischen Altertums",* und den weiteren Verlauf sollten Sie nun, liebe Leser - und natürlich auch Leserinnen besonders - , selbst nachlesen (jetzt gleich, denn es ist spannend!), denn nie ist eine Entführungsgeschichte schöner dargestellt worden als hier. Ja, und daher haben wir nun den Namen von unserem Europa, und Verlockungen spielen da immer noch eine große Rolle, wie sie gerade jetzt wieder in der (vielleicht zu frühen) Geburt des Euro wieder auftauchen. Vielleicht davon der heiße Sommer! Manche werden wahnsinnig davon, rauschartige Fieberkurven treiben die Daxe in die Höhen (statt in die Höhlen), und der plötzliche Abfall der Fieberkurve müsste den Tod bedeuten.

Hahnemanns Zeitgenosse unter den Homöopathen, der Nichtarzt und doch größter Homöopath neben ihm - *Bönninghausen* - , zählt Belladonna zu den *„anti-psorischen Arzneien",* also zu denen, die auch chronische Leiden heilen können. Das wird zu leicht vergessen, wenn man nur die „akuten" Symptome von Belladonna im Kopf behält und die vielen, die mehr chronischer Natur sind, vernachlässigt.

So hatte ich neulich einen Patienten, ein 45-jähriger, kräftiger Mann, der mich im Urlaub fragte, ob ich ihm eine Auskunft geben könnte. Er habe morgens beim Erwachen so taube Finger und müsse sie dann immer lange schütteln, um es loszuwerden. Er wolle nur wissen, ob es schlimm sei. Behandelt werden wollte er gar nicht unbedingt. Nach der Untersuchung beruhigte ich ihn, das wäre „nur" eine Epicondylitis (Tennisellenbogen) am linken Ellenbogen, die ginge zwar nicht weg, aber sterben würde man davon auch nicht. Damit war er zufrieden, aber ich nicht. Ich hatte beobachtet, wie er jeden Tag unter erheblichen körperlichen Anstrengungen seinen nicht genehmigten Schuppen baute und viel Intelligenz aufwendete, dass dieses dem „Amt" verborgen bliebe. Ich wandte die Methode eines indischen Homöopathen an, der nur auf die vorhandenen Gemütssymptome hin verordnet und fand erstaunlicherweise Belladonna als das passende Mittel. Ich glaubte selbst nicht so ganz daran, bot es ihm aber (ohne Honorar!) an und er nahm es. Nach den 3 Glob. Belladonna C30 verschwand nach 3 Wochen die Epicondylitis, nachdem ein hartnäckiger, schon lange bestehender Durchfall - von dem er nichts berichtet hatte - gleich am nächsten Tag verschwunden war. Er war weniger erstaunt als ich, aber er erkundigte sich genau nach dem Mittel, wo es herkomme usw., was auch wieder typisch für das Bedürfnis der Nachtschatten-Mittel ist, die ähnlich wie Aconit großes Verlangen haben, „Licht" in eine Sache zu bringen. Damit hängt auch zusammen, dass man die Erfahrung macht, dass Belladonna überwiegend bei intelligenten Menschen zur Anwendung kommt, solche mit hellen Köpfen, die nicht im (Nacht)-schatten der Gesellschaft stehen wollen. Wörtlich heißt ja Belladonna „Schöne Frau", was natürlich keine Garantie für Intelligenz sein muss. Aber wirklich schöne Frauen, nicht nur so oberflächlich hübsche, sind im Allgemeinen auch intelligent, was von schönen Männern nicht so unbedingt gesagt werden kann.

Für die Arzneimittelsymptome von Belladonna findet man häufig eine Erklärung, wenn man sie unter dem Begriff der Stauung betrachtet oder der „Anschoppung", wie es früher hieß. Das Blut staut sich in den Organen, wie die Hitze im August oder die Urlauberautos im Sommersmog. Röte und Hitze begleitet diese Stauung. Insbesondere die Stauung im Gehirn (oft nur ganz subtil) führt dann zu den absonderlichsten Erscheinungen, die sich durch sehr eigentümliche Gemütssymptome charakterisieren. Neben einer oft kindlichen Naivität und Leichtgläubigkeit findet sich das Gefühl von großer Bedeutung, das sich bis zur unerträglichen Prahlerei steigern kann. Da ist es dann mit der Wahrheit oft nicht so weit her, es wird gelogen und die Schwächen versucht man zu verbergen. Auf Versprechungen ist kein Verlass, andererseits ist man eigensinnig, beharrt auf seinem Verlangen und gerät in förmliche Tobsucht, wenn einem nicht der Wille geschieht.

Viele sehr alltägliche Verhaltensweisen des Kindesalters bleiben als Relikte bis ins Erwachsenenalter erhalten und sind als solche nicht so leicht erkennbar. Es bedarf oft einer sehr subtilen Auslegung der Ausdrucks- und Verhaltensweisen eines Erwachsenen, um dahinter die Zeichen für Belladonna zu entdecken. So wird Belladonna häufig nicht gegeben, wenn es eigentlich das ähnlichste Mittel wäre. Es hat eben ganz groß das Symptom: „Verlangen, sich oder Anderes zu verstecken", sozusagen im „Nachtschatten" zu bleiben. Aber dem steht auch das starke „Verlangen nach Licht" entgegen, da die Dunkelheit - vor allem des Geistes - grosse Furcht einflösst. Dadurch flüchten sich solche Patienten gerne in die Obhut religiöser Hilfen, nicht die „Furcht des Herrn" treibt sie um, sondern die Furcht vor Gespenstern, Finsternis, wilden Tieren usw. *Goethe* sagt, dass die Furcht vor den Naturgewalten die Quelle aller Religionen ist. Sie sollte von der Ehrfurcht abgelöst werden: *„Der Natur ist Furcht wohl gemäß, Ehrfurcht aber nicht; man fürchtet ein bekanntes, oder ein unbekanntes mächtiges Wesen, der Starke sucht es zu bekämpfen, der Schwache zu vermeiden, beide wünschen es loszuwerden und fühlen sich glücklich, sie auf kurze Zeit beseitigt zu haben, wenn ihre Natur sich zur Freiheit und Unabhängigkeit einigermaßen wieder herstellte. Der natürliche Mensch wiederholt diese Operationen Millionen mal in seinem Leben, von der Furcht strebt er zur Freiheit, aus der Freiheit wird er in die Furcht getrieben und kommt um nichts weiter. Sich zu fürchten ist leicht, aber beschwerlich; Ehrfurcht zu hegen ist schwer, aber bequem. Ungern entschließt sich der Mensch zur Ehrfurcht, oder vielmehr entschließt er sich nie dazu;..."* Diese Ehrfurcht zu entwickeln, ist der Sinn aller Religionen, fährt

Goethe dann fort in seinem Gespräch, das Wilhelm Meister mit den Lehrern seines Sohnes führt. (Wilh.Meister, Wanderjahre, 2.Buch, erstes Kapitel).

Im Vorstadium der Ehrfurcht zu verharren, ist ein starker Zug von Belladonna-Kranken und den anderen Nachtschattengewächsen. Sie daraus zu befreien, wachsen uns in der Natur diese etwas unheimlichen „Gift" (= Geschenk)-Pflanzen zu, die wir zu Heilmitteln erheben, indem wir ihre in ihnen liegenden Heilkräfte im wahrsten Sinne des Wortes wach schütteln. Deshalb steht Belladonna „zufällig" am Anfang der Reinen Arzneimittellehre.

Anmerkung: Belladonna stand auch für mich am Anfang einer neuen Reife-Periode (Pubertät) meines Lebens. Der geschilderte Fall des Mannes mit der Epiconylitis war der erste Fall, den ich nach dem Kennen lernen der Sehgal-Methode behandelte. Ich hatte nach dem schon erwähnten Vortrag von Claus Schamell in Mainz an Himmelfahrt 1998 die Bücher von Sehgal gekauft. Ich nahm sie nun im Juni des gleichen Jahres in meinen Urlaub auf Korsika mit und studierte sie bis tief in die Nacht hinein. Da ich auch das Repertorium von Barthel mitgenommen hatte, kam mir der Patient gerade recht, meine frisch gewonnenen Erkenntnisse auf die Probe zu stellen: siehe da! es funktionierte so erstaunlich, dass ich nun überzeugt war, dass Sehgal hier etwas Sensationelles entdeckt hatte. Ich war richtig verhext worden, im besten Sinne des Wortes.

Nux vomica, Krähenaugen, 4/1998

Nun ist sie wieder da, die abscheuliche Jahreszeit: Es stürmt, regnet und ist saukalt. Man hat wieder die warmen Sachen an, die langen Unterhosen und dicken Handschuhe, und wehe, jemand lässt frische Luft in das überheizte Zimmer! Lieber im warmen Mief ersticken, als im kalten Ozon erfrieren, das ist so ein Ausspruch von Nux vomica.

Ich hatte einmal eine Begegnung mit Nux vomica: Es war irgendwann im Februar. Ich musste ein Seminar in Würzburg organisieren, das an einem Freitag um 14 Uhr von mir eröffnet werden sollte. Morgens hatte ich noch Patienten bis um 10 Uhr, natürlich waren es doppelt so viele, als gedacht. Draußen herrschte oben genanntes Wetter, untermischt mit nassem Schnee. In aller Hektik packte ich meine Sachen für das Wochenende und kam endlich um 11Uhr los. Die Autobahn natürlich wie an jedem Freitag voll. Ich auf die linke Fahrbahn, Dauerlichthupe, Bremsen, Gas, Fluchen, endlich um 13 Uhr im neu eröffneten Maritim-Hotel angekommen, ein superfeiner Schuppen. Im Zimmer angelangt, stellte ich fest, dass ich die Halbschuhe vergessen hatte. Drei Tage in den Fellstiefeln im Hotel, das wäre nicht auszuhalten gewesen. Also im Laufschritt in die Stadt, dort noch in letzter Minute in den Kaufhof reingekommen, schnell ein Paar Schuhe gekauft, im Laufschritt zurück, total verschwitzt, geduscht, in den feinen Zwirn gesprungen (was so eine Krawatte binden für Zeit kostet!) und pünktlich zur Eröffnung um 14 Uhr meine Begrüßung und Einleitung abgeliefert. Anschließend nonstop bis zum Abend durchgearbeitet, nervös auf den Jürgen Becker gewartet, der natürlich nicht pünktlich kam, oder jedenfalls gerade noch so. Dann vergeblich auf das bestellte Abendessen gewartet. Die hatten Probleme, weil das auch ihre erste Tagung war und die Organisation gar nicht klappte. Dann überall diese kalte Zugluft von der Klimaanlage. Ich begann zu frieren, es war mir schlecht und Jürgen gab mir Nux vomica C 30 einige Globuli. Ich in die Badewanne, wo ich in dem heißen Wasser einen gewaltigen Schüttelfrost bekam, später im Bett lange brauchte, bis ich warm wurde, und als ich dann endlich hohes Fieber bekam, musste ich trotz der Hitze ganz zugedeckt bleiben, sonst begann der Frost von Neuem. Ich delirierte so die ganze Nacht, träumte schön unanständig und dann von Streit mit meinem früheren Chef, der ein Lebemann war und nichts anbrennen ließ und erwachte ungewöhnlich früh um 5 Uhr total durchgeschwitzt, aber fieberfrei. Ich duschte, vervollständigte meinen Vortrag, der ausgerechnet über Nux vomica war, ging zu dem völlig überladenen Frühstücksbuffet, wozu mir aber noch der Appetit fehlte. Ich hielt dann meinen Vortrag in Bestform und habe selten so viel Beifall bekommen, was meiner Eitelkeit und meinem Ehrgeiz gut tat.

Nux vomica hilft also den Menschen, die sich leicht stressen lassen, was wiederum damit zusammenhängt, dass sie so übergenau sind, fast wie Arsen. Sie geraten unter Druck und gehen dann wegen Kleinigkeiten in die Höhe, so wie es ausgezeichnet in der Werbung mit dem HB-Männchen gezeigt wurde, das ja sprichwörtlich geworden ist. Sie sind sehr empfindlich gegen alle Sinneseindrücke und vor allem gegen Kälte. Sie sind ungeduldig, rasch in ihren Bewegungen, in ihrer Auffassungsgabe und im Durchdrehen mit den Nerven. Sie lieben auf der anderen Seite alles Aufreizende, angefangen mit dem Essen, weiter mit Genussmitteln, wie Alkohol, Sex usw., so dass auf sie zumindestens abends zutrifft: „Und dann ziehn wir mit Jesang in dat nächste Restaurant". Ja nichts anbrennen lassen, die Puppen müssen tanzen und der Sekt muss fließen. Am nächsten Morgen: „Is' mir schlecht", „wenn ich nur kotzen könnte!" „Es ist überhaupt alles zum Kotzen" ist dann der Ausdruck der nach dem Kater zurückbleibenden Depression. „Es frieret selbst im wärmsten Rock der Säufer und der Hurenbock" ist noch eine weitere Steigerung des Befindens des Nux vomica Patienten, der meist männlichen Geschlechtes ist. Aber heute finden sich in zunehmenden Maße auch Frauen in dieser edlen Gesellschaft ein.

Nux vomica, die Brechnuss, auch der Krähenaugenbaum, stammt aus den Tropen und gehört zur Familie der Loganiaceen, zu denen auch Ignatia und Gelsemium gehören. Die Eingeborenen benutzten es als Pfeilgift, spätere Zeitgenossen zum Vergiften von Tieren, z.B. Nachbars Hund oder Katze, deren Bellen und nächtliches Geschrei Nux vomica auf die Palme bringt. Auch Ratten mussten den Tod durch das Gift Strychnin erleiden, das in der Brechnuss enthalten ist. Es bewirkt nacheinander Übererregung aller Reflexe und Sinne, danach Krämpfe tetanischer Art der Muskeln, der Glieder und Hohlorgane, wie Magen, Galle, Harnleiter, und zum Schluss Lähmung durch Verkrampfung bei völlig erhaltenem Bewusstsein, also sehr qualvoll mit dem Tode endend.

In der Arzneimittelprüfung stellte Hahnemann dann die feineren Symptome fest: Alles schlägt auf den Magen, vor allem Ärger, krampfhafte Verstopfung mit vergeblichen Drang, Hämorrhoiden, Leberstauung, Hexenschuss, leichte Erkältlichkeit mit Stockschnupfen, nervöse Schlaflosigkeit. *„Es gibt nur wenige Arzneien, deren meiste Symptome mit den Symptomen der gewöhnlichsten und häufigsten Krankheiten des Menschen, wenigstens in Europa, an Aehnlichkeit übereinestimmen, und daher sehr oft hülfreiche homöopathische Anwendung finden. Man könnte sie Polychreste nennen."* beginnt *Hahnemann* seine Beschreibung in der reinen Arzneimittellehre. Hier findet sich auch eine der wenigen Stellen, wo *Hahnemann* den Charakter der Patienten beschreibt, bei denen Nux vomica öfter notwendig wird: *„Hierher gehört, dass diejenigen Personen sie öfter bedürfen, welche sehr sorgfältigen, eifrigen, feurigen, hitzigen Temperamentes sind, oder tückischen, boshaften, zornigen Gemüths."* Es sind also Leute, die sich über Kleinigkeiten heftig aufregen, dabei in einen unverhältnismäßigen Zorn geraten: „Den könnte ich an die Wand klatschen", „dieser Scheißkerl, wenn der mir nochmal über den Weg läuft, ich schlage ihn tot", „immer dann, wenn ich mich hingelegt habe, geht das Scheisstelefon." Sie schimpfen wie die Rohrspatzen, Fluchen wie die Kutscher und genießen ihren fäkalen Wortschatz.

Auf der anderen Seite suchen sie Ruhe: Verlangen nach Ruhe, um in Frieden gelassen zu werden: „die sollen mich endlich einmal mit ihrem blöden Gequatsche in Ruhe lassen" oder Wahnidee, „jemand hätte sein Bett verkauft": Bett als Ort der Ruhe und Zurückgezogenheit, wo schon ein kurzer Schlaf besser erfrischt als ein langer Nachtschlaf: „nicht einmal im Bett hat man seine Ruhe" schimpft einer, der natürlich sein Handy, dieses neueste Requisit der modernen Stressoper, überall dabei hat. Sie hassen und sie lieben es!

Schmerzen fürchten sie über alle Maße, weshalb sie immer Tabletten gegen solche dabei haben. Das kleinste Unwohlsein beherrscht sofort ihr ganzes Wesen, sie rennen wegen jedem Wehwehchen zum Doktor oder rufen ihn an und verlangen möglichst schmerzlose Behebung ihrer Beschwerden. Der Zahnarzt ist schrecklich und das um so mehr, als sie natürlich auch an den Zähnen sehr empfindlich sind. Sie sind ungeduldig, kritisieren alles, wissen immer alles besser und vertragen nicht den geringsten Widerspruch oder gar eine Störung in ihren Gedankengängen oder Plänen: „heute geht auch alles schief', „was muss der gerade jetzt hier halten, wo man nicht überholen kann" schreien sie mit finsterem Blick. Eigensinnig geben Kinder keine Antwort und werden wütend, wenn man sie dazu zwingt.

Heftiges Niesen, heftiges Erbrechen, heftiger Husten, heftige Krämpfe (ist ein Mittel gegen Wundstarrkrampf!), heftiges Gähnen, heftiges Frieren, heftiges Leben in Saus und Braus, alles ist von dieser Heftigkeit geprägt. Es gibt ein schönes Märchen bei den Gebrüdern *Grimm: „Das Lumpengesindel".* Da wird so eine richtige Sause beschrieben mit allen ihren Folgen. Das einzige, was nicht so passt, ist, dass die Hauptpersonen früh aufstehen. Aber da übernimmt dann der Wirt die Nux vomica Rolle und erlebt all das, was so typisch für den dicken Kopf am nächsten Tag ist. Merke: Morgenstund hat nicht immer Gold im Mund. Als ich diesen Spruch original eines Tages an meinem Sohn richtete – es war ein Morgen nach Silvester - , meinte er brummig: „Wie kann man nur ein so blödes Zeug reden!"

Datura Stramonium, Stechapfel, 1/1999

Die meisten Menschen kennen den Stechapfel in seiner stark vergrößerten Form aus unseren Gärten, wo er aus den Tropen stammend als Trompetenblume - nächtens starke, fast betäubende Düfte ausströmend - im Sommer zu sehen ist. Der bei uns heimische Stechapfel stammt je nach Quelle aus Asien, von wo er durch die Zigeuner eingeschleppt worden sein soll. Andere sagen, dass das nicht stimmt, sondern er stamme aus dem Land der Indianer, nämlich Nordamerika. So geraten wir bereits über seinen Ursprung in Verwirrung und verlieren die Orientierung, was auch als Verrücktheit gesehen werden kann. Manche behaupten, dass man ihn auf Schlachtfeldern finden würde, da wo Menschen sich Gewalt angetan haben, oder auf Schuttplätzen, auch nicht gerade idyllischen Orten. Ich fand ihn in der Nähe der Pyrenäen, wo einst die Ketzer verfolgt und niedergemacht wurden oder an frisch aufgeworfenen Straßenrändern. Angeblich ist es nicht leicht, die Samen zum Keimen zu bringen, andere sagen, dass sie wachsen würden wie Unkraut.

Die Pflanze gehört wie die Tollkirsche zu den Nachtschattengewächsen, hat weiße, trompetenartige Blüten, die in eigentümlichen Spitzen enden, die den Zipfeln von Narrenkappen sehr ähnlich sind. Die mit Stacheln bewehrten Früchte sehen aus wie die Morgensterne der Schweizer Landsknechte, mit denen sie auf die Helme ihrer Gegner furchtbar schwingend einschlugen und sie zertrümmerten samt des zu schützenden Schädels. Daran erinnerte sich der große Schweizer Homöopath Flury, als der kräftige Knabe Bruno zu ihm gebracht wurde, der seit Wochen an einem „wahnsinnigen" Husten litt, den keine medizinische Kunst bändigen konnte. Neunmal benutzten die berichtenden Eltern das Wort „Wahnsinn", so dass es nicht zu überhören war, dass hier das „wahnsinnigste" Mittel der Homöopathie wohl infrage kam, was dann auch prompt den Husten besänftigte, und zwar auf *„kürzestem, zuverlässigsten, unnachteiligsten Wege" (Hahnemann, Organon §2).*

Stramonium hat also etwas mit großer Heftigkeit und Kraft zu tun. Deshalb hieß der Knabe auch *Bruno* (er war auch kräftig gebaut), was uns unmittelbar an *Brunhilde* erinnert, jene unheimlich starke Walküre, die man nur durch eine „Waberlohe" hindurch schreitend erreichen konnte. Um sie zur Frau zu bekommen, musste man mit ihr einen Wettkampf siegreich bestehen, was dem König Gunther nur mit Hilfe des starken, durch eine Tarnkappe unsichtbaren Siegfried gelang. Dieser grobe Betrug führte dann zum Untergang der Nibelungen, die grausigst vom Hunnenkönig Etzel niedergemetzelt wurden, wie jeder weiß. So findet sich bei Stramonium auch das Symptom: *„Folgen von Demütigung"* und auch *„Eifersucht"*, nachdem der Betrug bekannt geworden war.

Hahnemann hat das Mittel selbst geprüft und davon 96 Symptome veröffentlicht, wovon das 91. Symptom heißt: *„Geschwätziger Wahnsinn; er klagt, ein Hund zerbeisse und zerfleische ihm die Brust"*. Er hat aber noch weitere 473 *„Symptome Anderer"* veröffentlicht, in denen sich nun die ganze Breite des Wahnsinns offenbart, den dieses Mittel in den Prüfungen gezeigt hat, und der insbesondere durch unglaublichen Schrecken, Wut, Gewalt und Krampf gekennzeichnet ist.

„Seine Umgebungen kommen ihm ganz anders vor: ob er gleich in der ersten Minute weiß, dass seine Freunde um ihn sind, so vergisst er es schon in der zweiten Minute wieder, und glaubt sich ganz ***allein in Wildnissen wie verlassen,*** *und fürchtet sich; es springen Gestalten von Tieren ihm zur Seite plötzlich aus der Erde hervor, dass er auf die Seite fährt, wo ihn aber schon wieder ähnliche Gestalten verfolgen und er vorwärts läuft" (Nr. 468) „In den Augenblicken der Besinnung bat er* ***ihn zu halten****" (Nr. 467) „****Anstrengung der Kräfte; kaum konnte ihn ein starker Mann halten****"(Nr. 450) „Sehr erregt und ziemlich censored delirös,* ***klammert er sich unter dem Eindruck unmittelbarer Gefahr an die Person,*** *die ihn auf dem Schoss hat" (Allen, Nr.23).* Zusammengefasst scheint sich der Kranke in einem Zustand zu befinden, wo er sich **allein gelassen mitten im finsteren Dschungel zwischen lauter wilden, gefährlichen Tieren fühlt, ergriffen von Angst und Schrecken.** „Terror" ist das englische Wort, das diesen Zustand am Besten zusammenfasst, und wir finden dafür die deutschen Ausdrücke ***„Entsetzen", „panische Angst", „Schrecken".*** Wenn wir bedenken, dass Ausdrücke wie Terror, Wahnsinn, Panik unsere Alltagssprache als Bezeichnung höchst banaler Zustände beherrschen, so liegt der Schluss nahe, dass dieses Mittel auch häufig bei Störungen angezeigt ist, die nicht unbedingt in der geschlossenen Abteilung einer Irrenanstalt zu finden sind.

Die alten Homöopathen sahen den Stechapfel häufig hilfreich bei der Tollwut, deren Symptome er täuschend imitiert. Natürlich wurden auch Geisteskranke mit den „wahnsinnigen" Symptomen erfolgreich behandelt. Aber heute sind Zustände viel häufiger bei unseren ganz alltäglichen Praxisproblemen, die mit Stramonium zu behandeln sind. Sie zeigen nicht so auffallende Symptome, weil die Menschen durch Erziehung, Konvention und Gewöhnung nur bei bestimmten Belastungen überhaupt zeigen, dass sie Stramonium benötigen.

In der Kinderpraxis ist es ein unentbehrliches Mittel. Das sind die Kinder. die sich ständig an den Rockzipfel der Mutter klammern, und die davon nicht ablassen, auch wenn man streng ist oder sogar hart straft. Sie lassen davon nur ab, wenn man ihnen Angst macht:... „Sonst bekommst du eine Spritze beim Doktor", denn sie haben große Angst verletzt zu werden, was sich auch im übertragenen Sinn verwenden lässt, denn vor seelischen Verletzungen haben sie die gleiche Angst, die sich dann bei Erwachsenen noch deutlicher zeigt. Wenn man sie überlistet, d.h. sich heimlich entfernt, heulen und schreien sie aus Verzweiflung, was aber unterbrochen wird von unfreiwilligem Lachen, wenn nur ein Hoffnungsschimmer auftaucht, dass die Mutter (oder eine sonstige Bezugsperson) wieder auftauchen könnte. Bekannt ist ihre Angst im Dunkeln, sie können nur bei Licht schlafen und erwachen u.U., sobald man das Licht löscht. Ein Tunnel ist fürchterlich und eine Untersuchung in der Computerröhre ist unmöglich.

Stramonium-Patienten werden traurig, wenn man eine Schwachstelle bei ihnen berührt und fangen dann an zu weinen. Sie verehren die Autorität des Arztes oder einer sonstigen, vermeintlich über ihnen stehenden Person, indem sie dieselbe mit Titeln anreden und sich vielmals bedanken. Sie können auch unaufhörlich zu Gott beten. *„In meiner Not schrei ich zu DIR*!", wie sie auch die Angehörigen und Freunde anflehen: *„Tu' etwas für mich!" „Helfen Sie mir!"* Das an die Hilfsbereiten sich Anklammern kann so schlimm sein, dass einem diese Klammerei endlich sehr lästig wird, die doch nur aus ihrer bedauernswerten Hilflosigkeit in der für sie finsteren Situation entsteht. Man denke immer an die Situation, in der sich die Prüfer nach der Einnahme des Mittels scheinbar befanden: für den Kranken ist sie real und fürchterlich, da helfen kein gutes Zureden und keine Vernunftgründe, sondern nur eine Gabe von Stramonium.

Die kann auch in völlig hoffnungslosen Zuständen noch eine Besserung herbeiführen. So gibt es das Symptom: *„Kann sich nur durch Gesten verständlich machen"*. Das findet sich z.B. bei Schlaganfällen, wo der Patient seine Sprache verloren hat. In einer solchen Situation wird Stramonium mit großer Sicherheit helfen. Bestimmt hilft es auch bei den schweren Schädigungen, die Frühgeborene oft zeigen, wenn sie nach der Geburt sofort von der Mutter getrennt und dann den schmerzhaftesten Eingriffen unterzogen wurden, um sie am Leben zu erhalten. Neulich stand in der „*Brigitte*" (2/99) der Bericht einer Mutter über ihr „Frühchen" und dessen und ihren Leidensweg. Da dachte ich, wie sehr könnte hier Stramonium helfen, auch jetzt noch, nachdem es eine „normale" Entwicklung nimmt. Was wird nicht heute alles als normal angesehen und als „Befindlichkeitsstörung" oder „Mangel an Erziehung", was besser homöopathisch behandelt Frieden und Ruhe in die Verhältnisse bringen würde. Statt dessen werden Beruhigungs mittel, teure und oft erfolglose Psychotherapien angewandt und die Leute zuletzt sich und ihren Selbsthilfegruppen überlassen. Diese sind sicher ein Trost und eine Hilfe, bedeuten doch aber immer wieder, dass die moderne Medizin vielen Dingen absolut hilflos gegenüber steht.

Bevor ich nun zum Ende komme, möchte ich nicht versäumen, meinen großen Dank an Dr. Sehgal aus Indien auszusprechen, der damit angefangen hat, uns den ganzen Umfang der Wirksamkeit vieler unserer Mittel vor Augen zu stellen, die zumindestens ich bisher bei vielen Menschen nicht als das für sie notwendige Mittel erkannte. Dazu gehörte auch Stramonium, das ich nun wirklich als das „vielnützliche Mittel" (Polycrest) erlebe, das es in Wirklichkeit ist. Was für eine wunderbare Apotheke ist uns doch Gottes Natur! Sie bildet uns nicht nur die herrlichsten Wunder an Schönheit, sondern sie schafft uns Heilmittel der vielfältigsten Art! Wir müssen nur hinschauen, um sie zu erkennen, dann sind wir für alle Fährnisse gewappnet. ***„Und ob ich auch wanderte im finstern Tal, fürcht ich kein Unglück; denn du bist bei mir, dein Stecken und Stab trösten mich."*** (Psalm 23, 4). Symptom: *Möchte jeden Tag in der Bibel lesen.*

Ignatia amara, St.Ignatius-Bohne, 2/1999

Ignatia hat ihren Namen von einem Jünger St. Johannes des Täufers - dem Jünger, „den der Herr lieb hatte" -, und der Bischof zu „Antiochia in der Stadt" war und dann unter dem römischen Kaiser Trajan den Märtyrertod erlitt. Später taucht der Name bei einem Ordensgründer auf, dem *Ignatius von Loyola,* der 1534 den Jesuiten-Orden stiftete, dessen erster „General" er war, ein paradoxer Titel für einen, der eine Lehre der Gewaltlosigkeit vertritt. Er war es, der die fremdländische Bohne den portugiesischen Kaufleuten zeigte, von der er erfahren hatte, dass sie bei den Einheimischen der Philppinen als Amulett gegen „alle Krankheiten" verwendet wurde, und nach ihm ist sie deshalb benannt. Ignatius heisst soviel wie: *„ignem patiens"= „der das Feuer göttlicher Minne erfahren (erlitten) hat". „Prüfungen in der Entsagung"* ist ein deutlicher Zug dieses Heilmittels.

Botanisch gehört es zur Familie der Loganiaceen, in der sich auch Nux vomica, Gelsemium und andere homöopathische Mittel befinden. Sie wächst als ein Kletterstrauch auf den Philippinen, der sich durch Hochziehen und Ranken bis in die Wipfel der höchsten Bäumen hinaufschlingt: *Einer oder eine, die hohe Leistung erbringt ohne eigene Festigkeit.* Schaut man die Blüte an, so strecken sich sehnsüchtige, schlauchförmige, schlanke, ganz weiße Blüten aus den dunkelgrünen Stängeln, die, kaum dass sie erblüht sind, kummervoll die Köpfe hängen lassen. Ich kenne keine Blüte, die so unmittelbar sehnsuchtsvolle Gefühle zum Ausdruck bringt, wie die von Ignatia. Es werden die grauschwarzen Samen verwendet, die zu einer Perlenkette verarbeitet, in Istanbul einstmals als Amulett gegen die Pest verwendet wurden, woraus sich dann in der Arzneimittellehre ableitet, dass sie tatsächlich dagegen hilfreich sein soll, was anscheinend in Indien, wo die Pest noch endemisch ist, auch erprobt wurde.

Ignatia enthält - wie Nux vomica - sehr viel von dem Gift Strychnin, wovon man Krämpfe bekommt. Man wird davon auch übermäßig empfindlich, sensibel, vor allem im Gefühlsbereich, auch gegen Schmerzen überempfindlich oder auch abwechselnd mit völliger Unempfindlichkeit.

Es gibt *„Ignaz ein Hauptmittel ab in Aergernissfällen bei Personen, die nicht geneigt sind, in Heftigkeit auszubrechen oder sich zu rächen, sondern welche* *die Kränkung in sich verschliessen, bei denen, mit einem Worte, die Erinnerung an den ärgerlichen Vorfall anhaltend an ihrem Gemüte zu nagen pflegt, und so vorzüglich auch gegen Krankheitszustände, die von Gram erzeugenden Vorfällen entstehen."* (Hahnemann) Zur Anwendung empfiehlt Hahnemann: *„Man giebt die (kleine) Gabe am besten f r ü h, wenn keine Eile drängt; kurz vor dem Schlafengehen aber gegeben, bringt sie allzuviel Nachtunruhe zuwege. Zu jedem arneilichen Behufe dient die Einnahme eines feinsten Streukügelchens mit der dreissigsten Verdünnung, und noch sicherer, das Riechen an ein Senfsamen grosses Kügelchen mit derselben Kraftentwicklung befeuchtet, täglich ein-, zwei Mal wiederholt*". Ja, sogar das bloße Riechen an dem „Nichts" hilft!

Es ist also der „stille Kummer", der eine Hauptindikation von Ignatia darstellt, wobei die Stille mehr die Umwelt wahrnimmt, während die Wogen der Gefühle beim Patienten meist anhaltend hoch gehen. Wenn ein seelischer Schock auf ein zart besaitetes Gemüt trifft, der dieses zunächst völlig aus der Fassung bringt, das es sich dann sehr zu Herzen nimmt, es hinunterzuschlucken versucht, wobei es ihm dann wie ein Kloß im Hals stecken bleibt und sich dann in selbstquälerischen Gewissensbissen anhaltend festsetzt. So ein Schock kann ausgelöst werden durch: Enttäuschung, Liebeskummer, Heimweh, Kränkung, den plötzlichen Tod eines Angehörigen oder sonst geliebten Menschen, Vorwürfe, Bestrafung, Schamgefühle, Schuldgefühle, sich nicht verstanden fühlen, Widerspruch: **kurz alles, was einen aus der Fassung bringt**. So ist denn Ignatia fast das einzige Mittel, das im Repertorium unter „Fassungslos" verzeichnet ist. Im Französischen heißt es „déconcerté", das heißt, das ganze Konzert der Gefühle gehorcht nicht mehr dem Dirigenten.

Diese Aufwallung der Gefühle wird sehr schön in dem Märchen von dem „Fischer un sin Frau" dargestellt, wobei die Hauptpersonen nach außen hin ganz ruhig bleiben, aber die Elemente im Hintergrund immer mehr aufwallen, als die Frau „immer höher hinaus will", aus der Fischerhütte in den Papstpalast und zuletzt sogar Gott selbst sein möchte. Da fällt alles zusammen und die Ilsebill sitzt wieder „inn Pispott" wo sie herstammte. So ist sie der Prototyp vieler moderner Karrieren (vor allem bei Frauen, sagt der alternativpreisgekrönte Vithoulkas), die zum Schluss in einem Debakel enden, das manchmal auch zum Selbstmord durch Ertränken, Vergiften oder Springen in die Tiefe führt. Manche ambitionierte Kunstgalerie, Modeboutique oder ähnliche Verläufe führen zu Ignatiazuständen.

Goethe, ohne den wir in diesem Jahr (1999) nichts lassen können, hat in seinem ersten Werk, das ihn berühmt machte, nämlich den *„Leiden des jungen Werther"* eine Ignatiageschichte geschrieben, die damals die Welt gewaltig erregte. Sie handelt von der Liebe zu einer verheirateten Frau, wie sie für Ignatia typisch ist: auch hier die Sehnsucht nach eigentlich unmöglichen Dingen (was natürlich heutzutage nicht mehr so unmöglich ist, wie es ein berühmter Liebling aus Kreuzberg selbstverständlich findet, womit das erregende an der Angelegenheit aber leider auch wegfällt, wodurch jedenfalls hier keine Ignatiasymptomatik zu erwarten ist). Auch in seiner Selbstbiographie „Dichtung und Wahrheit" beschreibt *Goethe* sich selbst in einem Ignatiazustand, den man besser nirgends geschildert findet: als der junge *Goethe* sich zu ersten Mal schrecklich in „Gretchen" verliebt hatte und diese ihm durch Maßnahmen der Obrigkeit plötzlich genommen worden war, kam er dadurch in einen ernsthaften Krankheitszustand, der im 5.Buch am Ende ausführlich geschildert wird. Die Heilung findet dann dadurch statt, dass er bitterlich enttäuscht wurde, da er sich bereits Wunder wie erwachsen gedünkt hatte, und nun musste er die Enttäuschung erleben, dass ihn die um etwas ältere Angebetete eher mit schwesterlichen Gefühlen erlebt hatte, denn als ernstzunehmenden Liebhaber. Also bittere Enttäuschung (Ignatia **amara=bitter)**, die von der Täuschung wegführt zur Heilung. Das wird am Anfang des sechsten Buches geschildert.

So sah ich gerade dieser Tage einen Film mit *Alain Delon „Der Teddybär",* in dem sich auch eine junge Frau in einen natürlich verheirateten, arroganten, sexbesessenen Gynäkologieprofessor (so ein richtiger Platin-Typ!), verliebt hatte, mit dem sie ein Verhältnis hatte und dann von ihm abrupt zurückgewiesen worden war. Sie hatte dann Selbstmord durch Ertränken begangen. Ihre Wohnung war voller Bilder und sonstiger Fetische ihres Angebeteten, die von ihrer krankhaften Verliebtheit Zeugnis ablegten. Verliebtheit ist ja als solches eine Krankheit, was in der Vorsilbe „Ver" zum Ausdruck kommt. Selten kommt wahre Liebe dabei heraus, eher schon das Gegenteil, wie alle Menschen aus eigener Erfahrung wissen. Meist heilt die Erkrankung von alleine, aber nicht immer.

In Venedig gibt es eine Seufzerbrücke am Dogenpalast. Darüber wurden die zum Tode Verurteilten geführt. Bei Ignatia genügen für dieses Seufzen schon harmlosere Gründe: sie drücken dadurch jedenfalls die hoffnungslose Verfassung ihrer Seele immer wieder aus, indem sie tief einatmen. Der Ablauf ist etwa folgender: Schock - schluck - seufz - quäl - ächts - stöhn - Spuk vorbei. Die widersprüchlichsten Stimmungen und Launen befallen den Patienten, so dass er für die Umgebung und insbesondere den Therapeuten eine erhebliche Zumutung bedeutet. Es sei denn, dieser verstünde etwas von der Homöopathie und verführe wie am Beginn beschrieben: ließe ihn oder sie, je nachdem, an einem Kügelchen Ignatia C 30 einmal riechen und dann möglichst kein 2. Mal: Die Wandlung ist erstaunlich.

Wird eine solche krankhafte Verstimmung der Seele (Dynamis) nicht behoben, so entstehen schwere körperliche Krankheiten, wie Krämpfe, Epilepsie, Asthma, Neurodermitis usw. Manchmal münden die Zustände dann in Krankheiten, die das Ergänzungsmittel von Ignatia, Natrium muriaticum notwendig machen.

Gelsemium sempervivens, Wilder Jasmin, 3/1999

Goethe zum 250. Geburtstag am 28.August 1999 gewidmet: „Mehr Licht" (Goethes letzte Worte)

Nach Nux vomica und Ignatia beschäftigen wir uns heute mit einer weiteren Pflanze aus der Familie der Loganiaceen, die Bewohner der Tropen sind mit Ausnahme von Gelsemium, das auch außerhalb der tropischen Landschaften wächst, nämlich in den Südstaaten der USA und in Guatemala. Verwendet wird die Wurzel des viele Meter hohen Schlingstrauches, der einen dünnen Stamm mit rotgelber bis purpurner Rinde und hellgelbem Holz hat. Die leuchtend gelben, duftenden Blüten sind trichterförmig und wirken nicht so gefühlsduselig wie die von Ignatia.

Das Mittel wurde erstmals von dem amerikanischen Homöopathen *Hale* geprüft, und es fanden sich eine Reihe von sehr charakteristischen Symptomen, die das Mittel in die erste Reihe der „vielnützlichen Mittel" (Polychreste) stellte. Bei uns ist es als „Grippemittel" bekannt, wobei die lähmungsartige Müdigkeit und Schwäche im Vordergrund steht. Der Patient liegt mit dunkelrotem Kopf im Bett, kann seine Augenlider nicht offen halten und ist so schwach, das er nicht einmal ein richtig hohes Fieber zustande bringt. Es kann ein Zustand eintreten, der bei Typhus vorhanden ist: Alles ist schwer, das Schlucken ist durch die Lähmung erschwert, der After steht offen, alle Organe sind wie gelähmt. Die Muskeln schmerzen, Frostschauer ziehen den Rücken hinauf und hinunter, die Atmung geht schwer, als ob ein Gewicht auf der Brust liegt. Der Frost wechselt ab mit Hitze, dabei sind die Hände und Füße kalt. Der Patient zittert am Beginn wie vor Angst und möchte dabei festgehalten werden, weil er denkt, es würde ihn aus dem Bett schleudern. Es kann der Beginn einer Hirnentzündung, einer Malaria oder auch schwer verlaufender Masern sein.

Im Englischen heißt es für den Gesichtausdruck „besottet", wie betrunken, betäubt und erinnert uns an einen „versotteten" Kamin, der schlecht zieht und dadurch ganz nass wird. Es ist als ob das Fieber nur „schwelt", wie in einem Kohlenmeiler. So nimmt die Krankheit einen trägen Verlauf, sie nimmt langsam an Schwere zu und ist unerreichbar für eine rasche Behandlung. Es scheint nichts zu helfen.

So ist es dann auch ein Mittel für chronische Krankheiten, die sich durch langsame Verschlimmerung auszeichnen, die mit langsam fortschreitenden Lähmungen einhergehen, und die dann sehr charakteristische Gemütssymptome entwickeln, die aber auch für die fieberhaften Zustände meist ausschlaggebend für die Mittelwahl sind.

Als erstes fällt die Apathie auf, der Patient möchte alleine und in Ruhe gelassen werden. Er hat Angst aus dem Bett zu fallen, obwohl dasselbe breit genug ist. Wenn man das Kind hochnimmt, schreit es aus dem gleichen Grund, es hat Angst vor der Höhe und ist erst ruhig, wenn es wieder ruhig in einer Lage im Bett liegt. Dabei klammert es sich ängstlich an die Mutter. Es verlangt nach unbedingter Zuwendung und hat Angst, dass ihm die Zuwendung verweigert wird.

Das sind Symptome, die auch bei einem nicht fieberhaft Erkrankten auftreten können. Beispielsweise bei einem an langsam fortschreitenden Lähmungen Leidenden mit multipler Sklerose: Er hat Angst vor großen Höhen, dort hinunterzufallen oder in die Tiefe zu springen. Unabhängig besteht ein großes Bedürfnis, immer von einem bestimmten Therapeuten behandelt zu werden, sich sozusagen an den zu klammern. Aber das kann auch dadurch zum Ausdruck kommen, dass der Patient sich am Stuhl festklammert, wenn seine Hände zittern. Er klammert sich wie die Pflanze Gelsemium an etwas fest, da er nicht die Kraft hat, sich selbst zu halten. Das findet auch sein Gegenbild im mangelnden Selbstbewusstsein, in der Unsicherheit, bevorstehenden Situationen gewachsen zu sein. So hatte ich neulich einmal wieder einen armen Jüngling zu behandeln, der zweimal bei der praktischen Führerscheinprüfung durchgefallen war. Gelsemium stärkte seine Selbstsicherheit so, dass er nun beim dritten Anlauf die dummen Fehler vermeiden konnte. Das Mittel wird zwar auch unter dem Symptom „Folgen von Erwartungsspannung" geführt, aber eigentlich ist es die Furcht davor, in der Situation sozusagen gelähmt zu sein, weil da einen plötzlich das Selbstvertrauen verlässt. Es gibt einen schönen Kinderreim: „Armes Häschen bist du krank, dass du nicht mehr hüpfen kannst." Da kann man sich richtig den Patienten vorstellen, wie er die Ohren hängen lässt und ergeben wartet, bis das Schicksal zuschlägt, wenn ihm nicht eine hilfreiche Hand geboten wird, die ihn hält.

Es ist also ein Mittel für Lampenfieber, Examensängste, Angst vor dem Zahnarzt usw., Da muss man es dann von Argentum nitricum gut unterscheiden, das viele ganz ähnliche Symptome hat, bei dem aber nicht so sehr die Schwäche in jeder Beziehung das Problem ist (das klammert z.B. nicht!), sondern die ausufernde Vorstellungskraft: die stellen sich immer das Schlimmste vor, was alles eintreten könnte und können das nicht mehr aushalten und versuchen zu entfliehen, aus dem Fenster zu springen, einfach ihren überschießenden Vorstellungen hysterischer Art zu entkommen.

An diesem Beispiel kann man sehen, wie sorgfältig der Homöopath vorgehen muss, um den Patienten wirklich zu verstehen, damit er dann unter den so ähnlichen Mitteln das richtige wählen kann. Die meisten Fälle, die wir in der Praxis zu behandeln haben, sind in dieser Art schwierige Fälle, die oft deshalb erfolglos auch von Homöopathen behandelt werden, weil sie nicht im Bewusstsein haben, dass es immer und ausnahmslos auch bei scheinbar einfach gelagerten Fällen darauf ankommt, was *Hahnemann* im § 211 des *Organon* sagt:

„Dieß geht so weit, daß bei homöopathischer Wahl eines Heilmittels, der Gemüthszustand des Kranken oft am meisten den Ausschlag giebt, als Zeichen von bestimmter Eigenheit, welches dem genau beobachtenden Arzte unter allen am wenigsten verborgen bleiben kann."

Die Unterscheidung von oft sehr ähnlichen Mitteln gelingt nur dann, wenn man ganz sorgfältig ganz bestimmte Symptome bemerkt, die nur das eine Mittel hat und das andere nicht. Dazu ist man erst dann in der Lage, wenn man die wesentlichen Züge eines Mittels in seiner ganzen Tiefe begriffen hat.

Verschiedene Homöopathen haben versucht, die „Essenz" eines Mittels, das „Wesen" desselben möglichst mit wenigen Worten oder mit einem Begriff zu fassen. Auch wurden die so genannten „charakteristischen Symptome" aufgezählt oder ein gewaltig dickes Buch mit einer „Physiognomik" der homöopathischen Arzneimittel gefüllt. Alles dieses nützt wenig, wenn man nicht versucht, sich über die bei dem Mittel aufgefundenen Symptome einen „Stadtplan" des Mittels mit den Hauptmerkmalen der „Stadt", dem Rathaus, den Kirchen, dem Bahnhof usw. anzufertigen, damit man im Einzelfall dann auch die Nebenstrassen findet.

Dazu ist insbesondere ein ausführliches Studium der Geist- und Gemütssymptome erforderlich, das bis heute in der klassischen Homöopathie sträflich vernachlässigt wird zugunsten von unwesentlichen, aber seltenen, seltsamen und sonderlichen Symptomen. Mit denen kann man zwar manchmal sensationelle Heilungen bewirken, aber für die Alltagspraxis sind sie nur beschränkt nützlich. Da ist es viel wichtiger, die Alltagsäußerungen des Patienten wahrzunehmen, diejenigen, die jetzt vorhanden sind, die anhaltend vorhanden sind und die besonders hervorstechen.

Jemand sagt, dass er seit seiner Erkrankung nur noch besondere, leicht zu nehmende und wohlschmeckende Speisen isst, der hat ein Verlangen nach Leichtem, er möchte sich das Leben leicht machen, vielleicht sagt er auch, dass er keine schwere Literatur mehr liest, sondern lieber Krimis, dass er Abwechslung möchte usw. Da findet man dann die zugehörigen Mittel unter dem Symptom „Verlangen nach Licht" im Repertorium versammelt, wozu auch Gelsemium gehört. Bei Gelsemium rührt es daher, dass er sich so schwer fühlt infolge seiner Schwäche, und er möchte dann alles vermeiden, was ihn noch schwerer macht. Einweiteres Symptom von Gelsemium hat Sehgal „unbedingtes Verlangen nach Licht genannt". Das passt bei Patienten, die nicht zufrieden sind, wenn ihre Krankheit sich einigermaßen gebessert hat. Sie verlangen vom Arzt so lange eine Behandlung, bis die Heilung vollständig ist. Dieser Wunsch schwächt sich dann nach der Gabe von Gelsemium ab, und der Patient wird sich mit dem Erreichbaren zufrieden geben.

Die anderen Mittel, die auch Verlangen nach Licht haben, wie z.B. Stramonium, haben dieses Verlangen aus anderen Gründen: bei Stramonium, weil er sich verlassen im finsteren Dschungel fühlt, da ist es das richtige Licht, das das Kind sogar im Schlaf benötigt, weil es sonst aufwacht.

Nun könnte ich hier natürlich unendlich fortfahren. Aber das ist nicht der Sinn der Ausführungen. Sie sollen nur zeigen, wie genau der Homöopath beobachten muss, und wie viel synthetische, d.h. schöpferische Denkarbeit (wenn er ein echter Heil**künstler** sein will) notwendig ist, um aus den vorliegenden Erscheinungen die richtigen Schlüsse (Urteile) zu ziehen.

Es ist notwendig, eine Fähigkeit zu erlernen und zu entwickeln, die unser diesjähriger Jubilar *Goethe* die „**anschauende Urteilskraft**" genannt hat. Er folgt *Hahnenmann* insofern, als er sagt: „suchet nur nichts hinter den Phänomenen, sie selbst sind die Lehre". Aber er ergänzt *Hahnemann* insofern, als er in seinen Betrachtungen über die Erkenntnisfähigkeit des Menschen über den großen Philosophen *Kant* hinausweist, der uns ein Eindringen in das Wesen der Natur abgesprochen hat. *Hahnemann* wie auch *Goethe* verlangen es geradezu von uns, dieses „Abenteuer der Vernunft"(*Kant*) zu bestehen, und in unserer Arzneimittelerkenntnis über das analytische Denken zum schöpferischen Denken weiterzugehen. Um aus dieser Befangenheit in unserem Denken hinauszukommen, könnte manchem vielleicht Gelsemium hilfreich sein, zumindest ideell.

Opium, Schlafmohn, Papaver somniferum, 4/1999

Nun wird es schwierig: ausgerechnet Opium, dieses dreimal verfluchte Suchtmittel, soll in dieser Zeitschrift besprochen werden. Dabei war der weiße Saft aus der Mohnkapsel seit alten Zeiten ein viel benutztes Arzneimittel und war in der Hand kundiger Ärzte von segensreicher Wirkung bei schwersten Krankheiten, wenn es nicht nur als Schmerzmittel Verwendung fand. Schon Hahnemann hat sich damit beschäftigt, und es fand Platz im ersten Band seiner Reinen Arzneimittellehre.

Heute ist es bei uns etwas aus dem Blickfeld geraten, da es lange Zeit auch in hohen Verdünnungen nur auf Betäubungsmitterezept zu bekommen war, was jetzt noch für die ganz niedrigen Potenzen gilt, z.B. für Opium D3.

Der Schlafmohn ist in der Türkei heimisch, in jenem Land, das zu gewissen Zeiten den Osten Europas und den Mittelmeerraum mit Kriegshorden überzog, und dessen Krieger durch ihren unbändigen Mut auffielen und dadurch Angst und Schrecken verbreiteten. Das hatte sein Ursache in dem Umstand, der im Symptom Nr.626 bei Hahnemann beschrieben ist: *„Wildheit, Grausamkeit, gleich wüthenden Thieren"*, und in der Fussnote dazu: *„Bei grössern Gaben, als die erhöheten Muth und gesteigerte Kräfte palliativ den Muthlosen und Schwächlingen geben, bringt der Mohnsaft Verwegenheit, Unbändigkeit, Zorn und Wuth hervor. Diese palliative Erstwirkung bringt die durch Mohnsaft exaltierten Türken während des ersten Angriffs bei einer beginnenden Schlacht in eine fast unwiderstehliche Kampfeswuth, die aber in ein paar Stunden in die feigste Zaghaftigkeit oder Betäubung bei ihnen übergeht, wodurch sie leichter als jedes andere Heer zu besiegen sind."* Das hatte wohl der Prinz Eugen gewusst, als er nur lang genug warten musste, um dann im Stadium 2 des Opiumrausches der Türkentruppen über die Donau „zu rucken", um sie dann in die Flucht zu schlagen.

Dort im vorderen Orient fanden sich aber auch *„die morgenländischen Schwelger in Opium" die „nach Ausschlafung ihres Mohnrausches stets in einem Zustande von Mohnsaftnachwirkung sind; ihre Geisteskkräfte sind dabei durch allzu öfterem Gebrauch sehr geschwächt. Frostig, bleich, gedunsen, zittrig, muthlos, schwach, stupid und mit einem sichtbar ängstlichen innern Uebelgefühle wankt er früh in die Taverne, um seine Zahl Mohnsaft-*

Pillen einzunehmen und seinem Blute wieder beschleunigten Lauf und Wärme zu geben, seine gesunkenen Lebensgeister zu ermuntern, seine erkaltete Phantasie wieder mit einigen Ideen zu beleben und seinen lähmigen Muskeln wieder einige Thätigkeit palliativ zu verschaffen." Heute finden sich in der Türkei gelegentlich andere Schwelger, die den ansässigen Kriegern deutsche Leoparden verkaufen. Dabei haben sie auffällige *Kiep*en (so heißen in Norddeutschland Körbe) mit sich, die voller orientalischer Leckereien sind, an denen sich schon mancher vom und südlich des Mains überfressen hat mit oft erstaunlich mäßigen Folgen. Aber Spätfolgen sind nicht ausgeschlossen, da es doch manchmal nötig scheint, eine Magen*spiegelei* (immer Mohn-Tags) vorzunehmen. *Schreiberlein, Schreiberlein im fernen Land...*

Wir sehen hier die zwei Seiten der Wirkung eines Mittels sehr deutlich, und so ist Opium der Prototyp für alle Suchtmittel: ob das nun Alkohol, Haschisch, Tabak usw. ist, sie alle putschen uns vorübergehend auf, um dann die Erschlaffung folgen zu lassen, die wieder vom Suchtmittel scheinbar aufgehoben wird. Bald ist die Abhängigkeit absolut und Hilfe schwer, wenn nicht unmöglich. Bei den oben beschrieben Wirkungen des Opiums haben wir schon einige sehr charakteristische Züge des Arzneimittels kennen gelernt, als da sind auf der einen Seite Lähmung, Kälte, Schwellung, Schwäche, Stupidität, Reaktionslosigkeit und die ganzen Symptome im körperlichen Bereich, die sich daran anschließen: Lähmung, Unempfindlichkeit, Verstopfung bis zur Darmlähmung, Wehenschwäche und Pulslosigkeit beim Neugeborenen. Alles Zeichen einer Lähmung aller Lebensfunktionen. So heißt eine der Indikationen für Opium: Wenn gut gewählte Arzneimittel nicht anschlagen, wird die Reaktionslosigkeit des Organismus durch Opium beendet.

Eine solche Reaktionslosigkeit zeigt sich auch im seelischen Bereich, wo Stumpfheit der Sinne, Stupidität, Schmerzunempfindlichkeit, Klaglosigkeit die äußersten Extreme der allgemeinen Schwäche darstellen.

Aber es gibt noch einen Zustand, der einem in der Alltagspraxis häufig begegnet: die Patienten sind manchmal geduldige Leidende. Sie lassen uns oft viel Zeit, unsere „Bemühungen" an ihnen zu erproben. Aber manchmal haben sie genug davon. Dann sagen sie: „Ich komme nun schon seit 10 Jahren zu Ihnen, und ich habe auch Ihre Rechnungen immer bezahlt. Aber Sie wissen selbst, dass es mir immer noch unverändert schlecht geht. Nun mag ich nicht mehr, da die Schmerzen für mich bald nicht mehr auszuhalten sind. Ich gehe jetzt zu einem „richtigen" Arzt, der mir etwas verschreibt, was mir wirklich Erleichterung verschafft, z.B. Schmerzzäpfchen." Da dürfen wir dann nicht verzagen, sondern wir geben ihm eine Dosis Opium C'6 und wünschen ihm alles Gute. Wir dürfen dann aber nicht erstaunt sein, wenn er nach einigen Tagen anruft und sagt: „Warum haben Sie mir dieses Mittel nicht schon früher gegeben? Das hat meine Beschwerden in einem solchen Maß gebessert, dass ich es kaum glauben kann." Sie antworten dann höflich und gelassen: „Ja, Sie haben auch 10 Jahre gebraucht, um mir das Symptom zu liefern, das ich für diese Verordnung benötigte."

Wobei Sie wohlweislich verschweigen müssen, dass Sie dieses Symptom eben auch erst jetzt zur Kenntnis genommen haben, da es so unscheinbar im Repertorium und überhaupt nicht in den allermeisten Arzneimittellehren steht. Da musste nämlich ein genialer („Genie ist Ordnung und Fleiß" (Goethe)) Arzt aus Indien kommen und dieses Symptom und seine Bedeutung ausgraben und uns Nachkommen Hahnemanns darauf aufmerksam machen. Ja, es war der Dr. Sehgal, der uns das beigebracht hat (wir verneigen uns ehrerbietig vor ihm!), dass das unscheinbare und unverständliche Symptom, das nur bei Opium vorkommt, folgendermaßen heißt: ***Furcht vor Übertreibung*** **(Extravaganz)**. In der Arzneimittelehre des Amerikaners Allen steht es ausführlich und heißt: *„Ich machte mich so schnell als möglich auf den Weg nach hause, wobei ich befürchtete, dass ich bei jedem Schritt etwas Übertriebenes begehen könnte."* Das Symptom scheint aus einem Bericht eines englischen Reisenden aus dem letzten Jahrhundert in der Türkei zu stammen, der sich der Erprobung des Opiumgenusses hingegeben hatte.

Das Symptom hat sich in allen Fällen bewährt, wo Menschen irgendwie an die Grenze des für sie Erträglichen geraten waren. Das kann ein Unfall gewesen sein, den sie miterlebten, oder bei dem sie selbst zu Schaden gekommen waren. Der Eindruck, der Schreck war einfach zu viel, der war „übertrieben". Deshalb ist Opium ein Mittel für Schreckfolgen, was schon Hahnemann erwähnt: *„Riechen an ein Senfsamen großes Streukügelchen mit potenzierter Mohnsaft-Auflösung befeuchtet stellt den auch noch so heftig Erschrockenen fast augenblicklich wieder her, aber nur unter der Bedingung, dass er es* *sogleich nach erfolgtem Schrecke riecht - später angewendet bringt es keine Hülfe, eher Nachteil hervor."*

Letzteres stimmt nach meiner Erfahrung nicht, wenn die eigentliche Indikation, nämlich die „Übertreibung", vorhanden ist.

Das kann auch eine Dauersituation sein, z.B. das Zusammenleben zweier Menschen erreicht ein unerträgliches Maß an Demütigung für einen Beteiligten. Dann ist nicht die Demütigung das Problem, sondern dass sie nicht mehr auszuhalten ist. Der Opiumkranke verharrt in einem Zustande der scheinbaren Empfindungslosigkeit, die zunächst als „grenzenlose Geduld" (Symptom: „Klagt nicht") imponiert. Aber irgendwann hat er genug: „Jetzt reicht es mir. Ich ziehe aus." oder „Jetzt gehe ich zum Rechtanwalt" oder „Jetzt nehme ich ein Antibiotikum, weil das homöopathische Mittel nichts bewirkt hat," Das sagen die Patienten mit einer gewissen Gelassenheit und Distanziertheit, überhaupt nicht vorwurfsvoll. Bei Opium gehen die Emotionen in einem solchen Zustand nicht sehr hoch.

Die andere Seite von Opium kann sehr hohes Fieber sein, Schlaganfall mit rotem Gesicht, Tobsuchtsanfälle mit Gewalttätigkeit und ähnliches. Es gibt viele schwere Krankheiten, die durch Opium geheilt wurden. So berichtete unser sehr verehrter Nestor der Homöopathie, Dr.Willibald Gawlik, von seiner wunderbaren Heilung durch homöopathisches Opium nach einer lebensbedrohlichen Gelbfieberkrankheit in russischer Kriegsgefangenschaft. Er lag als „Muselmann" (so nannte man die abgemagerten, fast verhungerten Lagerinsassen) völlig orientierungslos mit vollständig verlorenem Gedächtnis bereits auf dem Haufen der Verstorbenen, wo ihn ein homöopathischer Arzt, der im Lazarett arbeitete, erkannte, ihn zu sich nahm und mit dem selbstgefertigten, homöopathischnen Mittel aus Opium wieder ins „Diesseits" beförderte, was den Dr. Gawlik dann schließlich zur Homöopathie brachte.

Es gäbe noch viel über Opium zu berichten, ein Mittel, dessen Schwierigkeiten im Verständnis schon Hahnenmann bemerkte: *„Der Mohnsaft ist weit schwieriger in seinen Wirkungen zu beurtheilen, als fast irgend eine andere Arznei."* Aber mir fällt dazu noch ein kollektiver Zustand ein, in dem sich momentan nicht nur unser deutsches Volk, sondern die ganze Welt zu befinden scheint. Auf der einen Seite der Rausch des globalen Fortschrittes, das sanfte Wiegen des ach so schönen Sozialstaatsnetzes, die ausufernden z. T. extravaganten Traumfabriken, die uns in ihren sorgfältig gesponnen Netzen einfangen, uns einspinnen, um uns dann fein säuberlich auszusaugen. Gewaltige, unvorstellbare Schulden der Staaten, der Menschen und der Wirtschaft, denen notwenig ein unvorstellbarer, unverschämter Reichtum gegenübersteht.

Ich bin gespannt, wie lange es noch gut geht, die im Opium-Delir liegenden Stimm-Abgeber (Entmündigten) und die Traumtänzer - Stimm- Angeber (deswegen noch lange nicht wirklich Mündige!) im Polittheater als Regierte und Regierende geduldig beieinander zu halten. Ich habe die Befürchtung, dass der Übertreibung, der Extravaganz bald genug ist, dass sie es satt haben, dass das Maß des Erträglichen erreicht ist. Den Erdbeben in der Türkei könnten bald globale Erdbeben politischer Art folgen. Gegen den dann auftretenden Schrecken sollte jeder genug Opium-Potenzen bei sich haben. Koffer mit Banknoten und Aktien helfen dann nicht mehr! Symptom Nr. 519: *„Schlaf voll schrecklicher Phantasie und fürchterlicher Träume."* Das Erwachen aus solchen Träumen dürfte nicht sehr angenehm sein, wenn der Traum dann Wirklichkeit wird.

Hepar sulfuris calcarea, Kalkschwefelleber, 1/2000

In der kalten Jahreszeit häufen sich die grippalen Infekte mit Husten, Schnupfen, Heiserkeit, und die Menschen meinen dann, dass dieses immer akute Krankheiten seien. Dabei ist es doch allermeist nur der Ausdruck einer im Sinne der Homöopathie chronischen Krankheit, die mal in der Form, mal in jener auftritt. Da wird dann oft an die so genannte Akutmittel gedacht, an die bewährten Erkältungs- und Hustenmittel. Eines davon ist auch Hepar sulfuris, das alle Welt kennt als Mittel bei Eiterungen, Husten und als drittes Mittel beim gefürchteten Krupp-Husten, wenn Aconit und Spongia nicht mehr helfen. Das ist mit Einschränkungen ganz richtig und auch gut zu wissen, besser jedenfalls, als gar nichts zu wissen.

Hahnemann hat dieses Mittel in seinem genialen Geist *„erfunden"*, denn es kommt nur als Produkt der Retorte vor: *„Ein Gemisch von gleichen Theilen feingpülverter, reiner Austernschalen und ganz reiner Schwefelblumen wird zehn Minuten im verklebten Schmelztigel weissglühend erhalten und dann im wohlverstopften Glase aufbewahrt"*. So steht es schon in der Reinen Arzneimittellehre (RAL) und später erweitert in den Chronischen Krankheiten (CK). Seine Anweisung, es unter Verschluss zu halten, war ein weiser Rat, der aber - wie so manches von ihm - nicht eingehalten wurde, sondern das Hepar sulfuris nahm sich wie der Geist aus der Flasche seinen Weg zu den Menschen. Was es dort anrichtet, werden wir noch besprechen. Hahnemann nahm einmal mehr statt des Kalksteins für die Calcium-Verbindung die Austernschale, aber diesmal nicht nur den weichen Anteil, wie bei Calcium carbonicum. So ist es gleich von der Herkunft her ein harter, ungehobelter Brocken, wie die Austernschale auch von außen. Dazu noch der Stänkerer Schwefel, der schon allein für sich das Chaos hervorbringt und nicht zufällig mit dem Teufel und der Hölle in Verbindung gebracht wird, wo nach allgemeiner Überzeugung in großen Kesseln alle Sünder weich gekocht werden, so wie man Kohl (womit natürlich nur das ***Kohlkraut*** gemeint ist, nach dem die deutschen Soldaten bei den Engländern und Amerikanern im letzten Krieg ihren Spitznamen hatten und nicht etwa Personen!) und andere roh schwer verdauliche Sachen gelegentlich weich kochen muss.

Diese beiden schwierigen Komponenten hat er nun mit Gewalt zusammengeschmolzen: da kann nichts Gutes herauskommen. Aber wenn man für Gewalt ein gutes Mittel benötigt, muss man nach dem Ähnlichkeitsprinzip schon mal Gewalt anwenden. Mit Sprengstoff muss man vorsichtig umgehen, er ist sehr empfindlich gegen alle äußeren Stöße. So ist es ähnlich mit Hepar sulfuris, das im höchsten Masse reizbar ist. Wir werden das noch sehen. Zunächst wird das Mittel gegen eitrige Prozesse jeder Art empfohlen, Eiterungen der Haut, der Drüsen, der Schleimhäute mit „reifen", gelben, reichlichen Absonderungen, mit oft üblem Geruch, typisch „wie alter Käse". Die dabei auftretenden Schmerzen sind wie von Splittern, und so hilft Hepar auch Holzsplitter zum Herauseitern zu bringen, manchmal vielleicht auch verstockte Sünder zum Reden. Dabei herrscht große Empfindlichkeit gegen Kälte, wie bei Calcium carbonicum, wozu dann eine große Empfindlichkeit gegen Berührung, Geräusche, Anstrengung und Schmerzen hinzukommt.

Damit nähern wir uns dem Gebiet, in dem wir Hepar in jedem Fall nur wirklich erkennen können, denn die bisher aufgezählten Symptome allein werden selten zu einer sicheren Verordnung führen. Sogar bei warmen Wetter trägt er einen dicken Mantel, ähnlich wie Psorinum, weil er solche Angst vor Erkältung hat. Er braucht eben ein dickes Fell. Das kalt-windige Berliner Wetter mag er gar nicht, auch wegen des Lärms und er vielen Presse, die ja Druck ausübt, wie schon der Name sagt. Es besteht große Verletzlichkeit, jede Wunde eitert und will nicht heilen, überall bilden sich Eiterbeulen, die, wenn sie platzen, übel riechen. So wird er plötzlich zum unangenehmen Zeitgenossen: einfach stinkig, gereizt, empfindlich gegen jede Kritik, im höchsten Grade widerspenstig gegen alle guten Ratschläge. Er nimmt alles übel, verweilt bei vergangenen, unangenehmen Ereignissen. Sie sind tückisch, boshaft und rachsüchtig, werden ärgerlich und zornig und neigen zu Gewalttätigkeit.

Er ist voller Einbildungen und hat jede Krankheit. Überall glaubt er Schlimmes zu sehen. Er erwacht und *„glaubt, sein Haus stünde in Flammen, worüber er erschrak*" Sy. Nr. 282 RAL). *Sehr ärgerlich, es verdross ihn jede Kleinigkeit (*Sy.275 RAL). *Ärgerlich über Kleinigkeiten* (Sy.Nr.276 RAL). *Das geringste brachte ihn auf, bis zu grosser Heftigkeit; er hätte jemanden ohne Bedenken ermorden können* (Sy.Nr.272 RAL). *Allerhand Befürchtungen über Unwohlseyn der Seinigen besonders beim Gehen ins Freie* (Sy.Nr.5

CK). *Missmutig früh nach dem Aufstehen, will nicht sprechen, im Bette aber heiter* (Sy. 6 CK). *Widerwärtige Stimmung, er sieht die Seinen nicht gerne an* (Sy.7 CK): kurz ein Stinkstiefel! *Lust zu nichts*: (Sy.Nr. 10 CK) Null Bock! *Es fällt ihm alles ein, was nur jemals unangenhm im Leben war* (Sy.Nr12 CK). *Verdriesslichkeit und Ungeduld* (Sy.Nr. 14CK. *Äusserts verdriesslich und eigensinnig* (Sy.Nr.15 CK).

Im Vordergrund steht bei dem Mittel die außerordentliche Reizbarkeit, sowohl im körperlichen als auch im Gemütsbereich. Da wird das Mittel höchstens noch von Nux vomica erreicht, das aber viel aktiver ins Leben eingreift und keinesfalls so stinkig und sauertöpfisch ist. **Reizbarkeit bei Schmerzen und bei jeglicher Missempfindung, das ist die Hauptsache**.

Dabei fehlt ihnen jede moralische Hemmung, sie können zum Mörder werden ohne Gewissensbisse (natürlich nicht jeder, der Hepar benötigt!). Aber wenn jemand in seiner schlechten Laune oder in seinem Zorn sagt: „Den könnte ich umbringen!" so ist das ein Hinweis auf Hepar. Manch einer wurde zum Gewaltverbrecher, weil er nicht rechtzeitig Hepar bekam. Sie können auch Dinge in Brand stecken, aber immer ist es eine Überreiztheit, die einem solchen Verhalten zugrunde liegt. Dieses Zündeln kann auch darin bestehen, dass sie so lange herumstänkern, bis endlich der Streit und die Schlägerei da ist. Zuerst drohen sie nur, aber sehr gefährlich, dann schlagen sie den Stuhl entzwei und benutzen das Stuhlbein als Waffe oder sie schlagen das Bierglas vom Henkel und das Blut kann fließen: auf Krawall gebürstet.

Auf der anderen Seite schreien sie um Hilfe: „*Vor Mitternacht sprang er aus dem Schlafe auf, voller Ängstlichkeit, rief um Hilfe und es war ihm als ob er keinen Atem kriegen könnte*"(Sy.248 RAL oder 614 CK), aber sie sind trotzdem schlecht gelaunt gegen die, die ihnen helfen sollen. So lässt ein zornmütiger, alkoholsüchtiger Ehemann seine Ehefrau, die er zusammenschlägt, wenn sie ihm nicht das Bier aus dem Keller holt, nicht laufen, sondern zwingt sie mit Gewalt zu bleiben, weil er tatsächlich glaubt, nicht ohne sie leben zu können. Wenn man ihm den Alkohol abgewöhnen will, so will er das nicht leiden und sagt: „Klar, du kannst gehen, aber spring zum Fenster hinaus, die Tür ist versperrt, da musst du an mir vorbei". Das sagt er in so einem Ton und mit drohender Gebärde, dass sich jeder fürchtet, denn er ist tatsächlich gefährlich und zu allem fähig. Er wird aufspringen, die Frau festhalten, schlagen und ihr mit dem Allerschlimmsten drohen, wenn sie auch nur wagt zu gehen.

Wenn sie etwas kultivierter sind, so verlegen sie sich aufs Argumentieren. Sie stellen ihren Standpunkt mit großem Wortschwall sehr überzeugend dar, reden jeden nieder und bekommten letztlich dann alles, was sie wollen. Sie sollen zwar nicht mehr trinken, aber *„wie kann ich ohne meinen gewohnten Schluck auskommen, wo es mir doch so schlecht geht!"* Sie sind also schwierige Zeitgenossen, mit denen nicht gut Kirschen essen ist und deren Feindschaft man wegen ihrer Tücke fürchten muss.

Von diesen vielen Symptomen finden sich meist nur eines oder zwei, und dann noch nicht immer leicht verständlich, so dass man nicht auf Hepar kommt. Aber wenn einer stimmgewaltig sehr viel redet, um seinen Dickkopf durchzusetzen und dabei die Hilfe anderer beansprucht und ihnen gleichzeitig - wenn auch manchmal sehr subtil - droht, sie umzubringen (was manchmal auch im übertragenen Sinne gemeint sein kann, z.B. jemanden um sein Amt bringen ist schließlich auch ein Form von Umbringen), so sollte man an Hepar denken. Wie gesagt, Stinkstiefel bleibt Stinkstiefel, auch wenn er mal die Stiefel wechselt.

Aconitum napellus, Sturmhut, 2/2000

Aconitum kennt jeder aus der Hausapotheke. Neben Belladonna gehört es zu den „Fieber- und Entzündungsmitteln", und es wird fleißig verteilt, wenn die kältere Jahreszeit beginnt. Manche empfehlen es sogar zur Vorbeugung eines grippalen Infektes. Dabei ist diese Pflanze aus der Familie der Hahnenfußgewächse (Ranunculaceen) schon durch ihre ungeheure Giftwirkung von vielen Heilpflanzen sehr verschieden, was auch ihr deutscher Name Sturmhut zum Ausdruck bringt. Sie wächst in europäischen Gebirgen in hohen Lagen und hat eine blaue Blüte, die sich helmartig wölbt, wovon sie ihren Namen hat. Die Bildung der Blüte weist schon auf ihr wenig ausgeglichenes Wesen hin, z.B. verglichen mit der Gestalt einer Sonnenblume.

So heftig, wie Wetterstürze im Gebirge den Menschen überraschen können und ihn mit Sturm, Gewitter, Kälteeinbruch rasch in Lebensgefahr bringen können, so wirkt auch das Gift der Pflanze: 4 bis 6 Milligramm töten den Menschen sofort und schneller als jedes andere Gift. Aconitin wird als das Giftigste aller Alkaloide angesehen. Erst Hahnemann konnte es durch seine Prüfungen in sehr kleiner Dosis für die Anwendung am Kranken nutzbar machen. Er stellte fest, dass es bei den „rein inflammatorischen Fiebern" hilft, wo sonst nur Aderlass und viele entzündungshemmende Mittel gegeben wurden, mit allen ihren nachteiligen Nebenwirkungen. „Dann ist der Erfolg zum Erstaunen" sagt er selbst. Und schließt sich so Goethe an, der über den menschlichen Forschergeist das schöne Gedicht „Parabase" geschrieben hat:

Freudig war vor vielen Jahren,
Eifrig so der Geist bestrebt,
Zu erforschen, zu erfahren,
Wie Natur im Schaffen lebt.
Und es ist das ewig Eine,
Das sich vielfach offenbart:
Klein das Große, groß das Kleine,
Alles nach der eignen Art;
Immer wechselnd, fest sich haltend,
Nah und fern und fern und nah,
So gestaltend, umgestaltend -

Zum Erstaunen bin ich da.

Ja, das Staunen ist aller Wissenschaft Anfang, und gerade bei der Homöopathie kommen wir aus dem Staunen nie heraus: Ist es uns doch immer ein großes Wunder, welche Heilkraft in unseren winzigen Kügelchen liegt, wenn wir sie recht *„nach deutlich einzusehenden Gründen" (§2 Organon)* angewandt haben.

Zunächst sind es die höchst gefährlichen, stürmisch verlaufenden Krankheiten, die dem Patienten die unmittelbare Todesgefahr deutlich vor Augen stellen, wo er glaubt, die Stunde seines Todes genau voraus sagen zu können. Hahnemann stellt fest, dass es so schiene, als ob der Sturmhut nur bei akuten Fällen hilfreich sei, sagt aber : *„So ist er doch auch in den hartnäckigsten, chronischen Uebeln da eine unentbehrliche Beihülfe, wo der Körperzustand eine Verminderung der sogenannten Straffheit der Faser.....verlangt, worüber ich mich hier nicht weitläufig äußern kann"; „...eine ängstliche Ungeduld, ein nicht zu sänftigendes Außersichseyn und agonizirendes Umherwälzen zugegen ist."* zeichnet den Aconitzustand eines an *„Luftröhrentzündungen (Croup), häutiger Bräune (Diphterie d. A.) Erkrankten"* aus. *„Folgen eines mit Ärgernis verbundenen Schrecks"* bringt er schnelle Hilfe.

„Bei jeder Wahl des Sturmhutes als homöopathischen Heilmittel ist vorzüglich auf die Gemüt-Symptomen zu sehen, damit besonders diese recht ähnlich seyen".„Daher ist er unentbehrlich, nach Schreck oder Ärgernis bei Frauenzimmern, während des monatlichen, welches ohne diese vortreffliche Besänftigungsmittel, nur gar zu leicht von solchen Gemüths-Erschütterungen, oft augenblicklich unterdrückt wird. Zu dieser Absicht ist schon ein einmaliges, augenblickliches Riechen in ein Gläschen hinreichend, in welchem ein senfsamengroßes, mit der potenzierten Decillion - Verdünnung befeuchtetes Streukügelchen liegt (was man jahrelang wohlverpfropft zu diesem Gebrauche aufheben kann, ohne daß das Kügelchen darin seine Heilkraft verliert)."

Dieses ist auch ein Punkt, der denjenigen, der mit der Homöopathie seine guten Erfahrungen gemacht hat, in erneutes Erstaunen versetzt, wenn Hahnemann nur das Riechen an der Arznei für ausreichend erachtet, um die Heilwirkung herbeizuführen. Für denjenigen, der allerdings der Homöopathie skeptisch gegenüber steht, ist gerade ein solcher Punkt ein erneuter Grund, um „den ganzen Zauber" abzulehnen.

Die unmittelbare Todesgefahr kommt in den Symptomen 538 - 540 (RAL) zum Ausdruck:

1. *„Befürchtung eines nah bevorstehenden Todes"*
2. *„Von Zeit zu Zeit wiederkehrende Todesangst"*
3. *„Klagende Befürchtungen eines nahen Todes."*

Im Symptom 521 (RAL) erlebt ein Prüfer eine prophetische Ahnung, wie sie auch ein Patient in einem eigentümlichen Erlebnis beobachtete: Er stieg auf einem Parkplatz aus dem Auto, sah eine Frau und wusste sofort, dass diese in genau einem Jahr zum Ende seiner jetzigen Liebe führen würde. Er sah diese Person zunächst nicht wieder, kannte weder Namen, noch Adresse von ihr. Und doch war es dieselbe, die auf den Tag genau nach einem Jahr zum Ende der besagten Liebe führte, indem sie an deren Stelle trat. Aconit half ihm bei seiner chronischen Problematik.

Der Aconitpatient glaubt, dass ein Organ oder Teil seines Körpers nicht in Ordnung sei, dass es aus der Form geraten sei, oder sich nicht mehr an seinem Platze befinde. Er sieht z.B., dass sich sein Bauch an einer Stelle etwas vorwölbt und wird durch diese Feststellung von einem eisigen Schrecken gepackt. Sofort muss er wissen, was da los ist, er rennt zur Untersuchung, lässt alles durchleuchten, um es genau zu wissen, und ist völlig beruhigt, wenn ihm gesagt werden kann, dass nichts Ernsthaftes vorliegt, sondern es sich nur um harmlose Blähungen gehandelt habe, die sich da vorgewölbt hätten.

Oder der Patient wird von einer kalten Arbeitsatmosphäre so unwürdig behandelt, dass er sich tief verletzt fühlt. Auch von so etwas kann eine große Angst verursacht werden, die nur abgemildert wird, wenn jemand sich seiner mit menschlicher Wärme annimmt. Der Grund ist möglicherweise eine zu große Empfindlichkeit *(„er nimmt jeden Scherz sehr übel"* Symptom Nr. 526, RAL). Aconit hat viel mit Angst und vor allem Schrecken zu tun. In diesem Zustand zieht sich beim Patienten alles zusammen, lässt ihn zittern und frieren. Die höchste Form des Schreckens wird als panischer Schrecken bezeichnet. Dieser Begriff stammt aus dem Altertum und rührt von einem Gott jener Zeiten mit dem Namen ***Pan*** her. Wer war Pan? Oder besser, wer ist er immer noch, gerade heute an vielen Stellen? Er ist eine archaische Gottheit der griechischen Mythologie, über die im mythologischen Lexikon von Hederich sechs Seiten geschrieben werden. Am bekanntesten ist die Geschichte, dass der ziegenbärtige und ziegenbeinige Gott auf einer Flöte spielt, der Syrinx, geschnitten aus dem Schilfrohr, in das eine gleichnamige Nymphe sich verwandeln musste, um seinen Nachstellungen zu entkommen. Mit dieser Flöte und anderem Lärm pflegt er in der Mittagshitze Hirten, die mit ihren Schafen und Ziegen der Ruhe pflegten, so zu erschrecken, dass sie voller Entsetzen in panischer Flucht davon rasten, obwohl er doch der Gott der Schafe und Hirten ist. Aber auch die ganze Natur soll er darstellen: Im **Pan**theon in Rom steht einer der eindrucksvollsten Tempel des Altertums, der sozusagen dem Gott der gesamten Natur gewidmet ist, oder Gott in der Natur schlechthin.

Dieser Schrecken in der Mittagshitze, der einen kalt durchfährt, dass einem das Herz erstarrt und schier stehen bleibt (akuter Herztod wird befürchtet), man zittert, der kalte Schweiß bricht aus, das Herz flattert (Arhythmie, Extrasystolen). Man ist vollkommen überzeugt, das Schlimmste, der Tod steht kurz bevor. Oder man ist völlig unvorbereitet von einem Kältesturz im Gebirge überrascht worden, finstere Wolken verdunkeln die Sonne, Blitze krachen, tiefste Finsternis bricht herein, die Orientierung ist völlig verloren, man weiß nicht mehr, wo man ist. Verzweifelt versucht man, sich zu orientieren, einen Weg zur Schutzhütte zu finden, es beginnt zu schneien. Plötzlich trifft man jemanden, der ortskundig ist, der einen zur sicheren Hütte führt, wo man warm aufgenommen wird. Alles löst sich in Wohlgefallen auf, bald lacht die Sonne wieder. Das ist die Natur, das ist Pan, der ein harmloses Hirtendasein, (Wahnidee, hütet Schafe) im Nu in einen Hexenkessel verwandelt.

Also immer, wenn in unsere heile Welt, die uns so weich bettet, mit elektrisch Licht, Zentralheizung, gesichertem Arbeitsplatz, garantierter Alterversorgung, eine Ereignis einbricht, dass uns mit Schrecken erfüllt, sei es ein Krieg, sei es eine Kündigung, sei es ein Unfall, eine schlimme Nachricht, ein Ärger, der mit Angst verbunden ist, dann können Aconitzustände entstehen, die wir vor allem durch ihre Wechselhaftigkeit zwischen großem Wohlbefinden bei „schönem, warmen Wetter" (auch seelisch) und den oben erwähnten Panikattacken bei „kaltem, schlechtem Wetter" abwechseln. Aconit verleiht dem Menschen wieder die Fähigkeit des Gleichmaßes, der sich nicht aus der Ruhe bringen lässt, wenn es um ihn einmal etwas turbulent zugeht.

Hyoscyamus niger, Bilsenkraut, 3/2000

Es gehört wie Belladonna und Stramonium zur Familie der Nachtschattengewächse, und in der Übersetzung seines aus dem Griechischen stammenden Namens heißt es „Schweinebohne", was auffällig auf ein Symptom hinweist: *„In seiner verwirrten Einbildung glaubt er, dass Menschen Schweine seien."* Das erinnert an die Geschichte aus der Odyssee, wo die Männer von der Zauberin Circe „bezirzt" werden und dann durch einen Gifttrank in Schweine verwandelt wurden. Soll ja noch heute vorkommen. Jedenfalls bezeichnet man manche Zeitgenossen gelegentlich als Schweine, entweder, wenn sie sich schweinisch d.h. höchst unanständig benommen haben (z.B. in Gegenwart anderer einen lauten Furz lassen, sich Obszönitäten erlauben) oder aber wenn sie sich insbesondere einer besonders infamen Betrügerei schuldig gemacht haben: „So ein Schwein!"

Da sind wir nun schon mitten im Thema: Berühmt ist Bilsenkraut aus dem Shakespeare-Drama „Hamlet", wo Hamlets Vater, König von Dänemark, heimtückisch von seinem Bruder ermordet worden war, nachdem er vorher schon Ehebruch mit der Königin getrieben hatte. Dieses offenbart der Geist von Hamlets Vater:

„Es heisst, dass, da ich schlief in meinem Garten,
Mich eine Schlange stach; so wird das Ohr des Reichs
Durch einen erlognen Hergang meines Todes
Schmählich getäuscht; doch wisse Jüngling,
Die Schlang, die deines Vaters Leben stach,
Trägt seine Krone jetzt.....
... Ja, der blutschänderische Ehebrecher,
Durch Witzes Zauber, durch Verrätergaben....
...gewann den Willen
Der scheinbar so tugendhaften Königin
Zu schnöder Lust. O Hamlet, welch ein Abfall!....
...Da ich im Garten schlief,
Wie immer meine Sitte nachmittags,
Beschlich dein Oheim meine sichre Stunde
Mit Saft verfluchten ***Bilsenkrauts*** *im Fläschchen*

Und träufelt' in den Eingang meines Ohrs
Das schwärende Getränk;......
... So ward ich schlafend und durch Bruderhand
Um Leben, Krone Weib mit eins gebracht,
In meiner Sünden Blüte hingerafft,
Ohn' Nachtmahl, ungebeichtet, ohne Ölung;
Die Rechnung nicht geschlossen, ins Gericht
Mit aller Schuld auf meinem Haupt gesandt.......

Hamlet wird nun aufgefordert, ihn zu rächen. Der Geist muss verschwinden, da das Tageslicht naht.

Da finden sich bei Hyoscyamus zahlreiche Geist-Gemütssymptome, die genau dieser Thematik entsprechen:

Beklagt sich über vermutetes Unrecht
Delirium von eingebildetem Unrecht
Wahnidee wird verkauft
Stiftet andere an
Beschwerden von enttäuschter Liebe
Hellsichtigkeit
Wahnideen von Verbrechern
Wahnideen er wird von seiner Umgebung verletzt
Wahnideen er ist vergiftet

„dass er vergiftet wurde“, „dass er von Feinden verfolgt wurde”, „religiöse”, „sieht Geister”, „redet mit Verstorbenen”, „das Weib sei treulos”, „hat Unrecht getan”; „zweifelt am Seelenheil”, „scheut das Licht” usw.

Eine Fülle von Hyoscyamussymptomen in diesem kurzen Abschnitt, das ist schon erstaunlich.

Bei dem Mittel finden sich „wahnsinnig” viele Symptome, die bei wirklichem Wahnsinn, d.h. bei so genannten Geisteskranken vorkommen. So kommt es, dass das Mittel in der täglichen Praxis oft nicht verordnet wird, weil die Vorstellung herrscht, das seien richtig Verrückte, die es benötigten. Dem ist aber gar nicht so, wie schon eine Krankengeschichte beweist, die Pierre Schmidt aus Genf aus dem Jahre 1931 berichtete : Der Beitrag von Dr.

Pierre Schmidt wurde 1977 in der *Zeitschrift für klassische Homöopathie* im Haug Verlag veröffentlicht. Wir drucken ihn mit freundlicher Genehmigung des Verlages ab)-Red.

Hyoscyamus*)

„Hyoscyamus hat mir geholfen, einen außerordentlichen Fall zu bewältigen, der mich bei allen Ärzten in Genf ins Gespräch brachte. In jener Zeit waren viele Persönlichkeiten, darunter 5- 6 Ärzte, an Bronchopneumonie gestorben. Man wusste anfangs keine Erklärung dafür. Aber dann fand man, dass in allen diesen Fällen zu gleicher Zeit auch ein Papagei gestorben war. Es handelte sich ganz einfach um Fälle von Psittacose!

Zunächst muss ich noch erzählen, dass ich damals einen bekannten, reichen Industriellen aus Genf behandelte, einen äußerst diffizilen und empfindlichen, aber doch dankbaren Patienten. Eines schönen Tages war ihm ein Heizkörper auf den Fuß gefallen, und es war eine sehr schwere Quetschung mit einer enormen Wunde entstanden. Er hatte sich in die Klinik aufnehmen lassen und hatte sich von dort aus eine direkte telefonische Verbindung mit seinem Werk in der Gegend von Paris installieren lassen. Natürlich hatte er sich die besten Chirurgen von Genf kommen lassen, aber nach 14 Tagen hatte er immer noch seine Wunde am Fuß, mit Schwellungen und abscheulichen Schmerzen. Da ich Hausarzt in seiner Familie war, fiel es ihm plötzlich ein, er könnte sich ja den „kleinen" Homöopathen kommen lassen, um ihn nach seiner Meinung zu fragen. Und in der Tat: mit Arnica und nachher Hypericum war alles in 8 Tagen „erledigt". Und ich muss sagen, dass er nach dieser Heilung sehr dankbar war. .. gesinnungsmäßig - was für einen Millionär schon viel heißen will!

Nun, eines Tages erhielt ich Nachricht von meinem amerikanischen Lehrer, Dr. AUSTIN, dessen Unterricht ich 8 Monate genossen hatte, dass er beabsichtigte, zum Kongress der internationalen homöopathischen Liga zu kommen, der 1931 in Genf stattfinden sollte. Er berichtete, er gedenke Anfang März zu kommen und bat mich, ihn in Le Havre abzuholen. Man kann sich meine Freude vorstellen, meinem Lehrer wieder zu begegnen und ihn nach Genf bringen zu können. Nun, gerade eine Woche vorher hatte ich mitternachts einen Telefonanruf erhalten. Ein Kollege teilte mir mit, der Bruder meines Patienten liege im Sterben. Er wurde von den höchsten Genfer medizinischen Autoritäten behandelt. Diese hatten ihn aufgegeben, waren aber, auf Drängen der Familie damit einverstanden, einen Homöopathen kommen zu lassen. Man sollte ja nicht sagen können, dass nicht alles versucht worden sei! Und so holte man mich zur Konsultation, als letzten Retter in der Not, ... aber nie sollte einer sagen dürfen, dass es die Homöopathie gewesen sei, die einen Sterbenden gerettet habe, o tempora, o mores!

Ich komme im Hause an und treffe alle diese Herren im Begriff, im Zimmer voll Tabakrauch, einen Champagner zu schlürfen. Unter der Türe begegne ich dem behandelnden Arzt, einem Allgemeinpraktiker, und der sagte mir: „Hören Sie, Kollege, ich mache jetzt Schluss! Ich bin völlig erledigt! Seit so vielen Tagen, die ich, morgens und abends hierher komme! Geben Sie sich keine große Mühe, denn, so oder so, er ist auf alle Fälle verloren! Aber schließlich, wenn die Familie Sie schon rufen ließ, kommen Sie nur und sehen sich ihn an!" Ich trete also in den SaIon, wo ich alle die übrigen Kollegen finde. Sie sagen: „Ah, guten Abend, lieber Kollege, Sie können sichs auch bald hier wohl sein lassen, denn Sie werden nichts mehr zu tun finden!" Ich lasse sie darauf in ihrem Rauch zurück und gehe ins Krankenzimmer, das übrigens auch schon ganz eingeräuchert ist. Ich stoße dort auf einen Krankenpfleger und eine Pflegerin, die mir mit beinahe feindlichen Blicken begegnen! Was will dieser Eindringling, was hat er hier zu schaffen? - In der Tat! Wenn man um Mitternacht ins Zimmer eines Sterbenden einbricht, dann fällt man übel auf.

Nun aber sehe ich im Bett, mit völlig ausdruckslosem Gesicht, die Augen halb nach oben verdreht, den armen Kranken liegen! Seit 8 Tagen hatten sie ihn nicht mehr rasiert: wenn's zum Tode geht, braucht man die Menschen doch nicht mehr rasieren! Er hatte einen enorm aufgetriebenen Leib. Die Betttücher waren zurückgeschlagen, und ein abscheulicher Gestank stieg da auf. Er hatte, bewusstlos wie er war, alles unter sich gelassen, und man hatte ihn vor meinem Kommen nicht erst sauber gemacht! Neben dem Bett ein Tisch, beladen mit 100 Medikamenten, eine ganze Apotheke hatte sich da angesammelt! Ich trete hinzu, besehe mir die Pupillen und finde sie ein wenig vergrößert. Dann nehme ich ein Glas mit Wasser und nähere es dem Munde des Patienten und befehle mit lauter Stimme: „Trinken Sie!" Da sehe ich die Lippen und die Kiefer einen kleinen Augenblick sich bewegen. Es war also noch Leben da, und damit ein wenig Hoffnung! Ich kannte dieses Symptom des Kranken, der aus seinem Delirium aufwacht, wenn man ihn anspricht, aber alsbald wieder darein zurückfällt -: gewiss das ist Hyoscyamus! - („alle Welt weiß das!" würde da mein lieber Kollege NIBOYET sagen) -Aber ich wollte meines Mittels sicher sein. Ich notierte mir also die Symptome des Kranken, kehrte stracks nach Hause zurück und arbeitete dort den Fall eine halbe Stunde lang am Repertorium durch. Als ich zurückkam, waren jene Herren gerade im Begriff aufzubrechen und sagten zu mir: „Ach, es ging uns zu lange, auf Ihre Rückkehr zu warten, aber wir hätten Ihnen doch noch gerne die Hand gedrückt! - Suchen Sie doch noch geschwind die ‚Witwe' auf, bevor es zu spät wird, - sagen Sie ihr adieu! - Sie hat schon begonnen, allerhand Vorkehrungen zu treffen!"

Ich hatte also Hyoscyamus niger in sehr hoher Potenz mitgebracht und befahl zunächst der Pflegerin, das Tischtuch mit allen Medikamenten zusammenzuraffen, und alles in den Abfalleimer zu leeren, und das sofort! Dann befahl ich, den Tisch mit einem frischen Tuch zu decken und eine Schale mit frischen Früchten darauf zu stellen und einen Blumenstrauß daneben. Schließlich befahl ich noch, man solle den Kranken für den anderen Morgen rasieren. Auf den Bauch wollten sie ihm gerade noch warme Kompressen machen, wegen seiner Diarrhoe, -und doch weiß jedermann, dass Wärme die Darmgase ausdehnt. Ich ließ also kalte Kompressen auflegen, in Anbetracht, dass er 40° Fieber hatte, und dann gab ich mein homöopathisches Mittel, also Hyoscyamus niger. Ich glaube mich zu erinnern, dass es die 200. Potenz war. Dann suchte ich die „zukünftige Witwe" auf. Sie begrüßte mich mit den Worten: „Herr Doktor, wie wir wissen, hat alles Leben einmal ein Ende! Die Auflösung ist nahe. Aber wir haben alles getan, was wir konnten. Wir machen Ihnen natürlich keinen Vorwurf, falls Sie keinen Erfolg haben!" Ja, das alles war ganz gut, - aber: der Mensch denkt, - die Homöopathie lenkt! ...Es war 1 Uhr morgens.

Anderntags - o Wunder! - begann das Fieber zu fallen. Ich finde einen Kranken, der mich erkennt und sagt: „Ja, -Doktor, was tun denn Sie hier?" Er kannte mich gut von der Behandlung seines Bruders her. - Ich kam dann täglich, machte 99 Besuche, manchmal 2 mal, manchmal 3 mal am Tag. Natürlich habe ich die Ankunft meines Lehrers in Le Havre versäumt, ich konnte aus Gewissensgründen diesen Patienten nicht im Stich lassen, bevor er hergestellt war. Aber Krankenpfleger und Pflegerin blieben gegen mich eingestellt. Der behandelnde Arzt ließ mich beobachten, um sich über alles informieren zu lassen, was ich machte, um mich vielleicht bei der geringsten Fehlhandlung oder der geringsten Verschlimmerung bei meinem Kranken zu ertappen, um sie mir dann vorwerfen zu können. In den Tagen nach meinem 1. Besuch sah ich auf der Bauchhaut eine enorme Wunde sich entwickeln, die nichts anderes war als eine Verbrennung 3. Grades infolge der zu heißen Kataplasmen, die man während des Delirium dem Kranken, der ja nichts davon spürte, gemacht hatte. Diese Wunde musste dann behandelt werden. - Nun gut! Nach Verlauf von 1 1/2 Monaten war der Kranke geheilt, ja! vollständig geheilt, und er lebte dann noch 12 Jahre! Da konnte man wieder einmal sehen, was allein diese Homöopathie zu leisten imstande war, die man immer kritisiert und diskreditiert!

Trotz dieses brillanten Resultats war seine Frau wenig gut gelaunt. Sie hatte bestimmt mit dem Ableben ihres Mannes gerechnet. Sein Bruder hingegen war glücklich darüber. - Und wenn das nun ein chirurgischer Fall gewesen wäre, hätte bestimmt niemand daran gedacht, über das Honorar der Chirurgen zu diskutieren. Aber wenn ein Arzt sich eines Patienten annimmt, der lediglich Fieber hat, so etwas zählt nicht. Und als ich dann meine Rechnung schickte, da wurde die Sache sehr delikat, da es sich um mehr als 100 Tag- und Nachtbesuche handelte und um die Belastung mit den beständigen Sorgen, um ihn ja zu retten, -wollte ich ganz abgesehen von den Stunden, die ich mit dem Studium des Repertoriums und homöopathischer Literatur seiner Rettung wegen zugebracht hatte - aber ich musste doch immer wieder an die schönen spöttischen Mienen meiner allopathischen Kollegen denken, als ich sie damals verließ. Auf alle Fälle wollte ich in Rücksicht auf die Familie und auf die Standesgenossen eine korrekte Honorarnote aufstellen. Ich suchte also einen alten, hochgeschätzten, allopathischen Kollegen auf. Ich unterbreitete ihm meine Forderungen, und er war ganz damit einverstanden und fand sie durchaus vernünftig. Was geschah nun? Nachdem ich die Rechnung abgeschickt hatte, erfolgte kein Ton einer Äußerung, und nach 6 Monaten -, ja, 6 Monaten - war die Note noch nicht honoriert. Ich begegnete zu allemhin meinem Patienten öfters auf der Straße, er grüßte mich nicht, außer ich habe ihn zuerst gegrüßt!

Dem Arzt geht es ja leider oft wie der Quelle: hat man von ihr getrunken, so kehrt man ihr den Rücken! Oder oft gar wie der Orange: man nimmt sie, quetscht sie aus und wirft sie weg! Ich wollte meinem Patienten einen Brief schreiben des Inhalts: „Also mein Herr, wenn Sie nicht zahlen können, so schenke ich Ihnen den Betrag!" Aber gerade als ich mich hierzu anschickte, erhielt ich einen Anruf von seinem Bruder, dem ich alles erzählt hatte. Er wollte unverzüglich alles in Ordnung bringen. Anderntags hatte ich meinen Scheck!

Das also ist meine kleine Geschichte von Hyoscyamus, dem Bilsenkraut!"
Dr. Pierre Schmidt, Genf

Zwei Nachbemerkungen hierzu (von Dr. Ensinger):

1. Hyoscyamus niger nach der Reinen Arzneimittellehre, 4. Band, Seiten 29-66
(9) Gefühllosigkeit, unempfindlich gegen Kneipen
(10) Betäubung
(42) sehr erweiterte Pupillen
(65) verdrehte Augen
(66) offene, nach verschiedenen Seiten verdrehte Augen
(78) verzerrtes, erdfarbenes Gesicht mir offen stehendem Mund
(102) Stummheit
(104) verhinderte Sprache
(391) er liegt verstandlos da
(392) vollkommene Betäubung
(395) gänzliche Verstandlosigkeit
(396) gänzlich verlorenes Bewusstsein
(445) er macht sich nackt
(187) es trieb ihm den Leib auf
(189) Auftreibuug des Unterleibs
(197-205) unwissend läßt er Sruhlgang vor sich im Bett
(375) brennende Hitze im ganzen Körper

2. Hyoscyamus nach KENTs REPERTORIUM (Ausgabe Haug Verlags)
Augen weggedreht nach oben (III. 4). Hyos.
Pupillen weit (III. 26): Hyos.
Gesicht einfaltig (ausdrucksslos) (II. 76): Hyos.

Hyos. Bewusstlosigkeit (I. 17): Hyos.
Sprachverlust (III. 207)- Hyos
antwortet, wenn angesprochen, aber Bewusstlosigkeit kehrt wieder (I. IS)- Hyos.
möchte nackt sein, im Delirium (1.73)- Hyos
Auftreibung des Bauches (III. 527):
Hyos. Darmentleerung unfreiwillig (III. 632)- Hyos.
Durchfall (III. 603)- Hyos.
Analgesie (I. 459)- Hyos
Fieber mir Bewusstlosigkeir: Hyos.

Ich finde diese Schilderung ausgezeichnet, da sie den tiefgründigen Humor von *Pierre Schmidt* wieder spiegelt und seinen Sinn für die Würde des Menschen, der Homöopathie und unseres Arztberufes, die häufig in der modernen Hektik verloren geht. Gerade auch das Ende des Falles mit der „Bezahlung" der Rechnung ist wieder ein Beispiel für die noch nicht vollständige Heilung dieses Patienten von seiner Hyoscyamus-Krankheit.

Hyoscyamus stand eigentümlicherweise am Anfang einer Weiterentwicklung der klassischen Homöopathie und führte zu einem Schlüsselerlebnis, das man *Hahnemanns* Erlebnis bei seinem Versuch mit Chinarinde ruhig an die Seite stellen kann (was sicher noch nicht viele so sehen!): Der indische Arzt Dr. *Sehgal*, auf den ich schon gelegentlich hingewiesen habe, befand sich in einer Notlage. Er hatte es mit einigen Fällen von chronischer Malaria zu tun, die er trotz aller Mühe mit der bis dahin von ihm gekonnt ausgeübten klassischen Homöopathie nicht lösen konnte.

Ich hatte bestimmte Fälle verschiedener chronischer Erkrankungen an der Hand, die befriedigende Fortschritte machten, aber immer wieder von Malariafieber unterbrochen wurden. Die Patienten mussten immer wieder normales Chinin einnehmen, was die entgültige Heilung behinderte. Ich konnte es nicht mit meinem Verstand vereinbaren, dass ein System, das Wunder auf den verschiedensten Ebenen vollbrachte, bei der Heilung von Malariafieber versagte. Es machte mir den Eindruck, dass vielleicht die Heilungen, die diesem System so emphatisch beigmessen werden, glückliche Treffer waren und keinem Gesetz folgen, welches Fertigkeiten voraussetzt. - Aber Entdeckungen sind Glücksfälle, das wissen wir und als solche Gottesgeschenke. Dieses genau hat sich in meinem Fall zugetragen.

Ein Junge von 10 Jahren bekam hohes Wechselfieber. Außer, dass er während des Fiebers in eine Art Stupor verfiel, gab es keinerlei körperliches oder Geistgemütssymptom. Helleborus nig., Opium, Stramonium, die Mittel für Schmerzlosigkeit bei Beschwerden, versagten. „Wie geht es Dir?" Wenn ihm diese Frage gestellt wurde, ob im Fieberzustand oder zu anderer Zeit, war seine Antwort, ihm ginge es gut. Fast die ganze Zeit wollte er im Bett bleiben. Es gab von seiner Seite absolut keine Beschwerde. Im allgemeinen war ich gewohnt, das Kapitel Geist/Gemüt im Repertorium auf einige wenige Rubriken begrenzt zu benutzen, z.B.

GESUND zu sein, behauptet, trotz schwerer Krankheit ;
WEINEN, erzählt, wenn sie von ihrer Krankheit ;
ERWARTUNGSSPANNUNG, Beschwerden durch ; etc.

Der in Frage kommende Fall bildete ein Muß und gab mir Gelegenheit, mein Gesichtsfeld zu erweitern.

GLEICHGÜLTIGKEIT, klagt nicht
BETT, bleiben, möchte im
GESUND zu sein, behauptet, trotz schwerer Krankheit

waren die Rubriken, die mir in den Sinn kamen. Nachdem ich diese notiert hatte, war Hyoscyamus angezeigt, das in der C30 mit erstaunlichem Ergebnis verabreicht wurde. Der Junge genas innerhalb einer Woche, nachdem er noch 2-3 mildere Fieberattacken hatte. Am Ende der letzten Attacke hatte er losen Stuhlgang. Fünfmal am ersten Tag, dreimal am 2. Tag und einmal am 3. Tag. Das Fieber kehrte danach nicht wieder. Dadurch ermutigt, entschloss ich mich, seinem Vater nach derselben Methode etwas zu verordnen. Er litt seit vielen Jahren an anhaltendem Malariafieber.
(Aus Sehgal, „Wiiederentdeckung der Homöopathie", Eva Lang Verlag)

Dr. Sehgal, eine beindruckende Persönlichkeit, der in seiner Bescheidenheit, in seinem Ernst, seinem Eifer, seinem unerschöpflichen Fleiß und seiner Verehrung göttlichen Wirkens sich wohltuend von Manchem unterscheidet, was heute marktschreierisch und Beifall heischend die Szene in der öffentlichen Homöopathie beherrscht, nimmt endlich die Anweisungen *Hahnemanns* beim Wort, die er in seinem Organon in den §§ 211-13 niedergelegt hat:

§211. Dieß geht so weit, daß bei homöopathischer Wahl eines Heilmittels, der Gemüthszustand des Kranken oft am meisten den Ausschlag giebt, als

Zeichen von bestimmter Eigenheit, ***welches dem genau beobachtenden Arzte unter allen am wenigsten verborgen bleiben kann.***

§212. Auf diese Haupt-Ingredienz aller Krankheiten, auf den veränderten Gemüths- und Geisteszustand, hat auch der Schöpfer der Heilpotenzen vorzüglich Rücksicht genommen, indem es keinen kräftigen Arzneistoff auf der Welt giebt, welcher nicht den Gemüths- und Geisteszustand des ihn versuchenden, gesunden Menschen, sehr merkbar veränderte, und zwar jede Arznei auf verschiedene Weise.

§ 213. Man wird daher nie naturgemäß, das ist nie homöopathisch heilen, wenn man nicht bei jedem, selbst acutem Krankheitsfalle, zugleich mit auf das Symptom der Geistes- und Gemüths-Veränderungen siehet und nicht zur Hülfe eine solche Krankheits-Potenz unter den Heilmitteln auswählt, welche nächst der Aehnlichkeit ihrer andern Symptome mit denen der Krankheit, auch einen ähnlichen Gemüths- oder Geistes-Zustand für sich zu erzeugen fähig ist.

Sehgal entwickelte dann seit 30 Jahren eine bewundernswürdige Kunst, die bei den Arzneimittelprüfungen gefundenen Geist- und Gemütssymptome, die dann wieder in dem genialen Symptomenverzeichnis des Amerikaners *Kent* (Repertorium genannt) verzeichnet sind, so zu verallgemeinern, dass er ihren spezifischen Sinn in den verschiedensten Ausdrucksweisen der unterschiedlichen Patienten wieder findet. So sagt ein Patient Folgendes beim Erheben des Falles: *„Ich habe die Befürchtung, das meine Schilderung der Beschwerden von Ihnen nicht richtig verstanden wird, so dass sie möglicherweise die falschen Schlüsse daraus ziehen und so nicht das richtige Mittel für mich finden."* Symptom: *„Furcht, verraten zu werden".* (betrogen, enttäuscht, getäuscht). Eine durch dieses Symptom sich offenbarende Grundhaltung setzt sich dann in vielen weiteren Gemütssymtomen fort wie: Eifersucht, Wahnidee, wird verkauft, (*„Ich fühle mich restlos verraten und verkauft, über den Tisch gezogen usw."),* was in Krankeitssituationen durchaus auftreten kann. *Sehgal* verwendet dabei nur den während des jetzigen Krankheitsgeschehens aufgetretenen, gegenwärtigen Gemütszustand, der völlig von dem abweichen kann, der vorher für den Patienten typisch war. Er muss auch sehr deutlich hervorragen und darf nicht nur vorübergehend vorhanden sein. Sind diese Kriterien erfüllt, dann ist erst das Mittel sicher. Der Patient sagt: *„Ich war nun* *schon bei so vielen Ärzten. Alle Untersuchungen sind gemacht worden. Aber immer weiss noch niemand, woher meine Krankheit kommt. Das finde ich eine Gemeinheit, dass es nur mir so geht."* Symptome: „*Tappen wie im Dunkeln*", und „*Wahnidee, hat ein Unrecht erlitten*". Patient: „*Ich möchte die allopathischen Mittel nicht nehmen, da ich durch die aufgeführten Nebenwirkungen Schaden nehmen könnte"."Ich esse nur biologisches Gemüse, das nicht gespritzt ist, da die giftigen Mittel, die gespritzt werden, mir schaden."* Symptom. „*Wahnidee, wird verletzt werden*". Es sind dieses alles Symptome, die vorher von uns nie, jedenfalls nicht in diesem uns täglich begegnenden Sinn verwendet haben. Sehgal ging nun so weit, nur noch diesen veränderten Geist- und Gemütszustand des Patienten seiner Arzneimittelwahl zu Grunde zu legen und alle die Symptome zu vernachlässigen, die sich im körperlichen Bereich abspielen. Sie verfälschen das Bild nach seiner Erfahrung, weil sie bei den Prüfungen nur unvollständig oder noch gar nicht entwickelt wurden, da das Mittel dafür zu kurze Zeit eingenommen wurde. Das ist auch völlig logisch, da man schließlich eine Prüfung nicht so weit treiben kann, bis sich z.B. ein Krebs entwickelt.

So sehen wir, dass so eine Pflanze uns dabei helfen kann, wenn wir kollektiv unbewusst in einem Zustand verharren, der das Licht des (höheren) Wissens scheut. Wir müssen nur bereit sein und „*Öl auf unserer Lampe"* haben, damit wir nicht wie die törichten Jungfrauen dastehen, wenn der „Herr" kommt, der die Lampen anzündet, wenn die Zeit gekommen ist, ganz gleich in wessen Gestalt er uns gerade begegnet. Das ist schon oft genug in den Märchen geschildert worden, dass der „Herr" unerkannt vorüberging und die Gelegenheit verpasst wurde. Das Feuer des Geistes benötigt Öl und nicht schaumig geschlagenes Wasser.

Rhus toxicodendron, Wurzel- oder Giftsumach, 4/2000

Diese Pflanze stammt aus Nordamerika, ist ein aufrechter Baum oder Strauch, wächst gerne in trockenen Wäldern und hat relativ große, derbe, grüne Blätter, deren Oberseite glatt und die Unterseite flaumig ist. Die rispenförmigen Blüten sind weiß und unscheinbar. Verletzt man die Blätter, so sondern sie einen milchigen Saft ab, den man tunlichst nicht mit der Haut in Berührung bringt, denn er verursacht sehr unangenehm juckende und brennende Hautausschläge, die schwer abheilen und eine große Neigung haben, immer wieder aufzutreten, so wie wir es von der Neurodermitis kennen. Der Ursprung ihres Namens verliert sich im mythologischen Dunkel, man weiß es nicht genau. Grundstücke, auf denen Rhus gestanden hatte, waren früher in Amerika schwer verkäuflich, weil sie verhext seien, und alle Welt befürchtete, dass man in einem darauf gebauten Haus Rheuma bekommen würde, ein rechter Aberglaube. Diese Eigenschaft unseres Mittels findet sich auch in dem Symptom *„abergläubische Furcht"*, das im Repertorium nach *Kent* nur ein einziges Mittel enthält, nämlich den Wurzelsumach. Darauf werden wir noch zurückkommen. (In neueren Repertorien sind noch einige Mittel in der Rubrik „Abergläubisch" ergänzt worden).

Hahnemann prüfte das Mittel als Erster und ermittelte fast tausend Symptome, die in Bd. 2 der *Reinen Arzneimittellehre* aufgezeichnet sind. Im Vorspann vergleicht er das Mittel mit der *Zaunrübe, Bryonia*, da die beiden Mittel entgegengesetzte Symptome haben, indem bei Rhus tox. Bewegung bessert und bei Bryonia verschlimmert: *„die stärksten Zufälle und Beschwerden dann zu erregen, wann der Körper oder das Glied am meisten in Ruhe und möglichst unbewegt gehalten wird.." „Wie auffallend ist nicht die Erhöhung fast ebensolcher Symptome als vom Wurzelsumach beobachtet werden, bei der Zaunrebe während der Bewegung des Körpers und ihre Besänftigung durch Vermeidung aller Bewegung-, im geraden Gegensatze dessen, was vom Wurzelsumach bewirkt wird! Und aus den Symptomen dieser beiden antagonistischen Schwester-Arzneien wird man dann wohl abnehmen können, woher es kam, dass beide (jede, wohin sie gehörte) die angemessensten homöopathischen Heilmittel der bösen Seuche seyn konnten, welche vom Sommer 1813 an die vom Kriege am meisten heimgesuchten Länder verwüstete. Keine Behandlung dieses* ***Typhus,*** *welche sich auf Vermuthungen, aus der gemei-*

nen Therapie hergeleitet, stützte, so wie keine andre Curmethode ohne Ausnahme konnte etwas gegen die schlimmern Fälle ausrichten(......); blos die Anwendung der hier homöopathisch hülfreichen Arzneien, des Wurzelsumachs, abwechselnd mit der Zaunrebe (...) konnte diese Kranken alle heilen und heilte sie unter sorgfältigen Händen, während die übrige Arztwelt sich nur um die vermuthliche innere Natur dieser Krankheit vergeblich stritt und dabei die Kranken zu Tausenden heim gehen liessen zu ihren Vätern. Gab es irgend einen Triumph für die einzig wahre, für die homöopathische Heilkunst, so war es dieser. (Fußnote: Mir starb kein einziger von 183 Kranken in Leipzig, was bei der damals russischen Regierung in Dresden viel Aufsehen erregte, aber von den medizinischen Behörden in Vergessenheit gebracht ward.) (Anmerkung d.V.: Nach neueren historischen Forschungen dürfte es sich bei der „Typhusepidemie" in Leipzig möglicherweise um Fleckfieber gehandelt haben, eine Krankheit, die durch die Verlausung der verwahrlosten Soldaten nach dem Abklingen der Kämpfe leicht auftreten konnte).

Das war damals nach der Völkerschlacht bei Leipzig. Die „Vergessenheit" durch die „medizinischen Behörden" hält an, und heute trauen sich auch die homöopathischen Ärzte oft nicht, ihre Kunst auch bei solchen schweren, epidemischen Krankheiten anzuwenden, weil sie selbst Opfer der *abergläubischen Furcht* sind, dass, weil das Gerücht umgeht, dass Homöopathie hier nicht helfen würde, das auch richtig sei. Dabei müssten sie diese Furcht nicht haben, hat ihnen doch Hahnemann eine Heilkunst in die Hand gegeben, bei der sie „*...nach deutlich einzusehenden Gründen zweckmässig und gründlich zu behandeln verstehen....*" könnten, wenn sie es denn könnten.

Wenn wir nun dieses Mittel in unserer täglichen Praxis anwenden wollen, so genügen uns oft die Modalitäten der Besserung durch Bewegung und Verschlimmerung in der Ruhe, um das Mittel erfolgreich einsetzen zu können. Vor allem bei den rheumatischen Erkrankungen ist es der „Hexenschuss" (schon wieder der Aberglaube!), der Ischias mitsamt dem oft befürchteten Bandscheibenvorfall, die vielen Beschwerden der Wirbelsäule usw., bei denen unser Mittel hilft. So kam am Freitag kurz vor Sprechstundenschluss ein Patient herein - er lief ganz schräg und steif - : „*Ich muss sofort einen Termin haben. Ich glaube, ich habe einen Bandscheibenvorfall. Nächste Woche habe ich eine Reise anzutreten und muss bis dahin in Ordnung sein.*" „*Was haben*

Sie denn?" „Ich bin im Rücken total steif, als ob ich durchbrechen würde. Am schlimmsten ist es nach dem Sitzen. Aber auch im Liegen geht es mir schlecht, ich muss nachts aus dem Bett springen und umherlaufen. Bitte helfen Sie mir schnell!" Er wollte es also schnell los sein und bat ausdrücklich um Hilfe. *„Warum glauben Sie, dass sie einen Bandscheibenvorfall haben?" „Weil ein Bekannter vor 4 Wochen ähnlich erkrankte, der musste sofort in die Klinik zur Operation". „Ja, haben Sie das schon untersuchen lassen?" „Nein, ich habe es ja erst gestern bekommen, und da bin ich gleich hergekommen, da Sie neulich meiner Schwester so gut bei ihren Kopfschmerzen geholfen hatten."* Abgesehen von den örtlichen Beschwerden sicherten noch eine Menge Gemütssymptome die Indikation für unser Mittel ab: *„Möchte schnell getragen werden",* welches bedeutet, dass er es schnell los sein möchte, was aber der Arzt bewirken soll. Er will schnell vom Ort der Krankheit zu dem der Gesundheit „getragen" werden. Nur weil irgend jemand mit ähnlichen Beschwerden an der Bandscheibe operiert werden musste, befürchtet er nun auch, einen Bandscheibenvorfall zu haben: *„abergläubische Furcht".* Auch glaubt er, dass ihm geholfen werden könne, weil der Schwester mit einer ganz anderen Sache geholfen wurde. Eine solche irrationale Schlussfolgerung muss man im Repertorium dem Symptom *„abergläubisch"* zuordnen. Wenn er sagte, dass er ganz steif sei (was auch objektiv an seiner Haltung zu sehen war), so entspricht diesem seinem Gefühl das Symptom, *„Glaubt, sei aus Glas oder Holz".* Auch die Vorstellung der Bandscheibe als Ursache entspricht dem Gefühl, dass hier etwas vorhanden ist, dass andauernd auf den betreffenden Nerv drückt. Das findet sich in dem Symptom: *„glaubt, anhaltend verletzt zu werden",* ein Symptom, das auch gut zu Leuten passt, die sagen, dass sie unter Stress stünden, wo sie auch sagen können: *„das geht mir auf die Nerven".*

Woher kommt der begriff *„Stress"?* Er findet sich erst in neueren Lexika, stammt aus dem englischen Sprachbereich und wird für den Zustand ständiger, übermäßiger Anspannung benutzt, zunächst nur für den körperlichen Bereich, jetzt auch überwiegend für den Gemütsbereich, und wird im Alltag ständig benutzt. Dieser Patient stand auch unter Stress wegen der bevorstehenden Reise. Also bestand das Symptom gleich 2-mal, jeweils als unterschiedliche Version aber bei gleichem Sachverhalt.

Unser Zeitalter ist vom Stress geprägt. Man schaue sich nur die ganze Sportszene an: der reine Stress! So ist Rhus tox. ein wichtiges Heilmittel bei allen Sportverletzungen und anderen Sportfolgen, die durch Überanstrengung, durch maximale Anspannung aller Kräfte für kurze Zeit (vor Beginn der Leistung), bedingt sind, wie ein Bogen, der vor dem Schuss am höchsten gespannt ist und dabei einen Riss bekommt. Mit so einem Bogen wird man nicht mehr viel ausrichten. Man kann ihn wegwerfen. So geht man auch mit den Sportlern um: Kaum haben sie ihre höchsten Leistungen vollbracht, gehören sie schon zum alten Eisen und sind doch kaum 30 Jahre alt. Von Gleichmass und Schönheit, die den olympischen Gedanken des Altertums beherrschten, ist da nichts mehr übrig.

Haben wir diese beiden Hauptmomente von Rhus tox begriffen, die irrationale Sicht der Dinge und die maximale Anspannung, dann fällt es uns leichter, dieses Mittel und seine ihm ähnlichen Krankheitszustände zu begreifen. Sie mögen heißen wie sie wollen, Neurodermitis, Rheuma, Magenschleimhautentzündung, Gürtelrose, Herzinsuffizienz, ja sogar Krebs: Wenn die oben beschriebene Geist-Gemütslage deutlich wird, so ist Rhus tox. das große Mittel.

Aber auch die Befürchtungen, die durch die „Aufklärung" in den heutigen Medien in den Menschen geweckt werden, wie Angst vor schweren Krankheiten, vor Infektionen der verschiedensten Art (z.B. Borreliose oder Warzen), führen zu irrationalen Verhaltensweisen der Menschen, die in unbestimmbaren Befürchtungen enden. Diese werden dann gerne ausgenutzt, um die Menschen für bestimmte Behandlungen gefügig zu machen, ob es sich dabei nun um „wissenschaftlich anerkannte Methoden" oder Scharlatanerie handelt: immer wird erwartet, dass der Mensch die Dinge nicht klar durchschaut.

So hatte ein Patient heftige Ischiasschmerzen, derentwegen er zum Neurologen ging. Der fertigte eine CT der Lendenwirbelsäule an und sprach auf Grund des dort erhobenen Befundes das Urteil: sofort in die Klinik zur Operation. Der Patient rief mich daraufhin an, da er total verwirrt war, was er nun tun sollte. Er war wie aus einem Schlaf aufgeschreckt erwacht und bat mich um Hilfe (Symptom: „schreit im Schlaf um Hilfe"). Ich gab ihm zunächst Rhus tox., woraufhin er einen anderen Arzt aufsuchte und sich erneut beraten ließ (er ist misstrauisch), der ihm die gleiche Empfehlung gab, die ich ihm gegeben hatte, nämlich erst einmal abzuwarten. So ist Rhus tox. auch für die gut, bei denen sich die „Nebel" (z.B. von Avalon) noch nicht so recht gelichtet haben. Merke: Nebel (=feuchte Kälte) verschlimmert und man sieht überall Gespenster!

Coccculus indicus oder Menispermum Cocculus, Kockelessamen, 1/2001

ist eine uns vom Ansehen gänzlich unbekannte Pflanze, die in Vorderindien, Ceylon und Malaisia, also in den Tropen vorkommt. Hahnemann: *„Diese bisher blos zur Vertilgung einiger schädlichen Tiere und zur Betäubung der Fische, um sie mit Händen fangen zu können, gebräuchliche Gewächssubstanz ward ... zuerst von mir als Arznei angewendet, nachdem ich vorher ihre dynamischen Wirkungen am gesunden menschlichen Körper ausgeforscht hatte."* Er veröffentlichte die Ergebnisse seiner „Ausforschungen" in seiner Reinen Arzneimittellehre, Band I. Angeblich kamen die Kokkeleskörner im 16. Jahrhundert - wie so vieles - aus dem Orient über Venedig nach Europa, wo es dann von den Fischern in der oben beschriebenen Art benutzt wurde. Wenn man das Pulver ins Wasser streut, verlieren die Tiere bei eigentlich gesunden Sinnen die Orientierung und schwimmen mit dem Bauch nach oben wie gelähmt herum und können dann von Hand eingesammelt werden, was normalerweise etwas schwierig ist. Sie sehen sozusagen ihr Schicksal auf sich zukommen und können ihm nicht entfliehen.

Diese eigentümliche Haltung auf dem Rücken zu schwimmen, erinnert an die Haltung der Ergebenheit mancher Tiere, die damit ihre Unterwerfung zum Ausdruck bringen, indem sie sich auf den Rücken werfen und sich dadurch dem Gegner total ausliefern, der dann mit ihnen nach eigenem Gutdünken verfahren kann.

Diese durch die Vergiftung mit Cocculus erzielte Wirkung erinnert an das Zentralsymptom von Cocculus: „Erkennt alles, aber kann sich nicht bewegen (bei Katalepsie)." Kent beschreibt in seinen Vorlesungen über Materia medica einen solchen Zustand von anscheinender Bewusstlosigkeit, wo der Patient alles um sich herum wahrnimmt, sich aber keinesfalls bewegen kann. Katalepsie ist ein Zustand, wo man den bewegungslos verharrenden Patienten die Gliedmassen in eine beliebige Stellung bringen kann, in der er dann bewegungslos verharrt, bis man sie wieder von außen verändert. Manche Pantomimen können das auch imitieren, was vom erstaunten Publikum mit großer Bewunderung verfolgt wird. Durch Hypnose kann man ähnliche Zustände bei dafür geeigneten Menschen hervorrufen. Bei Massenkundgebungen geraten Menschen auch in solche Zustände, in deren Folge sie sich dann trotz voller Kenntnis der realen Gefahren in großer Menge „einfangen" lassen und dann z.B. wie im „3.Reich" geschehen mit ausgestrecktem rechten Arm und dem Wort „Heil H." auf den Lippen dem „Big Leader" wie dem Rattenfänger von Hameln ins Verderben folgten, so eine Art kollektiver Katalepsie, zu Deutsch „Starrsucht".

So soll es unseren Patienten nicht ergehen. Sie kommen zwar zu uns und sagen ähnlich denen, die das 1000-jährige Reich mitmachen mussten: „Da kann man halt nichts machen, ich muss es hinnehmen", was sie mit der größten Ruhe und einem stoischen Gleichmut vorbringen. Diese Gesamthaltung nehmen sie im Angesicht schwerer Krankheiten ein, aber es gehen diesem Stadium viele Zustände voraus, die in einem ähnlichen Sinn zu sehen sind: *„Muthlosigkeit"* (Sy. Nr. 519 RAL), *„Sie sitzt in tiefen Gedanken"* (Sy.Nr. 522 RAL), *„Er hat zu nichts Lust und findet an keinem Gegenstand Gefallen"* (Sy,Nr. 525 RAL), *„Auf einen einzigen unangenehmen Gegenstand gerichtete Gedanken; sie ist in sich vertieft und bemerkt nichts um sich her"* (Sy.Nr. 520 RAL); *„Ernsthaft und über seine Gesundheit wenig besorgt ist er sehr ängstlich über Unpässlichkeiten anderer"* (Sy.Nr. 531 RAL). Es ist als ob der Mensch innerlich erstarrt ist, obwohl er doch intakte Wahrnehmungsorgane hat. Es kam einmal ein Patient zu mir, der gerade aus dem Krankenhaus entlassen worden war, wo man ihm eröffnet hatte, dass er einen unheilbaren Krebs der Bauchspeicheldrüse habe. Man hatte ihm das - wie heute üblich - schonungslos mitgeteilt. Er kam auf Veranlassung von Angehörigen, „ob man noch etwas tun könne". Er lächelte dabei freundlich und sagte wörtlich mit der allergrößten Seelenruhe: „Da kann man halt nichts machen, man muss es nehmen wie es ist." Keine Angst, kein Jammer, keine Geschäftigkeit. Wegen dieser stoischen Haltung des im Übrigen witzigen, munteren Mannes gab ich ihm Cocculus D 3 in einmaliger Gabe. Der Mann, Handwerker von Beruf, stand vor seiner Erkrankung trotz seinen über 70 Jahren noch voll im Beruf, und auch jetzt galt seine ganze Sorge seinen Kunden, die auf die Fertigstellung der Aufträge warteten. Er nahm auch alsbald seine Tätigkeit, deren Unterbrechung er keinen Tag länger als unbedingt nötig aushalten wollte, wieder auf. Er duldete da keine Einwände und keinem Widerspruch. Die ihm noch zugestandenen 2 Monate gingen in fast voller Schaffenskraft vorüber, und so ging es dann noch 2 Jahre unter gelegentlicher

Wiederholung der Gabe von Cocculus weiter. Dann starb er ohne große Beschwernis fast von einem Tag auf den anderen, ohne seinen etwas bissigen Humor verloren zu haben.

Normalerweise wird Cocculus als bewährte Indikation bei erschöpften Menschen gegeben, die sich für die Pflege anderer Menschen aufgeopfert haben, oft verbunden mir großem Schlafmangel infolge ihrer Tätigkeit. Also überarbeitete Krankenschwestern oder Krankenpfleger oder Angehörige schwerkranker Menschen, die eine ununterbrochene Pflege notwendig haben. Dann geraten solche Menschen infolge ihrer Veranlagung, sich so aufzuopfern, in Cocculus-Zustände. Aber *Dr. Sehgal* aus Indien hat das oben genannte Zentralsymptom verallgemeinert und drückt es so aus: *„Erkennt die Wirklichkeit und nimmt sie hin."* Damit hat er uns das Mittel noch für einen viel größeren Patientenkreis erschlossen, bei denen diese aus der Arzneimittelprüfung und den bisherigen Erfahrungen stammenden schweren, auf eine völlige Erschöpfung des Nervensystems hinweisenden Symptome gar nicht auftreten, sondern wo nur diese nicht so selbstverständlich erscheinende Hinnahme der gegebenen Tatsachen vom Patienten ausgedrückt wird. Er sagt z.B. Folgendes: *„Ich weiß zwar, dass nur die Homöopathie wirklich heilt und dass ich deshalb keine Schmerzmittel nehmen sollte. Aber ich möchte nicht, dass sie mir dauernd Vorwürfe machen, wenn ich sie trotzdem nehme."* oder *„Was nicht geheilt werden kann, muss man aushalten". Sie* wollen Kompromisse schließen, um mit ihren Problemen besser fertig zu werden.

Cocculus ist sehr empfindlich, leicht beleidigt, wird traurig durch Beleidigungen, verweilt lange bei solchen unangenehmen Begebenheiten um dann aber am Schluss doch nachzugeben: *„Der Klügere gibt nach"* oder *„Vergiss die Sache"*. Aber das ist oft das Ende eines langen Prozesses, denn sie sind keine Schnelldenker. Oft muss man ihnen eine Frage wiederholen, ehe sie den Sinn begreifen, was auch so geschehen kann, dass sie schlechte Erfahrungen manchmal erst nach wiederholtem Auftreten als solch wahrnehmen, sie dann langsam verdauen und zum Schluss als unabänderliche Tatsache hinnehmen, ein für Außenstehende schwer verständlicher Prozess, weshalb Cocculus-Patienten nicht leicht zu entdecken sind.

Weil sie so langsam denken, können sie nicht schnell reagieren, und können sich vor allem schlecht umstellen. Was sie gar nicht leiden können, ist eine

Störung im Routineablauf ihrer Tätigkeit. Jede Art von Unterbrechung und Störung bringt sie zur Verzweiflung, weswegen sie den Arzt bitten, alles zu tun, damit sie ihrer gewohnten Beschäftigung nachgehen können, weil sie sich nicht vorstellen können, dass jemand anders so schnell ihre Tätigkeit übernehmen könnte: *„Ich kann im Geschäft nicht fehlen, denn nichts läuft ohne mich, ich darf keinesfalls ausfallen"*. So war es auch bei dem oben geschilderten Handwerker mit dem Pankreas Carcinom.

Dr. Sehgal schildert den Fall eines in London ansässigen Religionsführers: *„...Er hatte allergisches Asthma. Mein Bruder schrieb mir, dass er ein Anhänger seines Ashrams sei und sprach den Wunsch aus, dass ich seinen Priester behandeln solle, da er bei der Meditation große Schwierigkeiten hatte, „Havana" (ein bestimmtes Ritual) durchzuführen. Ich teilte meinem Bruder mit, dass sein Swamiji mir einen Brief von eigener Hand und in ganz einfacher Weise schreiben und mich einen Tag später für einige Minuten anrufen sollte. Der Swamiji schrieb seinen Fallbericht, indem er alle Symptome seines allergischen Asthmas aufführte. Er schrieb: „Obwohl ich ziemlich gleichgültig gegenüber Liebe und Hass bin, da ich alles in der Welt abgelegt habe, so fühle ich mich doch ein bisschen unbehaglich, wenn ich beim Ausüben meiner religiösen Pflichten behindert werde." Am Telefon stellte ich ihm nur eine einzige Frage: „Verursachen diese Behinderungen irgendeine Wirkung auf ihren Gemütszustand und zwingen die sie, ihre alltägliche Arbeit (Rituale, Gebete) auf halbem Wege abzubrechen?" Er sagte: „Nein, ich akzeptiere es als gegeben, womit ich wahrscheinlich leben muss, und erlaube nicht, dass mich irgendetwas während der Durchführung meiner religiösen Pflichten überwältigt". Auf die im Repertorium verzeichneten Rubriken:*

1.) Erkennt alles, kann sich aber nicht bewegen und
2.) Gleichgültig, liegt mit geschlossenen Augen
wurde Cocculus C 30 verordnet, in drei kleinen Dosen, die im Abstand von 15 Minuten genommen werden sollten.
Er hatte danach seit 10 Jahren keinen Asthmaanfall mehr.
(Aus Band 7 „Wiederentdeckung der Homöopathie" von Dr. M.L.Sehgal.)

Cocculus ist ein oft nicht ganz einfach zu erkennendes Mittel, dessen wichtigste Seiten hier nur angedeutet werden konnten. Es beschränkt sich keineswegs auf die schon heute Vielen bekannten „bewährten Indikationen", zu denen neben den schon erwähnten Folgen von aufopfernder Pflege noch See- und Fahrkrankheit gehört. Seine großen und sehr wichtigen Züge wurden erst durch Dr. Sehgal herausgearbeitet, wodurch es in der Praxis oft wahre Wunder wirkt. Es hilft möglicherweise auch solchen Homöopathen - vor allen denen mit Hochschulabschluss -, die seit vielen Jahren mit Erfolg und Routine klassische Homöopathie praktizieren, und die nun ärgerlich werden und traurig, wenn man sie darin stört: *„Schon wieder eine neue Methode, wo wir uns doch nun mit viel Mühe und Aufwand an die seitherigen Vorstellungen und Arbeitweisen gewöhnt haben. Die sind uns doch so lieb, wie der Kirche das Dogma von der Unfehlbarkeit, die wir uns doch nicht so ohne weiteres nehmen lassen wollen."* Diese sollten einfach einmal Cocculus D3 nehmen, sich dann eine Fahrkarte nach Berlin lösen, wo es im Wonnemonat Mai Gelegenheit gibt, frische Luft zu schnuppern und die leicht vom Frust erstarrten Hirnwindungen wieder in Bewegung zu setzen, indem sie am Seminar der Söhne von Dr. Sehgal teilnehmen. Der Verfasser dieser frechen Zeilen ist auch mit von der Partie, wo man ihn zur Rechenschaft ziehen kann.

Bryonia alba, zweihäusige, rotbeerige Zaunrübe, 3/01

Bryonia wurde von *Hahnemann* geprüft und in der *„Reinen Arzneimittellehre"* beschrieben. Er weist auf gewisse Ähnlichkeiten mit Rhus toxicodendron, dem Giftsumach, hin und erwähnt als Besonderheit, dass bei Bryonia die Wirkung nicht selten noch nicht nach der ersten Gabe eintritt, sondern erst nach einer Wiederholung nach 24 Stunden. Gerade an dieser Stelle weist er darauf hin, dass bei den meisten homöopathischen Mitteln *„eine zweite, unmittelbar nach der ersten gereichten Gabe die Wirkung dieser ersteren zum Teil aufhebt",* womit die häufige Gabe auch von Einzelmitteln („3 x täglich" oder gar „stündlich") als mit der Homöopathie unvereinbar erklärt wird. Auch muss man feststellen, dass heute anscheinend nicht die von Hahnemann geprüfte Bryonia alba, sondern die (angeblich „gleichwertige") Bryonia cretica L. ssp. dioica von z.B. der Firma DHU angeboten wird. Warum das so ist, wird uns nicht gesagt. So kommen wir gleich auf ein Symptom von Bryonia, denn es ist sehr eigensinnig und dickköpfig und möchte an dem festhalten, was es einmal gewonnen hat. Warum das so ist, sehen wir später. Jedenfalls bedeutet es für einen Patienten, der Bryonia benötigt, eine Ungeheuerlichkeit, sich so über etwas einmal Erreichtes hinwegzusetzen. Er entwickelt die Vorstellung (Wahnidee, anhaltend verletzt zu werden, Delusion, is being injured) eines dauernd einwirkenden Ärgers durch einen solchen Umstand.

Ehe wir nun auf die Intimitäten von Bryonia weiter eingehen, möchte ich die Pflanze beschreiben, die nicht so häufig zu sehen ist, wie z. B. ein Löwenzahn. Sie ist dadurch charakterisiert, dass sie eine unglaublich große, pfahlartige, sich nach unten verjüngende Wurzel ausbildet, aus der die Urtinktur hergestellt wird. Diese Wurzel dringt tief in den Boden ein, um viel Wasser zu haben, das sie dann speichert. Sie wächst gerne an Hecken oder Zäunen, da sie überirdisch gar nicht so stabil ist, sondern andere benötigt, um sich an ihnen festzuhalten. Sie heißt deshalb auch Zaunrübe. Sie hat also keinen eigenen Halt, und wenn sie ihn irgendwo gewonnen hat, klammert sie sich mit kleinen, gegenläufig gewundenen Ranken fest. Sie gehört zur Familie der Cucurbitaceen, der Gurkengewächse, von denen jeder weiß, dass sie rankenartige Stängel bilden und am Boden entlang wachsen, ohne sich überhaupt aufzurichten. Im Gegensatz zu den anderen Gurken bildet Bryonia aber nur kleine, rote Früchte aus, die keiner mit Gurken in Zusammenhang bringt. Die

Blüten sind ähnlich unscheinbar gelblich-weiß, wie bei den Gurken, die Blätter aber nicht so groß. Also ist das Wichtigste die Wurzel, und ihr ganzer Sinn ist die Verwurzelung, die sich auch in den festhaltenden Ranken ausdrückt. „Hier stehe ich und kann nicht anders" sagt sie wie Luther, der ja auch nicht gerade dünn war und aus dessen Kirche das Lied hervorging: „Ein feste Burg ist unser Gott".

Sie wächst gerne an feuchten Stellen wegen des großen Wasserbedarfs, der sich wieder im immensen Durst des Patienten ausdrückt, der Bryonia benötigt. So wurde ich einmal zu einem Mädchen gerufen, das mit hohem Fieber erkrankt war und langsam zunehmende Schmerzen an allen großen Gelenken entwickelte. Wegen der diagnostizierten Polyarthritis rheumatica juvenilis (jugendliches Gelenkrheuma) sollte sie unbedingt ins Krankenhaus geschafft werden, was die homöopathisch eingestellte Mutter aber nicht wollte. Sie lag im Bett und vermied jede Bewegung, wollte mit niemandem sprechen, sondern unbedingt ihre Ruhe haben und hatte sich in erreichbarer Nähe ganze Batterien von Wasserflaschen aufstellen lassen, aus denen sie ihren ungeheuren Durst löschte. Sie konnte aber auch nicht ruhig liegen, sondern in relativ kurzen Abständen musste die Mutter sie „ganz vorsichtig" wenden (weil sie so berührungsempfindlich war) und das Tag und Nacht. Sie bekam Bryonia C 200, das wegen der anfänglich nicht eintretenden Wirkung nach zwölf Stunden wiederholt wurde, dann aber relativ rasch half und sie innerhalb einer Woche völlig gesunden ließ, ohne dass irgendwelche Schädigungen zurückblieben. Sechs Jahre später hatte die gleiche Patientin einen Magen-Darm-Infekt mit häufigen Erbrechen, Magenkrämpfen und Übelkeit bei jeder Bewegung. Kühlung besserte (wie schon bei dem Gelenkrheuma) und sie hatte wieder den starken Durst nach großen Mengen gehabt. Bryonia C 30 brachte die Sache nach einer Gabe in Ordnung.

Damals kannte ich die Sehgal-Methode noch nicht. Also auch mit der „klassischen" Methode kann man schöne Heilungen sehen, wie es schon von Hahnemann beschrieben wird, der sich „ausnahmsweise" herbeiließ, einen Bryonia-Fall zu schildern (RAL, Bd. 2, S. 30ff.)

Die Bitte meiner, auf halbem Wege zu dieser Heilmethode stehenden Freunde, ihnen Beispiele von solchen Heilungen vorzulegen, ist schwierig zu erfüllen, und ihre Erfüllung von keinem großen Nutzen. Jeder geheilte Fall von

Krankheit zeigt ja nur, wie dieser behandelt worden sey. Der innere Vorgang der Behandlung beruht immer auf denselben Grundsätzen, die man schon kennt, und sie kann nicht für jeden einzelnen Fall concret gemacht und fest bestimmt werden, kann durch keine Geschichte einer einzelnen Heilung deutlicher werden, als schon durch die Darlegung der Grundsätze geschah. Jeder Fall der unmiasmatischen Krankheiten ist eigenartig und speciell, und eben das Specielle desselben ist es, was ihn von jedem andern Falle unterscheidet, ist nur ihm zugehörig, kann aber die Behandlung anderer Fälle nicht modeln. Wenn nun ein verwickelter, aus vielen Symptomen bestehender Krankheitsfall so pragmatisch dargestellt werden soll, dass die Bestimmungsgründe für die Wahl des Heilmittels ganz klärlich daliegen, so erheischt dieß eine ermüdende Erörterung für den Darsteller und für den Leser.
(Unterstreichungen und Hervorhebungen vom Verfasser)

Um jedoch auch hierin meinen Freunden zu willfahren, so mögen hier ein Paar der kleinsten Fälle homöopathischer Heilung stehen.
Sch..., eine etliche und 40 jährige kräftige Lohnwäscherin, war schon drei Wochen außer Stande, ihr Brod zu verdienen, da sie mich den 1. Sept. 1815 zu Rathe zog.
I) Bei jeder Bewegung, vorzüglich bei jedem Auftreten, und am schlimmsten bei jedem Fehltritte, sticht es sie in der Herzgrube, wohin es jedesmal aus der linken Seite kommt, wie sie sagt.
2) Im Liegen ist es ihr ganz wohl, dann hat sie gar keinen Schmerz irgendwo, auch weder in der Seite, noch in der Herzgrube.
3) Sie kann nicht länger als bis um 3 Uhr früh schlafen.
4) Die Speisen schmecken ihr, aber wenn sie etwas gegessen hat, so wird es ihr brecherlich.
5) Das Wasser läuft ihr dann im Munde zusammen und aus dem Munde, wie Würmerbeseigen.
6) Es stößt ihr nach jedem Essen vielmal leer auf.
7) Sie ist von heftigem, zu Zorn geneigtem Gemüthe. - Bei starkem Schmerze überläuft sie Schweiß. - Ihre Monatzeit war vor 14 Tagen in Ordnung geflossen.
Die übrigen Umstände waren natürlich.

Was nun das Symptom 1 anlangt, so machen zwar Belladonna, China und Wurzelsumach Stiche in der Herzgrube, aber alle drei nicht bloß bei Bewegung, wie hier. Pulsatille macht zwar auch Stiche in der Herzgrube beim Fehltreten, aber in seltner Wechselwirkung, und hat weder dieselben Verdauungsbeschwerden, wie hier 4, verglichen mit 5 und 6, noch dieselbe Gemüthsbeschaffenheit.

Bloß Zaunrebe hat in ihrer Hauptwechselwirkung, wie das ganze Verzeichniß ihrer Symptome beweiset, von Bewegung Schmerzen, und vorzüglich stechende Schmerzen, und so auch Stiche (in der Herzgrube) unter dem Brustbeine beim Aufheben des Armes, bei Fehltritten aber erregt sie auch an andern Stellen Stechen.

Das hierzu gehörige negative Symptom 2 paßt vorzüglich auf Zaunrebe; wenige Arzneien (etwa Krähenaugen ausgenommen und Wurzelsumach in Wechselwirkung - die aber beide auf unsre übrigen Symptomen nicht passen) lassen die Schmerzen in Ruhe und im Liegen gänzlich schweigen, Zaunrebe aber vorzüglich. Das Symptom 3 ist bei mehrern Arzneien und auch bei Zaunrebe.

Das Symptom 4 ist zwar, was die „Brecherlichkeit nach dem Essen" anlangt, bei mehrern andern Arzneien (Ignazsaamen, Krähenaugen, Quecksilber, Eisen, Belladonna, Pulsatille, Kanthariden), aber theils nicht so beständig und gewöhnlich, theils nicht bei Wohlgeschmack der Speisen vorhanden, wie bei der Zaunrebe.

In Rücksicht des Symptoms 5 machen zwar mehre Arzneien ein Zusammenlaufen des Speichels, wie Würmerbeseigen, eben sowohl, als Zaunrebe; jene andern aber bringen nicht unsre übrigen Symptome in Aehnlichkeit hervor. Daher ist ihnen die Zaunrebe in diesem Stücke vorzuziehen.

Das leere Aufstoßen (bloß nach Luft) nach dem Essen ist bei wenigen Arzneien vorhanden und bei keiner so beständig, so gewöhnlich und in so hohem Grade, als bei der Zaunrebe.

Zu 7. - Eins der Hauptsymptome bei Krankheiten (s. Org. d. H. § 210.) ist die „Gemüthsbeschaffenheit", und da Zaunrebe auch dieses Symptom in voller Aehnlichkeit vor sich erzeugt; - so ist Zaunrebe aus allen diesen Gründen hier jeder andern Arznei als homöopathisches Heilmittel vorzuziehen.

*Da nun das Weib sehr robust war, folglich die Krankheitskraft sehr beträchtlich seyn mußte, um sie durch Schmerz von aller Arbeit abzuhalten, auch ihre Lebenskräfte, wie gedacht, nicht angegriffen waren, so gab ich ihr eine der stärksten homöopathischen Gaben, einen vollen Tropfen ganzen Zaunrebenwurzelsaftes *) sogleich einzunehmen und beschied sie nach 48 Stunden wieder zu mir.*

**) Nach den neuesten Vervollkommnungen unsrer neuen Heilkunst würde das Einnehmen eines einzigen, feinsten Streukügelchens, mit der decillionfachen (X) Kraft-Entwickelung befeuchtet, zu gleich schneller und vollkommener Herstellung völlig hinreichend gewesen seyn; ja, eben so gewiß, das bloße Riechen an ein Senfsamen großes Streukügelchen mit derselben Potenzirung befeuchtet, so daß der in jedem Falle damals von mir einer robusten Person gegebene Tropfen rohen Saftes durchaus nicht mehr zur Nachahmung dienen darf.*

Meinem Freunde E., der zugegen war, deutete ich an, daß die Frau binnen dieser Zeit durchaus gesund werden müsse, welcher aber (nur erst noch auf halbem Wege zur Homöopathie begriffen) dieß in Zweifel zog. Nach zwei Tagen stellte er sich wieder ein, um den Erfolg zu vernehmen, aber das Weib kam nicht, kam auch überhaupt nicht wieder. Meinen ungeduldigen Freund konnte ich nun bloß dadurch besänftigen, daß ich ihm das eine halbe Stunde weit entfernte Dorf, wo sie wohnte, und ihren Namen nannte und ihm rieth, sie aufzusuchen und sich selbst nach ihrem Befinden zu erkundigen. Er that es und ihre Antwort war: „Was sollte ich denn dort? Ich war ja schon den Tag drauf gesund und konnte wieder auf die Wäsche gehen, und den andern Tag war mir so völlig wohl, wie mir noch jetzt ist. Ich danke es dem Doctor tausendmal, aber unser Eins kann keine Zeit von seiner Arbeit abbrechen; ich hatte ja auch drei ganze Wochen lang vorher bei meiner Krankheit nichts verdienen können."

Man sieht, wie Hahnemann methodisch vorgeht und wie es im Prinzip heute noch alle Homöopathen machen, indem sie mit Hilfe des Repertoriums (Symptomenverzeichnis) die einzelnen Symptome und die ihnen zugeordneten Mittel miteinander vergleichen.

Wenn man nun diesen Fall nach Sehgal betrachtet, so könnte man unter Vernachlässigung der körperlichen Symptome allein aus der Gemütsbeschaffenheit der Patientin das Mittel bestimmen und zwar folgendermaßen: Sie braucht drei Wochen, bis sie den Arzt aufsucht, da sie *„außer Stande ist, ihr Brot zu verdienen"*. Symptom: *„Spricht von Geschäften"*. Und zwar deshalb, weil sie *„drei ganze Wochen lang bei ihrer Krankheit nichts verdienen konnte" „kann unsereins keine Zeit von seiner Arbeit abbrechen"*. Symptom: *„Angst vor Armut"*. Beide Symptome teilt es noch mit Arsen und Sulfur. Das gleiche gilt für das Symptom „Angst um die Zukunft", das man bei der Patientin voraussetzen kann. Was aber nur noch Bryonia von den drei Mitteln alleine hat, ist die Abneigung gegen Störung: *„Was sollte ich denn dort? Ich war ja schon den Tag drauf gesund und konnte wieder auf die Wäsche gehen. .."* Also noch eine Störung, wo doch nun ein Zustand des Wohlbefindens eingetreten war, das wäre undenkbar für Bryonia.

So ist denn das Hauptsymptom für den Bryonia-Patienten die Abneigung gegen Störung, weil jede Störung für ihn Leiden bedeutet, wogegen er auch eine Abneigung hat (Symptom: „Furcht vor Leiden", was auch nicht Sulfur und Arsen enthält).

Das Hauptproblem vom Bryonia-Patienten besteht darin, dass er von einer Krankheit besetzt ist, die seine ganze Aufmerksamkeit in Anspruch nimmt, die Leiden verursacht, solange sie nicht entfernt ist. Dabei entsteht die große Sorge, was mit dem Geschäft passiert, wenn er nicht arbeitet. Diese Sorge bereitet ihm zusätzliche Leiden, wovor er sich fürchtet. Wenn der Homöopath sagt: „Das Mittel wird Ihnen eine Erstverschlimmerung bringen", so läuft er davon, weil er zu seinen jetzigen Leiden nicht noch weitere Leiden haben will. Das ist nicht so wie bei Opium, die bis zu einem gewissen Grade Leiden klaglos ertragen und die erst rebellieren, wenn es das für sie erträgliche Maß zu überschreiten droht.

So genau muss man hinschauen und -hören, wenn man das richtige Mittel finden will. Deshalb ist die am Beginn jeder Sendung geäußerte Warnung, sich nicht gleich in jedem Mittel wieder zu finden, durchaus sinnvoll, da die Differenzierung schon so „kleinster Fälle" eine gewisse Meisterschaft erfordert, die so manche Homöopathie-Begeisterte manchmal bei sich vermuten, wenn sie nach dem Motto „Ich habe halt gedacht" mutig in die Hausapotheke greifen und dann betrübt feststellen, dass die Homöopathie eben doch „nicht immer" hilft und nicht merken, dass das Problem nur bei ihnen liegt. So hat

Bryonia auch eine gute Wirkung bei Leuten, die ein wenig begriffsstutzig sind, auf italienisch „un pocco stupido". Symptom: „Langsamkeit", „Stumpfheit, schlimmer durch Bewegung, St., wenn angesprochen, St., im Liegen, St., schlimmer im Stehen", also immer dann, wenn eine Änderung des komfortablen Zustandes droht. Wenn Bryonia sich irgendwie eingerichtet hat (wie manche Homöopathen mit ihrem einmal erreichten Wissensstand), auch mit bestehenden Leiden (z.B. frustrierender Praxis), möchte es darin nicht gestört werden, da es dadurch noch mehr leidet. Das führt auch dazu, dass sich Bryonia mit Versicherungen aller Art eindeckt, sie wollen dorthin wieder zurück, wo sie einmal Wurzeln geschlagen haben.

Ein junger Mann hatte sich zusammen mit drei Freunden im Urlaub nach Portugal begeben. Einer hatte sich dort eine Wurst gekauft. Auf der Heimreise kamen sie an die deutsche Grenze (auch so ein Zaun, von dem ein Streit losbrechen kann), wo wegen irgendeiner Seuche alle Lebensmittel konfisziert wurden. Der mit der Wurst wusste nun einen Übergang an der französischen Grenze, wo angeblich nicht genau kontrolliert wurde. Er wusste aber den Namen nicht mehr und so fuhren sie zu später Stunde von einem Übergang zum nächsten, um den zu finden, was letztendlich nicht klappte. Unser junger Mann hatte sich sehr gefreut, dass er noch am Abend in der Heimat sein würde ("Heimweh, möchte nach Hause, redet von zu Hause" sind alles Bryonia-Symptome), und wurde nun in der langen Nacht der vergeblichen Suche wegen der Wurst so zornig und heftig (Beschwerden von Zorn und Heftigkeit), dass ihm im wahrsten Sinn die Galle überlief, wovon er nach etwa einer Woche (Langsamkeit) eine schwere Gelbsucht bekam infolge einer Hepatitis C, die aber mit Bryonia C 200, zwei Gaben an zwei Tagen hintereinander gegeben, relativ rasch abklang und später keinerlei Folgeschäden hinterließ, wo es doch sonst heißt, die „Werte" würden lebenslänglich schlecht bleiben.

So möchte ich diesen Aufsatz mit dem Ausdruck der Verehrung für unseren großen Arzt Samuel Hahnemann abschließen, der seinem Organon in der ersten Auflage das Motto des Dichters Christian Fürchtegott Gellert voran stellte:

„Die Wahrheit, die wir alle nötig haben,
die uns als Menschen glücklich macht,
ward von der weisen Hand, die sie uns zugedacht,
nur leicht verdeckt, nicht tiefvergraben"

Dem schließt sich unvermeidlich *Goethe* an, der sagt:

„Geheimnisvoll am lichten Tag,
Läßt sich Natur des Schleiers nicht berauben
Und was sie deinem Geist nicht offenbaren mag,
Das zwingst du ihr nicht ab mit Hebeln und mit Schrauben"

So wollen wir versuchen, ohne Krampf und Eifer mit einer gewissen Scheu und Ehrfurcht den Schleier zu lüften, den jeder Patient über die Natur seiner Krankheit gelegt hat. Dabei kann uns die Homöopathie helfen, wenn wir uns abgewöhnen, sie als ein Geschäft zu betreiben.

Argentum nitricum, salpetersaures Silber, 4/2001

In dem Silbernitrat verbinden sich zwei andere Mittel der Homöopathie: Argentum metallicum (Silber) und Nitricum acidum (Salpetersäure). Beide Mittel haben ihren eigenen Charakter, von dem sie jedes einen Teil auch dem Argentum nitricum mitgegeben haben. In der Medizin wird die Verbindung als Ätzmittel in Form des *Höllensteins* verwendet. In der Apotheke bekommt man das heute noch in einer kleinen Hülse, sorgfältig durch eine Wachsschicht geschützt, zu kaufen, um damit z.B. Warzen wegzuätzen. Dafür muss man die Wachsschicht abkratzen, den Stift mit Wasser anfeuchten und die so entstehende wässrige Lösung des Salzes anwenden. Dabei entsteht sofort eine schwarze Färbung des verätzten Hautgebietes, das unter der Wirkung abstirbt. Ein so höllisches Zeug verspricht keine angenehmen Zustände für den das homöopathisch verarbeitete Präparat Prüfenden.

Schwarz ist die Nacht, dunkel die Zukunft, und sogar im uns umgebenden Kosmos finden sich schwarze Löcher von ungeheuren Ausmaßen. So ist bei dem Kranken vor allem alles ein Problem, was in der unbekannten Zukunft liegt, die ja unablässig und nicht aufzuhalten auf uns zukommt. Keiner weiß sicher, was sie bringt, und nur die uns eingeborene Gewissheit - manchmal nur in einer Hoffnung bestehend -, dass alles nicht so schlimm werden wird und dass wir auf Gott vertrauen dürfen, hält uns davon ab, in einer ständigen, ängstlichen Erwartungsspannung zu leben, was die Zukunft bringt. Eigentlich ist es ein Wunder, dass der gesunde, „normale" Mensch jeden Abend ins Bett geht, oft ungewiegt und ungetröstet, und sich dem Schlaf hingibt, ohne eigentlich sicher wissen zu können, ob er am nächsten Tag wieder lebendig und unversehrt aufwacht. Das ist nämlich vom Verstand her gar nicht zu begreifen, sondern es ist eine allgemeine Erfahrung, dass dem Menschen dieses sprichwörtliche Gottvertrauen schon in die Wiege gelegt wurde.

Aber da beginnt man alsbald, es ihm zu nehmen: kaum hat er mit etwas Erschrecken das oft sehr grelle Licht der Welt im Kreißsaal erblickt, wovor er geblendet die Augen verschließt, so werden ihm gewaltsam die Lider hochgezogen und ihm einige Tropfen verdünnte Silbernitrat-Lösung in die Augen getropft, damit er nicht gleich durch eine mögliche Tripper-Infektion der Mutter - die davon meist nichts weiß, weil der ungetreue Ehemann inzwischen fremd gegangen ist und sich eine Infektion zugezogen hat, die er natürlich verschweigt - blind wird. So gehen wir mit unseren Neugeborenen um - gesetzlich vorgeschrieben natürlich - und wundem uns, dass später so vielen das Urvertrauen abhanden gekommen ist, wofür von den Tief-Seel-Forschern dann meist die Mütter verantwortlich gemacht werden, obwohl die Väter es doch waren mit dem Seitensprung in den Pfuhl! Für den Tripper bekam der dann vor der Penicillin-Ära Silbernitrat enthaltendes Colargol in die Harnröhre instilliert, nach den vorangegangenen Freuden kein allzu großes Vergnügen, manchmal gefolgt von Verätzungen der Harnröhre, die dann wieder mit gebogenen, dicken Instrumenten schmerzhaft geweitet werden musste, was für die Herren der Schöpfung das höchste Ausmaß der Entwürdigung ihres edelsten Körperteiles darstellte, so dass in ihnen wohl häufig der Eindruck entstand, sie würden verachtet, womit wir bereits ein weiteres Symptom unseres Mittels hätten. Denn vorstehend wurde schon die Angst vor der Zukunft genannt.

Silber ist das Symbol der Reinheit und Schönheit. In den Märchen aus 1001 Nächten wird der Jüngling oder die Jungfrau in ihrer Schönheit immer mit dem vollen Mond verglichen. Silberglocken geben einen lieblichen Klang, silberne Flöten entzücken uns und verursachen romantische Gefühle. Silbermann schuf die vollkommensten Orgeln, und die auf diesen gespielten Bach-Kompositionen berühren uns bis ins Innerste. Zu Weihnachten singen wir dann das sentimentale Lied von „Süßer, die Glocken nie klingen. ..” usw. oder wir denken an eines der schönsten Gedichte von Goethe:

An den Mond (letzte Fassung)

Füllest wieder Busch und Tal
Still mit Nebelglanz,
Löset endlich auch einmal
Meine Seele ganz,

Breitest über mein Gefild
Lindernd deinen Blick,
Wie des Freundes Auge mild
Über mein Geschick.

Jeden Nachklang fühlt mein Herz
Froh- und trüber Zeit,

Wandle zwischen Freud und Schmerz
In der Einsamkeit.

Fliesse, fliesse, lieber Fluss !
Nimmer werd ich froh,
So verrauschte Scherz und Kuss,
Und die Treue so.

Ich besass es doch einmal,
Was so köstlich ist!
Dass man doch zu seiner Qual
Nimmer es vergisst !

Rausche, Fluss, das Tal entlang,
Ohne Rast und Ruh,
Rausche, flüstre meinem Sang
Melodien zu,

Wenn du in der Winternacht
Wütend überschwillst,
Oder um die Frühlingspracht
Junger Knospen quillst.

Selig, wer sich vor der Welt
Ohne Hass verschliesst,
Einen Freund am Busen hält
Und mit dem geniesst,

Was, von Menschen nicht gewusst
Oder nicht bedacht,
Durch das Labyrinth der Brust
Wandelt in der Nacht.

Durch die Verbindung des Silbers mit der außerordentlich aggressiven Salpetersäure bekommt das fleckenlose, glänzende Metall eine sozusagen schmutzige Weste: Nitricum acidum ist voller Besitzgier und will mit niemandem teilen. Andererseits kann der Patient aus Mitgefühl auch sehr großzügig zu Armen und Leidenden sein, wobei diese beiden Seiten in einem ständigen Kampf miteinander liegen. Zuletzt kann es zu einer Haltung extremer Unbarmherzigkeit mit völligem Mangel an Moral kommen. (*Hasst denjenigen, der ihn beleidigt hat, ungerührt durch die Bitten um Verzeihung.)*

Hahnemann hat zunächst mit Argentum nitricum experimentiert, aber bald die Verreibung von Silbermetall ähnlich dem Gold vorgenommen, um damit eine Arzneimittelprüfung vorzunehmen. Silbemitrat wurde erst später von seinen Nachfolgern eingehend geprüft. Es ist dann in der täglichen Praxis nicht selten erfolgreich zur Anwendung gekommen, da diese übernervösen, ängstlichen und extrovertierten Patienten meist eine Fülle von Symptomen bieten, wenn sie den in den Arzneimittellehren dargestellten Symptomenreihen ähneln. Dadurch kann man das Mittel manchmal leicht finden. Wenn es aber nicht so offensichtliche Fälle sind, dann kann es große Schwierigkeiten machen, Argentum nitricum als das ähnliche Mittel auszumachen. Um es uns zu erleichtern, das Mittel durch seine Geist-Gemüts-Symptome besser zu verstehen, hat uns Dr. Sehgal aus Indien ein Studie erarbeitet, die auf wesentlichen Symptomen des Mittels beruht und die wie ein Leitfaden dienen kann. Sie folgt nun ungekürzt, um in seine Arbeitsweise Einblick zu bekommen (mit freundlicher Genehmigung des Eva Lang Verlags aus dem 8. Band der „Wiederentdeckung der Homöopathie").

Argentum nitricum

Rubriken

ein theoretischer Hintergrund

(Theorie)

SCHWANKT zwischen zwei Gedanken
(Tosses between two thoughts)

FURCHT, Selbstbeherrschung zu verlieren, die
(Fear, self-control, of losing)

GEDANKEN versunken, in, abwechselnd mit Leichtsinn
(Absorbed, alternating with frivolity)

1. WAHNIDEEN, Arbeit wird ihm schaden (Delusions, work, harm, will do him)
2. WAHNIDEEN, krank zu sein,

(2) Seitdem er krank ist, ist er der festen Überzeugung, dass jegliche (1) Arbeit seine Gesundheit gefährden könnte. (5) Er weiß, dass

bildet sich ein (Delusions, sick, imagines himself being)

3. WAHNIDEEN, Erfolg, er hat keinen, macht alles falsch (Delusions, succeed, he cannot, does everything wrong)

4. WAHNIDEEN, Welt verloren, und ohne jede Hoffnung, er ist für die (Delusions, world, he is lost to, beyond hope)

5. KONZENTRATION, schwierige, beim Versuch zur K. wird es schwarz vor den Augen (Concentration, difficult, on attempting to concentrate it becomes dark before the eyes)

er sich nicht konzentrieren kann, denn, wenn er den Versuch macht, so wird ihm schwarz vor den Augen.

(3) Dies bestätigt seine Annahme, dass ihm nichts gelingen kann, weil dies bei ihm bisher unverändert der Fall war, dass alle seine Versuche schief gegangen sind und dass er alles falsch gemacht hat, (4) und dass er mit Sicherheit annehmen kann, dass er niemals in der Lage sein wird, irgendetwas zu den Geschicken der Welt beizutragen.

6. UNTERNIMMT nichts aus Furcht vor Misserfolg (Undertakes nothing, lest he fails)

(6) Aus diesem Grunde mag er nichts unternehmen, aus Angst zu versagen.

7. TRAURIGKEIT, Geringschätzung, durch unverdiente (Sadness, slight or treat, from an undeserved)

(7) Er kann es nicht ertragen, wenn er mit Gleichgültigkeit und Verachtung behandelt wird, weil er das Gefühl hat, dass es ungerechtfertigt ist, da er keinen Fehler gemacht hat.

8. GLEICHGÜLTIGKEIT, liegt mit geschlossenen Augen Indifference, lies with eyes closed)

9. BETT bleiben, möchte im (Bed, remain in, desires to)

10. SIMULIERT Krankheit (Feigning sick)

(8/9) Der beste Weg, um seiner Erniedrigung zu entfliehen, ist im Bett zu bleiben und (10) vorzutäuschen, dass er krank sei. (8) Er zeigt keinerlei Interesse an irgendetwas, indem er die Augen zur anderen Seite dreht, als ob er nichts bemerken würde oder, indem er einfach die Augen schließt, als ob er schlafen würde.

12. GEDANKEN versunken, in, abwechselnd mit Leichtfertigkeit

(12) Manchmal überprüft er den Zustand seiner

Absorbed, alternating with frivolity)

Angelegenheiten tief und fühlt sich betroffen, aber nach einiger Zeit wird dieser Gedanke von einem nachlässigen Gefühl übernommen, Dinge ohne ernsthafte Betroffenheit zu behandeln. Und, (13) indem er betrügerische Wege einschlägt, fängt er Arbeiten an, nur um (14) vorzutäuschen, dass er nicht ohne Arbeit ist.

13. TRÜGERISCH (Deceitful, sly)

Betrüger: Einer, der in die Irre führt oder lügt.

14. SIMULIERT Krankheit (Feigning sick)

15. GESCHÄFTIG, fruchtlos (Busy, fruitlessly)

(15) Ein Patient, der die Gewohnheit hatte, am Wochenende Zeitungen zu sammeln und dann sagte, dass er dabei wäre, die einer gemeinnützigen Vereinigung zu geben, die für die Armen sorgt.

16. EIGENSINNIG, starrköpfig, unsinnigen Einwand, findet gegen jeden Vorschlag einen (Obstinate, queerest ob-jection against whatever was proposed, he had the) eigensinnig = An einer Sache festhalten, koste es was es wolle, ob sie nun richtig oder falsch ist; Unnachgiebig.

Einspruch: Widerstand.

(16) Wenn man ihm vorschlägt, eine ordentliche Arbeit zu finden, wird er sich dagegen stellen, indem er sagt, vergiss es. Nun wird er es nicht einmal versuchen, weil Druck von außen auf ihn ausgeübt wird (eine Arbeit zu suchen).

17. TRAURIGKEIT, Geringschätzung, durch unverdiente (Sadness, slight or treat, from an undeserved)

(17) Unbewusst in seinem Sinn ist, dass jeglicher Vorschlag, der von anderen kommt, ein absichtlicher Versuch ist, um ihn zu verletzen, da er keinerlei Fehler an sich selbst findet.

18. LÜGNER, lügt, spricht nie die Wahrheit, weiß nicht, was sie sagt (Liar, lies never speaks the truth, does not know what she is saying)

Lügner = Jemand der absichtlich falsche Aussagen von sich gibt. Dieser Geist/Gemütszustand bedeutet ein Nichtwahrnehmen seiner Handlungen.

(18) Wenn man darauf hinweist, dass dies nur oberflächlich ist und er in Wirk-lichkeit nicht ernsthaft bei der Arbeit ist und er somit eine Lüge erzählt, sagt er: (18) „Wie kann das eine Lüge sein? Sich selbst vor dem Bösen zu schützen ist keine Sünde." Seiner Ansicht nach sind solche, die sein Problem nicht verstehen, diejenigen, die böse sind.

19. REDEN, Abneigung zu, Traurigkeit, bei (Talk indisposed to, sadness, in)	Aus diesem Grund bleibt er eine Zeitlang still und in einer traurigen Stimmung.
20. BETT bleiben, möchte im (Bed, remain in, desires to) 21. REDEN, wünscht mit jemandem zu (Talk, desires to t. to someone)	(20) Er bewegt sich nur, wenn seine Bequemlichkeit (Bett) in Gefahr ist und (21) er denkt, dass er jemanden oder die Autorität treffen muss, die mit seiner (Bett, seiner Bequemlichkeit) Sicherheit befasst ist, um mit diesem zu sprechen.
22. ANGST, Zeit festgesetzt ist, wenn eine (Anxiety, time is set, if a) 23. ERREGUNG, Erwartung von Ereignissen, in (Excitement, anticipating events, when) 24. FURCHT, fallen, zu (Fear, falling, of) 25. FURCHT, Selbstbeherrschung zu verlieren, die (Fear, self-control, of losing) 26. SIMULIERT Krankheit (Feigning sick) 27. FURCHT, Tod, vor dem, sagt die Todesstunde voraus (Fear, death, of, predicts the time of d.)	(22-25) Wenn er ein Treffen festmacht, so bleibt er ängstlich im Hinblick auf das Ergebnis dieses Treffens, solange das Treffen nicht stattfindet. (26-27) Nachdem aber das Treffen vorüber ist und er feststellt, dass der betroffene Mensch nicht empfänglich ist und nicht in der Stimmung ist, seinen Wünschen entgegenzukommen, um seine Position zu sichern, so wird er vorgeben, sich so verzweifelt (krank) zu fühlen, dass er möglicherweise morgen oder zu der und der Zeit sterben müsste.
29. FURCHT, Räubern, vor (Fear, robbers, of)	(29) Er wird die Einmischung von denen vermeiden, von denen er annimmt, dass sie nicht mit ihm übereinstimmen und die eine Hürde für seine Planung der Dinge darstellen.
30. UNTERNIMMT nichts aus Furcht vor Misserfolg (Undertakes nothing lest he fails)	(30) Er hat kein Vertrauen, dass er seine Sachen durchsetzen kann und (31) er befürchtet dass er das Spiel möglicher weise aus Mangel

31. FURCHT, Selbstbeherrschung zu verlieren, die (Fear, self-control, of losing)Kontrolle, Beherrschung = Macht über etwas haben, etwas im Griff haben, einen Halt haben, etwas im Zaum halten.	an Selbstkontrolle oder Gleichgewicht verliert, was für den Erfolg notwendig ist.
32. GEDANKEN versunken, in, abwechselnd mit Leichtfertigkeit (Absorbed alternating with frivolity)	(32) Aber zum Schluss sagt ihm im tiefsten Inneren etwas, mach weiter, es wird nichts passieren, und mit dieser Überzeugung macht er weiterhin das, was ihm gefällt.

In diesem 8. Band wird der Ursprung des Mittels aus seinen Komponenten an der Gemütssymptomatik aufgezeigt, die uns in der Praxis die wahre Sicherheit bei der Mittelwahl geben kann.

In unserer heutigen Zeit erleben wir viele Menschen durch die herrschenden Zeiterscheinungen aus ihrer Unbekümmertheit herausgerissen. Nichts scheint mehr sicher, so dass Propheten der Sicherheit - durch noch mehr Kontrollen und Freiheitsbeschränkungen in der Meinungsäußerung - gewaltigen Zulauf haben. Sie scharen die um sich, die dann bereit sind, ihren Nachbarn ans Messer zu liefern, wenn sie nur ihre eigene Haut damit retten können. Jeder sucht seine Schiffchen aufs Trockene zu bringen ohne Rücksicht auf den Nächsten. Amoralische Ansichten und Handlungen werden als solche gar nicht mehr erkannt und setzen eine neue Norm der Unverbindlichkeit und Verantwortungslosigkeit. Man überlässt sein Schicksal „den Mächtigen", und die bestimmen, was zu tun und zu sagen ist. So wird der Mensch ein Spielball von Mächten, die alles tun, um zu verhindern, dass der Mensch noch zu sich selbst findet.

So findet das Krankheitsbild von Argentum nitricum in den gehetzten, verängstigten, keinen Ausweg mehr Wissenden, zwischen Notwendigkeiten eingezwängten Zeitgenossen immer mehr Opfer. Man lebt nur noch in der Vorstellung von unabwendbarem Terror, dessen Quellen fleißig von denen gespeist werden, die nichts weiter wollen, als den kopflos, panisch Handelnden, dem man das Prädikat „Mensch" nur noch in der Möglichkeitsform zuerkennen möchte. Gegen Milzbrand-, BSE- und Flug-Angst hilft manchmal am besten Argentum nitricum, das diese ganzen Ängste sozusagen als Vorrat für unsere Zeit gesammelt hat.

Lassen Sie, liebe Freunde der Homöopathie, es nicht zu, dass wir immer mehr mit Verachtung auf die schauen müssen, die die Fäden in der Hand halten. Helfen Sie mit, dass wir nicht immer mehr unsere Stimme abgeben müssen, um dann mundtot gemacht ohnmächtig zuschauen zu müssen, wie wir in die nächste Katastrophe steuern.

Im kommenden Weihnachtsfest feiern wir die Geburt dessen, der von sich sagte: *„Ich bin der Ich bin."* Das klingt wie eine Mahnung an die ganze Welt: *„Ihr sollt nicht Mitglieder einer Partei, eines Volkes, eines Kontinentes sein, sondern Ihr sollt in erster Linie Ihr selbst sein und aus dieser Haltung des selbst bestimmten Menschen Euch dann mit Euren Menschen-Brüdern und -Schwestern in gegenseitiger Achtung und Liebe vereinigen."* Nur aus solchen Vereinigungen kann sich eine menschenwürdige Zukunft aufbauen und nicht auf einer in Parteien und Interessengruppen aufgeteilten Welt, wo das Recht des Stärkeren gemäß *Darwin* im Kampf Aller gegen Alle die Auslese der Besten erbringen soll. Wir müssen eingestehen, dass wir nur dadurch auf dieser Welt leben können, weil wir aufeinander angewiesen sind, wie in einer großen Familie. **Nur die gegenseitige Hilfe in Natur- und Menschenreich bringt uns den wahren Fortschritt in der Weltenentwicklung.** Wichtige Voraussetzungen für das Gelingen dieser Notwendigkeit sind:

Freiheit in der Initiative des menschlichen Geistes,

Gleichheit aller bei den vereinbarten Spielregeln (Gesetzen) und

Gerechtigkeit durch die Gegenseitigkeit (Brüderlichkeit) des Unterhaltes.

Diese Gedanken möchte ich Ihnen als aus der idealen Welt des Silbers geboren in die Zukunft mitgeben.

Tarantula hispanica, Lycosa fasciiventris DUF, apulische Tarantel, 1/2002

Unser heutiges Mittel ist *Tarantula*, eine Wolfspinne, die schon im Mittelalter für Aufsehen sorgte, da die von ihr gebissenen Menschen insbesondere in Süditalien in eine eigentümliche Krankheit verfallen konnten: ... *„Während manche fortwährend singen oder lachen oder weinen oder schreien, andere aber schlafen oder von Schlaflosigkeit betroffen sind, viele unter Erbrechen leiden, wieder andere tanzen, schwitzen oder zittern, findet man einige von Angst und anderen Beschwerden besessen, die wie von panischem Schreck erfasste, tolle Irrsinnige erscheinen.... . Es ist aber erstaunlich, wie die Kraft dieses Giftes durch Musik gemildert wird. Denn in der Tat werden die von der Tarantel gestochenen aus ihrer benommenen Mattigkeit herausgebracht und fangen an zu stampfen und zu tanzen, sobald sie die Töne von Saiteninstrumenten oder Flöten hören, und solange damit fortgefahren wird, scheinen sie gesund und nicht mehr unter Schmerzen zu leiden. Wenn aber die Flötenspieler einmal eine Pause machen und schweigen, fallen die Kranken alsbald wieder zu Boden und verfallen in ihren früheren Zustand von benommener Mattigkeit., falls nicht, während sie zu der Musik tanzten und auf dem Boden stampften, das Giftvirus entwichen und sich verflüchtigt hat, teils unmerklich durch die Hautporen, teils durch Schwitzen...." (P. A. Mathiolus, zit. nach Leeser).* So hat das liebliche Tier seinen Namen auch nach der italienischen Stadt *Tarantum* in *Apulien*.

Mit den Spinnen können sich manche Menschen gar nicht anfreunden, obwohl sie im Gegensatz zu Skorpionen und anderen Insekten nur bei ganz wenigen Arten wirklich schmerzhafte oder gefährliche Bisse versetzen können. Die unserer Tarantel nachgesagten unangenehmen Folgen ihres Bisses sind nach neueren Forschungen relativ harmlos und führen nicht unbedingt zu den oben beschriebenen Folgen. Bei vielen Personen besteht eine ausgesprochenen Abneigung gegen Spinnen, die sich zu einer irrationalen Furcht vor ihnen steigern kann. Das hat sogar dazu geführt, dass sich nun eine ernsthafte Forschergruppe an der Universität Tübingen (von unseren Steuergeldern honorierte berufsmäßig forschende Psychologen!) mit dem Problem beschäftigt, wie man diese Spinnenphobie behandeln kann, weil sie ja schließlich eine Bedrohung der Volksgesundheit darstellt, und die Kassen sicher noch Bedarf an der Bezahlung unbedingt behandlungsbedürftiger Krankheiten haben. Ihre sinnreichen Überlegungen dazu konnte man der Zeitung entnehmen. Jedenfalls kann man die Spinnenangst nicht mit *Tarantula hispanica*, dem aus unserem Tier gewonnenen homöopathischen Mittel, heilen. Dasselbe wurde von dem spanischen Homöopathen Nunez aus Madrid um 1860 geprüft.

Bei den Leuten, die „wie von der Tarantel gestochen" reagieren, handelt es sich um solche, die von einer eigentümlich bizarren, motorischen Unruhe ergriffen sind, die man in der Medizin mit *Chorea minor* bezeichnet und die mit *Tarantula* erfolgreich behandelt werden konnte. Heutzutage benutzt man den Begriff der Chorea minor nicht mehr, sondern man hat modernere Ausdrücke dafür wie *ADS-Syndrom*, und es ist beschrieben, dass *Tarantula* bei unruhigen, zerstörungssüchtigen, schwer kontrollierbaren Kindern hilft. Außerdem ist bei den Prüfungen eine übermäßige Empfindlichkeit aller Sinne aufgetreten. Licht und grelle Farben wirken erregend und verschlimmern die Beschwerden. Manche Farben wirken wiederum beruhigend, wie überhaupt *Tarantula* eines der wenigen Mittel ist, wo Farben einen deutlichen Effekt bei der Prüfung hatten. Auch die Wirkung der Musik ist beobachtet worden, sowohl als günstiger Einfluss, wie schon früher bekannt, aber auch verschlimmernd, indem sie Unbehagen, Verdruss und Unruhe hervorruft, wobei letzteres Symptom sehr charakteristisch ist, da es nur von *Natrium carbonicum* geteilt wird.

Es gab viele und heftige Beschwerden bei der Prüfung von *Tarantula,* wie heftiger, plötzlicher Schwindel, starke Kopfschmerzen, intensive Kälteempfindungen und Verschlimmerung durch Kälte, viele Arten von Nervenschmerzen und Rheumatismus, Herzschmerzen, starke Regelblutungen und Juckreiz der Geschlechtsorgane, welche letztere auch eine heftige Übererregbarkeit zeigen können, die u.U. zu Nymphomanie und Exhibitionismus führen. Manchem Triebtäter könnte man vermutlich besser mit Tarantula helfen, als solche mittelalterlichen Methoden, wie Kastration, anzuwenden. Ein oft unerwartetes Umschlagen der Gemütsverfassung ist zu beobachten, von Ausgelassenheit mit Lachen, Kreischen, Singen und Tanzen wechselt es zu tiefer Niedergeschlagenheit mit düsteren Phantasien und Todesgedanken.

Etwas charakteristischer für den *Tarantula*-Fall in der täglichen Praxis wird bei *Leeser* folgende Beschreibung gegeben: „Aggressive Triebe entladen sich in **plötzlichen Impulsen, Gegenstände zu zerstören, andere oder auch sich selbst zu schlagen** (letzteres erinnert an die Flagellanten des Mittelalters). Solche Entladungen des Mutwillens oder der Bosheit bei Kindern, die zum **„sich Verstellen"**, zum **„Verhehlen"** und zur **„Verstohlenheit"** neigen, haben sich als ausgezeichnete Hinweise auf *Tarantula hispanica* erwiesen; die „Verstohlenheit" kann auch als **Kleptomanie** manifest werden. Solche ausgezeichneten Symptome finden eigentümlicherweise keinen Eingang in die homöopathischen Repertorien, obwohl sie doch jedermann bekannt sind und nicht selten vorkommen. Nur die Kleptomanie findet man bei *Tarantula* mit nicht sehr vielen anderen Mitteln, auch eine Krankheit, die ohne Hilfe der Homöopathie kaum zu heilen ist.

Wo findet der rührige Homöopath nun eine analoge Stelle im Repertorium für die genannten Gemütssymptome? In der Rubrik: *„Krankheit, täuscht K. vor"*, findet sich auch Tarantula, auch in der Rubrik: *„Verstecken, Verlangen, sich zu v."*, wo noch einige andere Mittel stehen. Aber niemand sagt uns, welcher Art dieses Verstecken ist oder das Vortäuschen von Krankheit. Das lernt man erst richtig und gründlich bei *Dr. Sehgal* aus Indien, der uns die Anwendung von *Tarantel* auch bei solchen Kranken ermöglicht, die nicht diese heftigen und jedem erkennbaren *Tarantula*-Symptome haben.

Dazu ein Fall von *Dr. Sanjay Sehgal*, der die Tochter seines Bruders *Jogesh* beobachtete: *„In Indien sollen die Kinder nicht in der Mittagshitze auf die Strasse. Die Nichte (5 Jahre alt) hat aber gehört, dass draußen Ballons verkauft werden. Sie möchte auch einen. Nun sitzt aber ihr Onkel im Wohnzimmer und liest die Zeitung. Er ist der älteste Sohn und hat dadurch eine besondere Stellung von Autorität, wodurch das Kind großen Respekt vor ihm hat, vor allem jetzt, wo er ihr im Wege ist, wenn sie nach draußen will. Sie versucht nun an ihm vorbei zu schleichen, indem sie ihm ihren Rücken zukehrt (kein Blickkontakt), um so entgegen dem herrschenden Verbot nach draußen zu kommen. Sie kauft ihren Ballon, aber nun muss sie wieder an ihm vorbei, um in ihr Zimmer zu gelangen. Sie steht in der Tür, er sitzt ihr gegenüber und schaut sie nur an, macht aber nichts weiter. Sie bleibt wie angewurzelt stehen und fängt an zu „mauzen" (stöhnen), dann zu weinen, erst leise, dann immer lauter, bis die Großeltern erscheinen und fragen, was los sei. Sie sagt nichts, weint nur und zeigt mit dem Finger auf ihren Onkel. Die Großeltern fragen* *diesen, was er mit ihr gemacht habe, er solle sie in Ruhe lassen usw., obwohl er nichts gemacht hatte, außer sie anzusehen. Das Mädchen hört auf zu weinen, so lange die Großeltern mit ihm schimpfen. Aber sobald sie versuchen mit ihr zu reden, sie zu trösten, fängt sie wieder an laut zu weinen. Das geht eine Weile so hin und her, dass die Großeltern den Onkel beschimpfen (Kind hört in dem Moment wieder auf zu weinen), dann versuchen sie wieder es zu trösten, wodurch es sofort wieder anfängt zu plärren usw."*

Daraus folgten nun folgende im Repertorium aufgeführte Symptome:

1. *Wahnidee, wird angegriffen* was soviel bedeutet, dass bei dem Kind leicht die Vorstellung entsteht, durch irgendwen angegriffen zu werden, nämlich hier vom Onkel, weshalb sie sich an ihm vorbeidrückt, und zwar mit dem Rücken zu ihm, wobei sie den Blickkontakt vermeidet, der ja einen Einblick in ihre Seele gestatten würde, wobei ihr (verbotenes) Vorhaben vorzeitig entdeckt würde. Sie versucht also, sich an ihm „vorbei zu stehlen". Wo findet sich da nun ein analoges Symptom im Repertorium?

2. *Verstecken, Verlangen sich zu v.* und *3. Licht, vermeidet das L.* Das sind die Patienten, die z.B. dem Blick ausweichen oder wie hier eine direkte Kontaktaufnahme vermeiden. Und zwar aus Furcht, durch den Blick des Onkels angegriffen zu werden, welches Gefühl dann später auch deutlich wird, als sie beim wieder Eintreten den vollen Blick des Onkels auf sich gerichtet sieht. Sie meidet den Blick auch aus einem anderen Grund, nämlich deshalb, weil ihr verbotenes Tun sonst ans Licht käme, sie versucht im Dunkeln zu bleiben..

4. Stöhnen, wenn man ihr widerspricht: Als sie merkt, dass ihr Onkel sie gesehen hat, beginnt sie erst zu stöhnen. Warum? *„Ach, jetzt wird alles herauskommen und ich schaffe es nicht, hier unbemerkt wieder vorbeizukommen"*. Es hat sich ihr etwas in den Weg gestellt.

5. *Weinen durch Widerspruch* und

6. Weinen wenn irgendetwas verweigert wird: Wie oft tun das Menschen, vor allem Kinder, wenn sie etwas tun sollen, wenn sie gerade dabei sind, klammheimlich zu verduften, um eben dieser Hinderung an ihrem Vergnügen zu entgehen, wenn sie dabei von der aufmerksamen Mutter entdeckt werden. „Hast du hinten Augen?" fragten meine Kinder mal in einer solchen Situation ihre Mutter. Also das Stöhnen drückt das Missbehagen an dieser Hinderung (Widerspruch) aus. Dann beginnt sie aus dem gleichen Grund als Steigerung ihrer Gefühle zu weinen:

7. Weinen wenn angeschaut: Hinzu kommt noch der unerträgliche Zustand des Angeschaut werdens

8. Weinen, Trost verschlimmert oder

9. Weinen, wenn getröstet: Wenn man versucht sie zu trösten, weint sie wieder: Das Weinen hört sofort auf, wenn der Onkel beschimpft wird. Dann schaut sie aufmerksam mit einem Gefühl der Genugtuung. Man hat fast den Eindruck, dass sie sich verstellt, um damit von sich abzulenken und den drohenden Angriff auf den vermutlichen Feind, den Onkel, abzulenken, was ihr auch trefflich gelingt. „*Verstellung*" findet sich nicht im Repertorium, aber eine analoge Rubrik ist

10. *Simuliert Anfälle, Schwäche, Ohnmacht,* einziges Mittel *Tarantula* oder einfach

11. Simuliert Krankheit, ein Symptom, das in der Rentenversicherung oder überhaupt bei Versicherungsfällen eine Rolle spielt, wo zum Zwecke der Erschleichung von Vorteilen allerhand vorgetäuscht wird.

Bei *Tarantula* steht immer im Hintergrund die Furcht, angegriffen zu werden, wohl zu unterscheiden von der *Furcht vor Verletzungen*, bei welchem Symptom *Tarantula* nicht vorkommt. *Tarantula* variiert seine Taktik auch, indem sie klagt und gleichzeitig droht, eine bei Kindern oft ausgefeilte Taktik, mit der sie z.B. die Eltern erpressen: Sie jammern über die hohe Handy-Rechnung (wegen der vielen heimlichen E-mails) und drohen sitzen zu bleiben (in der Schule), wenn man sie zwingt, die Rechnung selbst durch Arbeitsverdienst zu begleichen. Da werden den ausgebeuteten Eltern spontan noch viele weitere Beispiele einfallen.

Das entspricht ja auch ganz der Taktik der Spinne: ist mal eine Fliege ins Netz gegangen, so kommt sie aus ihrem Versteck hervor und sticht kurz zu, um dann aus Furcht vor Angriff sich wieder zurückzuziehen, wartet, bis das Opfer sich abgezappelt hat und sticht erneut zu. Greift man die Spinne direkt an, so stellt sie sich tot und wartet, bis die Gefahr vorüber ist.

Tarantula ist oft schwer zu durchschauen. Sie sind intelligent und schlau. Sie erreichen viel durch Drohen: *„Ich esse nichts, wenn ihr mich nicht spielen lasst".* Es ist ein Mittel bei Anorexie, wo das Nichtessenwollen als Waffe eingesetzt wird. Denn auf der anderen Seite bessert Essen die Gemütssituation, schon kleine Mengen genügen da, wie bei der Spinne, die sich auch an einer Fliege satt essen kann. Sie wollen unbedingt spielen, wobei sich das bis zum Börsen-Spiel steigern kann, was *Theridion*, eine andere Spinne, gerne betreibt. An der Börse zocken, das lernt man heute schon in der Schule. Nicht mit Arbeit seinen Beitrag zum Sozialprodukt leisten, sondern abzocken, den sozialen Organismus aussaugen. Dazu muss man schlau, verschlagen usw. sein, mit Pokergesicht die anderen Mitspieler täuschen, mit gezinkten Karten spielen, die anderen über den Tisch ziehen. Das ist die Spinnenwelt, in der wir uns befinden. Vornehm heißt das dann, Einkünfte durch Beteiligungen erzielen, z.B. Zinsen aus Bundesschätzchen. In Wirklichkeit saugt man den Staat mit Hilfe der ausgewählten Politiker aus.

Diese Taktik hat auch unser Staat beim Eintreiben der Steuern: Alle zahlen brav ihre Steuern, weil man nicht daran vorbeikommt (oder doch, so klammheimlich durch Schwarzarbeit, Unterschmuggeln von Rechnungen, Verheimlichen von Einnahmen, so die kleinen und größeren Betrügereien, siehe Flowtex). Man vermeidet auch gerne den Blickkontakt mit dem Betriebsprüfer. Aber dann kommt es: Erhöhung der Mehrwertsteuer um 5% wird von der Politik angekündigt = 1. Angriff und Stich. Aufheulen der Anzuzapfenden oder im Spinnenjargon der Auszusaugenden und Angriffe durch die bezahlte, öffentliche Meinung. Zurück, marsch, marsch, wir erhöhen nur um 3,5% = 2. Angriff und Stich. Erneutes, aber abgeschwächtes Aufheulen (weil es doch keinen Zweck hat, denn die Sachzwänge...., die ähnlich wirken, wie der Spinnenfaden auf die eingesponnene Fliege, die dann auch nur noch schwach und mit Unterbrechungen aufsummt), und zum Schluss ist man froh, dass es nur 3,5% sind.

Wie übrigens das ganze Prinzip der Steuererhebung auf dem Prinzip der Unmerklichkeit aufgebaut ist (verstohlen!). Man soll möglichst nicht merken, wie man ständig ausgesaugt wird: bei den unfreien Berufen, Verzeihung, bei den Angestellten und Arbeitern geht das so vor sich, dass diese die von ihnen erhobenen Steuergelder nie vorher ihr Eigen genannt haben, denn es wird ihnen gar nicht erst gegeben. Auch die „Mehrwert"steuer (vom Mehrwert sprach schon immer Karl Marx, wenn er von der Ausbeutung handelte) ist gleich im Preis inbegriffen. Nur bei den sog. freien Berufen oder freien Unternehmern wird da ein „such mich mal" Versteckspiel getrieben, das in einem undurchsichtigen Dschungel von so genannten Gesetzen stattfindet, in dem man sich selbst mit Hilfe teurer Dschungel-Führer, genannt Steuer"berater", nicht zurechtfindet, was dann seinen krönenden Abschluss in der auf extradunklem, grauen Papier gedruckten Steuer"erklärung" findet (was daran klar sein soll, weiß jeder genauso wenig wie die inzwischen eingesponnene Fliege, der jeder Durchblick versagt ist). Zum Glück kennzeichnet mein Steuerberater die Stellen, wo ich das von mir nicht durchschaute, nicht gewollte und eigentlich auch nicht zu verantwortende Machwerk zwangsweise unterschreiben muss, mit Leuchtfarbe, will ich nicht so Schlimmes erleben, wie man das ausführlich in dem kürzlich abgespielten TV-Film „Die Semmeling-Affaire" vorgeführt bekam. Um diese Art der Besteuerung zu charakterisieren, passt das Wort „Verstohlenheit" nicht schlecht, weil es die „Unmerklichkeit" und das „Stehlen" enthält, welch letzteres natürlich nur im übertragenen Sinne gemeint ist, da es ja legal ist und ihm auch der Geruch der Legitimität anhaftet.

So könnte ich jetzt munter fort spinnen, denn die Verhaltensweisen von *Tarantula*-Patienten oder -Systemen haben zwar ein gewisses Grundschema (man denke nur an die gerade dem grünroten 68er- Konvertiten und vorübergehenden Minister *Schily* so Kummer machende V- Mann Affaire), aber wie es im Einzelnen abläuft, ist so vielfältig, wie die Spinnenwelt auch. Manche schielen erst nach links und dann nach rechts. Dabei tritt leicht Schwindel auf.

Aber ein schönes Sprichwort fällt mir zum Trost noch ein:

„Spinnen am Morgen, bringt Kummer und Sorgen : denn den Tag soll man frisch mit der Tat beginnen, Spinnen am Mittag, bringt Glück am Dritttag : damit ist das zur Tageshöchstzeit mögliche planende Denken gemeint, *Spinnen am Abend, bringt Glücksal und Labung :* das abendliche Besinnen auf des Tages Lauf, in der rechten, abgewogenen Weise erbracht und womöglich mit einem Bitt- und Dankgebet abgeschlossen, verspricht eine gute Nacht und eine guten Morgen.

Delphinum Staphisagria, Läuserittersporn, Stephanskraut, 2/2002

Die von *Hahnemann* geprüfte Pflanze gehört zur Familie der *Ranunculaceen*, der Hahnenfussgewächse, der eine ganze Reihe unserer homöopathischen Heilpflanzen entstammen, wovon ich nur *Aconitum* und *Pulsatilla* nennen will. Sie wächst in Südeuropa und ähnelt am ehesten unserem *Rittersporn*. Die Blüte hat nicht die Form des stolzen Helms wie Aconit, sondern ist wie der Delphin „windschlüpfrig" geformt, was auf Anpassungsfähigkeit und Nachgiebigkeit deutet, beides Symptome unseres Mittels. Aber der Sporn vom Rittersporn ist doch vorhanden, also etwas, was anspornt, wie z.B. der Ehrgeiz. Die Form der Blätter hat vom Hahnenfuss ihren Namen, also etwas, was sich spreizt, wie der Hahn, sich also sehr wichtig dünkt. So werden wir an eine Geschichtsepoche erinnert, wo es noch richtige Ritter gab, die sich bedeutend spreizten, um ihrer Angebeteten zu imponieren. Da ist man dann im Turnier vorgeritten, Ross und Reiter gewaltig aufgeputzt. Es ging um die Ehre, um die reine Minne Man hatte die ritterlichen Formen, das höfliche Benehmen zu beachten, man gehörte nicht zum niederen Volk. Man kämpfte auch nicht mit jedem, es musste schon einer vom gleich hohen Stand sein. Im Don Quichote von Cervantes ist das alles schön verspottet worden.

Heute haben wir keine solchen Ritter mehr, auch die dazu gehörigen Dulcineas fehlen in der alten Form. Aber wenn man genau hinschaut, haben sich nur die Formen etwas geändert, aber inhaltlich spielt es sich nicht anders ab. Die Ritter heißen heute Manager oder Chef, die Dulcineas sind entweder der öffentliche Ruf, die Gesellschaft oder auch das Dazugehören zur besseren Gesellschaft, sei das nun im Golf-Club, Reitverein oder Yacht-Club, oder gar bei den Rotariern und wie sie alle heißen. Nur das mit der Ehre, das ist ein wenig aus der Mode gekommen. Übrig geblieben ist allenfalls noch ein unter gleich gesinnten gegebenes „Ehrenwort", was anscheinend gelegentlich bei besonders gewichtigen Personen hinreichend ist, um peinlichen Nachforschungen zu entgehen. Ehrabschneider werden die verleumdet, die etwas Böses dabei denken, „honny soit qui mal y pense" (ein Schelm sei, wer Schlechtes dabei denkt). Aber die Ehrabschneiderei, das passt dem Staphisagriapatienten ganz und gar nicht, was mit dem Symptom korrespondiert: *„Folgen von glatten Schnitten".*

Früher verwandte man die Samen der Pflanze nur zum Vertreiben von Läusen (“pfui Teufel, so etwas hat man doch nicht!”). *Hahnemann* nahm nur die als Läusepfeffer verwandten Samen, weshalb es in der Reinen Arzneimittellehre Band V unter dem Namen *Stephanskörner* abgehandelt wird. Der Name des heiligen Stephan erinnert an die Pfeile, die er im Martyrium erleiden musste. Es sind die gleichen bösen Pfeile, die in Form von Kritik, Beleidigungen, Entehrungen, Sorgen, Zölibat, Enttäuschung, langer Unterdrückung durch andere, verletzter Ehre, enttäuschter Liebe, Verlust der Stelle, usw. dem Staphisagria-Patienten das Leben zum Martyrium werden lassen. Im Vorwort zu dem Prüfungsprotokoll lässt sich *Hahnemann* über die Heftigkeit der vergiftenden Wirkung der Stephanskörner aus, wodurch bei deren Prüfung am Gesunden auch heftige Symptome zu erwarten seien, weshalb die Pflanze auch die Kraft habe, bei *„schwierigen Krankheiten"* zu helfen, und er *„behutsam"* seine Versuche *„an gesunden Körpern"* anzustellen habe.

Damit haben wir schon einiges vom Patienten zu wissen bekommen, der Staphisagria benötigt: Er (oder sie) ist schwierig in jeder Beziehung, und man muss behutsam mit ihnen umgehen, da sie sehr empfindlich und nachtragend sind: Vor allem Kränkungen, die zu einem verletzten Ehrgefühl geführt haben, machen sie anhaltend krank. Organisch spielen sich viele Krankheiten im Bereich der Harn- und Geschlechtorgane ab, ein Bereich, der auch oft den Patienten über die Gebühr beschäftigt. Ferner sind die Zähne betroffen, und es hilft z.B. bei Schmerzen infolge Karies derselben, wobei ein frühes Schwarzwerden der Zähne beobachtet wird. Dem Patienten fehlt früh der rechte Biss, d.h. er hat ihn verloren. Die Augenlider sind ein weitere Ort des Geschehens: Jucken der Lidränder, Bildung von Gersten- und Hagelkörnern, die immer wieder kommen und dann oft operiert werden müssen, wenn der Patient kein *Staphisagria* bekommen hat. Eine bewährte Indikation ist der glatte Schnitt, wie er ja häufig bei Operationen vor allem am Bauch notwendig ist (s.o.). Gibt es danach Probleme bis hin zur postoperativen Darmlähmung, so ist an das Mittel fast als bewährte Indikation zu denken.

Wir sehen also, dass Staphisagria in der täglichen Praxis eine bedeutende Rolle spielt. Trotzdem ist es nicht immer einfach zu erkennen, da es seine Probleme gerne versteckt. Es sind empfindsame Menschen, leicht verletzbar, aber die erlittene Verletzung wird nicht offen ausgedrückt. Sie sind sehr ehrgeizig und ruhmsüchtig, haben ein hohes Ehrgefühl und legen großen Wert auf Selbstbeherrschung. Wenn sie beleidigt werden, so wehren sie sich nicht sofort und offen, sondern sind zunächst entrüstet. Statt zu kämpfen, legen sie die Rüstung ab! Sie kommen sich zu gut vor, zu würdig, um sich gemein mit dem Angreifer zu machen, der immer weit unter ihnen steht (Symptom: Dinge erscheinen kleiner, wie es auch von dem arrogantesten aller Mittel bekannt ist, nämlich von Platin). Dafür staut sich die unterdrückte Wut (sie werden blass vor Wut) auf, zumal sie leicht zu ärgern sind. Sie sind sprachlos vor Empörung, können dann vor stillem Ärger nicht schlafen. Sie werden beleidigt und gehen dann still nach hause, um dort zu leiden und ihren Frust loszuwerden. Sie werfen dann vor Wut die Gegenstände durch die Gegend oder auf den Boden. Sie sind eigentlich gutmütig und nachgiebig, sie wollen keinen Streit. Kommt es doch dazu, so wollen sie ihn dennoch nicht austragen. Warum nicht?

Staphisagria hat das Gefühl, einen gewissen Status, eine Würde zu besitzen. Diese Würde will er auf keinen Fall verlieren, er will sie um jeden Preis beibehalten. Entrüstung heißt auf englisch „indignation" (dignity= Würde), also Entwürdigung. Er will also unbedingt die Kontrolle über seine Gefühle und seine Reaktionen behalten, er darf keinesfalls entgleisen, denn dann wäre seien Würde dahin.

Das ist ein anstrengendes Leben. Ein solches führte Mahatma Gandhi, der als ehemaliger Student einer berühmten englischen Universität (ich glaube es war Eton) dort graduiert wurde und nun mit seiner dunklen Hautfarbe in Südafrika mit der Eisenbahn seinem Stand gemäß (er war Rechtanwalt) in der ersten Klasse reiste. Das durften dort nur Weiße, und so wurde er von dem weit unter ihm stehenden Schaffner einfach aus dem Waggon geworfen mitsamt seinem Gepäck, und Gandhi sah seinen Zug ohne ihn davonfahren (im Film ist das sehr gut dargestellt!). Er war *empört* und in seiner Würde tief gekränkt, er hatte sich nicht direkt gewehrt und nahm u. a. das als Anlass, sich gegen die britische Kolonialherrschaft zu *empören*.

Dabei war der direkte Kampf seiner nicht würdig, sondern der gewaltfreie, passive Widerstand wurde seine Waffe gegen Unrecht setzende Maßnahmen und Gesetze (Symptom: Verträgt keine Ungerechtigkeit). Da er es mit einem Gegner zu tun hatte, der selbst großen Wert auf Aufrechterhaltung der Würde legte (fair play), ging sein Konzept auf und die Engländer verließen Indien eines Tages, indem sie diesem passiven Widerstand nichts entgegensetzen konnten.

Da aber die übrige Welt für Fairness keine allzu großes Interesse hat, geht es dem Staphisagria- Patienten meist nicht gut, denn solchen Typen wird gern übel mitgespielt, wenn man erst einmal ihre schwachen Punkte entdeckt hat. Man stelle sich den Chef einer kleinen Bank vor: Er stellt etwas dar am Ort, er spielt Karten mit dem Bürgermeister, die Unternehmer kommen und besprechen ihre Pläne mit ihm usw, er ist eine wichtige Persönlichkeit und hat die Verantwortung für das Wohlergehen der Bank, die er mit seinem Ehrgeiz zu einer gewissen Größe gebracht hat. Es ist Freitag Nachmittag kurz vor Schalterschluss. Ein wichtiger Kunde kommt noch und will einen Haufen Scheine einzahlen. Am Kassenschalter steht noch eine Schlange von Kunden, dort kann sich der „wichtige" Kunde nicht anstellen (es ist unter seiner Würde!), der Kassierer kann ihn auch nicht bedienen, denn er hat noch viele Kunden. Der Lehrling soll einen Kaffee bringen, aber der sagt, er habe gerade etwas anderes zu tun, er hört einfach nicht auf den Chef, der nichts machen kann, da Lehrlinge einen Vertrag haben, der ihnen viele Rechte gibt, und denen man wegen so einer Verweigerung nicht einfach kündigen kann, sonst macht die Gewerkschaft Rambo-Zambo. Der Chef muss also für den wichtigen Kunden das Geld selber zählen, er muss den Kaffee selber besorgen. Er muss gute Miene zum bösen Spiel machen, er lächelt freundlich, obwohl er innerlich kocht (Symptom: Lachen und Weinen bei jeder Gelegenheit). Er muss den Kunden bedienen aus verschiedenen Gründen: Er sieht ein, dass der noch bedient werden muss, da er zur Schalterzeit gekommen ist (Sympt.: Kann Ungerechtigkeit nicht vertragen). Weil er seinen Job behalten will und womöglich aufsteigen, muss er zu jeder Zeit für die Kunden da sein (Ehrgeiz). Er hat natürlich Angst, seine Selbstbeherrschung zu verlieren (Furcht vor Verlust der Selbstkontrolle), er würde vor Wut am liebsten etwas auf den Boden werfen, oder dem Lehrling ein Buch an den Kopf. Aber wenn er das täte, würde er sich auf das Niveau des Lehrlings begeben (Furcht, zornig zu werden) und das lässt sein Anspruch an sich selbst nicht zu, er würde seine Würde verlieren. (Zorn über seine eigenen Fehler; auf sich selbst; aber auch: Zorn, niemals; Furcht, seine gesellschaftliche Stellung zu verlieren). Deshalb macht der Chef schließlich alles selbst, und er leidet still vor sich hin.

Mit dem hohen Anspruch an sich selbst hängt es auch zusammen, dass sie gewisse Krankheiten als unter iherer Würde ansehen. Z.B. hat eine Frau eine chronische Blasenentzündung. Sie muss deshalb häufig aufs Klo. Das soll aber niemand merken, was sollen die denn von ihr denken. Ihr ganzes Ansehen sieht sie in Gefahr, wenn die anderen das merken. Dabei ist das nur in ihrer Vorstellung so. Zu hause kann sie sich gehen lassen, da merkt es ja niemand, aber bei der Arbeit oder auf der Omnibusreise, da ist das das größte Problem, dass es jemand merken könnte (Verlangen, Dinge zu verstecken).

Bei ihrer Neigung Hautausschläge zu produzieren, ist das ähnlich, oder wenn sie gar Läuse hätten: Das darf niemand wissen. Läuse haben nur bestimmte Leute, zu denen man nicht gehört. Sie versuchen auch sich selbst zu behandeln, kaufen sich dafür Bücher (Verlangen medizinische Bücher zu lesen), um sich möglichst selbst zu behandeln, damit sie auch beim Arzt einen würdigeren Eindruck machen und ihn möglichst wegen solcher unwürdigen Probleme gar nicht behelligen müssen.

Die Sehgalsöhne haben uns von einem Mann berichtet, der ein sehr hohes Ansehen genoss, weil er einen hohen, religiösen Idealismus hatte. Die Menschen suchten seinen Rat und ließen sich auch von ihm segnen. Aber er hatte einen heftig juckenden Ausschlag am Genitale. Er konnte sich seiner Würde und seines Ansehens nicht freuen, solange dieser hartnäckige Ausschlag bestand. Er machte sich Sorgen, dass er durch seine Krankheit ins Hospital müsste, dort sterben könnte, und dann würde man an ihm diesen Ausschlag endecken und denken, er habe sich wohl eine Geschlechtskrankheit geholt, wo er doch im Leben nie so etwas tun würde (wenn auch die Gedanken an solche Dinge nicht immer zu unterdrücken sind). Sein Hauptproblem war das Verbergen seines Ausschlags wegen der Gefahr für seinen Ruf.

Man sagt, dass sich Staphisagria in Gedanken und Vorstellungen ständig mit sexuellen Themen beschäftigt. Bestimmt tut er das nicht mehr als andere. Aber er leidet darunter, weil er das für unter seiner Würde hält. So sind sie gezwungen, nach außen hin ständig ein Bild aufrecht zu erhalten, was sie nicht immer durchhalten. Diese Anstrengung erschöpft sie, so dass sie dann total entkräftet in ihren geistigen Leistungen abfallen, was oft nicht zu verstehen ist, wenn man die Zeit vorher nicht kennen lernt. Sie sind ständig mit sich selbst beschäftigt und sind aus diesem Grund nicht mitfühlend. Es dreht sich alles um sie, ihre gesellschaftliche Stellung, ihre Ehre, ihr Ansehen. Da sind sie überempfindlich und das macht sie krank. In ihren Augen mangelt ihnen anscheinend an allem, was *Goethe* in seinem Gedicht vom Menschen fordert, auf der anderen Seite hätten sie es gerne und streben danach mit untauglichen Mitteln:

Das Göttliche

Edel sei der Mensch,
Hülfreich und gut!
Denn das allein
Unterscheidet ihn
Von allen Wesen
Die wir kennen.

Heil den unbekannten
Höheren Wesen,
Die wir ahnden!
Sein Beispiel lehr' uns
Jene glauben.

Denn unfühlend
Ist die Natur:
Es leuchtet die Sonne
Über Bös' und Gute,
Und dem Verbrecher
Glänzen wie dem Besten
Der Mond und die Sterne.

Wind und Ströme,
Donner und Hagel
Rauschen ihren Weg,
Und ergreifen,
Vorüber eilend,
Einen um den anderen.

Auch so das Glück
Tappt unter die Menge,
Fasst bald des Knaben

Lockige Unschuld,
Bald auch den kahlen
Schuldigen Schädel.

Nach ewigen, ehrnen,
Großen Gesetzen,
Müssen wir alle
Unseres Daseins
Kreise vollenden.

Nur allein der Mensch
Vermag das Unmögliche:
Er unterscheidet,
Wählet und richtet;
Er kann dem Augenblick
Dauer verleihen.

Er allein darf
Den Guten lohnen,
Den Bösen strafen;
Heilen und retten
Alles Irrende, Schweifende
Nützlich verbinden.

Und wir verehren
Die Unsterblichen,
Als wären sie Menschen,
Täten im Großen,
Was der Beste im Kleinen
Tut oder möchte.

Der edle Mensch
Sei hülfreich und gut!
Unermüdet schaff' er
Das Nützliche, Rechte,
Sei uns ein Vorbild
Jener geahnenden Wesen!

Platinum metallicum, Platin, 3/2002

Platin ist allgemein dadurch bekannt, dass es neuerdings in den Auspuff der Autos mit Benzinmotor eingebaut wird, um dort als Katalysator zur Reinigung der Abgase beizutragen. Ein Katalysator ist etwas ähnliches, wie ein Lobbyist in der so genannten Demokratie: Er tut selber nichts, sondern er bringt nur die zusammen, die etwas tun sollen oder wollen, d.h. die einen wollen, dass die andern das von ihnen Erwünschte tun sollen. Dabei bleiben die Lobbyisten quasi unbeteiligt, wenn man einmal vom Preis ihrer „Dienstleistung" absieht. Der allerdings hat wiederum Ähnlichkeit mit Platin, indem beide einen hohen Preis haben. Manche *Schreiber* werden so ganz schön reich.

Platin gehört zu den Edelmetallen, wie Silber und Gold, aber auch zu den Schwermetallen, einer recht großen Familie, von denen so gut wie alle in der Homöopathie als Heilmittel dienlich sind. *Hahnemann* hat aus dieser Gruppe schon einen großen Teil selber geprüft und in die Homöopathie eingeführt, so auch Platinum metallicum, dessen Prüfsymptome in Band V seiner *„Chronischen Krankheiten"* zu finden sind. Dort stehen dann auch die Symptome, die als besonders charakteristisch für Platin angesehen werden und die sich in der Praxis sehr bewährt haben:

„Phantasietäuschung, beim Eintritte in das Zimmer, nach einstündigem Fussgange als sey Alles um sie sehr klein und alle Personen physisch und geistig geringer, sie selbst aber körperlich gross und erhaben; das Zimmer scheint ihr düster und unangenehm; dabei Bänglichkeit, trübe, verdriessliche Stimmung, drehender Schwindel und Unbehaglichkeit in ihrer sonst lieben Umgebung; im Freien, bei Sonnenschein, vergeht stets Alles. (Sy. 35)

Verächtliches, bedauerndes Herabblicken auf sonst ehrwürdige Leute mit einer gewissen Wegwerfung, in Anfällen, ohne ihren Willen.(Sy.36)

Hoffärtige, stolze Empfindungen.(Sy. 38)

Unheilnehmend, kalt, zerstreut, in Gesellschaft von Freunden, im Freien; sie antwortet nur, wenn sie muss, und halb bewusst, erst nachher überlegend, ob ihre Antwort passend gewesen sei; ihre Gedanken waren stets abwesend, ohne dass sie wusste, wo sie seyen.(Sy. 39)

Gleichgültigkeit, es war ihm gleich, ob seine abwesende Gattin sterbe. (Sy. 40)

Diese Symptome zeigen bei der Mittelprüfung, dass der Mensch durch Platin in eine eigentümliche Distanz zu seiner Umwelt gerät, die sich auch noch in weiteren Symptomen wieder spiegelt:

„Verächtlich ist er hart zu Untergebenen und freundlich und höflich zu Vorgesetzten und zu Fürchtenden", ein Symptom, das auch Lycopodium, Veratrum und Lachesis haben. Ferner steht das Mittel bei „Angeber", „Charlatan", „Grausamkeit", „Widerspruch unerträglich", „Wahnidee, ist allein in der Welt", „W., es sei eine Kluft zwischen ihm und anderen"W., er sei sehr gross", „W., er sei eine grosse Persönlichkeit", „W., er sei adelig", usw., auch „diktatorisch", „Excentrizität", „Selbstüberschätzung", „Extravaganz", „zu exclusiv", „Hochmut", „hartherzig", „fühlt sich wichtig", „gleichgültig gegen das Wohlergehen anderer", „Gefühl der Isolation", „Verschwender aus Angeberei", „Undankbarkeit", also ein Fülle von Symptomen, die ein Monster von Hochmut und Stolz vermuten lassen. Aber schon in den Prüfsymptomen, die Hahnemann aufzählt, finden sich ganz gegenteilige Züge, nämlich viele Angstsymptome, vor allem vor dem Sterben, Weinerlichkeit, wobei ein Stimmungswechsel zur Heiterkeit rasch folgen kann, Neigung zu Selbstmord mit gleichzeitiger Angst vor dem Tod und mangelhaftem Mut dazu. Feigheit, Schreien um Hilfe und Unterstützung.

Wir finden also ein manchmal sehr widersprüchliches Bild, bei dem aber wohl fast immer im Hintergrund die Unnahbarkeit des Edelmetalls Platin, das auch in der Natur nur wenig Verbindungen eingeht, zu bemerken ist. Man kann sich auch gut vorstellen, dass gewisse Positionen angestrebt werden (*Sy.: „Ehrgeizige Ziele werden mit jedem nur möglichen Mittel zu erreichen versucht"),* z.B. als Politiker oder Politikerin. Da ist dann schon mancher auf die Nase gefallen. Aber auch „große" Figuren der Geschichte hätten vielleicht dieses Mittel gebraucht, denn *„Verlangen zu töten",* sogar *„die eigenen Kinder, den Ehepartner, diejenigen, die man lieb hat",* wobei dieser Impuls zu töten, ganz plötzlich auftritt, z.B. *„beim Anblick eines Messers".* Man könnte an Stalin, Hitler oder die klassischen Gestalten aus der römischen Geschichte denken, wie Nero oder Caligula. Eine so blutrünstige Gestalt, wie Lady McBeth, könnte so jemand gewesen sein.

Bekannt ist die überaus große sexuelle Erregbarkeit von Platin bei beiden Geschlechtern mit einer enormen Berührungsempfindlichkeit der Geschlechtsorgane. Homosexualität beider Geschlechter, Geilheit, Libertinismus, Perversionen etc., dagegen auch Religiosität mit dem Bedürfnis Buße zu tun, abwechselnd mit sexueller Erregung oder Melancholie.

Hier möchte ich vorsichtshalber einige Worte zur Homosexualität sagen: Sie ist endlich nicht mehr strafbar und wird zunehmend gesellschaftlich als eine menschliche Eigenschaft akzeptiert, wie ja auch heute kein Mensch mehr auf die Idee kommt, Irrsinnige wegen ihres Verhaltens zu strafen, wie das noch zu Hahnemanns Zeiten üblich war. Mir ist immer wieder der Vorwurf gemacht worden, wenn ich Homosexualität als zu verwertendes Symptom in der Homöopathie erwähnte, dass diese keine Krankheit sei, sondern „normal" sei. Wir verwenden in der Homöopathie viele „normale" und „positive" Symptome, z. B. *„gütig, liebevoll, herzlich"*, ein Symptom, das bei vielen Mitteln vorkommt ebenso wie *„Mitleid". Oder Religiosität, Fröhlichkeit, Tanzen, Idealismus, Milde, sehr gutes Gedächtnis, freundliche Stimmung, Verlangen Klavier zu spielen, Objektiv vernünftig, Beten, romantische Gefühle, Ernsthaftigkeit, Singen*, alles Symptome die z.B. bei Platin vorkommen können.

Für uns ist bei der Mittelfindung wichtig, ob eines dieser „normalen" Symptome jetzt vorhanden ist, ob es hervorstechend ist und ob es andauernd vorhanden ist, und dass es möglichst im Zusammenhang mit der jetzt geklagten Krankheit auftritt oder bei ihr auch deutlich vorhanden ist. Wir sollen als Homöopathen uns immer jeglicher Wertung der Symptome vor allem im moralischen Sinn enthalten. Wir sind eben keine Richter, Politiker, Erzieher, Priester o. ä., sondern Heilkundige, die zum Patienten ein „objektives", distanziertes Verhältnis bewahren müssen. Wenn jemand unter *„Kleptomanie"* leidet, oder ein *„Exhibitionist"* oder ein notorischer Lügner ist, geht mich das nur insofern etwas an, als es für mich ein verwertbares Symptom darstellt. Das gleiche gilt für das Verhalten von Patienten mir gegenüber: Wenn mich jemand beschimpft, meine Rechnung unverschämt findet, mir Vorwürfe wegen der Dauer der Behandlung und ihrer Erfolglosigkeit macht, das darf mich nicht innerlich berühren, sondern muss meine Beobachtung schärfen für das sich durch ein solches Verhalten offenbarende Symptom.

In der alltäglichen Homöopathie kommt Platin häufiger vor, als zunächst zu vermuten ist, denn wir haben es gewöhnlich nicht mit lauter V.I.P.s zu tun, sondern mit „normalen" Menschen. So jemand kommt etwa mit der Bemerkung: „Herr Doktor, ich habe schon einige Tage so eine Nebenhöhlenentzündung. Ich nahm schon einige Mittel, aber nun glaube ich doch, dass Sie mir etwas geben sollten, um meine Bemühungen zu unterstützen: Symptom: *„Schreien um Unterstützung"*. Auf Englisch heißt das: *„shrieking for aid"*, d.h. der Patient hat schon selbst etwas unternommen und lässt sich nun herab, den Fachmann aufzusuchen (natürlich nur den allerbesten, den Chefarzt, oder den „namhaften" Homöopathen, der seiner Wichtigkeit entspricht), um den sozusagen von gleich zu gleich an der bereits begonnenen Behandlung teilnehmen zu lassen. Hat er in dieser Beziehung schon etliche erfolglose Versuche gemacht, so wird die Sache dringender und er sagt: *„Herr Doktor, es geht nun schon so lange. Ich bitte Sie flehentlich, helfen Sie mir aus dieser misslichen Lage."* Hier benötigt er die Hilfe des Therapeuten, weil er sich nicht in der Lage fühlt, selbst etwas tun zu können: Symptom: *„Wahnidee, ruft um Hilfe"*, englisch: *„Delusion, calling for help"*. Es ist nun nicht mehr nur eine Unterstützung seiner eigenen Bemühungen, sondern er überlässt sich in seinem Unvermögen ganz dem Helfer. Letzteres tritt bei Platin nach dem ersten Stadium des um Unterstützung Bittens ein, wozu der Patient von seinem hohen Ross herunter muss. Zum Therapeuten nimmt er dann eine devote Haltung an, aber zur Sprechstundenhilfe kann er seine gewöhnliche Hochnäsigkeit nicht unterdrücken und benimmt sich ihr gegenüber von oben herab.

In der homöopathischen Praxis haben wir ja oft „studierte" Homöopathen als Patienten, die fleißig Vorträge hören, „Homöopathie aktuell" lesen, vor allem die Artikel von einem Dr. Gerhardus Lang, wobei sie den langweiligen Vorspann nicht immer wiederholen, und die glauben, das ginge immer so locker vom (hohen) Hocker, bis sie dann nicht mehr weiterkommen. Dann geht es oft wie oben beschrieben. Platin ist da ein herrliches Mittel.

Zwei Fälle aus der Praxis von Dr. Sehgal illustrieren:

Fall Nr. 1:

Eine Patientin, eine Lehrerin, sagt: „Doktor, ich fühle mich schwach. Ich kann meine Arbeit nicht tun. Ich verschiebe sie von einer Stunde auf die Nächste. Ich muss mich hinlegen, um wieder zu Kräften zu kommen. Bitte geben Sie mir ein Tonikum. Ich muss Ihnen noch sagen, dass ich alle 6 Monate routinemäßig Vitaminspritzen erhielt."

Ohne diesem Symptom Wichtigkeit beizumessen, verschrieb ich ihr auf Grund ihrer anderen Symptome etwas. Alle anderen Beschwerden, außer diesem hier verschwanden.

1.WAHNIDEEN, Hilfe, ruft um (Delusions, help, calling for)

Nach zwei Monaten erschien sie wieder und sagte: „Ich werde immer schwächer. Ich glaube nicht, dass ich noch einen Tag arbeiten kann. Die Examen kommen und ich kann überhaupt nicht daran denken, Urlaub zu machen. Seit ich bei Ihnen in Behandlung bin, komme ich (1) und bitte Sie um Hilfe. Wenn Sie etwas tun können, ist es in Ordnung, sonst muss ich auf diese Vitaminspritzen zurückgreifen, weil ich sonst nicht zurechtkomme."

Aufgrund ihres Tonfalls und ihrer Sprechweise gab ich ihr eine Dosis Platina C30 und sagte ihr, sie möchte nach

24 Stunden Bescheid geben. Am nächsten Tag kam sie und erklärte: „Mein lieber Doktor, Sie haben ein Wunder bewirkt." Ich entgegnete: „Brauchen Sie die Vitamine noch?" Sie sagte: „Nicht im geringsten. Nun bin ich noch überzeugter, dass Sie alle meine Beschwerden heilen können."

2. SCHREIEN, Unterstützung, nach (Shrieking, aid, for)
1. WAHNIDEEN, Hilfe, ruft um (Delusions, calling, help, for)

Bei nachträglicher Betrachtung, spürte ich, dass sie von Anfang an um (2) „Unterstützung (aid)“ bat, aber das entging meiner Aufmerksamkeit. Erst als ihr Zustand vom Stadium des „um Unter-stützung bitten" wegrutschte und den Punkt erreichte, wo man (1) „um Hilfe ruft“ wurde mir die Sache klar und Platina wirkte Wunder.

Spezifika zu empfehlen, führt in die Irre, weil es dem Arzt die saubere Methode der Mittelsuche abgewöhnt. Deshalb möchte ich Ihnen nicht dazu raten, dass Sie Platina jedem verordnen, der nach einem Tonikum fragt. Aber ich möchte betonen, dass Sie in Fällen wie diesem, Platina in Erwägung ziehen müssen, bevor Sie die endgültige Wahl treffen.

2. SCHREIEN, Unterstützung, nach (Shrieking, aid, for)
1. WAHNIDEEN, Hilfe, ruft um (Delusios, calling, help, for)

Um ein gründliches Studium von Platina zu betreiben, sollten wir unsere Aufmerksamkeit noch auf andere Rubriken, außer „SCHREIEN, Unterstützung, nach” und „WAHNIDEEN, Hilfe, ruft um” richten. Solange der Patient nur „Unterstützung” benötigt, ist seine Verhaltensweise und die Art des Sprechens hart, aber wenn er das Stadium von „Hilfe rufen um" erreicht, wird er milder bis hin zum Bitten und Flehen, etc.

Es gibt eine andere, charakteristischere Rubrik von Platina, die heißt „VERÄCHTLICH, hart zu Untergebenen und angenehm und freundlich zu Vorgesetzten oder Leuten, die er zu fürchten hat." Ich erinnere mich an ein gutes Beispiel bezüglich dieser Rubrik.

Fall Nr. 2:

Eine Dame hatte Flecken auf ihrem Ge-sicht und war sehr beunruhigt. Sie sagte: „Doktor, tun Sie was Sie wollen, aber Sie müssen mir helfen, diese Flecken loszuwerden, weil ich mich sehr klein und hässlich damit fühle, wenn ich Leute treffe." Ich entgegnete: „Welche Art von Leuten wollen Sie nicht gerne treffen?" Sie antwortete: (3) „Es ist nicht irgendjemand, sondern nur Leute, wo ich meine, dass sie über mir stehen. Ich habe dort das Gefühl, die Würde meines Mannes oder meine sei von ihnen abhängig."

3. VERÄCHTLICH, hart gegen Untergebene und liebenswürdig zu Vorgesetzten oder zu Fürchtenden (Contemptuous, hard for subordinates and agreeable, pleasant to superiors or people whom he has to fear)

Dieses gab mir den Anlass, ihr Platina zu geben, welches den gewünschten Effekt hatte.

Ich habe deshalb die beiden Fälle von Dr. Madan Lal Sehgal genommen, weil wir die traurige Nachricht erhielten, dass er am 30. Mai 2002 verstorben ist. Er hat uns eine unvergleichliche Bereicherung in der Ausübung der Homöopathie hinterlassen, so dass wir ihm zu grosser Dankbarkeit verpflichtet sind. Meine Freunde und ich selber werden alles tun, um seine Ideen für die Homöopathie immer fruchtbarer werden zu lassen.

Kurzbiographie von Dr. Sehgal

Dr. Madan Lal Sehgal, nun 62 Jahre alt (Febr.1990), war die meiste Zeit seines Lebens ein Wanderer. Er wurde in Pindigheb, nahe der Nordwest-Grenze, jetziges Pakistan geboren. Sein Vater war Schullehrer und ein Idealist. Wegen der Krankheit der Mutter wurde Madan Lal kurz nach seiner Geburt in eine andere Stadt zu seinen mütterlichen Großeltern geschickt. Um seine Schulbildung zu ermöglichen, musste er wegen häufiger Dienstversetzungen seines Vaters oft die Schule wechseln. Er machte 1945 Abitur.

Da seine Familie nicht wohlhabend war, nahm er eine kleine Arbeit in einer Verteidigungseinrichtung in Rawalpindi an. Bald danach kam die Teilung und er emigrierte nach Dehradun in Indien in eine ähnliche Einrichtung. Währenddessen ließen sich seine Eltern auf der Suche nach einer Bleibe in Delhi nieder und, um mit ihnen zusammen sein zu können, musste er dort Gelegenheitsarbeiten annehmen, bis er 1953 im Post- und Telegraphenamt eine Büroanstellung bekam.

Da er mehr wissen wollte, beschloss er zu studieren und legte ordnungsgemäß sein Bakkalaureat an der philosophischen Fakultät ab. Im Postamt wurde er auch in Gewerkschaftsaktivitäten gezogen, aber er bildete sich beruflich fort. Seine ruhelose Suche nach anderen Wegen von Wissen und Aktivitäten führte ihn zur Homöopathie. Für praktische Übungen besuchte er eine homöopathische Praxis in Connaught Place, New Delhi, was ihn aber nicht sehr weit brachte. Aber er war von der homöopathischen Literatur fasziniert und er setzte seine Studien von Kents Werk fort. Seine anfänglichen praktischen Bemühungen waren erfolglos. Den Anweisungen Doktor Kents folgend, saß er gewöhnlich lange Zeit an der Bettkante der Patienten, um die Symptome und Beobachtungen gründlich zu studieren. Dieser nützliche Charakterzug bewährte sich bei einer sich ergebenden Gelegenheit. Während er zwei oder drei Malariafälle einer befreundeten Familie beobachtete, kam ihm die Idee, nur die Geist/Gemütssymptome zu benutzen, ohne die anderen Symptome zu beachten, und erzielte erstaunlich erfreuliche Ergebnisse. Dies führte dazu, dass er auf dieser Linie fortfuhr, und er hatte ermutigende Erfolge. Während dessen machte sein älterer Sohn sein Examen in einer regulären Homöopathieuniversität. Dann brachte er ihm (Sohn) und einigen wenigen Freunden seine neuentdeckte Technik bei, was sich als sehr erfolgreich erwies.

1983 kündigte er seinen Dienst und ging in den vorzeitigen Ruhestand, um sich mit ganzem Herzen seiner neuen Methode zu widmen. Seitdem hat er eine Reihe von homöopathischen Mittelstudien herausgebracht und therapeutische Vorgehens-weisen dargestellt. Ebenso entwickelte er eine Sichtweise von Gesundheit, Krankheit und der allgemeinen Richtung von korrekter Behandlung, die mit seiner Technik im Einklang steht. Diese Arbeiten sind bereits früher erschienen.

Nachdem er dreißig Jahre in einem älteren Stadtteil von Dehli gewohnt hatte, lebt er nun in seinem eigenen Haus in einem neu entwickelten Trans Yamuna Gebiet zusammen mit seiner Frau, und seinen beiden Söhnen, die beide eine homöopathische Ausbildung an einer Universität abgelegt haben.

Cantharis, Spanische Fliege, 4/2002

Obwohl *Hahnemann* selbstverständlich das zu seiner Zeit viel verwendete Pharmakon kannte und darüber auch geschrieben hat, nahm er selber zwar eine Prüfung mit dem Arzneimittel vor, hat die Ergebnisse aber eigentümlicherweise nicht in seine Veröffentlichungen aufgenommen. Später wurde es auf Grund seiner vergiftenden Wirkungen, aus denen eine Menge der registrierten Symptome stammen, in die Homöopathie eingeführt. Es wurden dann auch unbedeutende Prüfungen am Gesunden durchgeführt. Ob es in neuerer Zeit noch Prüfungen gegeben hat, ist mir nicht bekannt. Trotz dieser Umstände besteht eine reichliche Auswahl an Symptomen, die einen Einsatz des Mittels möglich machen.

Hergestellt wird es aus der Spanischen Fliege, die natürlich nichts mit dem deutschen Fernsehpfarrer zu tun hat, ein Insekt, das in Mittel- und Südeuropa vorkommt, mit seinem wissenschaftlichen Namen Cantharis vesicatoria L. oder moderner Lytta vesicatoria Fabr., ein Käfer aus der Familie der Meloidae. Das sind liebliche Tierchen, die nach Insektenart massenhaft auftreten können und eine ganz eigene Weise der artspezifischen Fortpflanzung aufweisen: Die Weibchen legen vier- bis zehntausend (!!!) Eier - eine auch für Käfer hohe Zahl – auf den Boden. Aus diesen schlüpfen die sehr beweglichen, äußerst zweckmäßig gebauten Larven, klettern an den Pflanzen hoch bis zu den Blüten, um dort sich an ein gelandetes behaartes Insekt anzuklammern und als blinder Passagier auf die Reise zu gehen. Hat es sich um eine Erdbiene gehandelt, so landet sie in deren Nest und frisst die dort abgelegten Eier der Biene. Dann häutet sie sich zum zweiten Larvenstadium, wobei sie nur noch rudimentäre Beine aufweist, blass und dick ist und sich vom Fleischfresser zum überzeugten Vegetarier gewandelt hat: Sie ernährt sich von Pollen und Nektar, den die Wirtsbiene für den eigene Nachwuchs herbeigeschafft hat. Nachdem sie sich damit groß gefressen hat, häutet sie sich ein weiteres mal, ohne die Gestalt zu verändern. Dann verlässt sie ihr Quartier und gräbt sich in die Erde ein und häutet sich nochmals zu einer weiteren Larvenform (Scheinpuppe), in welcher Form sie überwintert. Im Frühjahr häutet sie sich abermals, wenn auch nur für ein paar Tage, wonach sie sich verpuppt. Nach vier Wochen entschlüpft derselben der fertige Käfer – *„alles* *in allem ein höchst umständlicher Entwicklungsverlauf"* – wie der schildernde Zoologe aufseufzt.

Der Käfer tritt manche Jahre in großen Mengen auf und fällt durch seinen scharfen Geruch auf, weidet seine Wirtssträucher kahl und zieht dann weiter auf den nächsten Busch, ein Verhalten, das sich vor allem bei den marodierenden Kriegshorden seit alters her bis heute wieder findet. Ähnlich wie letztere sind sie grün gefärbt, auffällig smaragdgrün und glänzend in ihrem Chitinpanzer, wie im 30-jährigen Krieg.

Die bekannteste Wirkung von Cantharis ist die auf die Haut: in genügender Konzentration aufgebracht, verursacht sie eine Blase, die mit seriöser Flüssigkeit gefüllt ist. Dieser Effekt wurde als sog. ableitende Wirkung benutzt, so in der Vorstellung, dass man das in der Tiefe wirkende „Krankheitsgift" ablenkt auf die Oberfläche, um es dann bequem entfernen zu können, sozusagen ein Vorläufer der heute allerorts geübten und beim Patienten gefürchteten Punktion. Hahnemann verwahrt sich gegen derartige Prozeduren, wie auch gegen Aderlass usw., die ja doch nur die Hilflosigkeit und Obskuranz der Heilkundigen offenbarte, ein Zustand, der anhält und solche Methoden immer wieder fröhliche Urständ feiern lässt.

Die Blasen ziehende Wirkung wird bei der homöopathischen Verordnung bei Verbrennungen 2. Grades in Rechnung gestellt, wobei dann der Fehler unterläuft, nach „bewährten" Indikationen es bei jeder Verbrennung zu geben, was eben nicht homöopathisch gehandelt ist. Auch bei solchen scheinbar gleichartigen Erkrankungen ist eine individuelle Verordnung erforderlich, wie es sich zum Glück bei der Behandlung von Verletzungen und Verletzungsfolgen langsam herumgesprochen hat. Eine weitere Quelle des Misserfolgs ist die „bewährte" Indikation der akuten Blasenentzündung mit blutigem Urin. Das ist zwar auch eine Vergiftungswirkung des Cantharidin – wie das spezifische Gift heißt - , aber noch kein hinreichender Grund, es bei jeder Blasenentzündung anzuwenden. So gibt es eine Unzahl von Giftwirkungen des Mittels, die in leidvoller Erfahrung im Laufe der Jahrhunderte gesammelt wurden bis hin zum Tode, der nach der Einwirkung von nur 0,01 – 0,03 g Cantharidin beim Menschen eintritt. Eine lustvolle Berühmtheit erlangte das Mittel durch seine die Geschlechtorgane reizende Giftwirkung, sozusagen ein Vorläufer von Viagra. Aber es sollte auch bei nicht eingeschränkter Potenz die Erregbarkeit vor allem der unersättlichen Männer „aufgeilen", da das sexuelle Vergnügen nun einmal für viele durch nichts sonst auf der Welt übertroffen wird. Entsprechend sind die Preise für die Droge nicht ganz niedrig. Symptome: schmerzhafter Priapismus, d.h. Dauersteife des männlichen Gliedes, Satyriasis, d.h. an erotische Manie grenzendes Geschlechtsverlangen bei Mann und Frau. Ferner werden Blasen bildende Hauterkrankungen, Erysipel (Wundrose), Rippenfellerguss u.ä. Zustände als Indikationen genannt.

Da die fortschrittliche Homöopathie sich im Wesentlichen auf den Geist-Gemütszustand des Patienten stützt (s. auch §§ 210 – 213 Organon der Heilkunst von Hahnemann), kommen wir also nicht umhin, uns diesen bei Cantharis vorzunehmen. Da findet sich nun ein Symptom, das heißt: *„Delirium, schreit anhaltend um Hilfe" (Delirium, crying for help).* Mit Delirium ist ein Zustand gemeint, wo der Patient nicht so richtig bei sich ist, er ist auf gut schwäbisch*„nebe' d'r Kapp"*', er schreit oder ruft etwas, aufgebracht vor Schmerzen oder Angst: *„Hole mir den Idioten von Arzt, tu' doch was, oder ruf den verdammten Notarzt!"* Er bringt zum Ausdruck, dass er totale Hilfe benötigt, nicht nur etwas Unterstützung. Und das drückt er jammernd oder weinend aus, aber auch ungeduldig und mit wüsten Beiworten für die, deren Hilfe er braucht. Er hat keinen Respekt vor ihnen : Sy:*„Gotteslästerung".*

Stramonium kann auch in so einem Zustand sein: „Herr Gott, hilf mir doch!" aber Cantharis schreit dann: *„Himmelsakrament noch mal, kann denn keiner ans Telefon gehen und den verdammten Arzt holen!? Ich halte diese Scheiße nicht mehr länger aus." Sy: Überdruss (Ennui).* Er wird also fluchend um Hilfe schreien, während Stramonium sich Hilfe von Gott oder ähnlichen guten Mächten erhofft.

Cantharis nimmt einem alles krumm, Sy: *„gereizt durch Beleidigungen".* Einesteils sind sie sentimental, auf der anderen Seite schimpfen sie gotteslästerlich. Ihr Geschäft steht ihnen über allem (SY: *Reden von Geschäften),* sie verfluchen die Krankheit. Sie sind brutal gegen ihre Umgebung (*Grausamkeit*), geraten in einen Zustand von unkontrollierbarer Wut durch ihr Leiden, in der sie alles kurz und klein schlagen, sind besessen von zwanghaften Vorstellungen, von etwas gepackt zu sein, das sie nicht loslässt: *„Warum geht diese Scheißkrankheit nicht endlich zu Ende?" „Lass mich in Ruhe, keiner soll kommen!"* Es ist als ob der Teufel von ihnen Besitz ergriffen hätte.

Manchmal fallen einem Figuren aus grausigen Kriminalfilmen ein, Zuhälter, Mädchenhändler und –schänder, Soldateska, Konsumenten von grausamen Videos, an denen sie sexuelle Lust entwickeln usw.: *„Trunkenheit mit sexueller Erregung."*

Im Faust wird das Insektenvolk dem Mephisto zugesellt:

„Der Herr der Ratten und der Mäuse,
Der Fliegen, Frösche, Wanzen, Läuse.....

Als Mephisto den Faust mit dem Sing-Sang seiner Truggeister eingelullt hat und er in einem „Meer des Wahns" schlummert, macht er sich davon, um frisch gestärkt wieder zu erscheinen, um den Faust „abzuschleppen" in Auerbachs Keller. Davor versichert Faust ihm, dass ihm das Leben „verhasst" sei, dass es ihm auf cantharidisch „zum Kotzen" ist, um dann in einer Hasstirade die ganze liebenswürdige Welt zu verfluchen.

Faust:
Wenn aus dem schrecklichen Gewühle
Ein süß bekannter Ton mich zog,
Den Rest von kindlichem Gefühle
Mit Anklang froher Zeit betrog:
So fluch' ich allem was die Seele
Mit Lock- und Gaukelwerk umspannt,
Und sie in diese Trauerhöhle
Mit Blend- und Schmeichelkräften bannt!
Verflucht voraus die hohe Meinung,
Womit der Geist sich selbst umfängt!
Verflucht das Blenden der Erscheinung,
Die sich an unsre Sinne drängt!
Verflucht was uns in Träumen heuchelt,
Des Ruhms, der Namensdauer Trug!
Verflucht was als Besitz uns schmeichelt,
Als Weib und Kind, als Knecht und Pflug!
Verflucht sei Mammon, wenn mit Schätzen
Er uns zu kühnen Taten regt,
Wenn er zu müßigem Ergetzen

Die Polster uns zurechte legt!
Fluch sei dem Balsamsaft der Trauben!
Fluch jener höchsten Liebeshuld!
Fluch sei der Hoffnung! Fluch dem Glauben,
Und Fluch vor allem der Geduld!
Geister-Chor unsichtbar:
Weh!Weh!
Du hast sie zerstört,
Die schöne Welt,
Mit mächtiger Faust;
Sie stürzt, sie zerfällt!
Ein Halbgott hat sie zerschlagen!
Wir tragen
Die Trümmern in's Nichts hinüber,
Und klagen
Über die verlorene Schöne.
Mächtiger
Der Erdensöhne,
Prächtiger
Baue sie wieder
In deinem Busen baue sie auf!
Neuen Lebenslauf
Beginne,
Mit hellem Sinne,
Und neue Lieder
Tönen darauf!

Text Goethe/Faust Vers 1583 - 1606
So etwa könnte man sich den Zustand des Cantharis-Kranken vorstellen.

Veratrum album, Weißnießwurzel, 1/2003

Wenn man von Tiefenkastel in der Schweiz die Strasse zum Julier-Pass hinauffährt, so findet man im Hochsommer (Juli-August) die bis zu 150 cm hohen Stauden des weißen Germer - wie die Pflanze auch heißt - an den steilen nassen Hängen und feuchten Fluren des beginnenden Hochgebirges stolz auf die Flachlandtouristen hinabschauend, wenn sie ohne aufzublicken die relativ schmale Passstrasse hinaufkeuchen. Wandert man die Strecke, so kann man die stolzen Gewächse nicht übersehen, die ihre weißen bis gelblichen, eher unscheinbaren Blüten nach einer langen Vorbereitungszeit von 10 Jahren entfalten. Veratrum gehört zu den Liliengewächsen, wozu auch die gemeine Küchenzwiebel oder der Knoblauch gehören. Aber durch ihren hohen Standort unterscheidet sie sich deutlich vom gemeinen Volk, über das sich der Veratrum-Kranke durchaus erhaben fühlt.

Hahnemann hat sich in seiner Habilitationsschrift 1812 in Leipzig mit der Rolle der Pflanze im Altertum beschäftigt und schon 1805 in den Vorläufern der Reinen Arzneimittellehre einiges über sie veröffentlicht. Im Band III derselben lässt er sich im Vorspann zur *Weissniesswurzel* folgendermassen aus: „*Indess ist so viel gewiss, dass die Alten nicht so viel Ruhm mit ihren Weissniesswurzel-Curen zu Anticyra und anderwärts in Griechenland hätten einerndten können, wenn sie nicht sehr viel damit ausgerichtet und nicht sehr viele Kranke mit diesem Arzneigewächs zur Gesundheit gebracht hätten.*“ .... „*Welche Kraft diese Arznei zur Beförderung der Heilung fast eines Drittels von den Wahnsinnigen in den Irrenhäusern besitze, ahneten die Aerzte nicht, da ihnen unbekannt blieb, welcher besonderen Art von Wahnsinn diese Wurzel entgegegnzusetzen, und in welcher Gabe sie wirksam und doch ohne Nachtheil anzuwenden sei.*“......*So ist es auch ganz unwahr, dass die Gemüths-und Geisteskranken überhaupt ungeheuere Arzneigaben brauchten und vertrügen, wie sich noch jetzt unsere Aerzte einbilden. ......In solchen Krankheiten leidet aber auch die allgemeine Gesundheit überhaupt am wenigsten, und die Personen sind von dieser Seite oft sehr robust; größtentheils hat sich das Uebel auf* ***die feinen, unsichtbaren, durch keine Anatomie zu entdeckenden Geistes-und Gemüths-Organe (die der bloss geistigen Seele zum Medium dienen, den gröberen Körper zu regieren) geworfen. Diese***

feinen Organe leiden am meisten in diesen Krankheiten, diese sind am krankhaftesten verstimmt." „ „ "

Ich habe dieses ausführlich zitiert, da sich kaum jemand die Mühe macht, die Original-Literatur von Hahnemann zu lesen, geschweige solche Ausführungen ernst zu nehmen oder gar zur Grundlage seiner Handlungen zu machen. Denn heute wird nirgends so viel und so hoch dosiert verordnet, wie in der Psychiatrie, und die meisten Homöopathen glauben, dass sie mit ihren „schwachen" Mitteln hier nichts ausrichten können. Da war der alte Hahnemann schon eine anderer Kerl, der immerhin mit dem Herrn Klockenbrink mindestens einen Irren zur vollen Gesundheit brachte.

Veratrum führt gerade in dieser Beziehung ein Dornröschen-Dasein, indem es in der üblichen Homöopathie hauptsächlich als bewährtes Kreislaufmittel mit kaltem Schweiß und heftigen Diarrhoen (Cholera) bekannt ist, dann hört es aber schon so gut wie auf. Dabei ist in der Aufzählung in der Reinen Arzneimittellehre ein Fülle von psychiatrische Symptomen aufgeführt.

Meine erste Erfahrung mit so einem Patienten war die folgende: Ein junger Mann hatte in Ungarn im Hochsommer bei großer Hitze an einem Fußball-Turnier teilgenommen. Auf der Heimfahrt zeigte er deutliche Symptome eines Sonnenstichs und fiel durch sein verrücktes Verhalten auf. Man wollte ihn zuhause gleich in die Psychiatrie einweisen, da er schizophren sei. Er weigerte sich jedoch und machte auf der Schwelle der Klinik kehrt. Irgendwie landete er in unserer Gemeinschaftspraxis: Er war ein netter, junger Mann, der vor allem dadurch auffiel, dass er jeden und jede, auch die schon bejahrten Doktoren, umarmte und küsste. Das zusammen mit der Diagnose des Sonnenstichs veranlasste mich, ihm Veratrum C 200 zu geben, wonach er schnell wieder normal wurde und der Psychiatrie nun wirklich entkam.

Auch Julius Mezger berichtet in seinem Lehrbuch einen Fall von Alterspsychose, den er erfolgreich mit Veratrum album behandelte. Der Fall ist im Folgenden mit freundlicher Genehmigung des Haug-Verlages abgedruckt:

Alterspsychose mit schweren Verwirrungszuständen und völliger Schlaflosigkeit: Bei einem 73jährigen pensionierten Pfarrer trat im Anschluß an ein schweres Magenleiden mit reichlichen Magenblutungen (röntgenologisch war nur eine Gastritis festzustellen) eine Alterspsychose mit schweren Verwirrungszuständen und völliger Schlaflosigkeit auf, die sein Verbringen in eine Heilanstalt für Geisteskranke dringend nötig gemacht hätte; doch wurde dieser von mir wiederholt geforderte Schritt von den Angehörigen abgelehnt, obwohl dieselben durch die nächtliche Unruhe des Kranken beinahe aufgerieben wurden. Meine Behandlung schien völlig aussichtslos zu sein. Ich meinte die Psychose durch Bekämpfung der auf 29% Hämoglobin stehenden Anämie bekämpfen zu müssen. Dies wollte aber nicht gelingen. Selbst eine Bluttransfusion von 400 g brachte keine Besserung des Nervenzustandes und nur eine unwesentliche Besserung des Hämoglobins. Alle Beruhigungs- und Schlafmittel nützten nichts, außer Morphium, von dem täglich Gebrauch gemacht werden musste.

Schließlich machte ich einen Versuch mit Veratrum album D 12, nachdem Zincum, Arsenicum und andere keine Wirkung hervorgerufen hatten. Damit stellte sich langsam, aber stetig zunehmend, eine Beruhigung des Kranken ein, der nun seine Nachtruhe fand und auch alle noch übriggebliebenen Magenbeschwerden verlor. Es war zu seiner Herstellung kein anderes Mittel mehr notwendig, auch die Anämie behob sich im Laufe von 2 bis 3 Monaten völlig, nachdem eine Beruhigung und Kräftigung der Nerven eingetreten und der Schlaf zurückgekehrt war.

Die Delirien waren ängstlicher Art gewesen und hatten sich mit seinen früheren Berufspflichten befaßt. Er stand zum Beispiel nachts auf, um ein Begräbnis abzuhalten, war aber schon nicht imstande, sich richtig anzukleiden, derart, daß er die Kleidungsstücke verwechselte und bald auch nicht mehr wußte, was er überhaupt wollte. Auch sah er frühere weltanschauliche Gegner vor sich und bemühte sich ständig, diese zu überzeugen, wobei sich aber stets seine Gedanken völlig verwirrten. Das Gedächtnis war für die Ereignisse der jüngst vergangenen Zeit ganz aufgehoben, auch für die frühere Zeit unsicher. Hervorstechend war neben der geistigen auch die körperliche Unruhe, die ihn trieb, Bett und Zimmer immer wieder zu verlassen.

Als der Kranke den Eindruck erweckte, daß er seine normale geistige Tätigkeit wiedergewonnen hatte, wurde Veratrum abgesetzt. Doch stellten sich dann im Laufe von etwa 2 Wochen Schlaflosigkeit und Andeutung seiner schon überwundenen Verwirrung ein, so daß Veratrum wieder eingesetzt wurde. Damit hat er sich wieder erholt, und es fehlt nicht mehr viel zu seiner früheren geistigen Frische. Der körperliche Zustand hat sich sogar über den

Zustand vor seiner Erkrankung erhoben. Die verwendeteVerdünnung war D 12, die Gabenwieder-holung 2mal täglich 5 Tropfen. (aus Mezger, Julius, Gesichtete Homöopathische Arzneimittellehre, 3. Auflage, Ulm 1966)

Da wir inzwischen gelernt haben, dass die in den Arzneimittellehren aufgeführten Symptome nur einmalige Versionen (Abarten) der jeweiligen Prüfer darstellen, die man schon bei der Zusammenstellung der Repertorien jeweils auf einen gemeinsamen Nenner bringen musste, so ist es auch umgekehrt notwendig, die Äußerungen und Verhaltensweisen der jeweiligen Patienten so zu verstehen, dass man sie einem bestimmten Symptom zuordnen kann, was nur durch eine Interpretation (Erklärung, Deutung, Auslegung) möglich ist. Es ist ein Verfahren, das sich in der Wissenschaft eingebürgert hat, um analoge (entsprechend, ähnlich, gleichartig) Tatbestände unter einem Begriff festzuhalten. Dieses ist eine Abkehr von einem positivistischen (Vorgehen, das nur das „Gegebene" gelten lässt, so wie es eben aufgetreten ist) Verwenden von Symptomen, wo eine möglichst wortgetreue Wiederholung des gegebenen Symptoms alleine gelten soll. Das ist bei den körperlichen Symptomen in der Homöopathie durchaus verständlich und vernünftig, denn rechts ist eindeutig rechts und der Fuß ist eben ein Fuß und keine Hand. **Aber bei den Geist-Gemütssymptomen ist eine Verwertung der Äußerungen und Handlungsweisen der Patienten nie so genau und „eindeutig", d.h. man muss das „Vieldeutige" zum „Eindeutigen" erst machen, damit man es dann dem einen Symptom und den ihm zugeordneten Mitteln zuordnen kann. Das ist die „Kunst" in der Homöopathie.**

Um nun zu Veratrum album zurückzukehren, werde ich einen Fall von *Sanjay Sehgal* wiedergeben, den er im Mai 2002 in Berlin vorstellte:

Ein 60-jähriger Mann war mit hohem Fieber seit 10 Tagen erkrankt, hatte Husten, Hodenschmerzen und Atemlosigkeit. Es gab Schwellungen des Bauches und Durchfall. Das Herz war vergrössert, in der re. Lunge war ein Schatten, den man einer Tuberkulose zuschrieb.. Die weissen Blutkörperchen waren auf 14200 erhöht, der Blutzucker auf 385 mg% und es bestand eine Gelbsucht. Er war seit einigen Tagen im Krankenhaus auf der Intensivstation behandelt worden. Man wusste nicht so recht, wie es weitergehen würde und Sanjay wurde gebeten, homöopathisch eizugreifen, da er der Vater eines Freundes von ihm war.

„Oh, Doktor, bring mich nach hause, bring mich heim, ich werde wieder gesund werden!“ „Meinen sie das ernst, dass sie wieder nach hause gehen wollen?“ „Ja, wir nehmen den Tropf einfach weg. Ich weiß, dass ich hier rauskommen kann. Da ist nichts verkehrt.“ „Aber in den Berichten sind schlechte Befunde!“ „60 Jahre war ich bei keinem Arzt. Ich kann nicht glauben, dass ich alle diese Krankheiten plötzlich haben soll. Ich habe getrunken, ein gutes Leben gehabt, ich kann mir nicht vorstellen, dass ich das alles auf einmal haben soll.. Bring mich nach Hause, es wird mir wieder gut gehen.“

Die ganze Familie machte sich Sorgen und suchte einen Ausweg. Sanjay hat ein Mittel gegeben und alle Symptome verschwanden. Was war geschehen:

Er war ein unverantwortlicher Mensch und Vater von 6 Kindern, die fast alle verheiratet waren, zwei Söhne lebten bei ihm. Er trank gewohnheitsmäßig Whisky, eine viertel Flasche jeden Tag. Weil das zu teuer war, ist er dann auf einheimische Getränke umgestiegen, dann auf Gutcar, eine Art Kautabak, was einem ein gutes Gefühl verschafft. Im Krankenhaus nahm man ihm als erstes seine Kleidung ab. Man fand in jeder Tasche Gutcar, Opium und Tabletten. Es wurde ihm strikt verboten, irgendetwas derartiges zu nehmen, sonst würde man ihn nicht behandeln. Die Familie kümmerte sich um ihn und nach drei bis vier Tagen ging es ihm besser und das Fieber sank. Dann sagte er: *„Bring mich nach hause, das sind keine Ärzte hier, ich kann das viel besser.“*

Einmal hat Sanjay ihm wegen Schnupfen Arsen gegeben, und nun gibt er allen Leuten mit Schnupfen Arsen. Er hat sich auf die Behandlung von Hämorrhoiden spezialisiert mit einer eigenen ayuvedischen Rezeptur. Damit verdiente er das Geld für seine Droge. *„Ich habe auch ein gutes Mittel für meine Gelbsucht, damit bringe ich es wieder in Ordnung. Bring mich nach Hause.“*

Vor der Einlieferung war er schon 10 Tage krank. Man gab ihm Insulin, die Werte sanken und auch das Fieber. Es ging ihm besser und man dachte, dass er bald nach hause gehen könnte. Man musste nicht mehr ständig bei ihm sein und auch die Krankenschwester passte nicht mehr ständig auf. Da hat er sich davongemacht und ging zum Tor. Sanjay kam gerade zu diesem Zeitpunkt an und auch der Sohn, der ihn fragte, was er hier mache: *„Oh, nichts, es war so stickige Luft da drin.“* Dann kam plötzlich der Torwächter und gab ihm etwas, und das war Gutcar. Er hatte den bestochen, ihm das zu bringen. Sein

Sohn fragte ihn:*" Was war das?" „Oh, nichts, ich muss jetzt dringend urinieren, hier ist keine Toilette, ich mache es einfach hier."* Der Sohn sagte: *„Doch nicht hier, jeder kann es sehen!" „Ich kann es nicht mehr halten, ich bin ein Kranker!"* Er kniete nieder, tat so, als würde er am Krankenhaustor urinieren, nahm aber in Wirklichkeit das Gutcar. Der Arzt war wütend über sein Verhalten, aber er sagte:*„Ich habe schon so viele Flaschen getrunken und bin nie gestorben, was kann mir das Gutcar schon anhaben."*

So war dieser Patient. Seine Frau lag im Bett. Beide hatten eine Staroperation gehabt. Die Frau hatte eine Infektion nach der Operation und konnte nicht mehr sehen. Er, der jeden Tag trank, hatte keine Infektion: *„Wie können Keime in meinem Körper überleben, wenn ich jeden Tag trinke. Doktor, sie essen und trinken nichts, so werden sie sterben. Ich habe 60 Jahre lang gegessen und getrunken und es ist nichts passiert."*

Er bekam ein Mittel und alle pathologischen Werte normalisierten sich und er ist wieder gesund.

Wie kam Sanjay auf das Mittel? Er nahm folgende Symptome:

1. Verlangen nach hause zu gehen: Das sagte der Patient wiederholt. Warum wollte er nach hause? Weil er dort keine Probleme hatte, seine Suchtmittel zu bekommen.

2. Voller Hoffnung: Er hatte keine Zweifel, dass alles gut gehen wird, obwohl er schwer krank war.

3. Kühn: Er glaubte, dass er in Bezug auf seine Gesundheit ruhig aus dem 4. Stock springen kann, ohne dass ihm etwas passiert.

4. Vorsichtig: Jedes mal fragte er, was er denn da bekommt, da ihm zunächst niemand sagen konnte, was für eine Krankheit er denn eigentlich hatte.

5. Schmutzig: Es machte ihm nichts aus, an der Pforte in aller Öffentlichkeit auf den Weg zu urinieren.

6. Ehrgeiz, setzt alle erdenklichen Mittel ein: Es handelt sich nicht um die Situation, dass etwas nur aus Ehrgeiz geschieht, sondern dass er alle möglichen Mittel einsetzte, um seine Ziele zu erreichen. So ein Verhalten kann man mit Ehrgeiz bezeichnen, auch wenn es mit dem Begriff „Ehre" im engeren

Sinn nichts zu tun hat. Es ist unter den Symptomen - Rubriken die einzige, die dem Verhalten des Patienten am ähnlichsten ist.

7. *Simuliert krank zu sein:* Er gibt vor, nicht mehr mit dem Urinieren warten zu können, bis er eine Toilette erreicht.

Wir haben hier einen nicht direkt „psychiatrischen" Fall, aber er ist trotzdem ganz schön am Rande des „Normalen". Wenn wir weitere Symptome von Veratrum aus dem Repertorium nehmen, so sind das schon recht verrückte:

Zerbeißt seine Schuhe und isst sie. Gibt vor taub oder blind zu sein. Isst Dreck und seinen eigenen Kot. Glaubt sei ein Prinz. Verschwendet Geld. Zerschneidet seine Kleider. Umarmt sogar leblose Dinge. Vorgetäuschte Schwangerschaft. Geschwätzigkeit über religiöse Dinge. Zorn durch Widerspruch mit blassem Gesicht. Anorexie (Magersucht). Hochmütig, ist hart zu Untergebenen und freundlich gegenüber zu Fürchtenden. Grausam, unmenschlich. Wahnidee sei Christus, sei etwas Besonderes, sei in Verbindung mit Gott, sei im Himmel und würde mit Gott reden, sei eine grosse Persönlichkeit, sei eine Person von Rang, sei die Jungfrau Maria, sei reich usw..

Ist diktatorisch, selbstüberheblich, geltungsbedürftig, extravagant, hochmütig, gierig, geisteskrank mit Stolz, bösartig, eifersüchtig, lügt und sagt niemals die Wahrheit, religiöse Manie, bösartig, Mangel an moralischem Gefühl, macht Dinge lächerlich, naiv, aber sehr intelligent, größenwahnsinnig, traditionelle Vorurteile, streitsüchtig, ungehobelt, eigensüchtig, schamlos, spioniert allem nach, um nur die hervor ragenden zu nennen.

Gegenwärtig haben wir ein breites Studienfeld, wenn wir in die höheren Ränge der Mächtigen dieser Welt blicken. Ein solches Sammelsurium an Niedertracht, Bösartigkeit, Rosstäuscherei, Ruhm- und Machtsucht, mit allen erdenklichen Mitteln seine materiellen und weltanschaulichen Ziele zu verfolgen, haben wir noch nie beisammen gesehen. Es ist eine apokalyptische Szenerie, die sich in ihrer Schamlosigkeit bis in jede Behausung ausbreitet. Es gäbe reichlich Veratrum album anzuwenden, wenn wir diese Herrschaften erleben, die im Namen Christi und im Namen Gottes die größten Schurkereien planen und begehen. Man hat das Gefühl, dass denen das Gewissen amputiert worden ist..

Aber wir dürfen nicht glauben, dass denen mit homöopathischen Mitteln beizukommen ist. Wenn wir uns nicht unserer eigenen Stärke und Vernunft inne werden und diese wirklich in die Wagschale werfen, wird uns keiner von diesen Dämonen befreien. Dem Einzelnen können wir mit dem Heilmittel helfen, aber die Angelegenheiten der Menschheit finden ihre Heilmittel nur in uns Menschen selbst. In dem Maße, wie wir uns selbst ergreifen und einbringen, werden wir nicht mehr von anderen für ihre Zwecke missbraucht.

„Oh Mensch erkenne dich selbst“ stand auf dem Orakel von Delphi. Diese Aufforderung ist von den Mystikern am Beginn der Neuzeit in der Folge der Reformation aufgegriffen worden. Insbesondere *Valentin Weigel* ragt weit hervor, obwohl er nicht den Bekanntheitsgrad eines *Jakob Böhme* erreicht hat. Er hat vor seinem Theologiestudium in Leipzig die *Fürstenschule St.Afra in Meißen* besucht, die gleiche Schule, die auch *Hahnemann* später besuchte. Genau wie letzterer wandte er sich dem Eigensein des Menschen zu als Antwort auf die Veräußerlichung der Religion auch in der Reformation. ***„Aude Sapere, incipe!“: „Habe das Herz Einsicht zu haben, pack es an!“*** stellte dann *Hahnemann* seinem Organon voran. Beide Wahrsprüche ergänzen sich und sind ohne einander nicht lebensfähig. Sonst geht es uns wie dem Veratrum-Kranken: Wir sind des Teufels.

Chamomilla, Matricaria chamomilla, Kamille, 2/2003

Auch heute kennt noch jeder Mensch zumindest in Europa die Kamille als Heilpflanze, und im schönen Italien bekommt man in jedem Lokal auf Wunsch Kamillen - Tee. Bei uns befindet er sich in der Hausapotheke, meist ungeliebt und wenig getrunken, da er angeblich abscheulich schmeckt. Das stimmt nicht so ganz, denn man kann sich daran gewöhnen, und manche Gesundheit Bewusste trinken ihn sogar als gewöhnlichen Tee, wobei sie aber riskieren, gerade dadurch Probleme zu bekommen. So kann man durch den Genuss des Tees Durchfall, Koliken und auch ganz schöne „Nerven" bekommen.

Das ist verständlich, denn die Pflanze, die sehr bekannt ist und überall als Unkraut wächst, wo man ihr nicht durch Kunstdünger und Schädlingsbekämpfungsmittel das Leben schwer macht, zeigt allein durch ihre Gestalt, dass sie die „Pflanze gewordene" Empfindlichkeit ist: Ihre Blätter zeigen eine ganz feine „Fiederung" und noch einige Auffälligkeiten mehr, auf die wir noch eingehen werden. Die Beschreibung der Kamille ist für mich ein Anlass, mich einmal mehr und hier besonders mit einem Thema zu beschäftigen, das neuerdings für Aufregung innerhalb der „Homöopathie", bzw. unter den Anhängern verschiedener Richtungen innerhalb derselben geführt hat.

Es war schon immer das Bestreben der Menschen, ein Verständnis für die Welt zu entwickeln, und das insbesondere von Kindern oft benutzte Wort „Warum?" begleitet uns - wenn auch in unterschiedlichem Masse - das ganze Leben. Ein Verlangen nach „Aufklärung", nach „Wissen" ist jedem Menschen zu Eigen, eine natürliche Neugier lässt uns nie los. Mein Hauptgrund, Medizin zu studieren, war nicht unbedingt mein Verlangen, Menschen zu helfen, sondern meine große Neugier: *„Die Medizin beschäftigt den ganzen Menschen, weil sie sich mit dem ganzen Menschen beschäftigt."* (*Goethe*) Das ist auch noch heute so. Schon früh haben die Menschen versucht zu verstehen, warum z.B. Pflanzen so verschieden aussehen, und insbesondere bei Heilpflanzen, deren Wirkung aus dem Altertum bekannt war (wobei der Ursprung des Wissens um deren Heilkraft im Dunkel liegt), wollte man aus der Gestalt, der Farbe, dem Geruch, dem Verhalten, der Jahreszeit der Blüte usw. verstehen, warum sie bei bestimmten Krankheitszuständen heilen. Sogar die Wirkung der Sterne (Astrologie) wurde mit einbezogen in diese Betrachtungen. Der größte Arzt der beginnenden Neuzeit – *Paracelsus* – war in dieser Kunst, die man später auch Signaturenlehre nannte, führend, und einige seiner Zeitgenossen haben versucht sie fortzuführen.

Einer unserer bedeutenden deutschen Homöopathen, *Emil Schlegel* aus Tübingen, hat in seinem Buch *„Religion der Arznei" („Das ist Gottes Apotheke")* der Signaturenlehre viel Platz eingeräumt und berichtet von einem Werk des neapolitanischen Gelehrten *J.B. Porta*, in dem die Kamille an mehreren Stellen erwähnt wird, und wo aus ihren Signaturen ein Zuordnung zu verschieden Krankheiten erfolgt. Sicher wird der Homöopath sich solcher Hinweise kaum noch bedienen, da er den Menschen als „Offenbarer" der Arzneiwirkungen durch die homöopathische Arzneimittelprüfung benutzen kann und dadurch noch viel genauer weiß, welcher Natur die Heilpflanze ist. Es ist eine deutlichere und viel feinere Ähnlichkeit zu entdecken, als durch das äußere Erscheinungsbild der Pflanze. Der Mensch ist eben das Maß aller Dinge.

Und doch können wir Hinweise zum Verständnis der Pflanze finden, wenn wir ihre „Signatur" studieren. Das hat z.B. der Anthroposoph *Wilhelm Pelikan* getan, der die Kamille auf den Seiten 276 u. 277 in seinem Buch *„Heilpflanzenkunde"* behandelt. (siehe am Ende des Artikels). Man benötigt diese Ausführungen gar nicht, wenn man Homöopathie ausübt. Aber schaden tun sie auch nicht, wenn man nicht glaubt, sie würden einem die Knochenarbeit des seine Heilkunst ausübenden Homöopathen ersparen oder gar ersetzen. Aber sie nicht zu kennen, nichts davon wissen zu wollen oder sie gar zu bekämpfen, ist töricht. Sie geben uns so viele Erkenntnisaspekte, die der wissbegierige Mensch nicht missen möchte, bereichern sie doch unsere Weltansicht oder auch Weltanschauung in erheblichem Ausmaß. Merke:

„Soviel warne ich im Voraus, dass Indolenz, Gemächlichkeit und Starrsinn vom Dienste am Altare der Wahrheit ausschließt, und nur Unbefangenheit und unermüdeter Eifer zur heiligsten aller menschlichen Arbeiten fähigt, zur Ausübung der wahren Heilkunde. (aus *Hahnemann*, Vorerinnerung zur ersten Auflage des Organon von 1810)

Schlegel weist darauf hin, dass die Kamille zu den Pflanzen gehört, die immer der menschlichen Siedlung bedürfen, um zu gedeihen. Zu diesen Pflanzen gehören einige unserer wichtigsten Heilpflanzen der Homöopathie, wie Bryonia, Chelidonium, Hyoscyamus und Stramonium. Andere, wie Belladonna, meiden die menschliche Siedlung. „*Und ganz betroffen stand ich 1909 im Hofe des berühmten Ospedale in Mailand, wo der Boden innerhalb der Frauenabteilung ganz mit Kamillen und Hirtentäschel überzogen war; sie erschienen hier wie in Kultur, wovon doch keine Rede sein konnte, denn die betreffende Hospitalabteilung ist auch „vorwiegend chirurgisch". – Sollte der Duft des Bodens und der Lüfte, sollten die menschlichen Ausleerungen so herausfordernd auf die Natur wirken?"* (zit. nach Schlegel S. 115). Es ist unsinnig, darauf hinzuweisen, dass *Hahnemann* von der Signaturenlehre nichts hielt. Sie hat ihren Stellenwert in der Geschichte der Medizin, sie kann uns helfen, das Wesen der Pflanze, der Tiere und auch des Menschen zu verstehen, Schließlich ist die Homöopathie auch eine Lehre von den „Zeichen (Signa) und Zufällen (Symptoma)", nur erfasst sie die Zeichen genauer und differenzierter und ordnet sie immer dem ganzen Menschen zu und nicht einer lokalisierbaren Krankheit. Sie ist insofern eine höher entwickelte Signaturenlehre.

So sind wir wieder bei unserer homöopathischen Kamille angelangt und haben sie bestimmt in jeder noch so kleinen Taschenapotheke. Denn jeder weiß, dass sie gut bei Zahn-, Ohren- und Bauchschmerzen hilft. Allerdings muss man dann auch wissen, wie sich der Patient in seinem Schmerzustand benimmt. Wenn er nämlich Chamomilla benötigt – und das weiß auch (fast!!!) jeder - , dann muss der Patient nicht einer sein, der die Zähne zusammen beißt und sich beherrscht, sondern das Geschrei muss „nervend" sein. Man hört es aus dem 4. Stock bei geschlossenem Fenster auf der Strasse. Dieses Geschrei hat bestimmte Charakteristika: es ist frenetisch (aus dem Griechischen, auf das Zwerchfell hinweisend, wo man früher den Sitz der Seele vermutete, noch bekannt als „Zwerchfell erschütterndes Lachen"), soviel wie wahnsinnig, vor Wut, bei Kindern, schlimmer nachts, Trost verschlimmert, während des Zahnens, hartnäckig, bei Schmerzen, während des Schlafes, sie können nicht beruhigt werden oder nur durch fortwährendes, möglichst schnelles Umhertragen, sie werden tobsüchtig vor Schmerzen, sie sind ungeduldig, alles geht zu langsam, sie sind hypochondrisch und hysterisch, sie verlangen ungeduldig viele Sachen, wollen aber von ihrem Lieblingsspielzeug nichts wissen. Launisch, verlangen nach Dingen, die sie dann zurückweisen, wenn man sie bringt, sie sind außer sich, beschimpfen ihre Eltern in der unflätigsten

Weise, Kinder schlagen und treten, werden steif und treten, sind schlecht gelaunt und wollen getragen werden: Man kann ihnen aber auch nichts recht machen. Sie sind die Hölle. Um Chamomilla auf Grund nur seines Gemütszustandes zu erkennen, hätte *Sehgal* nicht auftreten müssen. Dieses Mittel ist schon immer wegen seiner „Zustände" verordnet worden.

Hier nun ein Chamomilla- Fall, der zwar auch einige Züge der oben geschilderten Chamomilla - Symptome aufzeigt, aber doch nicht so, dass die behandelnden Homöopathen ihm gleich auf die Schliche gekommen sind.

Ein Junge von 4 Jahren litt an einem schweren Ekzem der Kopfhaut mit dicken, übel riechenden Krusten. Es juckte ihn heftig am Kopf. Wenn es ihm mit dem Ekzem und den Krusten besser ging, hatte er eine schweren Husten. Die Krankheit begann nach seiner Geburt als er einige Tage alt war. Das Kind roch so übel infolge der Kopfhautausschläge, dass die Lehrer ihm den Besuch der Schule verweigerten. Er hatte schon Stramonium, Cina, Mezereum usw. in unterschiedlichen Potenzen bekommen. Es brachte nur leichte oder keine Besserung.

Nachdem er vier Monate keine Besserung zeigte, wurde der Fall erneut aufgenommen. Wir fragten nach der Natur des Kindes.

Seine Mutter erzählte: Er ist sehr dickköpfig (1). Er wirft mit den Gegenständen, wenn er wütend ist (2). Wenn er darauf besteht, irgendetwas haben zu müssen, so bekommt er es auch endlich.. Wenn er das erreicht hat ist er glücklich (3). Wenn man ihn tröstet wird er böse (4). Folgende Symptome wurden nach der Sehgalmethode genommen:

1. *dickköpfig*
2. *Wut, wirft Dinge*
3. *Beruhigt, nur durch Getragen werden*
4. *Trost verschlimmert*

Wenn man diese Symptome im Repertorium auswertet, kommt als einziges Mittel Chamomilla heraus, das alle ausgewählten Gemütssymptome deckt. Es wurde in der C30 Potenz einmal gegeben. Im weiteren Verlauf gab es eine sofortige Besserung, die noch 2x nachließ, wonach dann nach 3 Wochen und nochmals nach weiteren 4 Wochen Chamomilla C6 jeweils eine Gabe verabreicht wurden. 3 Monate nach Beginn war eine 100%ige Heilung festzustellen, die nach 18 Monaten ohne weitere Behandlung fortbestand. Der Junge konnte in die Schule aufgenommen werden. Sein dickköpfiges und zorniges Verhalten war auch verschwunden.

Die erfahrenen Homöopathen werden sich am Symptom Nr. 3 stoßen, da dieses doch eigentlich nicht mitgeteilt worden war. Das stimmt aber nicht, sondern der Sehgal - Homöopath hatte es dem Verhalten des Jungen zugeordnet. Er gab nämlich keine Ruhe, ehe er nicht das hatte, was er haben wollte, d.h. er musste vom Zustand des Wunsches in den Zustand der Erfüllung des Wunsches von jemandem gebracht (getragen) werden, der ihm das durch das Herbeischaffen des gewünschten Gegenstandes ermöglichte. Man muss also schon etwas um die Ecken herum denken, ehe man sich sagen darf, hier ist nichts besonderes zu finden oder „Ich finde kein weiteres Gemütssymptom". Denn dann wäre man nicht auf Chamomilla gekommen, das ein weiteres wichtiges Symptom, nämlich den Wechsel zwischen Husten und Hautverschlimmerung **nicht** aufweist. Es ging hier um die Unterscheidung gegen Arsenicum album, das diesen Wechsel nämlich aufzeigt und auch in unserem „Leitsymptom" vorhanden ist, aber das nicht so unbeherrscht in der Wut Dinge umher wirft. Womit bewiesen ist *„......,dass bei homöopathischer Wahl des Heilmittels der Gemüthszustand des Kranken oft am meisten den Ausschlag gibt, als Zeichen von besonderer Eigenheit, welches dem genau beobachtenden Arzt am wenigsten verborgen bleiben kann"* (Hahnemann, Organon § 211).

Die „strengen" oder auch „klassischen" Homöopathen sagen, dass *Sehgal* hier die Grenzen der Homöopathie überschreitet. Aber 1.) *Hahnemann* hat hier keine Grenzen gesetzt und 2.) lassen wir uns in der Weiterentwicklung der Technik oder auch der Kunst der Homöopathie keine Grenzen setzen, die *Hahnemann* sich selbst auch nie gesetzt hat. Aber manche Homöopathen halten sich an den Spruch:

Zwei Ameisen
Wollten nach Amerika reisen.
In Altona auf der Chaussee
Da taten ihnen die Füße weh.
Da verzichteten sie weise
Auf den letzten Teil der Reise. (Ringelnatz)

Deshalb sitzen im hohen Norden der Bundesrepublik manche von diesen fußkranken Homöopathen. Sie bleiben lieber in den Grenzen ihres Landes und nähren sich redlich vom Eintopf ihres feststehenden Menus und schauen ungern über den Tellerrand.

Chamomilla Matricaria, die Kamille (aus Pelikan, Wilhelm, Heilpflanzenkunde) Das in der Kamille bildend sich Offenbarende näher kennenzulernen, versuchen wir, ihren Lebenskreis zu überblicken. Unserem Streben kommt ihr rasches Wachs-tum entgegen, das vom Samen an energisch in die Blatt-Spross-Blütenentfaltung drängt und nach wenigen Monaten in neuer Samenbildung den Kreisumlauf vollendet hat.

Aus dem im Herbst ausgefallenen Samen wird zunächst die zartfiederige Blattrosette, die überwintert, in der Frühjahrswärme den Sproß hinauftreibt, der sich kurze Zeit in vielen Knoten zusammengedrängt zeigt, bald aber im buschig-krausen, linienfeinen, goldgrünen Federgewirk der Blätter, in den vielen langgestielten Blütenköpfchen sich ausbreitet und zerteilt. Luftig, durchsichtig bis zum Boden, aufgelockert, nach oben aufgelöst erscheint nun die Pflanze, strahlig versprühend; doch trägt jeder Strahl am Ende die gesammelte Form der weißgoldenen Blüte und umschließt mit dem aufgewölbten Blütenboden einen Luftraum, jeder Blütenkorb einen «Lufttropfen».

Wer das Blatt näher anschaut, ist überrascht; so fadenförmig fein der Länge nach, so dicklich, gedunsen, mit nach unten zusammengerollten Blatträndern erscheint es im Querschnitt. Etwas Sukkulentes, Fettblattartiges zeigt sich, wie wir es z. B. bei manchen Salzpflanzen (Halophyten), etwa den Chenopodiaceen, kennengelernt haben; Die Kamille liebt auch salzhaltige Böden, sie gedeiht besonders gut in den « Szik-Böden » Ungarns, sodahaltigen, steppenartigen Gegenden der Theißniederung; die geruchlose Kamille (Matricaria inodora) ist sogar eine richtige Salzpflanze des Meeresstrandes. Salzpflanzen stauen gerne ihr Wachstum in dicklich-fleischigen, wassergedunsenen Blättern und bilden nur unscheinbare farb- und duftlose, verkümmerte Blüten. Man denke an den in diesem Buch geschilderten Queller (Salicornia). Die Beziehung zu solchen Salzprozessen deutet die Kamille im Blattquerschnitt an, überwindet sie aber und führt sie in ein Entgegengesetztes über in der feinen luftigen Fiederung und der sanften, aber doch kräftigen Aromatisierung. Sal und Sulfur, im Merkuriellen sich begegnend! Was aus solcher Grundlage erblüht, zeigt gedämpfte, milde beruhigte Entflammung. Das ätherische Kamillenöl, aus solchen Blüten herausdestilliert und dunkelblau, nicht hellgelblich, wie sonst ätherische Öle, hat eine stark entzündungshemmende Wirkung. (Azulene hat man die Stoffe genannt, die sich aus solcher Lebenstätigkeit in dieser Blüte vorbilden).

Unsere Pflanze liebt das Licht; Äcker, Wegränder, kargen, sandig-lehmigen Boden sucht sie, flieht Schatten und Feuchte. Ein feiner Kieselsäureprozeß durchzieht auch diese Pflanze, auf den Rudolf Steiner besonders hingewiesen hat; doch hat sie auch starke Beziehungen zum Kalk. Manchmal ist der Sproß bis zu den Blütenkörben hinauf dicht mit schwarzen Blattläusen besetzt, die von einem Zuckerbildungsprozeß profitieren, der ebenfalls die Pflanze durchzieht. Auf der Hinneigung zum Luftartigen (Lufttropfen im Blütenboden !), die bis zum Anfang seiner Eingliederung geht und eine besondere Beziehung zur Astralsphäre darlebt, beruht die starke Heilwirkung der Kamille auf abnorme Astralprozesse im Menschen: Verkrampfungen, Koliken in den Verdauungsorganen, Menstruations-, Schwangerschaftsbeschwerden, ferner Nervenschmerzen, Überempfindlichkeiten. Hinzu tritt die entzündungswidrige, heilende Eigenschaft, die vorzügliche Wirkung von Kamillenspülungen bei eiternden Wunden, überhaupt die Wundheilung fördernd. Aber auch Hautentzündungen, Schleimhautentzündungen hilft sie überwinden. Ist doch die ganze Kamillenpflanze beherrschte Entzündung, gebändigte Auflösung, salgezügelter Sulfur, und dieses ihr Wesenhaftes wird sich in jeden Stoff hinein abprägen, den sie in ihrem Lebensprozess bildet. Die in solche Stofflichkeit verdichtete Wesensart wird in der Heildynamik wieder frei.

Plumbum metallicum, Blei, 4/2003

Mit Blei verbinden wir den Begriff der Schwere: *bleischwer; was ist schwerer denn Blei* (Sir. 22,7); *sunken unter wie blei im mechtigen Wasser* (2 Mos. 15,10). Man erwacht aus einem bleiernen Schlaf, der Himmel ist bleiern verhangen vor einem Wetter. Pulver und Blei waren die tödlichen Mittel, nachdem das Schießen mit der Flinte erfunden war.

Die Soldaten im Krieg sprachen von der bleihaltigen Luft, und der vom blei Getroffene verfiel sofort der Schwerkraft und sank zur Erde nieder: er war nun ein Gefallener, für Volk und Vaterland, den zu ehren man nie versäumt hat.

Die Richtung zum Erdmittelpunkt, die der Schwerkraft folgt, die Senk-Rechte, wurde mit dem Senkblei ermittelt wie auch die Tiefe des Meeresgrundes. In der Technik war es am Beginn der Neuzeit neben der tödlichen Kugel auch durch die Kunst des Buchdruckens von großer Bedeutung. Ohne das Blei wäre es so schnell nicht zu letzterer gekommen. Damit begann auch die Zeit immer mehr zu rennen, immer etwas Neues musste her, um den rastlosen menschlichen Geist zu befriedigen.

Gehen wir weiter in die Tiefe der alten Geschichte der Menschheit, so ist gleich am Beginn der griechischen Götterwelt Streit, Mord und Ungemach. Weil nämlich der erste Gott Uranus einen Teil seiner Kinder zu stark fand und sie deshalb im Tartaros gefesselt hielt, verfertigte Gaia, seine Gemahlin, eine eiserne Sichel, die sie dem jüngsten Titanen Kronos gab, um damit den Uranos zu entmannen. Das gelang, und dem ins Meer tropfenden, aufschäumenden Blut verdankt die Aphrodite ihr Dasein. Dieser Kronos wurde bei den Römern dann Saturn genannt, und diesem Saturn wurde das Metall Blei zugeordnet. Deshalb hat Blei auch die Wahnidee in der Prüfung entwickelt: *„Das Leben ist in Gefahr"* oder auch *„Jeder um ihn herum ist ein Mörder"*. Man kann auch verstehen, dass so jemand *„hysterisch wird, wenn man ihn anschaut oder beobachtet"*, wie eine von Bodygards umgebene VIP (very important person, sehr (ge)wichtige Person!), der glaubt, dass jeder ihm nach dem Leben trachtet (was ja auch oft genug der Fall ist!). Er entwickelt die Wahnideen *„wird verfolgt"*, *„man verschwöre sich gegen ihn, um ihn zu ermorden"*, *„man kritisiere ihn"*, *„man wolle ihn verhaften"*, *„alle Personen* *seien Teufel", „er sei verloren", „man wolle ihn ermorden", „er würde vergiftet", „er würde von Soldaten" oder „der Polizei verfolgt".*

Wenn sich jemand so (ge)wichtig ist, bekommt er leicht das Gefühl, er würde *„eine gewöhnliche Arbeit verrichten"* d.h. er ist zu gut für so etwas, und ähnelt damit dem gewichtigen Nachbarn Platin, der ja auch zu den VIP's gehört.

Saturn wird dem Samstag zugeordnet, was sich im englischen Wort Saturday erhalten hat. Es ist der letzte Wochentag und so ist auch der Saturn der Sonnen fernste Planet der „klassischen" Planeten, denen sich erst später die heute noch weiter entfernten Planeten zugesellten. So hat Saturn/Blei auch etwas mit dem Ende des Lebens zu tun, wenn „die Zeit abgelaufen ist."

Mephistopheles: ...
Der mir so kräftig widerstand,
Die Zeit wird Herr: der Greis hier liegt im Sand!
Die Uhr steht still-
Chor: *Steht still! Sie schweigt wie Mitternacht.*
Der Zeiger fällt-
Mephistopheles*: Er fällt! Es ist vollbracht.*
Chor: *Es ist vorbei*! (Faust II, Vers 12589 – 12595)

Blei ist giftig, das weiß inzwischen jedes Kind. Deshalb hat man es auch nach langem Zögern zum größten Teil aus dem Benzin entfernt, da es durch die Auspuffgase unserer Autos in die Atemluft gelangte und uns so in großem Maße alle, die wir ja auch alle gerne Auto fahren, chronisch vergiftete. „Chronisch" kommt auch von Kronos, der auch die Zeit mit auf die Erde gebracht hat, die ja als Lebenszeit wie auch die Woche allemal zu Ende geht, was wir möglicht selten in unser Bewusstsein gelangen lassen. Das lassen wir lieber im Dunkeln, weshalb Plumbum auch *„wie im Dunklen tappt",* oder sogar als einziges Mittel das Symptom entwickelt hat, *„Delirium, tappt wie im Dunkeln."* Daher kann man auch gut verstehen, dass es auch das Symptom entwickelt hat *„Verlangen nach Licht",* was ja auch bedeutet, dass es Verlangen nach Leichtigkeit hat, was bei der Schwere des Mittels gut zu verstehen ist. Übrigens diente das Blei im Benzin dazu, die zu frühe Zündung zu verhindern, die gemeinhin sich als „Klopfen" des Motors unangenehm bemerkbar machte. So sind die Plumbum Bedürftigen auch von der Sorte, dass sie auf der Leitung stehen, bei denen es etwas zu spät zündet, dass sie *„Stumpfsinn, als ob sie vergiftet wären"* entwickeln, dass sie *„Langsamkeit auf Schmerz zu reagieren"* oder dass sie *„ihre Verwandten nicht erkennen"* oder *„Gedächtnisschwäche für Tagesereignisse"* oder *„Mangel an Ideen"* oder *„Dumpfheit, Denken und Verstehen fällt schwer"* oder*" Verwirrung, verliert den Weg in wohlbekannten Strassen"* usw. entwickeln. Wir können diese Problematik des *„nicht das Licht durchlassen"* auch da beobachten, wo die Röntgen- oder radioaktiven Strahlen nicht durchgelassen werden, die wir ja beim „Durchleuchten" verwenden.. Sie werden durch Blei abgeschirmt, weshalb der Röntgenologe eine Bleischürze trägt. Wir sehen also, dass das Mittel von seiner Herkunft her schon gut in seiner Geist-Gemüts Symptomatik zu verstehen ist.

Meine erste Erfahrung mit dem Mittel machte ich in einem Kuhstall, von denen es auch noch heute einige an unserem Ort gibt, bewirtschaftet von Landwirten, die keine Freizeit, keinen Feierabend, keinen Sonntag und Feiertag, geschweige denn Urlaub kennen. Sie *„arbeiten wie eine Maschine"*, auch ein Symptom von Plumbum. Als ich zum Zwecke des Erwerbs von frischer, nicht pasteurisierter Milch für meine kleinen Kinder in einem dieser Kuhställe wartete, fiel mir ein Fläschchen auf, das auf einem Balken in nicht gerade saubersten Zustand stand. Es sah wie homöopathische Medizin aus, und das war es auch: Auf die Frage, was sie denn da hätten, bekam ich die Antwort: *„Plombom, des kriaget Küh', wenn se Kolike händ im Frieling, wenn des Fuater zu frisch ischt"*. Das merkte ich mir für eine andere Viecherei, als ich nämlich an einem Sonntag als „Turnier-Arzt" beim hiesigen Reiterhof fungierte. Das einzige, was passierte, war ein Pferd mit Koliken, das sich immer hinlegen wollte (fühlte es sich so schwer?). Jedenfalls war der Tierarzt den ganzen Tag mit dem Pferd zu Gange, aber er hatte es am Abend aufgegeben, weil nichts helfen wollte. Man fragte mich dann noch (den komischen Homöopathen), ob ich denn nicht was wüsste. Dem war so, und ich entnahm einige Globuli Plumbum C200 meiner Bereitschaftstasche, warf sie dem Pferd ins Maul und siehe da! es erhob sich, ließ gewaltige Winde fahren, setzte eine Menge jener typischen Äpfel ab und begann alsbald zu fressen und zu saufen.

In der Homöopathie ist Plumbum ein großes Mittel und hat schon bei vielen schweren Krankheiten geholfen, wie man an der Liste sehen kann, die im Clarke steht. *Klinik: Abmagerung. Amaurose. Anämie. Anästhesie. Analprolaps. Aneurysma. Anhidrose. Appendizitis. Asthma. Ataxie, lokomotorische. Atrophie. Augenentzündung. Darmverschluß. Diplopie. Dysmenorrhoe. Dysurie. Epilepsie. Epulis. Exostosen an den Knochen. Fieber. Intermittierendes Ganglion. Gehirnerweichung. Gehirntumor. Gefühllosigkeit. Gicht. Härnoptyse. Hämorrhoiden. Hernie, eingeklemmte. Invagination. Hyperästhesie. Hypopyon. Ichthyosis. Ikterus. Ischialgie. Kiefer, Tumor des. Kiefersperre. Kolik. Kopfschmerzen. Lähmung. Diphtherische. Leberbeschwerden. Melancholie. Metrorrhagie. Milz, Beschwerden der. Muskelatrophie, progressive. Myelitis. Nabel, Abszeß des; Hernie des. Nephritis; parenchymatöse. Niedergeschlagenheit. Nierenleiden. Obstipation. Ösophagusstriktur. M. Parkinson. Perichondritis. Proktalgie. Rückgrat, Erkrankungen des; Sklerose des; Tumor des. Schrumpfniere. Striktur. Tabaksucht. Tabes mesenterica. Typhlitis. Urikämie. Vagina, Spasmus der. Vaginismus. Varizen. Wassersucht. Zunge, Lähmung der. Zystitis. (aus Der Neue Clarke, S. 4397).* Bekannt ist einiges von den Vergiftungen durch Blei, da früher Maler und Buchdrucker durch ihren Umgang mit bleihaltigen Farben und den Blei-Lettern oft daran litten. Auch die Verwendung von Blei für Wasserleitungen ist noch nicht so lange abgeschafft, so dass auch hier einiges zu beobachten war. Uns interessiert heute mehr, wie man auch bei nicht so körperlich ausgeprägten Krankheiten das Mittel erkennen kann. Da eignet sich wieder die Methode nach *Sehgal* vorzüglich. *Sehgal* hat über Plumbum in dem Kapitel geschrieben, wo er das Symptom „Verlangen nach Licht“ an den dort aufgezählten Mitteln differenziert.

Plumbum metallicum

1. WAHNIDEEN, Maschine, er arbeitet wie eine (BSR: W., Maschine, er bedient eine (Delusions, machine, he is working a)

(1) „Plumbum” ist nicht glücklich mit seiner Arbeit.

2. WAHNIDEEN, Geschäfte, gewöhnlicher Beschäftigung nach, sie gehen Delusions, business, ordinary, they are pursuing)

3. WAHNIDEEN, Krankheit, unheilbare, hat eine Delusions, disease, incurable, has)

4. WAHNIDEEN, Gefahr, Leben, für sein Delusions, danger, life, to his)

5 LANGEWEILE, nachmittags Ennui, afternoon)

6. LANGEWEILE, schweigsame Ennui, silent)

7. ZEIT, vergeht zu langsam, erscheint länger Time, passes too slowly, appears longer)

(2) Es erscheint ihm, dass er nicht in einem angesehenen Beruf beschäftigt ist. Sein Beruf hat keinen Reiz und keine Anziehungskraft, um ihm Leistung abzuverlangen. (1) Er arbeitet wie eine Maschine, ohne Emotionen und erfährt Monotonie. (3) Wie bei einer unheilbaren Krankheit, hat er das Gefühl, dass es unmöglich für ihn ist, in diesem Zustand seinen Beruf zu wechseln. (4) Deshalb macht ihn sein Job zwangsläufig vorzeitig fertig. (5-7) Gefühle von Langeweile erscheinen am Nachmittag.

8. BRÜTET, Verbotenes, über (Brooding, forbidden things, over)

(8) Vielleicht hofft er unbewusst, dass der heutige Tag glücklicher wird. Aber nachdem die Hälfte des Tages vorüber ist und nichts passiert ist, hat er das Verlangen nach Abwechslung. Häufig entscheidet er sich, dass es sich nicht lohnt, über all die Dinge nachzudenken, die andere ihm zusätzlich raten. Aber es gelingt ihm nicht, sich selbst davon abzubringen, so zu handeln.

9. GEBÄRDEN, seltsame Stellungen und Lagen Gestures, makes, strange attitudes and positions)
10. ERREGUNG, abwechselnd mit Traurigkeit Exitement, alternating with sadness)
11. FROH/FRÖHLICH, abwechselnd mit weinerlicher Stimmung Cheerful/Mirth alternating with lachrymose mood) (KR)

(9/10/11) Manchmal nimmt er seltsame Verhaltensweisen an, die man nicht von ihm erwartet. Niemand, noch nicht einmal er selbst würde erwarten, dass er sich in dieser Art benimmt. Alle sind erstaunt.

12. GESELLSCHAFT, Verlangen nach, Freund, nach einem Company desire for, friend, of a)
13. LICHT, Verlangen nach Light desire for)
14. TAPPEN wie im Dunkeln (Groping as if in the dark)
15. VERWIRRUNG, verläuft sich in wohlbekannten Straßen Confusion, loses his way in well-known streets)

(12) Schließlich kommt ein Moment, wo er sich entschließt auszugehen, um Abwechslung zu haben, um einen Freund zu besuchen. Freund = Ist jemand, der so vertraut ist, dass man sich in dessen Gegenwart mit aller Freiheit benehmen kann und sich ohne Probleme äußern kann. (13) Er fühlt sich so erleichtert, als ob er alles das nun haben kann, was sonst verweigert wurde. (14/15) Er entschließt sich, kleidet sich entsprechend, geht aus dem Haus und hält am Tor an. Er versucht seinen Blick auf seine ganze Umgebung zu konzentrieren, um herauszufinden, wen er als Freund im wirklichen Sinn betrachtet.

16. SIMULIERT Krankheit Feigning sick)
17. VERSCHWIEGEN, Geheimnistuerisch Secretive)
18. STIMMUNG, abstoßende, widerwärtige (Mood repulsive)

(16) Er verlangt Aufmerksamkeit und möchte gerne jemandem etwas über seine Krankheit anvertrauen. (17) Aber weil er Geheimnisse hat, offenbart er seinen Gemütszustand niemandem. Deshalb hält er sich beim Reden sogar einem Freund gegenüber zurück, ihm alles zu offenbaren.

14. TAPPEN wie im Dunkeln (Groping as if in the dark)
15. LICHT, Verlangen nach (Light desire for)

Wenn ihn jemand fragt, wohin er zu gehen beabsichtigt, sagt er: (14) „Ich bin mir selbst nicht sicher, aber bestimmt, (15) um Abwechslung zu haben."

17. VERSCHWIEGEN, Geheimnistuerisch Secretive)

Oft kann er sich nicht entscheiden, und sein Enthusiasmus ist gedämpft. Weil er nun den Mut verloren hat, entschließt er sich, den Gedanken an einen Besuch fallen zu lassen. Selbst wenn er sich für jemanden Bestimmtes entscheidet, ist doch seine ursprüngliche Begeisterung verschwunden. (17) Er versucht seine Absichten zu verbergen, und tut so, als ob sein Besuch den Zweck hatte, dem Freund entgegenzukommen. Er wird sagen: „Viele Tage habe ich an dich gedacht. Weil du nicht versucht hast, mich zu besuchen, habe ich gedacht, lass mich die Initiative ergreifen." So verlässt er nach ein paar Stunden des Beisammenseins das Haus des Freundes, ohne sein Gemüt geöffnet zu haben.

(Abdruck aus: *Sehgal, Wiederentdeckung der Homöopathie,* Bd.V, Eva Lang Verlag, Worpswede, 2001. Mit freundlicher Genehmigung des Verlages.)

Daran zeigt sich, dass es in der Praxis zunächst einmal nicht leicht sein wird, Patienten, die Plumbum benötigen, zu erkennen.

Ich selbst habe nicht viel Erfahrung mit dem Mittel. Ich erinnere mich an eine Frau, die nachts im Schlaf immer so seltsame Stellungen einnahm. Die hatte große Gedächtnisprobleme, fand sich manchmal nicht zurecht. Der half Plumbum recht gut. Von einem anderen Fall hörte ich kürzlich: Ein Mann Ende 50 hatte plötzlich einen Hörsturz. Er war dadurch in eine gewisse Verwirrung geraten und wusste nicht recht, was er tun sollte, obwohl er selbst ein guter Homöopath ist. Er bekam von seinem befreundeten Homöopathen auf das Symptom, „Delirium, tastet wie im Dunkeln", das nur Plumbum enthält, dieses verabreicht und am nächsten Tag war sein Hörsturz verschwunden.

Zum Schluss möchte ich noch ein herrliches Gedicht von unserem Dichter-Fürsten *Goethe* bringen, das er dem „Schwager Kronos" gewidmet hat, also unserem Saturn.

AN SCHWAGER KRONOS
In der Postchaise den 10.Oktober 1774

Spute dich Kronos!
Fort den rasselnden Trott!
Bergab gleitet der Weg;
Ekles Schwindeln zögert
Mir vor die Stirne dein Haudern.
Frisch, den holpernden
Stock, Wurzeln, Steine den Trott
Rasch in's Leben hinein!

Nun schon wieder?
Den eratmenden Schritt
Mühsam den Berg hinauf.
Auf denn! nicht träge denn!
Strebend und hoffend an.

Weit hoch herrlich der Blick
Rings ins Leben hinein
Vom Gebürg zum Gebürg
Über der ewige Geist
Ewigen Lebens ahndevoll.

Seitwärts des Überdachs Schatten
Zieht dich an
Und der Frischung verheißende Blick
Auf der Schwelle des Mädgens da.
Labe dich - mir auch, Mädgen,
Diesen schäumenden Trunk
Und den freundlichen Gesundheits Blick!

Ab dann, frischer hinab
Sieh die Sonne sinkt!
Eh sie sinkt, eh mich fasst
Greisen im Moore Nebelduft,
Entzahnte Kiefer schnattern
Und das schlockernde Gebein,

Trunken vom letzten Strahl
Reiß mich, ein Feuermeer
Mir im schäumenden Aug',
Mich Geblendeten, Taumelnden
In der Hölle nächtliches Tor!

Töne, Schwager dein Horn
Raßle den schallenden Trab,
Daß der Orkus vernehme: ein Fürst kommt,
Drunten von ihren Sitzen
Sich die Gewaltigen lüften.

Er hat es mit 25 Jahren geschrieben, ein gewisser Abschnitt in seinem Leben ging zu Ende und der Neuanfang in Weimar stand bevor, ohne dass er schon davon etwas wusste. Er verschafft sich einen Überblick über das Leben an sich, über den Verlauf und über das Ende oder auch nicht Ende: ein Übergang, unterbrochen durch eine Fahrt in den Hades, voller Selbstbewusstsein seiner Größe, dass drunten „von ihren Sitzen sich die Gewaltigen lüften", um ihm Ehre zu erweisen als ein ihnen Ebenbürtiger. Goethe war der Meinung, dass wir in einem Leben mehrere „Pubertäten", d.h. Reifungsprozesse durchmachen. Einen davon hatte er hinter sich. Hat es in dieser Hinsicht Probleme, dann mag Plumbum ein guter Helfer sein.

Cina, Artemisia Cina, Wurm oder Zitwersamen, 1/2004

Im Band 1 der reinen Arneimittellehre schreibt *Hahnemann* über den Cinasamen, Semen Cinae, Semen Santoninici:

„Meistens besteht, auch der beste, nur aus kleinen, länglichen, leichten, gelbgrünlichen Blüthenköpfchen, mit einigen Stielchen vermischt, von einer strauchartigen Pflanze, Artemisia contra. Der beste kömmt über Aleppo zu uns.... Man hat von dieser so viel bedeutenden Gewächssubstanz seit Jahrhunderten keinen anderen Gebrauch gekannt, als zur Austreibung der Spulwürmer bei Kindern, in Gaben von 10, 20, 30, 60 und mehr Granen. Ich übergehe die nicht selten lebensgefährlichen, auch wohl tödlichen Erfolge solcher Gaben, auch bringe ich nicht in Erwähnung, dass ein Paar Spulwürmer bei munteren Kindern noch nicht als bedeutende Krankheit anzunehmen und dem Kindesalter...., gewöhnlich fast ohne Beschwerde, eigen sind; dagegen ist so viel wahr, dass wo sie in Menge vorhanden sind, der Grund davon stets in einer krankhaften Beschaffenheit des Körpers, nämlich in der sich dann entwickelnden Psora lag, ohne deren Heilung die, auch in der Menge mit Cina ausgetriebenen Spulwürmer, sich bald wieder zu erzeugen pflegen, daher durch solche Wurm-Austreibungen nicht nur nichts gewonnen wird, sondern solche fortgesetzte, zweckwidrige Kuren sich oft mit dem Tode der gequälten Kinder zu endigen pflegen....".

Ja, damals hatte die rückständige Menschheit auch noch kein Fernsehen, das „zu Risiken und Nebenwirkungen ihren Arzt oder Apotheker" zu befragen ständig aufruft. Einzelne Todesfälle kommen auch heute trotzdem noch vor, wenn auch nicht hauptsächlich bei Wurmkuren.

Wir haben es hier nicht mit einem harmlosen Mittel zu tun, so wenig wie bei der Kamille, dem es manchmal in seiner Wirkung zum Verwechseln ähnlich ist. Wenn die Kamille in Italien zu hause ist, so die Artemisia cina im Orient, wo mehr die Leidenschaften als die Gefühle herrschen.

Zunächst ist es ein Mittel, das Erfahrung gemäß häufig bei Kindern eine Rolle spielt und zwar bei den schwierigen. Man weiß nicht, wo man dran ist: Angst bei Kindern, wenn sie abends aufwachen, auch nach Keuchhusten. Wenn man versucht sie zu trösten, stoßen sie einen unwillig zurück, treten, beschimpfen die Eltern unflätig. *Das Kind lässt sich durch kein Zureden be-*

ruhigen, ist taub gegen Liebkosungen (RAL Symptom 301). Höchst weinerlich und klagend ist das Kind (RAL Symptom 293), verschmäht alles Angebotene, auch was ihm sonst am liebsten war (RAL Symptom 300), begehrt viel und mancherlei (RAL Symptom 299). Sie wollen getragen und gleichzeitig geschaukelt oder besser geschüttelt werden. Im Englischen heißt das: rocked. Also so, wie der Elvis Presley das vormacht. Das Kind will vielleicht, dass man schnell mit ihm die Treppe hinunter rennt. Die dabei auftretenden Erschütterungen sind ihm gerade recht. Sozusagen auf einen groben Klotz einen groben Keil.

Sie können sich nicht benehmen, bohren sich in der Nase oder in anderen Körperöffnungen ohne Scham und Scheu und sagen, ich bin eben eine ungebildete Person. (Symptom: *Wildheit, benimmt sich wie ein Wilder*). Sie sind trotzig, ungehorsam und herausfordernd, verstehen keinen Spaß: *„Grosse Ernsthaftigkeit und Empfindlichkeit; er konnte leicht den geringsten Spaß übel nehmen (RAL Symptom 295).* Sie sind mit allem unzufrieden, sind wütend, wenn man sie anrührt, sowohl körperlich als auch seelisch, wobei sie bei letzterem auch anfangen zu weinen. Sie können auch der Meinung sein, dass sie alles falsch gemacht haben, haben Furcht vor Unheil, halten sich strikt an vorgegebe Regeln, die sich auch in einer dogmatischen Einhaltung religiöser Regeln äußern kann, was sich bei jeglichem Fundamentalismus zeigt. Sie sind immer dagegen, vertragen keinen Widerspruch, sind launisch, haben Visionen, träumen vom Paradies und seinen Herrlichkeiten, können dabei zerstörerisch sein.

Sie verachten alles, sind bösartig, wollen nicht angeschaut werden, sind boshaft, kurzum, außerordentlich unberechenbare, schwierige Menschen, häufig Kinder oder Menschen mit kindlichem Gemüt, die sich noch auf einer unreifen Entwicklungsstufe befinden. Auf solchem Boden kann man sich die Entwicklung von manchen Erscheinungen der Gegenwart vorstellen, wie sie uns gerade vom fanatischen Religionsglauben gespeist entgegentreten.

Wir finden das Mittel also häufig in der Kinderpraxis, wobei die wirklich alberne „bewährte Indikation" bei Wurmbefall eigentlich einem Homöopathen nicht unterlaufen sollte. Manchmal denkt man an Chamomilla, wo Cina besser wäre. Mit einem schönen Fall aus der Arzneimittellehre von Julius Mezger (Haug Verlag) möchte ich das Cina-Kapitel abschließen:

Nachts schreiender Säugling mit Darmkatarrh:

Ein drei Monate alter Säugling in gutem Ernährungszustand wird mir in die Sprechstunde gebracht, weil er die ganzen Nächte ohne Unterbrechung schreie, wenn er nicht herumgetragen werde. Die Stühle sind durchfällig. Das Kind befindet sich seit der Geburt in dem Zustand und war ständig homöopathisch behandelt worden. Natürlich hat es Chamomilla bekommen, damit sei jedoch keine Besserung festzustellen gewesen. Auf Cuprum habe sich der Zustand insofern gebessert, als das Kind weniger Zuckungen im Schlaf bekommen habe. Auch Sulphur hatte versagt, das wegen des Durchfalls verschrieben worden war.

Die Mutter, welche das Kind noch ganz stillte, befand sich in einem Zustand von nervöser Überreizung, da sie keine Nacht schlafen konnte. Nur am Wochenende konnte sie von ihrem Gatten abgelöst werden. Sie litt unter Hämorrhoiden und an einer Dyspepsie. Sie erhielt von mir Magnesium carbonicum D 12, in der Hoffnung, dass auch der Darmkatarrh des Säuglings und sein nervöser Erregungszustand dadurch gebessert würde. Nach 2 Wochen war wohl bei der Mutter eine Besserung eingetreten, jedoch in keiner Hinsicht bei dem Säugling. Das Kind brüllte fast ununterbrochen, wobei es den Bauch mächtig vorwölbte. Sobald man es auf den Arm nahm, auch beim Auto fahren, beruhigte es sich. Nach Versagen von Chamomilla konnte nur noch Cina in Frage kommen. Es erhielt einige Körnchen Cina C 200. Nach 2 Tagen verzweifelter Anruf der Mutter, es sei mit dem Jungen nicht auszuhalten; ob sie ihm nicht ein Beruhigungsmittel geben dürfe. Dies wurde von mir entschieden widerraten. Darauf hörte ich nichts mehr von dem Kind. Erst nach 14 Tagen kam die Mutter mit dem Kleinen und berichtete, gleich in der folgenden Nacht nach dem Anruf habe das Kind gut geschlafen, und so sei es auch geblieben. Der Stuhl sei auch besser, aber doch noch durchfällig. Dieser kam mit Antimonium crudum, das wegen des noch teilweise vorhandenen verdrießlichen und weinerlichen Verhaltens gegeben wurde, in Ordnung.

Conium maculatum, gefleckter Schierling, 3/2004

Der gefleckte Schierling ist eine Umbellifere, ein Doldengewächs, der sehr verbreitet in ganz Europa an Hecken und Wegrändern wächst. Wer sich in der Botanik versucht, wird es anfangs sehr schwierig finden, die Doldengewächse zu unterscheiden, von denen es die ungeheure Zahl von 2600 Arten gibt. Sie sehen sich sehr ähnlich, weshalb es dann zu Verwechslungen von giftigen und ungiftigen Pflanzen dieser Familie kommt. Viele finden sich in der Küche als Gewürze: Liebstöckel, Koriander, Kümmel, Petersilie, Anis, Dill, Fenchel, manche auch als Gemüse, wie die bekannte Möhre oder der beliebte Sellerie, und als lästiges, unausrottbares Unkraut der Giersch, den als Gemüse zu genießen niemand so recht kennt, obwohl es als solches durchaus bekömmlich ist. Berühmt-berüchtigt wurde der Riesen-Bärenklau, da sich einige Menschen durch sorglosen Umgang mit demselben vergifteten. An sich sind die Pflanzen unauffällig, obwohl sie sehr verbreitet sind, sie haben keine schönen Farben, die Blüten sind klein und unscheinbar, sie wachsen an Wegrändern und Ufern von Gewässern, und kein Mensch käme auf die Idee, sie in einen Wiesenblumenstrauß einzubeziehen. Wer sich für den Reichtum an Heilpflanzen in dieser Familie interessiert und mehr über das „Wesen" der Heilpflanze schlechthin wissen will, dem sei das Werk von *Wilhelm Pelikan* „Heilpflanzenkunde" empfohlen.

Unter den Umbelliferen finden wir drei offizinelle (in der Apotheke vorrätig zu haltende) Pflanzen mit sehr verschiedenen Wirkungsspektren, die als Schierlinge bezeichnet werden und die wir nicht verwechseln dürfen. Dies sind der gefleckte Schierling, Conium maculatum, der Wasserschierling Cicuta virosa und die Hundspetersilie Aethusa cynapium. Alle drei sind auch homöopathische Heilmittel, aber aus der Familie der Umbelliferen stammen noch zahlreiche weitere, die aber zu den wenig verwendeten, sog. „kleinen Mitteln" zählen.

Conium riecht widerlich, Brechreiz erregend und schmeckt bitter und scharf. Er ist sehr toxisch und oft Ursache von Vergiftungen, da er leicht mit Kerbel verwechselt wird.

Der gefleckte Schierling hat seit dem Altertum eine gewisse Berühmtheit behalten, da er dem berühmten Philosophen *Sokrates* gegeben wurde, um ihn zu töten. Was heute den zum Tode Verurteilten in USA als Gift gespritzt wird, ist mir nicht bekannt, im Altertum war es jedenfalls diese giftige Pflanze. *Platon* hat den Tod des *Sokrates* am Ende des Phaidon-Dialoges beschrieben, und diese Beschreibung fügen wir hier ein, da sie die Giftwirkung der Pflanze zeigt:

Kriton machte einem Knaben in seiner Nähe ein Zeichen, dieser ging hinaus und brachte nach kurzer Zeit den Mann mit, der Sokrates das Gift reichen sollte; dieser hatte es in einen Becher gerieben. Da Sokrates ihn sah, fragte er ihn: *„Du verstehst dich darauf, Bester. Wie soll ich es machen?" „Nachdem du getrunken hast"*, antwortete dieser, *„brauchst du nur auf und ab zu gehen, bis dir die Beine schwer werden, dann lege dich nieder! So wird es von selber wirken."* Und damit hielt er ihm den Becher hin. Sokrates nahm diesen entgegen, ganz ruhig, Echekrates, ohne zu zittern, ohne die Farbe zu wechseln, ohne mit dem Gesicht zu zucken, er sah dem Manne, wie es seine Art war, fest ins Auge und sprach: *„Was sagst du dazu, wenn ich von diesem Tranke jemand etwas weihe? Ist das erlaubt?"*

„Sokrates, wir reiben gerade so viel, als nach unserem Ermessen genügt", antwortete der Mann.

„Ich verstehe, aber beten darf und muss ich wohl zu den Göttern, dass meine Reise dorthin mir Glück bringe. Und darum flehe ich auch zu ihnen, ***Und ihr Wille geschehe.".*** Und damit setzte er den Becher an und trank das Gift aus ohne Mühe und heiter. Viele von uns waren bisher noch leidlich imstande gewesen, die Tränen zurückzuhalten; da wir ihn aber trinken sahen, ging es nicht mehr, ja mir kamen mit solcher Gewalt die Tränen, dass ich mein Gesicht verbarg und mich ausweinte – nicht nur über ihn, sonder auch über mein Schicksal, denn einen solchen Freund würde ich jetzt verlieren. Kriton war schon vor mir aufgestanden, da er die Tränen nicht bändigen konnte. Apollodores aber hatte schon vorher nicht aufgehört zu weinen, jetzt aber schluchzte und schrie er so laut auf, dass es mit Ausnahme des Sokrates niemanden gab, den er nicht gerührt hätte. Sokrates rief:: *„Was macht ihr nur da, ihr Männer? Ich habe nicht zuletzt darum die Weiber weg geschickt, damit sie sich darin nicht gar zu albern benähmen, denn ich habe gehört, dass man in Ruhe sterben müsse. So haltet Ruhe und beherrscht euch!"* Wir schämten uns auch jetzt und hörten auf zu weinen. Sokrates ging herum, meinte aber, die Beine würden ihm schwer, und legte sich auf den Rücken. So hatte der Mann geraten. Darauf berührte ihn der, der ihm das Gift gereicht hatte, von Zeit zu Zeit und untersuchte die Füße und Schenkel, und indem er ihm

dann heftig den Fuß drückte, fragte er Sokrates, ob er etwas spüre. Sokrates sagte: *„Nein."* Jetzt drückte er die Knie und ging so den ganzen Körper ab und zeigte uns, wie dieser allmählich erstarrte. Er griff ihn noch einmal an und meinte, wenn die Kälte bis zum Herzen gedrungen wäre, würde er tot sein. Schon war ihm der ganze Unterleib erstarrt, da deckte Sokrates sich auf und sprach zu Kriton: *„Ich bin dem Asklepios noch einen Hahn schuldig, vergiss nicht, ihn zu opfern!"* Das war des Sokrates letztes Wort. *„Ich will es tun,"* antwortete Kriton. *„Hast du uns sonst noch etwas zu sagen, denke nach?"* Kriton erhielt keine Antwort mehr, nur noch einige Augenblicke vergingen, da zuckte der Leib zusammen; ein Diener deckte ihn auf: Sokrates Auge war gebrochen. Kriton trat jetzt heran und drückte dem Toten Mund und Augen zu. So war, Echekrates, das Ende unseres Freundes, wir dürfen sagen, das Ende des edelsten Mannes von allen, denen wir begegnet sind, das Ende des besonnensten und gerechtesten alle Menschen, die je gelebt.

Es beseht eine eigentümliche Beziehung zwischen den Arzneiwirkungen dieser Pflanze und dem Sokrates. Dr. Johannes Wilkens hat darüber in seiner Arbeit „Sokrates, das Fragen und Conium" (unveröffentlichtes Manuskript) sehr tiefsinnige Betrachtungen angestellt, die zu einem umfassenden Verständnis der Pflanze und ihrer Beziehung zu Sokrates und damit zur Entwicklung der Menschheit den Grund legen. Da wir Menschen mit der uns umgebenden Natur von Anbeginn der Schöpfung ein gemeinsames Schicksal haben, bleiben wir mit den Geschöpfen der Natur auf Gedeih und Verderb unauflöslich verbunden. Dieser Verbindung verdanken wir einesteils die Möglichkeit der Erkrankung und gleichzeitig das der Gesundung. „Die Waffe, die die Wunde schlug, wird sie auch wieder heilen". Wenn früher die Anwendung des Schierlings in massiven Gaben bestand und damit „heroische Kuren" veranstaltet wurden, die nicht selten tödlich ausgingen, wie das bei Kämpfen von „Heroen" gegeneinander auch der Fall ist, so zählte der Schierling zu den Anti-Mitteln der früheren Medizin, bis Hahnemann ihre eigentlichen Heilkräfte durch die Homöopathie entdeckte.

In der Reinen Arzneimittellehre bespricht *Hahnemann* den Schierling und beginnt die Einleitung wie folgt:

„Der Schierling gehört unter die am schwierigsten nach ihrer Erst- und Nachwirkung auszuforschenden und zu beurteilenden Arzneien." Das ist auch heute noch der Fall, indem die homöopathische Anwendung von Conium

sich in einem sehr engen Rahmen so genannter bewährter Indikationen bewegt: Schwindel, Unfähigkeit zu denken, Schwäche, die zum Niederlegen zwingt, Schweiße beim Schließen der Augen, Tumoren der Brust nach Schlag, sexuelle Probleme der älteren Herren, Folgen plötzlicher Verluste des Geschlechtspartners und dadurch bedingte Enthaltsamkeit.

Studiert man die in den Chronischen Krankheiten aufgeführten Geist-Gemütssymptome, so fällt einem die Dummheit auf, die Stumpfheit der Sinne, Unempfindlichkeit mit Trägheit, er geht wie im Halbschlafe herum, abergläubisch, verwirrte Gedanken, Eingenommenheit des Kopfes, Gedächtnismangel, menschenscheu, *„die Nähe und das Gerede vorbeigehender Leute ist ihm sehr zuwider und es kömmt ihm die Neigung an, sie anzupacken und zu misshandeln."* Man hat das Gefühl, dass der Patient in seinem wachen Bewusstsein herabgedämpft ist und in einer dumpfen Welt der Triebe lebt.

Ein Patient kam zu mir wegen Magenbeschwerden: Nach Obst, Sauerkraut und anderen Speisen blähte sich der Magen auf. Ein Gefühl, wie ein Stein im Magen. Milch vertrug er nicht. Alkohol vertrug er in keiner Form, schon die geringste Menge machte ihn beschwipst. Die Magenschmerzen besserten sich, wenn er sich auf den Bauch legte, und zwar auf Knie und Ellenbogen gestützt. Deshalb gab ich ihm eine Dosis Conium C30, was alle Beschwerden restlos beseitigte. Auch seine Knie wurden gut, die vorher schmerzten, der Schlaf besserte sich und war dann normal. Er bekam einen 4 Wochen dauernden Schnupfen, der dann verschwand und danach fühlte er sich völlig gesund. Ich hatte damals noch kein besonderes Augenmerk auf die Geist-Gemütsverfassung meiner Patienten, so dass ich darüber nichts notiert hatte. Bei dem Patienten spielten jedoch die Fragen der Sexualstärke immer eine Rolle, wobei gewisse Zeiten der Impotenz vorkamen. Die Beseitigung derselben war ihm sehr wichtig, was mit Conium gelang.

Eine andere Geschichte betraf eine 24-jährige Frau, Patientin von Dr. Jasbir Kaur aus Sangur in Indien: Sie kam zu ihm wegen einer seit 6 Monaten zunehmenden Atrophie der rechten Brust, die inzwischen nur noch die Hälfte der linken Brust betrug. Sie hatte schon viele Frauenärzte aufgesucht, die ihr sagten, dass es dafür keine Behandlung gäbe.

Um nun ihre Reaktion herauszubekommen, schlug der Arzt ihr eine Mammographie vor, um sich ein Bild von ihrem Geist-Gemütszustand machen zu können. Sie lehnte es ab, dorthin zu gehen und sagte, man solle es dabei bewenden lassen.

Der Doktor sah, dass sie anscheinend nicht so genau wissen wollte, was da wirklich los ist, und sie betrug sich insofern leichtsinnig, als die Angelegenheit doch nicht ganz harmlos war, indem allein die Atrophie einer Brust bei einer jungen Frau eine nicht zu unterschätzende Katastrophe ist. Als Anhänger der Sehgal-Methode verwendete er die beiden Symptome:

1. Leichtsinn
2. Scheut das Licht

Durch beide Symptome geht Conium zwar nicht als einziges Mittel, aber zusammen mit der Erfahrung, dass Conium bei allgemeinem Schwinden der Brüste hilfreich ist, wurde das Mittel in einer einmaligen Gabe von Conium C30 gegeben. Nach nur sechs Wochen waren beide Brüste wieder gleich groß.

Die erfolgreiche Behandlung von Brustkrebs, der nach einem Stoss auf die Brust aufgetreten ist, wird von verschieden Autoren berichtet. Dr. Emil Schlegel zählt Conium in seinem Krebsbuch zu den großen Heilmitteln bei bösartigen Tumoren. Leider ist es uns selten möglich, ungestört durch die schulmedizinische Behandlung die Wirksamkeit der Homöopathie bei Krebs aufzuzeigen. Aber trotzdem ist auch bei erfolgter konventioneller Therapie, vor allem wenn sie versagt, durch Homöopathie in der Hand von Kundigen manch ein guter Verlauf zu verzeichnen.

Ich wurde am Heiligen Abend früh zu einer 84-jährigen Patientin gerufen, der es „sehr schlecht" ginge. Da ich befürchtete, dass es mit ihr zu Ende geht, suchte ich sie sofort auf:

Sie war noch selbstständig aufgestanden, hatte sich – wie sie später erzählte - auf dem Gesäss rutschend aus ihrem im ersten Stock gelegenen Schlafzimmer die Treppe hinunter gequält, hatte die Haustür noch für die erwartete Haushaltshilfe geöffnet, die sie dann auf einer Bank sitzend vorfand. Dort saß sie seitdem, ohne sich zu bewegen, hatte die Augen fest geschlossen, wurde hin und wieder von einem Würgereiz gequält, dem aber kein Erbrechen folgte. Sie wollte weder essen noch trinken, da „ihr so schlecht sei". Die Augen könne sie nicht öffnen, da sonst „ein schrecklicher Schwindel mit Übelkeit sofort aufträte". Der gleiche würde auftreten, wennn sie versuchte, sich hinzulegen.

So fand ich sie sitzend vor, ordentlich festlich für den Heiligen Abend gekleidet, einghüllt in warme Decken, da „sie so friere". Ihr Sohn war inzwischen – von der Hilfe alarmiert - eingetroffen. Ins Krankenhaus wolle sie „auf keinen Fall", sie hatte auch vorsorglich eine Patientenverfügung ausgestellt. Die Untersuchung ergab einen stark erhöhten Blutdruck von 180/130, einen unregelmässigen, raschen Puls. Schmerzen wurden verneint. Sie schwitzte etwas auf der Stirn, die Nasenspitze war kalt. Gaben von Arsenicum album und Tabaccum brachten keine Besserung. Erst nach genauer Analyse der Symptome wurde ihr Conium C30 gegeben, wonach sie die Augen öffnen konnte und der Schwindel dabei immer schwächer wurde. Sie konnte sich dann hinlegen und schlafen. In den nächsten Tagen normalisierte sich der Blutdruck, sie konnte wieder aufstehen und sich selbst helfen.

Ich war hier auf zwei Wegen zur Mittelwahl gekommen:

1. Ich nahm den Schwindel mit dem Brechreiz, Schwindel schlimmer im Liegen, beim Öffnen der Augen und bei jeder Bewegung derselben und das Alter. Da stand Pulsatilla und Conium zur Wahl.

2. Ich fand dann noch, dass sie sitzen wollte, und zwar stundenlang ganz still und ohne zu reden, sie wollte ihre Ruhe und ihren Frieden. Trotzdem schrieb sie dem Arzt vor, sie nicht ins Krankenhaus einzuliefern, was trotz des schlimmen Zustandes eine gewisse diktatorische Einstellung ergab. Von Conium kannte ich das Symptom: Hochmut, möchte seine besten Kleider tragen, was nur Conium hat. So war nach deutlich einzusehenden Gründen Conium das Mittel, was dann auch sofort besserte.

Bei Conium haben wir es mit einer Welt zu tun, die nicht so sehr mit dem klaren Bewusstsein zu tun hat, sondern wo der Aberglaube, die Lichtscheu, das Dunkel und das Schwarze sympathisch ist, die Nacht und der Mond. Es ist die Stimmung der klassischen Walpurgisnacht im 2. Teil des Faust:

Peneios, umgeben von Gewässern und Nymphen

ANAXAGORAS nach einer Pause feierlich*:*
Konnt' ich bisher die Unterirdischen loben,
So wend ich mich in diesem Fall nach oben.-
Du! droben, ewig unveraltete,
Dreinamig-Dreigestaltete,
Dich ruf' ich an bei meines Volkes Weh,
Diana, Luna, Hekate!
Du Brust-erweiternde, im Tiefsten-sinnige,
Du ruhig-scheinende, gewaltsam-innige,
Eröffne deiner Schatten grausen Schlund,
Die alte Macht sei ohne Zauber kund!

Pause.

Bin ich zu schnell erhört?
Hat mein Flehn
Nach jenen Höhn
Die Ordnung der Natur gestört?

Und grösser, immer grösser nahet schon
Der Göttin rundumschriebner Thron,
Dem Auge furchtbar ungeheuer!
Ins Düstre rötet sich sein Feuer.-
Nicht näher! Drohend- mächtige Runde,
Du richtest uns und Land und Meer zu Grunde!

So wär' es wahr, dass dich Thessalische Frauen
In frevelnd magischem Vertrauen
Von deinem Pfad herabgesungen?
Verderblichstes dir abgerungen?-
Das lichte Schild hat sich umdunkelt:
Auf einmal reisst's und blitzt und funkelt!
Welch ein Geprassel! Welch ein Zischen!
Ein Donnern, Windgetüm dazwischen!-
Demütig zu des Thrones Stufen!-
Verzeiht! ich hab' es hergerufen.

Wirft sich aufs Angesicht.

THALES*: Was dieser Mann nicht alles hört' und sah!*
Ich weiss nicht recht, wie uns geschah,
Auch hab' ich's nicht mit ihm empfunden.
Gestehen wir, es sind verrückte Stunden,
Und Luna wiegt sich ganz bequem
An ihrem Platz so wie vordem.

Wir finden hier in Anaxagoras eine Person, der Goethe alte, hellseherische Fähigkeiten zuordnet, der Zauberkünste beherrscht, der anbetend aufs Angesicht fällt, wie es heute noch die Muslime tun, deren Gestirne Mond und Venus sich in der türkischen Flagge vereint in einem roten Feuermeer wieder finden.

Anaxagoras, ein griechischer Philosoph, führt alles irdische Entstehen auf den Vulkanismus zurück, eine Theorie, die Goethe sehr unsympathisch war, weshalb er hier den Anaxagoras abergläubischen Hexenkünsten anheim fallen lässt, von denen der nüchterne Thales, auch griechischer Philosoph, nach dem alles aus dem Wasser entstanden ist, nichts merkt. Es stehen sich hier zwei Welten gegenüber, von denen Conium mehr dem atavistischen Bewusstsein der Hexenkünste nahe steht, und nicht dem klaren, ordnenden Verstand, der seit der Philosophie der Griechen den abendländischen Geist beherrscht.

So führt Conium den Sokrates ins Reich der Toten, in den Orkus, eine Gegend, die den Griechen unheimlich war. Waren sie doch das Volk, das dem Licht zugewandt war wie keines vor ihnen. Aber Sokrates überschritt die Grenze ohne Furcht und Tadel. Er sprach aus:

„Ihr Wille geschehe" (nämlich derjenige der Götter), was sich später im christlichen „Vater Unser" zu dem **„Dein Wille geschehe"** verdichtet.

Aurum foliatum, Gold, 4/2004

„Gold (Aurum) (Das bekannte Metall)" überschrieb *Hahnemann* in Band 4 der „Reinen Arzmeimittellehre" seine Ausführungen und in den „Chronischen Krankheiten" Bd.2 mit *Aurum, Gold.* Er beginnt sein Kapitel mit Vorwürfen gegen seine Kollegen (1), kritisiert deren mangelnde Beobachtungsgabe, Aberglauben und leichtgläubige Vermutungen (2), weil sie nämlich nicht glaubten, dass vom Golde heilkräftige Wirkungen ausgehen könnten: *Sie haben sämmtlich Unrecht, und mit ihnen alle neuern Ärzte. Das Gold hat große, unersetzliche Arzneikräfte."* Sozusagen keinen Widerspruch duldend (3,4).

„Nein! Ich rede vom gediegenen, nicht durch chemische Veranstaltungen veränderten Golde." (5). Er hat dann seinem Forscherdrang nachgehend (6) die Literatur seiner Zeit durchstudiert und fand, dass schon die Araber(!) fein gepulvertes Gold wirksam angewendet haben, und zwar bei Zuständen, die sich nachher auch durch seine Arzneimittelprüfungen bestätigten.

Durch die Araber kommen wir auch in ein Land, das schon im Alten Testament eine große Rolle spielte, nämlich in die Wüste, in der das auserwählte Volk nach seinem Auszug aus Ägypten 40 Jahre lang unterwegs war. Dort fand die erste homöopathische Behandlung durch das Gold statt, und zwar durch Moses.

Wie allen Christen, Juden und Moslems bekannt ist, fand Moses die Israelis beim *„Singe-Tanz"* ums goldene Kalb beschäftigt, nachdem er sich der Mühe unterzogen hatte, die göttlichen Gesetze auf dem Berg Sinai in Form der steinernen Tafeln zu empfangen. Als er dieser Untat ansichtig wurde *„ergrimmte er mit Zorn und warf die Tafeln aus seiner Hand und zerbrach sie unten am Berge".* (7) Dann aber schritt er unmittelbar zur Tat (8) *„nahm das Kalb, das sie gemacht hatten, und zerschmelzte es mit Feuer und zermalmte es zu Pulver und stäubte es aufs Wasser und gabs den Kindern Israel zu trinken."* (9) Zunächst einmal mussten dreitausend über die Klinge springen vom Volk Israel. Dann stieg er wieder hinauf zum Herrn, um zu versuchen, für die große Sünde seines Volkes Vergebung zu erlangen (10,11,12). Es gelang nur, einen Aufschub zu erreichen, denn sie so davonkommen lassen, das wollte der Herr nicht.

Symptome von Aurum aus dem Vorangegangenen:

1. Vorwürfe gegen andere
2. Kritisiert
3. Neigung zum Widersprechen
4. Duldet keinen Widerspruch
5. Streitsüchtig
6. Wissbegierig
7. Raserei durch Widerspruch
8. In Eile bei seiner Beschäftigung, möchte mehrere Dinge auf einmal tun
9. Arbeitwut
10. Religiöser Fanatismus, Verlangen zu bereuen
11. Brutalität
12. Trägt Verantwortung

Allein an dieser Geschichte aus dem Alten Testament können wir schon den Geist-Gemütszustand von Menschen studieren, die der Goldproblematik anheim gefallen sind. Man kann sich des Eindrucks nicht erwehren, dass diese Goldkrankheit damals nicht so richtig ausgeheilt worden ist, vielleicht weil die „geistartige Wirkung" dieser ersten Potenz noch nicht nachhaltig genug wirken konnte. Denn unser Zeitalter lebt jedenfalls anhaltend im „Singe-Tanz ums Goldene Kalb", das nur etwas ausgewachsen z.B. als Stier vor der Frankfurter Börse steht als Symbol des Hochs der Aktienkurse. Dort stehen auch die Wolkenkratzer der Banken-Schulden- und Konzern-Vermögens-Türme, wie überhaupt jetzt die Banken die Kirchtürme um ein Vielfaches überragen. Da das Geld als synonym mit dem Gold anzusehen ist, werden wir auch viele Züge der Goldkrankheit bei den Geld-Leuten finden. Vor allem die Angst vor hoch gelegenen Orten, von denen sie sich dann beim Abstürzen der Börsenkurse gleich mit hinabstürzen in selbstmörderischer Absicht. Auch der Schuss aus der Pistole, das Ertränken, das Erhängen, das sich Überfahren lassen, der gewaltsame Tod durch Fahren gegen einen Brückenpfeiler sind die Taten des Gold-Kranken, der keinen Weg aus der Pleite mehr sieht (Symptom: *Verzweiflung, denkt alles sei verloren*).

Auch eine Selbstmordszene ist der Versuch des Faust im ersten Akt des ersten Teils mit der Giftschale aus „*Verzweiflung über seine miserable Existenz"*, von welchem Vorhaben er durch die Kirchenglocken und die Engelschöre des anbrechenden Ostersonntags abgehalten wird (Symptome: *Religiöse Anwandlungen, Musik bessert*)

Chor der Engel.: *Christ ist erstanden!*
Freude dem Sterblichen,
Den die verderblichen,
Schleichenden, erblichen
Mängel umwanden!

Faust: *Welch tiefes Summen, welch ein heller Ton*
Zieht mit Gewalt das Glas von meinem Munde?
Verkündiget ihr dumpfen Glocken schon
Des Osterfestes erste Feierstunde?
Ihr Chöre, singt ihr schon den tröstlichen Gesang,
Der einst um Grabesnacht von Engelslippen klang,
Gewissheit einem neuen Bunde?

Chor der Engel: *Christ ist erstanden!*
Selig der Liebende,
Der die betrübende,
Heilsam und übende
Prüfung bestanden!

Faust: *Was sucht ihr, mächtig und gelind,*
Ihr Himmelstöne, mich am Staube?
Klingt dort umher, wo weiche Menschen sind!
Die Botschaft hör ich wohl, allein mir fehlt der Glaube;
...
O tönet fort, ihr süssen Himmelslieder!
Die Träne quillt, die Erde hat mich wieder."
(Symptom: *Weinen aus Verzweiflung*)

Damit beendet Faust seine „Bekehrung zum Leben", seine „Erweckung" aus der tiefsten Depression, deren der Mensch fähig ist, in der er Selbstmord verübt, wie einst Goethes Werther durch Erschießen mit der Pistole seines Freundes. Goethe heilte nach seinem eigenen Eingeständnis seine selbstmörderische Depression durch sein erstes Werk, nämlich den Werther, durch das er berühmt wurde, ohne dazu die Absicht gehabt zu haben.

Nach diesem Ausflug in die höheren Sphären, der sich seitenlang fortsetzen ließe – ich denke nur an die vielen Märchen, in denen es „ums Gold" geht, die voller Symptome von Gold-Patienten sind, und die deshalb auch so heilsam sind für die von uns ererbten Fehlentwicklungen unserer Kinder -, wollen wir uns den Patienten zuwenden, die in unsere Praxis kommen. Sie sind keinesfalls alle depressiv und Selbstmord gefährdet, wie es eine oberflächliche Homöopathie-Lehre gerne verkündet, sondern sie kommen mit ganz alltäglichen Problemen, von denen ich nun einige Beispiele bringen will. An diesen Beispielen soll auch gezeigt werden, dass Aurum ein ganz alltägliches Mittel ist und nicht nur bei schweren Depressionen, tief sitzenden chronischen, dem „syphilitischen Miasma" zu gehörigen Krankheiten hilfreich ist. Die Aurum-Krankheit hat verschiedene Stadien, und gerade die Anfangsstadien übersehen wir, wenn wir die „ganz normale" Geist-Gemütssymptomatik derselben nicht erkennen und die Patienten erst wahrnehmen, wenn sie dann an Kolitis operiert sind oder wegen der Anorexie oder der Migräne in der Psychiatrie gelandet sind.

1. Fall: (Fall deshalb, weil Aurum oft im wahrsten Sinne ein Fall ist, aus der Höhe der Gesundheit nämlich.): 15 jähriges Mädchen leidet an *Migräne* mit einseitigen Kopfschmerzen. Sie ist im 10. Schuljahr und ist die Beste in der Klasse. Gefragt nach ihrem Sinn für Verantwortung, berichtet ihre Mutter, dass sie sich sehr für ihre Mutter verantwortlich fühlt und sie nie gebeten hat, ihr beim Lernen zu helfen. Sie macht alles alleine. Sogar wenn ihre Mutter ausgeht, macht sie alle Arbeit selbst und hilft zu hause ihrer Mutter bei allen Arbeiten. Bei den Kopfschmerzen will sie im dunklen Zimmer sein. Dann will sie auch mit niemandem reden und will alleine sein.

Symptome:

1. Möchte nicht angesprochen werden, möchte allein gelassen werden.
2. Verlangen nach Dunkelheit, liegt im Dunkeln und möchte nicht angesprochen werden.

Verordnung von einer Gabe Aurum metallicum C 30. Danach ist die Migräne nicht wieder aufgetreten.

Hier war auch ein Zug von Aurum, nämlich ein großes Verantwortungsgefühl. Solche Patienten können an den Folgen einer zu großen, ungewohnten Verantwortung erkranken, wenn sie z.B. durch Beförderung im Beruf auf einen

Posten gelangen, der plötzlich sehr viel mehr Verantwortung mit sich bringt, als sie gewöhnt waren. Da sie sehr ernsthafte (Aurum) Leute sind, gehen sie damit nicht mit Leichtigkeit (Belladonna) um und werden dann krank.

Ein schönes Beispiel ist das Märchen vom „Hans im Glück", das jeden „vernünftig" denkenden Menschen in Harnisch bringen kann: Der trägt sein „Kapital" aus einer Arbeit von sieben Jahren (vermutlich bei 60-Stundenwoche ohne Urlaub und Feiertage, wie es unsere Staatslenker gerade wieder in ihrer unerforschlichen Weisheit anstreben) in Form eines nicht leichten Klumpens Gold von der Größe eines Kopfes – der ungefähr einen Zentner wiegt (Verantwortung wiegt schwer!) – nach hause zu seiner Mutter (Heimweh, auch ein Aurum-Symptom). Der Klumpen Gold ist ihm zu schwer, und er tauscht ihn und alle folgenden Artikel gegen immer wertlosere aber leichtere ein, und zum Schluss verliert er auch noch die letzte „Illusion von Wert" - einen wertlosen Stein - und ist dann der glücklichste Mensch der Welt. Ihn beschwert nichts Irdisches mehr und er kann „in Frieden heimgehen" ins „Reich der Mütter". Was sagte der Mystiker Jakob Böhme: „Wer nicht stirbt eh' er stirbt, der verdirbt, wenn er stirbt" aus dem Goethe dann die Abwandlung dichtete:

Wenn du das nicht hast, dieses Stirb und Werde,
Bist du nur ein trüber Gast auf der dunklen Erde.

2. Fall: Eine Patientin, 32 J. litt an *Anorexie* (Magersucht), Brustschmerzen und Übersäuerung seit etwa 6 Wochen. „Herr Doktor, im Februar hatte ich Fieber und nahm allopathische Medizin. Das Fieber hielt 21 Tage an, danach ging es weg. Danach verlor ich meinen Appetit (2). Jetzt (April) denke ich, was soll aus mir werden, wenn mein Appetit nicht wiederkommt(1). Bei jedem Essen bekomme ich Magenschmerzen." Gefragt, ob sie Medikamente dafür genommen hätte, sagte sie: „Ich habe das eine oder das andere genommen, aber es hat nichts geholfen." „Warum haben Sie sich entschlossen, nun hierher zu kommen?" Sie antwortete: „Ich habe Vertrauen in die Homöopathie, da viele meiner Verwandten in Ihre Praxis zur Behandlung kommen(4)." Als sie ihre Geschichte vorbrachte, redete sie ununterbrochen und nahm keine Rücksicht auf die anderen Patienten, die auch auf ihren Termin warteten. Sie erzählte von allem möglichen und sprach sehr angeregt. Man hatte das Gefühl, dass sie sich gerne reden hörte (3).

Symptome.

1. Nachdenklich, was aus ihr werden soll
2. Anorexia
3. Hat Gefallen an ihrem eigenen Gerede
4. Objektiv, vernünftig

Sie bekam deshalb Natrium muriaticum C6, eine Gabe. Danach trat Besserung ein, und es wurde bei deren Nachlassen noch einmal Natrium muriaticum C30 gegeben, später noch in C200, worauf sich aber keine weitere Besserung einstellte.

Dann kam sie wieder. Sie saß ruhig da. Aufgefordert zu berichten sagte sie: „Was soll ich sagen?" (1) Dabei zeigten ihre Lippen ein Lächeln, als sie erneut von der Appetitlosigkeit und den Brustbeschwerden berichtete. Der Geist-Gemützustand hatte sich geändert und folgende Symptome konnten gefunden werden:

1. Antwortet in Fragen
2. Lächelt unwillkürlich beim Sprechen

Verordnung: Aurum metallicum C30 eine Gabe

Nach 10 Tagen erschien sie wieder und war so begeistert, dass sie beim Betreten der Praxis in die Worte ausbrach: „Alle herhören! Ich habe wieder Appetit!" Ihre Brustbeschwerden waren verschwunden. Sie benötigte keine Medizin mehr und erschien gelegentlich in Begleitung anderer um zu berichten, dass es ihr gut ginge.

3. Fall: Eine Frau von 47 Jahren hatte schon längere Zeit eine *Colitis ulcerosa* mit blutig-schleimigen Stühlen. Ihr war eine Therapie mit Cortison und anderen Mitteln angeraten worden. Aber sie wusste, dass man mit der Homöopathie auch anderen Kranken gut geholfen hatte, und so kam sie in die Sprechstunde. „Was führt Sie her?" „Ja, was soll ich sagen? (1) Ich habe da so eine Sache."(2) „Ja, was haben Sie da für eine Sache?" „Ja, wie soll ich es beschreiben? (1) Es sind da so Blutspuren." „?" „Kann mir denn niemand helfen? Wie soll ich es denn sagen? (1) Es ist halt so Blut im Stuhl seit einigen Monaten und Schleim." Dabei lachte sie immer etwas verlegen beim Sprechen (3) oder hatte die ganze Zeit ein Lächeln auf den Lippen (4).

„Gibt es sonst noch etwas, was Ihnen Sorgen macht?" „Ja, wie kann ich es beschreiben? Meine Tochter (18J.) ist ausgezogen und lebt mit ihrem Freund, der ist so ein Taugenichts. Man hat doch eine Verantwortung (5), die ist doch noch so jung und in der Ausbildung. Darüber brüte ich oft in Gedanken, was daraus werden soll (6). Mit dem Auszug der Tochter hat alles angefangen. Hängt das wohl damit zusammen?" (7)

Symptome:

1. Antwortet in Fragen
2. Geheimnistuerisch
3. Lachen unwillkürlich beim Sprechen
4. Lächeln beim Sprechen
5. Verantwortungsvoll
6. Brüten in Gedanken
7. Wissbegierig

Sie bekam Aurum C6, eine Gabe. Danach besserten sich die blutigen und schleimigen Stühle. Als es nach 6 Wochen wieder schlechter wurde, bekam sie eine Gabe Aurum C30, nach einigen Monaten eine weitere Gabe von Aurum C200. Danach verschwanden die krankhaften Stühle völlig. Sie konnte das Eigenleben Ihrer Tochter besser wegstecken und das eigentümliche Lachen machte einer natürlichen Freundlichkeit Platz.

Zum Schluss muss ich noch von einem weiteren Märchen berichten, nämlich von „Die goldene Gans": Da haben die beiden gescheiten und deshalb von der Mutter verwöhnten Söhne des Mannes etwas wichtiges im Leben vermissen lassen, nämlich Herzensgüte. Sie waren nicht bereit, ihr Mahl von Brot und Wein mit dem bittenden Männlein zu teilen (Hochmut) und erlitten dadurch Unglück. Der unverdorbene „Dummling" (Zufrieden) aber hatte ein gutes Herz und gewann dadurch die „Goldene Gans". Er selbst hatte kein Problem damit, aber alle, die aus Gier nach ihr griffen, blieben dann an ihr hängen, und allen, die sich einmischten, ging es auch nicht besser. Das ist so beim Gold-Geld, wenn man etwas davon hat, will man immer mehr, und alle bleiben daran hängen.

Margarete. ....
Nach Golde drängt,
Am Golde hängt
Doch alles. Ach wir Armen! (Faust 1, vielen als einziges Zitat daraus bekannt)

So hängen sie an der Goldenen Gans, wie wir am Fernseher, wenn die Lotto-Zahlen ausgespielt werden oder an der Morgenzeitung, um die Börsenkurse zu studieren. Das kommt uns gar nicht komisch vor, und zum Lachen ist es auch nicht, eher zum Schwitzen. Aber als ihn die unverdorbene Königstochter sah, den komischen Zug, da verlor sie ihre krankhafte Ernsthaftigkeit und lachte richtig schön los. Damit hatte sie der Dummling gewonnen, auch wenn er noch zusätzlich einige Prüfungen bestehen musste. (Das ist eine alte Erfahrung, dass man Frauen nur zum Lachen bringen muss, schon hat man gewonnen!) Dann wurde er König und war glücklich, weil er dem Golde nicht verfallen war infolge seines goldenen Herzens.

So müssen auch wir alle uns bemühen, ein reines, kindliches Herz zu gewinnen statt im Lotto, und nicht von Reichtümern möglichst ohne Mühe zu träumen (z.B. vom „Esel streck dich" eines Zinseszins abwerfenden Kapitals), sondern von der gegenseitigen Hilfe mehr zu erhoffen als vom Darwinschen Kampf ums Dasein.

Damit breche ich meine Rede vom Golde ab, denn es würde sonst ein „Unendliche Geschichte", die in der Fassung von Michael Ende auch vom Gelde handelt und der Zeit, die dort auch schon zum käuflichen Objekt gemacht wird, wie heute alles Gemeingut – Land, Wasser, Bodenschätze, Luft, der Himmel. Auch Gott hat man schon im Ablass gehandelt. Das alles wird im kollektiven Wahnsinn enden und die Erde ein Tollhaus werden, wenn es so weiter geht. Sozusagen das Endstadium der Syphilis der Menschheit.

Natrium carbonicum, Soda, Natron 1/2006

Hahnemann behandelt das Mittel in Band 4 der Chronischen Krankheiten und beschreibt 1082 Symptome, also eine nicht geringe Anzahl. Die beschriebenen Krankheiten füllen auch zwei ganze Seiten. Früher war es das Hauptmittel für alle Leute, die Sodbrennen hatten, weshalb auch eine ganze Reihe von Symptomen aus der Beobachtung von solchen „Dyspeptikern" (Verdauungsgestörten) stammen, die dieses Mittel im Übermaß genommen haben. Ferner kennt jeder die Mischung von Whisky und Soda zumindest aus älteren Filmen aus Amerika. Jeder kennt es als Backpulver, da es unter Hitze die Kohlensäure freisetzt, die dann den Teig durch die Gasbildung beim Backen auftreibt. Ferner ist es als Brausepulver bekannt, als man sich eine einfache Zitronensäure Limonade in Form eines Pulvers in einem Tütchen kaufte und es dann mit Wasser löste, wobei es aufschäumte und dann das liebliche Erfrischungsgetränk der weniger wohlhabenden Kreise entstehen ließ. Wir schleckten es als Kinder gerne so, weil es so schön auf der Zunge kribbelte und man nachher Schaum im Mund hatte.

In der Industrie werden große Mengen von Soda bei der Herstellung von Waschmitteln und Seifen, ferner für die Glasproduktion benötigt. Denn normales Glas besteht aus einer Mischung von Natriumcarbonat, Calciumcarbonat und Siliciumoxid (Quarz) im Verhältnis 1:1:6. Bei der Seifenherstellung werden Fette durch Soda „verseift", d.h. aus den nicht in Wasser löslichen Fetten werden durch die Verbindung mit Soda angenehme Substanzen hergestellt, die eine wohltuende Wirkung auf den haben, der schmutzig ist. Mit Hilfe der Seife kann man sich „rein" waschen. Man sagt auch, ich wasche meine Hände in Unschuld.

Eine Patientin Jahrgang 1943, die seit 1974 in meiner Behandlung war, verließ mich zunächst1977. Ich hatte sie wegen Unregelmäßigkeiten bei der Periode behandelt. 1984 tauchte sie wieder auf: Es war ein Leiomyosarkom (Krebs) des Uterus operiert worden. Ich gab Mistel-Injektionen und verschiedene Mittel in Hochpotenzen. Nach einem halben Jahr bildete sich ein Sarkom (auch eine Art Krebs) des linken Eierstocks. Sie lehnte die vorgeschlagene Chemotherapie und radiologische Behandlung wie schon vorher ab und wollte nur homöopathisch behandelt werden.

Sie ist Einzelkind, ihr Vater ist im Krieg gefallen, als sie noch ein Baby war. Ihre Mutter heiratete wieder, als sie 10 Jahre alt war. Geschwister kamen keine aus dieser Ehe. Sie selbst hat keine Kinder haben wollen, hat jedoch einen Jungen adoptiert, der ihr viele Sorgen macht, „da er nicht lernen will".

Sie hat Mitleid mit allen, sie hat Angst vor Gewittern, sie heult bei sentimentalen Filmen, hat Herzklopfen und Ängste, Druck auf der Schilddrüse und Abneigung gegen Fisch. Sie bekam verschiedene Mittel in Hochpotenz und gleichzeitig weiter Mistel gespritzt. Phosphor, Sepia, Natrium muriaticum, Kalium carbonicum, Calcium carbonicum und Carcinosin waren die hauptsächlichen Mittel, die ihr immer wieder gut halfen. Vor allem Phosphor wurde immer wieder gegeben, obwohl sich die Gewitterangst nie verlor. Aber es half ihr sonst gut. Vor allem traten keine Krebserkrankungen mehr auf bis heute.

Ich hatte inzwischen angefangen nach *Sehgal* zu arbeiten. Aber auch da gelang es mir nicht, eine solche Besserung herbeizuführen, wie ich sie erlebe, wenn das Mittel „sitzt". Immer wieder begann ich, die Symptome der Patientin zu studieren, zu hinterfragen, sie mir genauer erklären zu lassen. Geduldig kam sie immer wieder seit über 30 Jahren. Das fiel mir denn doch langsam auf. Ich notierte das Symptom: Durchhaltekraft! Ferner Angst vor Gewittern. Angst vor Krankheit. Durch geringfügige Beschwerden, Druck am Hals. „Ich horche dann in mich hinein." „Was machen Sie, wenn sie so in Panik kommen?" „Dann lenke ich mich ab, durch Leute, durch Lösen von Kreuzworträtseln..." „Was macht Ihnen denn am meisten zu schaffen?" „Wenn mein Mann fort ist. Dann habe ich immer Angst, es könne ihm etwas passieren. Ich weiß, dass das unsinnig ist, aber ich komme nicht dagegen an. Auch um meinen Sohn mache ich mir ständig Sorgen, dass ihm was passieren könnte." Ich erinnerte mich dann an Ihre Heulerei bei sentimentalen Filmen. Ich fragte nun genauer, was sie denn wirklich zum Heulen bringe. „Die Musik! Da muss ich auch sonst meistens heulen, wenn sie so richtig zu Herzen geht." Nicht umsonst haben diese Filme den Oberbegriff „Seifenoper" (neudeutsch „soap"), womit sich die Beziehung zu Natrium carbonicum von selbst ergibt. Vielleicht muss ich es selber einmal nehmen, denn mir kommen auch unwillkürlich Tränen bei ergreifender Musik, bei der 9ten von Beethoven z.B., aber die hat man auch schon verseift.

Nun war ich endlich auf das wirkliche Mittel gestoßen: Natrium carbonicum. Ich gab es ihr gleich in C 200, weil sie eigentlich ganz gesund war und nur wegen ihrer „Nerven" immer wieder kam. Das war im August. Sie kam im November wieder. „Mir geht es ganz gut, aber erst seit 3 Wochen. Ich habe jetzt keine Todesängste mehr. Die Angst vor Gewittern habe ich nicht mehr erlebt, und im August waren einige sehr heftige." Ich wiederholte das Mittel in der C 200, aber in Wasser aufgelöst. Im Januar kam sie wieder und es ging ihr „so gut wie noch nie in meinem Leben". Ich benutzte dann die Gelegenheit, die ganzen früheren Beschwerden mit ihr durchzusprechen, um noch etwas mehr von dem Mittel zu verstehen. Natürlich habe ich im Nachhinein feststellen müssen, dass ich schon früher auf das Mittel hätte kommen können, wenn... . Aber man lernt nie aus.

Ich machte mich nun erneut an die Bücher von Jan *Scholten,* die ich schon lange besitze und sie immer wieder „umschleiche", da ich überzeugt bin, dass hier die Zukunft der Homöopathie einen Riesenschritt voran machen wird, wenn wir diesen Ansatz ernsthaft verfolgen.

Jan Scholten war nicht zufrieden mit dem heutigen Zustand der homöopathischen Heilmittellehre. Hahnemann hatte einen Grundstock von Mitteln geprüft und damit Erfahrungen gesammelt. Seine Schüler und Nachfolger haben schon zu seinen Lebzeiten weitere Mittel geprüft und den bis dahin gekannten Mitteln hinzugefügt, so dass inzwischen eine große Anzahl von ihnen beschrieben worden sind, und mit einigen große Erfahrungen gemacht wurden.

1932 gab *Otto Leeser* sein „Lehrbuch der Homöopathie" heraus, in dem er eine Ordnung der Arzneimittellehre aufstellte. Er ordnete die Mittel nicht alphabetisch, wie es noch Hahnemann machte, sondern er ordnete sie nach Zusammengehörigkeit: Mineralien, Pflanzen, Tiere usw., und die dann unter sich nach Familien der Zoologie, Botanik und der Zusammengehörigkeit nach chemischen Gesichtspunkten.

Diese Ordnung war vorher schon von dem Amerikaner *Dewey* seinem „Lernprogramm" zugrunde gelegt worden, einem Lehrbuch in Frage und Antwort, das sich auch in Deutschland großer Beliebtheit erfreut, weshalb ich es selbst einmal neu übersetzt habe, da der frühere Verlag eine Neuauflage der früheren Übersetzung nicht mehr herstellen wollte.

Leeser ging nun noch viel weiter, indem er die Pflanzen und Mineralien nach ihren genauen chemischen und physiologischen Eigenschaften erforschte und beschrieb. Er versuchte damit erstmals, ein wenig zu verstehen, warum ein homöopathisches Mittel notwendig so und nicht anders bei der Hervorbringung von Symptomen wirkte. Dabei half ihm der Vergleich der aus einer Pflanzenfamilie stammenden Mittel ebenso wie der Vergleich chemisch ähnlicher Substanzen, wie der Metalle. Dabei bediente er sich auch der aus dem periodischen System bekannten Ordnungen. Aber er beließ es bei den schon bekannten Mitteln, so dass im Reich der Mineralien, wozu auch die Metalle zählen, große Lücken im periodischen System von Mitteln vorhanden waren, die für die Homöopathie nicht genutzt wurden.

Diese Lücken konnte Jan Scholten nicht stehen lassen, sondern er mochte sich den Vorwurf nicht gefallen lassen, den Hahnemann all denen macht, die nur von den Früchten der Arbeit anderer leben wollen, ohne eigene Beiträge für den Fortschritt der Homöopathie zu brDerjenige ist noch lange nicht mit dem wahren Geiste homöopathischer Heilung beseelt, ist noch kein ächter Schüler dieser wohltätigen Lehre, der nur im mindesten Anstand nimmt, selbst genaue Versuche zur Erforschung der eigentümlichen Wirkungen der seit dritthalb tausend Jahren ungekannt gebliebenen Arzneien anzustellen, ohne deren Ausforschung (und ohne dass ihre reinen, krankhaften Wirkungen auf gesunde Menschen vorher bekannt geworden sind) jede Krankheitsbehandlung nicht nur eine thörichte, sondern eine verbrecherische Handlung bleibt, ein gefährlicher Angriff auf Menschenleben. Solchen selbstsüchtigen Menschen, die zum vollständigen und unentbehrlichen Ausbau des unentbehrlichen Gebäudes nichts beitragen, die nur damit gewinnen wollen, was andere mit Anstrengung erfunden und ausgeforscht haben, bloß in die Hände zu arbeiten, und ihnen nur so die Renten der Wissenschafts – Capitale zu verzehren geben, zu deren Miterwerbung beizutragen sie nicht die mindeste Neigung bezeigen, ist etwas zu viel verlangt.

Wer aber wahren Trieb fühlt, diese so viele Jahrhunderte hindurch unerforschte und doch zum Gesundmachen der Menschen unentbehrliche Kenntniß der eigenthümlichen Wirkungen der Arzneien, unserer einzigen Werkzeuge, mit zu Tage fördern helfen...", (aus RAL, Bd. 2, Vorerinnerung)

So begann Jan *Scholten,* die bekannten Arzneien und ihre Symptome untereinander zu vergleichen und stellte dabei fest, dass z.B. alle Verbindungen eines Metalls mit der Kohlensäure (alle mit carbonicum endenden Mittel) gewisse Gemeinsamkeiten haben. Das gleiche stellte er bei den Metallen in ihrer Reinform fest. Er stellte diese Untersuchungen und Vergleiche so lange an, bis er den Eindruck hatte, dass die Ordnung im periodischen System sich in den Symptomen der chemischen Elemente wieder findet.

Betrachten wir unter diesem Blickwinkel unser Mittel, Natrium carbonicum, so finden wir, dass in ihm das Metall Natrium enthalten ist, das verbunden ist mit der Kohlensäure. Vom Natrium wissen wir, dass es ein weiches Metall ist, das man mit dem Messer schneiden kann, wobei seine glänzende metallische Oberfläche für kurze Zeit sichtbar wird. Man muss es unter Petroleum aufbewahren, da es an der Luft sofort mit dem darin enthaltenen Wasser reagiert. Jeder kennt das Experiment aus dem Chemieunterricht, wo das frisch abgeschnittenen Stück Natrium auf das Wasser gebracht unter Zischen und hin und her Rasen mit Entwicklung einer Flamme und Dampf sich mit dem Wasser zu Natronlauge verbindet. Ein etwas unheimliches Spektakel, das vom Chemielehrer mit einer gewissen Spannung in Szene gesetzt wird. Also heftige Reaktionen, ein unbedingtes Aufsuchen von Verbindungen, ohne die das Metall nicht existieren kann, wobei es aber seinen eigentlichen metallischen Charakter verliert. Natrium als Metall gibt es nicht in homöopathischer Zubereitung, da es nicht gelingt, es rein zu potenzieren, da es mit Wasser oder Milchzucker sofort eine chemische Verbindung eingeht.

Für Jan Scholten steht das Natrium am Beginn der Siliciumserie, die als besondere Merkmale allgemein
Familie, Beziehungen;
Anderer; Du;
Liebe und Hass;
Kommunikation;
Sprache, Lernen;
Präsentation;
Spiel;
Jugendlicher;
Haus, Nachbarschaft

beinhaltet. Was darunter genau zu verstehen ist, kann hier nicht dargestellt werden. Es ist ausführlich in dem Buch: *Homöopathie und Elemente* von *Scholten* dargestellt.

Für das Natrium werden diese allgemeinen Themen dann genauer dargestellt:
Impulsiv Beziehungen eingehen: wechselnde Kontakte. (wie es das Metall uns vormacht!)
Einfältige Liebe.
Nicht Durchsetzen in Beziehungen
Beeinflussbar in Beziehungen
Undurchdacht mit Freunden umgehen.
Verletzlich in Beziehungen.
Zurückziehen von Beziehungen: allein.
Zurückziehen mit Reden: verschlossen.
Einfache Familie
Nicht für voll angesehen von anderen.
Allein bleiben ohne Beziehungen.
Allein im Haus.
Beziehungen bleiben am Anfang stecken.
Impulsiv hassen oder lieben.
Eine törichte Familie.
Allein spielen: Patience.

Wir finden diese Themen dann in Abwandlung bei allen Natriumverbindungen. Bei unserem Mittel ist es die Verbindung mit der Kohlensäure, d.h. eine Verbindung mit dem Kohlenstoff. Wie wir alle wissen, ist der Kohlenstoff die Grundlage für alle Lebensprozesse. Alle organischen Verbindungen sind durch Kohlenstoffketten aufgebaut. In der Homöopathie gehören alle Mittel, die mit carbonicum enden dazu, alle, die aus Erdöl gewonnen werden und die Carbo Mittel. Dieser Gruppe stellt *Scholten* Graphit voran, das aus reinem Kohlenstoff besteht. Wir kennen es als Gleitmittel, das besser „schmiert" als Öl, vom leicht dahin gleitenden Bleistift, der kein Blei, sondern nur Graphit enthält. Der Kohlenstoff bildet ganz rein auch den Diamanten, also total hart, ferner im Russ, wo sich die Fullerene finden, bei denen die Kohlenstoffatome so angeordnet sind, dass sie ein Bild des die Nationen beherrschenden Fußballs darstellen. Der wird ständig getreten und lässt sich auch gut treten und springt dabei gelegentlich auch dorthin, wo er landen soll, nämlich ins Tor. Der Fußball ist eine Kugel, wie die Erde. Der Kopf des Menschen ist auch der Kugel am ähnlichsten. Der Ball ist ein uraltes Spielzeug der Menschen, von dem *Goethe* einen schönen Spruch geprägt hat:

Kinder werfen den Ball an die Wand,
und fangen ihn wieder;
Aber ich lobe das Spiel,
wirft ihn der Freund mir zurück.

Dass wir so toben, wenn der Ball richtig getreten wird, wirft ein bezeichnendes Licht auf den „Gemütszustand" unseres Zeitalters. Die Erde und der Mensch werden symbolisch und in Wirklichkeit mit einer Brutalität und Verachtung getreten, dass es einem Angst macht. Vielleicht ist die viele Kohlensäure in allen gängigen Getränken des alltäglichen Lebens gar nicht so harmlos, wenn wir weiter unten die Themen anschauen, die für die Carbonica auf dem Spiel stehen.

Dem Kohlenstoff ordnet *Scholten* nun folgende Themen zu:
Sinngebung und Bewertung
Selbsteinschätzung
Würde
Verlegenheit
Arbeiter
Vater

Für das Natrium carbonicum stellt *Scholten* folgende Themen zusammen:

Natrium:	**Carbonicum**
Kummer, Depression	Sinngebung
Verschlossen und allein	Bewertung
Beschränkung	Selbsteinschätzung
Verneinung, Verbot	Würde
Sensibel	Verlegenheit
Bewährung	Arbeiter
	Vater

Bei unserer Patientin spielt das Thema Vater eine unübersehbare Rolle: Er verschwindet, als sie noch ein Säugling war.

Scholten: „Eine Variation des Themas ist, keinen Vater zu haben, oder durch seinen Vater im Stich gelassen zu werden.. Er tut so, als ob er einen verleugnet, indem er einen ignoriert. Es kann auch in dem Gefühl zum Ausdruck kommen, dass der Vater tot ist."

Später war es ein Stiefvater, von dem sie nie etwas erzählte. Sei heiratete einen sehr dominanten Mann und adoptierte einen ebenso dominanten Sohn. Sie ordnete sich dem männlichen Arzt unter, dessen Führung sie sich ohne Probleme anvertraute. Ein eigentümliches Verhältnis bildete sie zu ihrem Kassenarzt, den sie wegen Laborkontrollen etc. aufsuchte und der ihr ständig Angst machte wegen der nicht ganz in der Norm liegenden „Werte". Der sei so beherrschend, und sie müsse immer ihre ganze Kraft aufwenden, um seinen Verordnungen zu entgehen. Sie komme sich immer wie eine Aussätzige vor, wenn sie dort in die Praxis müsste, weil sie immer ablehnt, dort auch die Behandlung durchführen zu lassen. „Auf der einen Seite tut er so besorgt, aber wenn ich dem auf der Straße begegne, dann sieht der mich nicht, er grüsst nicht einmal zurück! Können Sie das verstehen? Ich denke dann, der ist doch blöd. Ich brauche ihn nicht, ich weiß schon, wo ich Hilfe finde. "

Scholten: *„Sich in Würde zurückziehen... ist eines der Hauptthemen von N.C. Sie sind lieber in Würde allein, als von anderen Menschen verkannt zu werden, für wertlos befunden werden."*
„Die soziale Umgebung sieht einen nicht und findet einen nichts wert.: der Aussätzige, der Verstoßene."
„Sie haben Angst vor Menschen, vor Dieben, die ihnen das, was ihnen noch geblieben ist, auch abnehmen können."

Hahnemann CK: *Menschenscheu und furchtsam. Sy.3*
Er flieht die Menschen, Sy.4
Seine Phantasie meist mit der Zukunft beschäftigt; er macht sich Vorstellungen, wie übel es ihm gehen könne; und sucht die Einsamkeit, mehrere Tage." Sy.10

Bei unserer Patientin bestand die Angst vor Gewittern von Anbeginn durchgehend, bis sie Natrium carbonicum bekam. Was ist ein Gewitter? Bei den Griechen bestand die Vorstellung, dass der Götter-Vater Zeus im Zorn die Blitze schleuderte und seinen Zorn durch den Donner zum Ausdruck brachte, Auch irdische Väter können ein Donnerwetter loslassen. Davor hat unser Mittel auch Angst. Das ist der Hintergrund der Gewitterangst. Es ist auch die Angst vor dem männlich-väterlichen Prinzip, das sich in der Gewitterangst kund tut.

Ich habe mir die Patientin nicht direkt unter dem Aspekt der Analyse von Jan *Scholten* angeschaut. Ich kam auf das Mittel durch die vorhandenen Symptome. Aber ich hätte viel früher auf das Mittel kommen können, wenn ich mir eine Vorstellung vom Wesen des Mittels gemacht hätte. Ein solches Wesen wird von vielen Homöopathen verteufelt, da zu viel Spekulation in die Homöopathie hinein käme. Ganz unrecht haben sie nicht, denn es herrschen manchmal dichte Nebel bei manchen Guru-Veranstaltungen der Homöopathen-Szene. Diese Nebel kann man aber vermeiden, wenn man sich die Prinzipien klar macht, die *Scholten* durch die Erfahrung gefunden hat. Er hat sie sich nicht aus den Fingern gesogen.

Das Hauptaugenmerk liegt bei *Scholten* auf dem Geist-Gemütszustand des Patienten. Er studiert, in welcher Weise der Patient mit den Umständen des Lebens umgeht, wie er es bewältigt, sein Schicksal. An der Art seiner Handlungen, seiner Ansichten über die Welt, an den Gefühlen, die in der Begegnung mit der Welt entwickelt, können wir sein Kranksein erkennen. Das offenbart sich im Laufe des Lebens. Daran können wir dann ablesen, welches Mittel bei dem Patienten in der vorliegenden (gegenwärtigen) Situation angezeigt ist. Die Technik, den Geist-Gemütszustand zu erkennen, lernen wir ausgezeichnet bei *Sehgal.* Weiter Mittel zu den schon bekannten und auch die schon bekannten besser kennen zu lernen, kann *Scholtens* Werk ein große Unterstützung sein.

Drosera rotundifolia, Sonnentau

Die folgende Studie entstand während der Zeit der Homöopathiewoche Bad Boll, in der ich, zusammen mit Jürgen Becker und einigen anderen Homöopathen, versuchte, Mythologie, Dichtkunst, Märchen, Musik, Geschichte und Einzelschicksale von historischen Personen unter dem Aspekt homöopathischer Mittel zu betrachten. Hinzu kamen Betrachtungen aus der Signaturenlehre, Bekanntes aus Chemie, Mineralogie, Morphologie der Tiere, Pflanzen und Mineralien, aus denen die homöopathischen Mittel hergestellt werden. Wir gingen von der nicht unbegründeten Ansicht aus, dass sich das „Wesen" oder die „Idee" einer Substanz vielfältig offenbart, wie es in dem Gedicht von *Novalis* zum Ausdruck kommt:

Wenn nicht mehr Zahlen und Figuren
Sind Schlüssel aller Kreaturen
Wenn die so singen, oder küssen,
Mehr als die Tiefgelehrten wissen,
Wenn sich die Welt ins freye Leben
Und in die (freye) Welt wird zurückbegeben,
Wenn dann sich wieder Licht und Schatten
Zu ächter Klarheit wieder gatten,
Und man in Märchen und Gedichten
Erkennt die wahren Weltgeschichten,
Dann fliegt vor Einem geheimen Wort
Das ganze verkehrte Wesen fort.

In großer Begeisterung versammelten wir uns damals mehrmals jährlich zu großen Tagungen in Bad Boll. Viele romantische und idealistische Gefühle und Ideen beherrschten Dozenten und Zuhörer: Man glaubte sich der Wahrheit nahe, man fühlte sich wie Faust, der den Erdgeist beschwört. Aber wir landeten wie jene „langbeinige Zikade" im Faust, ..

„Die immer fliegt und fliegend springt
Und gleich im Gras ihr altes Liedchen singt;
Und läg er nur noch immer in dem Grase!
In jedem Quark begräbt er seine Nase" .....

eben im Quark des Alltags, in den Tiefebenen der menschlichen Schwächen. Geblieben ist die Ahnung höherer Welten, zu denen hinzustreben die menschliche Natur nicht lassen kann. Jeder versuchte es dann wieder auf seinem Weg gemäß dem Gedicht von Christian Morgenstern:

Die zur Wahrheit wandern,
wandern allein.
keiner kann dem andern
Wegbruder sein.

Eine Spanne gehn wir,
scheint es, im Chor...
bis zuletzt sich, sehn wir,
jeder verlor.

Selbst der Liebste ringet
irgendwo fern;
doch wer's ganz vollbringet,
siegt sich zum Stern,

schafft, sein selbst Durchchrister,
Neugottesgrund-
und ihn grüsst Geschwister
Ewiger Bund.

Als ich diese Studie nach den verflossenen Jahren erneut durchlas, war ich erstaunt, wie nahe wir damals schon der Methode waren, die ich später bei *Sehgal* kennen lernte. Interessant war mir erneut die Kühnheit, mit der *Margret Tayler* die Symptome der Reinen Arzneimittellehre wie *Boenninghausen* generalisierte, eine Methode, die *Sehgal* für die Geist-Gemüts-Symptome anwandte. Interessant ist in diesem Zusammenhang, dass ich mich, wie auch mein Freund Ekkehardt von Seckendorff vor der Zuwendung zur Sehgal Methode der Methode von Boenninghausen bediente, die in *Boger* und *Phatak* eine Weiterentwicklung genommen hatte.

Es ist sicher wahr, dass in der Homöopathiewoche Bad Boll manchmal die Grenzen einer sich auf *Hahnemann* berufenden Homöopathie überschritten wurden. Aber *Hahnemann* hatte selber Grenzen nicht nur überschritten, sondern auch gesprengt. Dass bei solchen Unternehmungen es manche mit der Angst zu tun bekommen und besorgt auf die bedrohlichen Gefahren unbekannter Wege hinweisen, ist verständlich. Wir aber, die mit Faust sagen:

Ich fühle Mut, mich in die Welt zu wagen,
Der Erde Weh, der Erde Glück zu tragen,
Mit Stürmen mich herumzuschlagen
Und in des Schiffsbruchs Knirschen nicht zu zagen!

Wir lassen uns nicht beschränken und einengen. Wir wandern unsern Weg und vertrauen der inneren Stimme, die uns dem Ziel näher bringt.

Eine Studie über Drosera rotundifolia, Sonnentau

(Drosos (Gr) = Tau).

Der rundblättrige Sonnentau wächst - wie auch andere „Fleisch fressende" Pflanzen - nicht auf „gewöhnlicher" Erde, d.h. auf den Abbauprodukten der die Erdkruste bildenden Mineralien, sondern auf dem Moor, d.h. auf Abbauprodukten pflanzlicher Herkunft. So schreibt Pelikan (Wilhelm Pelikan, Heilpflanzenkunde, Dornach 1958, S.129): „Aus der eben skizzierten Anschauung fällt auch ein Licht auf das, was in der Auswahl der den carnivoren Pflanzen zusagenden Bodenbeschaffenheit und in ihrer Verbreitung über die Erde hin zum Ausdruck kommt. Sie lieben nämlich nicht die mineralisierte Erde. Ihre Wurzeln sind überhaupt als verkümmert anzusehen. Wie leicht bleibt ein Fettkraut, ein Sonnentau einem an den Fingern, wenn man sie nur berührt. Moore, Sümpfe, allenfalls von täglichen tropischen Regengüssen durchweichter Boden - von Wässrigem durchquollenes Erdiges, Entmineralisiertes: Das ist ihr Lebengebiet. Gewisse Arten haben sich ganz als Wasserpflanzen gehalten, schwimmen frei in stehenden Gewässern. Die Würzelchen sind zart und klein, und so haftet die Pflanze nur leicht auf ihrem Grund. Geringe Kraft ist nötig, um sie zu entwurzeln, sie bleibt durch ihre klebrigen Blätter schon an dem hängen, der sie berührt."

Am Boden bildet sich eine Rosette von zahlreichen haarigen, grünen oder roten Blättern, die sich schmal stempelartig von dem eigentlich völlig fehlenden Stängel der Pflanze gleich oberhalb der Wurzel kreisförmig am Boden liegend ausbreiten und sich ihrem Ende zu löffelförmig erweitern. Dort bilden sich dann am Rand braunrote, **reizbare Haare**, die am Ende aus einer **Drüse** tauglänzende Tropfen **absondern**, die jedoch nicht an der Sonne vergehen, wie das „anständige" Tautropfen tun (deshalb Sonnentau). Die Tropfen zeigen noch weitere **Eigenschaften tierischer Drüsenabsonderungen**, indem sie keinesfalls so harmlos wässrig sind, wie sie aussehen, sondern zäh und klebrig, wie vielleicht frischer Uhu-Klebstoff. Nähert sich diesen verlockend glänzenden „Tautropfen" ein „süßen Nektar" ahnendes Insektentierchen (oder vielleicht seinen Durst löschen wollendes), so wird es alsbald gewahr, wem es da auf den Leim gekrochen ist: Unschuldig und schön das kleine, harmlose Pflänzchen, das zu allem Überfluss noch kleine, weiße Blütchen auf zarten Blütenstängelchen zwischen seiner Blattrosette bildet und so seine Harmlosigkeit doppelt kundtut, und nun das: Man klebt nicht nur fest, sondern nun beginnt das Pflänzchen an seinen Drüsenhaaren zu wachsen, sie **wachsen unaufhaltsam** auf das kleine Tierchen zu, bedecken es ganz und gar und entwickeln dazu noch die Fähigkeit, dasselbe sozusagen bei lebendigem Leibe mit Hilfe von **Verdauungssekret** aufzulösen. Die Eiweißprodukte werden aufgesogen, lediglich der Chininpanzer bleibt wie ein **fleischloses Gerippe** zurück. Nach der **„Sättigung"** richten sich die „Haare", die sich zum Mahl tief herabgebeugt hatten, wie **fressende Tiere**, wieder auf und erscheinen wieder so unschuldig wie zuvor. Wenn man das Sekret auf die Haut bekommt, so brennt es.

Die vorhin schon erwähnten kleinen, weißen, sternförmigen Blüten stehen in einseitwendiger, anfangs schneckenförmig aufgerollter Scheintraube. Sie blühen nur einen Tag im Juli und August (Hochsommer) und werden von Insekten bestäubt; auch Selbstbestäubung kommt vor. Die Frucht ist eine vielsamige, eiförmige Kapsel. Das Pflänzchen kommt in den gemäßigten bis arktischen Zonen von Europa, Asien und Nordamerika vor. Volkstümliche Namen: **Himmelslöffelkraut, Widdertod**, Red-Rot = Rotfäule, Youth-Wort = **Jugendkraut, Moorgras**. Es wächst auf toten Pflanzen (Pflanzenleichen) = Moor.

Merken wir uns die wichtigsten äußeren Zeichen: Leicht entwurzelt, scheinbare Taufrische, klebrige Absonderung, tierische Gier, Fleisch fressend, Reizbarkeit, Bewegungsfähigkeit, Drüsenbildungen mit Verdauungsferment bildenden Zellen in den Blättern, löffelartige, auf taktile Reize reagierende

Blätter, wund machendes Sekret. Dieses sind eine ganze Reihe von **Eigenschaften, die „normalerweise" bei Tieren vorkommen**.

In der *Volkheilkunde* wurde Drosera arzneilich verwendet: Bei *Husten, Lungenleiden, Schwindsucht, Epilepsie, Geisteskrankheit, Nieren- und Blasenleiden, Keuchhusten*. Dabei konnten die Ärzte feststellen, dass diejenigen Lungenchwindsüchtigen, die den Droserasaft einnahmen, rascher starben als die, die ihn nicht nahmen. In Schweden benutzt man die verdauungsfermentartigen Säfte von Drosera auch dazu, um aus frischer Milch so genannte Zäh- oder Langmilch zu machen, ein säuerlich schmeckendes, schleimiges Getränk mit langer Haltbarkeit (*Leeser*, Seite 759/I). Widdertod heißt es, weil Schafe, die es gefressen haben, davon einen tief klingenden Husten bekommen, an dem sie eingehen. Wie die Leute auf Himmelslöffel gekommen sind, ist nicht überliefert, aber der Name erinnert an ein Märchen, auf das wir später zu sprechen kommen. Die Toxikologen haben sich auch mit Drosera beschäftigt, was bei *Leeser* zu finden ist. Das habe ich im Folgenden einfach abgeschrieben:

„Plumbagin besitzt, ebenso wie Quercetin, eine spasmolytische Wirkung. Experimentell konnte die Wirkung mit Drosera-Extrakten bei myogenen, neurogenen und durch Histamin erzeugten **Krämpfen** in einer Verdünnung von 5 x 10 -6 nachgewiesen werden. Auch durch elektrische Reizung des N.laryngeus bei narkotisierten Tieren erzeugter **Husten** konnte durch Drosera-Extrakte deutlich unterdrückt werden (GORDONOFF, KRAHL). Der Erlanger Pharmakologe HEINZ und sein Mitarbeiter SCHOTTENHEIM untersuchten bereits 1920 die Wirkung von Drosera-Extrakten; subkutane Verabreichung führte bei Mäusen, Kaninchen und Meerschweinchen zu **erkältungsähnlichen Erscheinungen** an den oberen **Luftwegen** mit Schwellungen **der Tracheal- Bronchialschleimhaut,** sowie **lymphatischer Organe** (Lymphknoten und Milz). Bei Arzneiversuchen an Gesunden zeigte sich nach subkutaner Injektion von Thymipin, einem Dialysat aus *Drosera, Thymus vulgaris* und *Pinguicula alpina,* binnen 24 Stunden ein wässriger **Katarrh der Nasenschleimhaut** (zit. nach SCHOELER)

Für manche Tiere besitzt *Drosera* offenbar eine toxische Wirkung. Die Gattung *Drosera* ist nach ist nach LEWIN für Schafe ein tödliches Gift. Auch über *Drosera rotundifolia* wird von verschiedenen Autoren Ähnliches berichtet (vgl. Namensbezeichnung „Widdertod"). Die Pflanze soll zunächst **Husten** und im weiteren Verlauf **Auszehrung bis zum tödlichen Ausgang** herbeiführen. Die proteolytische Fähigkeit der Pflanze bei der Verdauung gefangener Insekten konnte auch tierexpermientell an Fröschen bestätigt werden; bei intramuskulärer Verabfolgung der Drosera-Enzyme zeigte sich eine Wirkung, die derjenigen von Pepsin entsprach. Auf der menschlichen Haut führt längerer Kontakt von Drosera-Blättern zu entzündungsähnlichen Erscheinungen (vgl.*Gutti!*). Nach DENOEL (zit. b. SCHINDLER wirken Naphthochinone **wachstumshemmend auf Tuberkelbakterien**, sowie Strepto-. Staphylo- und Pneumokokken. Neuerdings haben auch verschiedene Autoren eine **bakteriostatische Wirkung** des Plumbagins auf Mycobacterium und Haemophilus pertussis beschrieben.

Dem sind noch die Ergebnisse der Tierversuche an Katzen hinzuzufügen, die *Mageret Tyler* in ihrem Buch *Homoeopathic Drug Pictures* erwähnt (Quelle s. *Hughes/Dake*, A Cyclopedia of Drug Pathogenesy, New Dehli, 1979, Vol. II Seite 541/42). Dort wird aus einer französischen Zeitschrift vom November 1861 zitiert, daß *Eugene Curie* folgende Versuche anstellte: Er nahm **Katzen als Versuchstiere**, da dieselben am wenigsten leicht spontan mit Tuberculose anzustecken sind. Er meint sogar, daß man Tbc bei Katzen vorher nie entdeckt habe. Er gab drei Versuchstieren in verschieden langer Zeit Drosera Trituratio und Drosera Dilutio in unterschiedlicher Dosierung und stellte bei den nachher getöteten Versuchstieren organische Veränderungen tuberkulöser Natur an verschiedenen Organen fest, vor allem an Lunge und Pleura, aber auch Schwellung der Mesenterialdrüsen und anderer Drüsen.

An diesen Artikel wurde ich durch eine Übersetzung erinnert, die im Band 8 /I des *Deutschen Journals für Homöopathie* erschien. Dort sagt *Margarete Tyler* im Wesentlichen das gleiche, was sie schon in *Drug Pictures* über Drosera ausgeführt hat. Aber ich hatte gerade Probleme mit unserem Haustier, einem total schwarzen Kater, 7 Jahre alt, der schon allerhand schwere Verletzungen und eine Vergiftung hinter sich hatte und zäh, wie Katzen nun mal sind, dieses alles mit homöopathischem Beistand überwunden hatte. Nun war er trotz guter Pflege zunehmend abgemagert, appetitlos und verlor sein schönes Fell: Er sah aus wie ein räudiger Hund und hatte am Unterkiefer einen **exophytisch wachsenden Tumor**, der ihm zwar immer wieder bei Kämpfen abgerissen wurde, der aber mit immer breiter werdender Basis nachwuchs. So ein „schwindsüchtiger Zustand" schien mir gut auf Drosera zu passen und ich gab dem Tier ein Globulum Drosera C 30. Von da ab gedieh er wieder, zeigte sich bald im schönsten schwarzen Fell, der Tumor ging zurück, und er verlor seine große Scheu vor sonst gerne akzeptierten Personen (deren es nur 4 gibt, nämlich meine Frau und ich und meine Kinder). Dieses Ergebnis und ein anderer gut gelaufener Droserafall bei einer tuberkulinischen Patientin weckte mein Interesse an dem Mittel.

Das Moor, auf dem Drosera wächst, war mir gut bekannt aus *Worpswede bei Bremen*, das vom **Teufelsmoor** umgeben ist. Dort bin ich aufgewachsen. Worpswede liegt auf einem 50 m hohen Sandberg inmitten dieser Moorniederungen, die vor ca. 200 Jahren von **entlassenen Sträflingen** kultiviert worden waren: Die Moorbauern. Auf dem Berg siedelte sich dann um die Jahrhundertwende ein **Völkchen von Malern** an, die Worpswede berühmt machten, insbesondere *Paula Becker-Moderson*, die so **früh** nach der Geburt ihres Kindes **sterben** musste. Die Maler waren von dem **eigentümliches Licht** über den Moorniederungen faszniert. Das ist auch eine Besonderheit: Ein Licht, das eine sehr klare Landschaft entstehen lässt, klare Farben, helle Himmel mit **sehnsüchtig ziehenden Wolken**. Romantisch, etwas dekadent. Jugendstil. Tuberculinische Verhältnisse einer Bohème besonderer Art, für die besonders der Name Heinrich **Vogeler** steht. Vögel haben etwas mit Tuberculinum zu tun, da die Reiselust, die Leichtigkeit, der Leichtsinn, das Flüchtige, das Lustige, das feurige Blut, der rasche Puls viel davon enthält. Es gibt auch Vogeltuberculose und Tuberculinum aviaire. „Die Natur ist unsere Lehrerin, und danach müssen wir handeln" notierte *Otto Moderson*, der Mann von *Paula Becker-Moderson*. Auch hier der Name **Moder**-Son, der Sohn des Modrigen, des Moores, wie unsere Drosera eine Tochter des Moores ist. Das Verlangen dieser Künstler war: hinaus in die Natur zu gehen, sie zu malen, ihr Spiel mit Licht und Schatten, die sich in ihr wiederspiegelnde **Sehnsucht nach dem Licht**, so viel tausendfach von jedem Naturwesen verwirklicht, einzufangen. Weg von der akademischen Malerei des Ausgangs des 19.Jahrhunderts, weg vom Rationalismus der Wissenschaft und der aufkommenden Industrialisierung. *Fritz Overbeck* schreibt 1885: *„Worpswede ist ein bescheidenes Örtchen, zwischen Bremen und Hamburg gelegen, in einer Gegend, deren landschaftliche Reize Baedecker, so viel mir bekannt ist, mit keinem Wort Erwähnung tut. Ein* ***Hauch leiser Schwermut*** *liegt ausgebreitet über der Landschaft. Ernst und schweigend umgeben weite Moore und sumpfige Wiesenpläne das Dorf, das, als suche es einen Zufluchtsort gegen* ***unbekannte Schrecknisse,*** *sich an dem steilen Hange einer alten Düne, dem*

Weyerberg zusammengedrängt. Wirr und regellos durcheinander zerstreut, liegen Häuser und Hütten, beschirmt von schwerer Last, von Moos überkleideten Strohdächern und knorrigen Eichen, an deren weit ausladenden Wipfeln sich machtlos die Stürme brechen. Von der einsamen Höhe schweift weithin der Blick ins Land hinaus, über Moor und Heide, Felder und Wiesen. Dunkle Eichenkämpe, die in ihrem Schatten spärliche Gehöfte der Bauern bergen, unterbrechen hin und wieder die Monotonie der großen Ebene. Wasserläufe blitzen auf und der Spiegel der schlangengleich gewundenen Hamme, darauf in stiller, ***geheimnisvoller Fahrt schwarze Segel*** *durchs Land ziehen. Darüber spannt sich der Himmel aus, der Worpsweder Himmel... Was hülfen uns unsere Strohhütten, Birkenwege und Moorkanäle, wenn wir diesen Himmel nicht hätten, welcher alles, selbst das Unbedeutenste, adelt, ihm seinen unsagbar coloristischen Reiz verleiht, der Worpswede schließlich erst zu dem macht, was es ist."*

So eine Landschaft entringt sich dem Moor, dessen Schwere die Moorbauern hinabzieht in ihre Natrium-sulphuricum-Welt. Aber die Landschaft erhebt sich über das Moor wie Drosera, sie lebt nur leicht verwurzelt auf den *Pflanzenleichen* und sie fängt die leichtlebigen Insekten ein, um sich ihre Fähigkeiten einzuverleiben, nämlich abzuheben und wie ein Vogel davon zu schweben, was ihr letztlich nicht gelingt.

Eine Dichterin, *Annette von Droste-Hülshoff*, hat auch die Silbe ***Dros*** in ihrem Namen. Sie litt an Tuberculose und wurde von *Bönninghausen* homöopathisch behandelt. Leider ist der Briefwechsel, der ihre Korrespondenz mit *Bönninghausen* enthält, nicht vollständig veröffentlicht, da sie in zahlreichen Briefen genaue Symptomschilderungen an *Bönninghausen* schickte, aus denen man vielleicht ihre homöopathische Krankengeschichte rekonstruieren könnte. Vielleicht war Drosera eines ihrer Mittel, wer weiß! Sie selbst schrieb jedenfalls ein Gedicht, in dem sie das Unheimliche dieser Welt eingefangen hat: Die Welt der Moorgeister, die für den Menschen tödliche Gefahren in sich bergen.

Wahnideen aus dem Repertorium nach Kent

Der Knabe im Moor

O schaurig ist`s übers Moor zu gehen	Angst beim Alleinsein
Wenn es wimmelt vom Heiderauche,	
Sich wie Phantome die Dünste drehn	Angst v. Gespenstern
Und die Ranke häkelt am Strauche,	
Unter jedem Tritte ein Quellchen springt,	Träume v. Trinken
Wenn aus der Spalte es zischt und singt,	
O schaurig ist`s übers Moor zu gehn,	
Wenn das Röhricht knistert im Hauche!	
Fest hält die Fibel das zitternde Kind	
Und rennt, als ob man es jage:	glaubt wird verfolgt
Hohl über die Fläche sauset der Wind -	Angst mit Furcht
Was raschelt drüben im Hage?	
Das ist der gespenstische Gräberknecht,	
Der dem Meister die besten Torfe verzecht;	
Hu, hu, es bricht wie ein irres Rind!	
hinducket das Knäblein zage.	
Vom Ufer starret Gestumpf hervor,	
Unheimlich nicket die Föhre,	
Der Knabe rennt, gespannt das Ohr,	
Durch Riesenhalme und Speere;	Gegenstände erscheinen länger
Und wie es rieselt und knittert darin!	hat schreckliche Träume
Das ist die unselige Spinnerin,	
Das ist die gebannte Spinnlenor`,	
Die den Haspel dreht im Geröhre!	
Voran, Voran! Nur immer im Lauf,	glaubt, ihm würde von Fein-
Voran, als wollt es ihn holen!	den nachgestellt
Vor seinem Fuße brodelt es auf,	
Es pfeift ihm unter den Sohlen	
Wie eine gespenstige Melodei;	
Das ist der Geigenmann ungetreu;	

Das ist der diebische Fiedler Knauf,
Der den Hochzeitheller gestohlen

Da birst das Moor, ein Seufzer geht	
Hervor aus der klaffenden Höhle;	
Weh, weh, da ruft die verdammte Margret:	glaubt, das jemand ruft
„Ho, ho, meine arme Seele!"	
Der Knabe springt wie ein wundes Reh;	
Wär nicht Schutzengel in seiner Näh,	Angst um d. Zukunft
Seine bleichenden Knöchelchen fände spät	Angst, es könne sich ein Un-
Ein Gräber im Moorgeschwele.	glück ereignen

Da mählich gründet der Boden sich,
Und drüben, neben der Weide,
Die Lampe flimmert so heimatlich,
Der Knabe steht an der Scheide.
Tief atmet er auf, zum Moor zurück
Noch immer wirft er den scheuen Blick:
Ja, im Geröhre war`s fürchterlich,
O schaurig war`s in der Heide!

Die Annette hat wahrscheinlich diese Zwischenwelt, die von der **Ver-Wesung** lebt, wo die **phosphorischen Irrlichter** entstehen, beschrieben. Im Brief an Clemens Maria von Bönninghausen schreibt sie 1830 (Brief Nr. 75 der historisch-kritischen Ausgabe VIII,1, Briefe 1805 - 1838 (Niemaier Verlag)): „Seit gestern, lieber Vetter, haben sich einige Symptome bey mir eingestellt, die vielleicht bey Bestimmung der passenden Arzney Einfluß haben könnten, - bin nämlich, nach dem ich, wie sie wissen, schon einige Tage Husten gehabt, gestern Abend so heiser geworden, daß ich **eine Stimme habe, wie der beste Bassist**".

Einige Züge der *Annette von Droste-Hülshoff*, aus ihrer Biographie entnommen: Verträumt, lebhafte Phantasie, Hang zum Übersinnlichen (sie las gerne im „Liber Mirabilis"), musikalisch, Gespenstergeschichten, exzentrisch, gefühlsüber-schwänglich, erstes Gedicht mit 7 Jahren, Fernweh, wechselvolle Stimmungen, romantische Todessehnsucht, unentschieden (zwischen zwei

Männern), Angst vor Hunden, Verlangen nach frischer Milch, Heimweh, Eifersucht, Stolz, hochmütig, liebt Tiere und Pflanzen, Mineraliensammlung.

Drosera

Klinische Erkrankungen: Amblyopie, Asthma, Bronchitis, Katarrh, Tuberculose, Husten, Coxalgie, Epilepsie, Blutungen, Kopfschmerzen, Laryngitis, Masern, Übelkeit, Lungentuberculose, Ischias, Erbrechen, Keuchhusten.

Charakteristika: Die Hauptzüge von Drosera sind der spastische Husten, der dem Keuchhusten so ähnelt, bei welcher Erkrankung es eines der führenden Mittel ist.

RAL *„So reicht z.B. eine einzige solche Gabe zur homöopathischen, völligen Heilung des epidemischen Keichhustens (Die Heilung erfolgt sicher binnen 7 oder 9 Tagen, bei unarzneilicher Diät. Man hüte sich, unmittelbar nach der ersten eine zweite Gabe darvon zu reichen (und ebenso wenig, irgendein anderes Mittel), denn sie würde unfehlbar nicht nur den guten Erfolg hindern, sondern auch beträchtlichen Schaden anrichtem, wie ich aus Erfahrung weiß)."*

Aber es ist ebenso bei spastischem Husten der Tuberkulose angezeigt. Der charakteristische Husten ist: Häufige Anfälle von bellendem Husten, schlimmer abends und nach Mitternacht; der Pat., hält sich die Seiten, er erbricht, wenn er den Schleim nicht hochbringt, jede Anstrengung, um nur ein bisschen Schleim hochzubringen, endet in Würgen und Erbrechen. Es bestehen blutige. Absonderungen.

RAL Symptom 50: *Beim Husten, Schmerz in den Hypochondern, als wenn diese Gegend mit Gewalt zusammengeschnürt würde.*

Symptom 53: *Die Gegend unter den kurzen Ribben (Hypochondern) leidet einen zusammenziehenden Schmerz, welcher den Husten hemmt; er kann vor Schmerz nicht husten, wenn er nicht mit der Hand auf die Herzgrube drückt.*

Symptom 57: *Ganz tief aus der Brust kommender Husten.*

Symptom 58: *Husten, dessen Stöße so heftig aufeinanderfolgen, daß er kaum zu Atem kommen kann.*

Symptom 62: *Abends, beim Liegen im Bette, wenn er ausatmet, ein jelinges Zusammenziehen des Unterbauchs, welcher ihn gleichsam wie zum Brechen heben will und Husten erregt.*

Die Indikationen, die bei einem Vorstadium der Tuberkulose indizieren, sind: Blässe, Schwäche, Appetitverlust, trockener Husten, Abmagerung.
Drei laryngoskopische Indikationen sind :
1. Anämie und Blässe des Kehlkopfes;
2. Die Stimmbänder schließen nicht wegen einer funktionellen Schwäche der Crico-arytenoidmuskeln;
3. Röte und Schwellung der Schleimhäute, welche die Stimmbandknorpel bedecken.

Unter den *Charakteristika* von Drosera sind folgende: Spastische und zusammenziehende Schmerzen in Bauch, Larynx, Hals, Brust, Hypochondrien. Krabbeln im Kehlkopf, Gefühl einer weichen Substanz, die im Kehlkopf ist wie eine Feder. Schwieriges Schlucken von festen Speisen. Die Stimme versagt. Stechende Schmerzen in der Brust und allen Teilen; stechende Schmerzen im Hirn. Stiche aus der linken Leiste in den Penis; stechende Schmerzen in der Glans penis. Blutungen von hellrotem Blut aus Nase und Mund (blutiger Speichel); im Erbrochenen und Stuhl, Auswurf. Nagende, stechende Schmerzen in Gelenken und langen Knochen. Drosera hat viele Schmerzen in den Hüftgelenken und hat Ischias mit folgenden Charakteristika geheilt: Pressende Schmerzen, schlimmer durch Druck, von Bücken und vom Liegen auf der schmerzhaften Seite, besser nach dem Aufstehen aus dem Bett.

Ausschläge wie Masern, prickelndes, brennendes Jucken; schlimmer durch Ausziehen; besser durch Kratzen; blutende, brennende Ulcera mit schneidenden Schmerzen.
Epileptische Anfälle: mit Rigidität; mit Zucken der Gliedmaßen.
Bewegen der Augen verschlimmert Kopfschmerzen. Bewegung bessert das Stechen in Brust und Gelenken und den Fieberschauder.

Beziehungen: Antidotiert durch Kampfer. Komplementär: Nux vomica. Gut verträglich: Calcium carbonicum, Pulsatilla, Veratrum, Gnaphalium. Vergleiche: Belladonna, Corallium, Cuprum, Hyoscyamus, Ipecacuanha, Sambucus, Mephites, Opium, Coccus cacti.

Bei Unfähigkeit zu expektorieren: Causticum, Sepia, Arnica, Kalium carbonicum. *Teste* betrachtet Menyantes als das ähnlichste Mittel.

Erscheinungsbild: Blass und abgemagert. Es besteht Steifheit, Lähmigkeit und offensichtliche Unlust zu aktiver Bewegung. Auf der anderen Seite ist eine unbehagliche Ruhelosigkeit vorhanden beim Niederlegen und zwar in Folge des Gefühls von Unbequemlichkeit und des Gefühl eines zu harten Bettes. Hält die befallenen Teile mit den Händen fest, insbesondere beim Husten.

Psychologie: Die Patienten sind misstrauisch, still, reserviert und unbegreiflich reizbar über Kleinigkeiten. Ruhelos, unbehaglich, oftmals mit Wahnvorstellungen von Verfolgung. Angst vor dem Alleinsein, vor Geistern, fürchtet die Nacht. Neigung, Selbstmord durch Ertränken zu begehen.

RALSymptom Nr.142: *Den ganzen Tag, Gemüts-Unruhe und Ängstlichkeit, voll Misstrauen, als wenn er mit lauter falschen Menschen zu tun hätte.*
Symptom Nr.143: *Höchst unruhiges, trauriges Gemüt, den ganzen Tag - er glaubte von tückischen, neidischen Menschen hintergangen zu werden.*
Symptom Nr. 144: *Still und verschlossen, mit Ängstlichkeit - er befürchtete stets, etwas Unangenehmes zu erfahren.*
Symptom Nr. 145: *Ängstlichkeit, als wenn ihm seine Feinde keine Ruhe ließen, ihn beneideten und verfolgten.*
Symptom Nr. 147: *Er ist niedergeschlagen über Anfeindungen von anderen, von allen Seiten, und zugleich mutlos und besorgt über die Zukunft.*
Symptom Nr. 148: *Ängstlichkeit, vorzüglich abends (um 7, 8 Uhr), als wenn es ihn dazu triebe, ins Wasser zu springen, um sich durch Ersäufen das Leben zu nehmen - zu keiner anderen Todesart triebs ihn nicht.*
Symptom Nr. 149: *Ängstlichkeit und Einsamkeit - er wünschte, beständig jemand um sich zu haben, wollte durchaus nicht ohne Menschen seyn oder ruhiger, wenn er jemand sprechen konnte; aber wenn sie ihn wieder allein ließen, war er desto ängstlicher, bis zum Einschlafen; erwachte er, so kam die Ängstlichkeit wieder (sechs Abende nacheinander).*

Physiologie: Die Patienten sind immer zu kalt. Sie frieren sogar im Bett. Sie zittern und schaudern, wenn sie in der Ruhe sind.

RAL Symptom Nr.112: *Während er ruht und auch gehörig warm am Körper anzufühlen ist, schauderts ihn dennoch, und er kann sich selbst im Bette des Schauders und der Kälteempfindung nicht erwehren.*
Symptom Nr.113: *Es ist ihm immer wie zu kalt; er kann sich nicht erwärmen.*
Symptom Nr.114: *Er hat die Empfindung von Kälte in der Nacht im Bette, doch ohne Schauder.*
Symptom Nr. 115: *Gesicht, Nase und Hände sind kalt. (Kälte der linken Gesichts-Hälfte mit stechenden Schmerzen darin, während die rechte Gesichtshälfte heiß und trocken ist, nach Mitternacht.)*
Kopf und Gesicht sind möglicherweise heiß und der Rest des Körpers kalt. Es besteht eine Abneigung für saure Dinge und für Schweinefleisch. Der Durst ist deutlich während des Fieberstadiums. Der Schlaf wird durch Erwachen infolge von Schreck unterbrochen. Schnarchen. Schwitzt stark, insbesondere nachts.

Symptomatologie allgemein: Ein Gefühl von zerschlagenem Wundsein
RAL Symptom 101: *„Alle Glieder sind wie zerschlagen und sind auch äußerlich schmerzhaft.*
Symptom 104: *„Wehtun aller Glieder, auf denen erliegt, als wenn das Lager allzu hart und nicht Betten genug untergelegt wären."*

Ist begleitet von einer Überempfindlichkeit gegen alle Stimulantien und einer erheblichen Schwäche. Spasmen, Hitzewallungen, stechende oder schießende Schmerzen. Eine Neigung zu Krämpfen, Zusammenschnürungsgefühl in Hals, Oesophagus, Abdomen und an den Händen, wenn sie einen Gegenstand ergreifen. Ist leicht erschöpft.

Kopf: Schwindel, schlimmer an der frischen Luft mit einer Neigung nach links zu fallen. Ein drückender oder stechender Kopfschmerz, schlimmer beim Bewegen der Augen. Etwas Erleichterung durch festes Halten des Kopfes zwischen den Händen. Die Kopfschmerzen sind begleitet von einem Verstopfungsgefühl und von Übelkeit, schlimmer morgens. Verschlimmert durch Hitze und durch Bücken. Ein besonderes Symptom ist Kältegefühl der linken Gesichtsseite mit stechenden Schmerzen, begleitet von einer trockenen Hitze der rechten Seite.

Augen: Nach außen schießende Schmerzen im Augapfel insbesondere beim Bücken. Der Visus ist unscharf mit dem Gefühl eines Netzes vor den Augen. Blenden der Augen ist schmerzhaft.

Ohren: Schießende und quetschende Schmerzen in den Ohren, schlimmer beim Schlucken. Tinnitus mit summenden, brausenden und brummenden Geräuschen.

Atemsystem: Nasenbluten insbesondere abends. Flüssiger Schnupfen, begleitet von viel Niesen. Blut im Taschentuch beim Naseschneuzen. Starkes Brennen und Kratzen mit stechenden Schmerzen im Hals, der dunkelrot oder purpurfarben ist. Ein krabbelndes oder kitzelndes Gefühl im Kehlkopf ist begleitet von Blässe und Lähmung der Stimmbänder, Röte der Mukosa über den Stimmknorpeln und einer erheblichen Aphonie. Die Stimme ist tief und rau, es findet sich ein gelblicher, schleimiger Auswurf. Die Heiserkeit ist begleitet von Erstickungsattacken beim Sprechen oder Husten. Ein heftiger Kitzelhusten kommt in Anfällen und ist begleitet von Würgen, Erbrechen und kaltem Schweiß. Er ist schlimmer beim ersten Hinlegen, die Kinder fangen an zu husten, sobald der Kopf die Kissen berührt. Ebenso ist es schlimmer nach Mitternacht, insbesondere um 2 Uhr, ebenso vom Sprechen, Essen oder Trinken von kalten Flüssigkeiten. Der Pat. hält oftmals die Brust beim Husten. Das Sputum ist gelb, blutgestreift oder eitrig und hat einen bitteren oder faulen Geschmack.

Verdauungssystem: Schießende Schmerzen in den Zähnen nach heißen Getränken. Geschwüre an der Zunge und im Gaumen. Die Speisen schmecken bitter, insbesondere Brot. Sodbrennen, Würgen und Erbrechen. Dysenterische Stühle sind begleitet von schneidenden Schmerzen. Die Entleerung von Stuhl wird von Schmerzen im Bauch und in der Lumbalregion gefolgt.

Lymphatisches System: Ein wichtiges Gebiet dieses Mittels insbesondere in Beziehung zur tuberkulösen Drüsenentzündung, einschließlich Tabes mesenterica.

Harnsystem: Häufiges Urinieren, aber nur geringe Mengen bei der Entleerung.

Genitalsystem: Die Menses sind verspätet oder fehlen ganz. Ausfluss ist begleitet von Schmerzen ähnlich bei der Geburt.

Bewegungssystem: Ausgedehnte Muskelschmerzen mit Steifigkeit und Zittern in der Ruhe. Schmerzen von nagendem oder stechendem Charakter in den langen Knochen, insbesondere nahe den Gelenken. Schlimmer in der Ruhe, und gebessert durch Bewegung. Das Mittel muss bei rheumatischen Erkrankungen in Betracht gezogen werden. Ebenso bei Tuberkulose der Knochen und der Gelenke.

Modalitäten: Verschlimmerung durch Hinlegen, beim Trinken, beim Singen oder Lachen, gegen Abend und in der 2. Hälfte der Nacht. Es ist besser an der frischen Luft und beim Gehen oder bei aktiver Betätigung jeder Art.

Klinische Bemerkungen: Das Mittel ist von deutlichem Wert beim Keuchhusten und jeglichem Husten von anfallsartigem Charakter. Wie bemerkt, ist es von Wert bei Tuberkulose des Kehlkopfes, der Lymphknoten und anderem Gewebe. Es ist stark indiziert, wenn in der Familie eine Vorgeschichte von Tuberculose vorhanden ist oder von vorangegangenen tuberkulösen Erkrankungen oder Kontakt mit Fällen einer aktiven Erkrankung. Hohe Potenzen sollten vermieden werden bei der Behandlung der aktiven Tuberkulose.

Gruppenprüfung

Am 20.9.89 wurde während der Homöopathiewoche eine Gruppen-Arzneimittelprüfung mit Drosera C30 durchgeführt, wobei das Prüfmittel nur dem Prüfungsleiter bekannt war. Zusätzlich wurde erstmalig eine Imaginationsübung des unbekannten Heilmittels unter der Leitung von Andreas Holling durchgeführt. Auf Grund der Ergebnisse wurde von der Teilnehmerschaft Drosera als das Prüfmittel erkannt. Folgende Themenbereiche wurden in den Imaginationen und Träumen wahrgenommen:

Friedhof:
Gräber
Synagoge

Alter verwahrloster Friedhof in der Landschaft. Gräber mit Steinein-fassungen, alles wild, mit Synagoge,Gras bewachsen. Friedhof mit etwa meterhohenm Buchsbaumhecken, die die einzelnen Grabstätten umgeben. RAL: *Gegen diese fürchterlichen Krankheit, welche nicht wie andere akute Krankheiten von selbst vergeht, ohne in den Tod überzugehen oder zwanzig bis zweiundzwanzig Wochen lang zu martern, konnte begreiflich die Allopathie bisher nichts ausrichten und mußte eine Menge Kinder daran sterben lassen, wo sie nicht gar ihren Tod mit großen Gaben unpassenderer Arzneien beförderten.* „Bin plötzlich vor dem jüdischen Friedhof in Prag. Dann denk ich mir, ja diesmal gehe ich mal rein. Gehe rein und die Gräber sind sehr durcheinander, aber nach der Hälfte habe ich Lust, in eine Synagoge zu gehen, wo der Golem zum ewigen Schlaf gelegt wurde und ich komm dann in die Synagoge, wo die Kuppe aus mosaikartigem Glas besteht und ein Schleier hing da oben.

Totenschädel:	Auf Waldboden: Totenschädel. Es lag dort ein Mensch, Arme und Beine von sich gestreckt und dreht sich auf den Bauch, sinkt dann ein. Dort ragt ein nilpferd-krokodilähnlicher Kopf heraus - stierende Augen - fixiert geradeaus geschaut. Knochenschädel von hinten.
Irrgarten Tunnel	In einem leeren Haus, total dunkler Tunnel, aber am anderen Ende sieht man den Ausgang sehr hell. „Dann bin ich durch einen Tunnel in die Erde runtergesaust, dann sah ich Leichen, die mit Tüchern bedeckt waren - die fingen an zu brennen, waren danach auch verkohlt.
Höhen: von Höhen abwärts	Ich seile mich an einem Haus nach unten ab. Ist über ganz normal, nicht gefährlich. Ich stütze mich mit den Füßen an der Wand ab. Ich denke über Hyperventilation und Atemnot nach. Eine Urlaubssituation in Mexiko auf 4.500 m Höhe mit starken Atembeschwerden taucht auf.
Treppe	Eine Kellertreppe mit durchhängendem Geländer, sie rutscht auf dem Gesäß die Treppen runter. Es liegen dort vier große Kartoffelkörbe voll Kartoffeln. Eine Straße, auf der ich mit einer Art Schlitten in großen Kurven einen Berg herunterfahre. Es macht Spaß, sich richtig in die Kurven zu legen. Immer rechts, links, serpentinenartig, nur nicht so steile Kurven, so daß man relativ schnell fahren kann. Dann sind Baumstämme eine Serpentinenstraße heruntergerutscht. Sie haben sich auch entzündet und sind nach und nach verkohlt. Eine Wendeltreppe ging in den Himmel. Diese wurde perspektivisch nicht kleiner, sondern größer.

Eine Treppe von der Seite gesehen, sehr breit, nur zwei Stufen. Weiße Gestalt hat eine Himmelsleiter heruntergelassen.

Antike: *Ruinen Griechenland Provence Ägypten*

Bin im Wald - ich laufe durch Wald - weiter durch Wald, es geht etwas nach unten und plötzlich kommt ein ganz schmaler Fußweg und vor mir läuft noch eine Person mit und dann ist es ist unheimlich steil, so daß ich von der Person nur den Oberkörper sehen kann.

Gelände wie Olympia. Hohe, leicht nach links gebogene Brücke, grün bewachsen, mehrere Bögen, schau von der Brücke in üppige, grüne, felsige Landschaft, nahe Olympia.

Nach links führt ein Weg in kargere Landschaft, wie Auvergne - Weg auf den Puy de Dome, wo römische Tempelreste stehen. (Name der Göttin, der der Tempel geweiht ist, fällt mir nicht ein).

Enge Gasse; am Ende sieht man durch einen Torbogen auf einen heiligen Berg (Natursteinaltar, der mit Girlanden umbunden ist).

Große, unpolierte, viereckige Marmorbrücke, waren in einem ägyptischen Tempel, weißes helles Licht.

Kugeln

Hände reichen goldene Kugeln nach oben von einer Hand in die andere. Aus dem Meer ragt ein Rohr und führt hoch auf eine Bergspitze, mündet dort oben in eine Art Domspeier (Öffnung), daraus fallen schwarze sandsteinartige Kugeln wieder nach unten. Sie werden von einer Hand, die aus dem Berg herausgreift abgefangen und in den Berg hineingezogen.

Es lagen große weiße Kugeln auf Treppen, riesengroßer Marmorbruch zwei bis drei Kilometer, in den Spalten, Einschnitten, arbeiten viele kleine fleißige Männchen mit Pickeln.

Eine Szene, in der es um glupschige Kugeln geht (etwa wie Froschlaich), die mich an ein Auge erinnert. Farbig glänzend, schillernd. Diese gallertartigen Kugeln flutschten aus einer Öffnung heraus. Es kamen immer mehr heraus, so daß schließlich 5 - 10 solcher Kugeln da lagen, in so einem Haufen.

Wie durchsichtige Flummies. Eine schneeweiße Wolke, Winterlandschaft, ein schöner grüner Garten mit roten, glitzernden, leuchtenden Beeren in den Bäumen

Rotkäpp-

Am Anfang ein Gitter wie im Gefängnis. Dann eine abgewan-

chen
Gefängnis

delte Rotkäppchengeschichte: Rotkäppchen hat ein weißes Spitzenhäubchen auf. Hat ein schönes Kleid mit rot und weiß an. Sie geht in den Wald. Dort sitzt ein kleines, liebes Wölfchen. Es hat Augen, die so raus kommen, Stilaugen, wie Flammen herauskommen, Speere, etwas teuflische Augen. Sie nimmt ihn, das Wölfchen ist lieb, legt es über die Schulter. Sie kommt zu einer knorrigen Weide, wo oben von einer Plattform die Ruten so weggehen. sie setzt sich darauf - das Wölfchen legt sie in den Schoß. Plötzlich waren dort lauter Schlangen im Schoß, eine kommt etwas rauf - ist sehr bedrohlich. Dann kommen schwarze, bedrohliche Gewitterwolken. Sie geht weiter zum Haus der Großmutter. Sie hat keinen Kuchen und Brot mit. Ein dicker, kräftiger, stark behaarter Mann (tierisch) kommt aus dem Haus. Im Bett liegt die Großmutter mit weißen Spitzenhäubchen - es war aber eine Katze, die auf dem Rücken liegt und die Beine auseinanderspreizt. Dann am Ende sieht sie wieder das Gefängnisgitter wie am Anfang.
Weiße Löwen, ein weißer Schwan, ein Esel, eine Schneegans, ein Schäferhund. Reiterin auf einem Pferd. Ich sah in ihr Gesicht - konnte es aber nicht ganz klar erkennen. Ich sah aber, daß es ein rhythmisches Hoch und Runter war, - eigentlich ein Sexualakt - reitend auf einem Pferd

Muschel
Öffnung
Wasser
Meer
Sonne
Kristall
Glitzern
Farben

Mir ist es beim Meditieren ganz gut gegangen, es war ein schönes Bild, es war ein herrlicher Glanz und glitzernd alles und ich selber bin eine ungefähr 30 m hohe Muschel, also ich bin selber eine riesige Muschel, die übers Meer ragt. In meiner Öffnung also nach unten rein spült das Meer und auf das schaue ich herunter. Da glitzert das Wasser, ich bin völlig ruhig und stehe da geöffnet über der Wasseroberfläche des Meeres das blinkt und glitzert im Sonnenlicht. Ich bin der am weitesten und am dichtesten am Meer gelegene Teil eines Berges oder Hügels. Also da geht an meinem Rücken der Hügel los. Ein herrlicher Blick auf das Meer, dann geht kurz die Sonne weg. Ich bin traurig, weil ich hier fest bin, fest stehen muß und nicht weg kann, wo ich doch immer los will und Bewegung brauche. Da kommt schon wieder die Sonne und es glitzert schön wieder in meinem Bauch der Muschel, die also mit Rillen bis oben hin ist, oder ein Kristall liegt rechts in meinem Bauch und der glitzert, der ist ungefähr einen halben Meter über der Wasseroberfläche, und er glitzert in allen Spektralfarben. Und mein Gefühl ist so ungefähr, ich brauche hier gar nicht weg. Ich brauch gar nicht woanders hin, und diese Idee ist für mich sehr tröstlich. Also da gehts mir wahnsinnig gut dabei, das ich gar nicht weg muss.

Bis hierher sind die Schilderungen aus dem Imaginationen, ausschnittsweise und etwas nach Themen geordnet.

Aus den Träumen:

Umschlingung wie vom Arm der Drosera

„Bei mir war das auffälligste, daß ich einen ganz schlimmen Traum hatte. Zwischen 4 und 5 Uhr wachte ich auf, und hatte das Gefühl, ein männlicher Arm schlingt sich um mich von hinten und zieht mich immer weiter runter undich hatte ganz schlimme Atembeklemmungen und Herzklopfen. Ich bin dann aufgewacht und habe das Licht angemacht und konnte das Gefühl nicht loswerden, daß jemand im Zimmer ist."

Höhe

Nach dem Märchen ging ich dann zu meiner Pension, und es war ein so wunderschöner Abend, und ich kam mir vor, als wenn ich in Acapulco wäre, da war ich nämlich schon mal, also so was von frei und fröhlich und die Sterne am Himmel, obwohl ich ganz alleine war und das war wunderschön."

Husten der Kinder

Gefühl einer Feder

„Und dann in der nächsten Nacht träumte ich dann, also so was merkwürdiges, ich sitze da und ein Kind hustet und wenn es hustet, halte ich ihm die Hand so in 5 cm davor und aus dem Husten werden Federn, und zwar eine große und eine kleine, wie so ein kleines Ästchen mit so einem Blatt, wie Hühnerfedern aber flauschiger (*Symptom Nr. 86: Kriebeln im Kehlkopfe, was ihn zum hüsteln reitzt, mit Gefühl, als wenn dortselbst ein weicher Körper sich befände, mit feinen Stichen darin bis zur rechten Schlundseite.)*

Lesbische Liebe Ich habe mit einer Frau geschlafen, also das ist eine Freundin von mir, zu der ich aber keine sexuelle Beziehung habe, und es war sehr schön, und wir haben immer versucht die Türe abzusperren, also sie hat das vor allem versucht."

Flirt „Und dann in der zweiten Nacht habe ich geträumt, daß ich von einem Mann angeflirtet worden bin, was mir irgendwie total unangenehm war, weil er so unsicher war, und ich hab mir gedacht, entweder ganz oder gar nicht, aber nicht so ein bißchen. Und dann in der dritten Nacht habe ich geträumt, daß ich mich von dir, Jürgen, verabschiedet hab mit einem Küßchen auf die Wange.

Reise Und dann in der vierten Nacht habe ich von einer Reise geträumt, da hab ich eine Wanderung gemacht und bin der Verwandtschaft begegnet."

Eile Und dann haben wir so in Windeseile Kirchen besichtigt, sind da ganz schnell durchgegangen und in den Kirchen waren die *Nässe* Wände nass, und ich habe da noch ein Taufbecken in Erinne*Tropfen* rung, und das Wasser tropfte von den Wänden herunter." „Also das hat mich an Thuja erinnert, weil das hat so einen dumpfen, moosigen, düsteren, dunklen Eindruck gemacht."

Aus einem Bericht von Ariane Lampe:

Traum: „Ich warte auf eine Gerichtsverhandlung, um mein Lektoratshonorar einzuklagen. Sitze mit einer Handtasche auf dem Schoß im Warteraum, warte darauf, aufgerufen zu wer*Schuld* den. Ich habe auf einmal das Gefühl, ich sei der Schuldige, die angeklagte Person, dabei will ich doch nur mein Recht einfordern. Sitze da wie jemand, der gefasst sein Urteil erwartet."
RAL Symptom Nr.144: *„Still und verschlossen, mit Ängstlichkeit - er befürchtete stets, etwas Unangenehmes zu erfahren".*
Ein zweiter Traum nach C 200: „Jemand sagt mir, ein Bekannter hätte Kunstgegenstände gestohlen. Ich bin ganz entsetzt, denke: dass der so geldgierig ist, hätte ich nicht gedacht! Doch dann kommen mir Zweifel: Wer weiß ob das wirklich stimmt? Vielleicht ist er ja auch unschuldig. Man muss ihn

doch erst mal zu Wort kommen lassen. Man muss es erst beweisen, bevor man ihn anklagt."

Schuld

Opfer

Philosophie am Tage: Kann man es vermeiden, schuldig zu werden? In dem Moment, wo ich mich für meine Interessen einsetze, d.h. an meine Freiheit denke, schränke ich auch die Freiheit eines anderen ein. Mir fallen die Menschen ein, die auf ihr persönliches Glück verzichten, sich anderen unterordnen, sich aufopfern, d.h. zu wenig Egoismus, „zu wenig Biss" entwickeln - das andere Extrem gegenüber der „Robinson-Freiheit", von der du gesprochen hast. Hier zeigen sich z.B. einige Parallelen zu Causticum, die ich öfter gefunden habe.

So könnte man auch das Lied von Sacco und Vanzetti, das während der Boller Woche auf einmal auftauchte, und das wir immer wieder summten, beiden Mitteln zuordnen. Das verrückte war, dass alle die Melodie kannten, niemand wusste aber, warum es eigentlich ging. „Detektivarbeit" musste ich nachher in Freiburg leisten, um das heraus zu finden. Das Lied wurde oft auf Demonstrationen gespielt, auf deutsch, englisch, französisch, u.a. von Joan Baez gesungen und entstand aus einem Film, der 50 Jahre nach dem Tode von Sacco und Vanzetti gedreht wurde. Nicola Sacco und Bart Vanzetti waren zwei aus Italien nach Amerika eingewanderte Arbeiter. Als aktive Mitglieder der linken Gewerkschaftsbewegung hatten sie Streiks und Demonstrationen organisiert. 1920 wurden sie eines Mordes angeklagt, mit dem sie nichts zu tun hatten (!). Nach einem äußerst zweifelhaften Gerichtsverfahren wurden sie zum Tode verurteilt. Proteste und Solidaritätskampanien im In- und Ausland blieben ohne Erfolg - obwohl Hunderttausende wegen des ungerechten Urteils demonstrierten und die Freilassung forderten, wurden sie am 22.August 1927 hingerichtet. Um also die Gewerkschaftsbewegung einzuschüchtern, wurden zwei „unbequeme" zum Verschwinden gebracht.

Traum nach C 200: „Im Altenpflegeheim (wo ich arbeite) warten wir darauf, nach Hause gehen zu können. Das ist abhängig davon, wann die Leute in der Küche fertig sind. Normalerweise können wir um 19.30 Uhr gehen, niemand garantiert aber dafür, dass es nicht 21.30 Uhr wird. Zwei Stunden nur rumhocken und warten und auf den Gutwill der anderen angewiesen sein, ist eine schreckliche Vorstellung. Ich ärgere mich darüber und bin erstaunt, dass die

Kollegen das so hinnehmen. Ich fühle mich in dieser Situation wie ein Dienstmädchen (hat auch eine weiße Haube auf wie das Rotkäppchen in der Boller Meditation). Denke: „Dafür gibt es doch Gewerkschaft! Ich muss zur Gewerkschaft gehen unser Recht einfordern”. (sich für die eigenen Rechte einsetzen, auf etwas warten müssen, Bezug zu Italien taucht öfter auf, italienische Widerstandskämpfer, italienische Frauennamen, die auf „a” enden: Francesca, Katharina kommen vor).
Weitere Themen im Leben dieser Teilnehmerin waren: „Sich für jemanden einsetzen und dafür kein Verständnis entgegengebracht bekommen. Quälerei anderer Menschen. Bewegung, Wunsch nach Veränderung. Angst vor Bindungen. Bindung wie Gefangenschaft erleben, „da kommt man nicht mehr raus”. Aber auf der anderen Seite positiv: Leichter Kontakt finden (was auch andere Prüfer aus der Boller Woche erlebt haben). „Ich hatte Zugang gefunden zu einer inneren „glücksendenden” (statt „glucksenden”) Quelle und hatte das Gefühl, an die Stelle des Sumpfes tritt klar sprudelndes Wasser.
RAL Symptom Nr.155: *Fröhlicher, bester Mut; er befürchtet gar nichts Böses, weil er sich bewußt war, rechtschaffen gehandelt zu haben.*
Symptom Nr.153: *Er fühlt innere Ruhe und Heiterkeit.*
Symptom Nr. 154: *Gemütsruhe.*

„Ich hatte einen Traum nach C 200, wo ich den Sonnentau vor mir sah. Er war halb Tier, halb Pflanze. Das Tier sah ganz zottelig aus und war unten, die Pflanze oben. Meine Assoziation: Das zottelige (Nachlässigkeit ?) Tier symbolisiert die „verschlingende“ Sexualität, dieser Aspekt hat was Unheimliches. Am Tanzabend in Boll sah ich, wie eine Frau ihrem Tanzpartner die Arme um den Hals legte, und fand das zu meinem eigenen Erstaunen unheimlich. Jetzt erinnert es mich an die insektenfangende Pflanze („männermordender” Vamp?). Wenn der Mann nicht mehr zu gebrauchen ist, wird er links liegen gelassen (wie das, was die Pflanze von dem Insekt übergigläßt). Es gibt übrigens ein Sonnentaugewächs, eine Verwandte unserer Drosera, das in den Mooren Nordamerikas wächst, mit dem Namen **Venusfliegenfalle**.

Die Sexualität tauchte auch in meinen Träumen auf, oft ging es um die erste Annäherung, verliebt und verspielt. Es passte eher zum Wölfchen als zum Wolf, passt dazu, dass das Rotkäppchen bei Drosera mehr eine weiße Haube trägt, also eher noch unschuldigen Charakter hat (interessant der Ausspruch:

„Ich habe meine Unschuld verloren”). Eine andere Beobachtung, die sich auf den zwischenmenschlichen Kontakt bezieht, fand ich noch sehr spannend. Es heißt von Drosera: Argwöhnisch, „voll Misstrauen, als wenn er mit falschen Menschen zu tun hätte ... glaubte von tückischen, neidischen Menschen hintergangen zu werden“. Es ist aber die Frage, ob es immer Wahnideen sein müssen. Ich habe da eine Erfahrung gemacht, hatte aber unter Drosera ein sehr feines Gespür dafür, wer es ehrlich meint. Sonst bin ich eher gutgläubig, **gehe auch öfter mal jemandem auf den Leim,** zu der Zeit war ich jedoch **hellfühlend**, nicht hellsichtig oder hellhörig, sondern wirklich hellfühlend. Das hatte zur Folge, dass eine Freundschaft, in der es schon krieselte, in die Brüche ging. Irgendwann später habe ich mal die Frage gestellt, was zu Drosera passen würde, habe dann die Bibel aufgeschlagen und mein Blick fiel auf den Psalm 139/23: *Erforsche mich, Gott, und erfahre mein Herz; prüfe mich, und erfahre, wie ich`s meine.* (Jemanden auf Herz und Nieren prüfen). In *Emil Schlegels* „Religion der Arznei” las ich im Anhang über die Anwendung von Drosera als Heilmittel folgende Sätze: „Ein zartes Wesen war durch außer ihn liegende Umstände gezwungen, die gerade für sein Wesen bedeutungsvolle pflanzenhafte Schicht seines Inneren zu verleugnen und animalisch aggressive Kräfte zu entwickeln. Es galt nun, das dieser Situation entsprechende Heilmittel zu finden, und es fand sich in dem Pflänzchen Drosera. Dies ist ein zartes kleines Pflänzchen, das auf Mooren und feuchten Waldwiesen gedeiht und dazu übergegangen ist, weil ihm der torfige Boden nur mangelhaft Nährstoffe bietet, mit seinen Blättern kleine Insekten zu fangen und diese Mittels eines pepsinähnlichen Ferments zu verdauen. Dabei hat es die Bildung des grünen Pflanzenfarbstoffs, des Chlorophylls vernachlässigt und seine Blätter sind an diesem Stoff ärmer als die anderer Pflanzen. Die Pflanze hat also die Grenze ihres eigenen Wesens überschritten und eine Art tierischer Nahrungsaufnahme und tierischer Verdauung aus sich heraus entwickelt ...“

Von diesen Sätzen fühle ich mich sehr angesprochen, es hätte auch von mir die Rede sein können. Ich habe lange mein Wesen, das so wenig animalisch aggressiv ist, verleugnet, gerade in der Kindheit und der Pubertät, wo mir Drosera sicher gut getan hätte. Bei Drosera geht es um **Gefängnis**. Die Frage, die man stellen könnte, wäre vielleicht: Was ist ein inneres Gefängnis? Dadurch, dass ich immer anders sein wollte, eben so wie die anderen, viel frecher, draufgängerischer etc., habe ich mir mein neues Gefängnis gebaut. Die zentrale Figur für mich bei Drosera ist das Schaf oder das **Lamm**, die an dem Verzehr dieser Pflanze zugrunde gehen. Aber was sie tötet, wird sie in anderer Form auch heilen.

Die Attribute eines Lammes z.B. (die ich manchmal zu hören bekam: Du wirkst so unschuldig, so rein wie ein Lamm) sind nicht gerade das, womit man sich in der Pubertät identifizieren möchte. Doch jetzt wird mir abwechselnd heiß und kalt, wenn ich daran zurückdenke. Ich habe mich dann bemüht, diese Eigenschaften abzulegen nach dem Motto „Liebe ist langweilig", habe mir das Rauchen angewöhnt - und diese Angewohnheit hielt sich immerhin bis vor 1/4 Jahr (Drosera war das Mittel - logischerweise, kann ich jetzt sagen - unter dem ich mir das Rauchen abgewöhnt habe, aber wie der Zusammenhang ist, ist mir erst vor kurzem bewusst geworden). Von Tuberkulinum heißt es oft, es sei der Wolf im Schafspelz, Drosera ist eher das **Schaf im Wolfspelz**. Denn die Schafe haben es nicht so leicht in dieser Welt." (Ende Bericht von Ariane Lampe)
An körperlichen Symptomen war das allgemein vorherrschende Hüsteln sehr auffällig. Ferner hatten viele Teilnehmer das Gefühl, ständig klebrige Hände und klebrige Schweißfüße zu haben. In der Cafeteria wurde sehr viel kalte Milch verlangt. Hüftgelenkschmerzen links, beim Laufen, ziehendes knorpeliges Gefühl. Übler Mundgeruch. Dann wurden von etlichen Teilnehmern Erlebnisse mit Katzen geschildert, die ihnen sehr auffielen. Sei hatten sonst noch nie in diesem Ausmaß mit Katzen zu tun. Eine Teilnehmerin hatte Erlebnisse mit einer läufigen Hündin und einer Katze gleichzeitig.

Margret Tyler beschreibt in ihrem Aufsatz die erfolgreiche Behandlung tuberculöser Knochenerkrankungen, die sie anfangs mit Tuberculinum, Calcium und Sulfur behandelt hatte. Es handelte sich um die Tuberculose der Wirbelsäule eines kleinen Jungen, der dann zu seinem Glück Keuchhusten bekam, weswegen Frau Tyler Drosera 200 gab. Dieses wirkte dann so auf den übrigen Gesundheitszustand, dass die Wirbelsäule vollständig ausheilte. Später gab sie dann noch bei anderen Fällen von Knochentuberkulose Drosera mit sehr gutem Erfolg. Ebenso erfolgreich war sie bei der Behandlung einer tuberkulösen Nebenhöhlenerkrankung. „Es war die Tibia, die mir glänzend zeigte, dass Hahnemann richtig lag, als er in seiner reinen Arzneimittellehre unter Drosera die Schmerzen in den langen Knochen fett druckte, jene aber, die Materia medicas zusammenstellen, und dieses Symptom als eine Beziehung zu Knochen und Gelenken bezeichneten, falsch lagen. Sie haben uns viele ausgezeichnete Ergebnisse geraubt, durch **Reduzierung dessen, was Hahnemann als wichtig betonte.**"

RAL Symptom Nr. 123 unter Beobachtung anderer: „*Ein aus Nagen und Stichen zusammengesetzter Schmerz in den Knochenröhren der Arme und der Ober- und Unterschenkel, besonders stark an den Gelenken, mit starken Stichen in den Gelenken, beim Bewegen weniger merkbar als in der Ruhe"*

Sie führt dann noch einen Fall von abdomineller Tuberkulose und von tuberkulösen Cervicaldrüsen auf, ferner Fälle von Kropf und Morbus Basodow.

Nach der Homöopathiewoche schrieb mir Ariane Lampe einen Brief. Sie hatte keine Kügelchen genommen aber intensiv „auf die Schwingungen" reagiert. Sie bekam zu Hause hohes Fieber und lag drei Tage im Bett, hatte dabei Husten und Knochenschmerzen „ich konnte in Boll kaum sitzen, weil jeder Stuhl zu hart war". Appetitlosigkeit. Sie hatte ständig das Gefühl, der Magen sei verknotet.

RAL Symptom Nr.50: „*Bei Husten, Schmerzen in den Hypochondern, als wenn diese Gegend mit Gewalt zusammengeschnürt würde."*

Sie hatte eine Traum: „Ich aß eine Mohrrübe, und als ich sie aufgegessen hatte und überlegte, wovon ich nun satt werden sollte, hörte ich eine Stimme, die sagte: **„Sei ganz ruhig, es wird für dich gesorgt!"** Sie schreibt dazu: „Sich sorgen um andere und das Vertrauen haben, daß für einen gesorgt wird - auch der Sonnentau, die einzige insektenfressende Pflanze in der Homöopathie, muss wohl dieses Vertrauen haben. Wie ein Tier ernährt sie sich von Fleisch, kann aber nicht selbst auf die Jagd gehen, sondern muss darauf warten, dass die Nahrung zu ihr kommt. Sie erinnerte sich dann noch an einen Ausspruch von mir: „Da kommt man nicht mehr raus" und hörte dann in dieser Zeit, wo sie sich mit Drosera beschäftigte ein Gespräch „wie sich zwei Leute über Dartmoor unterhielten, über das Gefängnis für Schwerverbrecher dort inmitten der Moore, aus dem niemand entfliehen könnte. Auch wenn jemand im Moor versinkt, ist derjenige für immer verschwunden". Sie schickte mir dann ein Märchen, das wohl ganz gut zum Thema Drosera passt:

„Der Prophet und die langen Löffel"
(aus „Der Kaufmann und der Papagei, Orientalische Geschichten als Medien in der Psychotherapie" von Dr.med. Nossrat Peseschkian, Fischer Verlag):

„Ein Rechtgläubiger kam zum Propheten Elias. Ihn bewegte die Frage nach Hölle und Himmel, wollte er doch seinen Lebensweg danach gestalten. **„Wo ist die Hölle - und wo ist der Himmel?"** Mit diesen Worten näherte er sich dem Propheten, doch Elias antwortete nicht. Er nahm den Fragesteller an der Hand und führte ihn durch dunkle Gassen in einen Palast. Durch ein Eisenportal betraten sie einen großen Saal. Dort drängten sich viele Menschen, arme und reiche, in Lumpen gehüllte, mit Edelsteinen geschmückte. In der Mitte des Saales stand auf offenem Feuer ein großer Topf voll brodelnder Suppe, die im Orient Asch heißt. Um den Topf herum drängten sich hohlwangige und tiefäugige Menschen, von denen jeder versuchte, sich seinen Teil Suppe zu sichern. Der Begleiter des Propheten Elias staunte, denn die Löffel, von denen jeder dieser Menschen einen trug, waren so groß wie sie selbst. Nur ganz hinten hatte der Stiel des Löffels einen hölzernen Griff. Der übrige Löffel, dessen Inhalt einen Menschen hätte sättigen können, war aus Eisen und durch die Suppe glühend heiß. Gierig stocherten die Hungrigen im Eintopf herum. Jeder wollte seinen Teil, doch keiner bekam ihn. Mit Mühe hoben sie ihren schweren Löffel aus der Suppe, da dieser aber zu lang war, bekam ihn auch der Stärkste nicht in den Mund. Gar zu Vorwitzige verbrannten sich Arme und Gesicht oder schütteten in ihrem gierigen Eifer die Suppe ihren Nachbarn über die Schulter. Schimpfend gingen sie aufeinander los und schlugen sich mit denselben Löffeln, mit deren Hilfe sie ihren Hunger hätten stillen können. Der Prophet Elias fasste seinen Begleiter am Arm und sagte: „Das ist die Hölle!" Sie verließen den Saal und hörten das höllische Geschrei bald nicht mehr. Nach langer Wanderung durch finstere Gänge traten sie in einen weiteren Saal ein. Auch hier saßen viele Menschen. In der Mitte des Raumes brodelte wieder ein Kessel mit Suppe. Jeder der Anwesenden hatte einen jener riesigen Löffel in der Hand, die Elias und sein Begleiter schon in der Hölle gesehen hatten. Aber die Menschen waren wohlgenährt und man hörte in dem Saal nur ein leises, zufriedenes Summen und das Geräusch der eintauchenden Löffel. Jeweils zwei Menschen hatten sich zusammengetan. Einer tauchte den Löffel ein und fütterte den anderen. Wurde einem der Löffel zu schwer, halfen zwei andere mit ihrem Esswerkzeug, so dass jeder doch in Ruhe essen konnte. War der eine gesättigt, kam der nächste an die Reihe. Der Prophet Elias sagte zu seinem Begleiter: „Das ist der Himmel!"

Durch das Märchen wird man an folgende Symptome aus der RAL erinnert:
Symptom Nr. 146: *Er ist traurig und niedergeschlagen über die Beschwerden des Lebens, die sich die Menschen untereinander und ihm selbst verursachen, worüber er ängstlich und besorgt ist; dabei Mangel an Esslust.*
Symptom 147: *Er ist niedergeschlagen über die Anfeindungen von anderen von allen Seiten und zugleich hilflos und besorgt über die Zukunft.*

Ich hoffe, dass uns durch unsere Arbeit an Drosera der Sinn für dieses großartige Mittel geöffnet worden ist. Margret Tyler hat schon auf die sicher ungenutzten Möglichkeiten dieses Mittels hingewiesen. An uns ist es nun, durch die feineren seelisch-geistigen Beobachtungen an unseren Patienten öfter an dieses Mittel zu denken. Es fehlen uns noch die entsprechenden Krankengeschichten, nachdem hier die Geschichten der Erzähler und Träumer einen großen Raum eingenommen haben.

Boll, im Dezember 1990

Thetis, Tochter des Nereus

Studie zu Sepia, Tintenfisch

Seit alten Zeiten haben Mythen und Märchen die Menschen in ihren Bann gezogen. Vom Altertum sind uns von den herrschenden Kulturen nur Trümmer und Fragmente überliefert. In den Sagen, Mythen und Märchen ist uns jedoch eine Seite der Weltbetrachtung unserer Vorfahren überliefert worden, die uns oft unverständlich und rätselhaft erscheint. Durch die Psychologie von *C.G. Jung* ist ein Bewusstsein davon geweckt worden, dass sich in der Bildersprache der Alten ihre Art von Durchschauung der Welt niedergeschlagen hat. Auch *Rudolf Steiner*, der Begründer der Anthroposophie, hat darauf hingewiesen, dass die Gesetze der Physiologie lebendiger Organismen in der Bildersprache der Mythen und Märchen ihren Niederschlag gefunden haben. In der modernen Betrachtung von Mythen findet man den Gesichtspunkt, dass der Dualismus von Geist und Materie, Gott und Welt - wie immer er auftreten mag - durch die wahre Erkenntnis der Mythen und Märchen überwunden werden kann. Auch bei den Anhängern der Homöopathie wird das Bewusstsein immer stärker, dass in den charakteristsichen Zügen eines Arzneimittelbildes bestimmte Wesenszüge von Gestalten, die in Mythen und Märchen und in der Dichtung eine Rolle spielen, ihre Wiederspiegelung finden. (Gawlik, Stübler, J.Becker). Bei manchen Arzneimitteln ist es nicht schwer, z.B. für Aurum, entsprechende Märchen zu finden. Man muss schon mit Blindheit geschlagen sein, wenn man da nicht sofort charakteristische Züge eines solchen Mittels entdeckt, das schon, wie Gold, zu ältesten Zeiten ein hervorragender Kulturgegenstand war. Schwieriger wird es bei Mitteln, die aus Lebensbereichen stammen, die nicht so sehr der Klarheit des Tages, des Sonnenlichts usw., zugeordnet werden können. Ein solches Mittel ist **Sepia, der Tintenfisch.** Viele Charakteristika des Mittels lassen sich aus der Lebensweise des Tieres oder seiner Verwandten ableiten *(Simonis*). Wo aber finden sich entsprechende Gestalten in der Mythologie- und Märchenwelt?

Auf der Suche nach solchen Gestalten wird man jedenfalls nicht die Gefilde der Luft und der festen Erde durchforschen, sondern die Bewohner des Meeres und die dort herrschende Götterwelt studieren. In der griechischen Mythologie bietet sich insbesondere Nereus mit seinem Gefolge an. Nereus stammt aus der Verbindung von Gaia und Pontos, jene Verbindung, die Gaia nach dem Sturz des Uranos einging. Pontos ist das Salzmeer und entstammt selbst der ursprünglichen Schöpfung der Gaia, die zu Uranos (der Himmel), den Gebirgen und dem Meer führte (*Hesiod*). Aus dieser ursprünglichen Schöpfung stammen alle jene Wesen, die den Kräften entsprechen, denen wir große Teile unseres Empfindungslebens, die Träume, die Rache, die Wut, das Gewissen und viel anderes verdanken, und denen viele der Symptome entspringen, die wir als Gemütssymptome in der Homöopathie kennen.

Neben Nereus entstammen dieser Verbindung des Pontos und der Gaia Thaumas, Keto, Eurybia und Phorkys, der in Faust II dann eine Metamorphose von Mephisto darstellt, die in vielem an die Gestalt der Kassandra erinnert, jener unglücklichen Tochter des trojanischen Königs Priamos, die den ganzen Untergang voraussah und der niemand glaubte. Sie kam beim Königsmord an Agamemnon schließlich um. Nereus zeugt mit der Okeanide Doris die 50 Nereiden. Es sind dieses alles Gestalten, die vor der Herrschaft des Zeus entstehen. Nehmen wir Zeus als das Symbol der ordnenden Kraft des Bewusstseins, dessen höchste Zeugung (man beachte die ethymologische Ähnlichkeit von Zeus und Zeugung!) – Athene - ihm in voller Rüstung aus dem Haupt entspringt (als Bild des menschlichen Denkvermögens), so sind die Geschöpfe des Meeres Gestalten, die unserer unbewussten, bzw. unserer empfindenden Seele zuzuordnen sind (Anima des C.G. Jung, s. a. C.G. Carus, Psyche).

Im Meer lebt die zwar lebhafte, aber doch stumme Gesellschaft der Fische, der auch unsere Sepia angehört. Erst über dem Wasser, bzw. auf dem Festland entsteht das klare Tagesbewusstsein und die festen Konturen. Die Bevölkerung des Meeres durch göttliche oder gottähnliche Wesen geschieht in der griechischen Mythologie durch die Generation, die der Gaia und dem Uranos ihren Ursprung verdankt.

Die dritte Generation wird von Kronos und seine Titanenschwester Rhea erzeugt. Aus ihnen geht das Göttergeschlecht der Olympier oder die jüngere Götterwelt hervor. Zwar verschlingt Kronos seine Kinder wegen der Voraussage, dass eines derselben ihm die Macht nehmen würde. Rhea sorgt jedoch dafür, dass ihr letzter Sprössling, Zeus, diesem Schicksal entgeht, und mit seiner Hilfe gelingt es dann, der neuen Generation der Götter zur Macht zu verhelfen. Diese Macht fällt dem Zeus nicht ohne Mühe und Kampf zu, wofür der Kampf gegen die Titanen eine Stufe darstellt. Dieser jüngeren Götterwelt gehört die Sepia bestimmt nicht an.

Nach dem Sieg über die Titanen muss sich Zeus noch einmal mit den Geschöpfen der Gaia auseinandersetzen: Im Kampf gegen die Giganten. Die Giganten waren aus dem Blut des Kronos entsprossen, das bei der Kastration desselben auf Gaia nieder floss. Aus den Geschlechtsteilen des Kronos, die ins Meer hinab fielen, entstand die Göttin Aphrodite.

Bei den verschiedenen „Generationswechseln" legen die Gattinnen der jeweiligen Herrscher ein eigentümliches Verhalten an den Tag: Sie überwinden die Tyrannis der Zeugenden (Uranos und Kronos) mit ihre Beihilfe durch Beraubung der Zeugungsorgane und ermöglichen so den Sieg über dieselben. Dieses Verhalten der Göttinnen ist an sich logisch. Ihr Sinn besteht gerade darin, dem Erzeugten zum Leben zu verhelfen. Sie zeugen selbst nicht, aber sie lassen entstehen. Ihr Interesse ist die Zukunft, das Werdende, und nicht die Vergangenheit, das Gewordene.

Sepia als vorwiegendes Frauenmittel und dort mit unübersehbarem Schwerpunkt im Fortpflanzungsbereich von Uterus, Ovarien und Hypophyse wird mehr den Verhaltensweisen der Mütter zuzuordnen sein. Gaia hilft ihrem Sohn Kronos und Rhea ihrem Sohn Zeus, den Vater zu entmachten. Allerdings ist das Verhalten von Gaia zwiespältig, da sie zunächst die Anerkennung der Oberherrschaft des Zeus allen Göttern empfohlen hatte, es sich jedoch später anders überlegte, da sie dem Zeus doch nicht verzeihen konnte, dass er ihre Söhne, die Titanen, unter die Erde verbannt hatte (Sepia ist eines von den Mitteln, die einen gespaltenen Willen zeigen). Gaia erzeugt mit Tartaros den Typhon, ein riesiges Ungeheuer mit 100 brüllenden, Feuer speienden Drachenköpfen von schrecklicher Gestalt, der nur durch die Blitze des Zeus besiegt werden konnte. Die Giganten, aus dem Blut des Uranos gezeugt, sind gleichfalls Söhne der Gaia, die erst im Gigantenkampf besiegt werden. Dieser Kampf geht lange unentschieden hin und her und wird nur durch das Eingreifen des Herakles zu Gunsten der Götter entschieden. Hier wird in der griechischen Mythologie unübersehbar die Bedeutung des Menschen für die gesamte Entwicklung des Weltgeschehens aufgezeigt *(Olga von Ungern-Sternberg)*. Ein letztes Mal muss Zeus seine Herrschaft verteidigen, als die

Aloaden (Söhne des Poseidon und der Iphimedeia, also auch dem Meerbereich Entsprungene) in ihrem Übermut den Olymp erstürmen wollen.

Im Kampf der Achäer gegen die Trojaner zeigt sich ein weiteres Mal, dass die Götter zwar unter der Herrschaft des Zeus stehen, aber doch irgendwie weiter ihre eigenen Interessen vertreten. So steht Aphrodite, eine der älteren Göttinnen, eigentlich Titanin, auf der Seite der Trojaner, ebenso Ares und bis zu einem gewissen Grade auch Poseidon, der Herrscher des Salzmeeres, der den Odysseus, Athenes Schützling, bis zuletzt verfolgt, weil er seinen Sohn Polyphem geblendet hat.

Eine eigentümliche Gestalt taucht im Gesichtskreis des Zeus auf, nämlich Thetis, eine Nereide. Er liebt sie, jedoch offenbart ihm der von Herakles erlöste Prometheus, dass sie einen Sohn gebären sollte, der mächtiger sein würde als der Vater. Darauf gibt Zeus sie dem Peleus zur Gattin, der mit ihr den Achill zeugt. Von der Werbung des Peleus um Thetis wird erzählt, dass sie sich seiner gewaltsamen Umarmung durch Verwandlung in Feuer, Wasser, eine Schlange und einen Löwen und zuletzt in eine Meerspinne zu entziehen versuchte. Peleus ließ sich jedoch nicht schrecken und so *„ergab sie sich dem kühnen Helden"*, wie es in der Sage heißt. Die Hochzeit des Peleus mit Thetis führt dann direkt zum trojanischen Krieg: Eris, Göttin der Zwietracht, ist nicht zum Fest geladen, und aus Zorn darüber erregt sie den großen Krieg. Sie wirft den berüchtigten Apfel mit der Aufschrift *„der Schönsten"* unter die Hochzeitsgesellschaft.

Hera, Athene und Aphrodite beanspruchen den Preis der Schönheit. Kein Gott wagt, den Streit zu entscheiden (was gut zu verstehen ist), und so muss der Schönste der Sterblichen, Paris, dieses Problem lösen. Dabei fällt er der Verführung der Titanin Aphrodite, die ihm das schönste Weib (nämlich Helena) verspricht (sie kauft ihn regelrecht ein), zum Opfer, womit der Grund zum trojanischen Krieges gelegt ist.

In diesem spielt nun der Sohn der Thetis und des Peleus, nämlich Achill, eine hervorragende Rolle. Thetis wollte ihn unsterblich machen und hielt deshalb das Kind in der Stille der Nacht über ein göttliches Feuer, wobei sie von ihrem Gatten Peleus überrascht wurde. Dieser zückte, von Entsetzen gepackt, das Schwert gegen die göttliche Mutter und dieselbe verschwand auf Nimmerwiedersehen (ein Verhalten, welches die Sepia auch an den Tag legt, indem sie das Nimmerwiedersehen durch eine dunkle Farbe verwirklicht). Achill, den sie an der Ferse gehalten hatte, wurde dadurch an dieser Stelle verwundbar (eine andere Sage erzählt, sie hätte ihn gleicher Weise haltend in das Wasser des Styx getaucht). Genau jener Paris, der den trojanischen Krieg mit seinem Schönheitsurteil anstiftete, tötet später den großen Helden der Griechen durch den Pfeilschuss in die Ferse (es ist auch eigentümlich, dass Paris von seinen Eltern ausgesetzt wurde, weil über ihn geweissagt worden war, dass er den Untergang Trojas herbeiführen würde).

Alles dieses geschah, obwohl Thetis immer wieder versuchte, das vorbestimmte Los ihres geliebten Sohnes zu verhindern. Am bekanntesten ist die Geschichte, als Thetis den jungen Achill zu Lykomedes auf die Insel Skyros brachte, wo derselbe in Mädchenkleider gesteckt wurde, damit der Heldenklau Odysseus, der mit seinem Freund Diomedes erschienen war, um alle streitbaren Männer für den Zug gegen die Trojaner zu sammeln, ihn nicht erkennen sollte. Aber gegen seine List war der Jüngling nicht gewappnet, und er offenbarte sein Gemüt, als Odysseus ihm Waffen zur Auswahl gegen schöne Kleider vorlegte.

Dieser Achill, der als der stärkste Held der Griechen geschildert wird, spielt bei dem Feldzug eine eigentümliche Rolle. So beginnt die Ilias mit dem Vers:

„Göttin, singe mir von des Peleussohnes Achilleus
Unheil bringenden Zorn, der tausend Leid den Achäern..."

Es geht um den Zorn, den Achill nicht beherrschen kann, als ihm Agamemnon ungerechterweise seine wohlverdiente Kriegsbeute, das Mädchen Briseis, wegnimmt. Diese an sich unbedeutende Tatsache verletzt Achill derart, dass er beschließt, die Griechen im Stich zu lassen und auf weiteren Kriegsruhm zu verzichten. Achill unterliegt vollständig seiner Emotion. Er zeigt dabei eine Seite des Sepiabildes, die im Arzneimittelbild ebenfalls erscheint: Im Synthetischen Repertorium von *Barthel* findet sich Sepia in folgenden Rubriken: *Zorn (3), Zorn, morgens (2), Beschwerden nach Zorn (2), Zorn durch Widerspruch (3), Zorn vor der Menses (2) (einziges Mittel), Zorn über vergangene Dinge (1), Zorn, infolge von unterdrücktem Zorn (1), Zorn mit Zit-*

tern (1), Zorn über Kleinigkeiten (1), heftiger Zorn (2), Widerstreit mit sich selbst (2) widersprüchlicher Wille (1).

Es ist ein Zorn, der einer Laune entspringt. Launen sind Zustände, die der Ratio entgegengesetzt sind. So gelingt es nicht, Achill durch Überredung und Vernunftgründe wieder zum Kampf zu bewegen. Erst durch eine erneute Emotion lässt sich sein Wille umstimmen. Als den Griechen durch das Vordrängen der Trojaner bis zu den Schiffen unmittelbare Gefahr droht und damit auch dem Achill die Heimkehr unter Umständen unmöglich wird, entschließt er sich, seinen Freund Patroklos mitsamt den Myrmidonen in die Schlacht zu schicken. Dabei wird Patroklos durch Hektor getötet, wodurch die Wut des Achill nun von Agamemnon weg auf Hektor gerichtet wird. Dabei geht es Achill nicht um das übergeordnete Ziel des Sieges über die Trojaner, sondern um das persönliche Motiv der Rache an Hektor. Dieser unbeherrschte Zorn führt dann zu der entsetzlichen Schändung der Leiche des Hektor, die Achill dreimal um die Burg von Troja schleifen lässt.

Obwohl Achill der stärkste Held der Griechen genannt wird, fällt die Entscheidung im trojanischen Krieg nicht durch ihn. Diese Entscheidung ist jenen Kräften vorbehalten, die bereits unter den Göttern die Herrschaft angetreten haben. Es ist die Überlegung, die Vernunft, die Ratio, die in Odysseus in Erscheinung tritt. Eigentümlicherweise fällt Paris erst durch eine Verletzung, die ihm durch einen Pfeil des Herakles zugefügt wird. Philoktet ist der Träger sowohl des Bogens als auch der Pfeile des Herakles, die durch Eintauchen in das Blut der Hydra vergiftet sind. In der Sage wird nun beschrieben, dass erst durch das Eingreifen des Philoktet mit diesem Heraklespfeil die Schlacht entschieden werden kann. Gegen die Verwundung durch diesen Pfeil sind sämtliche menschlichen Heilmittel machtlos. So rundet sich an dieser Stelle der Kreis, dass Herakles, der bereits den Göttern zum Sieg über die unterweltlichen Giganten verhalf, nun auch entscheidend zum Sieg der Achäer beiträgt.

Bei der Rückkehr der Achäer in die Heimat fällt Agamemnon seiner Frau Klytemnästra beim berüchtigten Agamemnonmahl zum Opfer. Sie rechtfertigt den Gattenmord durch den Hass, den sie nach der Opferung ihres Kindes Iphigenie gegen den Vater empfand. Aus dieser Tat erwuchs ihr wiederum ein Rachegeist, nämlich ihre Tochter Electra. In dieser zeigt sich ein psychisches

Bild, in dem der Hass vorherrscht, der bis zum Plan des Mordes an der Mutter führt. Zu einem solchen Hass ist Sepia nicht fähig, im Gegensatz zu Natrium muriaticum, dem Komplementärmittel zu Sepia. *Jacqueline Barbancey* schreibt: *„Das sehr treue Bild vom Vater bleibt ständig bestehen, und Sepia bleibt treu ihrem mythologischen Typ: Sie stellt das Bild der Elektra dar, der schwarze Schleier in der Trauer um ihren Vater."* Man könnte noch hinzufügen, dass Elektra eine Gerechtigkeitsfanatikerin sei und insofern auch typisch für Sepia anzusehen sei. Liest man sich jedoch das Drama von Sophokles daraufhin nochmals durch, so spricht alles für Natrium muriaticum und nichts mehr für Sepia. Insbesondere in dem Gespräch, in dem die Mutter ihre Handlungsweise ihr gegenüber rechtfertigt, nämlich den Grund des Gattenmordes in der Opferung der Iphigenie angibt, ist Elektras Gegenargumentation ausgesprochen schwach. Einem wirklich gerecht denkenden Wesen würde es unbedingt einleuchten, dass Klytemnästra von ihrem Standpunkt her ein Recht besaß, sich an Agamemnon zu rächen. Zu einem Hass, der bis zum Mord führt, ist Sepia nicht fähig. Das ist Natrium muriaticum vorbehalten. Aus dem Stück geht jedenfalls eindeutig hervor, dass Elektra ihre Mutter getötet hätte, wenn nicht Orest zurückgekehrt wäre, um dieses Werk auszuführen.

Eine weitere Frauenfigur der Ilias kommt einem in den Sinn, wenn man an Sepia denkt: Pentesilea, die Fürstin der Amazonen. Aber auch hier passt kämpferisches Wesen nicht zu der mehr rational eingestellten Sepia. Kleists Verfremdung des Themas weist mehr auf Lilium tigrinum, Platina oder gar Mercurius hin, als auf Sepia. Sepia lässt sich niemals derartig von Emotionen überwältigen, wie die Pentesilea bei Kleist.

Als einzige Figur der griechischen Mythologie, die sehr deutliche Sepiazüge trägt, bleibt eigentlich nur Thetis übrig, die sich in königlicher Unberührtheit aus allen Wirrnissen heraushält. Obwohl sie vom unabänderlichen Schicksal ihres Kindes weiß, glaubt sie nicht daran. Eine solche Haltung begegnet uns häufig bei Müttern, die behinderte oder schwerkranke Kinder haben. Obwohl alle einsehbaren Gründe gegen eine Besserung oder gar Heilung bei solchen Kindern sprechen, glauben die Mütter fest daran, dass Besserung oder Heilung möglich sei. Ich habe bei solchen Müttern häufig ein Sepiakrankheitsbild behandeln müssen. So unternimmt Thetis alles, um ihr Kind vor dem vorherbestimmten Schicksal zu bewahren, angefangen mit dem bereits geschilderten Verbergen des Achills vor dem Zugriff der Musterungskomission des Odysseus bis zum späteren Versuch, den Achill zur Fahnenflucht zu bewegen. Durch den Tod des Patroklos ist dem Achill seine Rüstung abhanden gekommen. Thetis besorgt ihm durch gute Beziehungen zu Hephaistos binnen einer Nacht eine neuere, noch schönere Rüstung.

Thetis wehrt sich gegen die ihr zugedachte Ehe, nachdem sie eigentlich dem vollkommensten, nämlich Zeus, gehören sollte. *Frau Barbancey* hat auf die Rolle des Vaters bei Sepia hingewiesen. Zeus ist der Vater, und ihm soll sie eigentlich angehören. Nun soll sie mit etwas Unvollkommenem, nämlich mit Peleus, zufrieden sein: *„Der edle Kentaur Cheiron, der in dem nahen Waldgebirge des Pelion in einer Grotte wohnt, wird Peleus Freund. Er überredet ihn, um Thetis zu werben, die schöne Nereide, die Zeus trotz seiner Liebe nicht zur Gattin zu erheben wagte, weil ein Sohn von ihr mächtiger werden soll als der Vater. Aber wird die herrliche Göttin dem Sterblichen als Gattin folgen? Auf Cheirons Rat verbirgt sich Peleus in einer Höhle am Strande, und als die reizenden Nereiden aus dem Meer auftauchten, um sich am Spiele zu erfreuen, überrascht er die schöne Thetis und hält sie in seinen Armen fest, obwohl sie sich, um ihn zu schrecken, in Feuer, Wasser, in eine Schlange und einen Löwen verwandelt; endlich nimmt sie ihre Gestalt wieder an und ergibt sich dem kühnen Helden."*

Peleus muss die sich Wehrende quasi vergewaltigen (Träume von Vergewaltigung: Sepia). Ihre Wandlungen bei dieser Szene erinnern an das Farbenspiel der Sepia in bedrohlichen Situationen, bei denen sie die verschiedensten Färbungen annehmen kann. Als sie schließlich von Peleus bei ihrem Hexenküchenwerk, nämlich der „Härtung" des Achill durch die göttlichen Flammen, erwischt wird, verschwindet sie wie ein Blitz, wie es Sepia macht, auf Nimmerwiedersehen. Einmal für immer, wie auch die Sepiapatientin ihren Freund und Gemahl verlässt, wenn sie es für richtig hält, weil er ihren hohen Ansprüchen nicht mehr genügt. Der Einzige, der ihren höchsten Ansprüchen genügt, ist der strahlendste, schönste und stärkste Held der Achäer, ist Achill. Nur ihm ist sie zugetan, nicht den Griechen schlechthin, dem Volk oder der Idee des Feldzugs. Wie schon geschildert, entspricht auch Achill selber mehr dem Bild der Sepia.

Sepia-Thetis-Achill verkörpert Seelenqualitäten, die in ihrer Einseitigkeit in der nun anbrechenden Zeit krankhaft sein müssen. Durch die Herrschaft des Zeus und die Geburt der Athene hat das Zeitalter des Selbstbewusstseins der Menschen begonnen. Was nützen uns da Menschen, die starrsinnig an einer nur ihrem Sinn verständlichen Gerechtigkeit festhalten und den Sinn für das Recht schlechthin nicht entwickeln können? Was nützen uns Menschen, die einen fast tierischen Instinkt und eine entsprechend feine Sinnesfähigkeit besitzen und nicht in der Lage sind, „normale" Menschen auszuhalten und mit ihnen soziale Beziehungen aufzunehmen? Sie werden unter dem überwiegenden Einfluss der Sepia-Komponente, die jeder Mensch potenziell in sich trägt, krank, verschieden krank, wie die Fülle der Symptomatik zeigt. Sie werden jedoch alle ähnlich krank, weil für alle das Heilmittel Sepia indiziert ist.

Kein Sepia-Patient gleicht dem anderen, und trotzdem sind sie sich in bestimmten Zügen ähnlich. Sie fallen in eine Seelen- und Körperverfassung, die unzeitmäßig ist. Jemand, der sein Wasser nicht halten kann, sei es nun in Form von Tränen oder Urin, ist nicht zeitgemäß. Sepia könnte eine Zusammenfassung all jener vielgestaltigen Wesen sein, die als die Töchter des Nereus - fünfzig an der Zahl - alle nicht genau beschrieben sind. Man kann sich diese Vielgestalt vorstellen, wenn man an den Formenreichtum der Meerestiere denkt. Unter ihnen ist die Sepia eines der Höchstentwickelten, was Klugheit und Individualität angeht. Sie steht, wenn man überhaupt davon reden will, dem Menschen am nächsten. Wenn man sieht, mit welcher Geduld und Raffinesse die Jagd nach der Sepia veranstaltet werden muss, und wie sehr man von dem Todeskampf eines durch den Fünfzack auf das Trockene geworfenen Tintenfisches berührt wird, so versteht man, dass dieses Tier einer ganz besonderen Qualitätsschicht der menschlichen Seele entspricht.

Wir sind gerne geneigt, den Kräften, die uns in der Krankheit übersteigert das Leben schwer machen, im gesunden Zustand bestimmte Qualitäten zuzuordnen, die wir ihnen verdanken. Was könnten diese „gesunden" Qualitäten von Sepia sein? Betrachten wir den Tinten„fisch", der gar keiner ist, so fällt uns auf, dass er ein Einzelgänger ist. Im Namen Sepia spricht sich die Beziehung zum weiblichen Geschlecht aus, und wir sagen: „die" Sepia. Schwimmt sie ungestört im Wasser, fällt uns ihre waagerechte Haltung, sowohl in der Längsrichtung als auch in der seitlichen Richtung auf. Fast alle Fische haben ein hoch stehendes Profil im Gegensatz zum quer stehenden der Sepia. Durch den seitwärts herabhängenden Mantel und die Ruhe des im Wasser Stehens bekommt sie einen hoheitsvollen Charakter. An Sepia kann ich mich aus meiner vorhomöopathischen Zeit beim Unterwasserschnorcheln im Urlaub noch gut erinnern: Sie flößte mir Respekt durch ihre Würde ein. Kein unruhiges umher Schwimmen wie bei den Fischen, kein Herdentrieb, sondern ein überlegenes Wesen mit Klugheit und Schlagfertigkeit gepaart (antwortet rasch).

Das Geschlechtsleben der Sepia geschieht auf Abstand. Die Spermatozoen werden bei den Männchen in Spermatophoren (Samenpatronen genannt) hineingepackt. Diese Pakete werden dann mit Hilfe eines extra umgebildeten Fangarmes der Dame quasi zur weiteren gefälligen Verwendung überreicht. Zu mehr Kontakt ist die prüde Sepia nicht bereit. Am liebsten wäre ihr gewiss eine extrakorporale Befruchtung im Labor mit späterer Einpflanzung des Embryos! Vielleicht würde mancher heutigen Dame, die sich auf diese monströse Art zur Schwangerschaft verhelfen lassen muss, eine Gabe von potenzierter Sepia rascher helfen!

Auf der anderen Seite verkörpert sich in der Sepia durchaus ein Zug, den wir an Frauen so schätzen: Der Zug der speziellen weiblichen Würde. Es gibt ein Relief im Museum von Athen, auf dem Triptolemos, Demeter und Persephone dargestellt sind. Die Würde der Frauenfiguren auf dieser Darstellung ist für mich unübertroffen. So stelle ich mir Sepia in menschlicher Metamorphose vor. Die Würde einer Königin lebt in der Sepia. So wie im Märchen von des Teufels rußigem Bruder dieser noch den Titel „Mein eigener König auch" trägt, vertritt die Sepia den Titel „ich bin meine eigene Königin, ich bin souverän". Es ist die zum Bewusstsein ihrer eigenen Persönlichkeit erwachte Frau, die durch die Fülle ihrer seelischen Qualitäten ein wesentlich königlicheres Niveau erreicht, als es Männer in ihrer aggressiven Natur je erreichen.

Thetis zeigt noch viele Züge der kranken Natur von Sepia. Der Verzicht auf das Höchste, nämlich Zeus, wird ihr zugemutet. Die Verbindung mit dem sterblichen Peleus empfindet sie als Vergewaltigung. Den daraus entstehenden Verwicklungen entspringt der trojanische Krieg, der den Kräften, aus denen die Welt der Thetis gespeist wird, eine Niederlage bereitet. Auch wenn Achill auf der Seite der Griechen kämpft, legt er doch eine Form des Egoismus dar, die der Ordnung der Welt eines Zeus und seiner Tochter Athene nicht entspricht. Die Vernunft, die Ratio soll siegen und nicht der heillose Zorn, die Berserkerwut. Thetis verlässt mit der für Sepia typischen Gleichgültigkeit ihren Gemahl (der ihr nicht adäquat erscheint) und auch ihr Kind, dessen Erziehung von Cheiron übernommen wird. Sie kümmert sich zwar später wieder um ihn, aber erst, als er nach Erleiden der großen Demütigung durch Agamemnon seine Mutter anrief und sie um Beistand und Fürsprache bei Zeus bat. Da Zeus der Thetis in mancher Hinsicht verpflichtet war - sie hatte ihm einst, als er von den anderen Göttern gefesselt werden sollte, das Ungeheuer Briareus zu seinem Schutz aus dem Meer geholt, vor dem die Götter sich fürchteten und so von Zeus abließen (Moritz) - , gewährte er Thetis ihre Bitte, die Trojaner zunächst siegen zu lassen. Ohne diese scheinbare Parteinahme für die Trojaner wäre Achill vermutlich nach Hause gefahren und hätte ein langes, wenn auch ruhmloses Leben geführt:

„Meine Mutter, die Göttin Thetis mit silbernem Fuße,
Sagt, dass zwiefache Lose mich führen zum Ziele des Todes:
Wenn ich hier bleibe und kämpfe hier um die Feste der Troer,
Wird mir verloren die Heimkehr, doch unvergänglicher Ruhm sein;
Kehre ich aber zurück zum lieben Land der Väter,
Wird mein Ruhm verloren.Doch lang wird die Dauer des Lebens,
und es wird mich nicht schnellDas Ziel des Todes erreichen." (Ilias; IX, 410ff)

Thetis bittet Zeus, das Kriegsglück von den Achäern abzuwenden und es den Trojanern zu überlassen. Zeus weiß, dass er ihrer Bitte nachgeben kann, weil nur dadurch Achill wieder auf die Seite der Griechen und für den Kampf gewonnen werden kann. Indem nämlich die Trojaner die Schiffe der Griechen bedrohen, wird die Abfahrt des Achill selber unmöglich gemacht und so sorgt Thetis durch ihre Bitte bei Zeus selber dafür, dass Achill seinem Heldenschicksal nicht entgeht.

Die mütterliche Rolle von Thetis zeigt sich noch an zwei anderen Beispielen:

1. Als Hephaistos wegen seiner Hässlichkeit von seiner Mutter Hera aus dem Olymp geworfen worden war, fiel er bei der Insel Lemnos ins Meer und wurde dort von Thetis gerettet, die ihn neun Jahre bei sich behielt.

2. Dionysos wird bei seinen Zügen von dem thrakischen König Lykurgos verfolgt und muss sich ins Meer flüchten. Dort rettet ihn Thetis und nimmt ihn zeitweise bei sich auf.

Nach dem Tode des Achill entrückt sie die unsterbliche Seele nach der Insel Leuke an der Mündung der Donau im Schwarzen Meer, wo er später mit der unsterblichen Seele der Helena nach deren Tod vermählt wird. Ein Platz im Olymp ist dem Achill, im Gegensatz zu Herakles, nicht vergönnt.

Die Thetis spielt so vom Altertum bis weit in die Neuzeit der griechischen Mythologie eine bedeutende Rolle. Um so erstaunlicher ist es, dass von ihr, bis auf Homer, kein Dichter angeregt wurde, ihren Charakter durch poetische Überhöhung zu verdeutlichen. So ist es vielleicht der Homöopahtie und ihrem Heilmittel Sepia vorbehalten, Wesenszüge von Thetis-Achill in einer moderneren Form der Seelenkunde, der Anamnese des homöopathischen Arztes wieder zu erkennen. Hier spielen bei der Wahl des Heilmittels immer die Geist-Gemütssymptome die Hauptrolle. Diese besser zu verstehen, möge die vorliegende Arbeit dienen.

Homöopathie in der Anwendung

Es folgen jetzt Beschreibungen der praktischen Anwendung der Homöopathie mit der Schilderung von Beispielen. Die meisten derselben entstammen meinen Erfahrungen in der Praxis, die ich seit 1961 selbstständig als Landarzt ausübe. Ich möchte damit dem Leser nahe bringen, wie die im vorhergegangenen Teil entwickelten Ideen sich dann im täglichen Tun bewähren. Ich habe dafür Beispiele ausgewählt, worin die Gedankenarbeit in der Praxis zum Erfolg geführt hat. Das hat den leichten Beigeschmack von Ruhmsucht. Von dergleichen und einer „normalen" Eitelkeit möchte ich mich nicht freisprechen. Aber was soll man tun? Wenn man in die Öffentlichkeit tritt, bleibt letztlich nichts verborgen.

Ich bin kein Heiliger. Ich habe meine Arbeit getan so gut ich konnte. Mit der Zeit ging es immer besser. Ich habe mich von Misserfolgen nicht abschrecken lassen, weiter meinen Weg zu gehen. Ich habe überall dazu gelernt und habe damit bis heute nicht aufgehört. Ich habe das Buch geschrieben, damit andere daraus lernen können. Dieses ist kein Lehrbuch der Homöopathie. Dieses...muss der Leser, wenn er will, sich zulegen. Ich habe auch keine „neue" Homöopathie gründen wollen. Ich will nur bestimmte Seiten der Homöopathie stärker beleuchten, als es heute geschieht. Ich möchte bewirken, dass die Homöopathen die Homöopathie noch besser verstehen.

Behandlung von chirurgischen Erkrankungen durch Homöopathie

Am Gründonnerstag 1994 erreichte mich der Anruf einer Kollegin, ob ich ihr einen guten Rat geben könne: ein zehnjähriger Junge habe am 24. März 1994 einen Unfall beim Fußballspielen erlitten. Ärztliche Diagnose des zuvor konsultierten Orthopäden: „Eingeklemmter Meniskus am Knie. Spiegelung und Operation unumgänglich." Die Homöopathin hatte bereits Mittel gegeben, ohne dass eine Besserung unter dieser Behandlung eingetreten war.
Ich fragte u. a., ob der Patient das geschwollene Knie lieber kühl oder warm haben wolle. „Lieber Kühlung". Darauf gab ich den Rat, Ledum zu geben, da die Besserung durch Kühlung auffallend war und dieses Mittel eine Beziehung zum Kniegelenk hat. Weiterer Verlauf: Am 31. März 1994 Ledum C 30 mit deutlicher Besserung, am 2. April 1994 Ledum C 200 mit noch weiterer Besserung, am 6. April 1994 Rhus toxicodendron 1 Globulum in Wasser gelöst zur mehrmaligen Einnahme, „weil die Symptome sich verändert hatten, deutlich zu Rhus tox. hin" - so die Kollegin. Jedenfalls folgte tägliche Besserung und am 17. April 1994: „Völlig okay."
Nochmalige Vorstellung beim Orthopäden ergab einen guten Befund. Die vorgesehene Arthroskopie und Operation wurden nicht durchgeführt. Der Junge hatte keine Schmerzen mehr. Die Homöopathin schrieb: Ich möchte Ihnen ganz herzlich für Ihre Unterstützung danken. Heute erhielt ich den Anruf der Mutter: „Mein Sohn ist ohne Spiegelung und Operation wieder ganz fit. Das ist doch phantastisch! Ich wusste bisher nicht, dass es auch bei solchen mechanischen Verletzungen Heilung durch oder mit der Homöopathie gibt. .."

Möglichkeiten und Grenzen

Welches sind nun die Dinge, die chirurgisch behandelt werden müssen und wo findet der Homöopath die Grenzen seiner Kunst? Wenn ein Kind eine Murmel in die Nase gesteckt hat und davon ein chronischer Schnupfen entsteht, so muss die Murmel entfernt werden. Wenn sich eine Fischgräte im Hals festgesetzt hat, so muss man sie mit der Pinzette entfernen. Wenn einer sich einen Nagel tief in den Fuß getreten hat, so muss man ihn herausziehen. Wenn einer sich das Schultergelenk ausgerenkt hat, so muss man es wieder einrenken. Wenn jemand sich ein Bein gebrochen hat, so muss man es mechanisch richten, u. U. auch nageln.

So gibt es viele Dinge, die ohne chirurgische Behandlung nicht in Ordnung gebracht werden können. Aber die Grenzen der Homöopathie sind wesentlich weiter, als allgemein angenommen wird, und weiter als ich es ursprünglich für möglich gehalten habe. Die „Dynamis" (Ausdruck Hahnemanns für die Lebenskraft) leistet schon von sich aus Unglaubliches, mit Hilfe der homöopathischen Arznei aber vollbringt sie wahre Wunder.

Beispiele

I. Als ich noch keine homöopathische Praxis betrieb und ich mich mit naturheilkundlichen Mitteln behalf, kam eines Tages eine Mutter mit ihrer 14 Monate alten Tochter zu mir. Sie hatte beim Zusammenklappen der Sportkarre den kleinen Finger dazwischen bekommen und ihn glatt am Endgelenk amputiert. Er hing noch an einer winzigen Hautbrücke fest. Ich dachte, „nachamputieren kann man immer noch, vielleicht heilt es bei dem kleinen Kind wieder an". Ich nahm feine Pflasterstreifen und befestigte das Fingerendglied seitengerecht am Mittelglied, fertigte einen Gips an und stellte das Händchen damit ruhig. Ich träufelte Arnica von der Fa. Weleda auf die Wunde und gab Anweisung, dieses fortzusetzen. Siehe da, nach 14 Tagen war das Fingerchen wieder heile und behielt seine vollen Funktionen. Sowohl Strecken als Beugen war in Zukunft ohne Einschränkung möglich, die Durchblutung war perfekt und es gab keine Nervenausfalle. Alles ohne Nerven- und Gefäß- oder Hautnaht. Ich staunte und die Eltern freuten sich. Nachbeobachtung: 30 Jahre.

2. Als ich vor vielen Jahren meine Tochter besuchte, kam ich gerade zum rechten Zeitpunkt: Es war abends 22.00 Uhr und die Familie in heller Aufregung. Dem kleinen Simon war sein seit Geburt bestehender linksseitiger Leistenbruch eingeklemmt und ließ sich nicht zurückbringen. Ich schaute mir die Sache an. Wirklich, er war und blieb eingeklemmt. Ich schaute vorsichtshalber im Repertorium nach, fand dort, wie ich wusste, viele Mittel, die da schon geholfen hatten. Welches von diesen sollte ich nun nehmen, und es war nicht viel Zeit zu versäumen. Ich fragte mich: wie ist die allgemeine Stimmung, da Hahnemann sagt, dass bei der Mittelwahl die Gemütssymptome des Patienten oftmals den Ausschlag geben. Es herrschte allgemein Hektik und Gereiztheit, vor allem bei der jungen Mutter, was sich natürlich auch auf das Befinden des Kindes auswirkte. So entschied ich mich, von den angegebenen

Mitteln „Nux vomica" in einer Hochpotenz zu geben. Das war fünf Minuten nach der Ankunft. Daraufhin rutschte der eingeklemmte Bruch wie von alleine in den Bauch und alle waren erlöst.

Er ist dann später mit einer listigen Pelotte in der Windel in Form einer aufgewickelten Mullbinde am Austreten gehindert worden und nach einer Hochpotenz von Calcium carbonicum zugeheilt. Also: man kann auch Brüche homöopathisch heilen.

3. Auch rate ich immer wieder, bei Knöchelverstauchungen, bei denen die Chirurgen heute in der Mehrzahl der Fälle die abgerissenen Bänder „annähen", diese Operation zu vermeiden, sondern unter Ruhigstellung und Geben von Arnica und später Rhus toxicodendron (oder wenn indiziert, auch Ledum oder Calcium carbonicum) abzuwarten. Die Bänder heilen alle ohne Naht tadellos und die Probleme nach Operation und wochenlangem Gips bleiben dem Verletzten erspart. Die Patienten sind spätestens nach zwei bis drei Wochen wieder voll einsatzfähig.

4. Eines Tages kam eine Patientin zu mir, weil sie so schwer atmen konnte. Es würde links hinten so sehr stechen. Sie hatte über mehrere Wochen Husten gehabt, aber die Atemnot war jetzt ganz plötzlich aufgetreten und bestand einige Stunden. Ich hörte mir nicht nur die Patientin an, sondern nahm mein Stetoskop (Hahnemann hatte auch ein solches, er war einer der ersten Ärzte seiner Zeit, die es sich angeschafft hatten) und horchte ab. Der Befund war eigentümlich: ich fand kein Atemgeräusch und trotzdem keine Dämpfung. Das konnte nur ein Pneumothorax sein: beim Pneumothorax tritt ohne äußere Ursache ein Loch im Lungenfell auf, durch welches Luft in den Rippenraum gelangt und dadurch die Lunge zusammenfallt wie ein leerer Luftballon. Es war auf der linken Seite; in diesen Fällen können leicht Probleme mit dem Herzen auftreten. Die Frau hatte zu Hause drei kleine Kinder, es war Freitagabend, der Mann hatte Nachtschicht und Verwandte gab es keine in der Nähe. Sie fragte: „Ob sie denn wirklich ins Krankenhaus müsste?" Ich überlegte, was zu tun sei: Das Rippenfell enthält viel Silicea (Quarz), welches ihm sozusagen Festigkeit gibt, wie die Glasfaser dem glasfaserverstärkten Kunststoff oder das Gerüst eines Strohhalmes, der ohne Silicea schlapp wäre wie ein Waschlappen. Wenn die Glasfaser mangelt, dann reißt die Haut. Also gab ich Silicea, was im Arzneimittelbild auch die stechenden Schmerzen im Rücken

enthält. Ich gab es in hoher Potenz und schickte die Frau nach Hause mit der Anweisung, mich in einer Stunde anzurufen, um zu berichten, wie es ihr gehe. Dies geschah und sie berichtete, dass sofort nach Einnahme die Atemnot sehr viel leichter geworden sei und nun völlig verschwunden war, ebenso die stechenden Schmerzen. So blieb den Kindern die Mutter für die kommende Nacht erhalten und ihr ein Krankenhausaufenthalt mit Punktion und Absaugen erspart, keine ganz angenehmen Dinge, die auch viel Geld kosten.

So könnte ich noch manche Erlebnisse berichten, die zeigen, dass die Chirurgie oft nicht nötig wäre, wenn die Ärzte wüssten, was mit gezielter homöopathischer Verordnung zu erreichen ist.

Ledum, Sumpfporst, und Tetanus

In der letzten Ausgabe schrieb ich über die Hilfe bei den so genannten chirurgischen Erkrankungen. Was man selbst erlebt, ist immer am eindrucksvollsten.

So passierte es mir, dass ich im Urlaub auf einem Campingplatz leichtsinnigerweise barfuß über einen Grasplatz ging und mir dabei einen langen Dorn in den Fuß trat. Ich zog den Dorn, der etwa zwei Zentimeter eingedrungen war, heraus, was mir auch gelang, ohne ihn abzubrechen, weil er sehr dick war. Ich dachte: „Das ist ja noch mal gut gegangen", aber die Wirklichkeit holte mich alsbald ein (Wirklichkeit kommt von „wirken"), und nun trat die Wirkung des Stiches ein: Ein starker Schmerz entwickelte sich an der Stichstelle tief innen und strahlte von dort ins Bein hoch. Ich war fast benommen davon und humpelte zu meinem Wohnwagen. Dort suchte ich in der Hausapotheke Ledum C200 und nahm davon einige Kügelchen auf die Zunge. Im nächsten Moment wurde der Fuß mit dem Stich ganz warm. Ich hatte gar nicht bemerkt, dass er kalt geworden war, es war schließlich Sommer in Italien. Der Schmerz wandelte sich von dem unerträglichen Druck in einen „angenehmen" Schmerz, der sich auf die Stichstelle konzentrierte und gut auszuhalten war. Aber auch dieser Restschmerz ließ zunehmend nach, und ungefähr nach einer halben Stunde konnte ich vorsichtig wieder auftreten. Am Abend spürte ich noch etwas beim Gehen und am nächsten Tag konnte ich mit meiner Frau wieder in die Disco gehen.

Ledum ist eine Pflanze, die in den kalten Gegenden Sibiriens, Schwedens und Norwegens in Sümpfen wächst. Zu deutsch heißt sie Sumpfporst oder wilder Rosmarin wegen ihrer spitzen Blätter, die den Rosmarinblättern ähneln. Sie gehört zur Familie der Ericaceen (Heidekrautgewächse) und bildet genauso lange Stacheln aus, wie ich mir einen in den Fuß getreten hatte.
In der Arzneimittellehre steht, dass die betroffenen Stellen kalt werden, wie auch die Pflanze mit ihren „Füßen" im kalten Wasser steht. Eigentümlicherweise werden die Beschwerden aber auch durch Kälteanwendungen gebessert und Kent, der große amerikanische Homöopath, beschreibt in seiner Darstellung von Ledum den Fall eines alten Mannes mit schrecklich schmerzenden Syphilisgeschwüren an den Beinen, der es nur aushielt, indem er ständig seine Beine in einen mit Eisbrocken gefüllten Eimer stellte. Diesen heilte Ledum von seinem Leiden.

Es ist auch ein wunderbares Mittel bei bestimmten Gelenksbeschwerden, die sich durch Kälteanwendungen bessern, ähnlich wie bei Pulsatilla. Da die Bewohner der Länder, in denen Ledum wächst, sich gerne mit Alkohol den Frust (= Frost) vertreiben, hilft Ledum auch bei Alkoholismus. Neulich erschien eine Patientin ganz und gar von Flöhen zerbissen und sie konnte es nur aushalten, wenn sie die entzündeten Stellen kühlte. Auch ihr half Ledum prompt.
Wenn man heute z. B. wegen eines entzündeten Mückenstichs die Notfallambulanz aufsucht und hat seinen Impfausweis nicht dabei, wird man - ohne groß gefragt zu werden - sofort mit Tetanusserum gespritzt und man bekommt auch seine erste Impfung gegen Tetanus, die vielleicht schon die zwanzigste ist - und gleich die Folgedaten auf den mitgegebenen Ausweis eingetragen für die Wiederholungsimpfung.

Nachdem ich mir diesen Dorn in den Fuß gerammt hatte, trat natürlich auch in meinem Kopf die Frage nach dem Tetanus auf. Es war bestimmt kein sauberer Ast, an dem der Dorn saß, und mein Fuß war auch nicht gewaschen. Da ich an die vorbeugende Wirkung von Impfungen nicht so recht glaube, war ich nicht gegen Tetanus geimpft. Ich wusste jedoch, dass Ledum ein Mittel ist, das „gegen tetanische Steifheit nach Wunden an Sohlen, Fingern und Handflächen" im Kent`schen Repertorium neben Hypericum und Belladonna angegeben ist, und da in der Arzneimittellehre des großen indischen Homöopathen *Phatak* folgender Satz steht: *„Wenn man Ledum sofort nach einer Stichwunde gibt, so beugt es dem Tetanus vor. Hypericum gibt man dann, wenn der Tetanus sich entwickelt" Hahnemann* sagt: *„Die Heilkunde ist eine Wissenschaft der Erfahrung."* Und da Kent und auch Phatak solche Einträge in ihren Repertorien nur dann machen, wenn sie wirkliche, gute Erfahrungen gemacht haben, so vertraute ich auch hier wieder *Hahnemanns* grundsätzlicher Einstellung, die er seinem kleinen Büchlein „Heilkunde der Erfahrung" folgendermaßen zum Ausdruck gebracht hat: „Während der weise und gütige Schöpfer jene namenlosen, von der Gesundheit abweichenden Zustände des menschlichen Körpers zuließ, die wir Krankheiten nennen, musste er uns zugleich einen deutlichen Weg zeigen, soviel Kenntnis von den Krankheiten zu erlangen, als zur Anpassung der sie zu besiegen fähigen Heilmittel zureicht;...... Auf die Energie des menschlichen Geistes, Hilfsmittel zu erfinden,

hatte der Vater der Menschen vorzüglich gerechnet bei Abwendung der Übel und Störungen, die den zarten Organismus befallen würden."
Da ich nun „die Energie des menschlichen Geistes" einige Jahrzehnte hatte walten lassen, um mich mit dem Problem der Schutzimpfung reichlich auseinanderzusetzen, war mein Glaube an die vorbeugende Wirkung von Impfungen immer geringer geworden. Eine Bestätigung meiner Skepsis fand sich dann noch in dem Artikel des bekannten Tierarztes H,G. Wolf:: *Ein Beitrag über den Wert von Impfungen bei Mensch und Tier* in Allgemeine homöopathische Zeitung 6/93.
So unterließ ich es auch hier, von der Möglichkeit der passiven und aktiven Tetanusvorbeugung Gebrauch zu machen und fühlte mich bei der Homöopathie in guten Händen.

Auch wenn ich mich bei der Garten- oder Hausarbeit verletze, habe ich keine Angst vor Tetanus, denn ich glaube, dass die Angaben der alten Homöopathen für die Behandlung des Tetanus auch heute noch von Nutzen sind. Sie sind nachzulesen, z.B. in dem Buch von *Dewey: Homöopathie in der täglichen Praxis*, wo Nux vomica als Hauptmittel genannt wird. *Constantin Hering* beschreibt in seinem *HomöopatischerHausarzt* (14.Auflage) die Behandlung von Tetanus: Er empfiehlt Lyssinum, eine Nosode aus dem Speichel von tollwütigen Hunden, und fügt hinzu *„es kann ein Prohylaktikum gegen Hydrophobie sein, jedoch niemals ohne die gleichzeitige Anwendung von strahlender Hitze auf den gebissenen Teil und häufigen Sitzungen im heißen Raum eines türkischen Bades. ..." „Das Anwenden der Hitze im Abstand, bis ein Fieberschauer entsteht, muss man alle Tage eine Stunde wiederholen, bis die Wunde geheilt ist, ohne eine farbige Narbe zurückzulassen."* Ein Verfahren, welches er ähnlich auch bei Behandlung von Schlangenbissen empfiehlt.

Da die Behandlung des ausgebrochenen Tetanus (was anscheinend immer wieder vorkommt) in der konventionellen Medizin noch immer sehr problematisch ist, sollte man jedenfalls auf die Erfahrungen der Alten zurückgreifen. Solange diese Erfahrungen nicht endlich einmal bestätigt werden, werden wir immer in der fatalen Situation weiterleben, verletzten Leuten auch bei Bagatellverletzungen Tetanusantiserum geben zu müssen (mit fraglichem Nutzen und möglichen Schäden), und wir werden auch gegen die generelle Impfung gegen Tetanus keine guten Argumente haben. So können wir bei Versuchen an uns selbst jedenfalls immer ein Schrittchen weiterkommen.

Die homöopathische Behandlung von Verbrennungen und Erfrierungen und das Prinzip der Ähnlichkeit.

Hahnemann diskutiert die Behandlung von Verbrennungen und Erfrierungen ausführlich im Organon. Er beschreibt im Vorwort die zu seiner Zeit bekannten Erfahrungen aus der „*Hausmittelpraxis*" als Beispiel für die unbewusste Anwendung des homöopathischen Prinzips auf den Seiten 54 bis 60. Es seien die Stellen hier ins Gedächtnis gerufen:

„Denn sogar die Hausmittel-Praxis der mit gesundem Beobachtungssinn begabten, unärztlichen Classe von Menschen hatte diese Heilart vielfältig als die sicherste, gründlichste und untrüglichste in der Erfahrung befunden.
... Auf frisch erfrorene Glieder legt man gefrorenes Sauerkraut oder reibt sie mit Schnee.

Hahnemann kommt es darauf an zu zeigen, dass die Wärmebehandlung bei Verbrennungen und die Kältebehandlung bei Erfrierungen nicht darauf beruht, dass die Wärme bzw. die Kälte an sich ein heilendes oder krankmachendes Wirkungsprinzip darstellen, sondern nur wegen ihrer jeweiligen Intensität, d. h. wegen ihres Temperaturgrades. Der heilsame Temperaturgrad muss (darf) dabei nicht identisch sein mit dem Grad der ursprünglich schädigenden Wärme bzw. Kälte, sondern soll ihm nur ähnlich sein (1). Auch am weiteren Beispiel der Bleiplatte führt er hier aus, dass nicht das Blei als solches das Problem ist, wenn ein Mensch durch dieselbe gequetscht wird, sondern das Gewicht derselben. Eine durch Schlag hervorgerufene Beule wird durch einen geringeren Druck als den beim Schlag ausgeübten bald gebessert, wobei der den Schlag oder Druck hervorrufende Gegenstand derselbe sein kann und nur die verursachende und die heilsame Kraft ähnlich sein müssen. *Hahnemann* nennt diese Heilkraft eine „physisch-homöopathische" (2). Er gibt dieses Verfahren auch zur Rettung erfrorener Kartoffeln und Äpfel an: *„Aus Kartoffeln und Aepfeln zieht nicht Wasser, was im fortgehenden Frieren zu Eis noch begriffen ist, i s o p a t h i s c h den Frost aus, sondern dem Frostpunkte nur nahes Wasser* (3).

Eine mit kochender Brühe begossene Hand hält der erfahrne Koch dem Feuer in einiger Entfernung nahe und achtet den dadurch anfänglich vermehrten Schmerz nicht, da er aus Erfahrung weiß, daß er hiemit in kurzer Zeit, oft in wenigen Minuten, die verbrannte Stelle zur gesunden, schmerzlosen Haut wieder herstellen kann….." (4) eine Erfahrung, die ich selbst und viele meiner Patienten (durch entsprechende Aufklärung) machen konnten.

Hahnemann geht dann des weiteren auf die äußere Verwendung von *„Brennen erregenden Mitteln"* ein : Weingeist und Terpentinöl

Andere verständige Nichtärzte, zum Beispiel die Lackirer, legen auf die verbrannte Stelle ein ähnliches, Brennen erregendes Mittel, starken, wohl erwärmten W e i n g e i s t oder T e r b e n t i n- O e l und stellen sich binnen wenigen Stunden damit wieder her, während die kühlenden Salben, wie sie wissen, dieß in eben so vielen Monaten nicht zulassen, kaltes Wasser aber Uebel ärger macht." An dieser Stelle beschreibt *Hahnemann* dann einen Fall, wo am gleichen Patienten nach einer Verbrennung an einer Stelle Terpentinöl und an der anderen kaltes Wasser angewandt wurden. Dieser „Versuch" ergab den unabweisbaren Beweis, dass Terpentinöl heilte und Wasser nur verschlimmerte. (5)

Vögeli berichtet u. a. folgende unglaubliche Geschichte: „Vor 20 Jahren umklammerte mein damals 4-jähriger jüngster Sohn den kleinen, aber schätzungsweise 200-300 Grad heißen Auspufftopf meines Rasenmähers, während der Motor noch lief, wobei es infolge der grossen Hitze zischte, wie wenn man ein glühendes Eisen in Wasser wirft. Ich war wie zu Tode erschrocken und befürchtete eine schwere Verletzung mit großem Substanzverlust und Narbenstrikturen an den Fingern und der Handfläche. Sofort machte ich den erwähnten Verband (mit 80-90%igem Alkohol oder Brennspritus), ließ ihn unter mehrmaliger Anfeuchtung bis zum Abend liegen, bedeckte dann die Stelle mit einem sterilen Verband, und als ich denselben nach 24 Stunden abnahm, sah man nur noch eine kleine Verfärbung der Haut. In der Folge wurde alles normal, nicht der geringste Nachteil trat auf."

(6) Eine gleich geartete Erfahrung machte ich bei meiner Enkeltochter von 6 Jahren, die sich eine ähnliche Verbrennung zuzog, als er mit der flachen Hand auf die stark erhitzte elektrische Herdplatte fasste. Auch hier heilte die erlittene Verbrennung unter einem rasch angelegten Verband mit erwärmtem hochprozentigem Alkohol innerhalb von 2 Tagen vollständig ab.

In meiner chirurgischen Assistentenzeit hatte ich von Homöopathie noch nichts gehört, kannte aber das Präparat *Combudoron* (R). Als nachts eine

Barfrau eingeliefert wurde, der die Kaffeemaschine explodiert war und ihr Verbrühungen 2.° auf der gesamten vorderen Thoraxhälfte verursacht hatte, ließ ich derselben nach Vorschrift ohne Abtragung der schon gebildeten Blasen die ganze Nacht feucht-warme Umschläge mit der Lösung, die Arnica und Urtica urens enthält, machen, mit dem Erfolg, dass am nächsten Tag nichts mehr, aber auch gar nichts mehr zu sehen war. Mein Chefarzt war unwillig, weil ich die Frau stationär aufgenommen hatten („Was hat die denn, man sieht ja nichts!").

Kürzlich riefen mich Eltern an, deren kleine Tochter von 4 Jahren sich im Gesicht und an der Thoraxvorderseite mit heißem Kaffee verbrüht hatte. Sie war in die Klinik eingeliefert worden. Dort waren die Blasen entfernt und eine übliche Behandlung begonnen worden. Das Kind hatte wegen der Unruhe und der Schmerzen Atosil bekommen, und täglich wurde der notwendige Verbandswechsel unter Narkose vorgenommen. Ich übernahm die Behandlung 2 Tage nach dem Unfall auf dringenden Wunsch der Eltern, die das Kind gegen den ausdrücklichen Rat der Klinik mit sich nahmen unter Hinweis auf die möglichen Narbenbildungen an diesen sehr heiklen Stellen. Auch eine notwendige Hauttransplantation war schon diskutiert worden. Ich führte die Behandlung mit einer Paste aus verbrannter Baumwolle und Olivenöl durch, die ich mit Calendulasalbenverbänden abdeckte. Der Verbandwechsel war vom ersten Tag an schmerzfrei und die flächenhaften Wunden waren nach 2 Wochen ohne jegliche Narbenbildung abgeheilt. (7)

Mein kleiner Enkelsohn von 4 Jahren verbrannte sich den Handrücken, als ihm durch Verschütten eine ölhaltige Tomatensauce direkt aus der erhitzten Pfanne darüber gegossen wurde. Es wurde ihm sofort ein mit Plastik abgeschlossener Verband mit Weinessig angelegt. Die sich schon gebildete Blase war nicht geöffnet worden, Sie bildete sich im Heilverlauf nach 3 Tagen völlig zurück und ließ sich später abgetrocknet entfernen. Darunter hatte sich eine völlig gesunde, narbenlose Haut gebildet. Essig wird von *Reis* als die probate Methode angegeben, da sich Essig in den meisten Haushalten ständig vorfindet. (7)

Sämtliche von Hahnemann angegebenen Anwendungen dürften ebenso zuverlässig funktionieren. Einige habe ich immer wieder an mir selbst angewandt, vor allem das Annähern an die Wärmequelle bei Verbrennung des Fingers erlöst einem im Handumdrehen von dem peinlichen Schmerz. Die zusätzliche Gabe der bewährten potenzierten Homöopathica wie Cantharis, Causticum, Arsen, Urtica urens usw. hatte immer wieder verblüffend rasche Besserungen des Befindens zur Folge.

Es wäre sicher der Mühe wert, endlich einmal auch bei schwersten Verbrennungen eine homöopathische Behandlung zu versuchen. Ich kann mir vorstellen, dass so mancher Nierenschock usw. vermieden werden könnte. Natürlich sollte man in solchen Fällen vorsichtig vorgehen und von bisher erfahrungsmäßig guten Methoden nicht einfach abgehen. Aber ergänzend und mit der Zeit vielleicht sogar ersetzend würde die Homöopathie sicher eine große Bereicherung sein. Wir wissen doch alle, wie segensreich sowohl bei akuten wie auch bei chronischen Folgen von mechanischen Verletzungen die Homöopathie hilft, man denke nur an Arnika.

In der AHZ erschien kürzlich ein Artikel von *Heike Mommertz* über Sofortmassnahmen bei Verbrennungen und Erfrierungen. Dazu ließe sich viel sagen, vor allem was die theoretischen Bemerkungen angeht. Aber *Hahnemann* hielt sich an Erfahrungen und darum geht es mir hier an erster Stelle. Wenn die Erfahrung zeigt, dass bei der Behandlung von Verbrennungen hauptsächlich Substanzen hilfreich sind, die selbst entweder verbrennungsähnliche Erscheinungen hervorrufen (Urtika urens), Brennschmerz in der Prüfung erzeugen oder selbst aus einem Brenn- oder Wärmeprozess hervorgehen (Alkohol, Causticum, Arsenicum album, Terebinthina, Essig, verbrannte Baumwolle, warmes Wasser usw.), so sollten wir das zur Kenntnis nehmen und nicht versuchen, die heute propagierte antipathische Behandlung zur homöopathischen zu erklären. Merke: Ein Wolf bleibt ein Wolf, auch wenn er sich die Pfoten pudert.

(1) Organon, Fussnote S.55 *Hahnemann* bemüht sich hier um eine qualitative Betrachtung von Wärme und Kälte, bei der es auf die Temperaturunterschiede im Sinne von Modalitäten ankommt und nicht auf Wärmequantitäten, mit denen die herrschende Medizinmeinung meint arbeiten zu müssen (*Mommertz*). Lebendige Organismen müssen zwar mit Mengen rechnen, aber ihre Gegenreaktion besteht eben nicht in einer quantitativ messbaren „Neutralisation" der eingegebenen Menge, sondern in einer aktiven Überwindung oder auch Metamorphose der Quantität in Qualität.

(2) Organon, Fußnote S.55, 6.Absatz „......*und so das Glied physisch-homöopathisch wieder hergestellt"*.
(3) Organon, Fussnote1 S.55, 6. Absatz.
(4) Organon S. 55
(5) Organon, Fussnote 2, S. 58, 5. Absatz
(6) Voegeli S.245
(7) Bei *Stefan Reis* findet sich eine gute Zusammenfassung vieler (wohl der meisten) Literaturstellen mit Mittelangaben zur Behandlung von Verbrennungen. Besonders sei auf die Arbeit von *Voegeli* hingewiesen, die in ihrer Art einmalig ist, da sie die praktischen Erfahrungen dieses mutigen und aufrechten Schweizer Homöopathen zur Darstellung bringt. Leider fehlt bei *Reis* die Quelle, die die Behandlung mit „veraschter" Baumwolle und Olivenöl angibt. Diese Methode wird bei *Roy* auf Seite 153 f. beschrieben(ein indisches Hausrezept, das *Roy* von seiner Mutter kennen gelernt hatte), und ich kann ihren Erfolg aus eigener Erfahrung nur bestätigen. Es wird allerdings nicht eine veraschte, sondern eine verkohlte Baumwolle angewandt.

Literatur:

Hahnemann, S. : Organon der Heilkunst, 6.Auflage, Haug Verlag, Ulm 1958

Mommertz, H., AHZ Bd.243, Haug Verlag, Heidelberg 1998

Reis, S., Homöopathische Behandlung von Verletzungen, Dynamis Verlag, Oberhausen 1994

Roy, R. u. C., Selbstheilung durch Homöopathie, Droemer-Knauer, München 19 88

Voegeli, A., Die Behandlung von Verbrennungen, KH Bd.18, Haug Verlag, Heidelberg1974

Über die Sehgal-Methode

Anmerkung: In den kommenden Artikeln werden zur Verdeutlichung immer wieder Fallberichte gebracht. Wie hier das rechte Mittel gefunden wurde, ist nur für ausgebildete Homöopathen nachvollziehbar. Alle anderen müssen sich damit begnügen, dass die dafür erforderlichen Kenntnisse in jeder homöopathischen Ausbildung erst erworben werden müssen.

Homöopathie und Religion

Motto:
„Wer Wissenschaft und Kunst besitzt,
Hat auch Religion.
Wer jene beiden nicht besitzt,
*Der habe Religion" (*Goethe*)*

Homöopathen sind sich trotz mancher unterschiedlicher Ansichten darin einig, dass Homöopathie eine wissenschaftliche Angelegenheit ist, da sie als ausgeübte Medizin eine Kunst darstellt, die zum Ziel das *„Wiederherstellen der Gesundheit"* hat und zwar *„auf dem kürzesten, zuverlässigsten, unnachtheiligsten Wege"* und dieses *„nach deutlich einzusehenden Gründen"* (§2 Organon). In dieser Zeitschrift hat man sich von ihrer Begründung her zum Ziel gesetzt, der der Homöopathie eigentümlichen Wissenschaft ein Forum zu verschaffen, das sich von anderen darin unterscheidet, dass es nicht dem verkürzten Wissenschaftsbegriff der konventionellen Medizin hinterherläuft, da dieses Unterfangen nach allen Erfahrungen bis heute nicht zu dem sehnlich angestrebten Ziel geführt hat, von „der Wissenschaft" auch als Wissenschaft anerkannt zu werden. Des Weiteren sollten sich hier die Stimmen melden, die gewissen Erscheinungen entgegentreten, die heute gerne unter dem Warenzeichen „Homöopathie" gehandelt werden.

Nun fand sich an dieser Stelle kürzlich eine Veröffentlichung, die sich gewiss gut im holistischen Blätterwald der Gegenwart ausgenommen hätte, aber hier doch etwas ungewohnt war. Ich meine das Interview von *D. Spinedi* durch seinen Freund *Ch.Thomas*, welches dem auch bei vielen Homöopathen in Mode gekommenen Psychotherapeuthen *Bert Hellinger* gewidmet war. Aufgehängt wurde das Interview an den §§ 211 und 212 Organon und an einem Zitat aus dem Buch von *Kent „Zur Theorie der Homöopathie"*, dessen Originaltitel *„On Homoeopathic Philosophy"* schon gleich falsch übersetzt ist. Es folgen dann keinesfalls wissenschaftliche Erörterungen, sondern Bekenntnisse eines Arztes aus seinem Leben und Wirken, bestenfalls untermischt mit Meinungen, von denen *Hahnemann* nicht viel hielt: „*.......von dem alten Gebäude, was aus Meinungen zusammengesetzt, sich nur noch durch Meinungen erhielt"*. So ist *D.Spinedi* der Meinung - mit der er nicht alleine steht - dass Träume etwa wie Offenbarungen anzusehen wären, welches er bei *R. Sankaran* vorgefunden hat, und die er nun als *„archetypische Bilder"* meint deuten zu können, womit er das Recht habe, die Lebensarbeit von *Hahnemann* mit der *C.G.Jungs* zu verbinden. In diesem fand er sich anscheinend noch durch seinen Mentor und Lehrer *Künzli* bestärkt, der *Sankarans* Buch kennen lernte, um danach seine lebenslänglichen Vorbehalte gegen die Geist-Gemütssymptome wegen ihrer *„Interpretierbarkeit"* über Bord zu werfen und nach *D. Spinedi* nun plötzlich die Gemütssymptome nicht mehr als das Zünglein an der Wage ansah, sondern sie - wie *Kent* - vor allen anderen bevorzugte. Da brach für *D.Spinedi* „zum ersten mal eine Welt zusammen". Die kann ja so fest nicht begründet gewesen sein.

Der darauf folgende zitierte Aurumfall von *Künzli* konnte nur nach Kenntnis des *Phatak*schen Repertoriums oder eines Artikels von *Sankaran* in seinem Buch „Spirit of Homoeopathy" gelöst werden, als nun die „Folge von ungewohnter Verantwortung" in eine Rubrik des Repertoriums umgewandelt werden musste. Zu dem, was sonst noch in dem nicht ganz kurz geratenem Interview stand, hat *H. Eppenich* einiges Kritische angemerkt, das nun wieder in einer seitenlangen Antwort von *D. Spinedi* beantwortet wurde, die die Sache auch nicht besser machte, sondern nur den Eindruck verstärkte, dass es hier um Bekenntnisse eines Erweckten handelt, der sich auch mit der Homöopathie beschäftigt.

Dabei ist das Problem der Geist-Gemüts Symptome, ihres Wertes z.B. bei der Hierarchisierung und überhaupt, ferner ihres Vorkommens, ihrer Kenntnisnahme durch den Homöopathen und ihrer Übersetzung in Repertoriumsrubriken durchaus des Schweißes der Edlen wert.

Nehmen wir zuerst den § 210, den D. Spinedi anscheinend übersehen hat: Dort steht nämlich, dass **„auch in jeder der übrigen sogenannten Körperkrankheiten, die Gemüths-und Geistesverfassung a l l e m a l geändert ist"**, d.h. sie ist <u>immer</u> geändert und sie kann auch **„als Zeichen von bestimmter Eigenheit, welches dem genau beobachtenden Arzt unter allen am wenigsten verborgen bleiben kann"** nicht übersehen werden. Liegt es vielleicht daran, dass wir in den alltäglichsten Fällen, seien sie nun chronisch oder akut, den Geist-Gemütszustand (nach D.Spinedi ein „so genannter <Mental state>") des uns aufsuchenden Kranken gar nicht richtig wahrnehmen, weil wir es nicht gelernt haben?

Gemäß *D. Spinedis* Motto *„Prüfet alles und behaltet das Beste"* ist *R.Sankaran* vorgegangen und hat als Schüler von *M.L. Sehgal* dessen Methode studiert, gelernt und angewandt, und er bespricht sie lobend und ausführlich im Kapitel 30 seines Buches *„Spirit of Homoeopathy"*, wo er seitenlang aus *Sehgals* Büchern wörtlich abgeschrieben hat. Er macht sich nicht die sonst übliche Mühe bei wissenschaftlichen Veröffentlichungen, seine Quellen genau anzugeben, denn 1991 waren die Bände I - IV von *Sehgals* Büchern bereits erschienen. Aber *Sankaran*, jung und voller hoher Ziele, mit *Künzlis* Widmung für sein erstes Werk in der Tasche, eroberte die Seminare in Europa und machte dem späteren Alternativ-Nobelpreisträger ernsthafte Konkurrenz, zumal er sich mit den holistischen Richtungen in der Homöopathie insbesondere in der lukrativen BRD verband. Dort lernte er auch den Wert der Träume für die tägliche Arbeit in Seminaren kennen, welcher Neuerung sich auch *D.Spinedi* anschloss. Letzterer hat dann noch die Brücke zur Tiefenpsychologie geschlagen, was schon andere vor ihm versuchten. Ob das auch *Künzlis* Anliegen war, ist mir nicht bekannt, da er in seiner unüberbietbaren Kürze nicht viel Einblicke in sein Inneres erlaubte (weshalb er auch hinter der vorgehaltenen Hand den Spitznamen „Kürzli" hatte). Im Vorwort zu *R. Sankarans* Buch jedenfalls bewundert er das phänomenale Gedächtnis des Inders, seine dedektivische Raffinesse, wie es ihm schien, und seine intellektuelle Arbeit. Dem ist nichts hinzuzufügen. Ob es allerdings in seinem Sinne ist, was nun von *D. Spinedi* propagiert wird, erscheint nicht ganz sicher.

Messen wir doch alles an *Hahnemann* selber: Er stellt in der RAL. im Artikel *„Der ärztliche Beobachter"* folgendes fest:*"Diese Fähigkeit, genau zu beobachten....muss grösstenteils durch Übung erlangt, durch Läuterung und Berichtigung der Sinne, das ist, durch strenge Kritik unsrer schnell gefassten Ansichten der Aussendinge vervollkommnet, und dabei die nöthige* ***Kälte*** *(sic!), Ruhe und Festigkeit im Urtheile muss unter steter Aufsicht eines* ***Misstrauens in unsere Fassungskraft*** *gehalten werden."* (Hervorhebungen vom Verfasser)

Dem entspricht an etwa die Ansicht M.L.Sehgals, der folgendes vorschlägt, wenn wir einen Patienten vor uns haben: *„Bevor sie Ihren Patienten befragen, vergessen Sie, dass er ein menschliches Wesen ist, wie Sie es kennen. Nehmen Sie an, er sei ein Computer in menschlicher Form, der Daten ausstrahlt. Er ist eine signalisierende Maschine, die uns Indikationen sendet, die auf die Art Fehler hindeuten, an denen er leidet... Sie entschlüsseln und entziffern, was er ohne Probleme oder Hindernis preisgibt... (S. 48-49 Bd. 1*). Er bringt diesen Vergleich mit dem Computer auch auf S. 421 und S.831 der deutschen Übersetzung. Damit möchte er nicht sagen, dass der Mensch eine Computer sei. Aber er möchte, dass wir alle Emotionen bei uns selbst weglassen und uns die von Hahnemann beschriebene Kälte aneignen, was besser gelingt, wenn wir uns den Patienten zum Behufe der Symptomenentdeckung als Computer vorstellen, zu dem höchstens pubertierende Jugendliche in Gefahr sind, eine „Liebesbeziehung" herzustellen. Eine solche „objektivierende" Einstellung wird m. W. auch dem Psychotherapeuten empfohlen, um eine sog. Rückübertragung zu vermeiden. Das ist genau das Gegenteil der von *D.Spinedi* propagierten priesterlich-liebevollen, vielleicht sogar von Mitleid getragenen Stimmung. Nicht umsonst stehen Symptome im Repertorium, die *Mitleid* heißen, auch *liebevoll, Verliebtheit, Sorge um andere, Angst um andere* usw. die wir gewöhnlich als positiv zu wertende Tugenden nicht unter die verwertbaren Symptome zählen. Aber *Sehgal* empfiehlt dem Homöopathen im Falle er unter dem Einfluss einer Gemütsverfassung steht, die ungünstig für seine Arbeit ist, folgendes:

Wann darf man nicht verschreiben?
Ich bin der Meinung, dass, bevor der Doktor einen Patienten untersucht, er sich selbst fragen sollte, ob er in der Lage ist seinen Beruf auszuüben. So wie es auch bei Gericht gut bekannt ist, dass der Richter nur dann zu Gericht

sitzen sollte, wenn er in einer normalen Stimmung ist, d.h. nur dann wenn seine Geistesgegenwart in Ordnung ist. In der gleichen Weise sollte der Arzt in einer normalen Verfassung seines Gemütes sein, wenn er Heilmittel verordnet. Wir haben vier Rubriken wie:
TAPPEN, wie im Dunkeln
LAUNENHAFTIGKEIT,
VERWIRRUNG,
RECHNEN, Unfähigkeit zu usw.
Wenn der Arzt selbst unter dem Einfluss einer dieser Gemütsrubriken ist, so sollte er nicht denken, dass er in der richtigen Verfassung ist, um ein vernünftiges Mittel herauszufinden...(S. 832)

Im vorangehenden Abschnitt sagt *Sehgal* folgendes:
„Um ein Mittel herauszusuchen, behandeln Sie den Patienten wie einen Computer in menschlicher Gestalt, der Signale in ***Form von Sprache*** *und* ***Handlungen*** *abgibt, die sich in Äußerungen zeigen, wenn sie zusammen auftreten.[1]) Wandeln Sie diese Äußerungen in die Sprache der Rubriken um, so wie sie im Repertorium aufgelistet sind, und zwar im Kapitel Geist und Gemüt. Mit anderen Worten, wir dekodieren und dechiffrieren die Signale des Geist/Gemütes auf „handwerkmäßige" Weise. Es ist so, als ob Daten eingegeben worden wären, durch eine wie auch immer geartete Ordnung oder Unordnung, die sich im Körper abspielt, und der Computer wirft diese Daten an die Oberfläche. Ich nenne es deshalb handwerksmäßig, um Sie davor zu bewahren, dass Sie in eine emotionale Stimmung kommen, wenn Sie den Fall aufnehmen. Es kann z.B. vorkommen, dass Sie der Patient in der übelsten Art und Weise beschimpft und sich Ihnen gegenüber schlecht benimmt. Davon müssen Sie vollkommen unberührt bleiben. Ihr Verhältnis ist dasjenige, wie das zwischen einem Messinstrument und demjenigen, der das*

---

[1] „ nur das zu einer solchen Innormalität verstimmte Lebensprinzip, kann dem Organism die widrigen Empfindungen verleihen und ihn so zu regelwidrigen Thätigkeiten bestimmen, die wir Krankheit nennen,.dieses....giebt sein krankhafte Verstimmung nur durch Äusserung von Krankheit in **Gefühlen** und **Thätigkeiten**, (die einzige, den Sinnen des Beobachters und Heilkünstlers zugekehrte Seite des Organisms), das ist durch K r a n k h e i t s - S y m p t o m e n zu erkennen und kann sie nicht anders zu erkennen geben (§ 11 Org.).

Messinstrument abliest...... Üblicherweise haben Sie schon von Homöopathen gehört, die sich über Patienten beschweren, „wie kann ich dem helfen, wenn er nicht mitmacht?" Und hier liegt der Fehler beim Homöopathen selbst, weil nämlich der Akt der Nichtmitarbeit seinen gegenwärtigen Geist/Gemütszustand repräsentiert, den man mit in Rechnung stellen muss, wenn man ein Mittel verschreiben will. Man muss seiner Arbeit treu bleiben."

Das möchte ich an einem Beispiel erörtern, das sich dieser Tage am Wochenende zugetragen hat:

Anruf einer besorgten Mutter: Der 8-jährige Sohn hatte links Ohrenschmerzen, die sie selbst mit Belladonna, Pulsatilla und Ferrum phos. behandelt hatte. Nach anfänglicher Besserung war er dann den ganzen Tag im Schwimmbad gewesen, wonach sich alles wieder verschlimmert hatte. Es sei nun hinter dem li. Ohr rot, geschwollen und gegen Berührung sehr schmerzhaft. Er ließe auch gar niemanden in seine Nähe aus Furcht, er könne angefasst werden (2). Er wolle seinen Ruhe haben und würde sich zurückziehen (2). Ich bat die Eltern herzukommen, was geschah. Auf Nachfrage wurde mir berichtet, dass der Junge ganz und gar nicht begeistert von dem Arztbesuch war (1). Als er nun kam, verweigerte er die entgegen gestreckte Grußhand (1), verweigerte den Blickkontakt (8) und schaute sich sofort ängstlich nach allen Seiten in dem ihm unbekannten Sprechzimmer um(9). Er nahm gehorsam Platz auf dem angewiesenen Stuhl. Ein auflockerndes Einführungsgespräch entlockte ihm keine Äußerung, und auf die Frage nach seinem Befinden sagte er wütend: „Beschissen" (12), auf weitere Fragen erfolgte zunächst keine Antwort (10). Gezielte Fragen beantwortete er nur mit Kopfschütteln oder –nicken (6). Die Inspektion ergab eine Schwellung und Rötung über dem li. Mastoid mit abstehender Ohrmuschel und etwas angetrockneten Eiter aus dem dem li. Gehörgang. Auf eine Betastung und eine Inspektion mit dem Otoskop wurde in Anbetracht der Abneigung gegen Berührung (3) verzichtet.

Im Repertorium von *Kent* steht zunächst Capsicum als einziges Mittel bei *Entzündung des Mastoid* und bei *Karies, drohender, Mastoid*, außerdem noch einige zusätzliche. Im *Complete Repertory* sind in beiden Rubriken zahlreiche Mittel nachgetragen. Es musste hier und jetzt sofort **ein wirksames Mittel** her, das *„auf dem kürzesten, zuverlässigsten, unnachtheiligsten Wege, nach deutlich einzusehenden Gründen"* die *„Vernichtung der Krankheit in* *ihrem ganzen Umfange"* und *„ eine schnelle, sanfte, dauerhafte Wiederherstellung der Gesundheut"* herbeizuführen in der Lage war. Dazu war nur ein Studium des hier vorhandenen „irgendwie gearteten State of mind" (Spinedi) das richtige Vorgehen. Es wurden folgende Geist/Gemütssymptome der Verordnung zugrunde gelegt:

1.Wahnidee, wird verletzt werden
2. Furcht verletzt zu werden
3. Berührt zu werden, Abneigung
4. Furcht vor Leiden
5. Sensibel, übersensibel
6. Gesten, zeigt seine Bedürfnisse durch Gesten
7. Wahnidee sei arm
8. Antworten, Abneigung zu
9. Furcht, im Dunkeln verletzt zu werden
10. Verstecken, Verlangen sich zu
11. Entfliehen, Versuch zu
12. Fluchen, beleidigend

Die Begründung für die Wahl der Geist/Gemütssymptome

1. Er denkt, dass ihm jederzeit irgendein Leid zustoßen könne, sei es eine (schmerzhafte) Untersuchung, eine eingehende Befragung, eine Blutentnahme, eine Injektion etc.
2. Er hat Furcht vor allen den eben genannten in seinen Augen „invasiven" Prozeduren, was durch sein furchtsames um sich Schauen zum Ausdruck kommt.
3. Jede Berührung lehnt er ab, aus
4. Angst vor Leiden.
5. Er ist übersensibel gegen alles Schmerzhafte.
6. Nur durch Gesten gibt er sein Anliegen kund, nämlich ob er Schmerzen habe usw.
7. Wenn er sagt, es ginge ihm beschissen, dann drückt er damit aus, dass ihm aber auch alles zum Wohlbefinden fehlt, und wem alles fehlt, der denkt, er sei ein armer Hund.
8. Durch Vermeidung des Blickkontaktes kann man den „Blick in die Seele" verhindern, wodurch man sich versteckt.
9. Das für ihn neue Zimmer ist ihm unbekannt, wodurch er sich zuerst wie im Dunkeln befindet, was ihm Furcht verursacht.

10. Er will nicht antworten, was wieder mit der Neigung, sich zu verstecken zusammenfällt, denn durch Antworten würde er ja den Blick in sein Seelenleben preisgeben, was wiederum neue Angriffsflächen für die „gefährliche" Umwelt eröffnen würde.
11. Durch die Flucht kann man sich allen diesen Unannehmlichkeiten und Gefahren entziehen.
12. Durch den Ausdruck „beschissen" missbraucht er die Sprache durch vulgäre Ausdrücke, die ja oft einen fluchenden Charakter haben.

Bei allen diesen Begründungen muss es sich nicht um tatsächlich vorhandene Situationen handeln. Aber in der Einbildung (Wahnidee) des Patienten stellt sich das in der hier gegebenen Situation so dar. Aus dieser Erkenntnis hat *Sankaran* die gute Idee der *„Situational Materia Medica"* entwickelt. Bei *Stramonium* nahm er die Situation *„Verlassen im Dschungel"* analog dem Symptom: *„Wahnidee, Wildnis, ist in der",* was sich jeder vorstellen kann, wenn dieser Dschungel auch noch finster ist.

Verlauf: Ich gab drei Glob. *Stramonium D3* (Barlach Apotheke, Boll) in Wasser aufgelöst in drei Portionen im Abstand von 15 Minuten zu nehmen und bat die Eltern, am gleichen (Sonntag) Abend mit dem Kind nochmals vorbeizuschauen.

Status um 19.00 Uhr: An der Entzündung hatte sich nur eine Spur verbessert. Aber der Junge gab nun bereitwillig Antworten auf die gestellten Fragen, er hatte seine Ängstlichkeit weit gehend verloren, man durfte sich dem Krankheitsherd vorsichtig nähern, ohne dass er sofort in Panik zurückwich. Er war den ganzen Nachmittag in Gesellschaft der anderen Kinder gewesen und war lustig und munter. Auf die Frage, wie es ihm ginge, sagte er: „Beschissen", und auf die Frage, wie er das meine: „Nur so aus Spaß!" Da lernt man Spaß verstehen, wenn man am Sonntag seine Zeit und Ruhe opfert und dann Frechheiten einstecken muss. War ja nicht so gemeint, und da ich ihn ja wie einen menschlichen Computer ansehen konnte, hat es mir nichts ausgemacht und mir eine zusätzliches Bestätigungssymptom gebracht: „Scherzen, lächerliches oder albernes".

Am nächsten Morgen war die Entzündung und Schwellung fast vollkommen abgeklungen, die Untersuchung ergab Reste von Absonderung im li. Gehörgang, ein noch leicht gerötetes Trommelfell und eine völlige Unempfindlichkeit gegenüber der Untersuchung. Keine weitere Mittelgabe war notwendig.

So gibt es für den in die *Sehgal*-Methode „Eingeweihten" nicht mehr so viele Fälle, die an die konventionelle Medizin abwandern, weil das rechte Mittel nicht zur rechten Zeit ermittelt werden konnte, wie es hier notwendigerweise auch erfolgt wäre, wenn nicht siehe § 2 Organon und § 210 ff. Das gilt übrigens auch für chronische Fälle gleichermaßen, wo ohne Zuhilfenahme von „Archetypen" Heilung zuverlässig und rasch gelingt. Wer bei solchen Heilungen dann nicht an den weisen „Weltenschöpfer" glaubt, dessen „Beifall sein Herz dreimal beseligt" (Hahnemann in der Vorerinnerung zur 1. Auflage seines Organon),dem ist auch nicht zu helfen. Es ist ja nichts dagegen einzuwenden, wenn der Glaube durch die Homöopathie eine Stärkung erfährt. Aber priesterliche Zuwendung ist durchaus etwas anderes als wissenschaftlich begründete Heilkunst.

Literaturverzeichnis:

Eppenich, H., Leserbrief betr. Spinedi, D., ZKH 45, 4, 2001, S.158 - 159

Goethe, J.W.von, (Motto) Gedenkausgabe der Werke, Briefe und Gespräche Band 2, Zahme Xenien, S.104, Artemis Verlag Zürich 1953

Hahnemann, S., Organon der Heilkunst, K.F.Haug Verlag, Heidelberg 1987

„ , Reine Arzneimittellehre,4.Teil, K.F.Haug Verlag, Ulm1955

Kent's Repertorium, Übers. v. Keller und Künzli, K.F.Haug Verlag, Ulm 1960

Phatak, S.R., Repertory, Hom. Med. Publishers, Bombay 1985

Sankaran. R., The Spirit of Homoeopathy, Selbstverlag R.Sankaran, Bombay 1991

Sehgal, M.L., Wiederentdeckung der Homöopathie, Eva Lang Verlag, Worpswede 2001

Spinedi, D. Antwort auf den Leserbrief von H. Eppenich, ZKH 45, 4, S. 159 - 164

Thomas, Ch. u. D.Spinedi, Der Gemütszustand als Hilfe bei der Arzneimittelfindung nach Paragraph 211 und 212 des „Organon", ZKH 45, 1, 2001, S. 3

Zandvoort, R.van, Complete Repertory, Computerversion 1994, Leidschendam

Der Artikel ist in Zeitschrift für klassische Homöopathie (ZKH) 2/2002, Band 46 S.60 – 65 erschienen.

Die Sehgal-Methode

Seit Beginn der 80-iger Jahre des vergangenen Jahrhunderts hat sich in Indien eine Richtung der Homöopathie etabliert, die nach ihrem Begründer M.L. Sehgal benannt wird. Sie wurde im ersten Buch des bekannten indischen Homöopathen Rajan Sankaran „Spirit of Homoeopathy" in einem ganzen Kapitel vorgestellt, und in der Zeitschrift Homoeopathic Links erschienen einige Berichte. Ebenso fanden sich in der letzten Zeit solche in der AHZ und in der ZKH in Deutschland.

Des Weiteren werden seit einigen Jahren Seminare in der Schweiz und in Deutschland durchgeführt, wovon eines noch vom Begründer der Methode im Jahre 2000 in Limburg an der Lahn abgehalten wurde. Die übrigen Seminare wurden und werden von den beiden Söhnen des Dr. Sehgal in Deutschland, Schweiz, Österreich, England und natürlich in Indien durchgeführt. Inzwischen geben bei uns auch deutsche Anhänger dieser Methode Seminare.

Es besteht nun die Vorstellung, dass Sehgal nur die Gemütssymptome des Patienten für die Mittelbestimmung verwendet. Das ist aber nur die halbe Wahrheit, denn in Wirklichkeit legt er den **Geist- und Gemütszustand** des Kranken (state of mind) seinen Verordnungen zu Grunde. Er selbst beruft sich bei seinem Vorgehen nicht direkt auf Hahnemann, sondern auf Kent und dessen Lehre vom Zentrum, das über allem steht. Dieses Zentrum ist der Geist und die Seele des Menschen, das sich in den Geist-Gemütssymptomen am deutlichsten zum Ausdruck bringt. Wenn dieses Zentrum gestört ist, dann muss man seine Heilbemühungen dort ansetzen. Wenn das Zentrum geheilt wird, so wird alles diesem Untergeordnete zwangsläufig „nachziehen".

Über den Geist-Gemütszustand Zustand wird von Hahnemann im Organon der Heilkunst in den §§ 210 bis 213 verhandelt. Da in diesem §§ von der Bedeutung des Geist-Gemütszustandes für die Auffindung des passenden (ähnlichen) Mittels gesprochen wird, werden sie den nun folgenden Erörterungen vorangestellt, wobei Hervorhebungen vom Verfasser stammen:

§ 210 Der Psora gehört fast alles an, was ich oben einseitige Krankheiten nannte, welche dieser Einseitigkeit wegen, (wo vor dem einzelnen, großen, hervorragenden Symptome alle übrigen Krankheits-Zeichen gleichsam ver-

schwinden) schwieriger heilbar scheinen. Dieser Art sind die sogenannten Gemüths- und Geistes-Krankheiten. Sie machen jedoch keine von den übrigen scharf getrennte Classe von Krankheiten aus, ***indem auch in jeder der übrigen sogenannten Körperkrankheiten, die Gemüths- und Geistes-Verfassung allemal geändert ist, und in allen zu heilenden Krankheitsfällen, der Gemüthszustand des Kranken, als eins der vorzüglichsten mit in den Inbegriff der Symptome aufzunehmen ist, wenn man ein treues Bild von der Krankheit verzeichnen will, um sie hienach mit Erfolg homöopathisch heilen zu können.***

§ 211 Dieß geht so weit, daß bei homöopathischer Wahl eines Heilmittels, der ***Gemüthszustand des Kranken oft am meisten den Ausschlag giebt****, als Zeichen von bestimmter Eigenheit,* ***welches dem genau beobachtenden Arzte unter allen am wenigsten verborgen bleiben kann.*** (Hier benutzt Hahnemann den Begriff Eigenheit, der identisch mit dem im § 153 benutzten „eigenheitlichen“ ist.)

§ 212 Auf dieses ***Haupt-Ingredienz aller Krankheiten****, auf den veränderten Gemüths- und Geisteszustand, hat auch der Schöpfer der Heilpotenzen vorzüglich Rücksicht genommen, indem es keinen kräftigen Arzneistoff auf der Welt giebt, welcher nicht* ***den Gemüths- und Geisteszustand*** *des ihn versuchenden, gesunden Menschen, sehr merkbar* ***veränderte, und zwar jede Arznei auf verschiedene Weise.***

§ 213 Man wird daher nie naturgemäß, das ist ***nie homöopathisch heilen****, wenn man nicht bei jedem, selbst acutem Krankheitsfalle,* ***zugleich mit auf das Symptom der Geistes- und Gemüths-Veränderungen siehet*** *und nicht zur Hülfe eine solche Krankheits-Potenz unter den Heilmitteln auswählt, welche nächst der Aehnlichkeit ihrer andern Symptome mit denen der Krankheit, auch einen ähnlichen Gemüths- oder Geistes-Zustand für sich zu erzeugen fähig ist.*

Scheinbar stehen diese §§ im Widerspruch mit dem § 153, der sich aber in dem Moment auflöst, wo wir genau die dort genannten Kriterien :*auffallenderen, sonderlichen, ungewöhnlichen und eigenheitlichen (charakteristischen)* bei den Geist-Gemütssymptomen vorfinden, wenn wir sie denn als solche erkennen. Letzteres wird von vielen modernen Autoren als schwierig und zu unsicheren Ergebnissen führend angesehen.

Zunächst ist darauf hinzuweisen, dass Hahnemann im § 153 von Zeichen und **Symptomen** spricht, wohingegen er in den §§ 210 - 213 vom Gemüts und Geistes**zustand oder -Verfassung** spricht und nicht von Symptomen, die er nur noch im Zusammenhang mit dem **Inbegriff der Symptome** nennt.

Der Gemüts und Geisteszustand ist nur mit Hilfe der Gemüts- und Geistessymptome erkennbar, der "als **Zeichen** von besonderer Eigenheit.....dem genau beobachtenden Arzte unter allen am wenigsten verborgen bleiben kann" zumal er "**a l l e m a l**" geändert ist**, d.h. nach meinem Verständnis ist er in jedem Fall verändert.**

Wie lässt er sich erkennen, wie lässt er sich entdecken?

In der sog. klassischen Homöopathie neigt man dazu, den körperlichen Symptomen, vor allen den Modalitäten, den Vorzug zu geben, den Fall daraufhin zu untersuchen und der Lösung zuzuführen. Die körperlichen Symptome seien "sicherer", denn sie kommen unserem positivistischen Denken, das wir von unserer schulmedizinischen Ausbildung her gewohnt sind, sehr entgegen. Die Gemüts- und Geistessymptome sollen nur noch eine Bestätigung sein, weil sie vielleicht den "Ausschlag" (§ 211) geben. Insbesondere *Künzli* hat hier seinen unübersehbaren Einfluss ausgeübt, nachdem *Kent* eher die "mentals" in den Vordergrund rückte, welches Vorgehen er möglicherweise aus seiner *swedenborg*schen Weltanschauung herleitete (die ihm immer wieder zum Vorwurf gemacht wird).

Einen gänzlich neuen Ansatz bietet uns nun *Sehgal,* der durch seine praktische Erfahrung zu dem Schluss kam, dass die Verordnung, die völlig auf dem Gemüts- und Geisteszustand des Patienten aufbaut, zu den sichersten Ergebnissen führt. Er machte seine ersten Erfahrungen an zunächst unheilbar scheinenden, chronischen Malariafällen, die zu seiner eigen Überraschung nach einer einzigen Mittelgabe ausheilten, nachdem er nur die ihm erkennbaren "mentals" der Verordnung zu Grunde legte. Man kann das in seinen Büchern nachlesen, es ist sensationell, da er sich an vorher weder schulmedizinisch noch homöopathisch heilbaren Malariafällen als Erstes erfolgreich versuchte. Es soll an dieser Stelle nicht unerwähnt bleiben, dass Hahnemann sein

Schlüsselerlebnis auch durch die Selbsterfahrung mit der Malaria und dem entsprechenden Chinarinden-Versuch hatte. Anscheinend hat die Malaria einen erhellenden Einfluss auf das menschliche Erkenntnisvermögen, jedenfalls von einer höheren Warte aus betrachtet.

Sehgal begann nun, weitere Fälle in dieser Weise zu lösen, von denen zahlreiche in seinen Büchern als Beispiele veröffentlicht sind.

An den nun folgenden Fallbeispielen soll die Methode erläutert werden, wie sie sich in der Praxis abspielt.

1. Beispiel: Des Verfassers erster Fall nach der Sehgal-Methode:

Im Urlaub 1998 wurde ich vom Vermieter meiner Ferienwohnung angesprochen: *„Ich weiß ja, dass Sie Urlaub haben. Ich möchte auch keine Behandlung (1), sondern nur eine Auskunft.(2)"„?"„Wissen Sie, nachts wache ich seit einiger Zeit morgens um 5 Uhr auf. Dann ist mein ganzer li. Arm taub und ich muss dann aufstehen und ihn schütteln. Dann geht es weg und ich lege mich und schlafe weiter. Ich möchte nur wissen, ob das was gefährliches sein könnte(2)"* „Haben Sie noch andere Beschwerden?" *„Nein, sonst fehlt mir nichts" (3) (4)*. „Dann lassen sie mal sehen!" Er entblößte den li. Arm (6) und ich drückte auf den lateralen Epicondylus humeri, der schmerzempfindlich war. Ich gab ihm die Auskunft, dass das ein Tennisellenbogen sei, der harmlos, aber langwierig in der Behandlung sei. *„Das genügt mir. Ich wollte nur wissen, ob das etwas mit dem Herzen zu tun haben könnte. Damit kann ich leben, denn bei meiner Arbeit stört mich das nicht."* Zu beobachten war noch, dass der Mann, der einen Schreibtischberuf ausübte, sich hier richtig in körperlicher Betätigung austobte, indem er trotz des Ellenbogens schwerste körperliche Arbeit tagaus, tagein an seinem Ferienhaus verrichtete(6). Ich bot ihm nun an, versuchsweise eine Behandlung durchzuführen, es solle ihn auch nichts kosten. Was er denn da bekommen sollte?(2) Ich erklärte ihm das Mittel, dass es aus einer Pflanze sei, homöopathisch verdünnt und gänzlich ungefährlich. *„Wenn es nichts nützt, dann schadet es wenigstens nicht! Ich mache bei dem Versuch mit! (7)"*

Symptome:

1. Leichtsinn
2. Licht, Verlangen nach

3. Wahnidee von Reichtum
4. Gesund, sagt er sei g. wenn er sehr krank ist
5. Nackt, möchte n. sein
6. Aktivität, Verlangen nach
7. Spielen um Geld, Leidenschaft dafür

Ich gab ihm das Mittel Belladonna C 30, 3 Globuli direkt zu nehmen.

Dieser Fall hätte mich vor dem Studium der Sehgal-Bücher, die ich gerade zu lesen begonnen hatte, nie auf die Idee gebracht, hier auch nur ein Gemüts- und Geistsymptom zu vermuten, geschweige es zu sehen oder auch zu suchen. Ich hätte mich - wenn überhaupt - auf eine längere Vorgeschichte eingelassen, hätte sicher viel Zeit benötigt, um alle körperlichen Symptome zu erfassen, um dann am Ende, wie so oft, nichts Sicheres in den Händen zu haben. Hier hatte ich gerade 5 Minuten für die Fallaufnahme benötigt, nochmals 10 Minuten für die Repertorisation.

Nach einigen Tagen fragte ich: „Wie geht es denn? Hat sich etwas geändert?"
„Mir geht es gut, die nächtliche Störung ist verschwunden, desgleichen ein seit Monaten bestehender Durchfall, der jeder Diät trotzte, und dessen Ursache ich nicht herausfand."

Im nächsten Jahr fragte ich ihn wieder nach seinem Befinden. Er war über meine Frage erstaunt und erinnerte sich erst, als ich ihm seine Geschichte vom Vorjahr erzählte.

Ich war über das Ergebnis selber erstaunt, denn jeder erfahrene Praktiker weiß, dass eine Epicondylitis zu den frustrierendsten Dingen in Bezug auf Erfolg gehört.

Begründung der Mittelwahl:
1. **Leichtsinn** deshalb, weil er ja eine gefährliche Krankheit vermutet und noch gar nicht weiß, was bei der Untersuchung herauskommt und von vornherein eine Behandlung nicht anstrebt.

2. **Verlangen nach Licht** bedeutet, dass man Licht in die Sache bringen will, die ja zunächst durch Nichtwissen im Dunkeln liegt. Es geht ihm zunächst nur um das Wissen, was sich auch später wieder erweist, als er wissen will, was da mit ihm angestellt werden soll.

3. **Wahnidee, ist reich**. Wem nichts fehlt, der ist reich, auch wenn dieses Nichtfehlen nur in seiner momentanen Vorstellung vorhanden ist, die ja keinesfalls der Wirklichkeit entspricht, wo noch neben der geklagten Beschwerde der Durchfall besteht, an den er momentan gar nicht gedacht hat, was zum nächsten Symptom führt.

5. **Bewusstlosigkeit, unterbrochen durch Schreien**. Dieses deshalb, weil er sich seines chronischen Leidens momentan nicht bewusst ist, sondern das tritt nur ein, wenn der Durchfall aktuell auftritt. Dann kommt ihm das zum Bewusstsein, was er mit einem schmerzlichen Bewusstwerden der Wirklichkeit durch einen inneren oder äußerlichen "Aufschrei" kundtut.

6. **Verlangen nackt zu sein**. Wenn jemand sich oder auch nur einen Teil von sich entblößt, dann kommt dieses Symptom zum Tragen. Das kann wörtlich genommen werden oder auch übertragen, wenn Patienten Dinge offenbaren, die sie für gewöhnlich bedeckt halten.

7. **Spielen, Verlangen zu, um Geld**. Beim Geldspiel, z.B. beim Lotto, setzt man wenig ein, um viel zu gewinnen. Wenn man nichts gewinnt, so schadet der kleine Verlust (fast) nichts. Aber wenn der Einsatz gemacht ist, winkt ein großer Gewinn, nämlich möglicherweise die Gesundheit, die ja sprichwörtlich unbezahlbar ist.

Wir sehen an diesem Beispiel, dass Sehgal eine vollständig neue Sicht der Geist- und Gemütssymptome eröffnet, indem er dieselben in der Art von Bönninghausen generalisiert. Er verwendet das Symptom nicht nur für den im Wortlaut angegeben Sachverhalt, sondern verwendet es auch für alle sinngemäß ähnlichen Sachverhalte, wobei dieses bei dem Symptom „Licht, Verlangen nach,(light, desire for)“ relativ leicht nachzuvollziehen ist. Also fallen darunter z.B. folgende Versionen: „Ich möchte gerne wissen, was ich habe“, „Können wir nicht mal eine Durchleuchtung vornehmen“, „Ich möchte nur eine Erleichterung meiner Beschwerden. Deshalb verschreiben Sie mir doch ein Mittel gegen die Schmerzen“, „Ich habe festgestellt, dass ich plötzlich impotent bin, das muss bis morgen verschwunden sein, denn ich treffe morgen eine neue Frau, da will ich mich nicht blamieren. Geben Sie mir egal was, es muss schnell besser werden.“ „Nein das Rauchen kann ich nicht lassen. Es macht mir solches Vergnügen. Genauso kann ich den Kaffee nicht entbehren, der erleichtert mein Denken, so dass ich ohne den nicht arbeiten kann.“ „Ich möchte heute nur etwas leichtes essen, keine so schweren Speisen“, „ Wenn ich mich nicht so wohl fühle, dann lese ich nur Krimis oder schaue mir nur unterhaltsame Sachen im Fernsehen an.“ Die Beispiele ließen sich ins Unendliche fortsetzen. Wenn solche und ähnliche Äußerungen beim Patienten im Zusammenhang mit seinem aktuellen Krankheitszustand festzustellen sind, dann ist das alles „Licht, Verlangen nach“.

Sehgal lehrt uns, mit den „gewöhnlichen“, alltäglichen, „normalen“, auch erklärlichen Äußerungen des Patienten etwas anzufangen, die wir sonst nicht benutzen, weil wir nicht gelernt haben, sie überhaupt wahrzunehmen oder ihre Bedeutung für die Ermittlung des Geist-Gemütszustandes zu erfassen. Wenn wir dann etwas mehr mit der Methode vertraut werden, können wir bemerken, dass genau diese Äußerungen des Patienten charakteristisch für seinen Gemütszustand sind und die Ähnlichkeit für das aufzufindende Mittel darstellen. Es sind die dem Mittel „eigenheitlichen“ Symptome, die wir auf diese Weise finden.

2. Beispiel (Fall vom Verfasser)

Ein Fall von Neuritis optici:

Patient C.G., 49 J., kommt am Freitag, 3.12.98, kurz vor Sprechstunden Ende mit dem Verlangen, sofort und dringend behandelt zu werden und hatte folgende Beschwerden: *"Ich habe seit 2 Tagen heftige Schmerzen im li. Auge. Ich habe Angst vor dem Wochenende, dass es noch schlimmer wird. Es ist jetzt schon kaum noch auszuhalten."*(1). Vor 6 Jahren hatte er die gleichen Schmerzen an demselben Auge. Er war damals auf dem Auge blind geworden infolge einer Entzündung des Sehnervs. Nach anfänglicher Behandlung in der Univ. Augenklinik war eine Sehfähigkeit von 20 % wiedergekommen. Nach längerer homöopathischer Behandlung war nach 4 Monaten die völlige Sehfähigkeit wieder hergestellt worden.

Befund: Die Schmerzen am li. Auge sind schlimmer bei Bewegung. Morgens kommt beim Schnäuzen etwas Blut aus der Nase. Frage: „Wie geht es Ihnen sonst?“ Antwort.: *„Mir geht es gut* (2). *Ich weiß nicht wie ich es zuordnen soll* (3)“ Frage: „Was fällt Ihnen sonst noch auf?“ Antwort: *„Ich habe viel*

Durst.“ Frage: „Was möchten Sie jetzt am liebsten tun?“ Antwort: *„Ruhen, am liebsten die Füße hoch legen (4).“*

Der Patient war wegen der akuten Beschwerden dazwischen geschoben worden. Er hatte zur Sprechstundenhelferin gesagt: *„Ich möchte nicht, dass es wieder so schlimm wird und so lange dauert, wie beim letzten Mal*(5).“ Das hatte sie mir noch gesagt, um den „Reinschub“ zu begründen.

Ich wollte ihn zum Wochenbeginn noch augenfachärztlich untersuchen lassen, wozu es aber nicht kam, da sich die Beschwerden auf die einmalige Gabe von Opium C 200 3 Glob. innerhalb von Stunden rasch besserten und am darauf folgenden Montag gänzlich verschwunden waren.

Symptome:

1. Furcht vor Übertreibung
2. Gesund, sagt er sei, wenn er sehr krank ist
3. Wahnidee, sei gesund
4. Tappen wie im Dunkel
5. Ruhe, Verlangen nach
6. Verlegenheit nach Beschwerden

Begründung der Symptomenwahl:

1. **Furcht vor Übertreibung:** Er hat Furcht, dass es bei längerem Zuwarten über das Wochenende unerträglich werden könne, sozusagen das für ihn erträgliche Maß überschreiten würde.

2.+3. **Gut, sagt es ginge ihm g., obwohl schwer krank**: Sagt und hat die Vorstellung, dass es ihm gut ginge, obwohl er es doch mit einer drohenden Erblindung zu tun hat. Das ist ähnlich dem Symptom, Gleichgültigkeit gegen Leiden, in welcher Rubrik Opium ebenfalls enthalten ist.

4. **Tappen wie im Dunkeln:** Er tappt wie im Dunkeln, wenn er sich überlegt, wo es denn nun schon wieder herkommt. Die Rubrik würde noch stärker gestützt sein, wenn er mehrere Anläufe unternommen hätte, um zur Klarheit zu kommen, also z.B. bei verschiedenen Ärzten um Erklärung für den Grund seiner Erkrankung und einen Ausweg aus ihr nachfragen würde.

5. **Verlangen nach Ruhe:** Er möchte gerne in diesem Zustand seine Ruhe haben.

6. **Verlegenheit nach Beschwerden:** Bei dieser Rubrik handelt es sich um eine falsche Übersetzung des Original-*Kent's Repertory*, wo *Barthel* im Synthetischen Repertorium offensichtlich den Sinn nicht verstanden hat, indem er die Rubrik umkehrt in "ailments from embarrassment". Es heißt wörtlich im Original: "Embarrassment after ailments", zu deutsch „Verlegenheit nach Beschwerden".(So ist es dann in allen erweiterten Repertorien falsch abgeschrieben worden, wovon nur Murphy eine Ausnahme macht.) Das sind Leute, die sagen: „Wenn ich das nochmals erleben soll, was mir damals geschehen ist, das bereitet mir Unbehagen (Verlegenheit)". Genau dieses drückt der Patient aus.

Wir haben hier eine Rubrik (Fear of extravagance) verwendet, deren Sinn und Tragweite Sehgal erst nach langem Nachdenken erfasst hat. Sie enthält nur Opium im geringsten Grad, ist also früher nie bestätigt worden und stammt auch nicht aus einer Arzneimittelprüfung nach den „neuesten Richtlinien", sondern aus dem Bericht eines Reisenden, der in der Türkei nach dem Genuss einer Opium-Pfeife auf dem Heimweg zu seinem Gasthof die Furcht hatte, dass er jeden Moment „etwas Extravagantes" tun würde. Sehgal studierte solche „Single"-Rubriken besonders gründlich, weil er dort oft die „king-pin"-Symptome des Mittels gefunden hat, wie hier für Opium. Sinn gemäß handelt es sich um den Umstand, dass ein Patient alles bis zu einem gewissen Grad aushalten kann. Wenn es aber seine persönliche Grenze zu überschreiten droht, dann wird der Patient unruhig und fürchtet diese Überschreitung als unerträglich. Immer wenn Patienten dieses zum Ausdruck bringen, dann müssen wir an diese Rubrik, bzw. an Opium denken: „Ich bin nun schon zwei Jahre bei ihnen, ich habe so viel Geld bezahlt, aber es hat sich nichts gebessert", „Schmerzen kann ich schon aushalten, aber wenn es ein gewisses Maß überschreitet, dann muss ich etwas dagegen tun" usw.. Auch für diese Rubrik gibt es endlose Versionen, genau so, wie für die weiteren angeführten Rubriken.

Dabei darf man nicht glauben, man könne hier willkürlich und nach Belieben interpretieren. Sehgal hat sehr strenge Kriterien bei der Definition der Rubriken, und nach diesen jeweiligen Definitionen muss die Version überprüft werden, damit sie auch wirklich dem im Repertorium genannten Symptom und den darin enthaltenen Mitteln entspricht. Es ist ferner zu beachten, dass die einzelnen Mittel einer Rubrik selbstverständlich immer einen speziellen

Aspekt dieses Symptoms darstellen, der dann durch weitere Symptome unterstützt wird. Dabei ist sehr hilfreich, wenn man die Mittel von häufig benutzten Rubriken im Kopf hat. Das jedenfalls können wir immer nur mit Erstaunen und Neid feststellen, was unsere indischen Kollegen uns da voraus haben, die in ihrer Homöopathen-Ausbildung die Rubriken und ihre Mittel pauken wie Vokabeln. Wo wir das Blättern oder Tippen anfangen, haben die längst ihre Repertorisation im Kopf gerechnet. Um die Methode wirklich zu erlernen und dann auch immer mehr zu beherrschen, ist viel Fleiß und natürlich die Original-Literatur oder deren Übersetzung unabdingbar.

3. Beispiel (von Dr. Sanjay Sehgal):

Mein allererster Fall. Eine Verletzung am großen Zeh eines Lastwagenfahrers. Er hatte wenig Gemütssymptome. Sollte ich Arnica geben, Ledum, Hypericum, Rhus tox. oder Bryonia? Wie sollte ich Gemütssymptome bekommen? Ich kannte kaum das Repertorium.
Seit wann haben Sie die Verletzung?
Seit sieben Tagen.
Was haben Sie dagegen getan?
Ich habe solche Verletzungen täglich. Ich beachte sie nicht (1). Ich muss Lastwagen fahren, ich vernachlässige die Verletzungen.
Warum kommen Sie, wenn Sie nie was tun?
Ich muss LKW fahren und dazu brauche ich den Fuß. Ich brauche den Fuß für die Bremse und das Gaspedal. (2)
Wenn andere Körperregionen betroffen wären, wären Sie dann auch gekommen?
Nein das nicht. Ich bin halt Lastwagenfahrer und das geht nun schon 7 Tage. Meistens heilen die Verletzungen innerhalb von 5 Tagen. Diesmal ist es länger, ich bin etwas besorgt. (3)
Anschließend habe ich mir den Fuß angesehen: Er war rot und entzündet.
Er bekommt Opium C 30, 3 Globuli zum sofortigen Einnehmen.

Symptome:

1. Gleichgültigkeit gegen Leiden
2. Geschäft, redet vom
3. Furcht vor Übertreibung

Verlauf: Der Pat. kam am Abend wieder. Er hat den Fuß gezeigt und der Schmerz ging nun bis zur Wade. *„Ich sterbe, ich konnte heute nicht zur Arbeit, es hat so geschmerzt. Zum Teufel mit der Arbeit."*

Er bekam Placebo. Am nächsten Tag ist der Schmerz besser, die Entzündung und Schwellung viel besser, es ist Eiter herausgekommen. Er fragt: *„Kann ich zur Arbeit?"*

Begründung der Symptomen Wahl:

1. Normalerweise macht er sich nichts aus den Verletzungen, wie auch in diesem Fall am Anfang.

2. Das Geschäft hält sein ganzes Gemüt besetzt. Er redet nur von seiner Arbeit, wozu er den Fuß benötigt usw..

3. Aber nachdem es das für ihn "normale" Maß von 5 Tagen überschritten hat, macht er sich Sorgen, ob es noch so weiter gehen kann.

Im weiteren Verlauf zeigte sich die Besserung vor allem darin, dass die zur Mittelwahl benutzten Symptome verschwunden sind: Die Gleichgültigkeit ist einem großen Lamento gewichen, er ist nicht zur Arbeit gegangen und wünscht sie zum Teufel. Jetzt ist seine Gesundheit wichtiger. Eine Angst vor Überschreitung ist nicht mehr vorhanden, sondern diese Überschreitung ist eingetreten und er hat sie nicht mehr vor sich. Es ist eine völlige Änderung des Gemüts- und Geisteszustandes eingetreten. Die Absonderung am nächsten Tag ist ein weiteres Kriterium der Besserung.

4. Beispiel (von Dr.Yogesh Sehgal):

Frau mit Schlaganfall nach Hirnblutung (1995).

Ich wurde zum Hausbesuch gebeten, weil sie sich nicht bewegen konnte. Ich bemerkte die Atmosphäre dort, sie war anders als sie hätte sein sollen. Die Verwandten saßen um das Bett herum und unterhielten sich wie in einem Restaurant. Die Kinder spielten herum und machten Krach. Alle Lichter waren an, obwohl es Tag war. Der Sohn schaute Fernsehen im selben Raum. Eigentlich war das für einen Kranken untragbar.

Fühlen Sie sich wohl in diesem Lärm hier?

Sie schaute mich an, ohne sich zu bewegen und machte eine Geste von „Ja" (1). Danach schaute sie ihren Mann an, sie hatte Schwierigkeiten mit dem Reden und sagte etwas zum Ehemann. Der sagte: *„Sie hat es gerne, wenn die Leute um sie herum sitzen."* Es war durch die Anregung der Kranken geschehen, dass alle um sie herum saßen (2). Sie wird traurig, wenn sie alleine ist (3). Sie erlaubt ihrem Mann nicht, wegzugehen, er darf nicht zur Arbeit gehen (4). Sie verlangt von ihrer Tochter, dass diese nicht in ihr Haus zurückgeht (5). Sic wollte auch helles Licht, obwohl es Taglicht gab (6).
Sie erschrak beim Klingeln des Telefons oder der Türglocke und griff dann mit der nicht gelähmten Hand nach irgendeinem erreichbaren Gegenstand (7).
Sie hatte ein Unfähigkeitsgefühl, wenn ihr der Mann bei den täglichen Verrichtungen half (Bett machen, Hintern reinigen) (8).
Die Ärzte hatten gesagt: *„Da kann man nichts machen, wir überlassen das der Natur."* Sie lag schon 4 Monate so im Bett. Wenn jemand ihr beistand und sagte: Keine Sorge, du wirst wieder gesund, so war sie glücklich. Sie hatte gänzlichen Appetitverlust und eine Verstopfung von 4 bis 5 Tagen. Sie bekam Schlaftabletten. Die gelähmte Hand war stark geschwollen.

Symptome:

1. Gesten, zeigt ihre Bedürfnisse durch
2. Licht, Verlangen nach L. und Gesellschaft
3. Traurigkeit, allein sein verschlimmert
4. Verlassenheit, Gefühl von
5. Furcht vor Dunkelheit
6. Erschreckt, leicht, erwacht mit Schrecken, erkennt niemanden, schreit und hält sich an den Nächststehenden

Verlauf: Sie bekam Stramonium C 30, eine Gabe.

Nach 3 Wochen kommt sie mit dem Ehemann in die Praxis. Er erzählt und sie sitzt still daneben. Der Blick ist nach unten gerichtet, sie nimmt nichts wahr(1). Die Stimmung habe sich verbessert. Sie will noch jemand in der Nähe haben, aber nicht mehr so viele, eine Person reicht. Sie kann wieder laufen, vom Ehemann unterstützt.

3 Wochen später: Sie sieht nicht mehr so still aus und kann alleine gehen.

Später kam sie an einem Tag nicht zum Termin. Sie weigerte sich, die Medizin (Placebo) zu nehmen, weil sie dachte, dass sich nun nichts mehr verbessern könnte (2).

Sie benötigt wieder etwas!

Symptome:

1. Sitzt, in tiefe traurige Gedanken versunken
2. Weigert sich, Medizin zu nehmen

Sie bekommt Stramonium C 200.

später: Sie kommt allein, sitzt gerade. Sie kann den Arm bewegen und selber essen.

17.6.95: Wieder keine Verbesserung. Stramonium C1000

Erneute Fallaufnahme: *„Wann werde ich das Problem loswerden.? (1a) Ich will wieder selbst arbeiten. Doktor ich lasse sie nicht gehen, bis ich ganz gesund werde“. (2)*

Sie hat das Verlangen hinauszugehen und nicht zu hause zu sein. Sie befürchtet, dass sie in dieser Form weiter leben muss (3). So will sie nicht weiterleben.

Symptome:

1. Licht, unbedingtes Verlangen nach
2. Klammert sich an Personen oder Gegenstände
3. Furcht vor dem Dunkel

Verordnung: Gelsemium C 30, ein Gabe von 3 Glob.

Begründung:

1. Verlangen nach Licht, unbedingtes (Light desire, positively): Dieses ist eine von *Sehgal* neu geschaffene Rubrik, die ein unbedingtes Verlangen der Patientin nach einer günstigen Entwicklung ihres Zustandes zum Ausdruck bringt. Sie will so nicht weiterleben. Es soll auf Dauer besser sein. Diese Rubrik enthält nur Belladonna und Gelsemium und ist noch in keinem Repertorium enthalten.

2. Klammern an Möbeln oder Personen: Sie lässt den Arzt nicht los, ehe er ihr nicht eine wirkliche Besserung ihres Zustandes verspricht und auch herbeiführt.

3. Furcht vor Dunkelheit

Später: es geht ihr viel besser. Sie hat jetzt mehr Vertrauen. Der Fall wurde bis Anfang 2000 auf Video demonstriert. Er ist jetzt abgeschlossen.

Bei der Anwendung der Sehgal Methode wird der jetzt vorhandene Gemüts- und Geisteszustand der Verordnung zugrunde gelegt, wie es auch Hahnemann in der Fußnote zum § 210 beschreibt. Dazu werden die **jetzt** anhaltenden (persistent), die hervorstechenden (predominant) und **jetzt** vorhandenen (present) Gemüts- und Geistsymptome verwendet.

Bei der Repertorisation wird die „Wertigkeit" der Mittel nicht berücksichtigt. Es findet auch keine Hierarchisierung statt, da die „mentals" sowieso an erster Stelle stehen. Das Mittel soll durch alle verwendeten Rubriken gehen. **Es werden auf keinen Fall die körperlichen Symptome verwendet, auch nicht die Modalitäten etc.. Auch noch so schöne, angebliche § 153-er werden nicht zugelassen!**

Zu den Symptomen (Rubriken) gibt es immer verschieden Versionen. Aus diesem Grund ist es wichtig, denn Sinn einer Rubrik ganz klar vor Augen zu haben, wozu das Studium der Bücher von *Sehgal* dient. Nur wenn man die gewöhnlichen Äußerungen des Patienten, die er im Zusammenhang mit seiner Erkrankung zum Ausdruck bringt (sei es in Worten, Verhaltensweisen oder Gesten) als Symptome werten lernt, um den gegenwärtigen „mental state" des Patienten zu erkennen, kann man wissen, wo der Patient sich befindet und nur so hat man eine ausreichende Sicherheit, ein Mittel zu verordnen, so dass *„Heilung eintreten muss"(§3 Org.).*

Es gibt noch einige weitere Spezialitäten in der Sehgal Methode, die nicht unmittelbar mit den Anfang genannten §§ des Organon zu tun haben, die jedoch für die Verlaufskontrolle und das Verständnis des Krankheitsverlaufs eine große Rolle spielen.

Das mögen sich die Leser dieser Ausführungen in der vorhandenen Literatur selbst erarbeiten.

Eine weitere Besonderheit ist der Beginn der Behandlung vor allem der chronischen Fälle mit sehr niedrigen Potenzen: Es wird empfohlen, mit einer D3 (!) zu beginnen, mit der Begründung, dass man beim Beginn mit hohen Potenzen bei (meist) herabgesetzter Vitalität einen zu heftigen Rückfall der Krankheitserscheinungen riskiert. Denn der Verlauf nach der Mittelgabe soll nach Sehgal so gehen: Zuerst ist eine deutliche Besserung vor allem der Symptome zu erwarten, auf Grund derer man verordnet hat, also der Geist-Gemütssymptome. Auch die körperlichen Symptome können sich verbessern, müssen aber zunächst nicht.

Nach einer gewissen Zeit, die auch sehr kurz sein kann, erfolgt häufig ein Rückfall, der eine ungrade Anzahl von Minuten, Stunden oder Tagen andauert. Der Rückfall hat einen Anstieg, einen Höhepunkt in der Mitte und einen Abfall. Meist sind es 1 – 3 Tage, selten mehr als 5 Tage. Der Rückfall wird vom Patienten besser „verkraftet" als der vorherige Krankheitszustand. Nach dem Abklingen des Rückfalls erwartet Sehgal eine vermehrte Ausscheidung aus einer der natürlichen Öffnungen. Dazu zählen auch Hautausschläge und Fieber. Danach setzt eine Phase der Besserung ein, die wieder von einem Rückfall gefolgt werden kann, der aber milder und kürzer ist, als der vorangegangene. Dann wieder Ausscheidung und Phase der Besserung, die nun länger sein sollte, als die erste usw.. Eine Änderung des Geist-Gemütszustandes erfordert eine neue Mittelwahl.

Man beginne vielleicht erst einmal mit den Patienten, die bisher jeder Mittelwahl trotzten. Man muss sie nur ganz unbefangen „neu" vornehmen: Man beginnt mit den ganz einfachen Fragen: „Wie geht es Ihnen?" Das bringt meist schon einige Sehgal-Rubriken, die man natürlich vorher kennen gelernt haben muss, um sie auch sehen zu können. Es ist wie beim Pilze sammeln: nur der Kenner findet sie, wo der Laie blind daran vorbei läuft.

Man kann durchaus bei seiner bisherigen Arbeitsweise bleiben. Nur sollte man die Fälle, die man nun nach Sehgal bearbeiten möchte, auch konsequent damit behandeln, da man sonst nichts erreicht. Die z.B. von Sankaran vertretene These, die Methoden zu mischen, führt garantiert zu Misserfolgen! Die Versuchung ist ja groß, so zu verfahren, aber lassen Sie es sein, es bringt nur Misserfolg! Ich selbst habe von dem Tag an, als ich diese Methode kennen lernte, nur noch nach ihr gearbeitet, und habe damit die besten Erfahrungen gemacht. Es gibt kaum einen Fall, wo ich noch nach meinem Phatak oder dem alten Kent greife, weil ich vielleicht nur am Telefon etwas erfahren kann und keine Möglichkeit habe, den Gemütszustand wirklich kennen zu lernen. Meist geht es dann doch nicht ohne denselben, den man spätestens beim zweiten Anruf bekommt.

Literatur:

Lang, G., AHZ 2/2001, S. 58 - 65

Lang, G., AHZ 5/2002, S. 187 – 194

Lang, G., ZKH 2/2002, S. 60 – 65

Seckendorff, E.v., AHZ 2/2001, S. 51 - 57

Dort auch weitere Literatur. : Sehgal,Y., S., und P., Perfect Materia Medica of Mind, Indian Books & Periodical Publishers, New Delhi – 110005, ISBN 81-7467-040-8

Sehgal, M.L., Wiederentdeckung der Homöopathie, Band 1 - 8. Übersetzung aus dem Englischen von Eva Lang und Gerhardus Lang, Eva Lang Verlag 2001, erhältlich bei Eva Lang, Bergstr. 8, 27726 Worpswede, Tel. 04794 - 4224, Fax –952385. Dort auch Auskunft über die jährlich stattfindenden Seminare sowohl der Sehgal Brüder als auch anderer Dozenten in deutscher Sprache.

Repertorien: Synthesis, Complete, Murphy, Synthetisches. Rep. Bd.1.(Hier fehlen allerdings viele Rubriken und auch Mittel in den jeweiligen Rubriken, mit denen die Sehgals arbeiten. Man muss hier also viel handschriftlich nachtragen). Auch elektronische Repertorien sind gut, vor allem, weil man die Möglichkeit hat, neue Rubriken und Mittel nachzutragen oder gar Verbesserungen vorzunehmen.

Eine unabdingbare Anschaffung ist eine Materia Medica der Geist-Gemütsrubriken. Solche gibt es vom Complete als auch vom Synthesis. Auf Englisch gibt es die Perfect Materia Medica of Mind von den Sehgals, die noch viele zusätzliche Rubriken mit Interpretationen usw. enthält. Mit der arbeite ich am liebsten, wie überhaupt die Arbeit mit englischen Repertorien sehr nützlich ist, da man dann in der englischen Literatur „surfen" kann.

Als Neuestes gibt es „Das Neue Repertorium" von Eva Lang (2006), das über 800 Symptome aus der Sehgal Literatur gesammelt hat. Diese sind mit Definitionen, Mitteln und Versionen der verschiedenen Patienten versehen. Es ist ein unabdingbares Werkzeug für alle die, welche mit der Sehgal Methode arbeiten wollen.

Es gibt Internet-Arbeitskreise und zwei englisch-sprachige Zeitschriften aus Indien, die sich nur der Sehgal-Methode widmen.

Ich selbst betrachte die Sehgal-Methode als die derzeitige Krönung der angewandten Homöopathie: Sie ist erlernbar, verständlich und eigentlich immer nachvollziehbar. Sie macht einem Fälle zugänglich, die allen anderen Methoden trotzen. Ich kann es Ihnen versichern, da ich lange genug klassische Homöopathie gemacht habe und nach über 30igjähriger konsequenter Anwendung derselben hier das fand, nach dem ich lange Ausschau gehalten habe.

„Die Rolle des vorurteilslosen (objektiven) Beobachters in der Homöopathie“ oder auch „Wie soll man die Technik der Sehgal-Methode beurteilen“?

In dem Artikel „Die Bedeutung der Zeichen in der Homöopathie“von *R.G.Appell*, auf den ich mich in diesem Beitrag beziehe (1), wird auf die Problematik der Beobachtung eingegangen, wobei allerdings mit der Definition des Zeichens als eines „sichtbaren Phänomens“, welches ein „verborgenes Phänomen enthüllt“ eine Frage auftaucht: Einmal ist ein Phänomen etwas, was per definitionem sich selbst enthüllt, und ein Phänomen als solches kann nicht verborgen sein, denn dann wäre es kein Phänomen. Wir geraten hier in die Schwierigkeiten der eigentlichen Erkenntnistheorie, die zu lösen wir nicht angetreten sind. *Hahnemann* sieht hier kein Problem, indem er den Sinnen kritiklos vertraut, obwohl er auch dem Kant'schen Dualismus huldigt, indem er von *der „unsichtbar im Inneren waltenden Lebenskraft“* spricht, diesen Dualismus aber im § 15 Organon bis zu einem gewissen Grad überwindet, indem nämlich Lebenskraft und Inbegriff der Symptome *„Eins und Dasselbe“* sind, die *„beide eine Einheit ausmachen“* die wir *„der leichteren Begreiflichkeit wegen in zwei Begriffe spalten“*.

Für *Hahnemann* sind die Zeichen (Symptome) die den Sinnen zugänglichen Wahrnehmungen, sie sind die „Offenbarung“(*Goethe*) der krankhaften Verstimmung der Dynamis wie das Huhn die Offenbarung seiner selbst ist, d.h. von Kräften, die in dem „Erscheinenden“ sich offenbaren. Das Ensemble von Kräften, die sich nun sowohl im gesunden als auch im kranken Zustand des Organismus offenbaren, nennt er „Dynamis“.

Mit dem Problem der dynamischen Kräfte und ihrer „Phänomenalisierung“ hat sich *Hahnemann* eingehend in der ausführlichen Fußnote zum § 11 beschäftigt. Dabei ist zu betonen, dass es sich m.E. bei der Dynamis nicht um das handelt, was *Kant* „das Ding an sich“ nennt, obwohl es *Hahnemann* so zu sehen scheint : *„Wie die Lebenskraft den Organism zu den krankhaften Aeußerungen bringt, d.i. wie sie Krankheit schafft; von diesem Wie und Warum kann der Heilkünstler keinen Nutzen ziehen und sie wird ihm ewig verborgen bleiben; nur was ihm von der Krankheit zu wissen nöthig und völlig* *hinreichend zum Heilbehufe war, legte der Herr des Lebens vor seine Sinne."* (Fußnote § 12).

Dieser hier geäußerten Ansicht ist *Goethe* allerdings nicht, indem er in seinem Gedicht „Allerdings" auf das Gedicht *A.v.Hallers* antwortet, aus dem Hahnemann in dem Aufsatz „Monita" den Alexandriener-Vers zitiert:
„Ins Innere der Natur dringt keine erschaffener Geist.
Zu glücklich, wenn sie noch die äußere Schale weist"(1)

ALLERDINGS
Dem Physiker

„Ins Innere der Natur-"
O du Philister!-
„Dringt kein erschaffener Geist."
Mich und Geschwister
Mögt ihr an solches Wort
Nur nicht erinnern:
Wir denken: Ort für Ort
Sind wir im Innern.
„Glückselig! Wem sie nur
Die äußre Schale weist!"
Das hör ich sechzig Jahre wiederholen,
Ich fluche drauf, aber verstohlen;
Sage mir tausend tausendmale:
Alles gibt sie reichlich und gern;
Natur hat weder Kern
Noch Schale,
Alles ist sie mit einem Male;
Dich prüfe du nur allermeist,
Ob du Kern oder Schale seist. (2)

Zunächst haftet der Tätigkeit des homöopathischen Beobachters nicht immer die „Passivität" an, die ihm von *R.Appell* unterstellt wird. In *Hahnemanns* Fragment „Der ärztliche Beobachter" finden sich einige Tätigkeiten, die schon aus den Worten selbst erkennen lassen, dass sie einer nicht zu unterschätzenden Aktivität bedürfen, will man ihnen gerecht werden:

„Um das an Kranken zu Beobachtende genau wahrzunehmen, muss man all seine Gedanken darauf richten, sich gleichsam aus sich selbst setzen, und sich, so zu sagen, an den Gegenstand mit aller Fassungskraft heften, damit uns nichts entgehe, was wirklich da ist, zur Sache gehört und durch jeden offenen Sinn empfangen werden kann." (3)

Wahr***nehmen***, be***zeichnen***, Gedanken ***richten***, aus sich selbst ***setzen, anheften,*** sind alles Tätigkeiten, die sich in der Praxis als durchaus anstrengend und Schweiß treibend herausstellen können. Von „radikaler Abstinenz" in dieser Hinsicht kann ich bei *Hahnemann* nichts finden.(3a)

Genau das, was *Goethe* die „anschauende Urteilskraft" nannte, kann der aufmerksame Leser in der Tätigkeit des Homöopathen vorfinden. Das liegt daran, dass im Erfassen der Gesetze der anorganischen Natur zwar der „Ordnende Verstand" ausreicht. Er ist in der Lage, *„alle Phänomene der unorganischen Natur in solche aufzulösen, wo ihm die Wirkung unmittelbar mit Notwendigkeit aus dem Bewirkten hervorzugehen scheint. Ein solches Phänomen nun, bei dem der Charakter des Vorganges unmittelbar aus der Natur der in Betracht kommenden Faktoren in durchsichtig klarer Weise erfolgt, nennen wir eine Urphänomen oder eine Grundtatsache. Dieses Urphänomen ist identisch mit dem objektiven Naturgesetz"(Steiner, R.).(*4)

Dieses Verfahren ist allerdings nicht anwendbar auf die Erscheinungen der organischen Natur. Es ist der große Irrtum der heutigen Wissenschaften, die sich mit Organismen befassen, das nicht anzuerkennen. Hier hat *Goethe* die entscheidende Arbeit geleistet, indem er die ***Idee des Typus*** entwickelt hat, die in der „Urpflanze" ihre deutlichste Manifestation erfahren hat. *„Wir haben es hier, wie Goethe zum ersten mal auseinandergesetzt, mit einer anschauenden Urteilskraft zu tun. Goethe hat hiermit im menschlichen Geiste das als notwendige Auffassungsform nachgewiesen, wovon Kant bewiesen haben wollte, dass es dem Menschen seiner ganzen Anlage nach nicht zukommt."(Steiner, R.)* (5)

Diese Art von Intuition ist es, die dem homöopathischen Heil**künstler** obliegt, wenn er das **Bild** der Krankheit herzustellen bemüht ist:

„Ist nun die Gesammtheit der, den Krankheitsfall vorzüglich bestimmenden und auszeichnenden Symptome, oder mit andern Worten, das Bild der

Krankheit irgend einer Art einmal genau aufgezeichnet, so ist auch die schwerste Arbeit geschehen.“

Hier sagt es Hahnemann deutlich, dass es sich nicht um das passive einfließen lassen von Symptomen handelt, sondern um „schwerste Arbeit“, was jeder praktizierende Homöopath bestätigen wird. Hingegen geißelt er in der Fußnote zum §104 die nicht nach seinen Vorschriften handelnden Ärzte:

„Die Aerzte alter Schule machten sich es hiemit in ihren Curen äußerst bequem. Da hörte man keine genaue Erkundigung nach allen Umständen des Kranken, ja der Arzt unterbrach diese sogar oft in der Erzählung ihrer einzelnen Beschwerden, um sich nicht stören zu lassen bei schneller Aufschreibung des Receptes, aus mehren von ihm nach ihrer wahren Wirkung nicht gekannten Ingredienzen zusammengesetzt. Kein allöopathischer Arzt, wie gesagt, verlangte die sämmtlichen genauen Umstände des Kranken zu erfahren und noch weniger schrieb er sich etwas davon auf. Wenn er dann den Kranken nach mehreren Tagen wieder sah, wußte er von den wenigen, zuerst gehörten Umständen (da er seitdem so viele verschiedene, andere Kranke gesehen) wenig oder nichts mehr; er hatte es zu dem einen Ohre hinein und zu dem andern wieder hinaus gehen lassen. Auch that er bei fernern Besuchen nur wenige allgemeine Fragen, that als fühlte er den Puls an der Handwurzel, besah die Zunge, verschrieb in demselben Augenblicke, eben so ohne verständigen Grund, ein anderes Recept, oder ließ das erstere (öfters des Tages in ansehnlichern Portionen) fortbrauchen und eilte mit zierlichen Gebehrden zu dem fünfzigsten, sechszigsten Kranken, den er denselben Vormittag noch gedankenlos zu besuchen hatte. So ward das eigentlich nachdenklichste aller Geschäfte, die gewissenhafte, sorgfältige Erforschung des Zustandes jedes einzelnen Kranken und die darauf zu gründende specielle Heilung von den Leuten getrieben, die sich Aerzte, rationelle Heilkünstler nannten. Der Erfolg war, wie natürlich, fast ohne Ausnahme schlecht; und dennoch mußten die Kranken zu ihnen, theils weil es nichts Bessers gab, theils aus Etiquette, und weil es so eingeführt ist.“

Ich möchte mich jetzt der Frage zuwenden, inwiefern der ärztliche Beobachter Fehler bei seiner Tätigkeit machen kann, insbesondere, wenn er nach der *Sehgal*-Methode arbeitet. Hahnemann weist selbst auf die Gefahr hin, die dem ärztlichen Beobachter am ersten begegnet:

1. Das Vorurteil. Er fordert deshalb gleich zu Beginn den ***vorurteilslosen Beobachter***. (§6Org.). Worin bestehen denn die Vorurteile des Beobachters, denen er so leicht erliegt? Es sind vor allem die beim Erlernen der Arzneimittel-Symptome erworbenen **scheinbaren Intuitionen**. Hier werden Arzneimittel-Typen (man beachte den Gebrauch des Goethischen Begriffs!) kolportiert, die dann wie Roman-Figuren verinnerlicht werden, denen z.B. angeblich immer festgelegte Eigenschaften zukommen. Dabei handelt es sich gewöhnlich um eine Gemengelage von Geist-Gemütssymptomen mit einer angeblich „charakteristischen" Geist-Gemütsverfassung. Entspricht der Patient nicht diesem Typus, wird das nächst liegende Mittel oft verworfen. Das ist die häufigste Fehlerquelle des Beobachters.

2. Die Beobachtung selbst ist mangelhaft, da der Beobachter nicht genügend Kenntnis von dem hat, was es zu beachten gilt. Es ist wie beim Pilze sammeln: Wenn einer keine Ahnung von Pilzen hat, findet er auch keine. Wenn ein Homöopath die zu beobachtenden Symptome nicht kennt, erkennt er sie auch nicht.

3. Er erkennt nicht deutlich, was wirklich ist, sondern er glaubt, dieses oder jenes gesehen oder gehört zu haben und nimmt es für die Wahrheit an. Auch zu diesem Problem hat sich Hahnemann in den §§ 86-88 geäußert, wo er fordert, dass der Beobachter überprüft, ob er auch alles so verstanden hat, wie es gemeint war.

4. Die Verfassung des Homöopathen selbst ist natürlich auch nicht unbedeutend. Befindet er sich selbst in einem ungesunden Zustand, körperlich oder seelisch-geistig, so muss er darauf achten, ob dadurch seine Beobachtungsfähigkeit eingeschränkt oder gar nicht vorhanden ist. Dann sollte er seine Tätigkeit auf später verschieben.

Bei der nun besonders zu betrachtenden *Sehgal*-Methode spielen die oben angeführten Punkte die gleiche Rolle. Sie sind nur deshalb etwas anders zu beurteilen, als der *Sehgal*-Therapeut sich intensiv mit den Geist-Gemüts-Symptomen beschäftigt hat und diese dadurch schneller und deutlicher am Patienten wahrnehmen kann, als der durchschnittlich ausgebildete Homöopath. Aber eine kritische Überprüfung des von ihm als wahr angenommenen ist besonders angezeigt, da der Geist-Gemütszustand und die ihn zum Ausdruck bringenden Geist-Gemütssymptome nicht immer gleich verstanden oder nicht voll erfasst werden. Das führt zu den häufigsten Fehlern in der Herstellung des Bildes der Krankheit.

Hinzu kommt die Frage der Interpretation, die *R.Appell* angesprochen hat, indem er *Leder* zitiert, der fordert, „den Traum von der reinen Objektivität zu verlassen und sich zur interpretierenden Natur des klinischen Verstehens zu bekennen“. Er erblickt sogar „in der vermeintlich medizinischen Objektivität, der Flucht vor der Interpretation, eine Entfremdung vom Patienten “.(6) Genau in diesem Sinn nimmt sich *Sehgal* die verschiedenen, individuellen Versionen von Patienten vor, um den jeweiligen gemeinsamen Nenner im Geist-Gemütssymptom zu entdecken, wozu noch die Mittel spezifischen Abweichungen in der Bedeutung innerhalb der gemeinsamen Repertoriums-Rubrik zu finden sind.

Dazu Beispiele aus der Praxis:

Am 23.12.03 werde ich um einen Rückruf gebeten wegen der erkrankten 3-jährigen Tochter. Ich rufe an, und am Telefon ist die Großmutter, da die Mutter (Ärztin) arbeitet und der Vater Besorgungen macht. Das Kind habe Mundfäule, würde seit 2 Tagen Tag und Nacht weinen, nichts essen und trinken und immer die Faust in den Mund schieben. Ich frage:
Was macht das Kind jetzt?
Ich trage es auf dem Arm umher, denn nur dann ist es ruhig.
Was macht das Kind, wenn sie es tragen?
Es will gestreichelt werden und es ist ganz verschmust.

Ich verordne Pulsatilla C 30

Symptome:

1. Getragen werden, möchte und liebkost
2. Getragen werden, möchte und gestreichelt
3. Ruhelosigkeit im Bett, wirft sich umher
4. Weinen vor Schmerzen

Am 24.12. erscheint der Vater persönlich ohne das kranke Kind und berichtet, dass sich keine Änderung eingestellt habe, am schlimmsten seien die schlaflosen Nächte. Die Kleine sei auch ausgesprochen schlechter Laune. Ich frage:
Worin zeigt sich das ?
Sie wirft alles weg, was man ihr gibt.

Ich verordne Kreosotum C 30.

Symptome:

1. Getragen werden mochte und liebkost
2. Getragen werden möchte und gestreichelt
3. Ruhelosigkeit im Bett, wirft sich umher
4. Wirft Dinge von sich
5. Weinen bei Kindern

Am 26.12. erscheint der Vater mit dem Kind und dem Geschwisterchen und bringt eine Tüte Weihnachtsgebäck mit. Die Heilige Nacht war so wie ihr Name: Alle konnten durchschlafen und das Kind konnte nach 15 Minuten alles essen und trinken, war glücklich und zufrieden, was auf alle ansteckend wirkte.

Kritische Beurteilung: Pulsatilla wurde gegeben wegen des Weinens, weil es ein kleines Kind war und Pulsatilla bei Kindern ein häufiges Mittel ist: Vorurteile aus der Typenlehre, ungenaue Beobachtung, Verordnung „nach Gefühl". Erst die genauere Beobachtung am nächsten Tag durch den Vater ergab die eindeutige Zuordnung zu den einzelnen Rubriken im Repertorium und das „ungewöhnliche" Mittel Kreosotum wurde „erfasst".

Eine Kollegin berichtete mir nach Kenntnis meines Falles, dass sie einen gleich gelagerten Fall eines Kindes mit einer purulenten Otitis media hatte, wo sie erfolglos Pulsatilla gegeben hatte, weil das Kind auch getragen und gestreichelt werden wollte und verschmust war. Sie hatte zwar auch die schlechte Laune des Kindes erfahren, aber nicht „wahr" genommen. Nach Verordnung von Kreosotum geht es nun auch hier gut.

Wir sehen an diesem Fall, dass Interpretation als exakte Methode ausgeübt werden kann und muss. Studiert man *Sehgals* Schriften, so ist man erstaunt, mit welcher Gründlichkeit und Gewissenhaftigkeit diese Interpretation ausgeübt wird. Es fehlt ihr alles willkürliche, das ihr oft unterstellt wird. Es ist die hohe Schule der Hermeneutik, die von *Sehgal* gelehrt wird. Das hier darzustellen übersteigt den Rahmen des gestellten Themas. Es wird auf die Original-Literatur verwiesen.

Interpretation ist subjektiv, wie jede Beobachtung, die ein Mensch ausübt. Beobachtet werden Objekte, die unseren Sinnen zugänglich sind. Die Beobachtung spielt sich in mehreren zu trennenden Akten ab:

Der reinen Wahrnehmung, die durch die Sinne erfolgt.
Dieser reinen Wahrnehmung fügt der Beobachter die Idee des Beobachteten hinzu, ohne die erstere für den Menschen unvollkommen bleibt. Diese Idee erzeugt der Mensch in sich gemäß der in der Erscheinung lebenden Idee. Sie kann gar nicht willkürlich erzeugt werden, sondern ist ein Ergebnis des ordnenden Verstandes oder der schaffenden Vernunft.

Da jeder Mensch diese Erschaffung der Idee gemäß seiner eigenen Natur modifiziert, sind die Ergebnisse nicht identisch, sondern nur ähnlich. Lediglich bei ganz allgemeinen Themen, wie z.B. den Zahlen, sind diese Ergebnisse „zum Verwechseln ähnlich“. Das führte zu dem weit verbreiteten Vorurteil, dass die erfahrbaren mathematischen Ideen grundsätzlich verschieden von durch „gewöhnliche“ Erfahrung gewonnenen Ideen seien und ihrer nicht bedürften. Dabei müssen sie in jedem Fall auch erfahren werden, was jeder bestätigen kann, dem das nicht möglich ist.

Insofern erübrigt sich die Erörterung der so genannten Objektivität in der Homöopathie. Es gibt sie so wenig wie auch sonst in der Welt. Immer ist es ein Subjekt, welches das Objekt wahrnimmt, ob das nun in der Homöopathie ist oder in einer der anderen Wissenschaften. Auch die „zählenden und messenden“ Wissenschaften gehören zum gemeinen Volk, da helfen auch keine noch so abschreckenden Formeln.

Was ist nun die Kunst an der Homöopathie? Dazu sagt *Steiner* folgendes: „Überwindung der Sinnlichkeit durch den Geist ist das Ziel von Kunst und Wissenschaft. Diese überwindet die Sinnlichkeit, indem sie sich ganz in Geist auflöst; jene, indem sie ihr den Geist einpflanzt. Die Wissenschaft blickt durch die Sinnlichkeit auf die Idee, die Kunst erblickt die Idee in der Sinnlichkeit.“ Ein diese Wahrheiten ausdrückender Satz Goethes mag unsere Betrachtungen abschließen: „Ich denke, Wissenschaft könnte man die Kenntnis des Allgemeinen nennen, das abgezogene Wissen; Kunst dagegen wäre Wissenschaft zur Tat verwendet; Wissenschaft wäre Vernunft, und Kunst ihr Mechanismus, deshalb man sie auch praktische Wissenschaft nennen könnte. Und so wäre denn endlich Wissenschaft das Theorem, Kunst das Problem.“ (7)

Wir sind angetreten, das zu erfüllen, was *Hahnemann* im § 1 Organon verlangt, nämlich „kranke Menschen gesund zu machen“. In dieser Tätigkeit gehen wir über die notwendige Wissenschaft hinaus und werden zu Künstlern, da auch wir den Geist in die Sinnlichkeit einpflanzen, indem wir das Mittel finden und verabreichen. Das Material ist der Kranke, das Kunstwerk ist der geheilte Mensch. Insofern entlassen wir den Patienten wieder in die Freiheit seiner „Autocratie“ (§ 9 Org), verbinden uns nur so frei bleibend wie möglich in der Anamnese mit ihm und benutzen kaum die Mittel der Psychotherapie, die sich in einer Begegnung von Mensch zu Mensch allerdings kaum vermeiden lassen. Wir verfallen aber auch ihren Gefahren deutlich weniger, „Wenn der Verstand uns wach erhält“(Goethe im Gedicht „Vermächtnis“).

(1) (Zit. bei Gawlik, S. 116)

(2) Goethe, S. 529

(3) Hahnemann 1955, S. 21

(4) Steiner,S.68

(5) Steiner,S. 84ff

(6) Appell 1992, S. 44

(7) Steiner S. 105

Literatur:

Appell, R.G., Die Bedeutung der Zeichen in der Homöopathie, AHZ,6/2001, S. 223ff.

Appell, R.G., Von der Heilkunde zur Heilkunst, Documenta homöopathica 12 (1992), S.41ff

Goethe, W, Gedenkausgabe, Artemis Verlag Zürich und Stuttgart 1961, Bd. 1

Steiner, R. Grundlinien einer Erkenntnistheorie der Goetheschen Weltanschauung, Der kommende Tag A.G Verlag, Stuttgart 1924

Hahnemann, S., Organon der Heilkunst, Schmidt, J, (Bearb.) Haug Verlag, Heidelberg1992

Hahnemann, S., Reine Arzneimittellehre, Bd.4, Nachdruck Haug Verlag Ulm 1955

Gawlik, W., Macht's nach, Hippokrates Verlag Stuttgart 2001

Sehgal, M.L., Rediscovery of Homoeopathy

Sehgal,Y., S., und P., Perfect Materia Medica of Mind, Indian Books & Periodical Publishers, New Delhi – 110005, ISBN 81-7467-040-8

Sehgal, M.L., Wiederentdeckung der Homöopathie, Band 1 - 8. Übersetzung aus dem Englischen von Eva Lang und Gerhardus Lang, Eva Lang Verlag 2001

Der Artikel erschien in Heft 2004;249 der Zeitschrift AHZ (Allgemeine Homöopathische Zeitung) Haug Velag Stuttgart

Objektivität und Subjektivität in der Homöopathie am Beispiel der *Sehgal*-Methode.

(Überarbeiteter Vortrag, gehalten auf der Medizinischen Woche Baden-Baden am 01.11.2000)

Das Problem des Subjektes in der Wissenschaft ist nicht ganz neu, und niemand hat es besser beschrieben als *Mitscherlich* in seinem Aufsatz über *Freiheit und Unfreiheit in der Krankheit* wo er u.a. sagt,: *„Es gibt nichts womit sich die Naturwissenschaften weniger gerne beschäftigen als mit dem Subjekt um des Subjektes willen. Fast alle Forscher und sogar Ärzte, soweit sie Wissenschaft betreiben, dürften hierin übereinstimmen, dass das Subjekt für die Wissenschaft ein ungehöriger oder ein wertloser Gegenstand ist... usw."* Das ist nun in der Homöopathie ganz und gar nicht so, sondern es ist genau das Gegenteil der Fall. Um den Unterschied deutlich zu machen, müssen wir uns der Mühe unterziehen, den Krankheitsbegriff *Hahnemanns* kurz zu entwickeln, da in ihm die **Bedeutung des Subjektes in der Homöopathie** deutlich wird:

1.) In §3 Organon sagt *Hahnemann:"Sieht der Arzt deutlich ein, was an Krankheiten das ist, was an jedem einzelnen Krankheitsfall insbesondere **zu heilen ist)**[2] (Krankheits-Erkenntnis, Indikation)... und...was er am Kranken **unbezweifelt Krankhaftes** erkannt hat...*

Es geht also zunächst darum, **das unbezweifelt Krankhafte zu erkennen,** um es auch heilen zu können.

2.) Was sind Krankheiten, was ist krankhaft? Im Vorwort zum Organon sagt *Hahnemann* zur Definition von Krankheit, dass sie......."(geistige) ***dynamische Verstimmungen unseres geistartigen Lebens in Gefühlen und Tätigkeiten, das ist, immaterielle Verstimmungen unseres Befindens**.."* sind. Wie er auch an weiteren Stellen des Organon ausführt (S.38), insbesondere auch §11 Org., wo er sagt:

„Wenn der Mensch erkrankt, so ist ursprünglich nur diese geistartige, in seinem Organism überall anwesende, selbstthätige Lebenskraft (Lebensprincip) durch den, dem Leben feindlichen, dynamischen Einfluß eines krankmachenden

---

[2] Hervorhebungen im zitierten Text vom Verfasser!

Agens verstimmt; nur das zu einer solchen Innormalität ***verstimmte Lebensprincip,*** *kann dem Organism die* ***widrigen Empfindungen*** *verleihen und ihn so zu* ***regelwidrigen Thätigkeiten*** *bestimmen, die wir Krankheit nennen,...“*

Krankheit besteht in regelwidrigen Tätigkeiten und in widrigen Empfindungen.

Es bringt also nur die krankhaft verstimmte Lebenskraft Krankheiten hervor (und nicht etwa Bakterien, Viren und andere „Ursachen“).

Im § 11 Org. vergleicht *Hahnemann* das krankmachende Agens ganz und gar mit dem, was wir täglich an uns und unseren Patienten beobachten können: dass es nämlich die ganz alltäglichen Vorstellungen, Gedanken, Gefühle und Willensimpulse sind, die krankmachende Stimmungen hervorrufen, die dann als **jetzt bestehende, anhaltende und jeweils hervorstechende Gemütsverfassungen** in uns und unseren Patienten wirksam sind. Schließlich erfassen sie den ganzen Menschen mit Haut und Haar, d.h. auch in seiner körperlichen Gesamtheit. In der Fußnote zum §11 lässt sich H. ausführlich darüber aus, wie er sich das Zustandekommen dieser Einflüsse vorstellt. Unbestreitbar sieht er die **Tätigkeiten und die Empfindungen des Subjektes** als das Wesentliche an.

Die wichtigste Aufgabe bei der Beobachtung des Kranken, der zu uns kommt, ist, seine Verstimmung wahrzunehmen, in die er geraten ist, teils primär durch Verstimmung hervorrufende Einflüsse von außen (Beleidigungen, Stress etc.), teils durch Verstimmungen, die wiederum durch im Körper selbst eingetretene Krankheitsprozesse hervorgerufen werden.

Fußnote 2 § 17 Org.: *„Nur so konnte Gott, der Erhalter der Menschen, seine Weisheit und Güte bei Heilung der sie hienieden befallenden Krankheiten* ***an den Tag legen, daß er dem Heilkünstler offen darthat, was derselbe bei Krankheiten hinweg zu nehmen habe****, um sie zu vernichten und so die Gesundheit herzustellen.“*

Was hier darzutun ist, ist als Erstes der Geist-Gemütszustand des Patienten, denn in ihm stellt sich am Reinsten und am Individuellsten die krankhafte Verstimmung des Lebensprinzips dar. Das betont Hahnemann dann im Weiteren in den §§ 210 - 213 Org.

§ 210 Org.:...., *indem auch in jeder der übrigen sogenannten Körperkrankheiten, die Gemüths- und Geistes-Verfassung allemal geändert ist,* ***und in allen zu heilenden Krankheitsfällen, der Gemüthszustand des Kranken, als eins der vorzüglichsten mit in den Inbegriff der Symptome aufzunehmen ist****, wenn man ein treues Bild von der Krankheit verzeichnen will, um sie hienach mit Erfolg homöopathisch heilen zu können.*

Wie das nun in der Praxis aussieht, führt er weiter aus in der
Fussnote § 210: *„Wie oft trifft man nicht, z. B. in den schmerzhaftesten, mehrjährigen Krankheiten, ein mildes, sanftes Gemüth an, so daß der Heilkünstler Achtung und Mitleid gegen den Kranken zu hegen sich gedrungen fühlt. Besiegt er aber die Krankheit und stellt den Kranken wieder her — wie nach homöopathischer Art nicht selten möglich ist — da erstaunt und erschrickt der Arzt oft über die schauderhafte Veränderung des Gemüths, da sieht er oft Undankbarkeit, Hartherzigkeit, ausgesuchte Bosheit und die, die Menschheit entehrendsten und empörendsten Launen hervortreten, welche gerade diesem Kranken in seinen ehemaligen gesunden Tagen eigen gewesen waren.*

> Die in gesunden Zeiten Geduldigen, findet man oft in Krankheiten störrisch, heftig, hastig, auch wohl unleidlich, eigensinnig und wiederum auch wohl ungeduldig oder verzweifelt; die ehedem Züchtigen und Schamhaften findet man nun geil und schamlos. Den hellen Kopf trifft man nicht selten stumpfsinnig, den gewöhnlich Schwachsinnigen hinwiederum gleichsam klüger, sinniger und den von langsamer Besinnung zuweilen voll Geistesgegenwart und schnellem Entschlusse u.s.w.“

Hier betont *Hahnemann* die **Veränderungen im Gemütszustand** des Kranken. Das bedeutet, dass man im Krankheitsfall nur diese **gegenwärtig vorhandenen, im Gegensatz zu vorherigen Zustand veränderten Geist- und Gemütsymptome** in Rechnung stellen darf und nicht die früher vorhandenen, was bei der Fallaufnahme oft nicht geschieht, da man irrtümlicherweise - was häufig geschieht - unter "Gesamtheit der Symptome" alles, was je vorhanden war, versteht und zusammenzählt. Er fährt weiter fort im
§ 211 Org:..., *daß bei homöopathischer Wahl eines Heilmittels, der* ***Gemüthszustand des Kranken oft am meisten den Ausschlag giebt,*** *als Zeichen von bestimmter Eigenheit, welches dem* ***genau*** *beobachtenden Arzte unter* ***allen am wenigsten verborgen*** *bleiben kann.*

§ 212 Org.: *Auf diese* ***Haupt-Ingredienz aller Krankheiten****, auf den* ***verän-derten Gemüths- und Geisteszustand****, hat auch der Schöpfer der Heilpotenzen vorzüglich Rücksicht genommen, indem es keinen kräftigen Arzneistoff auf der Welt giebt, welcher nicht den Gemüths- und Geisteszustand des ihn versuchenden, gesunden Menschen, sehr merkbar veränderte, und zwar* ***jede Arznei auf verschiedene*** **Weise**.

§ 213 Org.: *Man wird daher... nie homöopathisch heilen, wenn man nicht bei jedem, selbst acutem Krankheitsfalle, zugleich mit auf das Symptom der* ***Geistes- und Gemüths-Veränderungen*** *siehet und nicht zur Hülfe eine solche Krankheits-Potenz unter den Heilmitteln auswählt, welche nächst der Aehnlichkeit ihrer andern Symptome mit denen der Krankheit, auch einen ähnlichen Gemüths- oder Geistes-Zustand für sich zu erzeugen fähig ist*

Fussnote § 213.: *So wird bei einem stillen, gleichförmig gelassenen Gemüthe, der Napell-Sturmhut selten oder nie eine, weder schnelle noch dauerhafte Heilung bewirken, eben so wenig, als die Krähenaugen bei einem milden, phlegmatischen, die Pulsatille bei einem frohen, heitern und hartnäckigen, oder die Ignazbohne bei einem unwandelbaren, weder zu Schreck, noch zu Aerger geneigten Gemüthszustande.* (womit offensichtlich der gegenwärtige, krankhaft veränderte Gemützustand zu verstehen ist)

Es wird alo in den §§210 -213 deutlich gesagt, dass der Gemützustand bei der Mittelwahl aus den dort genannten Gründen **den Ausschlag** gibt. Von manchen Autoren wird das so verstanden, als ob das heissen soll, dass am Ende der auf körperlichen Symptomen beruhenden Fallerhebung dieses nur so eine Art Bestätigung der eigentlich schon sicheren Mittelwahl wäre. Oder dass nur bei Zweifeln der so begründeten Mittelwahl hier noch eine zusätzliche Möglichkeit vorhanden wäre, auf die man jedoch bei der Unsicherheit der Geist-Gemütssymptomatik sich auf keinen Fall verlassen dürfe usw. Aber wenn etwas den Ausschlag gibt, dann muss es auch für sich alleine bei genügender Kenntnis desselben hinreichend für die Verordnung sein. Wie wir später an *Sehgal* sehen werden, erweist sich dieses in der Praxis.

Es ist eigentümlich, dass *Kent*, auf den sich die sog. klassische Homöopathie hauptsächlich beruft, in seinen *Lectures on Homoeopathic Philosophy* nicht viel weiter als bis zum § 153 gekommen ist. Dieser ist heute immer noch das

Maß aller Dinge. Die weiteren §§ des Org. führten trotz Veröffentlichung bis vor ca. 30 Jahren einen gewissen Dornröschenschlaf, bis ihre wahre Bedeutung erkannt und verstanden wurde, und zwar von *M.L.Sehgal*, auf den wir nun zu sprechen kommen.

Wenn wir den Geist-Gemütszustand des Patienten beobachten und wahrnehmen, so haben wir hier das Innerste, das Wesentliche des Menschen als Beobachtungsgegenstand vor uns, **der ihn als Subjekt aus seiner Sicht** auszeichnet. Er offenbart sich uns durch die Geist-Gemütssymptome, die er uns durch seine persönlichen Äußerungen und Verhaltensweisen (Tätigkeiten) mitteilt, und durch die er zum Ausdruck bringt, in welchem Zustand sich sein Geist-Gemüt befinden. Er beschreibt diesen Zustand ganz aus seiner Sicht, **er lebt sich dar,** um einen Ausdruck von *Carus* zu gebrauchen, und das ist gut so. Denn nur der Patient kann wahrnehmen, wie es wirklich um ihn bestellt ist. Es ist sozusagen das schreckliche, wertlose „Subjekt", das die moderne, naturwissenschaftliche Medizin am wenigsten gebrauchen kann. Sie hat es doch nun schon durch die Bezeichnung dorthin gestellt, wo es ihrer Meinung nach hin gehört, nämlich als „Unterworfenes, Gedemütigtes", sich den zu treffenden Maßnahmen, die „objektiv" notwendig sind, zu Fügendes. Diesem Herrschaftsanspruch der Priester der "Objektivität" stellt *Hahnemann* nun eine Auffassung entgegen, die den Leidenden wieder in seine Souveränität einzusetzen bemüht ist und ihn als **sich selbst Erfahrenden und sich selbst Mitteilenden und schließlich sich mit Hilfe der homöopathisch passenden Arznei selbst Heilenden** dem Arzte entgegentreten lässt mit dem berechtigten Anspruch, dass diese seine Erfahrungen über sich selbst, die seinen Beobachtungen an sich selbst entspringen, endlich einmal ernst genommen werden, und dass er nicht ständig diese Verletzungen seiner Würde hinnehmen muss, weil ihn keiner der von der Wirklichkeit abgewandten Mediziner verstehen will.

Wir wollen also nicht nur das Ende des Krankheitsprozesses in den körperlich wahrnehmbaren und messbaren Veränderungen beobachten, sondern auch die seelisch-geistigen Äußerungen des Patienten, die für uns genau so „objektiv" beobachtbar sind wie graue Haare. Wir lassen uns diese Verkürzung wissenschaftlicher Tätigkeit bei der Diagnose („Durchschauung") nicht gefallen. Zwar betrachtet *Kant* die Welt und kommt zu dem Schluss, dass wir

gar keine Ansicht über die Dinge, wie sie an sich selbst sind, gewinnen können, sondern nur, wie sie in Bezug auf uns selbst erscheinen. Dazu sagt *Goethe* in seinem Aufsatz: *„Der Versuch als Vermittler zwischen Subjekt und Objekt“* : ... *Ein weit schwereres Tagwerk übernehmen diejenigen, deren lebhafter Trieb nach Kenntnis der Gegenstände der Natur an sich selbst und in ihrem Verhältnis untereinander zu beobachten strebt....sie sollen als gleichgültige, gleichsam göttliche Wesen suchen und untersuchen, was ist und nicht was behagt."*
Hahnemann äußert sich in seinem Fragment *"Der ärztliche Beobachter"* ähnlich: ... *„Um das an Kranken zu Beobachtende genau wahrzunehmen, muss man all seine Gedanken darauf richten, sich gleichsam aus sich selbst setzen, und sich, so zu sagen, an den Gegenstand mit aller Fassungskraft heften, damit uns nichts entgehe, was wirklich da ist, zur Sache gehört und durch jeden offenen Sinn empfangen werden kann....; seine Aufmerksamkeit allein muss wachen, dass ihm von der Gegenwart nicht nur nichts entschlüpfe, sondern dass auch das Wahrgenommene so richtig verstanden werde, als es wirklich ist. ..... und die dabei nötige Kälte, Ruhe und Festigkeit im Urtheile muß unter steter Aufsicht eines Mißtrauens in unsere Fassungskraft gehalten werden.“*

Goethe wie *Hahnemann* war es klar, dass der Beobachter vor allem von sich selbst absehen muss - *"sich gleichsam aus sich selbst setzen"* -, um keinen Irrtümern zu erliegen. *Hahnemann* weist noch darauf hin, dass die Beobachtungsgabe am Besten *„bei Versuchen mit Arzneien an sich selbst“* zu üben sei. da *„er sich hier nicht täuschen wird ....und er von sich selbst fühlet, siehet und merkt, was an und in ihm vorgeht.“* Vom Subjekt als Beobachter wird nie abgesehen oder gar die Beobachtung einem angeblich „objektiver“ wahrnehmenden Apparat überlassen.

In der Wissenschaft geht es im Prinzip darum, das **sujektiv-willkürliche aus dem Beobachtungsprozess herauszuhalten**. *Goethe* und *Hahnemann* bejahen diese dem Menschen mögliche Fähigkeit, sie zu erreichen - was keinesfalls angeboren ist -, und zwar durch eine strenge Schulung. *Kant* verneint in seiner *„Kritik der reinen Vernunft“* die Möglichkeit einer solchen Fähigkeit schlechthin.

Um nun zu *Sehgal* zu kommen, so ist dieser ein in Indien tätiger Arzt, der bei der Behandlung von Malariafällen mit klassischer Homöopathie häufig nicht mehr weiterkam. Das führt er selber am Besten aus und wir folgen seiner Schilderung:

Aber Entdeckungen sind Glücksfälle, dessen sind wir uns bewusst, und als solche sind sie Gottesgeschenke. Dieses genau hat sich in meinem Fall zugetragen. Ein Junge von 10 Jahren bekam hohes Wechselfieber. Außer, dass er während des Fiebers in eine Art Stupor verfiel, gab es keinerlei körperliches oder Geist/Gemütssymptom. Helleborus niger, Opium, Stramonium, die Mittel für Schmerzlosigkeit bei Beschwerden, versagten. **„Wie geht es Dir?" Wenn ihm diese Frage gestellt wurde, ob im Fieberzustand oder zu anderer Zeit, war seine Antwort, ihm ginge es gut. Fast die ganze Zeit wollte er im Bett bleiben. Es gab von seiner Seite absolut keine Beschwerde**. Im allgemeinen war ich gewohnt, das Kapitel Geist/Gemüt im Repertorium auf einige wenige Rubriken begrenzt zu benutzen, z.B. "GESUND zu sein, behauptet trotz schwerer Krankheit (Well, says he is, when very sick)"; "WEINEN, erzählt, wenn sie von ihrer Krankheit (Weeping, telling of her sickness, when)"; "ERWARTUNGSSPANNUNG, Beschwerden durch (Anticipation, complaints from)"; etc. Der in Frage kommende Fall schuf ein Muß und gab mir die Gelegenheit, mein Wissensfeld zu erweitern.

GLEICHGÜLTIGKEIT, klagt nicht (Indifference, complain does not),
BETT, bleiben, möchte im (Bed remain in, desires to),
GESUND zu sein, behauptet trotz schwerer Krankheit (Well, says he is, when very sick),

waren die Rubriken, die mir in den Sinn kamen. Nachdem ich diese notiert hatte, war HYOSCYAMUS angezeigt, das in der C30 verabreicht wurde und erstaunliche Resultate hervorbrachte. Der Junge genas innerhalb einer Woche, nachdem er noch 2-3 mildere Fieberattacken hatte. Am Ende der letzten Attacke hatte er losen Stuhlgang. Fünfmal am ersten Tag, dreimal am 2. Tag und einmal am 3. Tag. Das Fieber kehrte danach nicht wieder.

Dadurch ermutigt, entschloss ich mich nach derselben Methode seinem Vater etwas zu verordnen. Er litt seit vielen Jahren an anhaltendem Malariafieber.

Zuerst verordnete ich im NUX-V. C200 aufgrund folgender körperlicher und mentaler Symptome:

1. Einen Moment deckte er sich zu, den nächsten Moment deckte er sich auf. (Um NUX-V. bei Fieber zu verschreiben, war dies ein Schlüsselsymptom für mich)
2. Wollte erbrechen, konnte aber nicht.

3. Reizbarkeit, wenn gefragt

Aber es konnte den Anfall nicht abwenden. Der Patient sagte, " **Es tut mir leid, ich habe keine Hoffnung, durch Ihre Medizin gesund zu werden. Ich werde Chinin nehmen, die kommenden Tage im Bett bleiben** und nicht ins Büro gehen."

Aufgrund von nur zwei Rubriken

BETT, bleiben, möchte im (Bed remain in, desires to) und

VERZWEIFLUNG, an der Genesung (Despair, recovery of),

wurde PSORINUM C200 verordnet. Bald nach der Mittelgabe verschwanden die oben genannten mentalen Symptome. Das Fieber kam am dritten Tag wieder, aber ohne viel Unannehmlichkeit. Bei seinem nächsten und letzten Besuch war der chronische Ausfluss aus der Nase verschlimmert und verschwand dann nach einiger Zeit.

Ein weiterer Fall von Malariafieber aus derselben Familie, war der dritte, an dem ich mich mit dieser neuen Methode versuchte.

Ein Mädchen von 10 Jahren, die Beste in ihrer Klasse, bekam Wechselfieber an jedem 2. Tag. Ihre Mutter, eine Asthma bronchiale - Patientin, die bei mir in Behandlung war, erzählte den Fall des Mädchens, als diese zu mir gebracht wurde. Das Mädchen unterbrach und platzte mit einer Stimme voller Schrecken heraus: „Doktor bitte entschuldigen Sie. **Ich kann diese Art Folter nicht aushalten**, an die meine Mutter gewöhnt ist. Ich wundere mich, wie sie aushalten kann, was Sie als Verschlimmerung bezeichnen, und außerdem weiß jeder, wie schlimm die knochenbrechenden Schmerzen an und für sich bei Malaria sind." Weiter fügte sie hinzu: "Ich würde die Beschwerden gern so bald wie möglich los sein, weil ich eine Klassenkameradin habe, **die die einzige Konkurrenz für mich** ist, deshalb möchte ich keine Stunde in der Schule versäumen. Ich kann es nicht aushalten, dass sie mich übertrifft."

„Aber sie vergißt alles andere, wenn jemand ihrer Wahl zu ihr kommt und sich **ihr zur Unterhaltung** zur Verfügung stellt", intervenierte ihre Mutter.

„Ja, natürlich, das ist meine Schwäche" gibt sie zu. „Gibt es noch andere Schwächen", wird sie gefragt. **„Alles was mich unterhalten könnte"**, erwiderte sie. LILIUM TIGRINUM C30 wurde ihr aufgrund folgender Rubriken verordnet.

1) FURCHT, Leiden vor (Fear, suffering of)

2) NEID (Envy)

3) ERREGUNG amel (Excitement amel)

Am gleichen Tag noch pilgerte die Familie nach Vaishnav Devi und kam nach 10 Tagen zurück. Das Fieber kam zurück, aber ohne große Beschwerden. Die oben genannten Gemütssymptome wurden nicht mehr beobachtet. Bei ihrem nächsten Besuch bei mir hatte sie eine Laufnase, die fünf Tage anhielt und das Wechselfieber verschwand für immer.

Ebenso sagte ein Junge von 16 Jahren mit Temperatur von 105-106 F: „Ich habe den starken **Wunsch, die Nachbarstadt zu sehen**, weil **mir so schrecklich langweilig** ist."

REISEN, Verlangen zu (Travel, desire to) und

LANGEWEILE (Ennui)

waren die Rubriken, woraufhin CURARE C30 verordnet wurde, das die Tendenz zu Fieber in seinem Fall ausrottete.

Ein Fall eines Hausmädchens. Sie war von ihrem Mann getrennt und hatte zwei Kinder, die völlig abhängig von ihr waren. Nachdem sie häufig Malariaanfälle bekommen hatte, wurde sie depressiv. **Bei hoher Temperatur weinte** sie, bei dem Gefühl, dass sie es sich nicht erlauben konnte, so oft krank zu sein. Niemand würde sie für die Zeit ihrer Abwesenheit bezahlen. Dieser **Gedanke an ihre Hilflosigkeit machte sie traurig** und ließ sie weinen.

WEINEN, traurigen Gedanken bei (Weeping sad thoughts at) und

HILFLOSIGKEIT (Helplessness)

veranlasste mich STRAMONIUM C30 zu verordnen. Die Dame wurde das Fieber innerhalb weniger Tage los.

Es gibt noch viele andere Beispiele wie dieses. Der bloße Gedanke, dass diese Methode Malariafieber heilt, überzeugte mich von ihrer Überlegenheit in der Wirksamkeit anderen Methoden gegenüber. Ich fing an, sie auch bei anderen Fällen anzuwenden. Z.B. bei einem Mädchen von 19 Jahren, die immer wieder von qualvollen Urtikariaanfällen mit hohem Fieber heimgesucht wurde. Zweimal musste sie wegen der Heftigkeit der Anfälle mit ernster Prognose ins Krankenhaus. Die Ärzte meinten, dass Anfälle dieser Intensität in den kurzen Abständen ihr Leben gefährden könnten. Bei ihrer Fallaufnahme sagte sie, dass sie den Anfall jederzeit erwartet, und dass sie in jenen Tagen ihr College wegen der ungerechtfertigten Bemerkungen ihrer Klassenkameraden nicht besuchen mochte. Sie sagte, dass sie keine Lust hatte, ihre Pflichten zu erfüllen, außer dem Fegen, was sie für sich reserviert habe. Sie gab zu, dass sie sich bei diesem Job auf keinen anderen verlassen könne, aus **Angst vor Ansteckung**. **Verlangen nach Vergnügen** war auch da.

FURCHT, Ansteckung vor (Fear, infection of) und

VERGNÜGEN, Verlangen nach (Amusement, desire for)

ließ mich LACHESIS C30 verordnen. Der Anfall kam mit weniger Intensität und Dauer, und dann nie wieder. Dieses in Kürze über die Entdeckung.

Um *Sehgals* Vorgehen besser verständlich zu machen, habe ich diejenigen Äußerungen der Patienten hervorgehoben, die er für die Mittelwahl herangezogen hat. Diese Äußerungen würden wir normalerweise als so banal ansehen, dass wir ihnen in der Praxis keine Bedeutung beimessen würden. Aber *Sehgal* belehrt uns, das gerade diese ganz unbewusst und unwillkürlich getätigten Äußerungen den gegenwärtigen Geist-Gemützustand zum Ausdruck bringen. Es gilt nun, diese persönlichen Versionen der verschiedenen Patienten bestimmten Rubriken im Repertorium zuzuordnen, was meistens **nur durch Interpretation** möglich ist.

Wir haben an dieser Stelle einen **zweiten Sündenfall gegen die sog. Objektivität** zu vollziehen: zu der "subjektiven" Äußerung des Patienten kommt nun die fast genau so **subjektive Interpretation des Heilkünstlers.** Das ist allerdings eine Zumutung, die kaum auszuhalten ist. Es ist die Grenze des Erträglichen für den universitär verstümmelten Verstand des Mediziners erreicht, *"weshalb die Sehgal-Methode abzulehnen wäre"*.

Trotzdem ist sie eine konsequente Anwendung von *Hahnemanns* Forderungen. Sei lehrt erstmals systematisch, den **im Krankheitsfall gegenwärtig vorhandenen, anhaltenden und hervorstechenden Geist-Gemüt-Zustand** des Patienten zu erfassen und ihn zur Grundlage der Verordnung und zur Beurteilung des Verlaufs zu machen. Die Ausübung der Homöopathie bekommt hierdurch eine vorher nicht gekannte Gewissheit und Sicherheit. Man kann nur dazu auffordern: **„*Sapere aude*“,** denn der Ruf der Aufklärung darf uns nicht abhanden kommen in dieser Zeit mit ihren oft etwas holistischen Nebeln, zu denen viele Homöopathen belieben hinzustreben, um sich dann in ihnen zu verlaufen, anstatt die Mühe auf sich zu nehmen, immer *„nach deutlich einzusehenden Gründen“* zu handeln.

Ich füge ein Zitat von *Peter Sloterdijk* aus der Festrede zur 200-Jahr-Feierder Homöopathie in der Paulskirche zu Frankfurt/M hinzu :

„Entfremdet ist die Subjektivität, die sich vor dem Schein der äußeren Objektivität, die sie sich selbst geschaffen habe, zu Boden wirft und sich durch diese selbst erklärt (zu *Fichtes* Wissenschaftslehre)."

Ich verstehe diese Interpretation Fichtes so, dass wir uns nicht einreden lassen sollten, dass wir uns - wie weiland der Lügenbaron *Münchhausen* - am Schopf der von uns geschaffenen Objektivität aus dem angeblichen Sumpf der Subjektivität ziehen müssten. Vielmehr gilt nach *Sloterdijk*: **„Für Fichte ist der empirische Mensch ein Wesen, das seine Subjektwürde und seine unbequeme Freiheit zu vergessen liebt; im Stand der Selbstvergessenheit sinkt der Mensch herab bis auf den Punkt, wo er meint, sich durch die Umstände und äußeren Bedingtheiten erklären zu können....**"
Gehen wir also mutig voran, die Selbstvergessenheit zu überwinden, indem wir dem Subjekt wenigstens in der Homöopathie seinen ihm zukommenden Stellenwert einräumen.

Literatur

1) Hahnemann, S., Organon der Heilkunst, 6. Auflage, Karl F. Haug Verlag, Ulm 1958

2) Hahnemann, S., Der ärztliche Beobachter, Reine Arzneimittellehre 4. Band, S.21 - 26, Haug Verlag, Ulm 1955

3) Kent, J.T., Lectures on Homoeopathic Philosophy, übers. v. M.Tiedemann in Kent's Organon-Kommentar, Verlag des Niedersächsischen Instituts für homöopathische Medizin e.V.,Celle 1992

4) Goethe, J.W.. v., Der Versuch als Vermittler zwischen Objekt und Subjekt, Hamburger Ausgabe Bd.13, S.10 - 20, Deutscher Taschenbuch Verlag, München 1982

5) Mitscherlich, A., Das Bild des Menschen in der Psychotherapie (1948) S.22 -44, in Rothschuh, K.E. Hrsg. Was ist Krankheit, S.204, Wissenschaftliche Buchgesellschaft, Darmstadt 1975

6) Sehgal,M.L.: Rediscovery of Homoeopathy, Bd.2, S.3-6, Publishers:Sehgal Brothers,Dehli 1983, (deutsche Übersetzung in Arbeit), hier übers. v. Verfasser

7) Sehgal, M.L., u. Patwardhan, P., Rediscovery of Homoeopathy, Homoeopathic Links, Vol.6/1993, S.18-20

8) Sehgal, M.L., Rediscovery of Homoeopathy, Homoeopathic Links, Vol.7/ 1/94, S.31-34

9) Sloterdijk, P.,: Die Andersheilenden, Frankfurt 1998, Festrede zur 200-Jahrfeier in der Paulskirche

10) Soroush, E., u. P.Chappell, Homoeopathy in Iran, Homoeopathic Links, Vol. 13/2/2000, S.97-100

11) Journal of Homoeopathy of Nordern India, Sangrur (PB), seit 1996 4x jährlich, ist eine Zeitschrift, die sich fast ausschliesslich an der Sehgal-Methode orientiert und in jeder Ausgabe zahlreiche Fallberichte verschiedener Autoren und andere spezielle Artikel veröffentlicht.

Dieser Artikel erschien erstmalig in Allgemeine Homöopathische Zeitung, Band 246/2/2001, Haug Verlag Stuttgart

Gold oder die Unterdrückung des Lebens

(Vortrag gehalten Mai 1992 in Bad Krotzingen zur Jahreshauptversammlung des Deutschen Zentralvereins homöopathischer Ärzte).

In Deutschland und seiner näheren Umgebung gedeiht die Homöopathie seit etlichen Jahren sehr zu unserer Freude, sie blüht, wächst und gedeiht. Kurse finden statt, Veranstaltungen und Veranstalter nehmen in Schwindel erregender Geschwindigkeit zu, und aus aller Welt strömen bedeutende und weniger bedeutende Homöopathen nach Deutschland, um hier willige und erstaunte Zuhörer zu finden, die ihnen Interesse, Begeisterung und last not least ihr Geld in nicht geringem Maße entgegen bringen.

Ich finde es in Ordnung, dass wir uns nicht zu gut vorkommen, diesen uns zuströmenden Lehrern der Homöopathie zuzuhören, obwohl doch die Homöopathie in unseren Landen urständet. Sie ist schließlich von Anbeginn weltweit gewesen, und Hahnemann war der erste, der dem Slogan folgte, „let`s go west", wie schon vorher Columbus, auf den wir noch zu sprechen kommen. Alle diese Lehrer bringen uns fast ausnahmslos eine Homöopathie, die einen verführerischen Charakter hat, indem sie stark auf dem aufbaut, was sich in der Psyche des Menschen abspielt, was an sich auch in Ordnung ist. Denn Hahnemann sagt in den §211-213, dass es - auch und gerade in akuten Fällen - darauf ankommt, den „Gemütszustand .... des Kranken als Zeichen von bestimmter Eigenheit, welches dem Arzte am allerwenigsten verborgen bleiben kann" ins Auge zu fassen, weil es nämlich „keinen kräftigen Arzneistoff auf der Welt giebt, welcher nicht den Gemüths- und Geisteszustand des ihn versuchenden gesunden Menschen, sehr merkbar veränderte, und zwar jede Arznei auf verschiedene Weise."

Eine Gefahr sehe ich allerdings darin, dass sich hierin ein gewisses Unmaß breit macht. Diese Art von Homöopathie beruft sich gewissermaßen auf eine höhere Herkunft und lässt dabei gerne die Erde und die Substanzen, die wir aus ihr zur Heilmittelherstellung entnehmen - diese etwas missachtend - unter sich liegen. Wie wenig sich manche Homöopathen darum kümmern, zeigt sich z. B. darin, dass sie manchmal gar nicht wissen, dass das, was sie oft in den höchsten Potenzen verordnen, einer Pflanze, einem Mineral oder einem Tier entstammt. Sie kennen nur den Namen, und sie kennen nur die Symptome, und dann jonglieren sie damit zum Erstaunen des Publikums in faszinierender Weise. Es entwickelt sich hier so eine abstrakte Homöopathie, die man mit etwas Vorsicht vielleicht als „nominalistische" Homöopathie bezeichnen könnte.

In Deutschland gibt es eine Tradition, auf die sich die Homöopathie berufen kann. Sie beginnt bereits im ausgehenden Mittelalter mit dem berühmten Theophrastus Bombastus von Hohenheim - auch Paracelsus genannt -, ein berühmter Arzt, der vieles über die Substanzen und ihre Wirkungen ausgesagt hat, auch wenn es uns heute rätselhaft erscheint. Er forderte vom Arzt, dass er durch der Natur Examen gehe, dass schon in der natürlichen Beschaffenheit der Dinge die Zeichen und Symptome aufzufinden seien, die uns anzeigen, was heilsam an den Substanzen ist.

Hahnemann selbst hat sich in seiner vorhomöopathischen Zeit intensiv mit der Chemie und Botanik der damals bekannten Arzneien auseinandergesetzt, was sich auch in der Herausgabe seines Apothekerlexikons dokumentiert. Diese Situation hat sich in einer Richtung der Homöopathie in Deutschland fortgesetzt, die heute gerne etwas abwertend als die klinisch-kritische Richtung der Homöopathie bezeichnet wird. Sie wird sogar des Verrates an der ursprünglichen Idee der Homöopathie bezichtigt, obwohl sie doch so bedeutende Persönlichkeiten, wie Leeser, Stiegele, Mezger, Stübler und schließlich auch den heute leider nicht unter uns weilenden, verehrten Herrn Gawlik hervorgebracht hat. Alles Leute, die hervorragende Homöopathen waren und noch sind, und die sich doch nicht unwert vorkamen, dicke Bücher zu schreiben, in denen sie der Substanz, der unsere Mittel entstammen, ihre Achtung zollten. Sie schrieben nicht nur dicke Bücher, sondern lehren uns eine oft geistreiche Homöopathie, die uns erkennen lässt, dass auch die Substanz selbst schon in ihrer rohen Form, Chemie und Physiologie, und auch und gerade in ihrer Biographie und ihrer Geschichte lehrreich für uns Homöopathen sein kann. Sie schlagen die Brücke zu einem in unseren Landen fast vergessenen Homöopathen, nämlich zu Emil Schlegel, der die Substanzen in seiner liebevollen, fast religiösen Haltung beschrieb, dass uns das Herz für sie geöffnet werden möge, dass wir ihr nicht nur mit dem Verstand, sondern auch mit dem Gefühl und mit der Liebe begegnen können. Eine „Religion der Arznei" führte ihn zur „Heilkunst als Weltmitte".

Dieser „materialistischen" Homöopathie möchte ich meine weiteren Ausführungen widmen - wobei wir in der Materie schließlich auch die Mater oder die Mutter wieder finden -, also dieser materialistisch-mütterlichen Homöopathie möchte ich mich als Gegenpol zu der patriarchalisch-spiritualistischen, oft auch intellektuell-kritischen Homöopathie zuwenden (die sich ja auch ein eigenes Organ in Form einer „kritischen Zeitschrift für Homöopathie" angeeignet hat).

Die Rede soll also sein *„vom Golde, vom gediegenen Golde, vom nicht durch chemische Veranstaltungen veränderten Golde".* Wir zählen das Jahr 1992, fünfhundert Jahre nach dem Jahre 1492, dem Jahr der sog. „Entdeckung Amerikas" durch *Columbus. Columbus* heißt übersetzt der Tauber, also eine männliche Taube. Die Taube ist für uns das Symbol des Friedens, und im Christentum ist sie das Symbol für den heiligen Geist. Nun, bei der Expedition des *Columbus* ging es letztlich nicht um den Frieden, es ging auch nicht um den heiligen Geist oder auch den heilenden Geist, sondern es ging ums Gold, ums gediegene Gold, um das Gold Mittelamerikas. Die Spanier hatten davon nicht mehr genug, weil ihre Bergwerke nicht mehr genügend hergaben, und nun wollte man angeblich nach Indien, um von dort das heranzuschaffen, woran man Mangel litt. Seit der Zeit der Alexanderzüge wusste man, dass dort Gold zu holen war. Alexander war einstmals nach Persien gezogen und hat dort die Goldhorte des Perserkönigs Dareios aus den Kellern geholt, Münzen daraus gemacht und damit eine Wirtschaftsblüte nie gekannten Ausmaßes in diesen Ländern hervorgerufen. Die Perser hatten damals das Gold der Ägypter und der Inder bei sich zusammengerafft, es in Barren gegossen und in Schatzkammern gehortet (wie heute die USA in Fort Knox), und nun gab es Alexander seinen Soldaten in Form des Soldes, wobei das Wort Sold schon die Janushaftigkeit des Goldes - sie reimen sich sogar aufeinander Gold und Sold - zum Ausdruck bringt: Auf der einen Seite heißt es „das Gediegene", indem der Sold auf das gediegene Gold zurückgeht, das Solide. Auf der anderen Seite steckt auch die Wurzel von *solvo* (ich löse) darinnen. Und wenn wir uns nun schon mit dem Namen beschäftigen, so wollen wir nicht vergessen, dass *sol* auch die Sonne heißt. Die Sonne, die seit dem Altertum dem Gold zugeordnet wird.

Das Gold wurde also damals aus den Schatzkammern erlöst und zu kleiner Münze gemacht und unters Volk gebracht. Dieses war allerdings nicht die Absicht des Columbus, sondern die Conquistadores - schon wieder stolpert man über eine sprachliche Brücke, indem es hier die *Conquista d'or*, also die Eroberer des Goldes waren - die also das Gold aus den Tempeln, wo es den Göttern diente, raubten und es zum Götzendienst der modernen Zeiten abkommandierten. Mord und Todschlag, Gewalt und Vergewaltigung, Mordbrennerei und Verwüstung begleiteten die Wege dieser Conquistadores, und zurück brachten sie die Syphilis nach Spanien, in das Land, wo Gold seit alters her - und nun nicht mehr ausreichend zur Stillung der Goldgier der Reichen - von Sklaven mit Hilfe des Quecksilbers gewonnen wurde. Die Syphilis, jene Krankheit, die auch die spanische oder französische Krankheit genannt wird, die wie eine Geißel Gottes über das goldene Hochmittelalter hereinbrach und neben der Pest, dem schwarzen Tod, die Menschen das Fürchten lehrte, wie heute AIDS..

Verfolgen wir die Spuren des Goldes, die es in der Menschheitsgeschichte hinterließ, finden wir es vor allen Dingen in den Ländern der Wüste. Was nun Ursache und was Wirkung ist, das braucht uns in der Homöopathie nicht zu interessieren, denn wir sollten nicht mit übersinnlichen Ergrübelungen aufwarten, sondern mit sinnfälligen Phänomenen, wie uns auch der berühmte Zeitgenosse *Hahnemanns*, nämlich *Goethe* - jener Aurum-Mensch aus Weimar - empfohlen hat: „Suchet nur nichts hinter den Phänomenen, sie selbst sind die Lehre." In den Ländern der Wüste finden wir das Gold heute noch: Südafrika, Mexiko usw., und so fand es sich im Altertum in Afrika, Ägypten, Arabien, Israel, Spanien, Mexiko, Nordamerika, Alaska, Australien.

Der erste bedeutende Bericht über das Gold steht im alten Testament in der Geschichte vom goldenen Kalb, als das auserwählte Volk - die Auserwählten -, das Volk Israel, vom Flussland in der Wüste - Ägypten - durch die Wüste zog, bedroht von Hunger, Durst und feurigen Schlangen. Dort wurde erstmals das Männer und Frauen schmückende Gold eingesammelt, wie später nochmals zur Zeit der Gründerjahre im Jahre 1892 in Deutschland. Dieses Gold wurde zwar nicht zu Barren, aber doch zu etwas ähnlichem eingeschmolzen, und es begann die Beleidigung Gottes, der keine anderen Götter neben sich duldete. Es begann der legendäre Tanz ums Goldene Kalb, der sich seitdem fortsetzt, und der die

Völker bis in die Neuzeit in seinen tödlichen Reigen einschließt. Die Folgen sind bekannt: Trotz Fürsprache des Moses mussten ca.1/3 der Israeliten über die Klinge springen, ehe der heilige Zorn Jehovas beruhigt werden konnte. Dieser Quotient tödlicher Wirkung hat sich seitdem erhalten, wann immer die Völker ihren unfehlbaren Führern folgten, wenn es darum ging, zum Heil des Cäsars, des Kaisers, des Glaubens, des Vaterlandes - Vater als Stellvertreter Gottes auf Erden - unter dem Patronat von Priestern, die die Waffen segneten, unter Vorantragen von Fahne und Musik, Pomp und Trara, dem Big leader, wer es auch sein mochte, dem Hitler oder Lenin, dem Eisenhower oder Churchill, dem Siegfried oder Rommel in die Wüsten folgten, wo sie dann verrecken durften, Tod und Verderben, Wüste und Öde erzeugend.

Wo immer Menschen sich des Goldes bemächtigten, wurden sie unweigerlich von ihm bezwungen. Bei dem Versuch, das Gold für sich auf einen Haufen zu bringen, war das dicke Ende vorprogrammiert. Weder das Weltreich der Römer - *bei uns geht die Sonne nicht unter* sangen später auch die Hitlerjungen -,noch die Spanier, weder Phillip der Schöne, noch die Templer, weder das heilige römische Reich christlicher Prägung, noch der Commonwealth haben den Griff nach der göttlichen Macht überlebt, sie gingen alle unter, weil sie dem Fluch des Goldes erlagen, wie einst die Nibelungen, denen Wagner einen Teil seines großen Aurum-Werkes gewidmet hat. Dabei wäre es so einfach gewesen, denn schon Moses, der im heiligen Zorn die Gesetzestafeln zerbrach, die gerade frisch bedruckt vom höchsten Geist kamen, hat das goldene Kalb dem Feuer überantwortet und zwischen Steinen zerrieben, das Gemisch ins Wasser geschüttet, oder auch ins Wasser geschüttelt, und dann dem Volk zu trinken gegeben. Er führte uns den Prototyp einer homöopathischen Heilung vor. Er hat damit nicht nur dem auserwählten Volk den Weg ins gelobte Land - ins goldene Zeitalter - gewiesen, sondern auch den Weg zur Heilung vom Golde. Aber die Menschen sind blind, obwohl sie doch Augen haben, von denen doch *Goethe* sagte:

„Wär' nicht das Auge sonnenhaft,
Wie könnte es das Licht erblicken,
Lebt nicht in uns des Gottes eigene Kraft,
Wie könnte uns Göttliches entzücken".

Damit sprach er auch, wie sein Zeitgenosse *Hahnemann*, den Grund aus, warum Ähnliches durch Ähnliches geheilt werden kann, similia similibus curentur. Analog dazu können wir sagen, *„lebt nicht in uns des Goldes eigene Kraft, wie könnt' uns Gold als Mittel dann beglücken."*

Als an jenem schwarzen Freitag 1929 in New York die Börse zusammenbrach, stürzten sich der Legende nach viele ruinierte Börsenmakler aus den Fenstern der Wolkenkratzer, diesen Symbolen für den Höhenflug der Wirtschaftsmächte, deren Währung auf dem Golde beruhte, die durch das Gold gedeckt wurde. Sie wählten den typischen Selbstmord des Aurum-Patienten, der vom Höhepunkt seines Reichtums plötzlich den Abgrund des wirtschaftlichen Ruins vor sich sieht, der ihn unwiderstehlich anzieht. So zieht auch jeden Aurum-Patienten auf dem Höhepunkt seiner Aurum-Täuschung unwiderstehlich der damit verbundene Abgrund an, denn jeder Höhe ist unweigerlich der Abgrund zur Seite gestellt, sonst könnte keine Höhe entstehen. Und so muss die Höhe uns in die Tiefe ziehen.

Gold oder die Unterdrückung des Lebens:

Symptom Nr. 5 (CK): *„Melancholie, er glaubt nicht, in die Welt zu passen, und sehnt sich daher nach dem Tode, an den er mit inniger Wonne denkt."*

Symptom Nr. 7: *„Große Bangigkeit und Schwäche, daß man ihn dem Tode nahe glaubt."*

Symptom Nr.10: *„Große, bis zur Selbstentleibung steigernde Angst, mit krampfender Zusammenziehung im Unterleib."*

Was treibt diese Menschen dazu, was ist ihr innerstes Lebensgefühl, welches ist ihr Gemütszustand, aus dem heraus sich die Selbstmordneigung entwickelt, wie ist ihre Verstimmung der Dynamis zu verstehen?

Sankaran weist in seinem Buch *„The Spirit of Homeoopathy"* auf ein Symptom hin, das er im Repertorium von *Phatak* verzeichnet fand: *„Ungewohnte Verantwortung verschlimmert"*. Dieses sonst von mir nirgends gefundene Symptom führte ihn zum Arzneimittel Aurum bei einem schwer coronarinsuffizienten Patienten. Er fand die depressiven Züge von Aurum bei seinen später mit Aurum erfolgreich behandelten anderen Patienten gar nicht in dem Maße, wie sie im traditionellen Aurumbild enthalten sind, das im wesentlichen aus

Prüfungen stammt, obwohl *Hahnemann* selbst von einigen solchen Fällen spricht, die *„mit Selbsttötung ernstlich umgingen"* und die er davon befreite.

Sankanran fand demgegenüber Patienten, die sehr gewissenhaft, verantwortlich, pflichtbewusst und freundlich sind. Sie entwickelten gerne väterliche Gefühle für andere, waren sehr religiös, liebten Musik, waren konservativ, altmodisch gekleidet, harte Arbeiter, vertrauenswürdig, ehrlich, starke Gefühle von Recht und Unrecht, usw. Hervor stechendster Zug war jedoch immer ihre übergroße Verantwortung, Verantwortung für alles und jedes, sie konnten keine Aufgabe abgeben, kümmerten sich um alles, standen den leichtsinnigen Seiten des Lebens in zunehmendem Maße ablehnend gegenüber, kurz, sie unterdrückten ihr eigenes Leben aus dem Gefühl heraus, sie müssten die Last der anderen tragen.

Vielleicht ein Gefühl, eine zu schwere Last auf seine Schultern genommen zu haben, die einen nun niederdrückt, wie es *Hans im Glück* erging, als er für siebenjährige Dienste einen Goldklumpen bekam, der so groß war wie sein Kopf. Ich habe einmal ausgerechnet, dass so ein Klumpen Gold gut zwei Zentner wiegen muss und ca. 1,5 Millionen DM wert ist. So ungefähr muss man sich die Wirkung von Gold vorstellen. Die Verantwortung für 1,5 Millionen, nachdem man vorher nichts hatte, und dann noch die physisch wirkende Last auf der Schulter. Nun, wir wissen, wie Hans im Glück das Problem löste. Er wollte zu seiner Mutter - Mater - nach Hause und es sollte schnell gehen. Also tauschte er die 1,5 Millionen gegen ein Pferd usw. Alles was er später bei seinen Tauschaktionen bekam, war deutlich - geldlich - weniger wert als was er vorher hatte. Aber was hatte er gewonnen: Hans war gerade mit seinen zuletzt erstandenen Steinen, halb verhungert und verdurstet- wie in der Wüste - bei einem Brunnen angekommen und hatte die Steine vorsichtig auf den Rand des Brunnens gelegt. *„Daraufhin setzte er sich nieder und wollte sich zum Trinken bücken; da versah er sich, stieß ein klein wenig an, und beide Steine plumpsten hinab. Hans, als er sie in der Tiefe hat versinken sehen, sprang vor Freuden auf, kniete nieder und dankte Gott mit Tränen in den Augen, dass er ihm noch diese Gnade hat erwiesen und ihn auf eine so gute Art und Weise, ohne dass er sich einen Vorwurf zu machen brauchte, von dem schweren Stein befreite, der ihm allein nur hinderlich gewesen wäre. <So*

glücklich wie ich> rief er aus, <gibt es keinen Menschen unter der Sonne>. Befreit von aller Last sprang er hinfort, bis er daheim bei seiner Mutter war."

Nun, wir alle tragen solche Lasten mit uns herum. Deshalb meine Idee: Mögen auch wir allen überflüssigen Ballast loswerden, als da sind Berechtigungen, Gebührenordnungen, Wirksamkeitsnachweise, wissenschaftliche Beweise, kritische Prüfungen, Nachweise in Arzneimittellehren zum Beweis des Simillimums usw., damit wir unbeschwert zur Materia medica, zur Mutter der Medizin finden ins gelobte Land - ins Eldorado der Therapie, wo wir friedlich miteinander leben können, die Klassischen mit den Dorci-Homöopathen, die Boller mit den Zentralsvereinshomöopathen, die Ärzte mit den Heilpraktikern, die Dilettanten und Laien mit den Superfachmännern/frauen. So eine Stimmung, wie sie bei den Aurum- Prüfsymptomen Nr. 37, 38, 39 aufgetreten ist, könnte dann entstehen:

„Gute Laune den ganzen Tag, mit Gesprächigkeit und Selbstzufriedenheit."
„Heitere, zufriedene Laune, er wünscht sich immer mit anderen zu unterhalten."
„Ziemlich lustige und angenehme Behaglichkeit."

Dieses und noch viel mehr wünsche ich allen Teilnehmern, vor allem an heutigen Gesellschaftsabend ...

Hyoscyamus für Anfänger

Erschienen in „Homöopathische Einblicke" Nr.58, Juni 2004

In der letzten Ausgabe von dieser Zeitschrift erschien ein erschöpfender Artikel über Hyoscyamus, bei dem es wenig zu ergänzen gibt. Trotzdem möchte ich einige Kleinigkeiten zusätzlich bringen, da dann die Anwendung des Mittels in der Praxis noch leichter fällt.

Es wurde schon darauf hingewiesen, dass *Shakespeare* im *Hamlet* das Bilsenkraut als das Gift erwähnt, das den Vater von Hamlet *„durch Träufeln ins Ohr"* zu Tode gebracht hat. Das ist vom Toxikologischen her nicht leicht zu verstehen, und es ist eher unwahrscheinlich, dass man so einen Menschen umbringen kann. Warum nun ausgerechnet das Bilsenkraut in die Dramaturgie passte, kann man vielleicht doch verstehen, wenn man die Geist- Gemütsverfassung von Hamlets Vater studiert, dessen Geist (6) erscheint und nun dem Hamlet offenbart (14), was wirklich los ist:

„Es heißt, dass, da ich schlief in meinem Garten,
Mich eine Schlange stach; so wird das Ohr des Reichs
Durch einen erlognen Hergang meines Todes (19)
Schmählich getäuscht (1); doch wisse Jüngling,
Die Schlang, die deines Vaters Leben stach (8,11),
Trägt seine Krone jetzt (2)...
...Ja, der blutschänderische Ehebrecher (7),
Durch Witzes Zauber, durch Verrätergaben ....
...gewann den Willen
Der scheinbar so tugendhaften Königin (5)
Zu schnöder Lust (5,15). O Hamlet, welch ein Abfall!....
...Da ich im Garten schlief,
Wie immer meine Sitte nachmittags,
Beschlich dein Oheim meine sichre Stunde (19)
Mit Saft verfluchten Bilsenkrauts im Fläschchen
Und träufelt' in den Eingang meines Ohrs
Das schwärende Getränk (9,10);...
... So ward ich schlafend und durch Bruderhand
Um Leben, Krone Weib mit eins gebracht (3),

In meiner Sünden Blüte (16) hingerafft,
Ohn' Nachtmahl (12), ungebeichtet, ohne Ölung;
Die Rechnung nicht geschlossen, ins Gericht
Mit aller Schuld auf meinem Haupt gesandt.(17)......

Hamlet wird nun aufgefordert, ihn zu rächen (4). Der Geist (13) verschwindet, das Tageslicht naht (18).

Folgende Symptome

1. Beklagt sich über vermutetes Unrecht
2. Delirium von eingebildetem Unrecht
3. Wahnidee wird verkauft
4. Stiftet andere an
5. Beschwerden von enttäuschter Liebe
6. Hellsichtigkeit
7. Wahnideen von Verbrechern
8. Wahnideen, er wird von seiner Umgebung verletzt
9. Wahnideen, er ist vergiftet
10. Wahnideen, dass er vergiftet wurde
11. Wahnideen, dass er von Feinden verfolgt wurde
12. Wahnideen, religiöse
13. Wahnideen, sieht Geister
14. Wahnideen, redet mit Verstorbenen
15. Wahnideen, das Weib sei treulos
16. Wahnideen, hat Unrecht getan
17. Wahnideen, zweifelt am Seelenheil
18. Scheut das Licht
19. Furcht betrogen zu werden

Es ist schon erstaunlich, wie *Shakespeare* die Gemütslage des mit Bilsenkraut vergifteten so gut schildern konnte. Manche sehen eben mehr als andere!

Das sind nun alles Symptome, die wir auch bei leibhaftigen Patienten finden können, die bei uns in der Praxis erscheinen. Sie erzählen uns allerdings meistens nicht das Mittel, wie der Geist von Hamlets Vater, sondern wir müssen es erst nach der Methode von *Sherlock Holmes* herausbekommen: *„Kombiniere!"*

Was sagen also unsere Patienten, wenn ihr Gemüt nach Hyoscyamus als Heilmittel verlangt? Dazu ein paar Beispiele:

Fall von Prostata-Vergrößerung

18.07.03 Ein 72-jähriger Patient kommt und berichtet, dass er beim Urologen war(7). *„Ich hatte altersgemäße Beschwerden. Der hat die Prostata abgetastet etc. und stellte eine Vergrößerung fest. Der PSA-Wert war 5,2, er hat mir deshalb eine Biopsie vorgeschlagen. Das wollte ich mir erst einmal überlegen.(1) Damit könnte ja alles mögliche in Bewegung gesetzt werden.(2) Kennen Sie einen biologischen Arzt?(8)... Nachts läuft es nicht mehr so.(3) ... Da ist eine gewisse Impotenz"* (4). (er rückt nicht so recht raus mit der Sprache, es scheint ihm peinlich zu sein. Dann sagt er es aber doch direkt).

„Was gibt es sonst noch?"

„Ich habe eine chronische Bronchitis auf der rechten Seite. Ich habe Atemprobleme, ich muss bewusst atmen, wenn ich nachts erwache. Ich weiß nicht, was ich davon halten soll (7). Ich nehme noch ß-Blocker wegen des hohen Blutdrucks, die muss ich nehmen, sonst kann ich den nicht beherrschen (5)."

„Weshalb kommen sie jetzt zu mir?"

„Na, sie wissen doch immer was, wo die anderen nichts mehr wissen. Sie geben mir wieder Ihre Wunderpillen und mir geht es gleich besser (6)."

1. Gemüt; LICHT; Abneigung gegen
2. Gemüt; FURCHT; allgemein; betrogen zu werden
3. Gemüt; VERSTECKEN, Verlangen sich zu
4. Gemüt; NACKT; Verlangen nackt zu sein
5. Gemüt; BETT; will im Bett bleiben
6. Gemüt; ANSTIFTUNG anderer
7. Gemüt; tastet umher, als sei er im Dunkeln
8. Gemüt; neugierig

Begründung der Symptomen Wahl:

1.Das weitere Ergebnis scheut er, weil da ja was rauskommen könnte, das ihm Probleme bereitet.

2.Das könnte ja fatale Folgen nach sich ziehen. Er könnte das verlieren, was er jetzt wenigstens sicher hat.

3.Er will nicht so recht in sein Intimleben schauen lassen.

4. Aber dann öffnet er sich doch, er rückt mit seinem Problem offen heraus.

5. Das Bett ist der Ort der Sicherheit. Deshalb will er es nicht verlassen und bei seinen anscheinend sicheren Tabletten bleiben. Erst wenn er sicher ist, dass ein Weglassen ihm keinen Verlust zufügt, würde er sich darauf einlassen.
6. Er fordert den Arzt auf, jetzt die bewährten Pillen endlich rauszurücken, die doch immer geholfen haben. Der Arzt soll etwas tun, ohne es selbst wirklich zu wollen.
7. Er hat schon die Auskunft vom Urologen, dem misstraut er, weil es ihm noch keine Gewissheit für das weitere Vorgehen gebracht hat. Bei den Atemproblemen weiß er auch nicht so recht, woran er ist
8. Er will noch weitere Adressen, um sicher zu gehen.

Das Hauptproblem für Hyoscyamus ist in vielen Fällen die Sicherheit. Sie wollen alles 100% vorher sicher haben, ehe sie von dem Stand weggehen, den sie jetzt (scheinbar sicher) haben.

Er bekommt Hyoscyamus C6, 3 Glob. direkt in der Sprechstunde.

10.03.04 Telefon: *„Ich muss mal vorab telefonieren. Ich habe so kräftige Aussetzer am Herzen. Ich habe ja eigentlich nächste Woche einen Termin bei Ihnen, aber das macht mich doch unruhig. Ich ließ ein Ekg machen, das sei harmlos, sagte der Arzt. Aber nicht für mich. Ich bin verunsichert, ob der nächste Schlag noch kommt (1). Ich erwache morgens um 5 Uhr, als ob das Herz still steht. Ich bin ängstlich, dass es ganz aufhört(2). Tagsüber, wenn ich aktiv bin, tritt es nicht auf.. Ich weiß nicht ob ich es dann habe. Ich nehme jetzt ß-Blocker vom Arzt verordnet., wegen des erhöhten Blutdrucks."*

Er bekommt Hyoscyamus C30, 3 Globuli

Symptome:
Gemüt; UMHERTASTEN wie im Dunkeln: croc., hyos., op., plb.
Gemüt; FURCHT; allgemein/general; betrogen zu werden hyos., lyss.

Es ist immer noch der Hyoscyamus-Zustand vorhanden. Wir nehmen nicht: Furcht, das Herz könne stehen bleiben, sondern der Zustand, der dadurch hervorgerufen wird., nämlich das Gefühl, keinen rechten Durchblick zu haben und das Gefühl, dass hier etwas schief gehen könnte, wenn man nicht das Richtige jetzt macht. Er sichert sich nach dem ersten Arzt noch beim anderen Arzt ab. Er vertraut keinem ganz. Das ist sehr charakteristisch für Hyoscyamus.

23.03 04: *„Ich sage einmal: besser! Habe es immer noch einmal, bin aber etwas sicherer. Die „Homöostase"(1) ist irgendwie nicht in Ordnung. Ich war ja beim Arzt, im Belastungs-Ekg keine Extrasystolen, in der Ruhe tritt es immer wieder auf, das macht mich ängstlich. Ich nehme seit langem den ß-Blocker, wenn ich den weg lasse, geht der Blutdruck rauf(2), aber das stört mich wenig. Warum ist der Druck „im Kanal" (1), ich weiß es nicht (3). Es beunruhigt mich, dass sie da sind und ich habe Angst, dass es ganz aufhört. Ich rede mit niemandem darüber, ich behalte es für mich, da ich nicht glaube, dass mir jemand hilft."*
„Warum erzählen sie niemandem etwas?"
„Weil man dann sofort als Hypochonder, als Neurotiker eingestuft wird. Ich glaube nicht, dass ich krank bin (4,5), ich will deshalb kein falsches Bild erwecken (6)".

Symptome:
1. Gemüt; AFFEKTIERTHEIT, gekünsteltes Benehmen
2. Gemüt; BETT/BED; will im Bett bleiben
3. Gemüt; Tappen wie im Dunkeln
4. Gemüt; WAHNIDEE, Einbildung; gesund, er sei
5. Gemüt; GESUND; behauptet, trotz schwerer Krankheit gesund zu sein
6. Gemüt; FURCHT betrogen zu werden,

Begründung:
1. Das ist eine affektierte Ausdrucksweise.
2. Er bleibt auf alle Fälle auf der sicheren Seite
3. Er weiß nicht, woran er ist
4. Er hat die Vorstellung, dass er eigentlich ganz gesund ist, nur... .Wenn Leute das sagen, dann nimmt man die Rubrik, egal was objektiv vorhanden ist.
5. dto, hat aber einen leicht anderen Sinn, wenn man es genau nimmt, was manchmal wichtig ist, denn die Mittel in den beiden Rubriken sind nicht identisch.
6. Immer die Angst, dass infolge seines Verhaltens ihm ein Nachteil entstehen könnte.

Er bekommt Hyoscyamus D3, drei Globuli. Danach höre ich erst einmal nichts mehr von ihm.

2. Fall, Depression

Eine 51-jährige Patientin ist schon länger in meiner Behandlung. Ihr Befinden war immer sehr wechselhaft, mal ging es ihr ganz ordentlich, dann wieder war eine ausgesprochene Weltuntergangsstimmung vorherrschend. Durchgängig waren Angstzustände, die immer wieder in den Vordergrund traten. Immer war die Angst, an Krebs zu erkranken im Hintergrund. Das hat sie nie verlieren können, obwohl alle entsprechenden Untersuchungen nie etwas ergaben. Aber sie misstraute den Ergebnissen derselben immer. *„Woher wollen die wissen, ob ich Krebs habe?"* war immer wieder zu hören. *„Ich muss sowieso bald sterben. Das regt mich auf. Ich habe auch Angst, man könne etwas finden. Ich habe oft so Gedanken von Stolz. Da fühle ich mich schuldig und bete abends deswegen."*
Sie hat unregelmäßige und oft zu starke Periodenblutungen, der Gynäkologe schlägt ihr eine Hormonbehandlung vor, aber die will sie nicht, da sie gehört hat, das könne Krebs erzeugen.
„Wenn mein Mann verreist, habe ich Angst, dass ihm was passiert, oder dass daheim etwas passiert und er ist nicht da." Sodbrennen, Magenkrämpfe, trotzdem raucht sie. Schlimmer ist es immer bei abnehmendem Mond. Sie sei an allem Schuld, weil sie rauche. Die homöopathische Behandlung war bisher wenig erfolgreich. Manchmal gab es eine fragliche Besserung, aber eigentlich war ich nie überzeugt, das Richtige getroffen zu haben.

04.07.02 Anruf aus der Univ.-Klinik: Sie habe ein Darm-Carcinom mit einem Abszess. Man habe einen Anus praeter gelegt.

06.08.02 Sie erscheint in der Sprechstunde: *„Es war ein Krebs des Dickdarms, der in den Darm perforiert war, deshalb mussten die einen Anus praeter anlegen. Jetzt haben sie mir eine kombinierte Chemo-Radio-Therapie vorgeschlagen. Aber ich habe so Angst vor der Apparate Medizin (beginnt zu weinen). Ich habe wohl alles falsch gemacht, ich habe ja schon immer Angst vor Krebs gehabt. Wenn ich das jetzt machen lasse, bin ich hinterher kränker als jetzt schon. Was ich so von den Erzählungen anderer Leute höre, landen die meisten auch bald auf dem Friedhof. Ich habe so Angst vor dem Sterben. Ich heule viel, weil ich so traurig bin. Ich kann doch meine Familie nicht allein lassen. Ich bin so ein Feigling. Ich bin so im Zweifel, man kann auch durch die Bestrahlungen krank werden."*

Sie bekommt von mir Lachesis Q1, täglich 2 Tropfen zu nehmen. Außerdem ein Mistelpräparat zur Injektion.

27.08.02. *Körperlich geht es mir gut. Viel Angst, dass es wieder kommt., Angst vor dem Sterben, ich muss ständig daran denken. Ich möchte nicht zu den Untersuchungen, die sind widerlich, diese Darmuntersuchungen, das ist so unwürdig, man ist so ausgeliefert. Ich habe auch Angst, dass man etwas findet. Man hatte mir einen Termin zur abschließenden Untersuchung ausgemacht. Da hat man mich gar nicht untersucht, ich war so enttäuscht, mir war das so wichtig.. Es war ein wildfremder Arzt, der wollte mich nur von der Chemo überzeugen, da hätte man 20-50% Chance. Ich wollte gleich gehen, blieb dann aber doch stehen. Ich war im Zweifel, ob ich es richtig mache. Keiner sagt mir etwas, ich bin auf mich allein gestellt. Es ist alles meine Schuld. Bei der Rektoskopie, da ließ man mich da so nackt liegen, ich bin mir wie der letzte Dreck vorgekommen. Wenn ich mir vorstelle, ich müsste zu dem um die Rückverlegung da machen zu lassen! Damit die ihre Scheißapparate bezahlt bekommen (7). Warum habe ich nicht das letzte Mittel wieder bekommen, da ging es mir so gut, da hatte ich gar keine Ängste mehr (es war Platin gewesen, das aber nur vorübergehend geholfen hatte)."*

So ging es noch eine Weile weiter. Sie bekam verschiedene Mittel, die aber nicht recht ansprachen. Dann wollte sie zu einer homöopathischen Kollegin wechseln, was sie dann aber doch nicht machte. Am 03.02. 04 erschien sie wieder: *„Es geht mir psychisch nicht gut. Ich hatte im Januar 2004 eine Abrasio. Jetzt soll der Uterus raus, weil man Zellen von einem Adeno-Carcinom gefunden hätte. Ich habe Angst was auf mich zukommt (5). Ich habe kein Vertrauen in die Ärzte (5). Es sind wieder Pannen passiert (4). Die sind alles Chaoten, ein CT wurde gemacht, aber kein Bericht kam (4). Ich habe solche Angst, dass sie noch mehr finden (1)(5). Was kommt dann, wenn der Uterus raus ist? (4) Dann kommt ein anderes Organ dran. Man könnte sich gleich aufhängen. Ich habe schon immer alles falsch gemacht. (3) Wer weiß, was ich dann noch alles machen muss. Immer die Unsicherheit, die drohen ja damit. Immer bei mir findet man was (4). Ich kann keinen Arzt mehr sehen (5). Kopf in den Sand, das ist meine Methode (1). Ich will meine Ruhe(6). Ich weiß, mir fehlt überhaupt nichts, ich kann doch alles schaffen (2)."*

Nun war bei mir endlich der Groschen gefallen. Eigentlich hatte sie schon früher genügend Symptome gehabt, um das Mittel fest machen zu können, wenn ich die früheren Gesprächsprotokolle durchlas. Aber ich war nicht in der Lage, den ständigen indirekten Vorwurf, den sie mir machte, zu ertragen. Ich konnte den Vorwurf nicht zurückweisen, sondern fühlte mich schuldig, dass ich kein Mittel gefunden hatte. Das war mein Fehler: Ich hatte mich von ihr in eine Situation manövrieren lassen, der mir den Zustand einbrachte, im Dunkel zu tappen und mir Vorwürfe zu machen. In einem solchen Zustand kann man nicht erfolgreich homöopathisch handeln. Heute hatte ich mich von dieser Situation befreien können, indem ich nur zuhörte, ohne mich davon berühren zu lassen.

Folgende Symptome waren, gegenwärtig, anhaltend und hervorragend:

1. Gemüt: LICHT; Abneigung gegen
2. Gemüt; GESUND; behauptet, trotz schwerer Krankheit gesund zu sein
3. Gemüt; WAHNIDEE, Einbildung: gemacht zu haben, meint etwas falsch
4. Gemüt; WAHNIDEE, Einbildung; Unrecht erlitten zu haben
5. Gemüt; FURCHT betrogen zu werden
6. Gemüt; ABSCHEU
7. Gemüt; GESCHÄFT, redet vom
8. Gemüt; HOFFNUNGSVOLL
9. Gemüt; FURCHT; Tod, vor dem

1. Das ist das wichtigste Symptom: Sie will den Kopf in den Sand stechen. Sie will nichts Neues wissen, es könnte ja alles noch schlimmer werden. Sie hat das auch bei den früheren Gesprächen immer wieder gezeigt.
2. Das ist auffällig, dass sie hier etwas wörtlich sagt, was doch durch die Tatsachen längst widerlegt ist. Aber in ihren Bewusstsein möchte sie den Anscheinerwecken, dass bei ihr doch alles in Ordnung ist, das man nicht weiter zu untersuchen braucht, sonst kommt noch mehr heraus.
3. Immer wieder macht sie sich Vorwürfe, das sie alles falsch gemacht habe. Egal was passiert, sie hat die falsche Entscheidung getroffen, sie hat die „Arsch-Karte gezogen", wie ein heute geläufiger Ausdruck es auf den Punkt bringt.
4. Sie hat aber auch das Gefühl, dass man immer bei ihr das Falsche gemacht hat (Pannen, zu spät erkannt, die falsche Behandlung, das falsche Mittel bekommen usw.)

5. Furcht, dass sie wieder um eine Chance gebracht werden könnte, das man wieder etwas Falsches bei ihr macht, immer voller Misstrauen in die Kompetenz der Behandler. Von mir wollte sie auch schon weg, ließ es dann aber, weil sie den Eindruck hatte, dass sie bei mir immer noch am Besten beraten wird.
6. Es hängt ihr langsam alle zum Hals raus, es ödet sie an.
7. *„Die wollen nur ihre Apparate bezahlt bekommen."* Das hat sie immer durchblicken lassen, dass sie sich ausgenommen fühlt. Ich hatte auch schon einmal ein Diskussion übe die Höhe meiner Rechnung mit ihr. Es geht ums Geschäft, denn da ist auch Symptom Nr. 5.
8. Trotz allem hat sie immer noch Hoffnung, des halb kommt sie trotz aller Zweifel und Misserfolge immer noch.
9. Furcht vor Tod hat sie oft erwähnt, ist aber wenig aufschlussreich, da das viele Mittel haben.

Sie bekommt nun Hyoscyamus C 30

Sie war im Krankenhaus und hat sich den Uterus operieren lassen. Sie hat viel Blut verloren, sie habe jetzt noch einen „Eisenmangel". Am 07.02.04 sei der HB Wert bei 7 gelegen. *„Ich bin noch müde, ich setze mich hin. Ich muss oft urinieren. Und habe manchmal Blasenkrämpfe. Das war ja ein Wundermittel beim letzten mal! Es ging mir ständig besser nach dem Mittel. Ich konnte ohne Angst ins Krankenhaus gehen. Das hat mir enorm geholfen. Die habe übrigens keinen Krebs in der Gebärmutter entdeckt. Ich bin froh darüber, nun muss ich nur noch den Anus praeter wegmachen lassen, da warte ich aber, bis ich mich erholt habe." „Was ist denn jetzt ihr Hauptproblem?" „Ich möchte gerne abnehmen. Ich bekomme immer nach kurzer Zeit Hunger. Ich will diesen Bauch weg haben."*

Sie bekommt Hyoscyamus C6, weil sie nach der Operation bestimmt mit einer Abschwächung der Mittelwirkung rechnen muss. Aber ich gebe eine niedrigere Potenz, da es ihr von der Geist- Gemütsseite her noch sehr gut geht. Das war hier auch die wichtigste Seite.

So kann man noch weitere Fälle bringen. Ich kann mir meine Praxis ohne das überhaupt nicht vorstellen, wie überhaupt die drei großen Nachtschatten, Belladonna, Stramonium und Hyoscyamus vielen Patienten Heilung ringen. Es war bei mir noch nie ein Exhibitionist dabei oder sonst ein auffälliger Verrückter, alles ganz stinknormale Leute, wie wir alle.

Fallberichte

In der Medizin ist es gebräuchlich, über einen „Fall" zu berichten, wenn man über die Art der Behandlung bei einem Kranken mit bestimmter Diagnose und über den Verlauf der Behandlung und über den Erfolg derselben berichten will. Den Ärzten wird manchmal der Vorwurf gemacht, dass Patienten für sie „nur noch Fälle" seien, und dadurch würde leicht vergessen, dass es doch Menschen seien mit ihrem Leid und ihrem Schicksal.

In dem Wort „Fall" ist einiges verborgen, das sich bei genauerem Hinsehen deutlich zu erkennen gibt. Wenn der Mensch erkrankt, so fällt er buchstäblich aus seinem gewohnten Dasein heraus. Es kann sich wirklich um einen Fall auf den Boden handeln mit seinen oft schwer wiegenden Folgen, was wir auch als Un*„fall"* bezeichnen. Im Falle einer Erkrankung kann jemand ohnmächtig und bewusstlos umfallen. Bei schweren Erkrankungen bleibt der Mensch in seinem Bett liegen, in das er sich hat fallen lassen vor lauter Schwäche, und er benötigt oft lange, um den gefallenen Zustand zu beenden. Der Begriff „Fall" ist zeichnet sich also durch eine sehr zutreffende Wortwahl aus.

„Ich will nicht zum Fall werden" fordert der Patient, dabei ist er es bereits. Für den konventionellen Mediziner z.B. ein Fall von Magengeschwür. Für den Homöopathen ist es dann z.B. ein Fall von Pulsatilla. Immer wird etwas Typisches am Patienten festgestellt, das ihn mit anderen Fällen der gleichen Art ähnlich macht. Er wird sich selbst unähnlich und einem Kollektiv gleichartiger Kranker zugeordnet. Das ist einfach so, auch wenn es uns nicht gefällt.

Dieses Missfallen an einem solchen Zustand hat seinen Grund darin, dass wir so sein wollen, wie wir selbst sind und nicht so wie alle anderen, die das gleiche haben, wie wir, sei das nun ein Magengeschwür oder Pulsatilla als Krankheit. Denn in der Homöopathie ist die Krankheit dem Arzneimittel so ähnlich, dass wir beide mit dem gleichen Namen belegen.

Dabei weiß jeder, dass sich Patienten mit Magengeschwüren überhaupt nicht ähnlich sein müssen, sie sind genau so verschieden wie gesunde Menschen. Sie sind sich nur in Bezug auf das bei allen vorliegende Magengeschwür ähnlich. Auch die Pulsatilla-Kranken sind sich völlig unähnlich, bis auf die Tatsache, dass sie auf Grund ihrer Symptome alle der Pulsatilla am ähnlichsten geworden sind, sie mögen Krankheiten der unterschiedlichsten Art haben. Jeder hat seine eigene Sammlung von Symptomen hervorgebracht, und alle bekommen wegen der „typischen" Zusammensetzung ihrer Symptome Pulsatilla, weil kein anderes Mittel genau diese Zusammensetzung der Symptome hat.

Aus diesen Gründen sind Fallschilderungen immer ein problematisches Unterfangen, weil die Menschen es sich gerne bequem machen und scheinbar vermeidbare Mühen scheuen. In der konventionellen Medizin werden die Unterschiede der vielen Patienten mit der gleichen Diagnose einfach weggelassen, und man hat dann nur noch das Magengeschwür als den kleinsten gemeinsamen Nenner. Denen kann man dann auch allen das gleiche Mittel geben, sofern man ein solches Allheilmittel für Magengeschwüre gefunden hat. Damit hat es allerdings seine Schwierigkeiten.

Umgekehrt hat es seine Schwierigkeit, den vielen Magengeschwürspatienten das genau für ihre besonderen Umstände passende, d.h. ähnliche homöopathische Mittel zu finden. Es müssen hier **alle Umstände** berücksichtigt werden, die oft nicht gleich erkannt werden. Es ist wie vor dem Gericht: Der Richter muss auch bei dem Straffälligen „alle Umstände" berücksichtigen, sonst bekommt er nach der Revision den Fall wieder auf den Tisch. So geht es auch den Ärzten. Wenn sie nicht alle Umstände berücksichtigen, bleibt der Fall ungeheilt und kommt immer wieder, wenn auch manchmal nicht zum gleichen Arzt. Denn der Patient kann sich Gott sei Dank noch den Therapeuten aussuchen, der seiner Ansicht nach seinem Fall gerecht wird. Das wäre für das Richteramt auch eine anzustrebende Neuerung, dass sich nämlich die Straffälligen oder Streitenden den (Schieds)- Richter selbst aussuchen, von dem sie meinen, dass er ihren Fall gerecht lösen wird.

Es gibt ja auch eine böse Definition der ärztlichen Kunst: „Die Kunst des Arzte besteht darin, den Patienten zwischen Tod und Gesundheit bei „guter Krankheit" zu erhalten" (da er ja sonst den Arzt überflüssig machen würde). Leider ist die Wirklichkeit dieser unschönen Definition meist näher, als der, die Hahnemann dem ärztlichen Beruf anbefohlen hat:

„Des Arztes einziger und höchster Beruf ist es, kranke Menschen gesund zu machen, was man heilen nennt" (§ 1, Organon der Heilkunst).

Hahnemann selbst hat von der Schilderung geheilter Fälle nicht viel gehalten, da doch jeder Fall ein besonderer ist und mit keinem anderen Fall wirklich verglichen werden kann. Außerdem fand er das Erklären der Schritte, die zur richtigen Heilmittelwahl führen; „ermüdend" für den Darstellenden und den Zuhörenden, weshalb er es bei genau zwei Fallschilderungen beließ, die man im Folgenden nachlesen kann:

Vorerinnerung

(aus Hahnemann, S., Reine Arzneimittellehre, Zweiter Teil S.26ff) Hervorhebungen und Unterstreichungen vom Verfasser.

Viele auf dem halben Wege zur homöopathischen Heilkunst stehende Bekannte lagen mir von Zeit zu Zeit an, doch noch genauere Erläuterungen öffentlich mitzutheilen, wie man denn nun eigentlich diese Lehre zur Ausübung bringen könne und praktisch darnach zu verfahren habe. Ich wundere mich, wie man nach so deutlicher Anweisung, als im Organon der Heilkunst enthalten ist, noch speciellere Handleitungen verlangen kann.

Auch fragt man: „wie untersucht man die Krankheit jedes einzelnen Falles?" Gleich als wenn nicht umständliche Auskunft genug im gedachten Buch enthalten wäre.

Da in der Homöopathie nicht nach vermuthlichen und fingirten innern Ursachen der Krankheit und eben so wenig nach, von Menschen ersonnenen Krankheitsnamen, von denen die Natur nichts weiß, das Heilgeschäft unternommen wird, und da jeder Fall unmiasmatischer Krankheit ein einzelner, vor sich bestehender, eigenartiger, von der Natur stets aus verschiedenen, nie hypothetisch vorauszusetzenden Symptomen zusammengesetzter ist, so kann nichts Einzelnes darüber (kein Schema, keine Tabelle) vorgeschrieben werden, außer dass der Arzt dem jedesmaligen Aggregate von Krankheitssymptomen eines Falles eine Gruppe ähnlicher Arzneisymptomen zur Heilung entgegensetze, so vollständig, als sie in einer einzelnen, gekannten Arznei angetroffen werden, indem diese Heillehre nie mehr als ein einfaches Arzneimittel (dessen Wirkungen genau ausgeprüft sind) auf einmal zu geben verstatten kann (s. Org.d.H. 4. Ausgabe, §270,271).

Da lassen sich nun weder die möglichen Aggregate von Symptomen aller dereinst vorkommen könnenden Krankheitsfälle nennen, noch im voraus homöopathische Arzneien für diese (im voraus unbestimmbaren) Möglichkeiten angeben. Für jeden einzelnen, gegebenen Fall (denn jeder ist einzeln, jeder ist verschieden) muß der homöopathische Heilkünstler sie selbst finden und zu dieser Absicht die Symptomen der bis jetzt nach ihrer positiven Wirkung ausgeforschten Arzneien inne haben, oder sie doch für jeden Krankheitsfall zu Rathe ziehen, daneben aber sich befleißigen, die noch unerforschten Arzneien an sich oder anderen gesunden Menschen auf die krankhaften Veränderungen, die sie hervorzubringen geeignet sind, selbst auszuprüfen, um den Vorrath gekannter Arzneimittel zu vermehren, damit die Wahl eines Heilmittels für jeden der unendlich unterschiedenen Krankheitsfälle (zu deren Bestreitung wir nie genug geeignete Werkzeuge und Waffen haben können) desto leichter, desto treffender werde.

Derjenige ist noch lange nicht mit dem wahren Geiste homöopathischer Heilung beseelt, ist noch kein ächter Schüler dieser wohltätigen Lehre, der nur im mindesten Anstand nimmt, selbst genaue Versuche zur Erforschung der eigentümlichen Wirkungen der seit dritthalb tausend Jahren ungekannt gebliebenen Arzneien anzustellen, ohne deren Ausforschung (und ohne dass ihre reinen, krankhaften Wirkungen auf gesunde Menschen vorher bekannt geworden sind) jede Krankheitsbehandlung nicht nur eine thörichte, sondern eine verbrecherische Handlung bleibt, ein gefährlicher Angriff auf Menschenleben.

Solchen selbstsüchtigen Menschen, die zum vollständigen und unentbehrlichen Ausbau des unentbehrlichen Gebäudes nichts beitragen, die nur damit gewinnen wollen, was andere mit Anstrengung erfunden und ausgeforscht haben, bloß in die Hände zu arbeiten, und ihnen nur so die Renten der Wissenschafts – Capitale zu verzehren geben, zu deren Miterwerbung beizutragen sie nicht die mindeste Neigung bezeigen, ist etwas zu viel verlangt.

Wer aber wahren Trieb fühlt, diese so viele Jahrhunderte hindurch unerforschte und doch zum Gesundmachen der Menschen unentbehrliche Kenntniß der eigenthümlichen Wirkungen der Arzneien, unserer einzigen Werkzeuge, mit zu Tage fördern helfen, der findet die Anleitung, wie man solch reine Versuche anzustellen hat, im Organon d. Heik. 4te Ausg., §. 111 – 136.[3]

....

Die Bitte meiner, **auf halbem Wege zu dieser Heilmethode stehenden Freunde**, ihnen Beispiele von solchen Heilungen vorzulegen, ist schwierig zu erfüllen, und ihre

[3] Diese Passage sollten jene beherzigen, die Anstoß daran nehmen, dass es Homöopathen gibt, die neue Substanzen prüfen und in der Homöopathie anwenden. So hat sich insbesondere Vithoulkas geäußert und andere zollten ihm Beifall.

Erfüllung von keinem großen Nutzen. Jeder geheilte Fall von Krankheit zeigt ja nur, wie dieser behandelt worden sey. Der innere Vorgang der Behandlung beruht immer auf denselben Grundsätzen, die man schon kennt, und sie kann nicht für jeden einzelnen Fall concret gemacht und fest bestimmt werden, kann durch keine Geschichte einer einzelnen Heilung deutlicher werden, als schon durch die Darlegung der Grundsätze geschah. Jeder Fall der unmiasmatischen Krankheiten ist eigenartig und speciell, und eben das Specielle desselben ist es, was ihn von jedem andern Falle unterscheidet, ist nur ihm zugehörig, kann aber die Behandlung anderer Fälle nicht modeln. Wenn nun ein verwickelter, aus vielen Symptomen bestehender Krankheitsfall so pragmatisch dargestellt werden soll, dass die Bestimmungsgründe für die Wahl des Heilmittels ganz klärlich daliegen, so erheischt dieß eine ermüdende Erörterung für den Darsteller und für den Leser.
Um jedoch auch hierin meinen Freunden zu willfahren, so mögen hier ein Paar der kleinsten Fälle homöopathischer Heilung stehen.

Sch..., eine etliche und 40 jährige kräftige Lohnwäscherin, war schon drei Wochen außer Stande, ihr Brod zu verdienen, da sie mich den 1. Sept. 1815 zu Rathe zog.
I) Bei jeder Bewegung, vorzüglich bei jedem Auftreten, und am schlimmsten bei jedem Fehltritte, sticht es sie in der Herzgrube, wohin es jedesmal aus der linken Seite kommt, wie sie sagt.
2) Im Liegen ist es ihr ganz wohl, dann hat sie gar keinen Schmerz irgendwo, auch weder in der Seite, noch in der Herzgrube.
3) Sie kann nicht länger als bis um 3 Uhr früh schlafen.
4) Die Speisen schmecken ihr, aber wenn sie etwas gegessen hat, so wird es ihr brecherlich.
5) Das Wasser läuft ihr dann im Munde zusammen und aus dem Munde, wie Würmer beseigen.
6) Es stößt ihr nach jedem Essen vielmal leer auf.
7) Sie ist von heftigem, zu Zorn geneigtem Gemüthe. - Bei starkem Schmerze überläuft sie Schweiß. - Ihre Monatzeit war vor 14 Tagen in Ordnung geflossen.
Die übrigen Umstände waren natürlich.

Was nun das Symptom 1 anlangt, so machen zwar Belladonna, China und Wurzelsumach Stiche in der Herzgrube, aber alle drei nicht bloß bei Bewegung, wie hier. Pulsatille macht zwar auch Stiche in der Herzgrube beim Fehltreten, aber in seltner Wechselwirkung, und hat weder dieselben Verdauungsbeschwerden, wie hier 4, verglichen mit 5 und 6, noch dieselbe Gemüthsbeschaffenheit.

Bloß Zaunrebe hat in ihrer Hauptwechselwirkung, wie das ganze Verzeichniß ihrer Symptome beweiset, von Bewegung Schmerzen, und vorzüglich stechende Schmerzen, und so auch Stiche (in der Herzgrube) unter dem Brustbeine beim Aufheben des Armes, bei Fehltritten aber erregt sie auch an andern Stellen Stechen (341. 400.)

Das hierzu gehörige negative Symptom 2 paßt vorzüglich auf Zaunrebe (430); wenige Arzneien (etwa Krähenaugen ausgenommen und Wurzelsumach in Wechselwirkung - die aber beide auf unsre übrigen Symptomen nicht passen) lassen die Schmerzen in Ruhe und im Liegen gänzlich schweigen, Zaunrebe aber vorzüglich.(430 und andre Zaunreben-Symptome).

Das Symptom 3 ist bei mehrern Arzneien und auch bei Zaunrebe.

Das Symptom 4 ist zwar, was die „Brecherlichkeit nach dem Essen" anlangt, bei mehrern andern Arzneien (Ignazsaamen, Krähenaugen, Quecksilber, Eisen, Belladonna, Pulsatille, Kanthariden), aber theils nicht so beständig und gewöhnlich, theils nicht bei Wohlgeschmack der Speisen vorhanden, wie bei der Zaunrebe (164.).

In Rücksicht des Symptoms 5 machen zwar mehre Arzneien ein Zusammenlaufen des Speichels, wie Würmerbeseigen, eben sowohl, als Zaunrebe (167.); jene andern aber bringen nicht unsre übrigen Symptome in Aehnlichkeit hervor. Daher ist ihnen die Zaunrebe in diesem Stücke vorzuziehen.

Das leere Aufstoßen (bloß nach Luft) nach dem Essen (Symptom 6.) ist bei wenigen Arzneien vorhanden und bei keiner so beständig, so gewöhnlich und in so hohem Grade, als bei der Zaunrebe.

Zu 7. - Eins der Hauptsymptome bei Krankheiten (s. Org. d. H. § 210.) ist die „Gemüthsbeschaffenheit" und da Zaunrebe (533.) auch dieses Symptom in voller Aehnlichkeit vor sich erzeugt; - so ist Zaunrebe aus allen diesen Gründen hier jeder andern Arznei als homöopathisches Heilmittel vorzuziehen.

Da nun das Weib sehr robust war, folglich die Krankheitskraft sehr beträchtlich seyn mußte, um sie durch Schmerz von aller Arbeit abzuhalten, auch ihre Lebenskräfte, wie gedacht, nicht angegriffen waren, so gab ich ihr eine der stärksten homöopathischen Gaben, einen vollen Tropfen ganzen Zaunrebenwurzelsaftes[4] sogleich einzunehmen und beschied sie nach 48 Stunden wieder zu mir.

[4] Nach den neuesten Vervollkommnungen unsrer neuen Heilkunst würde das Einnehmen eines einzigen, feinsten Streukügelchens, mit der decillionfachen (X) Kraft-Entwickelung befeuchtet, zu gleich schneller

Meinem Freunde E., der zugegen war, deutete ich an, daß die Frau binnen dieser Zeit durchaus gesund werden müsse, welcher aber (nur erst noch auf halbem Wege zur Homöopathie begriffen) dieß in Zweifel zog. Nach zwei Tagen stellte er sich wieder ein, um den Erfolg zu vernehmen, aber das Weib kam nicht, kam auch überhaupt nicht wieder. Meinen ungeduldigen Freund konnte ich nun bloß dadurch besänftigen, daß ich ihm das eine halbe Stunde weit entfernte Dorf, wo sie wohnte, und ihren Namen nannte und ihm rieth, sie aufzusuchen und sich selbst nach ihrem Befinden zu erkundigen. Er that es und ihre Antwort war: „Was sollte ich denn dort? Ich war ja schon den Tag darauf gesund und konnte wieder auf die Wäsche gehen, und den andern Tag war mir so völlig wohl, wie mir noch jetzt ist. Ich danke es dem Doctor tausendmal, aber unser Eins kann keine Zeit von seiner Arbeit abbrechen; ich hatte ja auch drei ganze Wochen lang vorher bei meiner Krankheit nichts verdienen können."

W-e, ein schwächlicher, blasser Mann von 42 Jahren, dessen stete Beschäftigung am Schreibtische war, klagte mir den 27.Dez. 1815: er sey schon 5 Tage krank.

1. Den ersten Abend ward es ihm, ohne sichtbare Veranlassung, übel und drehend, mit vielem Aufstoßen,
2. die Nacht drauf (um 2 Uhr) saures Erbrechen,
3. die darauf folgenden Nächte heftiges Aufstoßen,
4. auch heute übles Aufstoßen von stinkendem und säuerlichem Geschmacke,
5. es war ihm als wenn die Speisen roh und unverdaut im Magen wären,
6. im Kopfe sei ihm so weit und hohl und finster, und wie empfindlich darin,
7. das kleinste Geräusch sey ihm empfindlich gewesen,
8. er ist milder, sanfter, duldender Gemütsart.

Hier ist zu bemerken:

Zu 1. Daß einige Arzneien Schwindel mit Übelkeit verursachen, so wie auch Pulsatille (3.), welches seinen Schwindel auch Abends macht (7.), was nur noch von sehr wenigen anderen beobachtet worden,

Zu 2. Erbrechen sauren und sauerriechenden Schleims erregen Stechapfel und Krähenaugen, aber so viel man weiß, nicht in der Nacht. Baldrian und Kockelssamen

---

und vollkommener Herstellung völlig hinreichend gewesen seyn; ja, eben so gewiß, das bloße Riechen an ein Senfsamen großes Streukügelchen mit derselben Potenzirung befeuchtet, so daß der in jedem Falle damals von mir einer robusten Person gegebene Tropfen rohen Saftes durchaus nicht mehr zur Nachahmung dienen darf.

machen in der Nacht Erbrechen, aber kein saures. Bloß Eisen macht Erbrechen in der Nacht (61,62), und kann auch saures Erbrechen (66) hervorbringen, aber nicht die übrigen hier zu berücksichtigenden Symptome.

Pulsatille aber macht nicht nur abendliches saures Erbrechen (312. 316.) und nächtliches Erbrechen überhaupt (317.), sondern auch die übrigen von Eisen nicht zu erwartenden Beschwerden dieses Falles.

Zu 3. Das nächtliche Aufstoßen ist der Pulsatille eigen (263. 264.).

Zu 4. Das stinkende, faulige (230.) und das säuerliche Aufstoßen (268.269.) ist ebenfalls der Pulsatille eigen.

Zu 5. Die Empfindung von Unverdaulichkeit der Speisen im Magen bewirken wenige Arzneien, und keine so vollständig und auffallend, als Pulsatille (286.287.291.).

Zu 6. Außer Ignazsamen (2.), welcher jedoch unsere übrigen Beschwerden nicht erregen kann, macht denselben Zustand Pulsatille (35., verglichen mit 38.80.81.).

Zu 7. Pulsatille erregt dergleichen (905), so wie sie auch eine Überempfindlichkeit der anderen Sinnorgane zuwege bringt, z.B. des Gesichts (90.) Und obgleich die Unleidlichkeit des Geräusches auch bei Krähenaugen, Ignazbohnen und Sturmhut zu finden ist, so sind diese doch nicht gegen die anderen Zufälle homöopathisch und besitzen am wenigsten das Symptom.

Zu 8. des milden Gemüthzustandes, welchen, nach dem Vorbericht zu Pulsatille, diese letztere Pflanze ausgezeichnet verlangt.

Dieser Kranke konnte durch nichts leichter, gewisser und dauerhafter geheilt werden, als durch die hier homöopathische Pulsatille, die er dann auch sogleich, aber seiner Schwächlichkeit und Angegriffenheit wegen nur in einer sehr verkleinten Gabe, d.i. einen halben Tropfen des Quadrillionstels eines starken Tropfen Pulsatille[5], erhielt. Dieß geschah gegen Abend.

Den folgenden Tag war er frei von allen Beschwerden, seine Verdauung war hergestellt, und so blieb er frei und gut, wie ich nach einer Woche von ihm hörte.

Die Erforschung eines so kleinen Krankheitsfalle und die Wahl des homöopathischen Mittels dafür ist sehr bald verrichtet von dem, welcher nur einige Übung darin und die Symptome der Arznei theils im Gedächtnis hat, theils sie leicht aufzufinden weiß; aber es

[5] Gleiche Absicht erreicht, nach unseren jetzigen Kenntnissen und Erfahrungen, das Einnehmen eines feinsten Streukügelchen Pulsatille X (decillionfache Kraftentwicklung), ja, völlig ebenso gewiß, das einmalige Riechen an ein Senf-samen großes Streukügelchen derselben Pulsatill-Potenzirung.

schriftlich mit allen Gründen und Gegengründen aufzustellen (welches vom Geiste in einigen Augenblicken überschaut wird), macht, wie man sieht ermüdende Weitläufigkeit.

Trotzdem ist es nicht unnütz, die Methodik der Falllösung an Beispielen darzustellen. Es handelt sich dabei nicht um den Beweis, dass Homöopathie „auch wirksam" ist, sondern um die Tatsache, dass auch hier mehrere Wege nach Rom führen. Es geht also mehr um einen Methoden-Streit (Methodos heißt griechisch der Weg), der unter Homöopathen mehr oder weniger heftig herrscht. Jeder schwört auf seine Methode, bis er von einer (oft scheinbar) besseren überzeugt worden ist.

So ging es auch mir, der ich die verschiedenen Methoden kennen gelernt und erprobt habe. Nun hat sich die *Sehgal*-Methode für mich zuletzt als die momentan beste gezeigt. Aber hier gilt wie überall, dass der Mensch nicht alles wissen kann, dass er dem Irrtum unterworfen ist, und dass er immer dazu lernen kann. Deshalb bin ich immer noch neugierig wie am ersten Tag, wie überhaupt die Neugierde für alles für die Wahl meines Berufes viel entscheidender war, als der Drang, kranke Menschen, z.B. aus Liebe zu ihnen, gesund zu machen. Mir ist das Helfer-Syndrom nie zu nahe gekommen, jedenfalls nicht in der Praxis. Ich denke, dass das auch gut so war und ist, denn *Sehgal* sagt, wenn man sich in einem Zustand befindet, der einem keine gute Position für den Arztberuf gibt, sollte man nicht therapieren, z.B. wenn man mitleidig ist. Ich habe das auch ausführlich in dem Aufsatz von der Objektivität geschildert.

Urticaria, Nesselsucht

Nach § 153 Organon sind es *die auffallenden, sonderlichen, ungewöhnlichen und eigenheitlichen (charakteristischen) Zeichen und Symptome*, auf die insbesondere unsere Aufmerksamkeit zu richten ist. Jürgen Becker hat die Definition Hahnemanns dahingehend ergänzt, dass er sagt, dass ein Symptom für die Mittelwahl um so wertvoller ist, je mehr es folgende Kriterien erfüllt.

1. Differenziertheit des Symptoms (= sonderlich).

2. Intensität des Symptoms (entspricht auffallend).

3. Nähe des Symptoms zum Kern der Persönlichkeit oder zum Kern des Problems..

In der folgenden Krankengeschichte wird nun gezeigt, dass es in manchen Fällen darauf ankommt, insbesondere Nr. 1 der Becker´schen Kriterien ernst zu nehmen, da man sonst am Ziel vorbeischießt. Solche Fälle lehren uns im weiteren, dass aller Erfolg in der Homöopathie von der genauen Anamnese abhängt. Die Kunst der Anamnese und Befunderhebung wird in unseren Kreisen zwar geschätzt, aber fast nirgends intensiv gelehrt und geübt. Lediglich durch die heutzutage weit verbreitete Videovorführung von Anamnesen und der Kommentierung derselben durch die Therapeuten besteht die Möglichkeit, etwas von der Originalanamnese mitzubekommen. In der Homöopathiewoche Bad Boll werden seit 7 Jahren in jedem Kurs Originalanamnesen im Plenum durchgeführt. Das ist nicht unproblematisch, da es eine große Sicherheit des Homöopathen erfordert, vor den kritischen Augen eines kundigen Publikums auch mit seinen eigenen Schwächen fertig zu werden (wer blamiert sich schon gerne freiwillig!). Gleichzeitig erfordert es ein gutes Einfühlungsvermögen, wie weit man gehen kann, denn nicht alles wird der Patient vor Vielen offenbaren. Entscheidende Daten wird man oft erst unter vier Augen erfahren. Aber für die Lernenden ist es doch sehr instruktiv zu erleben, wie es dann wirklich gemacht wird. Nun zu unserem Fall:

Am 27.02.1990 kommt eine 71 Jahre alte Patientin und berichtet spontan folgendes: Sie bekommt überall Quaddeln. Hände und Füße schwellen. Es beginnt mit Jucken, hier und da. Der Hals und die Zunge schwillt auf, das Zäpfchen schwillt. Sie war deswegen 1985 in der Hautklinik, dort sei eine Allergie festgestellt worden. Es begann 1985 im Januar. Erst schwoll die Unterlippe an, dann die Oberlippe, dann schwoll es um den Bauch herum an, es sah aus wie blutunterlaufen. Wenn der Hals dann so zuschwillt, bekommt sie Cortison gespritzt, zuletzt vor 3 Wochen. Meistens tritt es nachts auf.

Gelenkter Bericht: Sie litt an Hypertonie und nahm 1985 erstmals Sali-Adalat. Im November 1985 Totaloperation wegen Eierstockzyste rechts. 1977 Bruchoperation links, Appendektomie 1952, Varizenoperation 1975.

Sie habe eine Warze an der linken Wange, am linken Knie sei auch eine Warze gewesen, die nach einem Sturz auf's Knie abgerissen sei und nicht wieder kam. Sie ist seit einem Jahr noch bei einem Heilpraktiker in Behandlung, nimmt Araniforce, Rutacard, Rhytectin. Für die Hypertonie nimmt sie nichts.

Der Blutdruck beträgt 160/90.

Befund: 71jährige Patientin, die einen wesentlich jüngeren Eindruck macht. Sie hat braune Haare und dunkle Augen und ist noch nicht ergraut. Das Gesicht ist gerötet. die rechte Gesichtshälfte zuckt, die rechte Lidmuskulatur und Umgebung des rechten Auges zuckt ständig. *„Das ist ein viertel Jahr nach der ersten Schwellung aufgetreten"*. Die Zunge ist rissig, eine Warze an der linken Wange. Sie erzählt alles sehr umständlich und langsam, berichtet vom Tod ihres Mannes. Sie träumt heute noch von ihrem verstorbenen Mann, der 1959 an einer Nierenerkrankung gestorben ist. Immer wenn sie von ihrem verstorbenen Mann träumt, stirbt hinterher jemand aus der Verwandtschaft. Das geht ihr immer sehr nach, und beim Erzählen von diesen Dingen kämpft sie mit den Tränen. Als ihr Mann starb, war sie 40 Jahre alt und stand nun allein da mit ihrem 4-jährigen Kind.

Sie hat Angst im Dunkeln, das war als Kind noch schlimmer. Als Jugendliche hatte sie oft das Gefühl im Dunkeln, es schaue sie jemand an. Sie ist mitleidig, und wenn sie auf der Straße jemand anbettelt, so muss sie dem etwas geben, dem kann sie sich nicht entziehen. Bei leidvollen Filmen oder Romanen muss sie heulen. Im Krieg hat sie 1942 einen Helferinnenkurs gemacht und anschließend war sie im Krankenhausdienst tätig. Ihr Bräutigam ist 1944 gefallen. Sie träumt auch heute noch oft von diesem.

Ich gab ihr nun ein erstes Mittel in C 30, täglich ein Globulum zu nehmen.

03.04.1990 telefonischer Bericht. Es gehe ihr gut.

19.06.1990 Sprechstundentermin: Eigentlich sei keine Änderung des Zustandes eingetreten. Die Globuli seien schlecht zu schlucken gewesen. Sie habe keine Quaddeln auf der Haut gehabt, aber der Mund schwoll wieder an, wenn auch nicht mehr so oft. Die Zunge schwillt dann an und brennt dabei stark. Es tritt ein starker Speichelfluss auf dabei. Sie hatte einen Traum: Sie wollte aus dem Haus, ein Auto kam vorbei und überfuhr die Katze. Das war schrecklich für sie.

Sie bekam nun ein anderes Mittel in C 200, was ich ihr auch in C 200 mitgab. Falls es wieder zum Anschwellen kommen würde, sollte sie davon 2 - 3 Globuli sofort nehmen.

02.10.1990 Sprechstundentermin: Anfang Juli war es sehr viel schlimmer als sonst gewesen, sie bekam wieder Cortison gespritzt. Als dann 4 Wochen später eine erneuter Anfall auftrat, nahm sie gleich die Globuli ein (was sie beim ersten Mal vergessen hatte!), dann stoppte der Anfall sofort. Sie hat danach öfter wieder solche allergischen Anfälle gehabt, die aber jedes mal sofort besser wurden nach Einnahme der Globuli.

Weitere Angaben zur Vorgeschichte: nach dem Tod des Mannes hatte sie damals alle 1/4 Jahr ein Magengeschwür, die Beschwerden dabei verschlimmerten sich durch Liegen und sie bekam dann einen starken Magendruck. Sie hat nächtliche Wadenkrämpfe beim Ausstrecken. Das Zucken am rechten Auge hat sich inzwischen erheblich gebessert.

10.01.1991 Sprechstundentermin: Alles ist viel besser. Sie benötigte das Mittel in der C 200 nur noch einmal. Sie erwacht nachts manchmal mit dem Gefühl, das Telefon hätte geklingelt oder die Haustürglocke. Wenn so etwas gewesen ist, dann stirbt danach jemand aus ihrem näheren Bekanntenkreis oder der Familie (wie früher nach den Träumen von ihrem verstorbenen Mann, die nun nicht mehr kamen). Sie bekam jetzt das zweite Mittel in einer C 1000 Potenz 2 Globuli.

09.04.1991 Sprechstundentermin: Sie hat noch einmal die Globuli in der C 200 genommen, als die Quaddeln auftraten, und das half wiederum sofort. Es hat noch einmal geklingelt, dann starb der Nachbar. Das rechte Auge zuckte wieder stärker. Das war damals nach dem ersten Mittel viel besser geworden, berichtet sie heute. Jetzt wird ihr dieses erste Mittel in der C 1000 gegeben.

Sie bekommt das zweite Mittel in der C 1000 mit, falls die Schwellung nochmals auftreten sollte. Welches war das erste Mittel und welches war das zweite Mittel.

Lösung des Falls: Ich gab nach der ersten Anamnese Causticum C 30 täglich 1 Globulum.

Kent:

1. Zucken am rechten Auge II/118 Causticum zweiwertig
2. Träume von Verstorbenen I/400 Causticum einwertig
3. Hauturticaria II/191 Causticum dreiwertig
4. Halsschwellung III/284 Causticum einwertig

Nach der zweiten Konsultation wurde das Symptom der Schwellung des Mundes von der Patientin dahingehend genauer beschrieben (was ich natürlich durch differenziertes Befragen bei der ersten Konsultation schon hätte erfahren können!), dass die Zunge anschwillt. Ich sah nun unter dieser Rubrik nach, und fand Causticum nicht in dieser relativ großen Rurik. Ich fragte nun nach, wie denn das genau sei: *„Ja, der ganze Mund ist dann voll Zunge“,* sie müsse den Mund aufhalten und dann liefe nachher Speichel aus dem Mund. Ich fand unter der Rubrik *Schwellung der Zunge, füllt den ganzen Mund aus:* Arum matulatum, Caladium, Crotalus horridus, Kalium chloratum. Bei *Speichelfluß* fand sich Arum tryphyllum, Caladium und Kalium chloratum. Ich fragte nun nach, wie der Speichel beschaffen sei. *„Ja, der fliesst so aus dem Mund heraus“. „Ist er denn dünnflüssig oder zäh?“ „Ja, er ist nicht ganz dünn, nicht so wie Wasser, aber er ist auch nicht zäh, so dazwischen“.* In der Rubrik zwischen dünn und fadenziehend steht die Rubrik *„eiweißartig*”, bei der ich nur noch Caladium fand. Ich fand nun in *Hering Guiding Symptoms* Band III, Seite 118 bei Caladium folgende Beschreibung: *„Zunge geschwollen, füllt die ganze Mundhöhle aus; kann nicht sprechen“. „Mengen von eiweißartigem Speichel”* und *„Speichel wie Eiweiß, der in großen Mengen aus dem Mund fließt".* Dieses entsprach der hier vorliegenden Symptomatik fast wörtlich. Alle weiteren Symptome, wie die der Haut, ließen sich zwanglos bei Caladium wiederfinden, nur das Zucken im Gesicht fand sich nicht. Träume von Toten hat Caladium auch, allerdings findet sich vor allem bei Causticum diese starke Verbindung mit den Toten und den Sterbenden sowie das Zucken im Gesicht. Das Zucken im Gesicht war ja auch nach Causticum besser geworden. Ferner ist das Symptom: „*Mitleid*" von Causticum sehr gut bekannt, jedoch nicht von Caladium. Das Zucken im Gesicht erschien wieder nach dem 10.01.1991 und deshalb wurde am 09.04.1991 Causticum M verordnet. Am 11.09.1991 ist die Schwellung einmal wiedergekommen, jedoch auf Causticum M sofort besser geworden. Es wird ihr nun Caladium XM verordnet.

Noch ein Wort zum Problem der Geist- und Gemütssymptome: Neuerdings wird auf die Geist- und Gemütsymptome sehr großer Wert gelegt. Dieses ist auch durchaus berechtigt, da sich dieses Vorgehen auf *Hahnemann* berufen kann : Im § 211 sagt er „*Dies geht so weit, daß bei homöopathischer Wahl eines Heilmittels der Gemütszustand des Kranken oft am meisten den Ausschlag gibt, als Zeichen von bestimmter Eigenheit, welches dem genau beobachtenden Arzt und allen am wenigsten verborgen bleiben kann*". Und im § 212 „*Auf diese Hauptingredienz aller Krankheiten, auf den veränderten Gemüts- und Geisteszustand, hat auch der Schöpfer der Heilpotenzen vorzüglich Rücksicht genommen...* und im § 213 „*Man wird daher nie naturgemäß, man wird nie homöopathisch heilen, wenn man nicht bei jedem, selbst akuten Krankheitsfalle zugleich mit auf das Symptom der Geist- und Gemütsveränderungen siehet und nicht zur Hilfe einer solchen Krankheitspotenz unter den Heilmitteln auswählt, welche nächst der Ähnlichkeit ihrer anderen Symptome mit denen der Krankheit, auch einen ähnlichen Gemüts- oder Geisteszustand für sich zu erzeugen fähig ist*".

Wenn wir Fälle vor uns haben, welche die großen Polycreste erfordern, so wird darunter kaum ein Fall sein, bei dem nicht auch der Geist- und Gemütszustand eines Patienten so verändert ist, dass die körperlichen Symptome und die veränderten Geist- und Gemütssymptome vollständig zusammenpassen. Haben wir jedoch Mittel vor uns, die nicht so häufig verwendet worden sind, so sind oftmals zu wenig Geist- und Gemütssymptome in den Arzneimittellehren verzeichnet, um eine Differenzierung vornehmen zu können. Ich habe mir sämtliche Geist- und Gemütssymptome von Caladium aus dem Complete Repertory, einer Computerdatei von MacRepertory, ausgedruckt und dabei 54 Symptome gefunden. Im ursprünglichen Kent sind es wesentlich weniger Rubriken. Es sind also viele Nachtragungen vorgenommen worden. Von diesem Gemütssymptomen ist kein einziges in diesem Fall zu verzeichnen gewesen. Lediglich durch ein sehr differenziertes Lokalsymptom bin ich auf das Mittel gestoßen. Nur das weitere Mittel, nämlich Causticum, war durch deutliche Geist- und Gemütssymptome und körperliche Symptome indiziert. Es ist deshalb sicher nicht statthaft, eine Anamnese in eine körperliche und eine psychische Anamnese zu unterteilen. Eine homöopathische Anamnese ist immer eine Anamnese der Geist- und Gemütssymptome und der körperlichen Symptome gleichzeitig. Es ist wie beim Klavier: Man benötigt immer die ganze Tastatur, auch wenn einige Tasten selten angeschlagen werden.[6]

(Erstmalig erschienen 8.12.1993 in AHZ, Bd.238.)

[6] Da ich 1990 Sehgal noch nicht kannte, war ich zu der hier geäußerten Meinung gekommen. Wahrscheinlich hätte ich durchaus einen Geist-Gemütszustand bei der Patientin feststellen können, wenn ich das schon gewusst hätte, was ichheute weiß.

Homöopathische Behandlung akuter Notfälle

(Überarbeiteter Vortrag, gehalten am 05.11.2003 auf der Medizinischen Woche Baden-Baden)

Motto: „Lernend ohn' Unterlass schreit' ich im Alter voran". (Solon, cit. bei Carus)

Es wird immer wieder behauptet, dass die Wirkung homöopathischer Mittel eine längere Zeit beansprucht. Auch aus diesem Grund sei eine homöopathische Behandlung bei akuten Notfällen nicht angezeigt. Solche Behauptungen entbehren jeder Grundlage. Ist das anzuwendende Mittel richtig gewählt, beeindruckt immer wieder die Schnelligkeit der heilenden Wirkung, was nicht nur bei chronischen Krankheiten, sondern auch bei akuten Notfällen immer wieder zu beobachten ist. Das einzige Problem liegt beim homöopathischen Therapeuten: Hat er genügend Erfahrung im Erkennen des angezeigten, des ähnlichen Mittels, und kann er beim Patienten trotz der Dringlichkeit der Situation die Wahl anzeigenden Symptome und Zeichen am Patienten rasch erkennen, und kann er sie auch in kurzer Zeit dem richtigen Mittel zuordnen? Dazu gehört eine hinreichende Kenntnis der Mittel überhaupt und der zu beobachtenden Symptome: Man sieht nur, was man kennt. Das weiß jeder aus dem Alltag, z.B. beim Pilze sammeln findet nur der welche, der die Pilze kennt. Jeder Nichtkenner läuft daran vorbei.

An ausgewählten Beispielen wird dargelegt, was mir die Erfahrung in Hinblick auf unser Thema gezeigt hat:

1.Fall: Dieser betrifft keinen Menschen, sondern ein Tier, nämlich ein richtiges Pferd: Ich hatte vor einigen Jahren das Vergnügen, an einem schönen August-Sonntag am hiesigen Reithof während eines Reitturniers den vorgeschriebenen „Turnierarzt" spielen zu dürfen. Es passierte nichts, kein Unfall und kein Kreislauf, nur eines der Turnierpferde hatte vor Stress „Koliken" bekommen, wozu es schon immer neigte. Der Tierarzt war gerufen worden und hatte den ganzen Tag seine Bemühungen walten lassen, doch am Ende des Tages war er mit seinem Latein am Ende und hatte die Behandlung aufgegeben. Um dem Tier das bittere Ende zu ersparen, wurde ich heimlich gefragt, ob ich denn nicht etwas wüsste. Nun hatte ich im Frühjahr bei unserem

Milchbauern – ich hatte damals noch kleine Kinder – im Stall eines von diesen verdächtigen Fläschchen total verstaubt im Kuhstall auf einem Balken stehen sehen und als ich fragte, was denn das sei. „Des ischt Plombom, des bekommet' Küh em Frihling wenn se Kolike hän't". Tatsächlich, es war ein Fläschchen mit Plumbum C30. So lernt man Homöopathie, wenn man Landarzt ist und auch Hund und Katz versorgen muss. In meiner Bereitschaftstasche hatte ich Plumbum C 200, wovon ich einige Globuli dem Pferd ins Maul warf. Daraufhin erhob sich das Tier von alleine, ließ gewaltige Winde fahren, anschließend setzte es eine Unmenge Kot ab und war dann gesund, sehr zum Erstaunen des Besitzers, der von der Aktion nichts wissen durfte, da er absichtlich nicht gefragt worden war, um die Durchführung nicht zu gefährden. Sozusagen eine doppelte Blindheilung aus der Not geboren.

2. Fall: Der betrifft nun mich per4sönlich, denn „durch Erfahrung an uns selbst" (Hahnemann) lernt man Homöopathie am besten kennen. Als ich im Urlaub auf einem Campingplatz leichtsinnigerweise barfuss über einen Grasplatz ging, trat ich mir dabei einen langen Dorn in den Fuß. Ich zog den Dorn, der etwa zwei Zentimeter eingedrungen war, heraus, was mir auch gelang, ohne ihn abzubrechen, weil er sehr dick war. Ich dachte: „Das ist ja noch einmal gut gegangen", aber die Wirklichkeit holte mich alsbald ein (Wirklichkeit kommt von Wirken), und nun trat die Folge des Stiches ein: Ein starker Schmerz entwickelte sich an der Stichstelle tief innen und strahlte von dort ins Bein hoch. Ich war fast benommen davon und humpelte zu meinem Wohnwagen. Dort suchte ich in der Reiseapotheke Ledum C200 und nahm davon einige Kügelchen auf die Zunge. Im nächsten Moment wurde der Fuß mit dem Stich ganz warm. Ich hatte gar nicht bemerkt, dass er kalt geworden war, es war schließlich Sommer in Italien. Der Schmerz wandelte sich von dem unerträglichen Druck in einen „angenehmen" Schmerz, der sich auf die Stichstelle konzentrierte und gut auszuhalten war. Aber auch dieser Restschmerz ließ zunehmend nach, und ungefähr nach einer halben Stunde konnte ich vorsichtig wieder auftreten. Am Abend spürte ich noch etwas beim Gehen und am nächsten Tag konnte ich mit meiner Frau wieder in die Disco gehen.

3. Fall: Dieser Fall betrifft meinen Enkel Simon, der gerade 4 Monate alt geworden war. Meine Frau und ich waren mit dem Auto angereist, es war abends 21 Uhr, nach 700km auf der Autobahn und viel Verkehrsstress sehnte ich mich nach Ruhe. Aber die war mir nicht gegönnt, da schon den ganzen Tag unsere Tochter versucht hatte, den immer wieder heraustretenden, angeborenen, linksseitigen Leistenbruch des kleinen Kindes zu reponieren, was ihr auch anfangs immer wieder geglückt war, aber nun war der Bruch hart geworden und ließ sich nicht mehr bewegen. Ich selbst versuchte es auch noch einmal, aber er war eingeklemmt und blieb es auch. Also, was tun? Im Kent fand sich bei: Eingeklemmter Bruch, bei Kindern, links, nur Nux.v., die Stimmung war hektisch, das Kind schrie (Schreien, bei Kindern war Nux v. nachgetragen). Ehe wir mit dem Kleinen zur Klinik fahren wollten, war der Versuch mit dem homöopathischen Mittel durchaus gerechtfertigt, denn so lange hatte es ja noch nicht gedauert. Wir gaben also Nux vomica C 30 ein Globulum auf die Zunge. Und siehe da: Das Schreien hörte auf, die krampfhaften Bewegungen des Kindes beruhigten sich und der Leistenbruch verschwand ohne Nachhilfe wie von Zauberhand reponiert. Alle waren glücklich. Am nächsten Tag stellten wir das Kind in der Kinderchirurgie vor, die aber auch nicht operieren wollten, „da er noch so klein sei“ und die Hernien sich auch manchmal von alleine zurückbilden würden. So bekam er vorsichtshalber in jeder Windel ein Mullbinde als Pelotte auf die Bruchpforte, die sich dann wohl schloss, denn der Bruch trat nur noch einmal nach einer Erkältung nach einem halben Jahr auf und blieb dann für immer geschlossen.

Die drei Fälle stammen aus der Zeit, wo ich noch nicht nach der Sehgal-Methode gearbeitet habe, da ich sie nicht kannte. Sie ist jetzt meine einzige Methode, und ich benutze nur noch selten die körperlichen Symptome für die Mittelwahl, da beim Verstehen der Veränderung des Geist-Gemütszustandes auch des akut Kranken eine sichere Grundlage für die einzuschlagende Therapie vorhanden ist. Wie bei der Behandlung der chronischen Krankheiten ist die Sehgal-Methode nach meinen Erfahrungen allen anderen Methoden der Mittelfindung, auch bei so genannten. akuten Krankheiten eindeutig überlegen. Dafür folgendes Beispiel:

4. Fall: Ein 52 jähriger Patient kommt außerhalb der Sprechstunde nach einem dringenden Telefonanruf in die Praxis und macht einen leicht verwirrten Eindruck. Mit atemloser, scharfer Sprache stößt er hervor: „Sie müssen mir helfen! (1)Ich weiß nicht was ich sonst tue. Ich bringe ihn um!“ (2) Frage: „Wen bringen sie um?” „Meine Frau hat mich mit meinem ärgsten Feind betrogen.

Ich hatte heute eine heftige Auseinandersetzung mit ihr. Meine Wut ist grenzenlos. Es ist mir alles egal, ich brauche Sie, damit ich nicht total ausraste. Ich brauche jetzt einen starken Menschen, an dem ich mich festhalten kann (3), sonst passiert etwas schlimmes. In meinem Kopf geht es wie Bing-Bong."

Er war bei der Erzählung vor Zorn rot angelaufen, er machte einen wilden und entschlossenen Eindruck, und mir war ausgesprochen unwohl, was nun gleich passieren würde. Seine Entschlossenheit zum Mord war durchaus glaubhaft, und er war mir aus seiner Vergangenheit als zu Gewaltanwendung bereit bekannt. Er drohte alle Beherrschung zu verlieren.

Folgende Symptome waren sofort klar:

1. Delirium, Schreien um Hilfe)
2. Töten, Verlangen zu
3. Klammern an Personen oder Möbeln

Dadurch war die Mittelwahl rasch und sicher möglich und der Patient erhielt ein Globulum Stramonium D3 direkt auf die Zunge.

Nach der Gabe entspannten sich fast augenblicklich seine Züge, er beruhigte sich und verlor seine Wut aus dem Gesicht. Er nahm sichtlich Vernunft an und sagte: „Ein Glück, dass das von mir genommen ist, ich weiß nicht, was ich getan hätte." Er fuhr nach hause, 50km entfernt, und berichtete mir noch am gleichen Tag am Telefon, dass er nur mit Mühe das Haus erreicht hätte: Er hatte sofort einen heftigen Durchfall mit einer „totalen" Entleerung: „so eine Menge habe ich noch nie geschissen, ich weiss gar nicht, wo das alles herkam!". Danach habe er sich so wohl gefühlt, wie seit langem nicht mehr. Seine Wut kam nie wieder, die Trennung von seiner Frau verlief friedlich, und der Nebenbuhler lebt auch heute noch mit ihr.

Bei der Aufarbeitung des Falles wurden noch mehrere Geist-Gemüts Symptome ermittelt, die in der aktuellen Phase vorhanden waren.

1. Delirium, schreit um Hilfe
2. Töten, Verlangen zu
3. Klammert an Personen oder Gegenständen
4. Raserei, möchte Leute töten
5. Raserei, nach Beleidigungen
6. Raserei, unkontrollierbar, kann kaum gebändigt werden

7. Folgen von enttäuschter Liebe
8. Folgen von Erniedrigung
9. Wut mit rotem Gesicht

Sie alle enthalten Stramonium, das als einziges alle diese Symptome aufweist.

5. Fall: Akute Cystitis. Ein 72 jähriger Mann hat sich bei der sommerlichen Hitze des Jahres 2003 spät abends im Garten geduscht und sich anschließend nicht gut abgetrocknet noch im Freien hingesetzt. Ein leichter Abendwind kühlte angenehm. In der Nacht erwachte er mit Harndrang und merkte beim Urinieren einen heftig brennenden Schmerz in der Harnröhre. Im Verlauf der Nacht trat der Harndrang in immer kürzeren Abständen auf, die Urin Menge verminderte sich von mal zu mal und er stellte mit Entsetzen fest, dass der Urin immer röter wurde und zum Schluss nur noch reines Blut aus der Harnröhre tropfte. Die Schmerzen erschienen ihm unerträglich.

Er nahm aus der Hausapotheke Cantharis C 30, eine bewährte Indikation der Homöopathie. Aber das half überhaupt nichts, so dass er früh dringlich in der Sprechstunde erschien: *„Also das ist nicht mehr auszuhalten. Das muss so schnell wie möglich weg.(1) So kann ich nicht arbeiten.(2) Ich habe mir das gestern Abend nach dem Duschen durch das nicht genügende Abtrocknen geholt.(3) So etwas hatte ich noch nie." „Ich möchte Sie zum Urologen schicken, denn eine so heftige Blutung sollte man abklären." „Ach was, die quälen mich doch nur (5), und wer weiß was dabei rauskommt (4), jetzt versuchen Sie es erst einmal, sie wissen doch auch sonst immer was Vernünftiges!"*

Symptome:

1. Getragen werden, möchte schnell
2. Geschäften, spricht von
3. Objektiv, vernünftig
4. Licht, meidet das
5. Wahnidee, Verletzt, wird gleich verletzt werden

Hier kommt nun die eigentliche Kunst der Sehgal-Methode zum Tragen, nämlich die richtige Deutung der aktuellen Äußerungen des Patienten als Ausdruck seines Geist-Gemütszustandes, was eine Interpretation dieser Äußerungen notwendig macht:

1. Er möchte schnell vom Zustand der Krankheit uin den Zustand der Gesundheit gebracht werden, und zwar vom denjenigen, den er um Hilfe angeht.
2. Beim spontanen Sprechen von der Arbeit, die ihm so nicht möglich ist, und die ihm aber aus welchen Gründen auch immer als wichtig erscheint, verwendet Sehgal immer diese Rubrik.
3. Die spontane (oder auch nachgefragte) Erklärung, warum er krank wurde, ist für ihn vollkommen verständlich. Wenn der Patient eine für ihn vernünftigen Grund angibt, verwendet Sehgal immer diese Rubrik.
4. Er will es nicht so genau wissen, er vermeidet, dass „Licht in die Sache" kommt, weil das ihn beschweren könnte.
5. Die Aussicht auf eine Cystoskopie (welche Prozedur ihm schon eingehend von einem miteilungsfreudigen Mitmenschen als leidvoll und insbesondere für einen Mann entwürdigend geschildert wurde) ließ ihn Schlimmes befürchten. Diese Rubrik verwendet Sehgal immer dann, wenn Patienten unangenehme Folgen der Behandlung erwarten, z.B. Nebenwirkungen durch Arzneien.

Es dürfte klar sein, dass hier nur eine sehr genaue, analoge Verwendung der Rubriken in Frage kommt, keinesfalls eine beliebige, die der Willkür Tür und Tor öffnen würde und damit die Methode zur Erfolglosigkeit und Scharlatanerie führen würde. Die Voraussetzung für die Verwendung der Sehgal-Methode ist eine sehr genaue Kenntnis der von ihm gelehrten Interpretations-Technik.

Der Patient bekommt Belladonna C 30, ein Globulum direkt auf die Zunge. Nach einer Stunde lassen die Beschwerden deutlich nach und im Laufe des Tages lassen auch die blutigen Harnausscheidungen nach.

Da die heißen Tage anhalten und es dem Patienten am Abend besser geht, duscht er wieder im Garten, trocknet sich sorgfältig ab und setzt sich anschließend unbekleidet auf das feuchte Handtuch, was ihm eine leichte, angenehme Kühlung vermittelt. In der Nacht geht das Gleiche wieder los und wieder ist der Urin blutig und die Schmerzen unerträglich.

Am nächsten Tag erscheint er wieder gleich früh in der Sprechstunde und sagt etwas gestört: „Wie konnte ich nur so blöd sein und mich nach der vorangegangenen Attacke auf das feuchte Handtuch setzen. Hoffentlich habe ich da nicht eine großen Fehler gemacht und mir dadurch eine chronische Sache eingehandelt."

Symptome:

1. Delirium, gibt sich die Schuld für seine Dummheit
2. Furcht vor Übertreibung

Beide Rubriken sind so genannte „Single-Rubriken, d.h. sie enthalten nur ein einziges Mittel, in diesem Fall Opium.

Interpretation:

1. Er ist durch das erneute Erkranken etwas außer sich (im schwäbischen sagt man „näbe d'r Kapp"), deshalb „Delirium", das Sehgal dann verwendet, wenn der Patient „etwas aus der Spur" geraten ist. Hier macht er sich den Vorwurf für seine „Narrheit".
2. Furcht vor Übertreibung wurde vor Sehgal wohl nie verwendet, denn es steht in allen Repertorien im niedrigsten Grad. Sehgal verwendet diese Rubrik immer dann, wenn die Leute befürchten, dass die Krankheit ein für sie erträgliches Maß überschreiten könnte. Hier fürchtet der Patient ein chronische Krankheit. Diese Rubrik erweist sich in der Praxis als so häufig wie wertvoll, so dass sie allein bei vielen Fällen eine erfolgreiche Verordnung ermöglicht.

Er erhält jetzt Opium C30 ein Globulum auf die Zunge.

Sofort lassen die Beschwerden nach, viel schneller als am Vortag, der Urin läuft leicht und ohne das vorherige krampfhafte Zurückhalten. Das Blut verschwindet wie von Zauberhand weggenommen und am nächsten Tag ist der Urin frei von Erythrocyten oder anderen pathologischen Bestandteilen.

Bei diesem Fall hatte das erste Mittel wohl geholfen, aber es konnte den Rückfall nicht verhindern, da offensichtlich eine anhaltende Anfälligkeit geblieben war.

Nach der „Heilung" verhielt der Patient sich auch vorsichtiger (1), er wollte das nicht noch einmal erleben (4). Bei jedem Wasser lassen passte er auf, ob sich wieder etwas ankündigen wollte (2,3).

Symptome:

1. Vorsichtig
2. Wachsam
3. Furcht vor Übertreibung
4. Verlegenheit nach Beschwerden.

Interpretation:

1. Bedarf keiner Interpretation, da es 1:1 verwendet wird.
2. Wenn sich Patienten immer so etwas in Lauerstellung befinden und sie die kleinste Beschwerde im Bereich der alten Geschichte bemerken, sofort denken, hoffentlich geht das nicht wieder los.
3. Ist oben schon besprochen
4. Diese Rubrik steht so im Original-Kent und wurde von Barthel im Syn.Rep. in „Beschwerden nach Verlegenheit" umgetauft, weil wohl die ursprüngliche Fassung für ihn keinen Sinn ergab. Aber sie ergibt einen Sinn, wenn man Sehgal folgt: Das Symptom beschreibt den bekannten Zustand, in dem sich einer befindet, dem es schon mal so richtig dreckig gegangen ist, z.B. eine Nierenkolik mit anschließender urologischer „Misshandlung". Das möchte er nicht nochmals erleben. Wenn er das so äußert, dann trifft dieses Symptom zu.

Da sich eine leichte Reizung der Harnröhre trotz negativem Harnbefund anhaltend zeigte, wurde Opium C 200 gegeben, das auch den Rest der Beschwerden und die gewisse Unsicherheit ob der noch nicht gefestigten Gesundheit zum Verschwinden brachte.

6. Fall: Ein 76-jähriger Patient ist schon länger wegen einer hartnäckigen Schmerzhaftigkeit in beiden Daumen - Grundgelenken in meiner Behandlung, aber nichts hilft. Ich hatte ihm unter anderem wegen der Bemerkung: „man muss halt damit leben" schon Cocculus gegeben, aber nichts besserte sich. Nun kam er wegen einer „Erkältung" mit Husten. Der Husten sei schlimmer „wenn er nur die Hand entblößt". Er erzählt noch, dass seine „sexuelle Spannkraft" nachgelassen hätte, aber ihm sei das „egal, in dem Alter lässt so etwas halt nach" (1), aber für seine Frau sei das eine Enttäuschung (die ist 71 Jahre alt und immer noch die erste Frau!). Ich schalte immer noch nicht und schaue – weil mir sonst nichts einfällt zu seinem Geist-Gemüts-Zustand im Repertorium von Phatak nach und finde dort:

Cough, cold, from every (Husten, schlimmer durch jede Erkältung): Manganum und Sanguinaria.

Da erinnere ich mich, dass in der Rubrik: Bemerkt alles, kann sich aber nicht bewegen“ neben Cocculus auch Sanguinaria steht.

Ich frage ihn noch: „Mit Ihren Daumen, wie geht es ihnen denn damit, dass die nicht besser werden?” „Ja, Hoffnung habe ich ja immer noch (3), dass die wieder besser werden, obwohl ich mich auch damit abfinden würde bei meinem Alter (1). Aber ich halte mich an Sie (4,5), Sie haben doch noch immer geholfen.” Also wieder die Möglichkeit mehrere Fliegen auf einen Streich zu erledigen.

1. Erkennt alles, kann sich nicht bewegen, bei Starrsucht
2. Husten, von jeder Erkältung
3. Gehalten werden bessert
4. Gehalten werden, Verlangen nach
5. Hoffnungsvoll

Interpretation:

1. Diese Rubrik verwendet Sehgal, wenn der Patient seinen Zustand durchaus wahrnimmt, aber eine Änderung nicht erwartet, sondern sich damit abfindet.
2. ist keine Rubrik aus Geist-Gemüt, eher ein §153 Symptom, aber auch mit wackeliger Deutlichkeit. Aber es hatte mich „zufällig” auf die Spur gebracht: „man sieht nur mit dem Wissen gut” (von mir leicht abgewandelter Spruch aus dem Kleinen Prinzen!).
3. und 4. ist 1:1 verwendet.
4. muss nicht interpretiert werden. Aber man sollte das Symptom auch nicht einfach weglassen, „weil doch jeder Hoffnung hat“, vor allem wenn er zu uns gekommen ist, was uns doch schmeichelt. Wenn er es aber spontan sagt, sollten wir es auch verwenden (natürlich nicht, weil zufällig unser entdecktes Mittel drin ist!).

Ich gebe ihm Sanguinaria C30 ein Globulum auf die Zunge.

Danach hörte ich 2 Monate nichts mehr. Dann: „Das war prima. Der Husten war sofort verschwunden, die Daumen schmerzten auch für 2 Wochen nicht mehr, dann kamen sie wieder, aber nicht so schlimm. Die sind auch jetzt noch nicht ganz weg." Er bekam nun Sanguinaria in Abständen und verschieden Potenzen für Daumen und Impotenz. Eine am After aufgetreten Entzündung verschwand als Erstes wieder, dann die Daumenbeschwerden und danach besserte sich auch die Impotenz, so dass die Enttäuschung bei seiner Frau wieder angenehmeren Erlebnissen Platz gemacht hat. Für mich war es die manchmal gemachte Erfahrung, dass eine während der Behandlung einer chronischen Krankheit auftretende „akute" Beschwerde oft das Mittel für den „chronischen" Zustand entdecken lässt. Deshalb wurde der Fall auch hier gebracht.

Es gibt unzählige Beispiele, wo die Homöopathie auch zuverlässig nach bewährten Indikationen z.B. nach Verletzungen hilft, vor allem unmittelbar nach dem Unfall. Länger anhaltende Beschwerden nach Verletzungen allerdings erfordern dann auch wieder das ganze Können, und da wird man selten mit der bewährten Indikation auskommen. Allein durch diese oft an Wunder grenzenden, raschen Besserungen bei so einfachen Anwendungen müssten auch Ärzte überzeugt werden können, wo doch Laien sich leicht bekehren lassen. Aber schon Goethe sprach es aus, indem er den Ärzten nicht gerade schmeichelhafte Handlungsweisen unterstellte. Dies hört sich im Faust II so an, als Faust auf Chiron, dem Kentauren - gleichzeitig Arzt und Erzieher vieler Heroen - reitet, der ihn zu Manto, der Tochter Aeskulaps, bringt:

CHIRON
Denn alle Jahr, nur wenig Augenblicke,
Pfleg' ich bei Manto vorzutreten,
Der Tochter Äskulaps; im stillen Beten
Fleht sie zum Vater, dass, seiner Ehre,
Er endlich doch der Ärzte Sinn verkläre
Und vom verwegnen Totschlag sie bekehre ...

Dem ist nichts hinzuzufügen.

Literatur:

Carus, C.G., Psyche, 2.Auflage, Verlag von M.Schauenburg, Lahr, 1851, S. 256

Goethe, J.G., Faust, 2.Teil, Artemis Gedenkausgabe, Bd.5, S. Zürich, 1962, S. 377, Vers 74449-54.

Phatak, S.R., A Concise Repertory, Second. Edition, Dr. Rajan Sankaran for The Homoeopathic Medical Publishers Bombay 1985, S. 69

Sehgal, M.L., Wiederentdeckung der Homöopathie, Band I-III, Eva Lang Verlag, Worpswede 2001

Zaandfoort, R.van, Complete Repertory, Computer-Version 4,5

Neuritis optici (Entzündung des Sehnerven), ein Fall

Patient C.G., 49 J., kommt am Freitag, 3.12.98, kurz vor Sprechstundenende mit folgenden Beschwerden: Er habe seit 2 Tagen heftige Schmerzen im li. Auge. Vor 6 Jahren hatte er die gleichen Schmerzen im li. Auge. Er war damals auf dem Auge blind geworden infolge einer Entzündung des Sehnerven. Nach anfänglicher Behandlung in der Universitäts Augenklinik war eine Sehfähigkeit von 20 % wiedergekommen. Nach längerer homöopathischer Behandlung war nach 4 Monaten die völlige Sehfähigkeit wieder hergestellt worden.

Befund: Die Schmerzen am linken Auge sind schlimmer bei Bewegung. Morgens kommt beim Schnäuzen etwas Blut aus der Nase.
Frage: „*Wie geht es Ihnen sonst?*"
Antwort.: „*Mir geht es gut. Ich weiß nicht wie ich es zuordnen soll.*"
Frage: „*Was fällt Ihnen sonst noch auf?*"
Antwort: „*Ich habe viel Durst.*"
Frage: „*Was möchten Sie jetzt am liebsten tun?*"
Antwort: „*Ruhen, am liebsten die Füße hoch legen.*"
Der Patient war wegen der akuten Beschwerden dazwischen geschoben worden. Er hatte zur Sprechstundenhelferin gesagt: „*Ich möchte nicht, dass es wieder so schlimm wird und so lange dauert, wie beim letzten Mal.*" Das hatte sie mir noch gesagt, um den „Reinschub" zu begründen.
Der Pat war zuletzt vor 8 Monaten wegen akuter Lumbago von mir behandelt worden. Seitdem hatte er mich nicht aufgesucht. Die Konsultation dauerte 5 Minuten. Es wurde ihm eine Dosis von 3 Glob. des angezeigten Mittels in der Potenz C 200 verabreicht. Ich hatte beabsichtigt, den Patienten noch zum Facharzt zu schicken, um die Diagnose abzusichern Doch dazu kam es nicht mehr, denn nach 2 Tagen waren am Sonntag alle Beschwerden verschwunden und traten bis heute (ein Jahr danach) nicht wieder auf.
Welches Mittel wurde gegeben?

Lösung des Falles: In den Rubriken der Lokalsymptome und Modalitäten SEHNERV, Lähmung (Erblindung) (4) und AUGE, Schmerz, links (2) und AUGE, Schmerz bei Bewegung (3),BEWEGUNG verschlimmert (1) stehen zu viele Mittel.

Wir müssen uns an Hahnemanns Anweisung aus dem Organon (§210 ff) halten, dass nämlich die Gemütssymptome bei der Mittelwahl den Ausschlag geben.

Der Patient sagt auf die Frage: „Wie geht es Ihnen?" „Es geht mir gut", obwohl doch wieder eine erneute Erblindung und ein langer Krankheitsprozess droht. (1). Dann spontan: *„Ich weiss nicht, wie ich es zuordnen soll."* Er tappt also im Dunklen über die Ursache und Prognose (2). Ferner sagt er: *„Ich möchte meine Ruhe."* (3) Vor der Konsultation hatte er die Dringlichkeit seine Falles dadurch unterstrichen, dass er Furcht vor der zu erwartenden Verschlimmerung hatte, dass der Fall wieder ausufern könnte (4). An erster Stelle steht nun Arnika und Opium, welch letzteres durch die Lokalsymptome nicht voll gedeckt wird.

1. Gesund, behauptet trotz schwerer Krankheit, gesund zu sein
2. Umhertasten wie im Dunkeln
3. Ruhen, Bedürfnis sich auszuruhen
4. Furcht etwas Übertriebenes zu tun (Furcht vor Extravaganz)

Lassen wir die Lokalsymptome ganz beiseite und verwenden nur die Gemütssymptome, so geht Opium als einziges Mittel durch alle Rubriken.

OPIUM wurde ihm in einer Gabe (3 Globuli wegen der schönen Zahl: Alle guten Dinge sind drei!) von C200 (Schmidt/Nagel, mindestens 30 Jahre alte Globuli, was den Unsinn der Verfallsdaten bei homöopathischen Mitteln beleuchtet, die ja durch keinerlei Erfahrung gestützt per „ordre de mufti" verfügt wurden!) gegeben. Der Patient war darauf nach 2 Tagen völlig beschwerdefrei und blieb es bis heute (4 Jahre Beobachtungszeit).

Die Technik der Mittelfindung hatte ich damals ganz neu von Sehgal aus Indien gelernt. Er hat an vielen Fällen die Erfahrung gemacht, dass jeder Fall am Besten zu lösen ist, wenn man sich an der gegenwärtigen Situation orientiert. Der Patient befindet sich in seinem Krankheitszustand, wenn er zu uns kommt, immer in einem **gegenwärtigen** Zustand, der sich deutlich von dem Zustand zu anderen Zeiten unterscheidet. Dieser Zustand und seine **vorherrschenden** und **anhaltenden** Symptome sind maßgeblich für unsere Mittelwahl. Alles andere müssen wir bei der Mittelwahl weglassen, mag es für das Verständnis des Falles in seiner Vorgeschichte auch wesentlich sein. Ferner hat Sehgal die Erfahrung gemacht, dass die körperlichen Symptome häufig nicht von dem angezeigten Mittel gedeckt werden, da nicht genügend Beobachtungen gemacht wurden. Ferner vernachlässigt er bei der Verwendung der Rubriken die Wertigkeit der Mittel, da es nur darauf ankommt, dass das Mittel in der Rubrik überhaupt vertreten ist.

*„Wenn man beim Zuknöpfen das erste Loch verfehlt, kommt man mit dem Zuknöpfen nicht zurecht"(*Goethe). Wir beginnen den Fall - auch und besonders - bei einer chronischen Erkrankung, wie es ja auch hier der Fall ist, beim ersten Knopf, d.h. beim gegenwärtigen Zustand. Die weiteren „Knopflöcher" (Mittel) folgen dann meist ganz zwanglos (wenn überhaupt nötig).

Um nun die Gemütssymptome verwenden zu können, muss man sie auch erkennen. Wir sind von der klassischen Homöopathie her gewöhnt, diese nur in Extremfällen überhaupt zu sehen. Sehgal lehrt nun die Technik, die gewöhnlichen Bemerkungen und Verhaltensweisen eines Patienten während der Konsultation ernst zu nehmen und zu verwenden, in der Art, wie es in diesem Fall geschehen ist. Mit dieser neuen Technik, die in Indien bereits eine starke Verbreitung gefunden hat, kann der klassische Homöopath wesentlich sicherer und auch weniger zeitaufwändig arbeiten, wenn er die Methode wirklich begriffen und das nötige Wissen erworben hat. Wenn allerdings manche meinen, dass es sich hier um eine „Vereinfachung" der Homöopathie handele, der sei gewarnt. Es gibt auch weiterhin einfache und schwierige Fälle. Aber der Zeitaufwand ist meistens deutlich kürzer und die Verordnung wird sicherer. Das sind meine bisherigen Erfahrungen.

(zuerst erschienen in AHZ,Bd. 245 /2000, S. 163 f u.S. 202f.)

„Die gelegentliche Überlegenheit der homöopathischen Therapie, dargestellt an drei Fällen: Intraokulare Blutung, Pericarditis rheumatica, Polyarthritis rheumatica." (Blutung im Auge, Herzbeutelentzündung, Gelenkrheuma).

(Vortrag gehalten am 31.10.2001 in Baden-Baden anlässlich der 35. Medizinischen Woche Baden-Baden)

Sehr geehrte Kolleginnen und Kollegen,

in diesem Sommer konnte ich auf eine 40-jährige Praxistätigkeit zurückblicken. Das habe ich zum Anlass genommen, in einem kleinen Rückblick entscheidende Änderungen in meiner praktischen Ausübung der Homöopathie zu betrachten, was ich Ihnen heute an drei Fällen demonstrieren will, nämlich dass die Art des Umgangs mit einem Fall davon abhängt, in welchem Zustand sich der homöopathische Heilkünstler befindet. Ich meine den Zustand der homöopathischen Bildung, der lebenslang nicht stehen bleiben kann, wie es auch unser Begründer der Homöopathie gehalten hat, der noch kurz vor seinem Tod eine 6. Auflage seines Organon herausbrachte, die wiederum grosse Neuerungen aufwies gegenüber den vorangegangenen Auflagen. Auch nach *Hahnemanns* Tod hat sich der Bildungsstand in der Homöopathie ständig weiterentwickelt, und so stand ich 1985 nach 25 jähriger Tätigkeit auf dem Boden der klassischen Homöopathie, die sich dadurch charakterisierte, dass sie mit dem Kentschen Repertorium arbeitete, das *von Keller* und *Künzli* ins Deutsche übersetzt hatten, und das sich unter der strengen Fuchtel von *Künzli* besonders an die körperlichen Symptome mitsamt den Modalitäten hielt, wobei insbesondere die §153- Symptome großes Ansehen genossen. Dazu nun der

Fall Nr. 1: 47 jähriger Mann, zu dem ich am 5.3.85 nachts wegen starker, in den li. Arm ausstrahlender Herzschmerzen, gerufen wurde. Ich stellte ein Reiben wie bei einer Herzbeutelentzündung fest und wies ihn mit Verdacht auf Herzinfarkt ins Krankenhaus ein, da ich ohne weitere Untersuchungen keine sichere Diagnose stellen konnte. Dort wurde eine „virale" Perimyocarditis festgestellt, die unter konventioneller Therapie mit Antiphlogistica nach 2-wöchigem Klinikaufenthalt abklang. Es schloss sich noch eine mehrwöchige Arbeitunfähigkeit an.

2 Jahre später wurde ich am 16.10.87 - wieder nachts - zu dem gleichen Patienten gerufen: Er hatte genau die selben Beschwerden, nur etwas heftiger. Wieder das Reiben wie bei einer Herzbeutelentzündung. Da ich nun wusste, dass es nicht so gefährlich war und die Diagnose der Perikarditis sicher war, ließ ich den Pat. zuhause. Er konnte nicht liegen, was sofort starke Schmerzen am Herzen verursachte. Er saß also, oder zumindest musste der Kopf hoch liegen. Tief atmen verschlimmerte, alles sei so schwer am Herzen, er verspürc eine Angst in der Herzgegend.

Repertorium nach Kent (deutsch von Keller/Künzli):

1.) Entzündung, Herz, Pericard (2/214)
2.) Brustschmerzen, Herz, Liegen mit dem Kopf niedrig verschlechtert: Spongia im höchsten Grad und einziges Mittel (2/253)

Ich gab Spongia C 200 (Schmidt-Nagel) 3 Globuli auf die Zunge, wonach rasch eine Besserung eintrat. Nach einer 2. Gabe 2 Std. später konnte der Patient sofort ruhig schlafen, wobei er schon fast wieder flach liegen konnte. RR 180/120. Am nächsten Tag ging es schon viel besser, er lag ganz flach. Am Herz war noch eineGeräusch zu hören. Am folgenden Tag ging es ganz gut, er hatte keine Beschwerden mehr und das Geräusch am Herzen war verschwunden. RR 120/80. Nach einer Woche ging er wieder zur Arbeit. Beim ersten Mal waren es 5 Wochen gewesen, bis er wieder arbeiten konnte.
Ich hatte hier also das Glück, mit Hilfe eines § 153- Symptoms den Fall rasch und elegant zu lösen, was mir damals durchaus in der Mehrzahl der Fälle nicht gelang. Deshalb trieb es mich auch immer wieder zu Seminaren und Kursen, um noch mehr zu erfahren. Das führte nun zum

Fall Nr. 2: Ein Junge von 10 Jahren war vor 3 Monaten während des Urlaubs in Frankreich auf dem rechten. Auge plötzlich erblindet, ohne dass ein Unfall oder sonstiges bemerkenswertes Ereignis vorangegangen war. Die ärztliche Untersuchung am Urlaubsort ergab eine massive Blutung in den Glaskörper des re. Auges, wobei eine Blutungsquelle nicht sichtbar war und eine ursächliche Erkrankung nicht feststellbar. In Wochenfrist sollte nun nach monatelangen, vergeblichen Bemühungen der Univ.- Augenklinik in M. der Glaskörper operativ entfernt und durch eine Prothese ersetzt werden. Die Prognose war ungewiss und mit Sicherheit ungünstig. Nun sollte die Homöopathie als letzte Rettung ins Spiel gebracht werden, um beweisen zu können, dass sie auch in diesem Fall „auf dem kürzesten, zuverlässigsten, unnachteiligsten Wege eine Wiederherstellung der Gesundheit nach deutlich einzusehenden Gründen” in der Lage sei. Da es eilte und der Terminkalender voll war, wurde der Patient auf den zufällig stattfindenden Feiertag einbestellt, der Gelegenheit bot - seinem Sinn des Buß -und Bettages entsprechend - eine homöopathische „Beichte” abzulegen.

Am 20.11.91 erschien also eine temperamentvolle Mutter mit ihrem Sohn wie vereinbart um 10 Uhr und berichtete oben bereits Gesagtes. Es war der Verdacht auf Netzhautablösung geäußert worden, und man hatte fast 3 Monate lang eine „Kältebehandlung” durchgeführt. Ein Rest von 2% Sehfähigkeit war noch vorhanden und zwar in einem kleinen Winkel nach unten.
1989 habe er eine Salmonellenerkrankung mit drei Tage währendem hohem Fieber und einem „Anfall” dabei durchgemacht. Diese sei nach dem Genuss von Eis aufgetreten. Zur Zeit jener Erkrankung sei der Großvater im Nebenzimmer gerade an einem Lungenkarzinom verstorben.
Sonst war der Junge ganz gesund. Im ersten Lebensjahr. habe er viel geweint, er habe nachts nicht durchgeschlafen, er kam alle Stunde und wollte gestillt werden. Er wurde 2 Jahre lang gestillt bis die Mutter wieder schwanger war. Wegen „cerebraler Dysfunktion” bekam er Bobartgymnastik. Auch sonst war die persönliche Anamnese nicht besonders auffällig: 1987 Sinusitis mit Schwellung des rechten Auges,. Mit 5 J. Pertussis, mit 2 J. Masern, mit 8 J. Windpocken. Impfungen: Di, Tetanus.,Polio, Mumps, alle gut vertragen.
Appetit gut, Verlangen: Nudeln, eiskalter Milch, Eis, Pommes, MacDonalds, Hamburger, Salz, Fisch, Krabbensalat, Fleischsalat. Abneigung: Bananen, Kiwi. In der Schule ist er beliebt, auch bei den Mädchen. Er ist intelligent, hat seine Termine genau im Kopf. Er hält es nicht aus, wenn die Mutter weint. Er ist sehr harmonisch, kann aber auch ruppig sein. Er ist leicht beleidigt, eingeschnappt. Er kann auch jemanden kalt abfahren lassen. Dunkelheit mag er nicht so gern, die Tür muss offen bleiben und ein Licht im Flur brennen. Er konnte nicht allein sein. Allein im dunklen Wald, da würde er beim Fallen eines Blattes vor Angst in Ohnmacht fallen. Er mag - wie die Mutter - nichts Enges um den Hals.

Ich hatte vor Kurzem ein Seminar mit R. Sankaran besucht, der seine Theorie von den „Wurzeln" der Erkrankung vorgetragen hatte (1). Dort diskutiert er auch, dass das Krankheitsbild bei Kindern häufig dem „Zustand" (state) der Mutter während der Schwangerschaft mit dem betreffenden Kind ähnelt. Ich fragte also die Mutter nach der Schwangerschaft.

Sie hatte während der Schwangerschaft als Lehrerin in einem Gefängnis für Jugendliche ganz am Beginn (etwa 16.Tag, sie wusste noch nicht, dass sie schwanger war) ein sehr dramatisches Erlebnis. Sie wurde von zwei Jugendlichen (Jungen) während des Unterrichts gekidnappt und sollte als Geisel zu deren Freilassung dienen. Sie war mit den beiden Jungen allein in dem Raum und sie bedrohten sie mit einem Messer. Sie redete wohl 3 Stunden auf die Jungen ein, mit denen sie sich vorher viel Mühe gegeben hatte, denn sie war eine idealistische Pädagogin, und wollte den Behörden beweisen, dass sie den guten Kern der Delinquenten wecken könne. Sie hat die also „besoffen" geredet, was sie auch jetzt in der Anamnese demonstrierte, wo sie fast ununterbrochen redete, ich kaum zu Wort kam, was auch fast 3 Stunden dauerte. Als die Jungen so ihrer Aufmerksamkeit beraubt waren, war sie plötzlich durch die Tür entwischt, schloss von außen ab und redete nun weiter auf die ein, sie sollten das Messer unter der Türe durchschieben, sie würde dann von einer Anzeige absehen. Sie folgten diesem Angebot. Sie meldete nichts. Aber die Jungen konnten den Mund nicht halten und erzählten es dem Pfarrer, der - sein Beichtgeheimnis brechend - es der Anstaltsleitung berichtete. Nun hatte sie ein Problem: Es drohte ihr ein Verfahren wegen Begünstigung im Amt usw. Sie träumte dann jede Nacht, dass sie ins Gefängnis müsse, und sie würde von ihrem neugeborenen Kind getrennt werden, da alle Zellen für Mutter/Kind-Insassen belegt waren, oder sie würde abgeholt und müsse ihr Kind zuhause lassen.
Sie hat keinen Prozess bekommen und musste nicht ins Gefängnis, aber ihr Kind hat sie nach der Geburt Tag und Nacht nicht hergegeben. Sie kontrollierte ihren Sohn immer und wusste, wo er ist. Das ging auch in der Schulzeit weiter bis heute.

Ich hatte die Idee, dass es sich um ein Schlangenmittel handeln könne, wegen der stark ausgeprägten Redseligkeit der Mutter, ihrem außerordentlichen Ausschnitt, der tiefe Einblicke gestattete und der Abneigung gegen enge Kleidung. Im Stadium des Kidnapping hatte sie folgende Gemütssymptome entwickelt:

1. Wahnidee, sei von Feinden umringt
2. Entfliehen, möchte
3. Tod, Gedanken an den
4. Qual
5. Misstrauen

Hierbei war Crotalus horridus. neben Mercur das einzige durch alle Rubriken gehende Mittel.

Nehmen wir die körperliche Symptomatik:

1. Auge, Blutung in die Retina, mit Erblindung
2. Auge, Blutung in die Retina
3. Blindheit
4. Allgemein, Seite, rechts

Materia medica: *Hering*, Guiding Symtoms, Bd. IV, S. 487: „Haemorrage into retina, wether occurring during other diseases...or when it seems to be spontaneous origin." „Amaurosis, especially from Haemorrage". S. 503: „Acts more on right side". („Blutung in die Retina, ob während einer Krankheit oder anscheinend spontan", „Erblindung, insbesondere durch Blutung", „Wirkt mehr auf der rechten Seite")

Ich war durch den Bericht der Mutter auf die Idee von Crotalus horridus. gekommen, obwohl die körperliche Symptomatik allein auch genügend Hinweise auf das Mittel gegeben hätte, wenn ich diese besser gekannt hätte, was aber zu diesem Zeitpunkt nicht der Fall war.

Ich gab dem Jungen sofort Crotalus horridus C 30 3 Globuli und wies ihn an, dass er 2 Stunden später zwei Gob. C 200 und nach weiteren 2 Stunden zwei Gob. C 1000 (alles Schmidt-Nagel) nehmen sollte, welche Mittel ich ihm mitgab.

26.11.91: Er hat nach der Einnahme der Medikamente sofort besser gesehen. Ich verordnete nochmals 10 Glob. Crotalus horridus C 1000 (Schmidt-Nagel) und gab Anweisung, jeden 2.Tag ein Globulum zu nehmen. Nachdem es dem Jungen so rasch besser ging, hat man die Operation abgesagt.

3.12.91: Fortschritte: Er sieht Gesichter im Fernsehen. Er kann die Buchrücken im Regal unterscheiden.
05.12.91 Untersuchung in der Univ.-Augenklinik: Visus 0,3!
19.12.91: dto., Visus 0,8! Äußerung des Professors: „*Ich habe ja immer gesagt, dass man zuwarten solle!*" Es war der gleiche, der damals die Operation durchführen sollte und der etwas ärgerlich war, als man den Termin absagte. Er hatte die 10 Glob. - jeden 2. Tag eines - bis zu Ende genommen und dann nichts mehr.
07.01.92 Er sieht jetzt subjektiv alles sehr gut.

Der Junge hatte nach der Einnahme folgende Träume:

1. Von einer Schlange.
2. Es sei eine Schlange im Bett.
3. Blutet unheimlich.
4. Alles voller Blut.
5. In dunklen Zimmern hatte er die Vorstellung, dass Schlangen unter dem Bett liegen könnten.

12.06.92: Akuter Schub einer Iridocyclitis und Choreoiditis mit Ausschwitzungen von Eiweiß in den Glaskörper mit unguter Prognose, dass es zu Verklebungen kommen könnte. Man gab ein lokales Cortisonpräparat. Der Junge wünschte von sich aus unbedingt homöopathische Globuli. Er bekam wieder Crotalus horridus C 1000 (Schmidt-Nagel), jeden 2. Tag an 5 Tagen 2 einzunehmen.

25.06.92: Die Entzündung ist weit gehend abgeklungen. Das Cortison war abgesetzt worden. Er sieht nun subjektiv noch besser als vorher.

17.10.94 Kontrolluntersuchung der Univ. Augenklinik: Visus bds..1,2.

Fall Nr. 3: Herr XX, Jahrgang 1928., ist seit 1984 in meiner Behandlung. Er kam damals nach einem Herzinfarkt, den er ein Jahr vorher erlitten hatte, hatte langjährig schon eine Psoriasis vulgaris am ganzen Körper einschließlich des Gesichtes und eine Hypertonie. Er war vorher schon mit homöopathischen Komplexmitteln behandelt worden und nahm jetzt allerhand für Herz und Blutdruck ein. Diese Medikamente wurden durch homöopathische. Einzelmittel in Q-Potenzen ersetzt. So ging es etwas besser, aber eine deutliche Änderung seiner Erkrankungen stellte sich nicht ein.

Geduldig kam er regelmäßig zur Behandlung, bis Anfang 1999 zunehmende Gelenkschmerzen auftraten, die mit der Zeit zu erheblichen Behinderungen in der Beweglichkeit führten. Das Herz hatte nun ein Vorhofflimmern, es trat eine zunehmende Schlafapnoe auf, und mein Patient suchte noch andere Ärzte auf, u.a. einen Rheumatologen, der ihm schließlich Prednisolon verschrieb. Homöopathische Einzelmittel wurden von mir immer wieder nach Symptomenlage gegeben, aber nichts tat sich.

Inzwischen traten neue Symptome auf, u. a. ein Sitzen und vor sich Hinstarren (1). Er berichtete von einer Kur und liess sich über das Einkommen des Kurarztes aus, der ihm eine teure Rechnung gestellt hatte (2). Beim Gehen musste er sich am Geländer festhalten, so wie er auch trotz Erfolglosigkeit an der homöopathische Behandlung durch mich festhielt (3). Er legte nun seine ganze Hoffnung (5) auf Weihrauchpräparate, die gerade in Mode kamen, um von dem Prednisolon wegzukommen, das ihm als Nebenwirkung eine erhebliche Gewichtszunahme und eine beginnende Osteoporose eingebracht hatte (4).
Ich nahm am 17.10.00 folgende Symptome für meine jetzige Mittelwahl (im Text durch die in Klammern gesetzte Ziffer gekennzeichnet!):

1. Sitzt, als ob er vertieft in traurige Gedanken sei und nichts bemerken würde, schaut auf den Boden
2. Geschäften, spricht von
3. Klammert an Personen oder Gegenständen
4. Wahnidee, er würde anhaltend verletzt
5. Hoffnung, voller

Als einziges Mittel ging Stramonium durch alle Rubriken der Gemütssymptome, die ich nach der Sehgal-Methode erkannt hatte. Er bekam das Mittel in einmaliger Dosis von 3 Globuli in D 3(!) (Barlach Apotheke Boll) am 17.10.00.
Am 12.12.00 erschien er wieder und berichtete, dass „das Starren vor sich hin" verschwunden sei. Sonst habe sich nichts geändert. Er bekam eine Dosis von 3 Globuli Stramonium C 30 (Barlach-Apotheke Boll).
Am 15. 12. 00 Anruf: Er habe große Unruhe verspürt, Erbrechen, Übelsein und unverdauter, dünner Stuhl sei aufgetreten. Keine Medikation.

Zu Weihnachten (22.12.2000) erhielt ich einen Hand geschriebenen Brief des Patienten

<*1*> *von* <*3*> (Seiten) (2) (Er hatte geschäftsmäßig die Seitenzahl rechts oben in die Ecke geschrieben):
Betreff mein „Rheuma" seit 2 Jahren: *Anfangs sehr starke Schmerzen in den Oberschenkelmuskeln, auch Schmerzen und Bewegungseinschränkungen der Arme sowie viele andere Schmerzen (Rücken, insbes. Kreuz). Lähmungen der Finger usw., fast vergebliche Krankengymn.. In den 2 Jahren Minderung bis zur guten Brauchbarkeit der Hände, teilweise der Arme; immer bleibende starke Gehbehinderung insbes. bei Treppen.*
Linderung durch Prednisolon (knapp ausreichend 5 mg morgens) (1) *bei bleibender Behinderung des Laufens und Treppensteigens (auf und ab). Seit Ende Februar (mit anfangs starken Dosen).*
Einführung von Weihrauch ab 17.11. je 2 Kapseln morgens und abends (je Kapsel 370mg Boswellia serrata Extrakt der Apotheke ..../in ......).* (1) *Leichte positive Wirkung morgens (ehe die Wirkung des Prednisolon nach Stunden merklich wird, (Kreuz und Gehapparat) nach ca. 4 Wochen Einnahme.*
**) Apotheke am ......platz Tel. ...., jeweils 120 Kapseln (2)*

<*2*> (Seite 2): *Homöopathische Medizin 3 Kügelchen Stramonium 1. Gabe am 17. 10. (Dr. Lang, Boll) ohne viel Wirkung. 2.Gabe am 12.12. (Dienstag 11.oo) starke Wirkung (in der Nacht zum Freitag (15.12. ab 2.oo) (2) Erbrechen, Durchfall, Schwäche, bettlägerig. Danach ab Freitag Abend etwa ist das „Rheuma" ganz weg (vgl. Markus-Evangelium, Kap 2)[7]*) (3,4) Allerdings noch Schwäche der Muskeln, Herz.*
Zum ersten Mal seit ca. 2 Jahren treppauf und ab ohne Hilfe des Geländers usw. Weihrauch wird vorsichtshalber (5) weiter genommen, Prednisolon allmählich reduziert 19.12.

<*3*> (Seite 3): Der Brief ist noch länger und schildert die weitere Vorgeschichte und Studium des Patienten im Repetitorium der Fa.DHU, wo er aus den Symptomen eines zitiert. *„Verlangen nach Licht und Gesellschaft".* (6,7) *Aus AML von Kent: „Gedankenleeres vor sich Hinstarren". Rundumschmerz der Brust beim vollen Einatmen (ab 16.12. auch fast ganz weg!)*

---

[7] Markus 2 Vom Gichtbrüchigen: ...Vers 11. „Ich sage dir, stehe auf, nimm dein Bett und gehe heim! 12. Und alsbald stand er auf, nahm sein Bett und ging hinaus vor allen, also dass sich alle entsetzten und priesen Gott und sprachen: Wir haben solches noch nie gesehen.

Das ergab weitere Bestätigungssymptome für Stramonium (im Text durch Ziffern gekennzeichnet):

1. Gewissenhaft in Kleinigkeiten
2. Geschäften, redet von
3. Religiöse Regungen
4. Religiöse Regungen, möchte jeden Tag in der Bibel lesen
5. Vorsichtig
6. Licht, Verlangen nach L. und Gesellschaft
7. Starrt gedankenlos
8. Abergläubisch
9. Geschwätzigkeit
10. Wahnidee, wird anhaltend verletzt
11. Fröhlichkeit
12. Tanzen, möchte

(Die körperlichen Symptome werden bei der Sehgalmethode nicht in die Repertorisation aufgenommen und dienen nur der Verlaufskontrolle)

21. 01.01 Schmerzen im Körper sind völlig verschwunden, wörtlich: „*Das Wunder der Homöopathie!*“: Symptom abergläubisch(8). „*Ich kann wieder wie ein Mensch laufen.*“ Nach seinen religiösen Gewohnheiten gefragt: „*Ich lese jeden Morgen die Losungen*“ (das sind Bibelzitate, die für jeden Tag des Jahres ausgelost werden (= nach *Sehgal* Symptom: „abergläubisch“), da ein solches Verfahren und dann noch daran glauben auf keinerlei Verstandeslogik beruht, was aber keineswegs abwertend gemeint ist, da *Sehgal* dazu auffordert, jede Regung des Patienten im Zusammenhang mit seiner Krankheit als solche zu nehmen und sie, ohne sie irgendwie zu werten, einer Symptomenrubrik im Repertorium zuzuordnen. Dieses Symptom ist bei der Bildung des Patienten als Techniker um so bemerkenswerter).
Seine Frau berichtet, dass er seine übertrieben Geschwätzigkeit (9) verloren habe Von Lärm würde er terrorisiert und empfindet sich persönlich angegriffen(10)

22.05.01 Er wird anhaltend wieder etwas weniger leistungsfähig.
3 Glob Stram. C 200 *Schmidt-Nagel*

03.07.01 laufend besser mit der Gehfähigkeit. Er macht Bewegungen wie ein Tanzbär (12), ganz leicht und beschwingt, voll guter Laune (11,12). Seine Psoriasis ist im Gesicht völlig verschwunden, am Rumpf geht sie zurück und auch an den Händen war sie noch nie so gut, ohne dass er spezielle Salben anwendet. Keine Medikation.

Literatur:

Hahnemann, S.., Organon der Heilkunst, 6. Auflage, Haug Verlag, Ulm 1987

Kent's Repertorium der homöopathischen Arzneimittel, Bd.1-3, übers. von v. Keller, G. und Künzli v. Fimelsberg, Haug Verlag, Ulm 1960

Sankaran. R., The Spirit of Homoeopathy, Selbstverlag R.Sankaran, Bombay 1991

Sehgal, M.L., Wiederentdeckung der Homöopathie, Bd. I-VIII, übers. von Gerhardus Lang und Eva Lang, Eva Lang Verlag, Worpswede 2001

Zandvoort, R.van, Complete Repertory, Computerversion 1994, Leidschendam

Zusammenfassung: Es wird dargestellt, welchen Einfluss der Bildungsstandes des praktizierenden Homöopathen auf die Technik seiner Arbeit hat. Dieses wird an hand von drei Fällen demonstriert, die nach vorangegangener konventioneller Behandlung durch Homöopathie erfolgreich gelöst werden konnten. (zuerst erschienen in AHZ Band 247, S. 187 ff.)

Cocculus

(Leserbrief zu Heft 1, AHZ 2005, „Schwindelzustände" von *Michael Hadulla)*

Es ist dem Autor zuzustimmen, dass Cocculus hierzulande ein kleines Mittel war, jedenfalls bis vor kurzem. Seitdem M.L. Sehgal mit seiner „Revolutionierten Homöopathie" auch in diesem unseren Land, wo die Homöopathie doch so fest gefügt, sogar von einem Zentralverein geführt, die reine Lehre erhält, für Unruhe sorgt, ist dieses „kleine Mittel" zu einer Bedeutung aufgestiegen, die vor dem ***auch mir*** nicht vorstellbar war. Wie viele Fälle so genannter chronischer Krankheiten, wie Neurodermitis, Migräne, inoperables Karzinom und vor allem Asthma mit Cocculus geheilt wurden, davon haben die Homöopathen hierzulande keine Ahnung, die sich nicht die Mühe machen, nach Sehgal zu arbeiten. So bleibt es denn bei Reisekrankheit und allenfalls anderem Schwindel, den wir in der Homöopathie Szene allerdings reichlich vorfinden. Zwar gibt es – wie beschrieben – auch gelegentlich „einen schönen Erfolg", aber dieser scheint z.B. hier mehr auf Intuition denn auf systematischer Arbeit zu beruhen. Repertorisiert man nämlich die angeführten Symptom Rubriken, so enthalten sie ausnahmslos sehr viele Mittel (u.a. auch Cocculus, wie der Autor richtig bemerkt), aber auch viele andere in allen Rubriken, nach meinem Computer jedenfalls deren ganze 9, von denen Pulsatilla dem Cocculus an „Wertigkeit" sogar vorangeht. Es findet sich unter den Symptomen kein § 153 Symptom, und der Geist – Gemüts Zustand der Patientin, auf den Hahnemann so großen Wert (§§ 210 – 213) legt, ist jedenfalls im Hinblick auf das gewählte Mittel nicht beschrieben. So ist es denn erfreulich, wenn unser verehrter, langjähriger Zentralverbands Vorsitzender und Schriftleiter der AHZ, Kollege Gebhardt (80), in „alter Frische" im Vorwort unter Nennung von Sehgal zum Fortschritt aufruft, damit uns die Puste nicht ausgeht.

Da hat mir selbst einmal Cocculus sehr geholfen: Ich befand mich - vor 3 Jahren zusammen mit meiner Tochter und den beiden Enkeln in Griechenland/Türkei segelnd - bei der Besichtigung des Tempelgeländes von Knidos (jener Stätte, wo die atomistische Lehre des Demokrit (Ursprung der analytischen Medizin) gegen die Lehre des auf Kos lebenden Hippokrates gepflegt wurde). Ich war beim Anstieg auf dem Gelände derart außer Atem gekommen, dass ich laut keuchte, um mit Tochter und Enkeln Schritt halten zu können: „Was schnaufst du denn so?" fragte mich meine Tochter, „mir ist das schon am Telefon aufgefallen,. dass du sogar beim Sprechen außer Atem kommst." „Das ist eben mein Altersemphysem (ich hatte gerade die 70 überschritten)" sagte ich etwas atemlos, „da kann man doch nichts machen." „Hast du das denn untersuchen lassen?" „Nein, das ist doch klar!" Auf das Symptom: „Erkennt alles, kann sich nicht bewegen bei Katalepsie", das von Sehgal abgewandelt wurde in „Erkennt die Wirklichkeit und findet sich mit ihr ab" (enthält nur Cocculus und Sanguinaria) gab mir meine Tochter drei Globuli Cocculus C 30 aus der Reiseapotheke und mein „Altersemphysem" war seitdem verschwunden. Auch „ein schöner Fall", diesmal zu meinen Gunsten!

Merke: „Denn gewisse Dinge sind es, die man von anderen lernen und annehmen muss." (Goethe, an Herzog Karl August, 18.8. 1787)

Veratrum album Fall

Grippaler Infekt: Am 26.01. kam ein 16 jähriger, lang aufgeschossener Knabe wegen eines schmerzhaften Fußes in Behandlung:

„Sie müssen mir dringend helfen. Der rechte Fuß ist seit über einem halben Jahr am Außenknöchel schmerzhaft, (3) das wird jetzt immer schlimmer. Morgens nach dem Aufstehen wird es schlimmer. Ich hatte gedacht, es würde von allein weg gehen (2). Jetzt habe ich Sorge, es könnte für immer bleiben. Ich muss es genau beschreiben! Es interessiert Sie doch? Ich weiß absolut nicht, was es sein könnte. Ich habe Angst, dass etwas zurück bleibt. Ich mache auch keinen Sport mehr mit. Soll ich es doch röntgen lassen? Es knackst so komisch! Nach Snowboard fahren war es am nächsten Tag schlimmer. Das macht mir Sorgen. Ich möchte es los haben, so schnell wie möglich, mit allen Mitteln.“(1)

Er bekam Rhus tox. C 30 wegen folgender Symptome (ermittelt nach der Sehgal-Methode):

1. Getragen werden, will, schnell
2. Hoffnung, voller
3. Wahnidee, wird anhaltend verletzt

Am 14. 2. „Mir geht es total schlecht. Das Mittel hat gar nicht geholfen. Jetzt habe ich noch Halsweh, Kopfweh, Rückenschmerzen dazubekommen. Ich möchte nicht zu hause bleiben, da ich dann so viel in der Schule verpasse. Der Fuß ist etwas besser geworden, aber ich habe Sorge, ob ich nicht eine Nierenbeckenentzündung (!) habe.” (1,2)

Er bekommt Placebo, da ich mir auf Grund der telefonischen Beschreibung kein klares Bild machen kann.

In den folgenden Tagen verschlimmert sich alles mit den grippalen Erscheinungen, die Nase ist verstopft, Schweißausbrüche, die Halsschmerzen:

Am 27.02. Telefon: „Ich kann gar nichts mehr schlucken. Es war wohl das falsche Mittel. Es geht richtig beschissen.“(1) Er trägt alles in einem klagenden, jammernden Ton vor(2). Die Mutter berichtet, dass er herumschimpft, dass die Homöopathie doch nichts hilft, dass „Der" das Mittel doch nicht finde. (3) Es ist Sonntag, ich bestelle ihn in die Praxis, da er kein Fieber hat.

Er kommt mit hängenden Schultern herein, „macht einen schwer kranken Eindruck" (2), der allerdings durch sein Verhalten und den objektiven Befund nicht bestätigt wird. Er lässt sich in den Hals schauen, der an der hinteren Rachenwand gerötet ist. „Der Schnupfen ist fest und klebrig, widerlich. Ich fühle mich total schwach, weil ich seit drei Tagen immer weniger gegessen habe, wegen der schlimmen Halsschmerzen. Ich hatte auch keinen Stuhlgang, ich muss oft trinken. Die Ohren sind immer zu. Zum Essen muss ich was trinken, da sonst nichts runter geht." (1)

Gestern ist er zu den im Nebenhaus wohnenden Großeltern gegangen, aus Langeweile (4): „die haben T.V, da kann ich sehen, was ich will und nicht was die Eltern erlauben. Dort bekomme ich auch was Gutes zu essen", sagt er in Gegenwart seiner Mutter (3). Als er von dort nach hause ging, ließ er sich den Korb mit dem „guten Essen" von seinem alten Großvater tragen, „weil ich so schwach war. Ich will so schnell wie möglich gesund werden, weil ich sonst so viel versäume." (5)

Während ich im Buch nachschlage, fummelt er an meinem Schreibtisch herum ohne zu fragen und pult dort eine Kabelschelle von der Unterseite los (3): „Wozu brauchen Sie die denn?" (6) Die Mutter ist entsetzt über „sein ungehöriges Verhalten" (3) und entschuldigt sich bei mir für ihn. Ihm macht das offensichtlich keinen Eindruck. (7)

Er bekommt nun ein Mittel in der einmaligen Dosis in C 30

Danach verschwinden die grippalen Symptome nach einem halben Tag vollständig, so dass er tatsächlich am nächsten Tag in die Schule gehen kann. Auch seine Fußschmerzen lassen nach.

Begründung für die Mittelwahl:

Symptome:

1. Wahnidee, ist ruiniert
2. Vortäuschen, Krankheit
3. Unverschämtheit
4. Beschäftigung bessert

5. Gertragen werden, möchte, schnell
6. Neugierig
7. Egoismus

Er übertreibt seine Leiden sowohl durch die Ausdrucksweise („Nierenbeckenentzündung bei einem 15-Jährigen“) als auch durch den übertreibenden Jammer Ton, aber es kommt ihm so vor, als wäre alles kaputt, d.h. er scheint ruiniert zu sein. Im Gegensatz zu seiner Jammerei steht seine Hochnäsigkeit über den „unfähigen” Homöopathen (SynRep.: Hochmütig und dumm). Auch gegen seine Mutter insbesondere zeigt er (nicht erst seit heute) ein unverschämtes Verhalten, indem er ganz ohne Zurückhaltung die Mutter vor dem Arzt blamiert. Er will „so schnell wie möglich” vom Zustand der Krankheit in den der Gesundheit getragen werden, das soll der Arzt leisten. Allgemein ist alles von einem Egoismus geprägt, es geht nur um ihn und sonst nichts. Er hat auch verlangt, dass der Arzt am Sonntag aufgesucht wird.

Hier war es nicht so ganz einfach auf das gewählte Mittel zu kommen. Aber die unverschämte Art seines Auftretens (SynRep.: Unverschämtheit in Handlungen nur Stram und Verat.!) und die Übertreibung seines Leidens zusammen mit der Betonung, dass er es mit der Heilung eilig habe brachte die Idee von Veratrum, das auch die körperlichen Symptome einschließlich der vorgetragenen Schwäche gut abdeckte.

Ich erinnerte mich gut an einen Fall, den Dr. Sanjay Sehgal 2002 in Berlin vorstellte, bei dem diese Unverschämtheit und das Vortäuschen und Übertreiben der Krankheit, um etwas zu erreichen, noch viel deutlicher zu sehen war. (Lit. Seminarnachschrift Berlin 2002) Die Sehgal- Methode zeigt einem, auch bei nicht so ausgeprägten psychischen Veränderungen, wie wir sie von Veratrum Fällen beschrieben bekommen, bei einem ganz „normalen” Alltagsfall diese Veränderungen wahr zu nehmen und sie den Rubriken zuzuordnen, die für sie zuständig sind, auch wenn das Symptom für sich genommen einen weit heftigeren Zustand zu beschreiben scheint.

(zuerst erschienen in AHZ9)

Homöopathische Behandlung von Infektionskrankheiten nach Sehgal

(Überarbeiteter Vortrag gehalten am 28.10.2002 anlässlich der Medizinischen Woche Baden - Baden)

Wie schon an anderer Stelle ausgeführt, stützt sich die sog. Sehgal-Methode bei der Mittelwahl ausschließlich auf den Geist-Gemütszustand des erkrankten Patienten, der gemäß § 211 Organon bei dieser Wahl „mit am meisten den Ausschlag gibt".

Gemeinhin wird fälschlicher Weise gesagt, dass sich die Sehgal-Methode bei der Mittelwahl nur auf die Geist-Gemütssymptome stützt. Das stimmt, ist aber nur die halbe Wahrheit, indem es um den Geist-Gemüts-*Zustand* geht, der hier bestimmt werden soll, und zwar der aktuell vorhandene, anhaltende und hervorragende, und nicht alle die Symptome, die der Patient auch schon einmal hatte oder die im Hintergrund auch bestehen. Vor allem spielen die Symptome, die auf den Charakter und die Konstitution hinweisen nur dann eine Rolle, wenn sie auch im aktuellen Zustand hervorstechend sind. Man vergleich zu diesem Problem auch die Fußnote zum § 210, die da lautet:

Wie oft trifft man nicht, z. B. in den schmerzhaftesten, mehrjährigen Krankheiten, ein mildes, sanftes Gemüth an, so daß der Heilkünstler Achtung und Mitleid gegen den Kranken zu hegen sich gedrungen fühlt. Besiegt er aber die Krankheit und stellt den Kranken wieder her — wie nach homöopathischer Art nicht selten möglich ist — da erstaunt und erschrickt der Arzt oft über die schauderhafte Veränderung des Gemüths, da sieht er oft Undankbarkeit, Hartherzigkeit, ausgesuchte Bosheit und die, die Menschheit entehrendsten und empörendsten Launen hervortreten, welche gerade diesem Kranken in seinen ehemaligen gesunden Tagen eigen gewesen waren.

Die in gesunden Zeiten Geduldigen, findet man oft in Krankheiten störrisch, heftig, hastig, auch wohl unleidlich, eigensinnig und wiederum auch wohl ungeduldig oder verzweifelt; die ehedem Züchtigen und Schamhaften findet man nun geil und schamlos. Den hellen Kopf trifft man nicht selten stumpfsinnig, den gewöhnlich Schwachsinnigen hinwiederum gleichsam klüger, sinniger und den von langsamer Besinnung zuweilen voll Geistesgegenwart und schnellem Entschlüsse u.s.w.

Hier vor allem macht Hahnemann deutlich, dass es sich um den veränderten oder auch aktuellen Zustand handelt, den es zu beachten gilt.

Bei der Behandlung von sog. Infektionskrankheiten ist es jedem Homöopathen geläufig, dass man den aktuellen Zustand vor allem in Rechnung stellen muss. Anders ist es jedoch bei den sog. Chronischen Infekten, wo im Gegensatz zu Hahnemanns Anmerkungen in der o.g. Fußnote eben häufig nicht nur der aktuelle Zustand zu Grunde gelegt wird.

An einigen Beispielen soll nun das Thema ausgeführt werden:

Fall Nr. 1: Im Sonntags-Dienst wurde ich um etwa 13h zu einem 1-jährigen männlichen Säugling gerufen. Er war seit 2 Tagen an hohem Fieber erkrankt, wogegen man ihm von Hausarzt verordnete Fieber senkende Suppositorien gegeben hatte. Das Fieber war zwar von 40° C auf 38,5° C gesenkt worden, aber nun hatte das Kind das Bewusstsein verloren und schrie in Abständen schrecklich einige Sekunden lang und war dann wieder ruhig, ohne das Bewusstsein wieder erlangt zu haben (1). Es ließ sich nicht stillen, nahm keine Nahrung oder sonstige Getränke zu sich. Es wurde verschlimmert, sobald man versuchte, das Kind ins Bettchen zu legen. So fand ich den Säugling von der Mutter auf dem Arm getragen (3). Er beugte sich krampfartig nach hinten und hatte die Augen weit aufgerissen. Diese schielten starr nach oben rechts. Im Gesicht war das Kind kreidebleich, am Körper Schweiß nass und ohne Windeln nur mit einem Hemdchen bekleidet. Es war August mit einer Außentemperatur von 35° C. Der Mutter stand das reine Entsetzen ins Gesicht geschrieben, der Vater blickte etwas hilflos und verständnislos auf das Geschehen. Der kleine Junge riss sich in seiner Bewusstlosigkeit ständig am Penis (2). Die vorsichtige Untersuchung ergab eine ausgeprägte Nackensteifigkeit, so dass die Diagnose einer akuten Meningo-Encephalitis gestellt werden musste. Auf eine Lumbalpunktion wurde erst einmal verzichtet, da noch andere dringende Krankenbesuche zu erledigen waren und man als allein kämpfender Kassen- und Landarzt gewohnt war, sich auch auf weniger aufwändige und eingreifende Diagnostik zu verlassen.

Symptome:

1. Bewusstlosigkeit, unterbrochen durch Schreien
2. Gesten, Kinder greifen sich an die Genitalien

3. Getragen werden, Verlangen g. zu werden

Das einzige durch alle Gemütsrubriken hindurchgehende Mittel Belladonna wurde in C 200, 3 Globuli trocken auf die Zunge des schreienden Säuglings gegeben.

Verlauf: Sofort nach der Mittelgabe hörte das Schreien auf, das Kind entspannte sich und konnte nach wenigen Minuten ins Bettchen gelegt werden, wo es die Augen schloss und ruhig zu schlafen begann.
Nach 2 Stunden erneuter Hausbesuch: Das Kind hatte eine Stunde fest geschlafen, war dann erwacht und hatte gierig getrunken. Danach war es wieder eingeschlafen. Es hatte nun hochrote Wangen, das Fieber war auf 40,5° gestiegen, das Schwitzen hatte aufgehört. Keine neue Mittelgabe. Warum?

Weil nach Sehgal innerhalb kurzer Zeit nach der Mittelgabe eine Besserung der Symptome eintreten muss, die der Verordnung zu Grunde lagen, wenn die Mittelwahl richtig war. Das war hier eindeutig der Fall: Das Schreien hatte sofort aufgehört, die Bewusstlosigkeit war einem richtigen Schlaf gewichen, das Reißen am Genitale hatte aufgehört. Das Mittel hatte eindeutig gewirkt, es war der erwünschte Verlauf eingetreten, indem auch das klinische Bild den Erwartungen entsprach. Denn das wieder Ansteigen des Fiebers war nicht als schlechtes Symptom zu werten, da als Zeichen einer beginnenden „Ausscheidung" zu werten ist, die Sehgal erwartet und die auch dem Heringschen Gesetz entspricht, als die Krankheit von innen nach außen von den wichtigen zu den weniger wichtigen Organen sich wendet. Die meningitischen Symptome verschwanden auch sehr rasch, indem der Krampfzustand und das Schielen ebenfalls sofort verschwanden..

Hausbesuch um 18h: Das Kind war wach und munter, das Gesichtchen weniger rot, die Temperatur ohne Fieber senkende Mittel auf 37,5° C gesunken. Es fand sich keine Nackensteifigkeit mehr. Es hatte nochmals viel getrunken und eine Kleinigkeit vom Apfelbrei gegessen. Kind, Eltern und Arzt waren glücklich. Nur die Krankenkasse wusste noch nichts von ihrem Glück und würde es auch nie erfahren, denn ihr war ein wochenlanger, teurer Klinikaufenthalt ebenso wie dem Kind erspart geblieben. Dem Gesundheitsamt wurde vergesslicher Weise die Erkrankung nicht gemeldet, da am darauf folgenden Montag weitere Kranke den § 1 des Organon in Anspruch nahmen, und so löste sich alles Dank der Homöopathie in reines Wohlgefallen auf.

Eine ähnlich akute Geschichte habe ich in 2001 in der ZKH (3) veröffentlicht, wo es darum ging, eine akute Mastoiditis mit schlechter Prognose schnell, sicher und sanft zu heilen, „nach deutlich einzusehenden Gründen". Da war die Mastoiditis nach einer einzigen Gabe von Stramonium D3 innerhalb von weniger als 24 Stunden total verschwunden. Natürlich blieb der Verdacht von Placebo-Wirkung bestehen, da ja kein schlüssiger „Beweis" geführt werden konnte, dass hier Heilung eintreten musste, weil die zu bestimmenden „Wirkungs-Mechanismen" und „Ursache-Wirkungsketten" nicht aufgesucht und der „wissenschaftlichen" Untersuchung unterworfen wurden.

Aber auch bei weniger spektakulären Fällen von sog. Infektionskrankheiten hilft die Homöopathie, wenn man die sehgalschen Prinzipien anwendet, die neben der Mittelfindung auch noch hervorragende Kriterien zur Verlaufsbeobachtung zur Verfügung stellt.

Fall Nr. 2: Anruf einer 27-jährigen Mutter, die vor 4 Monaten entbunden hatte. Sie stillte ihr Kind voll. 6 Wochen nach der Entbindung hatte sie einen „Milchstau" rechts. mit mittel hohem Fieber. Damals hatte sie die Sache ohne Arzt hinter sich gebracht. Jetzt ging es aber wieder mit der gleichen Brust los: „Ich selber habe in den Büchern gesucht, war mir aber nicht sicher, welches Mittel ich nehmen sollte (1). Aber wenn ich daran denke, wie es damals war beim ersten Mal, das war so schmerzhaft und anstrengend, das möchte ich nicht noch einmal durchmachen (2). Ich möchte doch voll stillen, und ich habe Angst, es könnte etwas kaputt gehen durch die Entzündung (3). Ich bin den Tränen nahe (4), ich habe Angst, dass es schlimmer wird (5), hoffe aber, dass es gut geht mit ihrer Hilfe (6)." Fieber hatte sie noch nicht, die Brust sei sehr hart, schmerzhaft und geschwollen.

Symptome:

1. Tappen wie im Dunkeln
2. Verlegenheit nach Beschwerden
3. Wahnidee, wird verletzt werden
4. Weint bei Schmerzen
5. Furcht vor Übertreibung
6. Beten

Begründung der Rubrikenwahl:

1. Sie sucht in den Büchern, tappt aber wie im Dunklen.
2. Es bringt sie in Verlegenheit, wenn sie an die Beschwerden von damals denkt.
3. Es könnte ein Schaden durch die Entzündung entstehen.
4. Weinen bei Schmerzen.
5. Furcht vor Verschlimmerung des jetzigen Zustandes hat überhaupt zur Konsultation geführt.
6. Sie ehrt den Arzt als den, der es besser weiß, betet ihn gewissermaßen an (Halbgott in Weiß!).

Es wird Opium D3, 3 Glob in 21 Teelöffel Wasser aufgelöst, davon 3 mal einen Teelöffel im Abstand von 15 min. eingenommen, verordnet.

Verlauf: Am nächsten Tag ist alles wieder in Ordnung, Schmerzen, Schwellung und Milchstau waren innerhalb von 3 Stunden gewichen. Die Tränen versiegten, es war wieder heller Tag und der Halbgott löste sich in einen normalen Landarzt auf.

Fall Nr. 3: Ein 39-jähriger Mann kommt wegen rechtsseitiger Halsschmerzen: „Es ist schwierig zu formulieren, damit ich sie nicht auf eine falsche Fährte setze (1). Es ist ein eher stechender Schmerz. Es könnte ja eine geschwollene Drüse sein."
„Seit wann ist es denn so?"
„Seit 5 Tagen. Ich habe so etwas in den letzten 14 Jahren schon 2 mal gehabt: einmal an der li. Brust und einmal am li. Hoden. Beide Male war es eine Entzündung, die mit Antibiotika behandelt werden musste."
„Wie fühlt es sich denn an?"
„Es ist ein drückender Schmerz und beim Schlucken sticht es."
„Was ist ihre Hauptsorge bei der Krankheit?"
„Es fehlt mir sonst nichts (2). Ich weiß auch nicht. Wie schwillt eine Drüse, wenn ich sonst nichts habe? Eine Infektion im Blutkreislauf? (3) Ich würde schon gerne wissen, was es ist, und möchte natürlich auch, dass es weg geht."
„Um es abzuklären, müssen wir eine Blutuntersuchung machen."
„Ist das denn nötig? Sonst geht das doch auch ohne solche Untersuchungen bei Ihnen. Versuchen sie es doch erst einmal so, sie bekommen das bestimmt auf die Reihe. Da können sie doch einmal wieder beweisen, wie toll die Ho-

möopathie wirkt (4). Wer weiß, was da bei der Untersuchung herauskommt (5)(6). Schließlich will ich doch keinen Drüsenkrebs haben!"

Befund: Es ist am re. Kieferwinkel eine etwa 3 cm lange, derbe, gut verschiebliche, leicht druckschmerzhafte Drüse zu tasten. Im Rachen ist die rechte Tonsille etwas geschwollen und leicht gerötet, aber ohne Beläge.

Diagnose: Lymphadenitis rechter Kieferwinkel bei chronischer Tonsillitis.

Symptome:

1. Furcht betrogen zu werden
2. Wahnidee es ginge ihm gut
3. Tappen wie im Dunkeln
4. Stiftet andere an
5. Licht, meidet das L.
6. Misstrauen

Begründung der Rubriken Wahl:

1. Er hat Angst, dass man durch seine missverständlichen Angaben das falsche Mittel herausfinden würde. Das korrespondiert mit einer andern Single-Rubrik von Hyoscyamus: „Furcht, verkauft zu werden". Furcht, verraten und verkauft zu werden, ist eine tief sitzende Furcht bei Hyoscyamus.
2. Er glaubt, sonst ganz gesund zu sein.
3. Er tappt im Dunklen in Bezug auf die Zuordnung seiner Beschwerden.
4. Er versucht den Arzt zu eine Handlung zu verleiten, um zu vermeiden, dass
5. „zu viel" Licht in die Sache kommt, da er dem Schicksal gegenüber generell
6. misstrauisch ist.

Das durch alle gewählten Rubriken gehende Mittel ist Hyoscyamus, das 3 Glob. In D3, aufgelöst in 21 Teelöffel Wasser, davon 3 mal einen Teelöffel im Abstand von 15min. eingenommen, verordnet wird.

Verlauf: Die geschwollene Drüse verschwand nach 2 Tagen vollständig. Die anderen Beschwerden waren nach 4 Stunden verschwunden und blieben es, was die Befragung nach einem Jahr bestätigte.

Bemerkung: Manche Super-Homöopathen wollen es den gestrengen Schulmedizinern nachmachen und fordern eine „5-Jahres Heilung", ehe ein Fall veröffentlicht wird. Nun weiß ich auch, weshalb von diesen gestrengen Nacheiferern nie ein Fall veröffentlicht wird!.

4. Fall: Eine 74-jährige Patientin kommt wegen „Blasenentzündung“: „Ich vermute, dass ich es mir bei strömendem Regen geholt habe. Vor 4 Tagen begann es. Ich nahm Tee, normaler Weise bekomme ich es ohne Doktor mit dem Tee rasch weg. Ich friere, mir ist kalt.“
„Warum kommen sie jetzt zu mir?“
„Weil ich denke, dass ich jetzt doch ihre Hilfe brauche.” Das sagt sie in einem ruhigen, sachlichen Ton.

Diagnose: Cystitis, die durch Erytrocyten im Urin bestätigt wird.

Symptome:

1. Wahnidee müsse um Hilfe rufen
2. Objektiv, vernünftig
3. Hochmut
4. Selbstüberhebung

Begründung der Rubrikenwahl:
Sie hat es erst selbst versucht, „wie immer“, weil sie „gedacht“ hat: „das schaffe ich schon ohne Arzt“(4). Da es nun aber doch nicht ging, stieg sie vom hohen Ross der Selbstbehandlung, bat den Arzt um Hilfe (1) und ließ ihn „gnädigerweise” seine Kunst erproben, da sie einsehen musste (2), dass der „vielleicht” doch noch mehr weiß, als sie selbst. Darin kommt der Hochmut des Platinzustandes zur Geltung, die Selbstüberhebung (4).

Platinum C6 3 Glob. in 21 Teelöffel Wasser gelöst, davon 3 mal einen Teelöffel im Abstand von 15 min. eingenommen, wurde verordnet.

Verlauf: Am nächsten Tag waren alle Beschwerden verschwunden und der Urin frei von pathologischen Bestandteilen. So blieb es auch.

Fall Nr. 5: Ein Junge von 9 Jahren ist an Windpocken erkrankt. Er ist am ganzen Körper dick mit den typischen Pusteln bedeckt. Es juckt ihn ganz fürchterlich Tag und Nacht. Er ist deshalb schlaflos und quält sich und seine Mutter(1), die er nicht schlafen lässt. Das Einzige, was hilft, ist ein Würfelspiel oder etwas ähnliches, was ihn ablenkt(2), „weil ihm so langweilig ist“(3). Durch Lesen kann er sich nicht ablenken, weil er das auch sonst nicht gerne tut(4). Er muss kratzen, wenn er sich nicht anstrengt, es nicht zu tun(5). Vor allem im Gesicht will er sich nicht kratzen, weil er Angst hat, dass dort Narben zurück bleiben(6). Denn er ist sehr eitel.

Diagnose: Varicellen.

Symptome:
1. Gehalten werden bessert
2. Beschäftigung, Ablenkung bessert
3. Langeweile, Unterhaltung bessert
4. Lesen, Abneigung zu
5. Wille, die Muskeln weigern sich dem Willen zu gehorchen, wenn die Aufmerksamkeit abgelenkt wird.
6. Gewissenhaft in Kleinigkeiten.

Begründung der Rubrikenwahl:
1. Er möchte ständig die Unterstützung der Mutter
2. Beschäftigung bessert
3. Langeweile, Unterhaltung bessert
4. Mag nicht lesen
5. So lange er darauf achtet, kann er das Kratzen beherrschen
6. So kleine Narben im Gesicht, das möchte er nicht, das stört seine auch sonst vorhandene Pingeligkeit.

Verordnung: Lil.tigr.C30 3 Glob. auf die Zunge brachte sofort Ruhe in das Geschehen, er konnte schlafen, am nächsten Tag hat das Jucken aufgehört und die Pusteln heilten ohne Narbenbildung ab.

Fall Nr. 6: Die 11-jährige Schwester des vorher beschriebenen Jungen hat auch die Windpocken, „ganz schlimm", sie macht ein fürchterliches Theater(1), schreit laut (2): „Die sollen jetzt weggehen (3), ganz egal wie (4). Die Kügelchen helfen ja doch nicht, bringt doch mal eine starke Salbe (5), das hält ja niemand aus!" Die Mutter oder sonst jemand muss sich ständig um sie kümmern (6).

Symptome:
1. Täuscht Krankheit vor
2. Lärm, macht

3. Getragen werden, möchte
4. Entfliehen, macht Versuche, aus dem Fenster zu
5. Töten, Verlangen zu
6. Mitleid, Verlangen nach

Begründung der Rubrikenwahl

1. Übertreibt ihre Leiden
2. Tut ihre Bedürfnisse laut kund und will ihre Krankheit so
3. schnell wie möglich los sein
4. auch wenn dazu ungewöhnliche Wege durch das Fenster statt durch die Türe nötig sind.
5. Eine „starke" Salbe soll die Krankheit vernichten
6. Dazu will sie unbedingte Aufmerksamkeit, und Mitleid heischendes Geschrei ist das Mittel.

Verordnung von Belladonna C30, 3 Glob. Trocken auf die Zunge beruhigt die hoch gehenden Wellen der Gefühle und lässt die Krankheit rasch abheilen.

Diese Beispiele aus der Praxis sollten zunächst zeigen, wie nach der Sehgalschen Methode auch so genannte Infektionskrankheiten erfolgreich und sicher homöopathisch behandelt werden können.

Es sind dieses Krankheiten, die sich von anderen dadurch unterscheiden, dass sie nach allgemein herrschender Auffassung durch Krankheiterreger in Form von Bakterien oder Viren „verursacht" werden. Es wird ihnen auch die Eigenschaft zugeschrieben, dass sie manchmal ansteckend seien, wobei man davon ausgeht, dass die Krankheit durch materielle Übertragung der Krankheitserreger von einem „an ihnen" erkrankten Patienten auf einen „noch nicht davon befallenen Gesunden" ausgelöst wird. Diese würden sich dann auf dem neuen Wirt mehr oder weniger ungehemmt vermehren und die Krankheitserscheinungen „verursachen“. Eine noch nicht völlig geklärte Rolle spielt dabei das so genannte „Immunsystem“, das u.a. dafür verantwortlich sein soll, dass die „Anfälligkeit" für den Befall durch die „Krankheitserreger“ recht unterschiedlich ist. Deshalb tummeln sich auf diesem Gebiet auch allerhand Verfahren zur „Stärkung" des Immunsystems, die eines wissenschaftlichen Hintergrundes durchaus ermangeln. Dieses vor allem deshalb, weil es bis heute keine eindeutige und „allgemein anerkannte" Anschauung vom Immunsystem gibt. Auch unter den Homöopathen kursiert die Meinung, dass die homöopathische Therapie das Immunsystem „stärke“. Es herrscht also die unbestimmte Vorstellung, dass im Menschen sozusagen ein Phantom existiere, das nun alles das verursacht, was man dem Immunsystem Erfreuliches zuschreibt. Es tritt dasselbe Problem auf, wie mit der „Seele” des Menschen, die auch nicht so eindeutig zu orten ist.

Beim Verlauf mancher der hier vorgestellten Infektionskrankheiten ist man erstaunt, wie sich ohne die Anwendung der heute allgemein üblichen, antibiotischen Therapie so rasche Besserungen oder sogar völlige Heilungen einstellen. Dieses wurde hier nur an wenigen Beispiele dargestellt, ist aber doch die Erfahrung vieler Homöopathen weltweit, dass dieses keine einzelnen „Zufälle” sind. Um so mehr verwundert es, dass so wenig Hahnemanns eigene Überlegungen zum Thema Infektion oder Ansteckung diskutiert werden.

Hahnemann hatte der hier nämlich ganz eigene Ansichten, die er ausführlich in der Fußnote zum §11 Organon darstellt (Hervorhebungen durch Fettdruck vom Verfasser): ***(3)***

„Was ist dynamischer Einfluß, dynamische Kraft? .....Und so sehen wir noch viele andere Ereignisse um uns her, als Erfolge von der Wirkung der einen Substanz auf die andere, ***ohne daß ein sinnlich wahrnehmbarer Zusammenhang zwischen Ursache und Erfolg zu erkennen wäre.*** *Der kultivirte, im Vergleichen und Abstrahiren geübte Mensch, vermag allein, sich dabei* ***eine Art übersinnliche Idee*** *zu bilden, welche hinreicht, um, beim Auffassen solcher Begriffe,* ***alles Materielle oder Mechanische*** *in seinen Gedanken davon entfernt zu halten; er nennt* ***solche Wirkungen dynamische****, virtuelle, das ist, solche,* ***die durch absolute, spezifische, reine Macht und Wirkung des Einen auf das Andere, erfolgen****. So ist z.B. die dynamische Wirkung der krankmachenden Einflüsse auf den gesunden Menschen, sowie die dynamische Kraft der Arzneien auf das Lebensprincip, um den Menschen wieder gesund zu machen, nichts als* ***Ansteckung*** *und* ***so ganz und gar nicht materiell****, so ganz und gar nicht mechanisch, als es die Kraft eines Magnetstabes ist, wenn er ein, in seiner Nähe liegendes Stück Eisen oder Stahl mit Gewalt an sich zieht. Man sieht, daß das Stück Eisen von einem Ende (Pole) des Magnetstabes angezogen wird; aber wie es geschieht, sieht man nicht. Diese unsichtbare Kraft des Magnets bedarf, um das Eisen an sich zu ziehen, keines*

mechanischen (materiellen) Hülfsmittels, keines Hakens oder Hebels; sie zieht es an sich und wirkt so auf das Stück Eisen, oder auf eine Nadel von Stahl mittels einer reinen ***immaleriellen, unsichtbaren, geistartigen, eignen Kraft, das ist dynamisch,*** *theilt auch der Stahl-Nadel die magnetische Kraft eben so unsichtbar (dynamisch) mit; die Stahl-Nadel wird, auch wenn der Magnet sie nicht berührt, auch schon in einiger Entfernung von ihm, selbst magnetisch und steckt wieder andere Stahl-Nadeln mit derselben magnetischen Eigenschaft (dynamisch) an, womit sie vom Magnetstabe vorher angesteckt worden war, so* ***wie ein Kind mit Menschen-Pocken oder Masern behaftet, dem nahen, von ihm nicht berührten, gesunden Kinde, auf unsichtbare Weise (dynamisch) die Menschen-Pocken oder die Masern mittheilt, das ist, es in der Entfernung ansteckt, ohne daß etwas Materielles von dem ansteckenden Kinde in das anzusteckende gekommen war****, oder gekommen sein konnte, so wenig als aus dem Pole des Magnetstabes etwas Materielles in die nahe Stahl-Nadel.* ***Eine bloß spezifische, geistartige Einwirkung theilte dem nahen Kinde dieselbe Pocken- oder Masern-Krankheit mit,*** *wie der Magnetstab der ihm nahen Nadel, die magnetische Eigenschaft.“*

Er vergleicht also die „Ansteckung” mit der direkten Wirkung einer Sache auf die andere ohne weitere „Überträger“. Er vergleicht sie weiter mit der Wirkung der homöopathischen Arznei auf den lebendigen Organismus, ein Geschehen, dessen eigentliches Wesen auch unter Homöopathen zu eher geringen Auseinandersetzungen führt, weil es eigentlich niemanden so recht interessiert, wobei die „genuinen” Ansichten Hahnemanns eigentümlicher Weise nie in Erwägung gezogen werden. Es wird zwar gerne auf die „phänomenologische” Betrachtungsweise der „Seinsphilosophie” der Schule von Heidegger verwiesen, aber so recht traut sich niemand, sie dann auch wirklich anzuwenden, wenn es um solche anscheinend „völlig” geklärten „Mechanismen” geht, wie sie der Infektion angeblich zu Grunde liegen. Hören wir also Hahnemann noch ein wenig zu:

*„****Und auf ähnliche Weise ist die Wirkung der Arzneien auf den lebenden Menschen zu beurtheilen.*** *Die Natur-Substanzen, die sich uns als Arzneien beweisen, sind nur Arzneien in sofern sie (jede eine eigne spezifische) Kraft besitzen, das menschliche Befinden zu ändern* ***durch dynamische, geistartige***

Einwirkung (mittels der lebenden, empfindlichen Faser) auf das geistartige, das Lehen verwaltende Lebensprincip...

...Und so verändert auch jede besondere Arznei-Substanz, durch eine Art von Ansteckung, das Menschen-Befinden auf eine, ihr ausschließlich eigenthümliche Weise, *und nicht auf die einer andern Arznei eigne*, ***so gewiß die Nähe eines Pocken kranken Kindes einem gesunden Kinde nur die Menschen-Pocken-Krankheit mittheilen wird und nicht die Masern***.

Dynamisch, wie durch Ansteckung, geschieht diese Einwirkung der Arzneien auf unser Befinden, ganz ohne Mittheilung materieller Theile der Arznei-Substanz....

...Es sind nicht die körperlichen Atome dieser hoch dynamisirten Arzneien noch ihre physische oder mathematische Oberfläche (womit man die höhern Kräfte der dynamisirten Arzneien*, immer noch materiell genug, aber vergeblich deuteln will), vielmehr liegt unsichtbarer Weise in dem so befeuchteten Kügelchen oder in seiner Auflösung* ***eine aus der Arznei-Substanz möglichst enthüllte und freigewordene, spezifische Arzneikraft, welche schon durch Berührung der lebenden Thierfaser auf den ganzen Organism dynamisch einwirkt (ohne ihm jedoch irgend eine, auch noch so fein gedachte Materie mitzutheilen)...***

Ist es denn unserm, als so reich an aufgeklärten und denkenden Köpfen gerühmten Zeitalter so ganz unmöglich, ***dynamische Kraft als etwas Unkörperliches zu denken,*** *da man doch täglich Erscheinungen sieht, die sich nicht auf andere Weise erklären lassen!*

Wenn Du etwas ekelhaftes ansiehst und es hebt sich in Dir zum Erbrechen, war da etwa ein materielles Brechmittel in Deinen Magen gekommen, was ihn zu dieser antiperistaltischen Bewegung zwang? War es nicht ***einzig die dynamische Wirkung*** *des ekeln Anblicks auf Deine Einbildungskraft allein? Und, wenn Du Deinen Arm aufhebst, geschieht es etwa durch ein materielles, sichtbares Werkzeug? einen Hebel?* ***Ist es nicht einzig die geistartige, dynamische Kraft Deines Willens, die ihn hebt?***

Da Hahnemann durchaus auf dem wissenschaftlichen Stand seiner Zeit war und um die Existenz von Mikroorganismen wusste, ist seine Ansicht über die

„Ansteckung" und die Wirkung seiner potenzierten Arzneien eine rein dynamische. Eigentümlicherweise wird dieses Problem unter Homöopathen fast nie diskutiert, was ich hiermit anregen möchte. Denn es kommt nicht so sehr darauf an, ob wir unsere wissenschaftliche Anerkennung durch „die herrschende Wissenschaft" bekommen, sondern es ist an uns, unsere eigene Wissenschaft u.a. von der Ansteckung (Infektion) zu entwickeln.

Methard Boss charakterisiert das „Krank-sein" als einen Zustand, in dem der Patient durch denselben seiner freien Entfaltung (der Persönlichkeit) beraubt ist. (6) Die ärztliche Kunst, sei sie nun die Anwendung von Allopathie, Chirurgie, Psychotherapie, Homöopathie usw. – die nur verschiedene Techniken der Heilkunst darstellen -, bestünde darin, dem Kranken diese freie Entfaltung wieder zu ermöglichen, indem sie ihm hilft, die bestehenden Hindernisse hinwegzuräumen. Nur dieses kann das Ziel wahrer Heilkunst sein und nicht das zusätzliche Herstellen neuer Abhängigkeitsverhältnisse.

„Alterius non sit qui suum esse potest". (Es sei keiner eines anderen Untertan, der sein eigener Herr sein kann!) Dieser Spruch des *Paracelsus* sollte uns Ansporn sein, das „geistartige, dynamische" unserer Heilkunst immer mehr zu begreifen und es dann auch zu vertreten.

1. Lang, G., Objektivität und Subjektivität in der Homöopathie am Beispiel der Sehgal-Methode, AHZ 2/2001, Bd. 246, S. 58 ff,
2. Lang, G., Die gelegentliche Überlegenheit der homöopathischen Therapie, AHZ 5/2002, Bd. 247, S. 187 ff.
3. Lang, G., Homöopathie und Religion, ZKH, 2/2002 Bd. 46, S. 60 ff.
4. Hahnemann, Organon S. 206. Diese Fußnote findet sich erstmalig in der 4. Auflage des Organon.
5. Hahnemann, Organon S, 69. Diese Fußnote erscheint erstmalig in der 6. Auflage des Organon. Sie fällt durch ihre Länge auf (die längste Fußnote im ganzen Organon!). Es hat dem alten Hahnemann anscheinend viel daran gelegen, sich in solcher Ausführlichkeit mit dem Wesen der dynamischen Wirkung auseinanderzusetzen. Da auch durch verschiedene Untersuchungen klar ist, dass Hahnemann in seinem hohen Alter im Vollbesitz seiner geistigen Kräfte war, ist es an der Zeit, sich nach der philosophischen Behandlung der Hahnemannschen Homöopathie bis zum Jahre 1810 (Organon der rationellen

Heilkunde) (s. J.M.Schmidt a.a.O.) auch an die aus der Zeit danach zu machen. Meine Absicht war, u.a. dafür einen Anstoß zu geben.

6. Boss, Grundriss, S. 524: „....dass alles menschliche Kranksein einheitlich als eine Beeinträchtigung der Bewegungsfreiheit eines Menschen im umfassendsten Sinne dieses Wortes zu betrachten ist. Es zeigte sich, dass bei jeder Art menschlichen Krank-seins bestimmte Verhaltensmöglichkeiten gegenüber dem in der Welt Begegnenden mehr als andere Weltbezüge der freien Verfügung eines Menschen entzogen bleiben. Die Gesamtheit der einem Menschen gegebenen Verhaltensmöglichkeiten, deren freier Vollzug in pathologischer Weise beeinträchtigt sein kann,- und nichts sonst- macht aber das menschliche Da-sein, sein In-der-Welt-sein aus." Boss findet dieses ausdrücklich auch auf „...die an einer bakteriellen Infektion Erkrankten..." zutreffend. Man vergleiche auch an dieser Stelle die großartige Beschreibung von Gesundheit des Menschen im § 9 des Organon mit der doch sehr technokratischen der WHO: „Im gesunden Zustande des Menschen waltet die geistartige, als Dynamis den materiellen Körper (Organism) belebende Lebenskraft (Autocratie) unumschränkt und hält alle seine Theile in bewundernswürdig harmonischem Lebensgange in Gefühlen und Thätigkeiten, so daß unser inwohnende, vernünftige Geist sich dieses lebendigen, gesunden Werkzeugs frei zu dem höhern Zwecke unsers Daseins bedienen kann."

Literatur:

Boss, M., Grundriss der Medizin und der Psychologie, 2. Aufl., Verlag Hans Huber, Bern Stuttgart Wien 1975

Hahnemann, S., Organon der Heilkunst, 6. Auflage, Haug Verlag Heidelberg 1987

Schmidt, J.M., Die philosophischen Vorstellungen Samuel Hahnemanns bei der Begründung der Homöopathie, Sonntag Verlag, München 1990

Sehgal, M.L., Wiederentdeckung der Homöopathie, Eva Lang Verlag, Worpswede, 2001

Ein Paar mit Genital-Mycose

Genital Mykosen (Pilzbefall) - wie überhaupt Mykosen - sind für die übliche Behandlung eine meist schwierige Sache mit ungewissem Ausgang. Patienten mit solchen „Infektionen" landen manchmal bei uns, weil die voran gegangene Behandlung erfolglos war und den Beteiligten die Lust am Leben in mancherlei Hinsicht sehr beeinträchtigt war.

So kamen ein Mann und eine Frau zu mir, die seit einiger Zeit „in Partnerschaft" zusammen lebten. Der Mann von 55 Jahren hatte sich nach einer schwierigen orthopädischen Operation einer langwierigen Antibiotika-Behandlung unterziehen müssen, in deren Folge bei ihm eine Mykose am Penis aufgetreten war. Er war dann zusammen mit seiner Partnerin beim Facharzt gewesen und hatte eine antimykotische Behandlung ohne Erfolg hinter sich gebracht. Da er schon wegen anderer Probleme erfolgreich homöopathisch behandelt worden war, nämlich von mir selbst, kam er nun zusammen mit seiner Partnerin zu mir.

„Ja, ich hätte ja gleich zu Ihnen kommen können, aber man geniert (1) sich einfach ein wenig, wegen so einer Sache zu Ihnen zu gehen, und so haben wir es erst einmal beim Facharzt probiert (2). Ich muss es Ihnen gestehen (3), ich bin ja ein geiler Bock, und ich konnte es sogar in der Klinik nicht lassen, obwohl ich da schon diese verdammte Infektion am Penis hatte (4). Da habe ich sie auch angesteckt. Und nun ist das so ein Ping-Pong Effekt sagen die Ärzte, dass wir uns immer wieder gegenseitig anstecken (5). Es ist sehr schmerzhaft, man hat an der Eichel und Vorhaut rote Stellen. Ich nehme eine Salbe für den Penis, aber es ist brutal rot, schon der Versuch zum Beischlaf macht mir Angst (6). Das ist eben ein Scheiße (7) mit den Antibiotika, aber die musste ich ja nehmen wegen der Infektionsgefahr nach der Operation (5). Was machen wir jetzt, ich möchte es so schnell wie möglich weg haben (8), egal wie (9)

Symptome:

1. SCHÜCHTERNHEIT, Furchtsamkeit, verschämt, übertrieben bescheiden
2. SPIELEN Glücksspiel, Leidenschaft für das Geld zu machen
3. NACKT Verlangen nackt zu sein
4.Gemüt LEICHTFERTIG, oberflächlich, leichtsinnig

5. OBJEKTIV, vernünftig
6. WAHNIDEE, Einbildung Verletzung, verletzt zu werden, in Zukunft
7. GROBHEIT, Unflätigkeit
8. GETRAGEN, Verlangen, zu werden, schnell
9. TÖTEN, Drang zu

Interpretation der Rubriken:

1. Versteht sich von selbst.
2. Man probiert erst einmal, ob es auch ohne großen Aufwand geht, vielleicht hat man Glück und die „starken" Medikamente „killen" die Pilze
3. Nun packt er richtig aus und überwindet seine oben gezeigte Schamhaftigkeit.
4. Obwohl er weiß, dass er seine Partnerin anstecken kann, überwiegt die Lust, der „leichte Sinn". Das passt auch gut zu Belladonna, denen es immer darum geht, möglichst rasch auf die „lichte" Seite des Daseins zu gelangen.
5. Die Erklärung des Arztes erscheint ihm vernünftig.
6. Er hat vor dem Verkehr das deutliche Bewusstsein, es wird wieder weh tun.
7. Eine grobe Ausdrucksweise, die nicht unbedingt zu Belladonna gehört, die sich eigentlich immer bemühen, einen „feinen" Eindruck zu machen. Aber oft geht ihnen der Gaul durch.
8. Er will es jetzt so schnell wie möglich los sein, vom Punkt des Leidens zum Punkt des Wohlseins vom Arzt getragen werden, ohne weitere eigene Mühe.
9. Egal wie, einfach weg, die radikalste Form des Beseitigens ist das Töten.

Der Patient bekam Belladonna C 30, 3 Gobuli, einmalig direkt von mir.

Verlauf: Nach 14 Tagen erhielt ich die Auskunft, „dass alles weg sei".

Nun war auch die Partnerin mitgekommen: *„Es ist mir sehr unangenehm, dass ich hier so etwas erzählen muss" (1,2*) begann sie etwas verlegen das Interview, das oft von einem verlegenen, unwillkürlichem Lachen unterbrochen wurde (3*). „Ich nahm schon Clont und Vaginal Tabletten. Es war zuerst weg, jetzt ist es wieder da. Warum, weiß ich auch nicht (4). Der Verkehr ist sehr schmerzhaft, man kann es nur ganz vorsichtig machen (5,6). Wir können nicht so leben wie wir wollen (7). Ich möchte es weg haben. Wenn ich mir überlege, dass ich das auf die Dauer haben soll? (7). Ich halte auch Diät, ich vermeide Süßes (6), denn danach wird es sofort schlimmer. Aber dann sündige ich immer wieder, ich blöde Kuh."* (8)

Symptome:

1. SCHÜCHTERNHEIT, Furchtsamkeit
2. VERSTECKEN, Verlangen sich zu
3. LACHEN; unwillkürlich
4. UMHERTASTEN wie im Dunkeln
5. WAHNIDEE, Einbildung ;Verletzung/injury; verletzt zu werden, in Zukunft
6. VORSICHTIG, umsichtig, behutsam
7. FURCHT; Übertriebenes zu tun
8. DELIRIUM, macht sich selbst Vorwürfe wegen seiner Verrücktheit

Interpretation der Rubriken:

1. Ist leicht verständlich
2. Sie möchte es eigentlich nicht offenbaren, es ist zu intim.
3. Man kennt das gut, das unwillkürliche Lachen
4. Nach so viel vergeblichen Therapieversuchen weiß sie immer noch nicht, wie das Ende aussieht
5. Es ist jedes Mal schmerzhaft, was ihr statt des Vergnügens bevorsteht.
6. Deshalb geht sie vorsichtig zu Werke
7. Wenn sie daran denkt, dass das so weiter gehen soll, davor hat sie Furcht.
8. Wenn jemand sich selbst so etwas verwirrt seine Dämlichkeit vorwirft.

Sie bekam Opium C 30, eine einmalige Gabe von 3 Globuli direkt von mir. Nach 14 Tagen war alles in Ordnung und das blieb auch so.

Bei beiden Patienten habe ich wiederholt nachgefragt, ob alles in Ordnung geblieben sei, was immer bejaht wurde. Vor allem konnte die Patientin wieder ihrem Verlangen nach süßen Sachen in jeder Hinsicht ungestraft nachgehen.

Nur mit Hilfe der nach Sehgal gefundenen und verwendeten Geist-Gemütsrubriken nach einer kurzen, nicht länger als 10 Minuten dauernden Fallaufnahme konnte in diesen beiden zunächst wenig aussichtsreichen Fällen schnell und sicher die richtige Verordnung getroffen werden.

Das erstaunliche ist, dass nach einiger Übung in der Sehgalmethode sich viele, insbesondere akute Fälle, rasch lösen lassen nur auf Grund der spontanen Aussage der Patienten, die sie ohne Unterbrechung als „Einleitung" vortragen. Ich habe hier in beiden Fällen keine einzige Frage gestellt und mich völlig auf das gestützt, was sie wörtlich gesagt hatten. Damit hat man einen unverfälschten „Spontanbericht“, der einem den „Geist-Gemütszustand” des Patienten *in nuce* (in Reinheit) liefert. Die so genannten „gelenkten Berichte” dienen oft dazu, das einmal gefasste Vorurteil hinsichtlich der Mittelwahl zu befestigen und leitet einen dann in die Irre.

Natürlich geht es nicht immer so einfach, aber dann treten weitere Techniken in den Vordergrund, die Sehgal und seine Nachfolger uns beibringen oder schon beigebracht haben.

Literatur:

1. Sehgal, M.L.: Wiederentdeckung der Homöopathie, B.I –VIII, übers. V. Gerhardus Lang und Eva Lang, Worpswede: Eva Lang Verlag 2001

2. Sehgal, s u. Y., Seminar-Nachschriften, Worpswede, Eva Lang Verlag 2003 ff.

3.Zandvoort, R.van: Complete Repertory, Computer-Version. Leidschendam: 1994

Husten

Eine 53-jährige, befreundete Patientin ruft mich abends um 20h an:

P.: *Der Husten von der Erkältung geht gar nicht weg. Ich habe schon Magenschmerzen davon. Aber inzwischen glaube ich auch das nicht mehr. Es scheinen richtige Magenschmerzen zu sein. Es zieht so von unten herauf bis zum Kehlkopf. Da sitzt auch so ein Kloß.*
F.: *Was glaubst du denn, woher das kommt?*
P.: *Ich habe Stress bei der Arbeit. Ich muss mich noch einarbeiten, und das klappt dann nicht so wie ich es möchte. Ich will doch alles gleich richtig machen. Und der Wohnungsnachbar stresst mich. (1) Der rennt 20igmal durch meine Wohnung, und obendrein lockt der immer meinen Hund, und der will dann immer mit ihm mit, und da bin ich saumäßig eifersüchtig, weil das blöde Tier dann lieber zu ihm will.* (2)
Man hört, dass sie am Telfon immer stöhnt. (3)
F.: *Warum stöhnst du so?*
P.: *Ach, nur so, das tut gut. Das erleichtert mich.*
F.: *Bei Deinem Husten und den Magenschmerzen, schmeckt dir da die Zigarette immer noch?*
P.: *Na klar, ohne Zigarette kann ich nicht leben.* (4,5)
F.: *Da sollten wir mal eine Gastroskopie machen, vielleicht hast du ein Magengeschwür.*
P.: *Da kannst du lange warten, ehe ich das mit mir machen lasse!*
F.: *Warum nicht?*
A.: Das kann doch kein Mensch aushalten, das ist doch grässlich! Wenn ich mir das nur vorstelle, so ein Ding schlucken, das wird einem da so rein geschoben. Nein! Nicht mit mir! (6)

Die Repertorisation der gewählten Symptome ergibt ein Mittel, welches die Patientin in einer einmaligen Gabe von 3 Globuli in der C30 Potenz aus der Hausapotheke trocken auf die Zunge einnimmt.

Verlauf: Die Beschwerden sind am nächsten Tag völlig verschwunden. Es bleibt abzuwarten, wie die Probleme des Nachbarschaftsstress und der „Hundeeifersucht" sich lösen.

Bericht nach einer Woche: Nachdem es einige Tage ganz gut war, kamen die Beschwerden wieder.

P.: *Ich wollte dich schon anrufen. Aber dann gingen sie am nächsten Tag wieder weg.*

F.: *Waren sie genau so schlimm, wie vorher.*

P.: *Nein, lange nicht so schlimm*

F.: *Und was macht die Eifersucht wegen des Hundes?*

P.: *Das hat sich beruhigt. Ich war auch bei der Arbeit ruhiger, es ist nicht mehr so stressig.*

Im weiteren Verlauf traten die Magenbeschwerden nicht mehr auf. Sie raucht weniger als vorher.

Wie wurde das Mittel gefunden?

Antwort: Das Mittel war Lachesis. Es wurde nach der Sehgal-Methode gefunden.

Folgende Symptome wurden verwendet:

1. Wahnidee, wird anhaltend von ihrer Umgebung verletzt
2. Eifersucht, auf Tiere und Gegenstände
3. Stöhnen
4. Leichtsinnig
5. Morphinist, Drogenabhängigkeit
6. Furcht vor Leiden

Interpretation

1. Ihre Umgebung sind die Mitbewohner wie auch die Menschen an ihrem Arbeitsplatz. Stress ist eine andauernde „Verletzung" ihres Daseins durch sich ständig wiederholende Unannehmlichkeiten, die als Angriff empfunden werden, und daher Verletzungen bedeuten.
2. Sie ist wegen ihres Hundes eifersüchtig, weil der anscheinend lieber „fremd" geht.
3. Das Stöhnen ist nichts „besonderes“. Da es erleichtert, passt es in die „Mittellandschaft“, da Lachesis durch „Absonderungen" gebessert wird.
4. Das nicht Unterlassen des Rauchens bei Magenbeschwerden kann als leichtsinniges Verhalten bezeichnet werden.
5. Rauchen ist eine Sucht, die auch bei Bedrohung der Gesundheit nicht beendet wird.

6. Die Furcht vor den Eingriffen durch die Untersuchung ist eine deutliche Furcht vor Leiden.

Bei der Sehgal-Methode werden ausschließlich die aktuell vorhandenen, hervorragenden und anhaltend vorhandenen Geist- und Gemütssymptome zur Mittelfindung verwendet, da sie Ausdruck der aktuell vorhandenen, zentralen Störung sind. Man fällt leicht der Versuchung zum Opfer, in einem solchen Fall, bei dem Lachesis herauskommt, körperliche Symptome zur „Bestätigung" heranzuziehen, wie z.B. den Kloß im Hals oder Modalitäten, wie Erleichterung durch Absonderungen oder Öffnen der Kleidung usw. Sehgal warnt vor solchem Vorgehen, da durchaus die Möglichkeit einer Verfälschung des an sich sicheren Ergebnisses vorkommen kann.

Geist-Gemütssymptome sind in den meisten Fällen nur zu verwerten, wenn man sie interpretiert, d.h. ihre eigentliche Bedeutung erfasst. Jeder Mensch ist in seinem Geist-Gemütsbereich noch viel mehr ein „Besonderer", ein „Eigenheitlicher". Rechts und links, kälter und wärmer usw. sind sehr allgemeine Eigenschaften, die wir mit allen anderen Menschen und auch nicht menschlichen Gegenständen teilen. Aber im Geist-Gemütsbereich sind wir so unverwechselbar, wie in unseren Fingerabdrücken und unserer Gen-Struktur. Trotzdem müssen wir die individuellen Äußerungen und Handlungsweisen auf den gemeinsamen Nenner zurückführen, der uns ihre Zuordnung zu Symptomen aus dem Repertorium ermöglicht. Letztere sind auch nur gemeinsame Nenner aus verschiedenen Äußerungen von Prüfern und geheilten Patienten. Es ist das induktive Verfahren der Homöopathie.

Ähnlich geht auch *JanScholten* vor, der die Gemeinsamkeiten verschiedener Patienten und Krankheitsbilder versucht zu erfassen, um die „General-Themen" der Mittel zu verstehen. Damit kommt er zu einem Verfahren, das bereits *Bönninghausen* entwickelt hat und das über eine „Punkt genaue" Mittel Zuordnung hinausgeht. Dieses eröffnet eine sonst nicht gekannte Dimension zusätzlicher Heilmöglichkeiten durch die Homöopathie.
Es handelt sich dabei um die Erfahrung, dass es nicht darum geht, unbedingt und ausschließlich die Ergebnisse von alten und neuen Mittel-Prüfungen zu verwenden, sondern die innere Logik des Arzneimittels zu verstehen.

So ist in unserem Fall *Lachesis* nicht „das" Konstitutions-Mittel, sondern das Mittel, das der aktuellen Situation der Patientin entsprach. Diese Situation kann durchaus anhaltend dieselbe sein, sogar über längere Zeit, was bei erneut auftretenden Erkrankungen sich bestätigen kann. Umgekehrt kann sich die Situation aus der inneren Dynamik des Krankheitsverlaufs auch rasch ändern, was eine erneute Mittelwahl notwendig und bei genauer Beobachtung auch möglich macht. Die Lehre von den lebenslangen „Konstitutions-Mitteln", die nicht von *Hahnemann* stammt, ist da eine Quelle unüberwindlicher Hindernisse durch die Gefahr, in „Mittelbildern" befangen zu sein, die wie Vorurteile sich der „vorurteilslosen" Beobachtung in den Weg stellen können. Man verbannt sie am besten aus seinem Gedächtnis.

Literatur:

Scholten, J., Organon of Medicine § 21: A Discussion, Homoeopathic Community Journal, Vol.1, No.2, 10/12/2002, Sangur (PB) India

Sehgal. M.L., Rediscovery of Homeopathy, Publisher: Sehgal Brothers, Dehli 1983 – 2000, ins Deutsche übersetzt von Lang, E. u.G., Wiederentdeckung der Homöopathie, Eva Lang Verlag Worpswede 2002

Repertorisation auf MacRepertory, Zandvoort, R.v., Complete Repertory 5,6

Depression

Am 20. 05. kommt ein 52 jähriger Patient erstmalig zu mir. Er ist von einem anderen Patienten an mich empfohlen worden, der für ihn den Termin besorgte. Er bekam wegen der angemahnten Dringlichkeit diesen sofort außerhalb der Reihe. (1)

Spontanbericht:
„Mir geht es nicht gut (2). Ich habe Depressionen und Suizid Neigung. Alles um mich bricht zusammen. Ich bin selbständiger Steuerberater, schlechte Wirtschaftslage meiner Mandanten (3). Ich kann mich nicht zurückziehen, weil ich gebraucht werde (4). Ich bekomme Antidepressiva vom Neurologen. Kann ohne Tavor und Stilnox nicht schlafen. Seit 4 – 5 Wochen ist es extrem. Es hat sich seit Januar des Jahres aufgebaut. Ich war vorher gesund, hatte aber zwischendurch Depressionen. Ich war viele Jahre in Psychotherapie, zuletzt vor 4 – 5 Jahren. Damals bekam ich 2 – 3 Monate lang Medikamente. Sonst bin ich gesund (5). 1992 hatte ich eine Krampfaderoperation an beiden Beinen. Mein ganzes Leben war von Ängsten und Depressionen begleitet.. Jetzt sind einige Mandanten weggefallen, dadurch habe ich Existenzängste und Angst vor Armut (3). Mein Vater meldete Insolvenz an, als er so alt war wie ich jetzt bin. Er hatte ein Elektrogeschäft. Ich bezahlte seine Schulden ab. Es war immer knapp zuhause."

Gelenkter Bericht:
„Haben Sie noch andere Ängste?"
„Ja, Höhenangst, Berge und Türme, Flugzeug nicht mehr."
„Was ist mit Ihrer Suizid Neigung?"
„Ich wollte mich immer aufhängen (5a) oder Schlaftabletten nehmen. Ich bin am Boden zerstört, zu nichts mehr nütze. Die Behandlung dauert mir zu lange, nach 6 Wochen spricht sie noch nicht an, ich bin ungeduldig (1)(6) Ich leide an Antriebslosigkeit und Konzentrationsschwäche. Die Papiere sind sehr in Unordnung, ich bekomme nichts weg vom Tisch(7,8,). Ich bin ein Kontrollmensch (9). Die Mittel möchte ich nicht gleich absetzen (10). Ich hoffe (11), dass sie doch noch ansprechen. Ich kämpfe jeden Tag um aufzustehen. Ich habe ein großes Verlangen, mich auszuziehen und mich hinzulegen, um meine Ruhe zu haben (12), im Bett die Decke über den Kopf zu

ziehen (13). Ich bin saft- und kraftlos, ich bin in einer ausweglosen Situation. Als ich gewartet habe, habe ich gebetet, die Hände erhoben und gefaltet, dass ich das, was ich wünsche, möglichst schnell bekomme (14). Mein Vater ist am letzten Freitag vor einem Jahr gestorben. Ich denke oft an ihn und spreche mit ihm."
„Haben Sie Kinder?"
„Ja, mein Sohn ist auf der Waldorfschule, meine Tochter ist von der Schule runter gegangen. Ich mache mir Vorwürfe, weil ich viele Dinge falsch gemacht habe. (15,16)"
„Was macht Ihre Frau?"
„Sie hat ein eigenes Geschäft."

Der Patient bekommt Arsenicum album C30, 3 Globuli. direkt in der Praxis.

27.05. Telefonisch: Es sei noch nicht viel besser. Er bekommt Arsenicum alb. D 4, 3 Globuli.

01.07. Der Gemütszustand sei sehr gut geworden. Die Depressionen seien vollständig verschwunden. Er habe alle seine Medikamente abgesetzt. Er hat nun massive Einschlafstörungen, er schläft erst gegen 4 Uhr ein. „Das könne mein manisches Potential sein".

Er bekommt Placebo Globuli.

Am 19.08. Sagt seinen Termin ab, es ginge ihm sehr gut.

Am 15.10. sagt er auch diesen Termin ab, da es ihm sehr gut ginge.

Ich höre nach einem 3/4 Jahr von dem Patienten, der ihn hierher geschickt hatte, dass es ihm weiterhin sehr gut ginge. Ob von den Globuli oder von seinen anderen Medikamenten, das wüsste er allerdings nicht.
Wer kann das schon sicher wissen in dieser unsicheren Welt!

Begründung der Mittelwahl:
Es wurde nach der Sehgalmethode vorgegangen, die nur die jetzt vorhandenen, hervorragenden und anhaltenden Geist-Gemüts Symptome für die Mittelwahl heranzieht.

1. GETRAGEN; Verlangen, zu werden; schnell
Er möchte schnell von dem Ort seiner Krankheit zur Gesundheit gebracht werden, wozu er jemanden braucht. Das ist schon durch die Situation gegeben, dass er durch jemanden anderen den Termin besorgen liess, wobei gleich die Dringlichkeit hervorgekehrt wurde.

2. WAHNIDEE, Einbildung; krank; er sei. Da auch dieses ist eine aktuelle Äußerung des Patienten ist, sollte man sie einem Gemütssymptom zuordnen, vor allem, weil es der erste Satz ist, den er ausspricht.

3. FURCHT; Armut, vor

4. SORGEN, Beunruhigung; andere Personen, um

5. GESUND; behauptet, trotz schwerer Krankheit gesund zu sein

5a. SUIZIDALITÄT; Erhängen, durch

6. UNGEDULD; heilt, Patient besteht darauf, dass der Arzt ihn sofort

7. WAHNIDEE, Einbildung; Ansammlungen von Dingen, Gewimmel, Schwärme etc. Hier hat sich bei dem Ordnung liebenden Menschen der Schreibtisch überhaupt nicht mehr geleert. Immer, wenn Patienten nicht mehr „darüber hinaus sehen", ist dieses Symptom angezeigt.

8. RUHEN, ausruhen; kann nicht, solange nicht alles an seinem Platz steht. Das ist die „King Pin" Rubrik für Arsenicum, auf die allein man das Mittel schon mit fast ausschließlicher Sicherheit hätte verordnen können. Überhaupt sind die angeführten Rubriken mehr zur Übung herausgesucht worden, um zu zeigen, dass das Mittel durch viele in der Anamnese spontan geäußerte Wendungen bestätigt wird. An jedem Fall kann man so etwas Neues vom Mittel lernen. In diesem Fall wäre natürlich jeder in klassischer Homöopathie ausgebildeter Therapeut ohne Schwierigkeiten auf das Mittel gekommen, aber nicht alle Fälle sind so offensichtlich.

9. PEDANTISCH

10. VORSICHTIG, umsichtig, behutsam

11. HOFFNUNGSVOLL

12. RUHE; Verlangen nach

13. EMPFINDLICH, überempfindlich; lichtempfindlich

14. BETEN/PRAYING; kniet nieder und/kneeling and; flehend, hebt seine Hände

15. VORWÜRFE; Selbstvorwürfe; erreicht hat, weil man nicht genug

16. WAHNIDEE, Einbildung; falsch; gemacht zu haben, meint etwas

17. ZWEIFEL, voller; Genesung, an de; Medizin für unnütz, hält. Wie die Repertorisation ergab, ging das Mittel Arsenicum album als einziges durch alle Rubriken. Erst nach der Verordnung von Arsenicum D3 eine Gabe von 3 Globuli kam die Besserung richtig voran. Das haben wir von Sehgal gelernt, mit der Potenz eher runter zu gehen, was manchmal bessere Resultate bringt, als zu erhöhen.

Diese Anamnese dauerte gerade 30 Minuten. Spätestens beim Selbstmord durch Erhängen gab es keinen Zweifel mehr an der Mittelwahl. Aber man soll den Patienten und seine Sorgen achten und er muss das Gefühl haben, dass man sich seiner Sache ernsthaft annimmt. Es wurde nach keinerlei körperlichen Symptomen gefragt. Solche wurden auch spontan nicht geäußert. Es wurde auch nicht ausführlich in der Vergangenheit geforscht. Ich konnte mir sicher sein, das Mittel für den aktuellen Zustand gefunden zu haben. Wenn es nicht alles in Ordnung gebracht hätte, wäre der Patient wahrscheinlich wiedergekommen. Wozu eine Riesen-Psycho-Anamnese unseligen Angedenkens, wenn mir der Patient alles auf den Tisch packt, was ich benötige, um sein Mittel für die jetzige Situation zu finden. Ich brauche gar nicht zu wissen, was der Patient früher schon hätte brauchen können usw., das sind alles eitle Wichtigtuereien nach dem Motto des Faust gegenüber Wagner:

„Bewunderung von Kindern und Affen
Wenn euch danach der Sinn steht!“
Steht er nicht!

(erschienen in AHZ, 1/2005, Band 250, S.29 und 44)

Die homöopathische Behandlung der Migräne mit Hilfe der Sehgal-Methode

Migräne ist eine Abart des großen Symptomenkomplexes Kopfschmerzen und ist durch bestimmte Verlaufsformen charakterisiert. Das Wort kommt aus dem Französischen, wo es einfach Kopfschmerzen bedeutet.. Bei uns versteht man darunter anfallartig auftretende Kopfschmerzen, die halbseitig sein können, ein oder mehrere Tage dauern, manchmal geht ihnen ein Flimmerskotom voraus, manchmal sind sie von Erbrechen begleitet. Wer sie hat oder hatte, weiß, worum es sich handelt, ich selbst habe leidvolle Erfahrungen damit machen dürfen. So war und ist es mir ein besonderes Anliegen, daran Leidende von dem Übel zu heilen, wobei ich mich nicht darum streiten will, ob ich oder der Patient heilt. Hahnemann jedenfalls sagt im § 1 Organon, dass man „kranke Menschen gesund macht, was man heilen nennt". Meine Leistung ist es jedenfalls, dass ich das passende Mittel gefunden habe, wenn dann einmal Heilung eingetreten ist. Denn auf Placebo reagiert die Migräne bestimmt nicht, auch nicht auf das falsche Mittel, dessen Auffindung um so leichter geht, je mehr man sich an die Anweisungen Hahnemanns hält, und wenn man die neuesten Entwicklungen nicht verschläft, weil man meint, schon den Stein der Weisen gefunden zu haben. Denn „Indolenz und Gemächlichkeit schließen vom Dienst am Altare der Wahrheit" aus (Hahnemann) (1). So empfiehlt es sich, auch und gerade bei der Migräne die noch junge Sehgal-Methode anzuwenden, was in den nun folgenden Fällen zum Erfolg führte im Gegensatz zu den vielen bewährten Indikationen, wie sie in Anfänger-Kompendien zusammengestellt sind. Eines davon habe ich vor geraumer Zeit selbst übersetzt, nämlich „Homöopathie in der täglichen Praxis" von Dewey, wo unter Kopfschmerzen allerhand Mittel angeführt sind.

1. Fall : Eine 42-jährige Patientin kommt am 18.02.03 in meine Sprechstunde. Ihre beiden Töchter und der Sohn sind schon längere Zeit zu aller Zufriedenheit bei mir in Behandlung.
„Weshalb kommen sie?"
„Ich habe seit 2 1/2 Jahren Migräne. Erst als jetzt noch ein hoher Blutdruck dazu kam, habe ich mich entschlossen, mich zu melden. Beim Anfall muss ich erbrechen. Die Mutter, als sie von dem Blutdruck hörte, hat ein riesiges

Theater gemacht, das sei lebensgefährlich, ich müsse unbedingt etwas nehmen und zum Arzt gehen. Ich von mir aus wäre noch nicht gegangen.(1) Ich bin mir nicht wichtig.(3)"
„Was ist wichtig für sie?"
„Mein Mann war 1/2 Jahr wegen Depressionen in der Psychiatrie.(3) Meine Mutter lässt mir einfach keine Ruhe. So bin ich eben gegangen."
„Wenn sie etwas tun und man unterbricht sie dabei, wie reagieren sie dann?"
„Dann reagiere ich gereizt und bin wütend(2). Das mag ich gar nicht. Meine Mutter reizt mich auch mit ihrer Drängelei. Es geht mir doch nicht schlecht. An die Migräne habe ich mich gewöhnt. Da kann man ja doch nichts machen."(1)

Sie ist neben ihrer Hausfrauentätigkeit etwas als Sprachkorrespondentin berufstätig. Sie ist eine ruhige, gutmütige Frau, welche die Streitereien ihrer halbwüchsigen Kinder und deren chronische Erkrankungen (schwere Neurodermitis seit Geburt) mit stoischer Gelassenheit und einer großen Portion Humor erträgt.(1)

Sie bekommt 3 Globuli Cocculus D3 (Barlach Apotheke Boll) direkt in der Sprechstunde.

Symptome:

1. ERKENNT; alles, aber kann sich nicht bewegen, bei Starrkrampf:
7. ÄRGER, Zorn, Wut; allgemein; Unterbrechung, durch
8. SORGEN, Beunruhigung; voller; andere Personen, um

Begründung der Symptomenwahl:
Nach Hahnemann spielt der Geist- und Gemütszustand des Patienten eine entscheidende Rolle bei der Mittelfindung (Anm.1). Dieser lässt sich hauptsächlich durch die Gemüts-Symptome festmachen, und zwar diejenigen, die aktuell im Zusammenhang mit den geklagten Beschwerden eine Rolle spielen. Es ist schon erstaunlich, wie gleichgültig die Patientin mit ihren Beschwerden umgeht. Sie wäre nicht gegangen; nur weil sie dem ewigen Gequengel der Mutter entgehen wollte, hat sie nachgegeben. Um andere sorgt sie sich, nicht um sich. Sie will in dem Zustand, in dem sie sich eingerichtet hat, nicht gestört werden. Es ist dies ein sehr charakteristischer Gemütszustand von Cocculus und erinnert uns an die von diesem Mittel gelähmten

Fische, die zwar sehen, wie sie eingesammelt werden, aber sich nicht dagegen wehren(können).

1. Der Patient sieht alles, was geschieht und vorhanden ist, aber er rührt sich aus einer inneren Erstarrung heraus nicht. Dieses Symptom muss sorgfältig gegen das Symptom : „Gleichgültigkeit, beklagt sich nicht“ differenziert werden, was aber dadurch gelingt, indem man sich den völlig anderen Sinn dieses Symptoms klar macht.
2. Sie mag nicht gestört werden in ihrer „Erstarrung“.
3. Sorgen um andere ist für Cocculus sehr charakteristisch, es ist das Mittel der „Nachtwachen.“

Verlauf: 20.05.03 Sie hatte noch am 7. und am 22.4. eine Migräne mit weniger Intensität. „Ich werde von allen Seiten belagert. Meine Mutter bringt jeden Donnerstag das RR-Gerät mit, alles kommentiert mich. Als mein Mann stationär in der Psychiatrie lag, hatte ich keine Migräne.. Nach der Einnahme des Mittels hatte ich schlimme Alpträume, die Knie schmerzten (neu) für einige Tage, danach ging es bergauf. Ich nahm mir nicht mehr alles zu Herzen. Ich war nicht mehr nur für die anderen da. Ich habe den Mann aus dem Schlafzimmer verbannt, das gab einen Riesenkrach. Der schläft jetzt im Hobbyraum.“

Sie bekommt Cocculus C6, 3 Globuli direkt in der Sprechstunde einzunehmen.

Begründung: Gemäß § 253 ist unter den Zeichen der „*Zustand des Gemüts das sicherste und einleuchtendste*“, was einem den richtigen Verlauf anzeigen kann. Hier waren die Migräne nur etwas leichter, aber die positive Veränderung des Gemütszustandes unübersehbar: die Sorge für andere war einem „gesunden“ Eigeninteresse gewichen.

04.11.03 „Ich hatte noch 2x Migräne, nachts beginnend und morgens mit Erbrechen endend. Also viel seltener als früher und ganz anders, nicht so unangenehm verlaufend.“
Cocculus C6, in 10 Teelöffel Wasser aufgelöst, 3x einen Teelöffel im Abstand von 15 min. zu nehmen.

16.03.04 „Ich hatte keine Migräne bis auf das letzte Wochenende 1x, nur leicht. Ich nehme mir einfach meine Pausen, das ist Fakt. Ich kann gut damit leben.“

Cocculus C30, 3 Globuli direkt in der Sprechstunde.

2. Fall: Eine 24-jährige Patientin kommt am 23.12.03 in die Sprechstunde. „Ich habe oft Kopfschmerzen. Ein Auge sei überlastet, sagte der Augenarzt. Das leuchtet mir ein, denn ich habe ganz unterschiedliche Sehschärfe auf beiden Augen.(4) Es ist immer links beim Lesen oder T.V., neulich mit Augenflimmern vorher, wie bei einer Migräne. Ich möchte dann die Augen zumachen, was bessert. Ich lege mich dann hin, mache die Augen zu und schlafe, was bessert. So eine Stunde, das tut sehr gut (1) (lacht) (5). Das kommt jeden 2. Tag und überrascht mich immer. Ich merke das plötzlich, zwischendurch denke ich überhaupt nicht daran(2). Ich denke, das kommt, weil ich immer Schnupfen habe, die Nase läuft mir immer morgens, an der frischen Luft geht es mir damit besser.“(3)

Sie bekommt Belladonna C 30, 3 Globuli direkt in der Sprechstunde.

Symptomen-Wahl:

1. Gemüt, Möchte Ruhe halten, wünscht Erholung und Frieden
2. Gemüt, Bewusstlosigkeit, unterbrochen durch Schreien
3. Gemüt, Frische Luft bessert, spazieren an der oder Aufenthalt in dieser Gemüt, Objektiv vernünftig
4. Gemüt, Lachen, Gewohnheit zu l. beim Sprechen

Begründung:

1. Ruhe und Schlaf bessert
2. Sie denkt nicht daran, es ist ihr unbewusst die ganze Zeit, erst wenn es auftritt, wird es ihr bewusst. Dieses ist eine für Sehgal typische Interpretation des Symptoms, womit es eine viel breitere Anwendungsmöglichkeit bekommt, als wenn man es nur als klinisches Symptom verwertet. Es ist ein Single-Symptom von Belladonna, und es ist häufig zu beobachten, wenn man es in diesem Sinn verwendet. Es hat auch keinen Sinn, sich über die Rechtmässigkeit dieser Interpretation zu streiten. Man muss es einfach ausprobieren und dann seine Erfahrungen machen. Wenn wir mit der Anwendung der Homöopathie auch so lange gewartet hätten bis deren „Berechtigung“ von wem auch immer festgestellt worden ist, wären wir nicht weit gekommen.
3. Ist hier direkt beobachtet.
4. Es erscheint ihr einleuchtend, auch wenn es dafür keinen „objektiven“ Beweis gibt. Wichtig ist, dass es dem Patienten vernünftig erscheint.

5. Das Lachen bei Belladonna hat einen typischen Charakter: Es zeigt eine gewisse Verlegenheit. Der Patient weiß nie, ob er sich nicht zu weit geöffnet hat und möchte das dann wieder ein wenig zurücknehmen, indem er davon abzulenken versucht. Aber nicht jeder benötigt Belladonna, der beim Reden lacht.

Verlauf:

02.02.04 Es wird zunehmend besser. Sie erwacht nicht mehr nachts. Das Kopfweh ist auch besser (lacht). „Ich habe ein Gerstenkorn am rechten Oberlid“ (zeigt hin und lacht. Man sieht aber nichts. Sie wirkt etwas kindisch).
Die Rubrik: „Gemüt, kindisches Betragen“ enthält auch Belladonna.
Placebo.

01.03.04 „Ich hatte keine Kopfschmerzen mehr.“
Placebo.

3. Fall: Ein 49 jähriger Patient war seit einem Jahr wegen einer Phlyktäne am linken Auge in meiner Behandlung. Er bekam dafür Opium in steigenden Potenzen bis zur C200. Es ging ihm etwas besser, aber so richtig lief das nicht. Am 02.02. 03 meldete er sich telefonisch: „Ich habe eine richtige Migräne gehabt, wie das schon früher war. Das war lange nicht mehr aufgetreten. Es hängt wohl mit dem Wetter zusammen, ich war davor immer müde und habe viel geschlafen. Nachts hatte ich kalte Hände und Füße., die Zähne sind im Schlaf zusammen gepresst. Die Finger waren geschwollen.“ Da er am 01.03.04 einen Sprechstundentermin hatte und es ihm gerade wieder gut ging, wurde er vertröstet. Er erschien zum Termin und berichtete:
„Das war die härteste Epoche. Eine richtige Hirnblockade. Ich nahm etwas Jod, das ist ein alter Trick, das hat mir schon immer geholfen. Immer wenn ich vom Meer komme, bin ich gut drauf, danach stürze ich ab. (Er ist leidenschaftlicher Segler, besitzt ein eigenes Boot, auf dem er viel unterwegs ist.) Ich bin nie gerne auf die Welt gekommen, vier Wochen zu früh. Immer ein ruhiges Kind, in meine Traumwelt abgedriftet. Ich bin wie eine Boje, mich kriegt man so leicht nicht unter. Ich bin sehr Ich-bezogen.“
„Wie geht es Ihnen heute?“
„Heute sehr gut, immer wenn ich von zuhause weg bin, geht es mir gut. Ich reise sehr gerne. Haushalt, da bin ich nie bei der Sache, der ist mir eigentlich

egal. Die Alltäglichkeit nimmt mir alle Energie. Bei meiner Arbeit werde ich nie müde (Er ist Kunstmaler von Beruf). Bis ich dann wieder hoch gefahren bin, muss ich erst einmal ein Schläfchen machen. Manchmal sitze ich ganz still und starre nur vor mich hin, das war in der letzten Woche sehr häufig, so dass mich meine Frau schon deswegen ansprach. Ich will dann alleine sein und kann nichts tun. Ich muss immer Alkohol zu mir nehmen, das glaube ich wenigstens, um wieder auf die Strümpfe zu kommen. Das bringt mich ganz aus der Fassung, wenn ich daran denke, dass man so leicht zum Alkoholiker wird. Aber manchmal weiß ich mir nicht anders zu helfen. Irgendwie bin ich da so hilflos."

Er bekam Bromum C30, 3 Globuli direkt in der Sprechstunde.

Symptomenwahl und Repertorisation:

1. GESELLSCHAFT, Gemeinschaft, Geselligkeit; Abneigung gegen, agg.; sitzt untätig in ihrem Zimmer: brom., puls.
2. GLEICHGÜLTIGKEIT, Apathie, Teilnahmslosigkeit; Pflichten, gegenüber: androc., ars., aur-ar., bell-p., brom., bros-g., Calc., carb-v., cench., cimic., cit-l., falco-p., hydr-ac., lac-h., lach., merc., nat-m., neon, ptel., ratt-n., sep., sil., sul-i., sulph.
3. AKTIVITÄT, Geschäftigkeit, Tätigkeit; allgemein; Geschäften, Unternehmungen, bei: bor., brom., manc.
4. SITZT; reglos, stillschweigend: alum., alum-p., alum-sil., arn., aur., aur-s., bar-c., bar-i., bar-m., brom., calc-sil., carbn-s., cham., chin-ar., choc., cimic., coca, cocc., con., elaps, ephe., falco-p., fic., fl-ac., gels., haliae-lc., ham., hell., hep., Hipp., hyos., ign., kali-acet., kali-chl., kali-sil., lyc., mag-p., nat-p., nux-v., ol-an., oxyt., pic-ac., plat., Puls., sep., stram., thala., Verat., zinc-p.
5. STARREN, gedankenlos: androc., bani-c., brom., bros-g., carbn-s., carc., cench., choc., cic., germ., guai., haliae-lc., Hell., hydr-ac., hyos., ign., lac-eq., lap-mar-c., merc-c., puls., ran-b., ratt-n., stram.
6. VERSTÖRT, aus der Fassung gebracht: brom., ign., ozone

Begründung:

1. ist sein Verhalten in der Situation
2. Haushalt ödet ihn an
3. in der Arbeit kann er nicht genug bekommen

4. ist wörtlich zu nehmen
5. dasselbe
6. er ist aus der Fassung gebracht bei dem Gedanken, er könnte ein Säufer werden.

Verlauf: 17.03.03 „Die „Cyste" (so benennt er seine Phlyktäne) fiel ganz zusammen. Ich hatte nach einer Woche eine leichte Migräne, brauchte aber keine Tabletten. Danach trat eine „riesige" Sinusitis auf, dic jctzt abklingt. Der Gedanke an den Alkohol ist weg aus meinem Kopf, das hat mich schon ganz schön verfolgt gehabt."

Keine Medikation. Es hat zum ersten mal die Phlyktäne eine so deutliche Besserung gezeigt. Erst die Migräne mit dem dabei deutlich gewordenen Geist- und Gemütszustand des Patienten brachte die Lösung. Die starke Ausscheidung ist ein gutes Symptom der Besserung bzw. zeigt einen regulären Verlauf gemäß der Erfahrung von Sehgal, der die Krankheitserscheinungen generell ursächlich einer mangelhaften Ausscheidung zuschreibt.

Beim letzten Fall ist die Besserung an der See ein weiteres unterstützendes Symptom, aber Sehgal verwendet keinerlei körperliche Symptome, da er so bessere Ergebnisse beobachtet hat.

Literatur:

1. Hahnemann, S. Organon der Heilkunst, 6.Auflage. Ulm: Haug Verlag 1960

2.Sehgal, M.L.: Wiederentdeckung der Homöopathie, B.I –VIII, übers. V. Gerhardus Lang und Eva Lang, Worpswede: Eva Lang Verlag 2001

3.Zandvoort, R.van: Complete Repertory, Computer-Version. Leidschendam: 1994

(erschienen in AHZ 4/2004, Band 249, S. 177ff.)

Der Knie-Fall

Ein 55-jähriger, rüstiger Patient hatte sich in einer Spezialklinik vom „besten" Operateur eine Kniegelenksprothese links einbauen lassen, da er durch frühere Sportverletzungen dort eine fortgeschrittene Arthrose bekommen hatte. Obwohl mich der Patient von früheren (erfolgreichen) Behandlungen kannte, hatte er mich wegen dieses Problems und auch wegen des von ihm gewünschten Eingriffs nicht befragt. Später stellte sich heraus, dass er unbedingt wieder mit dem Knie fit sein wollte, da er eine neue Lebensgefährtin kennen gelernt hatte, die recht sportlich war. Aus Sorge, die könnte ihm wegen seiner reduzierten Knie - Leistungsfähigkeit wieder abhanden kommen (1), hatte er sich ohne Bedenken zu der Operation entschlossen (2). Wie sich später herausstellte, war seine Sorge ganz sein Problem, denn seine Freundin hätte nie im Traum daran gedacht, seine Knieprobleme zu den ihren zu machen. Sie hätte ihn auch mit dem demolierten Knie behalten. Aber das hatte er nie mit ihr besprochen, sondern für sich behalten.(3)

Ich sah bereits aus den Angaben der Vorgeschichte die deutlichen **Symptome,** die das jetzt notwendige Mittel indizierten:

1. Furcht, mit der Neigung zu entfliehen
2. Leichtsinn
3. Versteckt Dinge

Die Operation war gut verlaufen, aber danach entzündete sich das Knie und schwoll mächtig an. Wochenlanges, hohes Fieber stellte sich ein. Eine antibiotische Behandlung wurde begonnen, doch es wurde eher schlimmer. Das Fieber ging trotz aller Maßnahmen nicht herunter. Im Punktat fanden sich keinerlei „verursachende" Keime, man war ratlos. So entschloss man sich, den Patienten in die nächstgelegen Uni-Klinik zu verlegen, da dort Spezialisten für Infektionen seien.
Aber auch dort half nichts, das Fieber und die Entzündung wollte trotz drei Nachoperationen und massiver Antibiotika - Behandlung nicht weichen.

Am 19.02. erster Anruf, durch den ich von der Problemlage erfuhr. „Ich habe Schmerzen wie ein Hirsch (1). Ich habe 40,3 Fieber. Ich bin sehr müde, ich möchte nur meine Ruhe (2). Die wissen hier nicht mehr weiter(3). Jeden Tag kommen neue Spezialisten, ganze Heerscharen ziehen vorbei, aber keiner weiß was. So viel Dummheit auf einem Haufen wie hier habe ich noch nicht beisammen gesehen (4). Aber jetzt muss schnell etwas passieren (5), sonst lasse ich mir lieber mein Bein amputieren,(6) Denn die wollen die Prothese ausbauen und mich dann ein halbes Jahr liegen lassen, bis die Entzündung abgeklungen ist und dann erneut einen Versuch mit der Prothese machen..."

Ich ließ Belladonna C 30, eine Gabe von 3 Globuli, verabreichen, natürlich nicht vom Stationsarzt, sondern von der „fünften Kolonne", nämlich der anwesenden Lebensgefährtin...

Symptome (immer alle aus dem Kapitel Geist/Gemüt):

1. Täuscht Krankheit vor
2. Möchte seine Ruhe haben, wünscht Ausruhen und Frieden
3. Licht, Verlangen nach
4. Hochmut
5. Getragen werden, möchte schnell
6. Töten, Verlangen zu

Begründung der Symptomenwahl.

1. Er übertreibt seine Schmerzen, jedenfalls empfindet er sie als sehr schlimm (ein Hirsch ist das größte Tier im deutschen Wald)
2. Ist wörtlich zu nehmen.
3. Er möchte wissen, womit er dran ist, aber nirgends erscheint eine medizinische Leuchte
4. Seine Einstellung bezeugt einen erheblichen Hochmut, der in Anbetracht der kritischen Lage bemerkenswert ist.
5. Er möchte nun schnell vom Zustand der Krankheit zu dem der Gesundheit getragen werden, egal von wem.
6. Um einer Sache ein Ende zu bereiten, muss man sie töten. Weg mit dem Bein!

20.02. Telefonat: Das Fieber ist nach 2maligem starkem Schweißausbruch verschwunden. Die durchgeführte Nachoperation vor der Gabe hatte kein pathologisch verwertbares Ergebnis gebracht.

24.02. Telefonat Blutwerte seien brillant, er habe aber wieder 39,5, man fände keine Bakterien in den Kulturen. „Ich bin total schwach, habe fast nicht gegessen, ich bin im Eimer (1), Schüttelfrost. Gute Nachrichten helfen mir (2). Vor 2 Tagen habe ich mein Testament geschrieben. Mein Sohn macht mir große Sorgen, er lehnt die Familie ab, lebt nur seinen Interessen.(3)

Symptome:

1. Wahnidee, sei arm
2. Licht, unbedingtes Verlangen nach
3. Geschäft, redet vom

Begründung für die Mittelwahl und Gabe:

1. Wer im Eimer ist, hat die Vorstellung, dass er arm dran sei
2. Er benötigt zur Aufrechterhaltung seiner Moral unbedingt Lichtblicke, d.h. gute Nachrichten
3. Redet über das, was sein Gemüt beschäftigt, nicht so sehr über seine Krankheit.

Ich ließ nochmals Belladonna C 30, 3 Globuli, aufgelöst in 10 Teelöffel Wasser, davon 3 mal einen Teelöffel im Abstand von 15 Minuten, nehmen, da die Indikation weiter bestand..

25.2. Telefonat: 15h Das Fieber hält an.
Gabe von Belladonna C6, 3 Globuli trocken auf die Zunge, da sich an der Gemütslage nichts geändert hatte und die hohe Potenz nichts mehr Richtiges bewirkte.

17.30h Die Ärzte waren da. Sie wissen nicht woher das Fieber kommt. Sie drohen die Prothese herauszunehmen, „da er sonst vor die Hunde gehen würde".
„Dann sollen die doch das Knie gleich versteifen.. Furchtbar, seit Stunden bin ich im Delirium, auf die Nachricht war ich panisch (1). Ich möchte, dass das Fieber runter geht! (2) Ich möchte gar nichts, ich möchte nichts hören oder sehen (3). Ich habe so viel Geschwätz gehört, dass ich keinem mehr glaube (4). Das ist ein Haufen Dilettanten.(5) Zunächst war ich ganz aktiv nach der letzten Belladonnagabe und 38 Temperatur. Ich esse nichts, weil ich zu schwach bin, das ist auch ein Fraß hier. Ich trinke ganz wenig, ich bekomme es nicht rein. Schwarze Punkte im Harn, der ist rotgelb von der Chemie (6).

26.02. Mein Besuch in der Klinik (einige 100 Kilometer). Es ginge ihm gut, Fieber geht etwas zurück (7).

27.02. Telefonat: 10h wieder 38,5, der CRP Wert sei gestiegen. Belladonna D3 eine Gabe.
19h Es geht mir wieder ganz gut (Sehgal hat für diesen Zustand des ständigen Wechsels zwischen gut und schlecht eine eigene Rubrik geschaffen: Now well, now sick: Mal gut mal schlecht. Einziges Mittel: Belladonna.)

Symptome:

1. Furcht, überwältigende Panikattacken.
2. Licht, Verlangen nach
3. Möchte seine Ruhe haben, wünscht Ausruhen und Frieden
4. Zweifelt
5. Hochmut
6. Wahnidee, glaubt verletzt zu werden (Chemie = Nebenwirkungen, die schaden)
7. Gesund; sagt er sei g., obwohl er sehr krank ist

28.2. Telefonat: „Ich hatte einen ganz deutliche Traum: <<An dem Knie ist nichts. Aber mein Blut ist vergiftet Das muss geheilt werden. Ich habe mir Pflaster von einer mir bekannten Heilerin anbringen lassen >>. Ich habe den Traum den Ärzten erzählt, aber die konnten damit nichts anfangen. Die heilende Umgebung solle das schaffen. Temperatur ist 36,7, alles ist gut, ich habe mal gut gegessen. Stuhl war eine ordentliche Portion."

01.03. Telefonat: „Von Fieber frei. Man hat mich durch die ganze Klinik geschleppt auf der Suche nach dem Infekt. Der Appetit nimmt zu.

05.03. Telefonat „Seit 2 Tagen habe ich Schmerzen im oberen Teil der Lunge. Erst hat man es nicht besonders beachtet, aber dann hat der Pfleger (!) zum Arzt gesagt, dass man doch mal röntgen sollte, vielleicht hätte er eine Lungenembolie. Das wurde dann gemacht, und es war tatsächliche eine! Dann hat man mir gesagt: < Wenn sie die überstanden haben, dann haben sie schon das Schlimmste überstanden.> Das war wirklich tröstlich! Ich bin ganz geschwächt durch die Sache, das ist klar (1). Damit ist die Infektion draußen, obwohl ich noch Antibiotika bekomme. Aber jetzt geht es aufwärts (2), die Ungewissheit ist weg. (3)"

Symptome:

1. Objektiv, vernünftig
2. Gesund, sagt er sei g., obwohl er schwer krank ist
3. Licht, Verlangen nach

Ich lasse Belladonna D3 geben.

06.03. Telefonat: Fieber 38,6, roter Kopf. Stiche li. Lunge. Der Blutsauerstoffspiegel sei auf die äußerste Grenze abgesunken. Atmet in den Schmerz hinein.

07.03. Telefonat: 19h „Es geht mir ganz schlecht.(1) So kann es nicht weitergehen, sonst sterbe ich in der kommenden Nacht.(2,3,4,5) Wenn jetzt nichts passiert, dann halte ich es nicht mehr aus. Ich kann ja viel ertragen, aber nun ist es bald zu viel.(6)"

Symptome:

1. Empörung, wie von allgemeinem Unwohlsein
2. Tod, Vorahnung des T.
3. Wahnidee, wird bald sterben
4. Tod, Vorahnung des T. bei Herzerkrankung
5. Furcht, vor dem drohenden Tod
6. Furcht vor Übertreibung

Begründung der Symptomenwahl:

1. Er bringt durch das Wort „ganz" zum Ausdruck, dass er sich gegen das Unwohlsein empört. Man muss den Patienten hören, man hört es am Ton, dass er sich beschwert.
2. und die Syymptome 3,4,5 verstehen sich von selbst
3. Er hat Furcht, dass wenn jetzt nicht etwas passiert, es die persönliche Grenze des Erträglichen überschreitet.

Ich lasse Opium C30 bei einem befreundeten Kollegen in der Universitätsstadt besorgen, wovon der Patient 3 Globuli verabreicht bekommt.

08.03. Telefonat: Nach der Gabe habe er sofort eine unendliche Erleichterung verspürt, der ganze Druck auf der Lunge und die Schmerzen seien sofort verschwunden. Von da ab ging es zunehmend besser.

Ich höre zunächst nichts mehr, so dass ich mir schon etwas Sorgen machte. Aber da es immer besser wurde, hielt man es nicht mehr für nötig, mich zu belästigen.

28.03. Telefonat: „Ich werde morgen aus der Klinik zur Reha entlassen. Mir geht es gut außer dem Knie, das ist wie festgefressen., wir versuchen es locker zu bekommen. Man muss ja vorsichtig sein, wegen der Blutergüsse unter der Marcumarbehandlung, das bekomme ich seit der Lungenembolie. Den Quickwert herunterzubringen war ganz schön schwierig. Sonst geht es mir gut, heute war ich draußen an zwei Krücken"(lacht).

04.04. Er erscheint in meiner Praxis. Er entblößt von sich aus das linke Knie, damit ich es anschaue (1). „Keiner kann damit etwas anfangen. Ich solle zuwarten. Aber mein Blut ist nicht in Ordnung, aber die können mit meiner Angabe nichts anfangen.(2) Mein Hauptproblem ist, dass es nicht voran geht (3). Das löst sich doch nicht von selbst. Alle sagen, das sei nichts Besonderes. Es wird ja alles getan: Übungen, Massagen, Einreibungen usw.(4) Aber mein Blut ist vergiftet.(2)

Symptome:

1. Nackt, möchte n. sein
2. Wahnidee sei vergiftet worden
3. Ungeduld
4. Tappen wie im Dunkeln

Begründung für die Symptomenwahl:

1. Entblößt ohne Aufforderung sein Knie. Er will es ganz und gar zeigen, er legt die Sachen auf den Tisch. Das können auch andere „Offenlegungen" sein.
2. Das ist hier richtig eine persönliche Einbildung, die sich seit dem Traum (s.o.) fest gesetzt hat
3. Es geht ihm alles zu langsam
4. Alle Bemühungen sind vergebens, man kann mit der Sache nichts anfangen, d.h. man versucht aus dem Unerklärlichen herauszukommen, findet aber bisher keinen Ausweg.

Ich gebe ihm Hyoscyamus C 30, 3 Glob. direkt auf die Zunge.

06.05. Telefonat: Nach der letzten Mittelgabe sei das Knie sofort am nächsten Tag viel weicher gewesen. Der Masseur habe richtig gestaunt. Er konnte sich das nicht erklären Er ist jetzt aus der Reha entlassen und geht 500m ohne Stock.

Ein Jahr später: Er kann nun gut jede Strecke gehen. Er kann ohne Stock bergan und bergab gehen. Es ist natürlich nicht so gut wie früher, aber nach dieser Katastrophe sei es doch „ein ganz schönes Ergebnis".

Epikrise: Für mich war der Knie – Fall sehr lehrreich: Ich hatte hier nie das Gefühl, dass ich mit meinem Latein am Ende sei. Der Patient und seine Umgebung setzten große Hoffnung auf die Hilfe der Homöopathie: Sie war das Einzige, was noch retten konnte. Aber ich bin mir sicher, dass hier keine Placebo Wirkung erzielt wurde. Die Verordnungen wurden nach deutlich einzusehenden Gründen vorgenommen. Die Wirkung trat immer sofort ein, obwohl nach medizinischer Erfahrung hier überhaupt nur noch wenig zu hoffen war und vorwiegend Ratlosigkeit und zeitweise Inkompetenz herrschte, als z.B. der Pfleger und nicht der Arzt den Verdacht auf eine immerhin lebensgefährliche Lungenembolie fasste. Ich fühlte mich dadurch sicher, dass der Patient in der Klinik lag, die alles unternahm, was heute die Medizin weiß. Dadurch war ich der unmittelbaren Verantwortung für das Desaster enthoben. Das war ja nicht unter meiner Behandlung entstanden. Ich konnte also in Ruhe abwarten, was meine Globuli bewirken würden. Es beruhigte ungemein, dass sie so prompt ihre Wirkung zeigten. Es bestärkte mich in der Gewissheit, dass wir mit der Homöopathie auch in sehr schwierigen Situationen nicht aufgeben dürfen, sondern unsere Möglichkeiten furchtlos nutzen sollen.
Ich darf hier meine tiefste Dankbarkeit gegenüber Hahnemann und einem seiner besten Nachfolger, nämlich M.L. Sehgal aussprechen, denn ohne sie würden wir nur kleine Lichter in der unendlichen Finsternis der Unkenntnis sein.

Literatur:

Sehgal, M.L., Wiederentdeckung der Homöopathie, Eva Lang Verlag, Worpswede, 2001

Neurodermitis

Seit 1997 ist ein 1987 geborenes Mädchen wegen einer seit Geburt bestehenden Neurodermitis in Behandlung. Nach dem 7. Lebensjahr ist alles viel schlimmer geworden. Der ganze Körper ist befallen bis auf das Gesicht. Da haben sich nie irgendwelche Spuren gezeigt. Es gab auch Bronchial-Probleme mit Asthma. Im Frühjahr Heuschnupfen von Februar bis Herbst anhaltend. Es bestehen Allergien gegen Pferde, Hasen, Katzen, Weizen. Es gab öfter eine Zystitis, auch Pfeiffersches Drüsenfieber. Im Gebirge war die Haut immer am besten, an der See etwas besser. Sie habe einen jüngeren Bruder, *„den hasst sie wie die Pest*".

Die Mutter hatte Neurodermitis bis zur Pubertät, die Großmutter nach den Wechseljahren. Sie war bei einem klassischen Homöopathen, der gab ihr Lycopodium C 1000 zwei mal, sonst nichts. Später war sie dann bei einer Hautärztin und einem „homöopathisch" praktizierenden Hausarzt. Alle Behandlungen waren erfolglos.

Sie sei vernünftig, verträglich, verlässlich, rechthaberisch, sehr geschickt. Sie weint bitterlich, wenn sie ihre Haut sieht, sie weint beim Aufstehen morgens. Sie liest von morgens bis abends.

Ich behandle sie nach den Regeln der klassischen Homöopathie, angereichert mit Kenntnissen der Vorstellungen Sankarans und der Ideen, die noch aus der Homöopathiewoche in mir lebendig waren. Aber die ganze Behandlung erwies sich wie so oft erfolglos. Natrium muriaticum, Psorinum, Calcium carbonicum, Medorrhinum und Carcinosin folgten aufeinander.

Inzwischen hatte ich die Sehgal-Methode kennen gelernt

09.12.1998 *„Die Haut ist jetzt ganz gut* (1) (was nicht stimmt), *aber zwischen den Zehen, da ist es ganz schlimm." (*sie entblößt unaufgefordert den Fuß (2), sonst verbirgt sie alles tunlichst, indem sie den wund gekratzten Hals mit einem Tuch verbirgt. Sie trägt immer langärmelige Sachen (3)). *„Ich möchte gerne wissen, ob das Fußpilz ist.(4)" „Ich muss immer alle Mist-Pflichten erledigen, immer der Lukas (der kleine Bruder), der darf immer die besseren Sachen machen (7,9). Der Pilz ekelt mich, in der Schule haben wir Pilze durchgenommen, die haben geschimmelt und da waren auch Maden. Warum habe immer ich das und nicht der Lukas"* (hat eine weinerliche Stimme) (8,7,9).

1. GESUND; behauptet, trotz schwerer Krankheit gesund zu sein
2. NACKT; Verlangen nackt zu sein
3. VERSTECKEN, Verlangen sich zu
4. WISSBEGIERIG, neugierig
5. SCHÜCHTERNHEIT, Furchtsamkeit; verschämt, übertrieben bescheiden
6. ABSCHEU; allgemein
7. WAHNIDEE, Einbildung; falsch; Unrecht erlitten zu haben
8. WEINEN, allgemein; wimmernd
9. EIFERSUCHT allgemein Kinder; wenn ein neues Baby die Aufmerksamkeit der Familie in Anspruch nimmt

Hier ist die Wahl der Symptome eigentlich gut zu verstehen. Das Problem ist normalerweise nur, dass wir die Symptome nicht wahrnehmen. Wer nimmt denn in der klassischen Homöopathie so ein alltägliches Gerede und so eine „selbstverständliche Handlungsweise" wahr oder gar ernst. Aber das ist gerade die Kunst, die uns Sehgal lehrt: Die unbewussten und damit den wahren, jetzt gegenwärtigen Geist-Gemütszustand offenbarenden Bemerkungen und Handlungen des Patienten zur Grundlage unserer Mittelfindung zu machen. Sie sind zwar banal und scheinen den Anforderungen des § 153 zu widersprechen. Aber es ist nun einmal so, dass sie die „eigenheitlichen, sonderlichen" Symptome des Patienten sind, nämlich die, die seinen Zustand „sonderlich" gegen den Zustand von anderen machen. Es muss nicht immer Kaviar sein!

Die Patientin erhält Hyoscyamus C 1000, eine Gabe. Damals wusste ich noch nicht, dass die Sehgals immer mit der C30 anfangen, oder sogar mit noch tieferen Potenzen, C6 oder schrecklich zu sagen sogar mit einer Gabe der D3!!!! Weil es sonst erhebliche Reaktionen geben kann, die manchmal lebensgefährlich sein können, wenn das Mittel richtig gewählt war und die Lebenskraft nicht groß ist.

Am 03.03.99 kommt sie wieder: *„Die Haut ist viel besser, innerlich ist es auch viel besser. Ich kann besser laufen, da die Kniekehlen jetzt nicht mehr so spannen. Ich brauche keinen Hut mehr, kein Tuch um den Hals, alles soll frei sein. Ich konnte allein zur Tante mit dem Zug fahren. Die Haut besserte sich von oben anfangend nach unten."* Bericht der Mutter: *„Sie heult nicht mehr gleich bei Widerspruch, sie kann sich besser behaupten. Sie beklagt sich nicht* *nur, sondern handelt. Sie ist eitel und dreht sich vor dem Spiegel. Sie will auch mal ein T-Shirt anziehen."*

Sie bekommt Placebo.

Im weiteren Verlauf benötigt sie immer wieder einmal Hyoscyamus wegen der aufflackernden Eifersucht auf den kleinen Bruder. Aber die Haut bleibt bis auf geringe Reste in den Gelenkbeugen, die aber auch immer kleiner werden, stabil. Auch der Gemütszustand wird immer ausgeglichener. Sie ist jetzt am 16.03.04 ein hübsches, intelligentes Mädchen von 16 Jahren. Sie hat immer wieder heftige Allergien aus heiterem Himmel und etwas Heuschnupfen. Sie hat immer Syrtec dabei, um es zu nehmen, wenn es unerträglich wird (1). Sie klagt weiter nicht über diese Zustände (2), lacht eher darüber (3), wenn es auftritt.

Dafür bekommt sie einmal Opium C30.

Symptome:
1. Furcht vor Extravaganz
2. Gleichgültigkeit gegen Beschwerden, beklagt sich nicht
3. Leichtsinnig

Danach bleiben die allergischen Zustände weg. Die Haut bessert sich bis auf geringe Reste, die ihr aber keine Probleme bereiten.

Meniskusschaden und beginnende Arthrose des rechten Knies

Am 10.02.04 besuchte mich ein Patient, den ich zuletzt vor 4 J. behandelt hatte. *„Ich habe eine beginnende Arthrose am rechten Knie. Am 17.12.03 habe ich mich rechts am Meniskus operieren lassen, da der eingerissen war. Davor war das Knie immer dick geschwollen gewesen und ich hatte große Schmerzen, so dass ich den Orthopäden aufsuchte. Ich hatte 10 Jahre vorher schon einmal eine Meniskusoperation am rechten Knie, damals war das auch so gewesen. Meine Frau hat das jetzt immer mit Arnica ganz gut behandelt, aber nun ging es nicht mehr ohne Operation. Die Operation habe ich Dank Arnica sehr schnell und gut überstanden. Aber danach fingen die Beschwerden wie vorher wieder an und der Orthopäde schlug mir eine teure Spritzen Kur vor. Ich habe mich im Internet schlau gemacht und auch ein Buch über Arthrose gekauft (3). Heilen könne man das nicht, nur hinausschieben. Da habe ich mir gesagt, dass ist ja doch nur Geld-Macherei (1) und meine Frau hat mich dann zu Ihnen geschickt (2), ob man das nicht auch mit der Homöopathie heilen könne."*

„Wie ist es denn genau mit den Beschwerden?"

„Immer wenn ich länger gesessen habe oder nach dem Autofahren, bis ich dann in Gang bin, dauert es immer eine halbe Stunde. Immer in Bewegung, das ist gut. Bergabgehen, das ist ganz schlecht."

„Wie geht es Ihnen sonst?"

„Sonst fehlt mir nichts (4)."

„Wie geht es mit dem Schlafen?"

„Ich schlafe gut."

„Machen Sie eine Mittagspause?"

„Ja, ein kurzer Schlaf erfrischt mich sehr (5)."

Er forderte zur Untersuchung auf, indem er das Knie entblößte (6). Das Knie war leicht geschwollen, aber in seiner Beweglichkeit nicht eingeschränkt. Insgesamt machte der Patient einen heiteren, unkomplizierten Eindruck.

Er bekam das Mittel in C 30, 3 Globuli direkt auf die Zunge.

Lösung des Falles (nach Sehgal):

Am 15.03.04 kommt er wieder: *„Ich muss Ihnen ein großes Lob aussprechen: Es geht mir gut, ich habe keine Beschwerden mehr. Nach 2 Wochen* *wurde es noch einmal ganz schlimm, nach 3 Tagen aber gut und seitdem ist es gut geblieben. Es trat noch ein Ausschlag auf der Brust auf, den ich früher schon einmal hatte, der verschwindet aber jetzt auch wieder. Ich habe nichts dagegen gemacht."*

„Gibt es sonst noch etwas?"

„Nein, man muss halt auf das Alter sehen. Abends darf ich nichts Schweres mehr essen, das liegt mir die ganze Nacht wie ein Stein im Magen."

Er bekommt nichts mehr und soll sich melden, wenn es wieder schlechter wird.

1. GESCHÄFT, Unternehmung; redet vom
2. GETRAGEN; Verlangen, zu werden
3. LICHT; Verlangen nach
4. WAHNIDEE, Reichtum von
5. RUHE; Verlangen nach; Bedürfnis nach Ruhe und Frieden.
6. NACKT, möchte sein

Begründung der Symptomen-Wahl:

1. „Das ist ja nur Geld-Macherei." Wenn Patienten die geschäftliche Seite der Therapie anschneiden, dann handelt es sich um dieses Symptom. Das gilt auch, wenn sie von ihrer eigenen Beschäftigung, vor allem von der reden, womit sie ihren Unterhalt bestreiten. Auch eine Mutter, die von ihrem Haushalt redet, denn das ist ihr „Geschäft". Bei Kindern könnte es auch die Schule sein.
2. Seine Frau hat ihn veranlasst, meine Praxis aufzusuchen, obwohl ihm das auch selber hätte einfallen können, da er mich ja kannte. Er überlässt es jemandem anderen, ihn an einen Ort zu bringen, wo es weitergeht, auch wenn das hier nur im übertragenen Sinn stattfindet. Dieses ist ein außerordentlich wichtiges und auch häufiges Symptom, das auch meist spontan geäußert wird.
3. Er macht sich kundig in einem Buch und im Internet. Er will wissen, woran er ist.
4. Wenn einem nichts fehlt, ist man reich. Es gibt noch zwei weiter Rubriken, die man hier bedenken kann: a) *Gut, sagt es ginge ihm, obwohl sehr krank* und b) *Wahnidee es geht ihm gut*. Beide enthalten das zum Schluss gewählte Mittel auch. Hier aber kommt eindeutig die gewählte Rubrik in Frage.

5. Hier war es notwendig, zwischen zwei Mitteln, die in den vorangehenden Rubriken beide durchgehen, zu entscheiden. Deshalb eine Nachfrage, nach einer Gewohnheit, die typisch für das dann gewählte Mittel ist: Einen vorübergehenden Energie-Verlust durch eine kurze Pause auszugleichen. Diese Pause ist oft ein Muss für den Patienten, da er sonst den Rest des Tages nicht mehr richtig frisch ist. Deshalb auch die neue Rubrik von Sehgal: *Licht, Verlangen nach, unbedingtes (Light desire, positive).* Die enthält nur Gelsemium und Belladonna.
6. Jemand, der spontan seine kranken Teile entblößt, zeigt dieses Verhalten. Das kann auch bei einer schonungslosen Beichte anderer Dinge der Fall sein. Natürlich gilt die Rubrik auch für Exhibitionisten, aber die kommen eher der Polizei ins Visier als dem Homöopathen.

Er hatte also Belladonna C30, 3 Globuli in einmaliger Gabe erhalten. Der Verlauf war auch so, wie ihn Sehgal als typisch beschreibt: Zuerst eine Besserung, dann ein Rückfall, der ein ungrade Anzahl von Tagen dauerte und vom Patienten zwar als „schlimm" bezeichnet wurde, aber ihm nicht besonders behandlungsbedürftig erschien. Danach eine „Ausscheidung", die hier in Form eines Hautausschlags auftrat. Weder Rückfall noch Ausscheidung bedürfen einer Behandlung, sie ist sogar kontraindiziert, da bei einer zu frühen Wiederholung des Mittels oder gar einer direkten Behandlung der Ausscheidung eine Störung des Heilverlaufs zu gewärtigen ist.

Bei Sehgal erwartet man nie eine so genannte **Erstverschlimmerung**, die von manchen Homöopathen sogar gefordert wird, denn man hat den § 157 und 158 Organon nicht genau gelesen. Denn da spricht Hahnemann von *„einer Art* ***kleiner Verschlimmerung***", die im § 156 auch als eine so *„unbedeutende Abweichung...leicht verwischt und Kranken von nicht übermäßiger Zartheit nicht einmal bemerkbar"* geschildert wird. Man sollte deshalb Patienten von so etwas gar nicht sprechen, und wenn sie denn eine Verschlimmerung nach der Mittelgabe berichten, sich erst einmal fragen, ob sich nicht die Krankheit verschlimmert hat, was immer dann möglich ist, wenn die Mittelwahl falsch war, was man für sich immer als erste Möglichkeit bedenken sollte.

Platinum metallicum und der geschwollene Arm

Fall: Patientin Jg.1922, sie ist gerade 80 Jahre alt geworden und ist schon lange (mind. 20 Jahre) in meiner Behandlung. Sie ist eine überzeugte Homöopathin, was sie aber nie abgehalten hat, auch gelegentlich allopathische Mittel zu nehmen, wenn es so nicht mehr auszuhalten war. Sie kennt sich gut aus in der Homöopathie und auch in allopathischen Mitteln und behandelt sich gerne selbst, was sie sich auch herausnimmt, wenn man ihr ausdrücklich empfohlen hat, es nicht zu tun, weil man wieder nach viel Nachdenken ein neues Mittel gegeben hatte, dessen Wirkung man abwarten wollte. Sie war immer wieder zufrieden, vor allem mit mir, und brachte immer wieder Blumen und große Blumenstöcke für den Garten aus Dankbarkeit, die sie u.a. durch herzliches Umarmen zum Ausdruck brachte, was sie mir immer freundlich abverlangte. Sie war auch immer sehr nett, man konnte sich gut mit ihr unterhalten, vor allem über original schwäbische Ausdrücke. Aber so richtig zufrieden war ich nie mit meinen ärztlichen Bemühungen, die sie trotz mäßigem Erfolg als Privatpatientin ohne Abstriche honorierte, und ich hatte auch immer das Gefühl, nie richtig dahinter gekommen zu sein.

In der Kartei befindet sich eine Patientenverfügung, die für den Fall ausgestellt wurde, dass ihre Entscheidungsfreiheit durch Unfall oder Erkrankung oder was auch immer eingeschränkt würde, womit sie verhindern wollte, dass man das Leben und auch das Sterben „künstlich" verlängern könne.
Sie lebt nach dem Tod des Ehemannes vor 3 Jahren allein in ihrem Einfamilienhaus, versorgt sich selbst und ihren Garten. Sie fährt noch mit ihrem Mercedes regelmäßig zum Einkaufen in unser Dorf, was ihr mehr behagt, als die Stadt, in der sie lebt. Sie hat stark wechselnde Beschwerden, die sie mit einer umfangreichen Hausapotheke behandelt, für deren Ergänzung ich immer stapelweise Rezepte unterschreiben muss (Herztropfen und Tabletten, Schlafmittel, Magnesium, Blutdruckmittel usw.). Der Blutdruck ist ständig um 160 systolisch, kann aber auch höher sein. Früher hat sie weite Reisen mit ihrem VW ins nördliche Ausland gemacht, trotz ihres Alters ganz allein.

Nun war es wieder so weit:

19.10. Tel.: Sie habe eine schmerzhaften Entzündung am linken Handgelenk. Das sei dick geschwollen (1), heiß, so wie damals bei dem Fuß vor einem

Jahr. (Damals hatte anscheinend Opium die Sache in Ordnung gebracht). Beim Erwachen sei es am schlimmsten, nach dem Aufstehen wird es besser. Weder Wärme noch Kälte bessern. Sie soll Opium C 30 aus der Hausapotheke nehmen.

21.10. Sie hat sich mit Entschiedenheit einem Termin verschafft und sitzt vor mir: *„Über Nacht war es schlimmer geworden. Ich möchte Lachesis nehmen, denn es ist doch richtig blau."* (Das konnte ich nicht so deutlich sehen, wie sie). *„Man kann doch nicht zuwarten, bis es noch schlimmer wird. Man weiß ja nicht, wo das herkommt. Nachts habe ich schon Voltaren und Aspirin genommen, aber es hat nichts gebracht (2)."*
„Was ist ihr Hauptproblem jetzt mit der Krankheit?"
„Dass ich nichts mehr machen kann. Ich muss mich doch anziehen können, ich muss Auto fahren können (8). Das macht mich ärgerlich, wenn ich daran denke, dass ich auf andere angewiesen wäre (7)."
Man soll sich nicht unter Druck setzen lassen. Ich wälzte das Repertorium, fand die Art ihres Vortrags keinesfalls unvernünftig und „dachte", dass die Leute manchmal gute Einfälle haben und gab ihr das gewünschte Lachesis, da ich dem Druck nachgeben wollte, und weil es bei der vorgenommenen Finger- Repertorisation gut vertreten war. Natürlich ist das keine Entschuldigung, besser wäre Placebo gewesen.

Am 22.10. war sie wieder da: *„Es geht nicht mehr so. Ich brauche jetzt ihre freundschaftliche (6) Hilfe (4). Ich möchte Cortison, denn es wird jeden Tag schlechter(9). Jetzt ist es genug(12). Soll man Blut nehmen? Vielleicht ist es Rheuma. Ich bin unglücklich. Alles ist geschwollen. Das ist nicht tragbar, ich muss es los sein(11), auf welchem Weg auch immer (3)."* (Sie hält den linken Unterarm mit der rechten Hand fest).
„Was ist das Schlimmste für sie?"
„Die Behinderung ist das Schlimmste. Ich will es alleine schaffen(7)"

Nun war auch bei mir der Groschen gefallen. Dafür wurde ich wieder umarmt (5,10).

Symptome:

1. Gemüt, Wahnidee sei geschwollen
2. Gemüt, objektiv, vernünftig
3. Gemüt, Verlangen zu töten

4. Gemüt, Wahnidee, müsse um Hilfe bitten
5. Gemüt, küsst jeden
6. Gemüt, liebevoll
7. Gemüt, Selbstüberhebung
8. Gemüt, Kühnheit
9. Gemüt, Unverschämtheit
10. Gemüt, religiöse Anwandlungen
11. Gemüt, abweisende Stimmung
12. Gemüt, Überdruss

Es fällt ihr auf, dass es geschwollen (1) ist, das ist neben den Schmerzen für sie ein Hauptproblem, auf das sie immer wieder hinweist. Delusion heißt nicht nur Wahnidee, sondern auch gewissermaßen auf etwas fixiert zu sein.
Sie stellt die Situation relativ objektiv und vernünftig dar. Auch ihre Überlegungen sind mehr rational als emotional gefärbt.(2)
Sie will es jetzt unbedingt los sein, koste was es wolle. Die radikalste Lösung ist dafür immer das Töten.(3)
Sie hat nun die Vorstellung, dass sie meine Hilfe braucht, dann das Cortison bekommt sie nicht ohne ärztliches Rezept.(4)
Sie umarmt mich jedes Mal, wenn ich ihr „zu Gefallen" war, es ist mehr eine Gunstbezeugung als ein Ausdruck herzlicher Zuwendung, was die Patientin allerdings heftig bestreiten würde, wenn man es ihr so darstellen würde. Hier ist das eigene Gefühl entscheidend: Wie meint der Patient es. Das ist allerdings sehr subjektiv, wie schließlich alle Sinneswahrnehmung einem Subjekt zuzuordnen ist.
Jemand, der immer freundlich ist, Geschenke bringt, ist liebevoll, was bei unserem Mittel aber immer den Aspekt von „huldvoll" hat. (5,6)
Sie will unbedingt unabhängig sein: nicht pflegebedürftig werden, immer Herr (oder Dame) der Situation sein, wofür auch die Patientenverfügung ein Indiz ist, und was ihr aktuelle das Hauptproblem ist. (7)
Sie ist auch mit ihren 80 Jahren lieber auf sich allein gestellt und weist auch aktuell einen Zug auf, der in ihrem ganzen Leben zu beobachten war. Charakterzüge dürfen auch in die Mittelwahl einfließen, wenn sie aktuell eine Rolle spielen.(7)

Ihr Durchsetzungsvermögen bei der Helferin ist schon immer – zwar freundlich, aber bestimmt – sehr deutlich gewesen. (8)
Das offene Velangen, dass ich ihr als überzeugter Homöopath Cortison verschreiben soll, ist schon ein wenig unverschämt (9)
Sie betet die Homöopathie trotz ihrer Eskapaden regelrecht an, auch den diese vermittelnden „Doktor".(10)
Sie will diese „Sache" los sein.(11)
Sie hat die Nase voll davon, es „ödet" sie an.(12)

Die Repertorisation ergibt Platinum als das angezeigte Mittel.

Neben dem jetzt gewählten Mittel geht Lachesis als nächstes Mittel durch die Rubriken: Eine ganz kleine Entschuldigung für die noch oberflächliche Verschreibung davor.

Verordnung: 3 Globuli von Platinum D6 in 21 Teelöffel Wasser aufgelöst, davon 3x einen Teelöffel im Abstand von 15 min. eingenommen.

Verlauf: 23.10. Hat gut geschlafen. Die Schmerzen haben deutlich nachgelassen. Es ist noch geschwollen. Die Schwellung hat sich über den ganzen Handrücken ausgebreitet. Die Beweglichkeit ist jetzt viel besser. Die Sorge wegen der drohenden Pflegebedürftigkeit ist verschwunden. Sie will auch kein Cortison mehr. Wir warten den weiteren Verlauf ab, der in ein vollständige Heilung der lokalen Beschwerde übergeht. Auch vielerlei andere Dinge sind jetzt besser geworden, z.B. hat sich der Blutdruck normalisiert. Die sonst oft geklagten Schwächezustände sind eine ausgeglichenen Leistungsfähigkeit gewichen.

Wirbel-Fraktur

Am 01.03.03 meldete sich eine mir bekannte Patientin am Telefon:
„Ich hatte vor 2 Tagen einen Ski Unfall. Ich wurde in die Chirurgie eingeliefert, die eine Wirbel-Fraktur am 12.Brustwirbel feststellten. Sie haben mich aber schon am gleichen Tag entlassen, da ich nicht operiert werden müsse. Meine Freunde haben mich alle vor den Gefahren dieser frühen Entlassung gewarnt, alle reden von Gefahren. Ich habe geschrieen vor Schmerz, als es passiert ist (1).” Sie lacht immer während des Redens (3), sie redet ununterbrochen (2). *„Ich nahm schon Arnica und Hypericum (sie ist selber eine Homöopathin). Ich bin seit 2 Tagen verstopft. Ich bin nicht aufgeregt. Ich war vorher überlastet. Ich hätte es wissen können, ich hätte nicht gleich am ersten Tag solange fahren sollen, bis 17 Uhr am ersten Tag! So blöd ist man! (5) Ich kann das nicht so sehen mit der Gefahr, wenn die mich doch entlassen, das muss doch richtig sein (6,7). Die Schmerzmittel nehme ich nicht, ich will Homöopathie!”*
„Warum?“
„Wegen der Nebenwirkungen (8). Wenn die nicht wären, würde ich schon etwas nehmen.“
„Warum rufen sie mich an?“
„Mein Sohn hat mir gesagt, ruf doch den Lang an, der ist doch kompetent. Ich hatte gar nicht an Sie gedacht (4). Ich war wie aus einer Betäubung erwacht.“
„Wo sind Sie denn jetzt?“
„In meiner Ferienwohnung am Bodensee, ich sitze, ich liege, nichts gibt Erleichterung. Ich bewege mich ganz vorsichtig (10), um den Schmerz zu vermeiden.“
„Was ist ihr Hauptproblem?“
„Ich habe Angst, dass ein Dauerschaden zurückbleibt (9).“

Sie sollte aus ihrer Hausapotheke Opium C 30 nehmen

02.03.03 Anruf: *„Seit der Opium Einnahme 70% Besserung. Ich habe gut geschlafen. Der Stuhlgang ist wieder normal gekommen. Ich gehe vorsichtshalber noch zu einem Orthopäden.“*

10.03.03 Anruf: *„Es ist noch wechselnd. Deutlich bessere Beweglichkeit. Stuhl ist regelmäßig. Der Orthopäde hat noch eine Stütze verschrieben, danach war es eher wieder schlimmer. Ich muss eben die Belastung einschränken. Ich bin* *eifersüchtig auf meinen Freund, dass der jetzt noch immer Ski laufen geht, der könnte ruhig auch darauf verzichten und mir Gesellschaft leisten.“*

Am 30.03.03 sind die Schmerzen nicht mehr zu spüren gewesen. Jetzt sind andere Probleme zu behandeln.

Symptome:
1. SCHREIEN, Kreischen; allgemein; Schmerzen, vor
2. DELIRIUM; geschwätzig, redselig
3. LACHEN; allgemein; unwillkürlich
4. DELIRIUM; erkennt niemanden
5. DELIRIUM; macht sich selbst Vorwürfe wegen seiner Verrücktheit
6. GLEICHGÜLTIGKEIT, Apathie, Teilnahmslosigkeit; Leiden, gegenüber
7. GLEICHGÜLTIGKEIT, Apathie, Teilnahmslosigkeit; stoisch bei allem, was geschieht
8. WAHNIDEE, Einbildung; Verletzung; verletzt zu werden, in Zukunft
9. FURCHT; allgemein; übertriebenes zu tun
10. VORSICHTIG, umsichtig, behutsam

Begründung:
1. ist wörtlich zu nehmen
2. sie redet so etwas verwirrt
3. ist wörtlich zu nehmen
4. Sie denkt nicht an mich, obwohl sie mich sehr gut kennt.
5. ist wörtlich zu nehmen
6. und 7.sie nimmt es so hin trotz aller warnungen und findet es in Ordnung.
8. Durch die Nebenwirkungen befürchtet sie zukünftigen Schaden
9. Sie möchte keinen Dauerschaden. Patienten, die Sorgen haben, dass sich aus der jetzigen Sache eine für sie unerträglich erscheiende Situation im weiteren Verlauf ergeben würde, sozusagen das für sie erträgliche Maß überschreiten könnte, dann haben sie dieses Symptom.
10. wörtlich zu nehmen.

Nachwort

Ich hoffe, dass die Berichte über die „Fälle“ nicht zu langweilig und ermüdend waren. Ich habe auch nur „gut gelaufene“ ausgewählt, die einigermaßen verständlich sind. Meist geht es nicht so glatt und mit anhaltendem Erfolg. Aber weil immer wieder Fälle so gut verlaufen, verliert man den Mut nicht, sich immer wieder zu bemühen und nicht aufzugeben, wenn es nicht sofort oder zunächst überhaupt nicht klappt.

Ich bin der begründeten Meinung, dass Homöopathie in jedem Fall Heilung herbeiführen kann. Die Grenzen liegen nicht bei der Homöopathie, sondern wir haben nur eine begrenzte Einsicht in die Probleme. So erleben wir immer unsere Grenzen, was uns hilft, nicht hochmütig zu werden und nicht die Hilfe der Schulmedizin abzulehnen, wenn die Situation es erfordert. Sie hat ihre Berechtigung so lange, bis unsere Fähigkeiten so überzeugend sind, dass jeder diesen vertrauen kann und sich lieber ihnen anvertraut, als der oft nicht ungefährlichen konventionellen Medizin. Bis dahin wird es noch eine gute Zeit haben, in der wir immer mehr dazu lernen können.

Goethe *sagt im* **Lehrbrief** *wie folgt (Wilhelm Meisters Lehrjahre, 7.Buch, 9. Kapitel Ende): Die Kunst ist lang, das Leben kurz, das Urteil schwierig, die Gelegenheit flüchtig. Handeln ist leicht, Denken schwer; nach den Gedanken handeln unbequem.*

Nur ein Teil der Kunst kann gelehrt werden, der Künstler braucht sie ganz. Wer sie halb kennt, ist immer irre und redet viel; wer sie ganz besitzt, mag nut tun und redet selten oder spät..

Die Worte sind gut, sind aber nicht das Beste. Das Beste wird nicht deutlich durch Worte. Der Geist, aus dem wir handeln, ist das Höchste. Die Handlung wird nur vom Geiste begriffen und wieder dargestellt.

Wer bloß mit Zeichen wirkt, ist ein Pedant, ein Heuchler oder ein Pfuscher. Es sind ihrer viel, und es wird ihnen wohl zusammen. Ihr Geschwätz hält den Schüler zurück, und ihre beharrliche Mittelmäßigkeit ängstigt die Besten.

Des echten Künstlers Lehre schließt den Sinn auf; denn wo die Worte fehlen, spricht die Tat.

Der echte Schüler lernt aus dem Bekannten das Unbekannte entwickeln, und nähert sich dem Meister.

AUCH IM VERLAG ERSCHIENEN:

Das Grundlagenwerk

Dr. M.L. Sehgal

Wiederentdeckung der Homöopathie

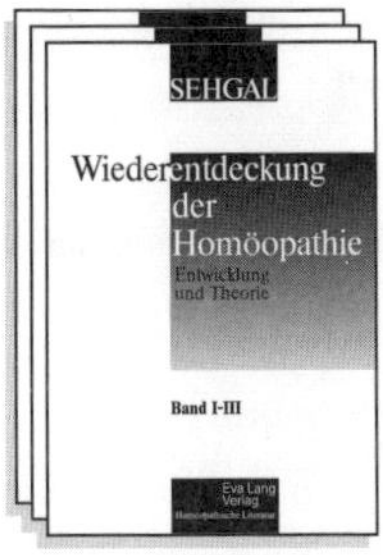

In sehr anschaulicher Weise berichtet der Autor, wie er empirisch auf diese Methode stieß, nämlich einzig aufgrund der präsenten, prädominanten und persistierenden Geist/Gemütshaltung zu verordnen. Er demonstriert anhand vieler Fälle und Beispiele die praktische Umsetzung seiner Methode.

...Er hat Zeichen gesetzt, als jener Originaldenker, die neue Richtungen und Dimensionen auf ihrem Gebiet aufzeigen. Jedes Wort, das er gesagt oder geschrieben hat, hat seine Bedeutung und muss den wahren Verfechtern der Homöopathie, zur Kenntnis gebracht werden. ***Dr. H.L. Chitkara***

Die drei Bände umfassen alle vom Entdecker dieser Methode veröffentlichten Schriften (ROH I-VIII) originalgetreu in deutscher Übersetzung. Der Inhalt: Theorie und Praxis der Methode, die Geschichte ihrer Entdeckung, Definitionen und Versionen der Repertoriumsrubriken (ca. 700), Arzneimittelbeschreibungen, Fallbeispiele, Casemanagement, Verlaufsbeobachtung, Dosierungshinweise, usw. Ein wahrhaft interessantes, lehrreiches und umfassendes Grundlagenwerk, ein Muss für jeden der sich mit der Methode beschäftigen will.

3 Bände • 1200 Seiten • Broschur ISBN: 3-937466-00-2

Eva Lang

Das Neue Repertorium homoeopathicum

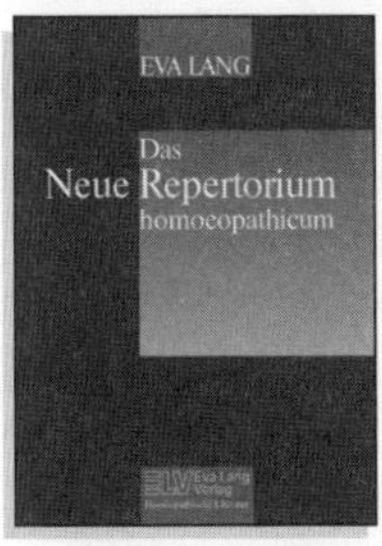

Ein völlig neues Repertorium. Ein Werk, das nicht nur die verschiedenen Rubriken-Übersetzungen und Arzneimittel aller heute gängigen Repertorien in sich vereint, sondern daneben auch die Rubriken in ihrer analogen und erweiterten Be-Deutung erläutert, interpretiert und dieses beispielhaft durch Patientenäußerungen ergänzt. Ein wahrer Quantensprung in der Transformation der Patientenäußerungen in Rubriken. Dieses Repertorium umfasst die am häufigsten verwendeten Geist-Gemütsrubriken (ca. 800) der Sehgal-Methode. Neben der genauen deutschen Übersetzung der Rubrik steht zur weiteren Verifizierung das englische Original. Anders lautende Übersetzungen heute gängiger Repertorien sind vermerkt und fließen als Querverweise ein, sodass sich jeder schnell und sicher in dem Werk zurecht finden wird. Die Arzneimittel basieren auf dem Original Kent und dem Synthetischen Repertorium von Horst Barthel. Ergänzungen neuerer Repertorien *(Synthesis 9, Complete, Universale, Murphy)* wurden eingefügt und entsprechend kenntlich gemacht. Eine wirklich große, lang erwartete Hilfe für all diejenigen, die sich mit dem Geist-Gemütszustand des Patienten auseinandersetzen.

744 Seiten • gebunden ISBN: 3-937466-01-0

Gerhardus Lang • **Homöopathie, Heilung über die Seele**

Gerhardus Lang

Homöopathie, Heilung über die Seele

Warum heilt
Homöopathie
und
wie kann man
das verstehen?

Band 1

Eva Lang Verlag
Homöopathische Literatur

Gerhardus Lang
Homöopathie, Heilung über die Seele
Band 1
ISBN 3-937466-23-1

Eva Lang Verlag für homöopathische Literatur,
Bergstr. 8, 27726 Worpswede
Tel.: ++49-4792-4224 Fax: ++49-4792-952385
www.evalangverlag.de
kontakt@evalangverlag.de

Wichtiger Hinweis:

Medizin als Wissenschaft ist ständig im Fluss. Forschung und Erfahrung erweitern unsere Erkenntnisse, insbesondere was Behandlung und medikamentöse Therapie anbelangt. Soweit in diesem Werk eine Dosierung oder eine Applikation erwähnt wird, darf der Leser zwar darauf vertrauen, dass Autoren, Herausgeber und Verlag große Sorgfalt darauf verwandt haben, dass diese Angabe genau dem Wissensstand bei Fertigstellung des Werkes entspricht. Dennoch ist jeder Benutzer aufgefordert, die Beipackzettel der verwendeten Präparate zu prüfen, um in eigener Verantwortung festzustellen, ob die dort gegebene Empfehlung für Dosierungen oder die Beachtungen von Kontraindikationen gegenüber der Angabe in diesem Buch abweicht. Das gilt nicht nur bei selten verwendeten oder neu auf den Markt gebrachten Präparaten, sondern auch bei denjenigen, die vom Bundesgesundheitsamt (BGA) oder Paul-Ehrlich Institut (PEI) in ihrer Anwendbarkeit eingeschränkt worden sind. Geschützte Warennamen (Warenzeichen) werden nicht besonders kenntlich gemacht. Aus dem Fehlen eines solchen Hinweises kann also nicht geschlossen werden, dass es sich um einen freien Warennamen handelt.

Umschlagsgestaltung: Babette Lichtenford, Hamburg

Druck und Bindung: LegoPrint S.p.A., Lavis (TN)

Printed in Italy

INHALT

Homöopathie, Heilung über die Seele

Motto:

**Doch ihr, die echten Göttersöhne,
Erfreut euch der lebendig-reichen Schöne!
Das Werdende, das ewig wirkt und lebt,
Umfass euch mit der Liebe holden Schranken,
Und was in schwankender Erscheinung schwebt,
Befestiget mit dauernden Gedanken.
(Goethe, Faust I, Prolog)**

Danksagung

Seit einiger Zeit habe ich mich mit dem Gedanken beschäftigt, meine in verschiedenen homöopathischen Zeitschriften erschienenen Artikel zusammenzufassen, da mich immer wieder Interessenten dazu aufforderten. Durch einen besonderen Hinweis habe ich dann den Entschluss gefasst, es zu tun. Meine Tochter Eva Lang hat meinen Plan sofort unterstützt und mir geholfen, die Texte umgehend für den Druck vorzubereiten.

Der Schriftleitung der Zeitschrift „Die Kommenden“ kann ich leider nicht mehr danken, da die Zeitschrift ihr Erscheinen eingestellt hat. Dort habe ich erstmalig eine Artikelreihe veröffentlicht, die relativ umfangreich war, und deren Länge die Schriftleitung nicht gehindert hat sie aufzunehmen. Sie wurde später in der Zeitschrift „Modernes Leben, Gesundes Heilen“ abgedruckt, die ihr Erscheinen leider auch eingestellt hat.

Herrn Temme von der Laienzeitschrift „Homöopathie aktuell“ danke ich, dass er mich immer gedrängt hat, möglichst für jede Ausgabe über ein homöopathisches Arzneimittel zu schreiben, denn nur unter einem gewissen Druck war ich in der Lage, mich an die Arbeit zu machen. Herrn Dr. Gebhardt von der Schriftleitung der AHZ danke ich, dass er meine für diese Zeitschrift geschriebenen Artikel immer gerne ins Programm aufgenommen hat, und dass er mich zusätzlich durch die Aufforderung, an der jährlich stattfindenden Fortbildungswoche in Baden-Baden zu referieren, nötigte, meine Gedanken und Fallbeispiele in gedrängter Form zusammenzufassen. Dem Haug Verlag danke ich, dass er sofort zustimmte, die in seinen Zeitschriften und in einem Sammelband erschienen Artikel zum Abdruck freizugeben. Meiner Frau Annette danke ich für die große Geduld, die sie immer wieder aufbringen musste, wenn ich „verschwunden“ war, um an meinen „Schriften“ zu arbeiten, die sie nachher oft anhören musste, damit Verstöße gegen Rechtschreibung und Ausdruck verbessert werden konnten.

Meinen Patienten danke ich, dass sie mir ihr Vertrauen geschenkt haben und mir so die Möglichkeit geben, mein Erlerntes zu erproben. So danke ich vor allem jenen, welche die Geduld nicht verloren haben, wenn ich oft lange brauchte, bis ich die richtige Einsicht in ihr Problem gefunden habe. Auch die vielen sind nicht vergessen, denen ich nicht wirklich helfen konnte. Durch sie lernte ich kennen, was ich alles nicht kann. Dafür kann ich gar nicht genug danken.

Denn Goethe sagt:

„Mich verwirren will das Irren;
doch du weißt mich zu entwirren,
Wenn ich handle, wenn ich dichte,
Gib du meinem Weg die Richte."

(Divan, Buch d. Sänger)

„Wer sich zum Gesetz macht was
einem jeden Neugeborenen der
Genius des Menschenverstandes
heimlich ins Ohr flüstert,
das tun am Denken, das Denken
am Tun zu prüfen, der kann
nicht irren, und irrt er, so
wird er sich bald auf den
rechten Weg zurückfinden.

(Wanderjahre II/9)

Einleitung

„Das ist die wahre Symbolik, wo das Besondere das Allgemeinere repräsentiert, nicht als Traum und Schatten, sondern als lebendig augenblickliche Offenbarung des Unerforschlichen." (Goethe, Maximen und Reflexionen 314)

Seit über 10 Jahren sind in regelmäßiger Folge in der Laienzeitschrift „Homöopathie aktuell" Aufsätze von mir über die bekannteren homöopathischen Heilmittel erschienen. Es entstand zunächst der Plan, diese Aufsätze schön illustriert mit alten Pflanzenabbildungen aufwändig gestaltet herauszubringen. Als ich nun vor kurzer Zeit die Anregung erhielt, ein Buch zu schreiben mit dem jetzigen Titel, sagte ich, dass der Plan für ein Buch schon lange existiere, ich aber noch keinen Titel für dasselbe gewählt hätte.

Ich fand den Vorschlag, das Buch unter der jetzigen Überschrift erscheinen zu lassen, durchaus passend, denn er kam den Absichten entgegen, die ich in der letzten Zeit mit meinen Veröffentlichungen verfolgte: Die Rolle des Geist-Gemütszustands der Patienten bei der Mittelwahl in den Vordergrund zu stellen, was ich von dem indischen Arzt *M.L. Sehgal* gelernt hatte. Dieser hatte sich einige Gedanken über seine Entdeckung gemacht, als er die so genannten Geist-Gemüts Symptome seiner Mittelfindung zu Grunde legte. Er bezeichnete seine Methode als „Revolutionierte Homöopathie" oder auch als „Wiederentdeckung der Homöopathie", fast etwas unbescheiden in dieser Formulierung, war er doch ein sehr frommer Inder, der sich in tiefer Ehrfurcht vor dem Genie *Hahnemanns* verneigte (eine Haltung, die ich so gar nicht in unseren Landen vorfinde, wo jeder meint, es noch besser zu wissen, als *Hahnemann* und den Habitus eines Gurus allzu gerne annimmt). Aber *Sehgal* hat unseren Sinn dahin gelenkt, die Seele unserer Patienten noch besser wahrzunehmen, sie wirklich ernst zu nehmen, und nicht den Einflüsterungen der Materialisten länger zu erliegen, die das Erstgeburtsrecht des Geistes gerne abstreiten.

So hat sich seit 1998 das Gewicht in meinen Arzneimittel-Darstellungen deutlich geändert (beginnend mit Belladonna). Allerdings nicht dem Grund nach, denn das geistige Prinzip in der Homöopathie in den Vordergrund zu stellen, war schon immer mein Anliegen. Das zu verwirklichen, war mein Bestreben und das meiner Mitstreiter insbesondere in der Veranstaltungsreihe der „Homöopathiewoche Bad Boll“, die gut 10 Jahre lang durchhielt, und von der sich dann eigene Richtungen abgezweigt haben.

Ich war nun in der Versuchung, die vor meiner Begegnung mit *Sehgal* geschriebenen Aufsätze „ideologisch“ abzuändern und ihnen den Geist von *Sehgal* überzustülpen. Dahingehende Versuche waren so unbefriedigend, dass ich alles liegen ließ, weil ich dachte: dazu brauchst Du einfach mehr Zeit. Aber das war es nicht. Alles hat seinen eigenen Sinn und ist insofern bei aller Unvollkommenheit richtig. Was ich mit 19 Jahren im Abitur geschrieben habe, würde ich heute nicht mehr so schreiben, obwohl es richtig war trotz mancher Fehler. Ich hatte damals das Thema gewählt: „Kann ein moderner Staatsmann nach den Regeln der Bergpredigt handeln?“ Ich hatte es deshalb gewählt, weil unser Deutschlehrer einer von den Staatsschullehrern war, die wegen ihrer Mitgliedschaft in der Nazi-Partei vom Staatsschuldienst entlassen worden waren. Aber in der Waldorfschule, die ich besuchte, durfte er unterrichten. Er hatte von seiner Überzeugung kein Hehl gemacht, dass er von den Handlungsanweisungen der Bergpredigt nicht viel hielt. Aus Opposition zu seiner Einstellung wählte ich das Thema und wurde durch eine schlechte Zensur abgestraft. So ist es mir auch später gegangen, dass ich gerne „gegen den Stachel löckte“. Das hat sich in zahllosen Leserbriefen niedergeschlagen, die ich an die Zeitungen und Zeitschriften richtete, um der Selbstverwirklichung des Menschen in seinem Erdendasein eine Bahn zu brechen

So habe ich mich entschlossen, alles so zu belassen, wie es einmal geschrieben wurde und lediglich eine gewisse Ordnung beizubehalten, die sich aus der zeitlichen Reihenfolge der Artikel selber ergibt: Arzneimitteldarstellungen zusammen, allgemeine Themen ebenso, Leserzuschriften, Fachartikel. Meine Stärke waren immer abgeschlossene Aufsätze und prägnante Leserzuschriften. Ein ganzes Buch an einem Stück zu schreiben, dazu fehlte mir die Geduld und der lange Atem. Deshalb bitte ich um Verständnis, dass ich nichts eigentlich Neues bringe, sondern nur eine Sammlung verstreuter Blätter.

Es war mir immer ein Anliegen, mich auch den Menschen verständlich zu machen, die nicht über eine so genannte „höhere Bildung“ verfügen. Deshalb habe ich das allermeiste in Laienzeitschriften geschrieben, und auch die meisten meiner Vorträge sind vor Laien gehalten worden. Davon gibt es eine umfangreiche Sammlung von Vortragskassetten. Auch in der Praxis habe ich immer versucht, meinen Patienten verständlich zu machen, was ich bei ihnen anwende und warum. Dabei habe ich mich bemüht, meine eigene Überzeugung zu Grunde zu legen und die Fragenden nicht mit billigen Allgemeinplätzen und bequemen Theorien abzuspeisen. Ich fand die übliche Art der medizinischen Aufklärung der Würde des Menschen nicht angemessen, und versuchte zu vermeiden, was schon *Hahnemann* seinen Kollegen ankreidete:

„Nicht aber (womit so viele Aerzte bisher Kräfte und Zeit ruhmsüchtig verschwendeten) das Zusammenspinnen leerer Einfälle und Hypothesen über das innere Wesen des Lebensvorgangs und der Krankheitsentstehungen im unsichtbaren Innern zu sogenannten Systemen, oder die unzähligen Erklärungsversuche über die Erscheinungen in Krankheiten und die, ihnen stets verborgen gebliebene, nächste Ursache derselben u.s.w. in unverständliche Worte und einen Schwulst abstracter Redensarten gehüllt, welche gelehrt klingen sollen, um den Unwissenden in Erstaunen zu setzen, während die kranke Welt vergebens nach Hülfe seufzte. Solcher gelehrter Schwärmereien (man nennt es theoretische Arzneikunst und hat sogar eigne Professuren dazu) haben wir nun gerade genug, und es wird hohe Zeit, daß, was sich Arzt nennt, endlich einmal aufhöre, die armen Menschen mit Geschwätze zu täuschen, und dagegen nun anfange zu handeln, das ist, wirklich zu helfen und zu heilen." (Fußnote zum § 1, Organon der Heilkunst)

Was ich bei den Homöopathen oft vermisse, ist das Bedürfnis, sich eigene Vorstellungen über das Leben, den Geist und die Seele zu machen. Man nimmt da die Ergebnisse der konventionellen Medizin gern als letzten Stand der Wahrheit und versucht manchmal etwas gezwungen, die Homöopathie in das Korsett üblicher wissenschaftliche Denkweisen zu zwängen. Dort passt sie leider durch ihren geistigen „Umfang" nicht hinein. Ihr Begründer *Hahnemann* hat es sich angelegen sein lassen, die wissenschaftlichen Vorstellungen seiner ärztlichen Zeitgenossen gründlich zu kritisieren und gegen sie zu streiten. Aus unserer heutigen Sicht war diese Kritik berechtigt, da es umfangreiche Theoriegebäude waren, die auf keinerlei Erfahrung beruhten, sondern rein spekulativer Natur waren. Es wird dann weiter behauptet, dass

Hahnemann sich gegen die heutigen „exakten" Wissenschaften bestimmt nicht wenden würde. Gerade dieses wage ich zu bestreiten.

Heute käme niemand auf die Idee, die philosophischen Gedanken und Vorstellungen eines *Aristoteles, Thomas von Aquin* oder *Kant* als unwissenschaftlich zu kritisieren. Aber wir lassen es zu, dass die Wissenschaftlichkeit der Homöopathie *Hahnemanns* von ihren Kritikern abgestritten wird, deren Anerkennung erst dann erfolgen könne, wenn sie den reduktionistischen Wissenschaftsvorstellungen der Gegenwart angepasst würde. So rennen manche Homöopathen verzweifelt hinter so genannten „Beweisen" für die „Wirksamkeit" der Homöopathie her. Man fordert eine „wissenschaftliche Erklärung" dafür, wie denn so hohe Verdünnungen wirken könnten usw.. So lange der „Wirksamkeitsnachweis nicht erbracht sei, könne sie nicht anerkannt und natürlich vor allem nicht von den so genannten „Kassen" bezahlt werden.

Statt sich bei den Zeitgenossen *Hahnemanns* Rat zu holen – es waren einige nicht ganz Unbekannte darunter, die etwas zur Homöopathie und der ihr eigenen Wissenschaft beisteuern könnten, wenn man sie denn wahrnehmen würde -, lässt man sich lieber in die Enge treiben. Man verlangt von den Homöopathen die gleichen Turnübungen, wie sie heute an allen Universitäten uniform ausgeführt werden. Die Propheten der Gleichheit auf allen Gebieten sind mit den totalitären Regimes nicht ausgestorben, weshalb auch die totalitären Regimes nicht aussterben.

Wir sollten die Freiheit der Wissenschaft nicht nur auf dem Papier des Grundgesetzes stehen lassen, sondern sie immer wieder lautstark und bestimmt einfordern. *Hahnemann* wird seine Unduldsamkeit und Kompromisslosigkeit vorgeworfen. Er wusste schon, warum er so war: Weil er es kommen sah, dass man das Erstgeburtsrecht der Eigenständigkeit *(„Ich hab mein Sach' auf Nichts gestellt" (Goethe))* allzu schnell für das Linsengericht der Anpassung an den Mainstream aufgeben würde.

Deshalb betrachte ich meine Veröffentlichungen auch als eine Aufforderung an die Freunde der Homöopathie, endlich zu sich selbst zu finden und die „Anderen" ihren Weg ziehen zu lassen. Es ist nun einmal so, dass man mit *„geistartigen Heilmitteln"* nicht auf die Materie direkt einwirken kann, sondern nur *über die Seele* oder über die *„geistartige Dynamis"*, wie *Hahnemann* die bildende und empfindende Seele in einem Begriff zusammenfasste. Wir dürfen diese Vorstellungen *Hahnemanns* nicht als Zeit gegebene, romantische Vorstellungen abtun, sondern wir müssen sie genau so ernst nehmen, wie seine Handlungsanweisungen zur Herstellung von Arzneimitteln und ihre Anwendung am Kranken. Deshalb ist der Titel meines Buches auch so und nicht anders zu verstehen, wie er da steht. Er kann nicht anders lauten, will man bei der Wahrheit bleiben. *„Denn ihr werdet die Wahrheit erkennen, und die Wahrheit wird euch frei machen",* das stand als Motto an der Universität Freiburg, wo ich studiert habe. Das habe ich mir gut gemerkt. Es stand auch vermerkt, wer es gesagt hat. Den habe ich auch nicht vergessen.

Als ich mich an die Sammlung machte, erinnerte ich mich, dass ich in den 80iger Jahren eine Serie von Artikeln veröffentlicht hatte, die nach einigem Suchen mit Hilfe von guten Geistern aus meiner Patientenschar wieder aufgefunden wurden. Diese Serie setze ich an den Anfang, da sie den anderen Artikeln voran gingen. Ich war beim erneuten Lesen erstaunt, wie weit ich da schon zu meiner jetzigen Position vorgedrungen war, und wie es mir gelungen war, in allgemein verständlicher (so hoffe ich wenigstens!) Weise etwas schwierige Zusammenhänge darzustellen. Manche Zitate habe ich später immer wieder gebracht, und ich habe sie auch trotz Wiederholung an ihren Stellen belassen, da diese Texte nie langweilig bei ihrer Wiederholung sind. Ich fand auch manche Zitate von Goethe wieder, von deren Existenz ich zwar wusste, aber die Stellen vergessen hatte.

Ich möchte an dieser Stelle noch eine Bemerkung zu meinem Verhältnis zu Rudolf Steiner und zur Anthroposophie machen: Ich bin 1931 in Dornach in der Schweiz geboren, und zwar direkt hinter dem Goetheanum im Gärtnerhäuschen, das damals mein Vater als (erster) biologisch dynamischer Gärtner zusammen mit meiner Mutter bewohnte. Meine Eltern hatten sich in Dornach nach dem Brand des ersten Goetheanum kennen gelernt. Dort kamen auch meine beiden Brüder zur Welt. Mein Vater musste 1936 zusammen mit uns „heim ins Reich", weil er das Geld für eine Einbürgerung in der Schweiz nicht hatte. Auch später hat mich die Anthroposophie und mit ihr verbundene Menschen immer bis heute begleitet. Sogar meine nächsten Freunde in der Sehgal Methode sind der Anthroposophie verbunden, ähnlich meinem Lehrer in der Homöopathie, Dr.Otto Eichelberger.

Nachdem ich die Homöopathie als die mir am meisten liegende therapeutische Praxis angenommen hatte, vergaß ich nie den menschenkundlichen Unterricht von Dr. Faber in der Waldorfschule in Benefeld, der mein Interesse für die Medizin weckte und dessen Grund legende Anschauungen bei mir Wurzeln geschlagen hatten, ähnlich denen, die mein Klassenlehrer und Mathematiker Wilhelm Schmund in der Waldorfschule Hannover für die Idee der Dreigliederung des sozialen Organismus bei mir einpflanzte. So war es immer mein Bestreben, die dort gewonnenen Einsichten weiter zu bedenken und sie nach gehöriger Reife mit den Ideen der Homöopathie auf der medizinischen Seite und den Ideen der so genannten Freiwirtschaft auf der sozialwissenschaftlichen Seite zu verbinden. Die Veröffentlichungen zur Homöopathie nehmen hier den meisten Raum ein, was an meinem Beruf liegt. Aber die Gedanken zu sozialen und politischen Problemen nehmen in meinen Gedanken und in meinem Herzen mindestens einen gleich großen Raum ein. So bin ich manchem Patienten vielleicht lästig geworden, wenn ich seine Anwesenheit ohne groß zu fragen dazu benutzt habe, mit ihnen „über Politik" zu reden. Sie mögen es mir verzeihen. Ich habe diese Gedanken auch immer wieder zu Vergleichen mit medizinischen Tatsachen herangezogen, und gerne auf gegenwärtige Probleme bezogen.

Boll, Oktober 2005 Gerhardus Michael Lang

Homöopathie, Heilung über die Seele

„Wenn der Mensch erkrankt, so ist ursprünglich nur die geistartige, in seinem Organism überall anwesende, selbstthätige Lebenskraft (Lebensprinzip) durch den, dem Leben feindlichen, dynamischen Einfluss eines krankmachenden Agens verstimmt. Nur das zu einer solchen Innormalität verstimmte Lebensprinzip, kann dem Organism die widrigen Empfindungen verleihen und so zu regelwidrigen Thätigkeiten bestimmen, die wir Krankheit nennen, denn dieses, an sich unsichtbare und bloss an seinen Wirkungen im Organism erkennbare Kraftwesen, giebt seine krankhafte Verstimmung nur durch Äusserung von Krankheit in Gefühlen und Thätigkeiten, (die einzige, den Sinnen des Beobachters und Heilkünstlers zugekehrte Seite des Organisms), das ist, durch Krankheits-Symptomen zu erkennen und kann sie nicht anders zu erkennen geben.“ (Hahnemann, Organon der Heilkunst, § 11)

Samuel Hahnemann, der Begründer der Homöopathie, hat an dieser Stelle und auch an vielen anderen aufgezeigt, dass Krankheit über eine „Verstimmung“ der Seele entsteht. Denn das von ihm als „Dynamis“ bezeichnete „Kraftwesen“ ist nichts anderes als das, was wir gewöhnlich als Seele bezeichnen. Es ist „selbsttätig“, also aus sich selbst heraus tätig, in Form von Handlungen, die ausgelöst werden durch in der Seele entstandene Impulse, die wir unter dem Begriff des Willens zusammenfassen. Dabei ist zu beachten, dass wir unter Wille nicht das verstehen, was eigentlich Vorstellungen sind von den Handlungen, die wir uns vornehmen zu tun, sondern der eigentliche Impuls der Handlung selbst, wenn ich z.B. meinen Arm erhebe.

Alle Tätigkeiten des Organismus, insbesondere die unbewussten, wie Herzschlag, Verdauung usw. gehören zu diesen Willensimpulsen. Wir sehen, dass der allergrößte Teil der in uns tätigen Willensimpulse uns gar nicht bewusst sind. Deshalb sagt *Carus*: „Der Schlüssel zur Erkenntnis vom Wesen des bewussten Seelenlebens liegt in der Region des Unbewussten“, denn in der Entwicklung des einzelnen menschlichen Organismus sehen wir die „Tätigkeiten“, d.h. die gesamte Physiologie des Wachstums mit allen ihren besonderen Prozessen sich lange vor dem Auftreten des Bewusstseins in ihrer Vollkommenheit abspielen. Auch die uns scheinbar bewussten Handlungen, wie das erwähnte Erheben des Armes, geschehen weit gehend unbewusst. Der Tennisspieler, der seinen Ball schlägt, hat nur das Ziel des Balles im Bewusstsein. Welche Muskeln er dabei wie stark und wann dafür einsetzen muss, davon hat er im Moment der Handlung kein Bewusstsein und darf es auch nicht haben, sonst würde er bestimmt nicht treffen. Das weiß eigentlich jeder von uns, aber wir machen uns diese Tatsache nicht wirklich bewusst.

Ein weiteres Gebiet der Seele sind die „Empfindungen“ oder auch Gefühle, die uns mehr oder weniger bewusst und ständig in uns vorhanden sind. Am meisten kennen wir die Gefühle von Sympathie und Antipathie in ihren verschiedenen Ausprägungen und Stärken, aber auch Schönheit und Hässlichkeit kann nur durch das Gefühl entschieden werden, ebenso Recht und Unrecht usw..

Das uns am meisten bewusste Gebiet sind die von unserer Seele entwickelten Vorstellungen von den Dingen, die mit den Dingen verbunden auftreten, aber auch unabhängig von unseren Sinneseindrücken ein ganz selbstständiges Leben z.B. in den Erinnerungen spielen oder auch in unseren Wünschen und Zielen, die wir anstreben.

Dabei spielen die Sinnesorgane die Rolle der Verbindung zu unserer Umwelt, sie sind „Enklaven“ derselben in uns hinein, die es uns ermöglichen, uns „eins“ mit der Welt zu fühlen, obwohl wir scheinbar von ihr getrennt sind. Diese Vorstellung von einer Trennung ist nur relativ, ähnlich der, die wir z.B. von unserer Hand haben. Wir wissen, dass sie zu uns gehört (gar nicht untrennbar!!), aber wir können sie mit einem gewissen Abstand betrachten, da wir ja notfalls auch ohne sie auskommen. So geht es uns mit unserem ganzen Körper, von dem wir uns ja gelegentlich gerne lossagen möchten, wenn er uns zu große Probleme bereitet. Aber von unserer Seele, die wir auch gerne unter dem Begriff „ICH“ zusammen fassen, können wir uns nicht trennen, obwohl wir auch zu ihren „Offenbarungen“, nämlich den Gefühlen, Tätigkeiten und Vorstellungen, einen gewissen Abstand halten können.

So können wir davon ausgehen, dass die Seele ein in sich gegliedertes Wesen ist, über dem wieder eine Instanz steht, die dem ganzen vielfältigen Treiben wie zuschaut und wohl auch ordnend eingreift. Von ihr gibt uns Goethe Auskunft, indem er in „Bekenntnisse einer schönen Seele“ (aus Wilhelm Meisters Lehrjahre) diese in ihren Selbstbetrachtungen folgendes sagen lässt:

“Es war, als wenn meine Seele ohne Gesellschaft des Körpers dächte; sie sah den Körper selbst als ein ihr fremdes Wesen an, wie man etwa ein Kleid ansieht. Sie stellte sich mit außerordentlicher Lebhaftigkeit die vergangenen Zeiten und Begebenheiten vor, und fühlte daraus, was folgen werde. Alle diese Zeiten sind dahin; was folgt wird auch dahin gehen: der Körper wird wie ein Kleid zerreißen, aber das Ich, das wohlbekannte Ich, Ich bin.“

Es gibt wohl keine schönere Stelle eines „Bekenntnisses“ zu unserer eigentlichen Wesenheit als Mensch, indem wir uns hier wirklich von den anderen Naturwesen unterscheiden, denen ja auch das eigen ist, was sich in unserer unbewussten Lebenstätigkeit abspielt oder was uns an Gefühlen und sogar Vorstellungen eigen ist. Gerade letztere sind ganz an unser irdisches Dasein gebunden und verschwinden mit demselben. Was es sonst mit diesem ICH, mit dem unsterblichen Teil unserer Seele, auf sich hat, werden wir im Folgenden noch zu hören bekommen.

Hahnemann sagt nun, dass dieses unser „Kraftwesen“ an sich unsichtbar ist, womit er durchaus Recht hat, denn unsere Sinnesorgane sind dafür nicht eingerichtet, dasselbe direkt wahrzunehmen. Wir erkennen es nur an seinen Wirkungen, die sich im Falle der Krankheit in einer krankhaften Verstimmung äußern. Eine Verstimmung sehen wir zunächst in einer uns unangenehmen Veränderung unserer Gefühlslage, die dann womöglich von bestimmten ungewöhnlichen Handlungen gefolgt wird und mit unangenehmen Vorstellungen einhergeht. Auch im körperlichen Bereich können sich bald Veränderungen als Folge der unbewussten Willensabläufe einstellen in Form von z.B. ungewöhnlichen Ausscheidungen (Durchfall, Erbrechen, Schweiß etc.). Letztere betrachten wir gewöhnlich als die eigentliche Krankheit und neigen dazu, sie zu „bekämpfen“, wie der Feuerwehrmann das Feuer mit Wasser bekämpft, und damit häufig den Schaden nicht verhindern kann, sondern ihn möglicherweise noch vergrößert. Das ist in der gewöhnlichen Medizin dann auch oft genug der Fall.

So lange uns die Fähigkeit mangelt, das Kraftwesen selber wahrzunehmen, können wir nur von den Erscheinungen auf die Krankheit des Kraftwesens und ihren Charakter schließen. Die Erscheinungen der Krankheit nennen die Ärzte Symptome und haben diesen Symptomen eine gewisse Ordnung gegeben, wobei sie versuchen, die Symptome bestimmten Organen zuzuordnen, da sie dort in der physischen Struktur der Organe die „Ursache", die „Causa" der Erkrankung vermuten oder zu finden hoffen. Sie erliegen wegen ihrer materialistischen Vorurteile dann dem Glauben, dass hier die wirklich „Ursache" zu finden sei und nicht in der von *Hahnemann* beobachteten, der physischen Veränderung der Organe vorausgehenden „Verstimmung" der Seele. Erst in der psychosomatischen Richtung der Medizin hat man lange nach *Hahnemann* den richtigen Zusammenhang gefunden. Allerdings steht immer noch das Problem der Ursache im Wege, indem eines als die Ursache vom anderen gesehen wird. Diesem Irrtum ist schon *Hahnemann* entgegengetreten, indem er richtig beobachtet hat, dass die Geschehnisse eine untrennbare Einheit darstellen:

§15 Organon: „Das Leiden der krankhaft verstimmten, geistartigen, unsern Körper belebenden Dynamis (Lebenskraft) im unsichtbaren Innern und der Inbegriff der von ihr im Organism veranstalteten, äußerlich wahrnehmbaren, das vorhandene Uebel darstellenden Symptome, bilden nämlich ein Ganzes, sind Eins und Dasselbe. Wohl ist der Organism materielles Werkzeug zum Leben, aber ohne Belebung von der instinktartig fühlenden und ordnenden Dynamis so wenig denkbar, als Lebenskraft ohne Organism; folglich machen beide eine Einheit aus, obgleich wir in Gedanken diese Einheit, der leichtern Begreiflichkeit wegen in zwei Begriffe spalten."

Hahnemann unterliegt also nicht dem Aberglauben des Dualismus, dem die konventionelle Medizin noch immer huldigt, sondern er sieht die Einheit von Körper, Seele und Geist und anerkennt lediglich ihre Gliederung in unserer Vorstellung, „der leichteren Begreiflichkeit wegen". Ich habe mich mit dem Problem des Dualismus in der Medizin ausführlich in meinem Vortrag über *Hahnemann* und *Goethe* auseinandergesetzt (s. d.).

Da unser Buch von der ***Heilung über die Seele*** handelt, habe ich etwas ausführlicher das Problem von Körper und Geist/Seele dargestellt. Denn wir sind gehalten, auch bei der Betrachtung der in der Homöopathie angewandten Heilmittel erneut mit dem Problem von Physis (Körperlichkeit) und Psyche (Seele) auseinanderzusetzen. *Hahnemann* mutet uns nämlich zu, uns eine Vorstellung von der „geistartigen Wirkung" der von ihm benutzten Arzneien zu machen, d.h. wir müssen den Mut fassen, uns über die uns beherrschenden

Vorurteile materialistischer Art hinwegzusetzen, uns von ihnen zu lösen, um uns frei davon neuen Anschauungen zuzuwenden.

Allgemeines

Über Gesundheit, Krankheit und Heilung

Die Gesundheit

Es gibt wohl kaum einen Menschen, der von sich behauptet, dass er sich völlig gesund fühlen würde. Man kann zwar etwas spöttisch sagen, dass man „lieber reich und gesund" als „arm und krank" sein möchte. aber weder sind die Reichen gesünder noch die Armen kränker als gewöhnliche Menschen. Es besteht oft nur der Unterschied, dass die Reichen sowohl für die Ruinierung als auch für die Wiederherstellung ihrer Gesundheit mehr Geld ausgeben können als die Armen, und dass sie ihre Leiden vielleicht etwas „komfortabler" erleiden. Der Zustand, den die WHO (Weltgesundheitsorganisation) für erstrebenswert hält, nämlich: *„Gesundheit ist der Zustand völligen körperlichen, seelischem und sozialen Wohlbefindens",* wird wohl von niemandem je zu erreichen sein. Und hätte ihn jemand erreicht, so wird ihm gewiss bald etwas einfallen, um ein Element dieses erstrebenswerten Dreigestirns alsbald wieder aufs Spiel zu setzen. Warum die Menschen bei einem einmal erreichten Glück nicht verweilen mögen, wird in ihrer unergründlichen, wahren Natur begründet sein, deren eigentlichen Sinn in Jahrtausenden zu entdecken allen Weisen bisher nur bruchstückhaft gelungen ist.

Was ist denn nun Gesundheit, von der wir uns einen Begriff machen müssen, wenn wir ihr Gegenteil, die Krankheit, begreifen wollen? Der Weg, der von der Krankheit zur Gesundheit zurückgelegt werden muss, wird gemeinhin als Heilung bezeichnet. Auch diese können wir nur begreifen, wenn wir uns über Ursprung und Ziel dieses Weges, nämlich Krankheit und Gesundheit, einigermaßen klar geworden sind.

Schaut man in die Lehrbücher der Medizin, so sieht man, dass es auch für Professoren nicht einfach ist, diesem doch so alltäglichen Begriff auf die Spur zu kommen, obwohl die Spezialisten in Lehre und Forschung ihr ganzes Leben sehr viel Zeit zur Verfügung haben, über solche konkreten Fragen nachzudenken. So fand ich folgendes in den einschlägigen Büchern verzeichnet: Von *F. Hoff: „Gesundheit ist das harmonische Gleichgewicht im Bau und in den Funktionen des Organismus und im seelischen Leben, welche die Vor-*

aussetzung zur vollen Leistungsfähigkeit und damit auch zum vollen Lebensgenuss darstellt." „Krankheit ist die Störung dieses harmonischen Gleichgewichtes mit verminderter Leistungsfähigkeit, Herabsetzung des Lebensgenusses und seelischer Belastung."

Das können wir gut begreifen: Harmonisches Gleichgewicht zeichnet sogar eine Maschine aus, die sonst nämlich auseinander fliegen würde, wenn ihre Ungleichgewichte nicht durch Ausgleichsgewichte harmonisiert würden. Voraussetzung für Gleichgewicht sind immer verschiedene Gewichte, die ins Gleichgewicht gesetzt werden müssen, weil sie sonst etwas hervorrufen würden, was jeder Tätigkeit entgegengesetzt wäre, sogar bei einer einfachen Maschine. Letztere kann erst dann „laufen", wenn sie im Gleichgewicht ihrer Massen und Kräfte steht, sonst bleibt sie stehen oder sie fliegt auseinander oder kann erst gar nicht in Gang gesetzt werden. Dass dieses bei belebten Organismen anders sein soll, ist kaum anzunehmen. Nur dass bei diesen und insbesondere bei Menschen noch weitere Gewichte, als nur die der Masse und der an diesen angreifenden Kräfte vorhanden sind, sagt *Hoff* auch, indem er auch im *„seelischen Erleben"* ein *„Gleichgewicht"* postuliert.

In stetiger, reiner Freude zu leben, gelingt sowieso niemandem, so wenig wie in ständiger Trauer. Zwischen beiden Gegensätzen spielt sich das Leben ab und ist mal mehr zu der einen Seite und mal mehr zu der anderen hingezogen. Jenseits von Freude und Trauer lebt kein Mensch, er erlebt beides, auch im steten Wechsel.

R. Rössle sagt: *„Die Gesundheit ist ein Zustand, in welchem alle Organe in so harmonischer Vollkommenheit funktionieren, dass die Erhaltung des Gesamtorganismus stets gesichert ist."*

Hier werden nun Begriffe verwendet, die bereits höheren kulturellen Sphären entnommen sind, nämlich: Harmonie aus dem Bereich der Musik und gar die Vollkommenheit aus dem Bereich der Religion (*„Wenn ihr nicht vollkommen werdet wie mein Vater im Himmel" ...).* Zu so hohen Idealen strebt also die Medizin, wenn sie Gesundheit im Blickpunkt hat. Da wir gewöhnlichen Ärzte nicht so hochfliegende Ziele verfolgen können, wie es die Vollkommenheit und die Harmonie darstellen, müssen wir uns ernüchtern und es mit dem Mephisto aus Goethes Faust halten:

*„Von Sonn und Welten weiß ich nichts zu sagen.
Ich sehe nur, wie sich die Menschen plagen."*

Wir müssen deshalb nochmals von vorne anfangen.

Allen Bemühungen der gelehrten Welt geht es im wesentlichen darum, einen normier- und messbaren Begriff der Gesundheit zu finden. Normalität ist für diese Denkungsweise Gesundheit und Anormalität Krankheit. Die Reparatur, welche die Anormalität zur Normalität führt, wäre dann die Heilung. Bei einer normierbaren Maschine ist ein solches Vorgehen möglich und auch vernünftig. Bei einem Lebewesen kommt jedoch eine Dimension hinzu, die sich der Norm, wo es nur geht, entzieht. Diese Dimension ist das Leben. Man hat immer wieder versucht, die Lebensabläufe in der gleichen Weise zu sehen, wie die Bewegungsabläufe einer Maschine. Aber diese Versuche sind eigentlich immer kläglich gescheitert, da sie an einem Problem nie vorbeikommen: dem Subjekt, dem Gegensatz des Objektes. Betrachtet man eine Maschine, so hat sie die Eigenschaft eines Gegenstandes, einer Sache, die unserer Wahrnehmung „gegen steht".

Betrachten wir einen Kranken, so ist das bei ihm zunächst auch nicht anders: Er ist für den Betrachter ein Gegenstand, wie die Maschine auch. Nach den Gesetzen der Logik wäre dann der Kranke (oder auch der Gesunde) von der gleichen Art wie die Maschine, nämlich ein Objekt (= Gegenstand). Die moderne Naturwissenschaft betrachtet auch tatsächlich alle Gegenstände ihrer Forschung als Objekte und leitet daraus ab, dass sie „objektiv" sei, wenn sie etwas betrachtet. Sie übersieht dabei nur zu gern, dass diese „Objektivität" eine Angelegenheit ist, die nur dadurch entsteht, dass sie von einem „Subjekt" geleistet wird. Deshalb ist alle Betrachtung von Objekten genauso „subjektiv" wie „objektiv". Haben wir nun einen Menschen (oder ein Tier) vor uns, so ist dieser Gegenstand gleichzeitig ein Objekt wie auch ein Subjekt. Zwischen diesen beiden entsteht eine Wechselbeziehung, eine so genannte Interaktion, die einen starken Einfluss darauf ausübt, was das beobachtende Subjekt am Objekt wahrnimmt und umgekehrt, was das Objekt aus seiner Subjektivität heraus von seinen wahrnehmbaren Eigenschaften preis gibt.

Das erlebt jeder Patient, wenn er zum Arzt geht: Es ist nicht von vornherein klar, dass der Arzt vom Patienten alles erfährt, was er wissen muss, um ihm helfen zu können. Voraussetzung ist, dass ein so genanntes Vertrauensverhältnis zwischen beiden hergestellt wird, ohne das der Patient vieles von dem nicht preisgibt, was der „objektive" Beobachter wissen muss. Daraus lässt sich ohne weiteres ableiten, dass von einer Normierbarkeit im Bereich lebendiger und beseelter Wesen niemals die Rede sein kann, sondern dass sich jedes Mal neue Verhältnisse bilden. Das macht die Sache natürlich nicht einfacher, sondern im Gegenteil fast unlösbar, wenn man nach Normen strebt. Man muss deshalb zu einer neuen Denkungsart kommen, auf die später noch eingegangen wird. Zunächst müssen wir uns über die heutigen Denkweisen im Klaren sein, um dann den Versuch zu machen, der neuen Denkungsweise nahe zu kommen.

Wir sind uns sicher alle einig, wenn wir Krankheit und Gesundheit zunächst nur solchen Erscheinungen zuordnen, die mit dem Leben zu tun haben. Toten Dingen sprechen wir Gesundheit oder Krankheit im üblichen Sinne jedenfalls ab. In der Medizin hat man sich mangels besserer Möglichkeiten darauf geeinigt, alle Lebenserscheinungen innerhalb der „Norm" als gesund und alle, die außerhalb der „Norm" liegen, als krank zu beschreiben. Dieses entspricht auch der Bequemlichkeit der menschlichen Natur, die einmal fertig sein will mit einem Problem, und das erreicht man, indem man dasselbe „definiert". Definieren kommt aus dem Lateinischen und heißt soviel wie „einen Anfang und ein Ende setzen". Philosophisch gesehen, heißt das nichts anderes, als das Problem durch Zeit und Raum einzugrenzen, und das gelingt einem am besten bei leblosen Gegenständen. Bei diesen kann man durch Messen die Grenzen bestimmen, und zeitlich machen sie auch keine Schwierigkeiten, indem wir die Dauer ihres Daseins festlegen können. Diese Methode, mit der hier vorgegangen wird, nennt man auch Determinismus („terminus" lat. = Grenzpfahl). Wir sehen also, dass definieren und determinieren innerlich verwandt sind und beide am besten auf die Welt des Toten, des „zu Ende Gekommenen", angewandt werden können. Da das Leben nun die für die Wissenschaft des Determinismus unpraktische Eigenschaft hat, erst im Tod ein Ende zu finden, und dann eben nicht mehr Leben ist, so entzieht sich das Leben ständig dem Definieren und Determinieren. Aus diesem Grunde ist es auch so schwierig, eine Definition des Begriffs Gesundheit, der nur den lebendigen Dingen zugeordnet werden kann, zu geben.

Sie, sehr verehrte Leser, werden nun bald fragen, warum dann so viel Umstände, warum so viel Haarspalterei und so viele philosophischen Umwege. Ihre Frage ist berechtigt, und sie fordert eine Antwort. Ich will sie Ihnen auch nicht vorenthalten: Gerade an der Schwierigkeit, den Begriff der Gesundheit zu fassen, offenbart sich die Schwäche des naturwissenschaftlichen Denkens der modernen Zeit. Da aber diese Schwäche gleichzeitig die Stärke dieses Denkens ausmacht, nämlich im Bereich der „zu Ende gekommenen Dinge“, der leblosen Dinge, eine eindrucksvolle Ordnung herzustellen, so besteht die Gefahr, nun in den Glauben zu verfallen, diese Art des Denkens sei die einzig mögliche und zulässige.

Wir müssen uns also ein wenig weiter bemühen, wenn wir die Gesundheit verstehen wollen, obwohl wir eigentlich von der Empfindung her alle wissen, was Gesundheit ist.

Bei *Johann Gottschalk* fand ich eine Formulierung, die mir nicht schlecht gefallen hat:

I. *Gesundheit ist Leben bei innerhalb der Grenzen des Lebensspielraumes sich entfaltender Tätigkeit*

II. *Krankheit ist Leben bei außerhalb der Grenzen des Lebensspielraumes ablaufender Tätigkeit.*

Der Gedanke des *Lebensspielraumes* vor allem ist etwas, was wir aus eigener Erfahrung unbedingt als fruchtbar anerkennen müssen.

Betrachten wir zunächst, worum es sich bei einem Spiel handelt: Das kleine Kind beginnt recht früh mit dem Spiel. Es fangt eines Tages an, seine Hand zu entdecken und bewegt dieselbe vor seinem Auge hin und her. Dabei beobachtet es zunächst gespannt, was sich alles abspielt mit der Hand, und dann lacht es plötzlich vor Freude. Später bei zunehmender Geschicklichkeit spielt das Kind mit anderen Gegenständen, um bei fortschreitendem Alter dann mit anderen Kindern ein Spiel zu beginnen. An diesem Spiel können wir bereits alle wichtigen Züge des Spiels wahrnehmen:

1. *Die Kinder geben dem Spiel Regeln, auf die sie sich geeinigt haben.*
2. *Innerhalb dieser Regeln ist jedem Spieler das freie Spiel erlaubt.*
3. *Spielverderber sind solche, welche die Regeln verletzen, und diese werden bestraft oder ausgeschlossen.*

Es ist interessant zu beobachten, wie genau die Kinder die Spielregeln „definieren". Sie legen damit die Grenzen des Spielfeldes fest, genauso wie im Fußballstadion oder auf dem Tennisplatz, wie beim Schachspiel oder Skat. Wir sehen, dass ein Spiel erst durch die Regel zum Spiel wird, was damit zu tun hat, dass sich Freiheit nur dort entwickeln kann, wo Gesetze herrschen. Innerhalb der Regeln und Gesetze ist das Spielfeld oder der Spielraum. Das gilt, wie *Gottschalk* richtig erkannt hat, auch für das Leben. Innerhalb unseres Lebensspielraumes ist uns eine gewisse Breite gegeben, in der wir spielen können, wo wir unsere Gesundheit, sogar unser Leben aufs Spiel setzen können. Dabei riskieren wir auch Krankheit. Auch sie gehört eigentlich noch zum Spielraum des Lebens, denn die Grenzen des Lebens schlechthin, unseres persönlichen Lebens, sind Geburt und Tod. Zwischen diesen beiden haben wir unseren Lebensspielraum.

Hier kommt nun ein ganz neuer Gesichtspunkt in unsere Überlegungen. Wir haben zunächst versucht, ganz allgemein den Begriff von Gesundheit und Krankheit zu fassen, und nun sehen wir, dass das gar nicht möglich ist. Wir landen ungewollt beim einzelnen Individuum und stellen fest, dass das Leben ein Zustand des Individuums ist, dessen, „was noch nicht zu Ende gekommen" ist, und dass das Leben als deutlichste Eigenschaft das Tätigsein hat, und dass wir dieses Tätigsein auch als Spiel bezeichnen können. Dieses Spiel ist natürlich nur innerhalb gewisser Grenzen möglich. Aber wir sehen an jedem Lebewesen, dass es dieses Spiel innerhalb der ihm gesetzten Grenzen betreibt: Die Mücken spielen im Sonnenschein, die Fische spielen im Wasser, der Wind spielt mit den Wellen, die Wellen spielen mit dem Kies am Strand, der Schmetterling umspielt die Blüte, die Blüte und die Pflanzen spielen mit den Formen und Farben, die jeweils möglich und nötig sind, das Kind spielt mit dem Ball, und der Mensch spielt mit den Gedanken. Jedem Lebewesen ist somit ein Freiheitsspielraum zugemessen, innerhalb dessen es sich nun gemäß seinem ihm innewohnenden Ziel entfalten kann. Gewiss wird dieses dem Lebewesen innewohnende Ziel in seiner Verwirklichung durch die Umwelt beeinflusst und abgewandelt. Aber es kommt schließlich zunächst auf das Streben des sich entfaltenden Wesens an und erst in zweiter Linie auf die Umstände, mit denen es sich auseinandersetzen muss.

Wir finden hier ein allgemeines Prinzip des Lebens: dass ihm ein Ziel innewohnt. Dieses Ziel ist zunächst dadurch gekennzeichnet, dass das Lebewesen sich eine bestimmte Ordnung gibt, die es unter Umständen auch noch auf seine Umwelt erstreckt. Man denke an die Bauten, die von den Tieren vollbracht werden, an die Lebensordnungen, die wir in der Ökologie studieren, und an die Gegenseitigkeit, die in der ganzen Natur zur Geltung kommt, wo sich die Lebewesen gegenseitig das Leben mit seinem Spielraum ermöglichen, und sei es nur, dass sie sich gegenseitig zur Nahrung dienen. Überall finden wir gewisse Freiheitsgrade ausgebildet, die umso größer werden, je höher die Wesen organisiert sind. Ein Tier hat durch seine Bewegungsmöglichkeit bereits einen viel höheren Freiheitsgrad als eine Pflanze.

Innerhalb der Tierwelt lässt sich dieser verschiedene Freiheitsgrad recht gut beobachten, wenn wir z. B. verschiedene Arten innerhalb einer Familie vergleichen. Nehmen wir die Familie der Mollusken, der Weichtiere. Zu ihnen gehören die Muscheln, Schnecken und Tintenfische, die für den oberflächlichen Betrachter wirklich nicht viel gemeinsam haben. Aus dieser Familie stammen sehr wichtige Heilmittel des homöopathischen Arztes, und der Freiheitsgrad, mit dem diese Tiere ausgestattet sind, hat auch durchaus etwas mit dem Arzneimittelbild derselben gemeinsam.

Zu den Muscheln zählt die Auster, aus der *Calcium carbonicum Hahnemannii* hergestellt wird. Dieses Tier bewegt sich nur 8 Tage lang in seinem Leben frei herum und zwar als Larve. Dann setzt sich die Muschel an dem Ort fest, an dem sie einmal gelandet ist, bis sie unfreiwillig von dort entfernt wird, sei es durch räuberische Tiere oder durch den Menschen. Die Auster zeigt die gleiche eingeschränkte Freiheit in der Bewegung wie der Calcium carbonicum-Patient, der sich nur mühsam und unter großer Anstrengung und dann möglichst langsam über kurze Strecken bewegen mag. Die *Schnecke* dagegen ist schon ein richtiger Rennläufer im Verhältnis zur Auster, wozu sie gliedmaßenähnliche Ausstülpungen ihrer Bauchhaut entwickelt. Verglichen mit anderen Tieren ist sie jedoch sprichwörtlich langsam und zeigt damit ihre

Verwandtschaft zur Auster. Aber sie öffnet ihr Haus schon viel weiter als die Auster und bewegt sich immerhin über gewisse Strecken vorwärts. Ihr Lebensspielraum nimmt dadurch zu. Die dritte Verwandte, die *Sepia*, oder auch der Tintenfisch genannt, ist schon gänzlich ohne festes Haus, dafür jedoch beweglich und sehr schnell. Bei ihr wachsen die Beine aus dem Kopf, weshalb sie auch Kopffüßler genannt wird. Das ist wiederum ein Zeichen, dass Bewegung bei ihr eine große Rolle spielt. Sie erweitert ihren Lebensspielraum um erhebliche Grade, ebenso wie die Sepia-Frau, welche die Begrenzungen ihres Frauendaseins, die sie oftmals mit der Auster gemeinsam hat (Kind, Küche, Kirche!), gerne sprengt und sich der Emanzipationsbewegung anschließt, um ihren Lebensspielraum zu vergrößern.

Beim Menschen finden wir nun den höchsten Freiheitsgrad aller Lebewesen veranlagt. Das erscheint zunächst nicht so ganz einleuchtend, wenn man die Abhängigkeit des Menschen von der gesamten Natur zur Kenntnis nimmt. Aber Dank seinem Erfindungsgeist ist der Mensch in der Lage, sich die Natur dienstbar zu machen und dadurch seinen Freiheitsgrad zu erhöhen, d. h. seinen Lebensspielraum zu vergrößern.

Wir sehen also, wenn wir Gesundheit mit dem Lebensspielraum des Menschen in Verbindung bringen, dass die Gesundheit durchaus für jeden Menschen verschieden und nicht nur auf die medizinisch erfassbare körperliche Gesundheit beschränkt ist. So ist es gewiss, dass manch einer unter den primitivsten äußeren Umständen sich recht wohl und gesund fühlt, sei es, dass er nichts anderes gewohnt ist, sei es, dass er sich geübt hat, auch unter den primitivsten Umständen gesund zu bleiben. Für uns verwöhnte Mitteleuropäer bedeutet es doch schon eine erhebliche Einschränkung unseres Wohlbefindens, wenn wir nicht eine abwechslungsreiche Ernährung (möglichst biologisch-dynamisch !), eine gut temperierte Wohnung (natürlich aus biologischen Materialien !), eine ständig spendende Wasserleitung und den selbstverständlichen elektrischen Strom zur Verfügung haben. Falls eines oder gar einige dieser Dinge für gewisse Zeit ausfallen, so kann das bald zu Gesundheitsstörungen führen, die der Primitive nicht kennt

Wir haben vorhin schon bemerkt, dass die Lebewesen in der Gesundheit eine gewisse, ihnen eigentümliche Ordnung aufrechterhalten. Ohne das Leben löst sich diese Ordnung auf, und es entsteht Unordnung. In der Wissenschaft sagt man, dass alle Ordnungen die Neigung haben, von einem Zustand höherer Ordnung in einen solchen niederer Ordnung überzugehen (Vermehrung der Entropie = Unordnung). Es muss also etwas geben, das diese Kraft entfaltet, um solche Ordnung aufrechtzuerhalten oder überhaupt erst zu bilden. Dass Ordnung halten einen erheblichen Kraftaufwand erfordert, weiß jeder, dem es nicht in die Wiege gelegt wurde, ein ordentlicher Mensch zu sein. Ist es schon mühsam, eine gewisse Ordnung herzustellen, so erfordert es fast noch größere Mühe, die einmal errichtete Ordnung aufrecht zu erhalten. Wie es Leute geben kann, die behaupten, dass sich Ordnung zufällig und ganz von alleine einstellt, ist mir nie verständlich gewesen, wo doch die genaue Beobachtung von Mensch und Natur niemals solche Vorgänge zeigt, sondern immer wieder beweist, dass Ordnung nur einer Ziel gerichteten Absicht und einem erheblichen Kraftaufwand entspringt.

Indem wir die Ordnung der Lebewesen wahrnehmen, die sich in ihrer Form und Körperbildung sowie in ihren Lebenstätigkeiten (Stoffwechsel) darstellen, müssen wir einen Sinn entwickeln, der über eine rein „fest“stellende Tätigkeit hinausgeht. Diesen Sinn besitzt jeder Mensch, und auch die Tiere haben ihn. Eine Katze kann eine lebendige Maus durchaus von einer toten unterscheiden, und der Raubfisch jagt nur den lebendigen Fisch und verachtet den toten Köder. So können wir Menschen auch unmittelbar wahrnehmen, ob ein Wesen lebendig ist oder tot, mag es auch manchmal Grenzgebiete geben, wo beides nicht so leicht zu unterscheiden ist. Dabei gibt es in der Wahrnehmungsfähigkeit allerdings auch große Unterschiede, und eine Persönlichkeit wie *Goethe*, die sich so lange Zeit intensiv mit den Erscheinungen des Lebens beschäftigt hat, erlangte eine viel feiner ausgeprägte Wahrnehmungsfähigkeit für die Lebensvorgänge als ein normaler Mensch. Aber ganz groß gesehen, wird man jedem gesunden Menschen die Fähigkeit, Lebendiges von Totem unterscheiden zu können zubilligen müssen. Das heißt, er hat die Fähigkeit Ordnungen wahrzunehmen.

Wir haben also gesehen, dass Leben Ordnung aufrechterhält. Da wir sonst keine von außen hinzukommende Kraft wahrnehmen können, so müssen wir annehmen, dass die Kraft zur Ordnung dem Leben innewohnt. d. h. das Leben selbst ist diese Kraft. Sie erhält die uns wahrnehmbare Ordnung nicht nur (was wir Gesundheit nennen), sondern wir dürfen auch annehmen, dass die gleiche

Kraft Ordnung erst bildet. Wir sprechen ja auch so, dass ein Organismus sich ausbildet. So wie der Künstler dem Bild eine Ordnung der Farben gibt, die wir dann als das Bild wahrnehmen, so gibt das Lebendige dem Dasein seine Ordnung, oder besser, es offenbart in seiner Ausbildung die dieser Ordnung zugrunde liegende Kraft. In der Leiblichkeit bildet sich diese Kraft den Organen ein. Man kann deshalb auch von Bildekräften des Lebens sprechen.

Goethe hat in einem Gespräch mit *Falk* über seine Anschauung gesprochen, die er sich über diese Dinge gebildet hat (am 25.01.1813). Er schließt sich dabei an die Lehre des Philosophen *Leibniz* an und sagt, dass jedes Wesen eine Art Anfangspunkt besitzt. Diese Anfangspunkte nennt *Leibniz* „Monaden" („monas" griechisch = Einheit), und *Goethe* nennt sie auch „Seelen". *Goethe* nimmt nun verschiedene Klassen und Rangordnungen dieser Monaden an, so dass er geringfügige und kleine sowie starke und gewaltige Monaden unterscheidet. *„Die Letzten pflegen daher alles, was sich ihnen naht, in ihren Kreis zu reißen und in ein ihnen Angehöriges, d. h. in einen Leib, in eine Pflanze, in ein Tier oder noch höher herauf in einen Stern zu verwandeln. Sie setzen dies so lange fort, bis die kleine oder große Welt, deren Intention geistig in ihnen liegt, auch nach außen leiblich zum Vorschein kommt. Nur die Letzten möchte ich eigentlich Seelen nennen."* Er fährt dann weiter fort: *„Genug, dass diese Intention unsichtbar und früher als die sichtbare Entwicklung aus ihr in der Natur vorhanden ist. Die Larven der Mittelzustände, welche diese Idee in den Übergängen vornimmt, dürfen uns dabei nicht irre machen. Es ist immer nur dieselbe Metamorphose oder Verwandlungsfähigkeit der Natur, die aus dem Blatt eine Blume, eine Rose, aus dem Ei eine Raupe, und aus der Raupe einen Schmetterling heraufführt. Übrigens gehorchen die niederen Monaden einer höheren, weil sie eben gehorchen müssen, nicht aber, dass es ihnen besonders zum Vergnügen gereichte. Es geht dieses auch im Ganzen sehr natürlich zu. Betrachten wir z. B. diese Hand. Sie enthält Teile, welche der Hauptmonas, die sie gleich bei ihrer Entstehung unauflöslich an sich zu knüpfen wusste, jeden Augenblick zu Diensten stehen. Ich kann dieses oder jenes Musikstück mittels derselben abspielen; ich kann meine Finger, wie ich will, auf den Tasten eines Klaviers umherfliegen lassen. So verschaffen sie mir allerdings einen geistig schönen Genuss; sie selbst aber sind taub, nur die Hauptmonas hört.*

Ich darf also voraussetzen, dass meiner Hand oder meinen Fingern wenig oder gar nichts an meinem Klavierspiel gelegen ist. Das Monadenspiel, wodurch ich mir ein Ergötzen bereite, kommt meinen Ergebenen wenig zugute, außer, dass ich sie vielleicht ein wenig ermüde. Wie weit besser stünde es um ihr Sinnenvergnügen könnten sie, wozu allerdings eine Anlage in ihnen vorhanden ist, anstatt auf den Tasten meines Klaviers müßig herum zu fliegen lieber als emsige Bienen auf den Wiesen umherschwärmen, auf einem Baum sitzen oder an dessen Blüten zweigen sich ergötzen. Der Moment des Todes, der eine Auflösung heißt, ist eben der, wo die regierende Hauptmonas alle ihre bisherigen Untergebenen ihres treuen Dienstes entlässt. Wie das Entstehen, so betrachte ich auch das Vergehen als einen selbstständigen Akt dieser nach ihren eigentlichen Wesen uns völlig unbekannten Monas – alle Monaden aber sind von Natur aus so unverwüstlich, dass sie ihre Tätigkeit im Moment der Auflösung selbst nicht einstellen oder verlieren, sondern noch in dem selben Augenblicke wieder fortsetzen. So scheiden sie nur aus den alten Verhältnissen, um auf der Stelle wieder neue einzugehen. Bei diesem Wechsel kommt alles darauf an, wie mächtig die Intention sei, die in dieser oder jener Monas enthalten ist. Die Monas einer gebildeten Menschenseele und die eines Bibers, eines Vogels oder eines Fisches, das macht einen gewaltigen Unterschied. Da stehen wir wieder an den Rangordnungen der Seele, die wir gezwungen sind anzunehmen, sobald wir uns die Erscheinungen der Natur einigermaßen erklären wollen."

Dasjenige, was *Goethe* hier als die Tätigkeit der Hauptmonas nennt, habe wir als das Organschaffende des lebenden Wesens beschrieben. Man könnte auch noch einen anderen Vergleich ziehen, der von dem Philosophen *Schelling* stammt. Er beschreibt, wie er sich die Absonderung des Einzelwesens aus dem allgemeinen Strom des Lebendigen (den die Griechen den Äther nannten, von „aitheros" = das ewig Bewegte), so vorstellt, dass ein bremsendes Moment wie ein Gegenstand in diesem Strom des Äthers eintauchen würde. Im Anschluss an diesen Widerstand bildet sich ein Wirbel, den der Äther vollzieht. *„Die Scheinprodukte der Natur sind Hemmungspunkte der an sich unendlichen Tätigkeit.., aber in jedem Hemmungspunkt ist noch das Unendliche."* Die ewige Schöpferkraft der Natur wird gleichsam aufgehalten durch ein entgegen gesetztes Moment; der sich ergebende Widerstand führt zu einem Wirbel. *„Ein solcher Wirbel ist jedes ursprüngliche Naturprodukt, jede Organisation zum Beispiel. Der Wirbel ist nicht etwas Fortbestehendes, sondern beständig Wandelbares. – aber in jedem Augenblick neu Reproduziertes. Kein Produkt in der Natur ist also fixiert, sondern jedem Augenblick durch die Kraft der ganzen Natur reproduziert"* (zit: in „Schelling", von Jochen Kirchhoff, Bildmonographie rororo Nr. 308). Dieser Wirbel ist die Urform alles Erscheinenden, denn in dem Wirbel verdichtet sich der Äther, so dass er in die Erscheinung tritt.

Hat sich nun eine solche Monas einen Lebenswirbel gebildet (die Embryonalentwicklung ist das in Erscheinung treten dieses Lebenswirbels), so reißt sie mit einer unglaublichen Kraft alle ihr zugänglichen Monaden niederer Ordnung in ihren Lebenskreis. Dabei müssen wir annehmen, dass bei Beginn einer solchen Leibwerdung oder auch Inkarnation die Kraft eines solchen Wirbels am größten ist. Sie ist im Verhältnis umgekehrt so stark wie der Grad der Erscheinung selbst, d. h. je kleiner die Erscheinung noch ist, um so größer ist ihre leibbildende Kraft. Je deutlicher und größer die Erscheinung nun vor uns auftritt. um so mehr nimmt ihre Kraft selbst ab. Bei dei Geburt ist also schon die meiste Kraft dahin, jedenfalls die Kraft, die sich in der Leibwerdung erschöpft. *Goethe* deutet dies folgendermaßen an (Faust II), wo Proteus zu Homunkulus spricht :

Proteus:
„Komm geistig mit in feuchte Weite!
Da lebst du gleich in Läng und Breite,
Beliebig regest du dich hier.
Nur strebe nicht nach höheren Orden:
Denn bist du erst ein Mensch geworden,
Dann ist es völlig aus mit dir."

Hier beschreibt *Goethe* das Schicksal des sich verkörpernden Wesens; Strebt es nach *„höheren Orden"* (Ordnungen), so ist es mit seiner Schöpferkraft bald vorbei.

Nachdem wir nun mit Hilfe der Monadenlehre einen Begriff der Gesundheit gefunden haben, der uns dieselbe als die Fähigkeit eines Organismus beschreibt, eine selbst bestimmte Ordnung aufrechtzuerhalten und ihre weitere Entwicklung zu ermöglichen, so wird es uns nicht schwer fallen, die Krankheit besser zu verstehen. *Goethe* beschreibt ja recht drastisch, wie ungern die Monaden niederer Ordnung ihren Eigensinn aufgeben, um der höheren Monas dienstbar zu sein. Ebenso wie die Mäuse auf dem Tisch tanzen; wenn die Katze nicht zu Hause ist, so beginnen die Monaden ihr Eigenleben, wenn die Hauptmonas nicht ganz bei der Sache ist. Nun gibt es viele Gelegenheiten für die Hauptmonas, nicht bei der Sache zu sein und die Rolle des Hausherrn zu vergessen. Wir wissen es doch alle selbst, wenn wir uns übernommen haben oder wenn wir einen Diätfehler gemacht haben. Oder wir haben uns nicht warm genug angezogen oder in der großen Hitze den Hut nicht aufgesetzt. Schon können wir einen Teil der uns dienstbar sein sollenden Monaden nicht mehr unserem Eigensein unterordnen, und sie beginnen ihr Eigenleben.

Der Ausdruck dieses Eigenlebens ist dann die Krankheit. Wir sagen, wir sind uneins mit uns selbst. Natürlich stimmt das nicht ganz, denn wir finden nur unsere Erscheinungsform in dem Grad mit unserer Absicht uneinig, als wir eben nicht alle Monaden zügeln können, sondern einige das tun, was sie wollen. So kann man die Krankheit als die Auseinandersetzung unserer Hauptmonas, unseres Ichs, mit dem, was wir uns da ursprünglich angeeignet haben, ansehen. Es ist eine Art Bürgerkrieg in uns ausgebrochen, die Zentralgewalt ist geschwächt und wird der Umtriebe nicht mehr Herr. Dabei muss sorgfältig unterschieden werden, dass es zunächst das Stadium der Schwächung der Zentralgewalt ist, was die eigentliche Krankheit bedingt und zur Teilverselbständigung der untergeordneten Monaden führt. Die Auseinandersetzung der Zentralgewalt mit diesen ihr Eigenleben suchenden Monaden ist dann das eigentliche Krankheitsstadium, was uns gemeinhin ins Bewusstsein tritt in Form der Krankheitssymptome: Unwohlsein, Schmerzen, Frieren, Fieber, Schweiß, Schwellung, Versteifung, Verhärtung usw. Führt diese Auseinandersetzung zur Wiederherstellung der Herrschaft, so sprechen wir von Heilung. Meistens ist es aber nicht nur eine Wiederherstellung der ursprünglichen Ordnung, sondern in der Auseinandersetzung hat eine Klärung (Katharsis) stattgefunden, die nun oft eine Höherentwicklung der Ordnung mit sich bringt. Die Zentralgewalt oder auch das Ich hat durch die Auseinandersetzung gelernt (es hat an seinen Fehlern gelernt) und wird nun in einer neuen Ordnung seine eigenen Absichten besser verwirklichen. Diesen Vorgang nennen wir auch Entwicklung. Oftmals ist es auch so, dass uns eine erreichte

Selbst-Ordnung nicht mehr genügt. Wir stellen sie dann in Frage. Wir sind im Zweifel, ob sie unserer Absicht noch entspricht, wir entzweien uns sozusagen von uns selbst, und dabei gelingt es natürlich auch den Monaden niederer Ordnung, unseren Absichten ihre eigenen Absichten entgegenzusetzen und zur Geltung zu bringen. Wir können sogar annehmen, dass der vorwiegende Grund zu einer entstehenden Krankheit dies ist, dass wir uns selbst nicht mehr genügen. In Zeiten einer raschen Entwicklung, wo sehr bald ein solcher Zustand des Ungenügendseins eintritt, z. b. in der frühen Kindheit, treten eben solche Zustände ein, weshalb Kinder häufig krank sind. Wir werden aber mit unserem neu gewonnenen Standpunkt viel eher ein Verständnis für diese Krankheiten als notwendige aktive Auseinandersetzung des in die Erscheinung tretenden Menschen bekommen, des Menschen, der nun so erscheinen will, wie es seiner Absicht entspricht, und der damit notwendigerweise mit alledem in Streit gerät, was sich seinem Willen nicht unterordnen will. Je heftiger solche Krankheiten verlaufen, um so mehr gewinnt man den Eindruck einer sehr eigenwilligen und starken Persönlichkeit. Wenn wir auf diese Weise besser verstehen, was sich hier abspielt, dann werden wir auch unsere Hilfe für den Kranken ganz anders verstehen. Wir werden diese Bemühung der Persönlichkeit, des Ich, unterstützen und ein Fieber nicht als Ausdruck der Schwäche, sondern als einen der Stärke betrachten und dasselbe unterstützen und evtl. sogar verstärken. Darauf werde ich dann in der Betrachtung der Therapie eingehen.

Bei unseren Überlegungen waren wir zunächst davon ausgegangen, dass Gesundheit ein Zustand ist, in dem wir einen Spielraum haben, der es uns ermöglicht, uns innerhalb gewisser Grenzen selbstverständlich frei zu bewegen, spielerisch das zu verwirklichen, was jeweils unsere Absicht ist. Das typische des Spieles ist, dass wir uns mit einer Sache in einer gewissen rhythmischen Abfolge verbinden und wieder lösen. Betrachten wir das Ballspiel: Man fängt den Ball und wirft ihn wieder weg. Kinder werfen ihn sich gegenseitig zu und entwickeln dabei gewisse Spielregeln, denen aber immer ein gewisser Rhythmus des Nehmens und Gebens zugrunde liegt. Beim Tennisspiel ist es noch deutlicher, wobei alles in einer schnellen Abfolge stattfindet.

Ebenso ist es mit dem Spiel, das unser Ich mit seinem Organismus treibt. Auch hier besteht dasselbe nicht aus einer mit uns verbundenen Masse, sondern wir fanden, dass alles dies eine mit einem gewissen Eigensinn begabte Versammlung von Wesen ist, die wir Monaden nannten. In unserer Eigenschaft als Hauptmonas treten wir nun mit diesen untergeordneten Monaden in „spielerische“ Wechselwirkung. Wir verbinden uns mit ihnen und lösen uns wieder von ihnen. wie im Gesellschaftsspiel der Kinder, wo sich dieselben auch miteinander verbinden und sich wieder lösen. Ein solches Spiel macht Freude und wird so lange fortgesetzt, bis ein Spielverderber die Sache unterbricht: Einer behält den Ball für sich, löst sich nicht nach den Spielregeln (nach der Ordnung!) von ihm, sondern unterbricht den Rhythmus von Geben und Nehmen. Nun bricht das Spiel zusammen, und alles stürzt sich auf den Spielverderber.

Das zarte geistige Geflecht des Spielorganismus ist zerstört, und das Chaos beginnt. Hier hätten wir nun das Bild für das Entstehen der Krankheit, bei der sich dasselbe im Inneren des Organismus abspielt: Eine untergeordnete Monas zwingt die Hauptmonas durch deren Schwäche (krank heißt ursprünglich nur schwach, aus dem Senkrechten fallen, auch „krängen“ des Schiffes, wenn es schief liegt, ist der gleiche Wortstamm), sich mit ihr mehr als nur spielerisch (nämlich sich lösend und wieder verbindend) zu beschäftigen, und darin besteht die Störung der sich im lebendigen Spiel offenbarenden Ordnung des Organismus.

Rudolf Steiner beschreibt diese Vorgänge in seinem Buch: *Grundlegendes zur Erweiterung der Heilkunst* im II. Kapitel: *„Wann erkrankt der Mensch.“* Dort sagt er, dass die Empfindung des Krankseins dann eintritt, wenn unsere empfindende Seele (der Astralleib) sich zu stark mit den Organen verbindet und das sonst herrschende sich lose Verbinden nicht mehr vorhanden ist: *„Die Ich-Organisation ist nicht mehr lose wie im gesunden Zustand mit dem Gliede vereinigt, so dass sie sich in der Bewegung mit ihm verbinden und gleich wieder loslösen kann; sie taucht sich dauernd in das Glied und kann sich nicht mehr aus ihm zurückziehen.“* Auch er beschreibt den gesunden Zustand als ein ständiges Wechselspiel von Bindung und Lösung des Seelischen im Physischen. Erst wenn dieses Spiel durch eine anhaltende Bindung beendet wird, tritt Krankheit ein.

Wenn wir vom Spielverderber sprechen, so stellen wir uns vor, dass einer, der vorher mitgespielt hat, nun seinen eigenen Kopf durchsetzen will und damit den von allen gemeinsam akzeptierten Spielregeln nicht mehr folgen will. In der Mythologie finden wir in *Luzifer* eine solche Gestalt. die sich den Spielregeln der himmlischen Hierarchien nicht mehr unterordnen wollte. Der ist das erste Wesen, dass Eigensinn entwickelte und dadurch ein Störer oder sogar ein Zerstörer des Spieles wurde. In der Bibelübersetzung von *Martin Buber* wird der „Satan" des *Martin Luther* ganz anders übersetzt. Er heißt bei ihm der *„Hinderer"*. Ich finde, dass er eine Seite dieser Figur mit dieser Übersetzung gut getroffen hat. Zumindest passt dieser Ausdruck gut für die Rolle des Spielverderbers, denn dieser hindert ja in jedem Fall das freie Spiel. Da aber jede Kraft zwei Seiten hat, eine gute und eine schlechte, so müssen wir auch hier sagen, dass ohne den Hinderer alles sehr langweilig wäre. Alles würde sich wie nach dem siebten Schöpfungstag in göttlicher Harmonie unendlich bewegen. Aber genauso wie uns ein Bergbach durch seine unendliche Vielfalt der Bewegung, die durch die zahlreichen Hindernisse in seinem Lauf entsteht, mehr fasziniert, als ein in unendlicher Ruhe dahin ziehender Strom, genauso empfinden wir die Abwechslungen unseres Daseins durch Hinderer verschiedener Art letztlich interessanter, als den täglichen Trott. Was hätten dann die Menschen sonst untereinander zu schwatzen, wenn nicht ständig andere gegen die Spielregeln verstoßen würden? Wer füllt denn die Klatschspalten in den Zeitungen, die Bücherschränke, die Theaterkassen, als diejenigen, die etwas Ungewöhnliches getan haben? Ohne einen *Luther*, einen *Jesus Christus*, einen *Alexander*, einen *Lenin* und wie die großen Spielverderber alle heißen, wäre alles beim Alten geblieben und die Welt wäre in ein Museum verwandelt worden. Ohne den Mephisto wäre der Faust gewiss eine langweilige Schnulze mit happy end geworden. Wir müssen also sehen, dass der Hinderer und seine Wirkungen notwendig in dieser Weltordnung einen Platz haben. Schließlich räumt Gottvater im Faust dem Mephisto allerhand Handlungsspielraum ein, indem er ihm den Faust fast vollständig übergibt. Wir werden darauf noch zurückkommen, wenn wir uns eingehend mit dem Sinn der Krankheit beschäftigen.

Fassen wir das bisher gesagte zusammen: Das individuelle Leben spielt sich in einem umgrenzten Bereich ab, den wir als Lebensspielraum bezeichnen können. Dieses Spiel ist bestimmten Regeln unterworfen, woraus der geordnete Gang der Dinge entsteht. Die Ordnung, die sich in diesem Geschehen offenbart, bringt eine ordnende Kraft zum Ausdruck, die letztlich allen Erscheinungen dieser sinnenfälligen Welt zu Grunde liegt. Das Zusammenspiel dieser ordnenden und organisierenden Kräfte nennen wir auch Organismus. Daraus ergibt sich, dass ein Organismus niemals etwas Fertiges, Endgültiges, Gewordenes ist, sondern etwas sich ständig Änderndes, wie ein Fluss: *„Alles ist in Bewegung und nichts bleibt stehen“, „Man kann nicht zweimal in den gleichen Fluss steigen“.* Diese Aussprüche des griechischen Philosophen *Heraklit* bringen zum Ausdruck, dass alles Seiende, alles was vor unseren Augen liegt, fortwährend in Bewegung ist und sich fortwährend wandelt. Es gibt nirgends einen Stillstand. Diese fortwährende Bewegung des lebendigen Daseins bringt große Probleme mit sich, insbesondere für die Erkenntnis. Bei der Erkenntnis gehen wir davon aus, dass wir die Tatsachen „feststellen“ wollen. Wie kann man aber etwas sich in ständiger Bewegung Befindendes feststellen? Bei *Goethe* können wir die Antwort finden:

Doch ihr, die echten Göttersöhne,
Erfreut euch der lebendig -reichen Schöne!
Das Werdende, das ewig wirkt und lebt,
Umfass euch mit der Liebe holden Schranken,
Und was in schwankender Erscheinung schwebt,,
***Befestigt mit dauernden Gedanken**! (Faust 1, Prolog im Himmel)*

Dieses wollen wir nun im folgenden gemeinsam versuchen.

Folgen wir einem mächtigen Fluss, der noch nicht reguliert ist und der in windenden Mäandern durch die Landschaft fließt, so beobachten wir den langsam dahin gleitenden Wasserstrom, der vielleicht einige Gegenstände mit sich rührt: Blätter, Äste, Abfalle, Tierkadaver usw. Der Wind wirft Wellen auf, die je nach Richtung des Windes im Verhältnis zur Flussrichtung kurz und hoch oder lang und etwas flacher sind. In sich bildet der Strom Wirbel, die sich drehen und gleichzeitig mit fortströmen. An bestimmten Stellen, wie Untiefen und Brückenpfeilern, bilden sich diese Wirbel in gesetzmäßiger Folge. Das Strombett, das sich der Fluss geschaffen hat, erscheint zunächst bleibend, doch bei genauem Hinsehen bemerken wir, dass bei einer Krümmung ein Baum überhängt, dessen Wurzeln freiliegen, weil der Fluss das Erdreich weggespült hat. An anderen Stellen bilden sich zunehmend flache Stellen, wo das Wasser sich beruhigt und schließlich durch Ablagerungen festes Land entsteht. Alles verändert sich, auch das Strombett, wenn auch viel langsamer.

Aus einem solchen Phänomen können wir viel lernen: Ein andauernd fließendes Element bildet aus sich heraus feste Grenzen, die wiederum nicht dauerhaft fest sind, sondern die Veränderung des Fließenden weiterhin mitmachen. Große Teile dieser eine feste Gestalt annehmenden Teile des Flusses verbleiben dann in einer für unser Zeitbewusstsein ewig dauernden Ruhe, obwohl bei näherem Hinsehen auch dort durch Wind, Regen und Bachbildungen, ferner durch Pflanzen, Tiere und nicht zuletzt durch den Menschen ständig Veränderungen auftreten.

Ein Element, dessen Beweglichkeit noch viel größer ist als die des Flusses, hat natürlich einen wesentlichen Anteil an diesem Geschehen. Das ist die Luft, die dafür sorgt, dass der Fluss nicht austrocknet, indem sie durch den Wind den nötigen Regen heranfuhrt. Dabei spielen die umliegenden Berge eine große Rolle, an denen sich die Luft im Aufsteigen abkühlt und durch das verdichtende Element der Kälte den Regen bildet. Alles steht unter der belebenden, Bewegung schaffenden Kraft der Sonne, ohne die das alles nicht denkbar ist. So ein Fluss ist also das in die Erscheinung Treten bildender Kräfte, die ihren letzten Ursprung in der Sonne haben und die in einer gesetzmäßigen Gliederung auftreten. Diese Gliederung ist den Menschen schon im Altertum zum Bewusstsein gekommen, und sie haben dieselbe „mit dauernden Gedanken befestigt“: **Sie bildeten die Lehre von den Elementen Erde, Wasser, Luft und Feuer (Wärme).** Wir haben gesehen, dass sich diese Gliederung bereits aus der natürlichen Ordnung eines solchen Flusses ablesen lässt und dass uns eine gewisse Gesetzmäßigkeit dieser Gliederung bereits bekannt ist: Kälte führt zur Verfestigung (Verflüssigung, Regen), Wärme zur Verflüchtigung (Verdunstung des Wassers im Meer). Ruhe fuhrt zur Befestigung (Landbildung an den ruhigen Seiten des Strombetts), Wind trocknet aus, ebenso wie die Wärme, so dass völlige Erstarrung eintreten kann. Fallen die Elemente gänzlich auseinander, so entsteht Wüste und Tod, möglicherweise zusammen mit Salzbildung. Das kann man z.B. im Inneren der Türkei beobachten, wo sich im Osten dieses Landes durch Austrocknung Salzseen und Salzwüsten gebildet haben. Nur ein rhythmisches Ineinanderwirken der vier Elemente erhält einer Landschaft die Fruchtbarkeit, d. h. das Leben.

„Das entgegen Gesetzte passt zusammen, aus dem Verschiedenen ergibt sich die schönste Harmonie und alles entsteht auf dem Wege des Streites“.

„Auch der Mischtrank zersetzt sich, wenn man ihn nicht umrührt" (*Heraklit*).

Diese Prozesse, die wir in den Landschaften und in der Natur allerorten in den vielfältigsten Erscheinungen immer wieder beobachten, und denen immer wieder die gleiche Gesetzmäßigkeit der vier Elemente zugrunde liegt, finden sich nun in besonderer Weise bei Tieren und Menschen. Können wir den Fluss, die Gebirge, das Meer und die Winde als Ausdruck des ***Lebensorganismus der Erde*** ansehen, die ihren belebenden Pol nicht in sich trägt, sondern der sich außerhalb, nämlich in der Sonne findet, so sind bei Tier und Mensch diese Prozesse in den Organismus herein genommen. Zwar bestehen durchaus Verbindungen zu dem Organismus der Erde und des Kosmos, durch den diese Wesen in den allgemeinen Strom der Elemente eingeschlossen werden. Aber sie können sich doch bis zu einem gewissen Grad zeitlich und örtlich von ihnen absondern. Dieses nennen wir auch **Individuation, Verselbständigung**. Diese Absonderung ist natürlich gar nicht vollständig. Wir atmen ständig und können nur für sehr kurze Zeit den Atemstrom unterbrechen. Den Flüssigkeitsstrom können wir schon etwas länger entbehren, aber auch da zwingt uns der Durst nach relativ kurzer Zeit, uns der Natur wieder anzuschließen. Bei den mehr festen Dingen verbinden wir uns auch verschieden stark. Wir treten auf, und im Gang kommt ein ständiges Lösen und Verbinden an kleinster Fläche zustande, im Sprung oder Flug können wir uns auch für weitere Strecken zeitweise lösen: Mephisto betrachtet diese Seite des Menschen etwas spöttisch:

„Er scheint mir, mit Verlaub von Euer Gnaden,
Wie eine der langbeinigen Zikaden,
Die immer fliegt und fliegend springt
Und gleich im Gras ihr altes Liedchen singt." (Goethe. Faust I)

Aber das bedeutsamste der Loslösung unserer eigenen Erscheinung von den Elementen der Natur ist die eigene Leibesbildung, in der nun diese Elemente ein gewisses Eigenleben führen: Wir bilden einen eigenen Flüssigkeitsorganismus mit Strömungen der verschiedenen Art: Lymphstrom, Gehirnwasser, Nahrungsströme, Blutströme, die sich wiederum in venöse und arterielle Blutströme unterteilen. Wir bilden ferner einen eigenen, festen Organismus, der sich an den Flüssigkeitsorganismus angliedert und aus ihm heraus entsteht: feste Bestandteile des Blutes, Gefäßbildung, Gewebebildung, Muskelbildung, Knochenbildung, Nervenbildung. Alle festen Strukturen sind zu Ende gekommene Bewegungen, wobei auch hier eine Gliederung der Festigkeit festzustellen ist: Blutkörperchen sind sehr wandelbar und verformbar, Blutgefäße sind elastisch und passen sich dem Blutstrom weit gehend an, Muskeln ziehen sich zusammen und dehnen sich nach Bedarf, die Knochen sind durch Gelenke beweglich miteinander verbunden, und selbst der relativ ruhig erscheinende Schädel ist noch durch Nähte der Knochen in sich bis zu einem gewissen Grade verformbar. Die Nerven selbst sind das ruhigste Element, sie werden nur noch passiv verformt. Aber auch um die Nerven spielt das bewegliche Blut und lässt sie nicht zur Ruhe kommen. Jedenfalls ist auch hier noch deutlich, wie überall Strömung vorangegangen ist: das Gehirn erinnert in seiner Oberflächengestaltung an die sehr beweglichen Därme, und die Nervenbahnen kann man sich durchaus als ursprüngliche Strömungen vorstellen. Auch wenn man sie mit elektrischen Leitungen vergleichen will, so ist auch da zu bedenken, dass diese bei ihrer Verlegung schließlich strömungsartige Bewegungen vollziehen mussten, ehe sie an Ort und Stelle befestigt werden konnten, was man gut beobachten kann, wenn der Elektriker die Drähte in die vorher gelegten Rohre einzieht. Innerhalb des Nervensystems ist nun wieder eine Unterscheidung zwischen den Nerven zu treffen, die mehr der Beweglichkeit zugeordnet sind, und den Nerven, die das Vegetativum regeln. Diese zeigen in ihrer Struktur noch deutlich, dass sie aus einem Fließprozess hervorgegangen sind: Sie ähneln in ihrem Aussehen einem flüssig gemachten Käse, mit dem man beim Essen seine Schwierigkeiten hat, indem er solche Fäden zieht, die nicht abreißen wollen. So ähnlich sehen die vegetativen Nerven aus, als ob sie aus ihren Zentren, den Ganglien, herausgezogen worden wären.

Im Nerv ist also die Bewegung des Lebens, das die Alten auch mit **Äther** bezeichneten, am meisten zur Ruhe gekommen, wogegen im Blut die Bewegung am meisten erhalten geblieben ist. Deshalb sind **Blut und Nerv** der Ausdruck des von zwei Polen her bestimmten Seins: Bewegung und Ruhe, das auch der Polarität von Zeit und Raum entspricht.

Fragen wir uns nun, warum im Flüssigkeitsorganismus Bewegung vorhanden ist, so können wir die Antwort aus unseren eigenen Beobachtungen finden: Wenn wir z. B. zornig sind, so beginnt das Blut rascher zu fließen, man spricht ja auch von aufwallendem Zorn. Das Herz muss dann rascher schlagen, wenn es dem beschleunigten Blutstrom folgen will, der nun in den Kopf steigt und das Gesicht zornesrot macht und der seinen Feuercharakter durch Zornesblitze aus den Augen („er sprüht vor Zorn“) zum Ausdruck bringt. Wir erleben dabei etwas von der Kraft des *Zeus*, den die Alten als den Gott erlebten, der Blitze zu den Menschen sandte als Zeichen seiner Kraft. Es war allerdings nicht so ganz angenehm, den Zorn des höchsten Gottes auf sich zu ziehen, und so liebten die Menschen ein anderes Zeichen des *Zeus* mehr, nämlich den majestätischen Adler, der zupackend die Beute ergreift wie der Gedanke den Begriff. Wenn dieser auftauchte, wussten sie, dass sie einig waren mit dem Höchsten, dass sie das Richtige oder das Wahre taten.

Der Zorn und der Blitz sind also Ausdruck der höchsten Geistigkeit in der stärksten Bewegung, und der Adler oder der ruhig betrachtende und rasch begreifende Verstand ist Ausdruck der höchsten Geistigkeit in der Ruhe. Seinen Grund findet also sowohl die Ruhe als auch die Bewegung in der geistartigen, polar in die Erscheinung tretenden Natur des Menschen, der damit die göttliche Kraft verinnerlicht. *„Der Steuermann des Weltalls ist der Blitz“* (*Heraklit*).

Für unsere Empfindungen wirkt diese Kraft aus einem Zentrum heraus, und wir drücken das dann so aus, dass wir sagen: ich denke, ich sehe, ich höre, ich gehe, ich will, ich fühle, ich habe, ich friere, ich habe Schmerzen, ich leide, ich liebe usw. Alles dieses beziehen wir auf ein Zentrum, das wir als in unserem Kopf oder auch in unserem Herzen befindlich ansehen. Wir nennen dieses Ich auch unsere Seele: Meine Seele leidet, meine Seele freut sich, mein Herz hat Freude usw. Von allen diesen Dingen sagen wir, dass sie uns bewegen, dass sie uns aufregen. Auch unsere sonstigen Bewegungen, die als Ausdruck unseres Willens auftreten, entstehen schließlich nur durch etwas im seelisch-geistigen Bereich Erlebtes.

Ist nun das Geistig-Seelische Ursache für die Bewegungen ? Ist es das erste und das körperlich-leiblich Erscheinende das folgende, das nach Geordnete? Verhalten sie sich wie Ursache und Wirkung? Das ist nun ganz und gar nicht so. Beides ist eines und dasselbe. Es scheint nur so, dass etwas nacheinander auftritt. Das kommt daher, dass wir das unmittelbar Geistige als etwas unendliches Kurzes („wie der Blitz fällt es uns ein“) erleben, z. B. wenn das

Geistige im Gedanken in die Erscheinung tritt. Tritt es jedoch in den Gefühlen in Erscheinung, so geht das schon ein wenig langsamer und dauert auch länger. Ein Zorn mag wohl plötzlich auftreten, aber er dauert oft doch eine Zeitlang und auch länger, als es manchem davon Betroffenen lieb ist. Und wenn sich einer gar plötzlich verliebt, so dauert es oft Jahre, ehe er das wieder los ist. Tritt das Geistige in den Lebensprozessen, in den Strömungen in Erscheinung, so währen diese von der Zeugung bis zum Tode und haben auch vorher keinen eigentlichen Anfang und später kein eigentliches Ende. Ist das sonst so unheimlich Rasche und Bewegliche in den Knochen fast ganz zur Ruhe gekommen, so tritt es dort auch ganz langsam in die Erscheinung und bewahrt lange die Form und erhält sie auch noch nach dem Tode für Jahrtausende. Je ruhiger, je räumlicher und um so länger. Je beweglicher, um so unräumlicher und um so kürzer.

Diese allgemeinen Bedingungen der Leibesbildung durchziehen unser ganzes Leben und Dasein und finden sich in allen Erscheinungen in verschiedener Zusammensetzung wieder. Es tritt also unsere Seele oder unser Ich in verschiedenen Stufen in die Erscheinung und bildet dabei stufenweise Organisationszusammenhänge, die wir auch Leiber nennen können. Davon ist uns der **physische Leib** am bekanntesten. Ihn haben wir sozusagen zum Anfassen und Ansehen vor uns und er ist auch mehr oder weniger schön geformt und bildet eine Gestalt, die sich im wesentlichen nicht so schnell ändert, an der wir uns ein wenig festhalten und ausruhen können. Deshalb ist uns dieser Leib auch recht lieb, was schon in der Ähnlichkeit der beiden Worte zum Ausdruck kommt. Aber es tritt die Seele eben auch in einem weiteren ordnenden Zusammenhang in die Erscheinung: Das ist die Bewegung.

Auch die Bewegungen bilden in ihrer Gesamtheit einen gesetzmäßigen Zusammenhang, bilden also auch einen Leib. Das Wort Leib war ursprünglich mit dem Wort Leben (plattdeutsch: Liff, englisch: life) identisch, so dass also die Bewegungs- oder Lebensprozesse eigentlich die Leib bildenden Prozesse genannt werden können. *Rudolf Steiner* verwandte dafür den aus dem Griechischen stammenden Ausdruck „ai-theo = das ewig Bewegte“ und nannte diesen Leib **Ätherleib oder Lebensleib**.

Dasjenige, was wir physischen Leib nennen, ist nicht ohne den Ätherleib denkbar und der Ätherleib nicht ohne den physischen Leib. Sie sind nur begrifflich zu trennen, aber nicht in der Wirklichkeit. Tritt nämlich eine solche Trennung ein, so zerfällt der physische Leib und der ätherische löst sich ebenso in den allgemeinen Bewegungsstrom der Lebenssubstanz auf. Vergeblich die Klage des Herzogs in ***„Die Natürliche Tochter“*** von *Goethe*:

„Laß uns den schönen Körper der Verwesung entreißen
Laß mit edlen Spezereien
Das unschätzbare Bild zusammenhalten!
Ja, die Atomen alle, die sich einst
Zur köstlichen Gestalt versammelten,
Sie sollen nicht ins Element zurück. ..
Oh! Wehe! daß die Elemente nun
Von keinem Geist der Ordnung mehr beherrscht
Im leisen Kampf des Götterbild zerstören.“

Was sich im physisch-ätherischen Leib zur Erscheinung bringt, ist unsere Seele, unser Ich. Diese Erscheinung, die sich im Schlaf in ihrer Reinheit und Unschuld zeigt, ist jedoch der Empfindung fähig, deren wir im wachen Zustand bewusst werden. Diese Empfindungsfähigkeit ist auch an die Leiblichkeit gebunden. Sie findet sich am ausgeprägtesten bei allen Wesen, die eine Lungenatmung aufweisen und deren Blut warm ist. Sicher sind auch die Fische und Amphibien als Tiere der Empfindung fähig, aber die Stärke der Empfindung nimmt mit der Einatmung der Luft zu. So wie in der Natur die Ruhe und Beschaulichkeit des Daseins durch den Wind aufgeregt und gestört wird, so tritt auch das Element des Tönens mit der Luft auf. Das Rauschen des Wassers ist auch an die Mischung mit der Luft gebunden.

„Tiefe Stille herrscht im Wasser,
ohne Regung liegt das Meer,
und bekümmert sieht der Schiffer
glatte Fläche ringsumher.
Keine Luft von keiner Seite!
Todesstille fürchterlich!
In der ungeheuren Weite
reget keine Welle sich.“ (*Goethe*)

Die sprichwörtliche Stummheit der Fische passt also gut zu diesem Element. Welch ungeheures Getöse kann jedoch der Wind erzeugen, der sich zum Sturm steigert! Welche Mannigfaltigkeit der Laute bringt die atmende Tierwelt hervor, und bei den der Luft verwandten Tieren, den Vögeln, ist das Lautelement bis zum Gesang vervollkommnet. In allen diesen Tönen und Lauten drückt sich die Empfindung aus. Der ganze Kreis der Tierwelt bildet dieses Element der Natur, das sich im Menschen zur eigenen Empfindungswelt ausbildet. Dieses nun sich bis zu einem gewissen Grad von der Leiblichkeit lösende Element entwickelt sich im Laufe des Lebens. Im ersten Schrei des Kindes tritt es deutlich in Erscheinung und differenziert sich nun von Jahr zu Jahr, um seine vollständige Erscheinungsmöglichkeit etwa mit dem Abschluss des zweiten Lebensjahrsiebents zu erreichen. Da seit alten Zeiten die Menschheit die Tierwelt den Sternbildern zugeordnet hat und ihr dadurch eine Ordnung gab, so nannte *Rudolf Steiner* diese Ordnung der Empfindungen den **Astralleib** oder auch **Empfindungsleib**. Auch dieser ist im gesunden Zustand nicht vom physisch-ätherischen Leib getrennt denkbar. Jedoch ist die Vorherrschaft einer dieser Seinsweisen der Seele, der leibbildenden, der lebensschaffenden und der empfindenden Seele in den verschiedenen Körperregionen und Organen unterschiedlich.

So wie in der Natur die Sonnenkraft als wärmendes Element allen anderen Seinsformen zugrunde liegt und keines derselben ohne sie möglich ist, **so ist allem Sein des Menschen seine innere Sonne, sein ICH, der Grund oder auch Ursprung**. Es offenbart sich in der Körperwärnle, der Seelenwärme und im Feuer des Geistes.

„Verwandlungsformen des Feuers sind zuerst das Meer, die eine Hälfte des Meeres aber Erde, die andere Flamme. Das Meer zerrinnt und gewinnt seine Grenzen nach demselben gesetzmäßigen Verhältnis, das vorhanden war, ehe es Erde wurde.“ (*Heraklit*)

Dieses Ich ist nun nicht leiblich begrenzt zu denken, da es das Wesen selbst ist. Die Leiber des Wesens sind der Lebensleib, der Empfindungsleib, und der physische Leib. Rudolf Steiner nennt sie auch die Glieder des Wesens (Wesensglieder). Wir erleben, außer in der Wärme, dieses Ich auch im Augenblick, im Einfall, in der Idee, in der Geistesgegenwart. *Goethe* deutet dieses im folgenden Gedicht an:

Gegenwart

„Alles kündigt dich an!
Erscheinet die herrliche Sonne,
Folgst du, so hoff ich es, bald.
Trittst du im Garten hervor,
So bist du die Rose der Rosen,
Lilie der Lilien zugleich.
Wenn du im Tanze dich regst,
So regen sich alle Gestirne
Mit dir und um dich umher.
Nacht! und so wär es denn Nacht!
Nun überscheinst du des Mondes
Lieblichen, ladenden Glanz.
Ladend und lieblich bist du,
Und Blumen, Mond und Gestirne
Huldigen, Sonne, nur dir.
Sonne! so sei du auch mir
Die Schöpferin herrlicher Tage;
Leben und Ewigkeit ist's."

So wie in der Natur die Sonne über allem scheint, alles bewegt und erwärmt und alles zu sich heranzieht, so erlebt der Mensch in seinem Ich etwas, welches die Menschen eint. Das Trennende, das Selbständigwerden erleben wir in der Empfindung, die nur uns selbst angehört. Durch diese in unserer Seele waltenden Kräfte werden wir Einzelne, Selbständige. Sie lassen uns Freuden und Leiden erleben, und die vielen anderen Empfindungen, die wir auch mit der Tierwelt gemeinsam haben. Im Ich haben wir jedoch etwas, das uns über uns selbst hinausführt in eine allen gemeinsame Welt des Geistes. Dieser Geist wurde in der christlichen Religion als der Heilige Geist, als der einende Geist, der Gemeinde-bildende Geist erlebt. In den anderen Religionen war es die Sonne, die alles umfasst und erhält und eint, jedoch in einem Zustand, der diese Kraft noch nicht in dem Ich tragenden Menschen finden konnte. Wir werden im weiteren sehen, wie dieses Ich nun auch bei der Überwindung der Krankheit die eigentlich wirksame Kraft ist. *Goethe* deutet es in einem Satz an, den er einer schönen Dame in den Mund legt, als diese von ihren Irrungen geheilt war:

„Aber Sie, mein Herr, Sie sind vernünftig und gut; Sie haben mich fühlen lassen, dass außer der Neigung noch etwas in uns ist, das ihr das Gleichgewicht halten kann, dass wir fähig sind, jedem gewohnten Gut zu entsagen und selbst unsere heißesten Wunsche von uns zu entfernen. Sie haben mich in diese Schule durch Irrtum und Hoffnung geführt; aber beide sind nicht mehr nötig, wenn wir uns erst mit dem guten und mächtigen Ich bekannt gemacht haben, das so still und ruhig in uns wohnt, und das so lange, bis es die Herrschaft im Hause gewinnt, wenigstens durch zarte Erinnerungen seine Gegenwart unaufhörlich merken lässt.“ (Aus „Unterhaltungen deutscher Ausgewanderter“)

Die Krankheit

Bereits am Beginn unserer Betrachtungen haben wir uns eine Vorstellung davon gemacht, wie sich aus der geordneten Daseinform, die wir Gesundheit nennen, diejenige Daseinsform entwickelt, die wir Krankheit nennen: Aus dem freien Spiel der Kräfte, mit denen unser eigentliches Wesen, unser Ich, in sicherer Herrschaft umgeht, entwickelt sich eine Unordnung. Der Begründer der Homöopathie, *Samuel Hahnemann, beschreibt* in seinem Hauptwerk, dem *„Organon der Heilkunst“* die Entwicklung der Gesundheit zur Krankheit folgendermaßen:

„Im gesunden Zustande des Menschen waltet die geistartige, als Dynamis den materiellen Körper (Organismus) belebende Lebenskraft (Autocratie) unumschränkt und hält alle seine Teile in bewundernswürdig harmonischem Lebensgange in Gefühlen und Tätigkeiten, so dass unser innewohnende, vernünftige Geist sich dieses lebendigen, gesunden Werkzeugs frei zu dem höheren Zwecke unseres Daseins bedienen kann.“

„Wenn der Mensch erkrankt, so ist ursprünglich nur diese geistartige, in seinen Organismus, überall anwesende, selbsttätige Lebenskraft (Lebensprinzip) durch den, dem Leben feindlichen, dynamischen Einfluß eines krankmachenden Agens verstimmt; nur das zu einer solchen In-

normalität verstimmte Lebensprinzip kann dem Organismus die widrigen Empfindungen verleihen und ihn so zu regelwidrigen Tätigkeiten bestimmen, die wir Krankheit nennen...“

„Einzig die krankhaft gestimmte Lebenskraft bringt die Krankheiten hervor, so dass die unseren Sinnen wahrnehmbare Krankheitsäußerung zugleich alle innere Veränderung, das ist die ganze krankhafte Verstimmung der inneren Dynamis, ausdrückt und die ganze Krankheit zutage legt. ..“

„Das Leiden der krankhaft, verstimmten, geistartigen, unseren Körper belebenden Dynamis (Lebenskraft) im unsichtbaren Innern und der Inbegriff der von ihr im Organismus veranstalteten, äußerlich wahrnehmbaren, das vorhandene Übel darstellenden Symptome, bilden nämlich ein Ganzes, sind eins und dasselbe. ..“

„Wohl ist der Organismus materielles Werkzeug zum Leben, aber ohne Belebung von der instinktartig fühlenden und ordnenden Dynamis so wenig denkbar als Lebenskraft ohne Organismus; folglich machen beide eine Einheit aus, obgleich wir in Gedanken diese Einheit, der leichteren Begreiflichkeit wegen in zwei Begriffe spalten.“

Hahnemann geht also davon aus, dass die Krankheit darin besteht, dass die ***„Dynamis"*** verstimmt ist, womit er ein gut verständliches Bild benutzt: Ähnlich, wie ein verstimmtes Instrument keine harmonischen Töne hervorbringen kann, so wenig kann eine verstimmte Dynamis als Grundlage unserer Lebensordnung harmonische Gefühle und Tätigkeiten hervorbringen. Die körperlichen Erscheinungen der Krankheit, die man feststellen kann, sind der Ausdruck der Krankheit, nicht jedoch diese selbst oder deren Ursache.

Ursache der Krankheit ist die Verstimmung unseres geistigen Wesens, unserer Seele, deren Mittelpunkt das Ich ist und deren Wesensglieder die empfindende und die Leben tragende Seele sowie der physische Leib sind.

Hahnemann hat seine Krankheitslehre noch weiter mit unterscheidenden Merkmalen ausgestattet. Als er sich an die Erforschung und Heilung der chronischen Krankheiten machte, stellte er fest, dass diese sich nach gewissen Regeln unterscheiden lassen: Den Urbeginn aller Krankheiten verlegte er an den Ursprung des Menschengeschlechtes und nannte diese Urkrankheit **Psora**. Er verwendete damit einen Begriff, der aus dem Alten Testament stammt und im Buche *Hiob* erstmals vorkommt: Hiob leidet an einer juckenden Hautkrankheit, die ihn entstellt und ihn zwingt, die menschliche Gesellschaft zu verlassen. In unserer modernen Medizin benützen wir dieses Wort noch für die Schuppenflechte, die Psoriasis. Aber Hiob hatte etwas viel Schlimmeres, denn er wurde in der Prüfung, die ihm der Herr auferlegte, weit mehr dem Leiden ausgeliefert als der Psoriasis Kranke. Er verlor sein Hab und Gut, seine Kinder und seine Gesundheit. Der Mangel suchte ihn heim, eine der vier grauen Gestalten, die dem Faust am Ende des Lebens begegnen, die begleitet ist von der Schuld, der Not und der Sorge. Die Psora ist also für *Hahnemann* der Inbegriff der Krankheit selbst, und alle auftretenden Krankheitszeichen sind nur Symptome, Hinweise auf diese Menschheitskrankheit, auf das, was dem Menschen nach dem Sündenfall durch den Irrtum erwachsen sollte:

„Die Psora ist es, jene älteste, allgemeinste, verderblichste und dennoch am meisten verkannte, chronisch-miasmatische Krankheit, welche seit vielen Jahrtausenden die Völker verunstaltete und peinigte, seit den letzten Jahrhunderten aber die Mutter aller der Tausenden unglaublich verschiedenen, chronischen Übel geworden ist, von denen jetzt die kultivierte Menschheit auf der ganzen bewohnten Erde mehr und mehr heimgesucht wird."

Hahnemann sieht also, dass ein nicht abreißender Strom des Übels vom Urbeginne das Menschengeschlecht begleitet, und dass demselben zunächst auch kein Mensch entrinnen kann, da dieser bei seiner Leibbildung immer an das anknüpfen muss, was ihm seine Vorfahren zur Verfügung stellen. Auch *Goethe* war dieses Erbübel bewusst :

Christ ist erstanden!
Freude dem Sterblichen,
Den die verderblichen,
Schleichenden, erblichen
Mängel umwanden!

(Faust I, Osterszene, Chor der Engel):

So wie schon im Buch Hiob beschrieben, sendet der Herr des Seins den Menschen die Krankheit als Prüfung, damit sie sich läutern und durch ihre Läuterung die Substanz der Erde und der Naturreiche mit läutern. Dieser Aufgabe fühlt sich jede menschliche Seele verpflichtet, wenn sie immer und immer wieder die Mühsal des Erdenlebens auf sich nimmt. Ein jeder von uns nimmt das Erdenkreuz seines Schicksals auf sich und muss viel Irrungen und Wirrungen durchleiden, ehe er zu seinem eigenen Wesen findet, ehe das Bild Gottes, nach dem der Mensch geschaffen wurde, in seiner Klarheit und Güte in jedem Menschen sichtbar werden kann. Von diesen Prüfungen berichten uns viele alte Geschichten, und eine der herrlichsten derselben ist die **Odyssee**, in der dieser titanische Kampf mit der Unvollkommenheit des Menschengeschlechtes beinahe die Größe des Christusopferganges erreicht.

Betrachten wir die Krankheit unter einem solche Gesichtspunkt, dann können wir leichter die Kleinmütigkeit, die Unwilligkeit, die Ungeduld und die Abneigung gegen die Schmerzen überwinden, die uns immer dann befallen, wenn wir in der Krankheit von der Unvollkommenheit unseres Wesens heimgesucht werden. Wohl sprechen wir im Vaterunser: *„Und führe uns nicht in Versuchung, sondern erlöse uns von dem Übel“*, aber wir müssen es gleichwohl hinnehmen, und müssen unseren alten Adam opfern, damit der Neue in uns erstehen kann. *Goethe* kannte diese Haltung als die eigentlich christliche Haltung (Wilhelm Meisters Wanderjahre, II. Buch, erstes Kapitel):

„Nun ist aber von der dritten Religion zu sprechen, gegründet auf die Ehrfurcht vor dem was unter uns ist; wir nennen sie die christliche, weil sich in ihr eine solche Sinnesart am meisten offenbart; es ist ein Letztes, wozu die Menschheit gelangen konnte und mußte. Aber was gehörte dazu, die Erde nicht allein unter sich liegen zu lassen und sich auf einen höheren Geburtsort zu berufen, sondern auch Niedrigkeit und Armut, Spott und Verachtung, Schmach und Elend, Leiden und Tod als göttlich anzuerkennen, ja Sünde selbst und Verbrechen nicht als Hindernisse, sondern als Fördernisse des Heiligen zu verehren und lieb zu gewinnen. Hiervon finden sich freilich Spuren durch alle Zeiten, aber Spur ist nicht Ziel, und da dieses einmal erreicht ist, so kann die Menschheit nicht wieder zurück, und man darf sagen, daß die christliche Religion, da sie einmal erschienen ist, nicht wieder verschwinden kann, da sie sich einmal göttlich verkörpert hat, nicht wieder aufgelöst werden mag.“

In dem großartigen Hymnos an die Würde des Menschen des *Pico della Mirandola* heißt es: „*Keinen festen Ort habe ich Dir zugewiesen und kein eigenes Aussehen, ich habe Dir keine Dich allein auszeichnende Gabe verliehen, da Du Adam, den Ort, das Aussehen, die Gaben, die Du Dir wünschst, nach eigenem Willen und Ermessen erhalten und besitzen sollst. Die beschränkte Natur der übrigen Wesen wird von Gesetzen eingekreist, die ich gegeben habe. Du sollst Deine Natur ohne Beschränkung nach Deinem freien Ermessen, dem ich Dich überlassen habe, selbst bestimmen. Ich habe Dich in die Weltmitte gestellt, damit Du um so leichter alles erkennen kannst, was ringsum in der Welt ist. Ich habe Dich nicht himmlisch noch irdisch, nicht sterblich noch unsterblich geschaffen, damit Du Dich frei, aus eigener Macht, selbst modellierend und bearbeitend zu der von Dir gewollten Form ausbilden kannst. Du kannst ins Untere, zum Tierischen, entarten; Du kannst wenn Du willst, in die Höhe, ins Göttliche wiedergeboren werden.*“

Ich habe diese Zeugnisse bedeutender Menschen der Betrachtung der Krankheit vorangestellt, da ohne eine Sinngebung der Krankheit auch ein tieferes Verständnis derselben nicht gut möglich ist. *Hahnemann* sah neben der Psora noch zwei andere Prinzipien, die er in seiner ärztlichen Sprache mit Sykosis oder auch Feigwarzenkrankheit bezeichnete, und der Syphilis, die als relativ junge Krankheit zu seiner Zeit als Seuche durch ganz Europa zog. Die Sykosis zeigt sich durch wuchernde Gebilde (Warzen, Polypen, Tumore etc.) und durch überschießende Ausflüsse (Schnupfen, Bronchitis, Gonorrhoe), die Syphilis durch fressende Geschwüre, Zerstörung bis zum Selbstmord, also einfach durch zerstörende und zersetzende Prozesse. *Hahnemann* beschreibt und ordnet das, was er mit den Sinnen an unterscheidbaren Hauptmerkmalen bei den Krankheiten feststellen kann.

Rudolf Steiner beschreibt nun mit seinen Begriffen die gleichen Dinge, indem er seine Anschauung der Wesensglieder dem Krankheitsgeschehen zugrunde legt: „*Man muss in dem Wesen des Krankseins eine intensive Verbindung des astralischen Leibes oder der Ich-Organisation mit dem physischen Organismus sehen. Aber diese Verbindung ist doch nur eine Verstärkung derjenigen, die in einer loseren Art im gesunden Zustande vorhanden ist. Auch das normale Eingreifen des astralischen Leibes und der Ich-Organisation in den menschlichen Körper sind eben nicht den gesunden Lebensvorgängen ver-*

wandt, sondern den kranken. Wirken Geist und Seele, so heben sie die gewöhnliche Einrichtung des Körpers auf; sie verwandeln sie in eine entgegengesetzte. Aber damit bringen sie den Organismus auf einen Weg, bei dem das Kranksein beginnen will. Er wird im gewöhnlichen Leben sofort nach dem Entstehen durch eine Selbstheilung reguliert."

„Eine gewisse Form des Krankseins tritt dann ein, wenn das Geistige oder Seelische zu weit nach dem Organismus vorstößt, so dass die Selbstheilung entweder gar nicht oder nur langsam eintreten kann. In der Geist- und Seelenfähigkeit hat man also die Ursachen des Krankseins zu suchen. Und das Heilen muss in einem Loslösen des Seelischen oder Geistigen von der physischen Organisation bestehen."

Mit dieser Beschreibung weist *Rudolf Steiner* auf das Zerstörende unserer empfindenden Seele hin, die in ihren Auswirkungen dann dasjenige Krankheitsbild abgibt, das Hahnemann als die Syphilis bezeichnet. *Rudolf Steiner* fahrt nun folgendermaßen fort:

„Das ist die eine Art des Krankseins. Es gibt noch eine andere. Es können die Ich-Organisationen und der astralische Leib abgehalten sein, es zu der losen Verbindung mit dem Körperlichen zu bringen, die im gewöhnlichen Dasein das selbständige Fühlen, Denken und Wollen bedingen. Dann tritt in den Organen oder Vorgängen, an die Geist und Seele nicht heran können, eine Fortsetzung der gesunden Vorgänge über dasjenige Maß hinaus ein, das dem Organismus angemessen ist. Und der geistigen Anschauung zeigt sich in diesem Falle, dass dann der physische Organismus doch nicht bloß die leblosen Prozesse der äußeren Natur vollbringt. Der physische Organismus ist von einem ätherischen Organismus durchsetzt."

Hier weist *Rudolf Steiner* auf ein zu geringes Eingreifen unserer seelischen Organisation hin, die dazu führt, dass die Lebensvorgänge überwuchern. *Hahnemann* beschreibt diese Vorgänge im einzelnen in seinem Bild der Sykosis, die sich ja auch durch ihre überwuchernden und überfließenden Prozesse kenntlich macht. Wir können also sicher, ohne unseren beiden Autoren Gewalt anzutun, folgende schematische Übersicht bilden:

1. Psora - Mangel - physischer Leib
2. Sykosis - Wuchern - ätherischer Leib

3. Syphilis - Zerstörung - astralischer Leib

Dasjenige, was *Hahnemann* nun in den oben angeführten Zitaten als Dynamis, Lebenskraft oder auch *Autocratie (Selbstherrscherin)* bezeichnet hat, können wir als das gleiche verstehen, was *Rudolf Steiner* als die *Ich-Organisation* bezeichnet. Letztere bezeichnet *Steiner* als das am höchsten stehende Wesensglied oder auch als das Wesen des Menschen schlechthin. *Hahnemann* sieht in der Wiederherstellung der Selbstherrschaft dieser Ich-Organisation den eigentlichen Heilungsprozess. *Rudolf Steiner* unterscheidet sich insofern von der Anschauung *Hahnemanns*, als er dieses Eingreifen der Ich-Organisation nun durch die Wesensglieder selbst in einer unterscheidbaren Art des Eingreifens darstellt. Insofern hat er die Lehre *Hahnemanns* weiterentwickelt, der dieses unterschiedliche Eingreifen der Autocratie nur an den Auswirkungen selber unterschieden hatte. Im weiteren Verlauf unserer Betrachtungen werden wir dann sehen, wie sich beide Wege der Erkenntnis in großartiger Weise ergänzen können.

Das Ähnlichkeitsgesetz

Ein allgemeines Gesetz durchzieht die ganze Natur: Es ist das Ähnlichkeitsgesetz. Dinge, die sich ähnlich sind, treten zueinander in Beziehung, ziehen sich an und ergänzen sich. Dieses Ähnlichkeitsgesetz wurde schon früh in der Menschheit für die Heilkunde entdeckt. So wird im 6. Buch Moses beschrieben, wie die Juden von giftigen Schlangen heimgesucht wurden, da sie wieder einmal ungehorsam waren. Um der Not abzuhelfen, wandte Moses sich im Gebet an den Herrn und empfing die Eingebung, dass er eine eherne Schlange anfertigen solle (also eine aus Metall!) und sie vor dem Volke Israel aufrichten solle. So geschah es, und alle, die die aufgerichtete Schlange wahrnahmen, wurden von den Schlangenbissen geheilt, und sie wurden nicht mehr von ihnen gebissen.

In der Ilias wird beschrieben, wie das Unternehmen der Achaier nicht weitergehen konnte, weil die Wunde des Telephos, die ihm der Achill geschlagen hatte, nicht heilen wollte. Das Orakel verkündete nun, dass die Waffe, die die Wunde schlug, sie auch wieder heilen müsse. Da nun die Achaier keine Zeit hatten, mit der Lanze des Achill, die für den Kampf um Troja dringend gebraucht wurde, zu Telephos zu reisen, so kam der erfindungsreiche Odysseus auf die Idee, ein wenig vom Rost der Lanze abzukratzen und das dem Telephos zu schicken. Tatsächlich hat dieser Rost, auf die Wunde gestreut, die Heilung ermöglicht. Auch bei *Hippokrates* ist die Erkenntnis „Ähnliches heilt Ähnliches" verzeichnet, und *Paracelsus* hat es in seiner Signaturenlehre vielfach angewandt.

Im Dorfe Boll am Fuß der Schwäbischen Alb, wo ich meine Praxis ausübe, hatte sich um 1140 die Gräfin Berta von Boll, eine Schwester Konrads III. von Hohenstaufen, als Witwe niedergelassen. Sie ließ die ihr gehörige Burg oberhalb des Dorfes abreißen und mit den Steinen die Boller Stiftskirche, eine romanische Basilika, errichten. Von ihr wird die *„Geschichte von der hölzernen Gans"* erzählt:

Die Bauern, denen sie als eine Heilige galt, wandten sich in ihrer Not an sie, weil die durchreisenden Schneegänse ihnen regelmäßig die Wintersaat abweideten. Im Gebet hatte Berta die Eingebung, sie solle eine hölzerne Gans anfertigen und diese in der Gemarkung aufrichten, dann würden die Gänse wegbleiben. So geschah es, und die Gänse verschonten Boll in der Zukunft. Später hat die Gans einen Ehrenplatz in der Kirche gefunden, bis sie von einem fanatischen Prediger zur Zeit der Reformation als heidnischer Aberglaube mit der Axt zerschlagen wurde.

Hahnemann, der Begründer der Homöopathie, hat dann die Ähnlichkeitsregel „zufällig" neu entdeckt, und er weist nach, dass sie in der Volksmedizin schon lange vor ihm aus einer Art Instinkt oder altem Wissen immer ausgeübt wurde. Er zählt in seinem „Organon der Heilkunst" unzählige Fälle auf. Sein Verdienst war es, systematisch durch Selbstversuche, nämlich durch Prüfungen von Arzneimitteln am Gesunden, diese Ähnlichkeitsregel wissenschaftlich erforscht zu haben. Von ihm stammt der Satz: **„Similia similibus curentur": Ähnliches möge durch Ähnliches geheilt werden.** Durch die systematische Erforschung der Heilmittel konnte er eine Heilmittellehre schaffen, die nun alle die Zeichen und Erscheinungen (Symptome) enthält, die bei den Prüfungen bekannt geworden sind. Er verglich die bei den Prüfungen gewonnenen Erkenntnisse mit den Erscheinungsbildern der Kranken und versuchte jedes Mal, die Ähnlichkeit des Krankheitsbildes mit dem des Prüfungsbildes einer von ihm geprüften Arznei zu vergleichen. Fand er die Ähnlichkeit zwischen beiden, so gab er in diesem Krankheitsfall das betreffende Arzneimittel und konnte dadurch eine rasche Heilung beobachten. Er wurde dadurch ein berühmter Arzt und war besonders bei den schweren Epidemien von Cholera und Scharlach, die damals viele Menschenleben hinwegrafften, erfolgreich und verlor kaum Patienten. Er fand bald gelehrige Schüler und Nachfolger, und die Homöopathie war im 19. Jahrhundert bis hinein ins 20. Jahrhundert eine bedeutende Bewegung, die besonders in Amerika eine große Verbreitung fand. Zahlreiche Universitäten wurden von homöopathischen Ärzten betrieben, und erst die Wirtschaftskrise 1929 entzog diesen Instituten die Mittel. Chemie, Stahl und Strahl traten dann ihren Siegeszug an, und erst heute besinnt man sich wieder auf die Homöopathie, nachdem die Medizin in eine große Krise geraten ist. Auch *Rudolf Steiner* anerkannte die Leistung *Hahnemanns* vorbehaltlos. So heißt es bei ihm in einem Vortrag: *„...die nach der Zukunft hinweisenden Versuche, mit umfassenderen Krankheitsvorstellungen zu rechnen, wie z. B. der Versuch von Hahnemann. ..“* (Geisteswissenschaft und Medizin, Vortrag vom 21. 3. 1920).

Wir sehen also, dass das Ähnlichkeitsgesetz den Menschen schon immer eingeleuchtet hat, dass nämlich eine Ähnlichkeit zwischen Krankheit und Heilmittel besteht, ja sogar, dass ein wirkungsmäßiger Zusammenhang zwischen ihnen vorhanden ist.

Worauf lässt nun eine Ähnlichkeit schließen? Im Alltagsleben ist uns das völlig klar: Begegnen wir z. B. zwei Menschen, die sich sehr ähnlich sind, so nehmen wir als Erstes eine Verwandtschaft zwischen ihnen an. Auch bei Tieren und Pflanzen stellen wir so ihre Verwandtschaft fest, die oftmals in der direkten Abstammung von den gleichen Eltern oder Großeltern besteht. Auch in der Entwicklungsgeschichte der Naturreiche ist diese Verwandtschaft entdeckt worden, und die ganze Abstammungslehre von *Darwin* hätte ohne die Feststellung von Ähnlichkeiten und Verwandtschaften zwischen den Tierfamilien keinen Grund gehabt. Aber wir brauchen gar nicht so große Namen zu zitieren. Jeder weiß aus der Schule, dass die Wirbeltiere sich in ihrem Aufbau ähnlich sind: sie haben vergleichbaren Knochenbau, die gleichen Organe, wie Lunge, Leber, Herz und Niere usw., wenn auch jedes in verschiedener Ausprägung. Wenn wir weiter in der Entwicklungsreihe zurückgehen, so zeigt sich auch eine Verwandtschaft mit den Pflanzen und Mineralien, die sich durch den Aufbau aus den gleichen chemischen Elementen und durch die Ähnlichkeit der chemischen Zusammensetzung vieler Substanzen auszeichnet, die bei Mensch, Tier und Pflanze vorkommen, z. B. die Hormone.

In der Physiognomie, d. h. der Art, wie sich ein Wesen in seinen Formen offenbart, haben die Denker seit alters her Verwandtschaft zwischen Tier und Mensch festgestellt. Zu einer gewissen Blüte ist diese Betrachtungsweise in der Zeit *Goethes* und danach gekommen. So sagt *C. G. Carus* in seinem Werk „Symbolik der menschlichen Gestalt“: *„Gewiß, wenn wir in diesem Sinne beachten wollen, daß, wie der Mensch als höhere Einheit der unermeßlichen Mannigfaltigkeit der Tiergeschlechter gegenübersteht, so müssen wir die Notwendigkeit unmittelbar fühlen, warum auch die Menschengattung wieder in sich in eine so unermeßliche Mannigfaltigkeit von Charakteren und Individualitäten zerfallen mußte, eine Mannigfaltigkeit, deren tausendfältige Analogien mit der des Tierreiches Poesie und Prosa von jeher vielfältig ausgebeutet haben. Ist es doch nicht ohne Bedeutung, wenn wir von dem einen Menschen sagen, sein Geist fliegt den Flug des Adlers zur Sonne, wenn wir den Heldencharakter dem Löwen gegenüberstellen, wenn der unverschämt Zudringliche uns das Bild der nicht abzuwehrenden Fliege hervorruft, wenn das Widerwärtige der Spinnen oder Kröten in gewissen Naturen sich zu verkörpern scheint, oder das heimlich Lauemde der Katzen im Wesen anderer deutlich sich ausdrückt - es gewährt jedenfalls sehr merkwürdige Resultate, und ist daher allen Freunden der Symbolik besonders zu empfehlen, dass sie die Geschichte des Tierreiches in diesem Sinne studieren, denn indem sie dann erkennen werden, wie die allerverschiedensten seelischen Eigenschaften in unzähligen Formen hier verstreut sind, werden sie bestimmt darauf aufmerksam werden, wie im höchsten Grade symbolisch gerade in dieser Beziehung die Gestaltung all dieser Geschlechter sei, und überall werden sie sich dadurch zu lehrreichen Parallelen für die Symbolik der menschlichen Gestalt aufgefordert finden.“* Er zitiert an gleicher Stelle *Oken*, der den tiefsten Grund der Verwandtschaft zwischen Tier und Mensch ausspricht: *„Der Mensch bildet für sich allein eine eigene Zunft, ein eigenes Geschlecht und eine einzige Gattung, und ist wesentlich durch die gleichmäßige Ausbildung aller Organe, vorzüglich aber der Sinnesorgane charakterisiert. Dieses Gleichgewicht aller Werkzeuge und Tätigkeiten, oder die Vereinigung mögli-*

cher Ausübung aller Verrichtungen des gesamten Tierreiches gibt ihm seine Bedeutung. ***Er ist die Gesamtheit aller Tiere****, sowohl seiner Gestalt als seinen geistigen Kräften nach."*

Rudolf Steiner bestätigt diese Idee *Okens, "...dass eine innere Verwandtschaft des Menschen zu der ganzen außermenschlichen Welt besteht. Geisteswissenschaftlich wird es oftmals so ausgesprochen, obwohl es zunächst abstrakt ausgesprochen ist, daß der Mensch die übrigen Reiche im Laufe der Entwicklung aus sich herausgesetzt hat und daß daher dasjenige, was außer ihm ist, eine gewisse Verwandtschaft zu seinen Wesen hat."* (Vortrag vom 25.3.1920, Zyklus; Geisteswissenschaft und Medizin).

Es ist nun nicht so, dass der Mensch auf diese Weise seine Tierwerdungstendenz vollkommen losgeworden wäre. Er hat nur das Überschießende dieser Tendenz aus sich herausgesetzt. Aber von seiner Veranlagung her trägt er alle diese Kräfte weiterhin in sich. Wir müssen uns darüber klar sein, dass der Mensch die ganze Natur in sich trägt, und dass es einer gewaltigen Anstrengung bedarf, diese Naturkräfte, die das Streben haben, ihrer eigenen Gesetzmäßigkeit zu folgen, der Idee des Menschen unterzuordnen. Die Leistung vollbringt unser Ich vom ersten Tag unseres in die Erscheinung Tretens in der Physis, auf der Erde.

Wenn starke Geisteskraft
Die Elemente
An sich herangerafft
Kein Engel trennte
Geeinte Zwienatur
Der innigen Beiden. (Goethe, Faust II)

Starke Geisteskraft, d. h. das Ich, hält die Elemente zusammen. Während des Lebens können sie nicht getrennt werden, aber sie können doch ihr Eigensein bis zu einem gewissen Grad entfalten. Darauf haben wir bereits am Anfang unserer Ausführungen hingedeutet.

Krankheit ist nun der Zustand, bei dem ein bestimmter Naturprozess, d. h. etwas uns nicht völlig Gehorchendes, sein Eigenleben entwickeln kann. Die Ursache sehen wir in einer Verstimmung der Dynamis, so wie es *Hahnemann* ausdrückt, und wir würden heute vielleicht einen anderen Ausdruck verwenden: In der Selbstvergessenheit unseres Eigenseins liegt die Ursache, dass Fremdes Eintritt bekommt oder sich selbständig macht. Betrachten wir doch den Vorgang beim Unfall: Immer werden wir feststellen können, dass auch beim „fremd verschuldeten“ Unfall unsere eigene Aufmerksamkeit, unsere Geistesgegenwart nicht alle Umstände im Bewusstsein hatte, die notwendig gewesen wären, um den Unfall nicht zu erleiden. Ich sage alle Umstände, was natürlich nie möglich ist, so dass aus dem Grund, weil wir noch nicht alles im Bewusstsein haben, uns immer wieder Leid und Unordnung begegnen werden als der Ausdruck unserer eigenen Unvollkommenheit. Insofern gilt auch hier das Ähnlichkeitsgesetz, als eben Unvollkommenes die Unordnung, das Übel förmlich auf sich zieht, wie es im Märchen von der Frau Holle so eindeutig beschrieben wird.

Wie kann nun der Arzt erkennen, welcher Art der Naturprozess ist, der sich da in der Krankheit eines Menschen offenbart? Zuerst müssen wir sagen, dass das gewiss nicht einfach ist. Zunächst sieht alles sehr gleich aus. So wie wir als Europäer in einer Gesellschaft von Chinesen die Menschen nicht so rasch unterscheiden können, weil sie für uns alle so ähnlich aussehen, und so wie wir in einem Stall voller Rinder die Tiere anfangs auch nicht unterscheiden können, was der Bauer, der die Tiere genau kennt, sofort kann, so ist es auch mit den Krankheiten oder den ihnen ähnlichen Naturprozessen.

Was ist also ein Naturprozess? Nun, jedes Tier, jede Pflanze, jedes Mineral ist für sich der Ausdruck eines besonderen Naturprozesses, der in denselben jeweils in die Erscheinung tritt. Jeder Naturprozess ist typisch, so dass wir die typischen Merkmale rasch lernen und ohne große Schwierigkeiten jede Tierart oder Pflanzenart von der anderen unterscheiden können, was bei den Mineralien schon nicht so leicht gelingt, vermutlich, weil sie uns am fremdesten mangels eigenen Erlebens sind. Jedes verkörpert einen Typus. Der Mensch unterscheidet sich von diesem typischen Naturprozess aber dadurch, dass jeder Mensch ein eigener Typus ist, eine eigene Art darstellt. Wir sagen deshalb auch gerne: Das ist typisch für den oder jenen! Der Mensch ist zunächst einmal nur sich selbst ähnlich („das sieht ihm wieder einmal ähnlich!“). Verliert er nun seine Ähnlichkeit mit sich selbst, so wird er ganz anders, wir erkennen ihn kaum wieder: er wird blass, fällt zusammen, magert ab oder wird unförmig dick, der Gang wird schleppend, der Blick trübe, das Gemüt traurig, und er mag sich selbst nicht mehr leiden.

Wem wird er nun ähnlich, das ist die Frage, welchem Naturprozess? Die Schwierigkeit besteht darin, dass zunächst immer noch das Eigentümliche eines jeden die Oberhand behält und das Typische des Natur-Prozesses nur in gewissen Zeichen (Symptomen) sich äußert. Dieses muss der Arzt nun sorgfaltig studieren und wahrnehmen. Die Kunst dieser Wahrnehmung ist von den Ärzten seit alten Zeiten als die Kunst der Diagnose gerühmt worden: Durchschauung des Krankheitsprozesses. In unserem Fall ist es gleichzeitig die Diagnose des Naturprozesses, der sich da zu zeigen beginnt, bei dem einen so, bei dem anderen so, was die Sache noch komplizierter macht. Nun fand *Hahnemann* als genauer Beobachter, dass, wenn er gesunde Menschen mit seinen Arzneimitteln aus Tier, Pflanze oder Mineral krank machte, er die Symptome zu gewinnen vermochte, die dann nachher beim Kranken der Leitfaden für die Auffindung der ihnen ähnlichen Naturprozesse bzw. Arzneien dienen sollten. Er führte diesen Versuch systematisch an sich selbst und an vielen Prüflingen durch und sammelte eine unendliche Zahl von Krankheitssymptomen, die es ihm ermöglichte, nun bei den Kranken, die zu ihm kamen, das am ähnlichsten scheinende Mittel zu erkennen. Der Erfolg gab ihm dann Recht, der Misserfolg Unrecht. In letzterem Falle hatte er entweder nicht genau genug beobachtet, oder der Kranke hatte noch nicht genügend für ein betreffendes Arzneimittel typische Symptome entwickelt. Diese Kunst der genauen Beobachtung empfiehlt deshalb auch *Rudolf Steiner*: *„Vor allen Dingen ist es notwendig, den Blick darauf zu werfen, wie bedeutsam für die Behandlung auch des speziellsten Falles die Erkenntnis des gesamten Menschen, den man vor sich hat, ist. ... Alles das muß berücksichtigt werden, wenn man ein Verhältnis erkennen will zwischen den Menschen und seinen Heilmitteln.“*

Die Gründlichkeit und Gewissenhaftigkeit bei der Beobachtung und den reichen Schatz an beobachteten Symptomen können wir also gerade bei den Homöopathen lernen und sollten dieses auch tun, denn nichts ist wichtiger als genaue Wahrnehmung dessen, was ist, und nicht nur Vermutungen über das, was wir so meinen: Gegen dieses Vermuten in der Medizin geht *Hahnemann* an: *„Kein Geschäft ist nach dem Geständnisse aller Zeitalter einmütiger für eine Vermutungskunst erklärt worden als die Arzneikunst. Keine kann sich* *daher einer prüfenden Untersuchung, ob sie Grund habe, weniger entziehen, als sie, auf welcher das teuerste Gut im Erdenleben, Menschengesundheit sich stützt.“* *Hahnemann* öffnete auch mit seinen Begriffen der geistartigen Dynamis und der geistartigen Heilmittel die Tür zu einem neuen Verständnis vom Wesen des Menschen. Er gab nicht nur ein Organon (= Werkzeug) der praktischen Heilkunst den Ärzten in die Hände, sondern begann auch eine neue Menschenkunde als Grundlage seiner Wissenschaft zu entwickeln. Andere Zeitgenossen von ihm, z. B. *C. G. Carus* und *Oken* haben als Ärzte und Naturforscher diese Menschenkunde weiterentwickelt, und der Arzt *Troxler* hat aus der Anthropologie bereits eine Anthroposophie zu entwickeln begonnen. So war der Grundstein gelegt, als *Rudolf Steiner* in den zwanziger Jahren des letzten Jahrhunderts das Gebäude für eine umfassende Menschen-, Welt- und Geisterkenntnis zu errichten begann. Er selbst hat immer wieder auf *Goethe* und seine Zeitgenossen verwiesen, als auf Geister, an die er anschließen könne, und ohne deren Vorarbeit seine Bemühungen nicht die notwendigen Voraussetzungen gefunden hätten. Was er uns hinterlassen hat, bedarf noch der Aufarbeitung, und wir stehen da am Anfang. Aber wir wissen nun, dass die gemeinsame Abstammung von Natur und Mensch aus einer geistigen Welt des allbelebten Äthers, wie es schon *Carus* beschreibt, die Ursache dafür ist, dass wir in der Natur Heilmittel für unsere individuelle Krankheit finden. So wie der Mensch seine heutige Daseinsform nur erreichen konnte, indem er alles, was ihn zu früh in dieses Erdendasein geführt hätte, von sich absonderte und ihm eine besondere Daseinsform in den Naturreichen gab, so kann er sich in Zukunft nur erhalten, wenn er diese seine „Brüder und Schwestern“ als solche wahrnimmt:

„Du führst die Reihe der Lebendigen
Vor mir vorbei und lehrst mich meine Brüder
Im stillen Busch, in Luft und Wasser kennen. (Goethe, Faust I).

Der Mensch ist aufgerufen, diese Brüder und Schwestern aus ihrem verwünschten Dasein zu erlösen. Von dieser Aufgabe berichten uns viele Märchen, wie z. B. das vom „Eisernen Heinrich oder der Froschkönig“, oder „Die sieben Raben“. Letzteres ist für mich das Märchen, in dem geschildert wird, wie eigentlich jede menschliche Seele Arzt wird, Arzt der Natur, um sie zu erlösen. Was benötigt sie dazu? Ein Gewissen, Bescheidenheit, Kenntnisse der ganzen Welt und der Sterne, Opfermut und Treue. Dann kann sie den Glasberg, das Symbol des Gewordenen, der Erstarrung, aufschließen und die Brüder erlösen. An diesem Werk beteiligen wir uns, wenn wir Heilmittel herstellen und potenzieren, sie sozusagen aus ihrer Erstarrung lösen und ihren Segen herbeiführen.

„Das Gewahrwerden der Idee in der Wirklichkeit ist die wahre Kommunion des Menschen" (R. Steiner, Vorrede 2. Band Naturwiss. Schrift. v. Goethe).

So müssen wir als Ärzte beim Kranken erkennen können, welche Krankheitsidee seinen Erscheinungen zugrunde liegt. Wir müssen die verschiedenen Erscheinungen nach ihrer Bedeutung ordnen können (in der Homöopathie nennt man dieses „Hierarchisieren der Symptome"). Wir müssen sie den verschiedenen Wesensgliedern in ihren Tätigkeiten zuordnen und müssen dann durchschauen, welcher Naturprozess dieser wahrgenommenen Abweichung von der eigenen Ordnung zugrunde liegt. Das Ergebnis ist dann das Heilmittel.

Die Verkörperung

Die Leiblichkeit eines Lebewesens, ja sogar der Körper eines Minerals bildet sich immer nur gemäß dem Wesen der durch sie in die Erscheinung tretenden Idee aus. Um dieses besser verständlich zu machen, will ich es an einem Beispiel erklären. Jeder von uns hat schon einmal in seinem Leben etwas Handfestes angefertigt, z. B. einen Topflappen. Ich musste das jedenfalls in meiner Kindheit immer so gegen Weihnachten tun, damit die vielen Tanten ein persönliches Geschenk von mir bekamen. Nach Abschluss des Werkes konnte ich dann vergleichen, wie weit dasselbe nun wirklich meiner Idee entsprach oder ob es völlig daneben geraten war. So ein Topflappen entsteht auch nicht zufällig, sondern ich musste mir vorher eine Idee von ihm bilden. Auch der Architekt hat eine Idee, nach der er dann seinen Plan verfertigt. Nach diesem Plan bauen nun die Handwerker das Haus, und nachher ist im fertigen Haus die Idee des Architekten in die Erscheinung getreten. So müssen wir uns vorstellen, dass jedem Wesen eine Idee zugrunde liegt, die in der Erscheinung sichtbar wird.

Im menschlichen Organismus können sich nun bereits Fehler dadurch bilden, dass die uns bildende Idee oder Entelechie unzureichend ist, „nicht genügend weiß“. Missbildungen oder Krankheitsveranlagungen sind die Folge. Wir haben, wie der schlechte Architekt, irgendwo eine Lektion versäumt, als wir unser Wissen errungen haben, das wir für die Bildung unserer Leiblichkeit benötigen. Wenn solche Mängel bei der Geburt bereits in Erscheinung treten, sprechen wir gerne von „Erbkrankheiten“. Was hat es nun mit diesen auf sich? Beim Kind zeigen sich Fehler und Schwächen, die auch schon bei den Eltern vorhanden waren. Dadurch wird das Kind den Eltern ähnlich. Die heutige Medizin begründet diese Vererbung bestimmter Eigenschaften mit einer zwangsläufigen Weitergabe des Erbgutes. Sie geht dabei von der Vorstellung aus, dass ein fehlerhaftes Planungsmuster in den Chromosomen zu einer Art Abklatsch dessen führt, was den Eltern schon als Plan gedient hat. Um hier die richtigen Vorstellungen zu entwickeln, müssen wir etwas vorgreifen.

Nach der Geburt gibt es eine Phase in der Entwicklung des Kindes, die durch einen starken Nachahmungstrieb gekennzeichnet ist. Nachahmend lernt das Kind alle Fertigkeiten, die es benötigt, um sein Leben zu bewältigen. Dabei stellen wir fest, dass das Kind durchaus kein Abklatsch seiner Umgebung wird, sondern dass es bereits sehr sorgfaltig auswählend das nachahmt, was seinem eigenen Entwicklungsziel am meisten dienlich ist. Das zeigt sich deutlich an den verschiedenen Begabungen der Kinder, die es veranlassen, sich mehr dieser oder mehr jener Sache nachahmend zuzuwenden. Wir können kein Kind zur Nachahmung veranlassen, wenn es das nicht von selbst tut. So ist die Nachahmung eine freie Tat des Kindes, und wir haben oft unsere Probleme bei der Erziehung, wenn der Wille zu dieser freien Tat sehr deutlich in Erscheinung tritt. Wir sprechen dann vom Eigensinn des Kindes. Wenn die Kinder dann älter werden, sind die Eltern oft enttäuscht, wenn sie sich alles Mögliche zum Vorbild nehmen, um es nachzuahmen, nur nicht das, was man als kluger Erwachsener für nützlich und ersprießlich hält, z. B. einen selbst. Ich habe mich auch erst daran gewöhnen müssen, dass von meinen Kindern keines Arzt werden wollte, wo das doch relativ bequem für sie gewesen wäre. Wir sehen also, dass sich hier ein starker eigener Wille offenbart, der allerdings mit zunehmendem Alter seine unmittelbare Stärke verliert.

Wir müssen uns nun fragen, ob dieser Wille erst mit der Geburt einsetzt. Das ist eigentlich schlecht denkbar, denn überall in der Natur sehen wir ein großes Beharrungsvermögen bei der Entwicklung der Wesen, und so dürfte es eher richtig sein, dass bereits vor der Geburt der „Eigenwille" bei der Erschaffung der eigenen Leiblichkeit vorhanden war. Da der Wille, wie wir gesehen haben, mit zunehmendem Alter abnimmt, muss er gegen den Ursprung hin also zunehmen, d. h. am höchsten bei der Befruchtung sein. Wenn wir erleben, wie willig sich Eltern beugen, wenn die kleinen Kinder etwas von ihnen wollen, und das je kleiner umso mehr, so dürfte es klar sein, dass dieser Wille gewiss schon tätig wurde, als die Erscheinung dieses Wesens noch so gut wie gar nicht vorhanden war, nämlich vor der Konzeption. Wenn zwei Menschen, Mann und Frau, sich in Liebe einander hingeben, so geben sie ihren eigenen Willen bis zu einem gewissen Grad auf.

In einer solchen Situation bemächtigt sich ihrer nun mit ganzer Kraft der Wille einer solchen Idee eines Menschen, der in die Erscheinung treten will, und schafft damit die Bedingungen, damit sein Erdendasein vorbereitet wird.

Es kommt zur Vereinigung von Mann und Frau und zur Befruchtung des weiblichen Eies durch den männlichen Samen. Im deutschen Wort Beischlaf haben wir die Situation der beiden Liebenden vollkommen erfasst. Nicht scharfer Verstand, sondern süßer Schlaf umfängt das Bewusstsein, der eigene Wille öffnet sich ganz dem anderen Wesen, und die Empfängnis wird möglich. Danach beginnt dieses Wesen nach eigenem Maß und Ziel zu wachsen, sich einzunisten und eine unfassbare Arbeit zu leisten. Auf kleinstem Raum und in kürzester Zeit werden unglaubliche Wunder an Organisation geschaffen, dass einem der Verstand stille steht, wenn man es recht bedenkt. Dabei ist natürlich auch die besagte Eigenschaft des Kindes - die Nachahmung - kräftig beteiligt. Das werdende Kind richtet sich nach einem Vorbild aus, wie der Maurer seine Richtschnur nach der Erdschwere ausrichtet. Dieses Vorbild sind die Nächsten, die Eltern. Aber es richtet sich nach ihnen, wird also nicht ein Abdruck seiner Eltern. Wenn das Kind in seiner Idee einen vollkommenen Entwurf seiner selbst besitzt, so wird es auch bei mäßiger Veranlagung der Eltern das an sich ziehen und es so ausbilden, wie es seinem Willen gemäß ist. Hat es jedoch einen unvollkommenen, schlecht „durchdachten" Entwurf entwickelt, so wird es die Fehler der Eltern nachahmen, und dann ist es bei der Geburt bereits krank, hat schlecht ausgebildete Organe und entwickelt bald nach der Geburt schon schwere Krankheiten. Das ist uns ja alles bekannt, wenn auch oft schlecht verständlich. Wir haben jedoch erkannt, dass von Zwangsläufigkeit oder Zufall gar nicht die Rede sein kann, will man nicht von Zwang reden, wenn ein Mensch sich seiner eigenen Idee gemäß ausbilden muss. Zur Vererbung sagt *Goethe* im Faust: *„Was du ererbt von deinen Vätern, erwirb es, um es zu besitzen."*

C. G. Carus gibt in seinem Buch über *Goethe* eine sehr treffende Beschreibung vom Wesen der Krankheit: *„Es ist nämlich mit Krankheiten überhaupt eine wunderbare Sache! Ihr Wesen besteht darin, daß in irgendeinem Organismus neben derjenigen Idee, welche als eigentliches Punctum saliens (der springende Punkt) und als höherer geistiger Kern dieses Daseins und Sich-Darlebens überhaupt und von Haus aus bedingt, eine neue fremdartige Lebensidee sich einlebt, daß diese fremdartige Lebensidee die sämtlichen Vorgänge des Lebens bald mehr bald weniger ihrem Wesen unterordnet und in ihrem Sinn bestimmt und daß so eine neue eigentümliche Lebensgeschichte innerhalb des diesem Organismus ursprünglich eigenen Lebens auf ihre Weise verläuft und vollendet wird."*

„Ein solcher Krankheitsorganismus, wenn er nun einmal ins Leben tritt, zeigt aber auch sehr verschiedenartige Weisen seines Verlaufs: Einmal geschieht es, daß er nach denselben Lebensperioden, welche auch gesunde Organismen bestehen, von früher, zarter Entwicklung zu hoher Reife hinanwächst, dann allmählich verkümmert, später abstirbt, und zuletzt spurlos verschwindet, worauf das Leben, innerhalb dessen er stand und verging, gesund, ja auch gesünder als früher zurückbleibt. Ein andermal geschieht es, daß das Leben der Krankheit so gewaltig heranwächst, daß es nicht wieder von dem ursprünglichen organischen Dasein sich abtrennen kann, vielmehr dieses bis zu seinem eigenen Ende gefesselt hält, ja dieses Ende übermäßig beschleunigt und somit oftmals schnell tödlich wird. Endlich aber muß auch der tödliche Fall als ein nicht selten vorkommender bemerkt werden, daß wohl die Krankheit abstirbt und sie das Leben als ein wieder gesund gewordenes zurückläßt, jedoch so, daß irgendeine Veränderung, irgendeine Zerstörung, irgendeine Verbildung oder ein Mangel im Organismus zurückbleibt, welche wie die Narbe die frühere Verwundung, so die vorhanden gewesene Krankheit fort

und fort beurkundet. Ich habe dieses einmal Leichen der Krankheit genannt, und dergleichen kommen dem Arzte in gar mannigfaltigen Formen bei übrigens wieder vollkommen gesunden Individuen vor.“

Krankheit ist also die Ausbildung eines Krankheitsorganismus in unserem eigenen Organismus. Eine scheußliche Form solcher Bildung ist eine Art Missgeburt, die man Teratom nennt: Es sind langsam wachsende Geschwülste an irgendwelchen Stellen des Körpers, oftmals in der Nähe des Steißbeins, die bestimmte Organe und Strukturen bis zu einer gewissen Vollkommenheit nachbilden: Haare, Zähne, Augen usw. Sie sind jedoch meistens ungefährlich, lassen sich chirurgisch gut entfernen und beeinträchtigen die Gesundheit des Wirtsorganismus erst durch ihre zunehmende Größe.

Schwierig ist die Ausbildung von Krankheitsorganismen zu verstehen, die sich nicht so fein säuberlich vom eigentlichen Organismus abtrennen lassen. Sie vereinigen sich stärker als siamesische Zwillinge, so dass wir schließlich vom Kranken sprechen, da der Gesunde nicht mehr vorhanden ist. Eine Idee von diesem selbständigen Krankheitsorganismus, wie ihn *Carus* beschreibt, lebt durchaus in der Medizin, indem die Ärzte von Krankheiten als wie von eigenständigen Wesen sprechen und sie auch so behandeln: dem Kopfschmerz diese Pille, dem Magen jene und für die Verstopfung eine dritte usw. bis zu oft ein Dutzend von Krankheiten und Mitteln bei einem einzigen Patienten. Es ist ihnen eben nicht bewusst, dass es ein Krankheitsorganismus ist, den es wahrzunehmen gilt. Und zwar müssen wir ihn in seiner Verschiedenartigkeit in Bezug auf unser Physisch-Leibliches und unser Seelisches erfassen. Das Physisch-Leibliche können wir als Veränderung im körperlichen Bereich wahrnehmen, das Seelische nur in der Veränderung des eigenen Erlebens. Alle Erscheinungen, die wir als unterschiedlich von der uns vorher bekannten eigentümlichen Lebensidee des Gesunden feststellen, müssen wir ins Bewusstsein nehmen und die Idee dieser Krankheit zu begreifen versuchen. Dabei sind physisch-leibliche und seelisch bewusstseinsmäßige Veränderungen nie voneinander zu trennen, sondern sie sind lediglich verschiedene Erscheinungen der krankhaften Idee. Wir müssen uns deshalb darüber klar sein, dass diese Idee nur dadurch zur Krankheitsidee wird, weil sie am Menschen auftritt. Wenn sie als eigenständige Idee in der Natur auftritt, z. B. als Mineral, Pflanze oder Tier, so stellt sie dort für sich gesehen nichts Krankhaftes dar. *Rudolf Steiner* sagte deshalb auch, dass *„Erkrankung ein im inneren Organismus entstehender Vorgang sei, der einem solchen der äußeren Natur ähnlich sei“, „dass sich innerhalb des Organismus etwas abspielt, das sich nicht eingliedert in die Gesamttätigkeit desselben“.*

Wir haben hier zunächst versucht, die so genannten Erbkrankheiten oder die Krankheiten durch Veranlagung zu verstehen. Wie kommt es nun zu den anderen, den später auftretenden Krankheiten?

Da haben wir einmal die ansteckenden, Krankheiten, die eigentümlicherweise vor allem bei Kindern auftreten, weshalb sie ja auch nach dem Lebensalter als Kinderkrankheiten bezeichnet werden. Da das Kind stark in der Nachahmung lebt, so ahmt es auch schnell die Verhaltensweisen der ihm begegnenden Kranken nach und entwickelt eine ähnliche Krankheit. Aber auch hier ist das Kind, wie schon sein Name sagt, König (König und Kind haben im indogermanischen Sprachraum einen gemeinsamen Ursprung) und sucht sich als Selbstherrscher die Krankheit zu der Zeit aus, die seinem Entwicklungsstadium entspricht. So geschieht es zumindest, wenn es sich um eine starke Individualität handelt. Fehlt diese allerdings, so fällt es jedem schlechten Vorbild zum Opfer, und solche Kinder mit unzeitgemäß auftretenden Krankheiten stellen für den Arzt ein schweres Problem dar. Die starke Individualität entwickelt eine solche Kinderkrankheit unter Umständen auch ohne „Ansteckung“ oder Vorbild, einfach aus innerstem Bedürfnis heraus, wie man es besonders beim Scharlach beobachten kann, der ja als eine der jüngsten Kinderkrankheiten eine starke Beziehung zur Entwicklung der Eigenständigkeit der Individualität hat.

Die anderen Krankheiten, die meist im späteren Lebensalter auftreten, gehen nun einen Gang der Entwicklung, die nicht mehr an erster Stelle von der Nachahmung geprägt wird. Hier kommt ein neues Element zur Wirkung: Die **Selbstvergessenheit.** *Goethe* hat in einem Gedicht das Gesetz ausgesprochen, nach dem wir unser Leben angetreten haben. Vergessen wir dieses Gesetz, so vergessen wir uns selbst.

Wie an dem Tag, der dich der Welt verliehen,
Die Sonne stand zum Gruße der Planeten,
Bist alsobald und fort und fort gediehen

Nach dem Gesetz, wonach du angetreten.
So musst du sein, dir kannst du nicht entfliehen,
So sagten schon Sibyllen, so Propheten;
Und keine Zeit und keine Macht zerstückelt
Geprägte Form, die lebend sich entwickelt. (Aus Urworte, Orphisch, *Daimon*)

So musst du sein, dir kannst du nicht entfliehen! Wird da nicht Zwangsläufigkeit gepredigt, keine Freiheit, keine Selbstbestimmung? Wir müssen jedoch genau hinsehen, wie es heißt: Dir kannst du nicht entfliehen, deinem *Daimon*, deiner Entelechie, deiner Eigentümlichkeit. Dieses ist das innere Gesetz, unter das wir uns selbst stellen, das wir als Pflicht, als Gewissen, als Würde, als Achtung vor uns selbst empfinden. Aber wie gerne möchten wir diesem strengen Gesetz entfliehen, und wie oft versuchen wir, unserer eigenen Idee untreu zu werden. Wie schwer ist es doch schon oft, immer das zustande zu bringen, was wir uns nur für einen Tag vorgenommen haben. Und dann sollen wir das vollbringen, was wir uns für ein ganzes Leben vorgenommen haben? Aus einer gewissen Bequemlichkeit vergessen wir gerne, was wir eigentlich wollten, und dann beginnen die Monaden niederer Ordnung, ihr Eigenleben, ihre eigene Organisation, in der unsrigen aufzubauen.

Das ist dann Krankheit, die sich in die verschiedenen Leibesorganisationen „einbildet“ und eine Art Eigenwesen entwickelt. Unter der Bezeichnung: leibliche Krankheit verstehen wir landläufig die so genannten organischen Krankheiten. Eines oder mehrere Organe werden bei der Erkrankung in einer typischen Weise verändert. Wir können diese Veränderungen beobachten, beschreiben und in einer Krankheitslehre ordnen. Sie treten bei verschiedenen Menschen in einer sehr ähnlichen, um nicht zu sagen gleichen Form auf, so dass wir ihnen auch bestimmte Namen geben können. Eine solche typische, allseits bekannte Krankheit ist das Magengeschwür. An bestimmten, anatomisch gut zu beschreibenden Stellen entstehen Zerstörungen der Magenschleimhaut, so genannte Geschwüre, die vom Kranken als schmerzhaft empfunden werden. Daneben bestehen noch charakteristische Begleitumstände, die bei fast allen Geschwürskranken in gleicher Weise auftreten. Ein warmer Tee bessert, eine Wärmeflasche erleichtert, eine Schonkost wird besser vertragen als normales Essen, und Arbeitsruhe dient dem Heilverlauf. Oft findet sich noch Sodbrennen oder Luftaufstoßen. Aber schon bei diesen allgemein häufig auftretenden Begleitsymptomen stellen wir bei sorgfältiger Untersuchung bei jedem Geschwürskranken deutliche Unterschiede fest. Wenn wir dann noch weitere Begleitumstände erforschen, die anscheinend mit dem Magen oder dem Darm nur noch am Rande oder gar nichts mehr zu tun haben, so ist am Ende jeder Geschwürskranke deutlich vom anderen zu unterscheiden. Wir stellen also bei Ausschluss aller sonstigen Unterschiede eine gleichförmige Krankheit fest, nämlich das Magengeschwür. Insofern sind sich alle Patienten einer solchen Krankheit tatsächlich gleich. Nach dem allgemeinen Rechtsgrundsatz, gleiche Dinge gleich zu behandeln, fühlt sich die Medizin „berechtigt“, so zu verfahren, und alle bekommen das gleiche Pulver verpasst.

Ein anderer Rechtsgrundsatz lautet aber, dass ein Urteil nur unter Berücksichtigung aller Umstände gefallt werden darf. Aber so viel Rechtswissenschaft lernen die Mediziner nicht, denn man nimmt natürlich lieber das zur Hand, was einfach und bequem ist, und so lässt man einfach die „alle Umstände“ weg, da das „umständlich“ wäre. Jedem Einsichtigen leuchtet es ein, dass die Dinge, die in den relativ einfachen Rechtsbeziehungen der Menschen unabdingbar sind, auch der Heilkunde wohl anstehen würden.

Die Medizin des Altertums war in dieser Beziehung durchaus recht weit gekommen. In ihr wurden die besonderen Umstände des Kranken sogar zur Grundlage der Therapie, während der allgemeine Umstand, z. B. das Geschwür, gar keine Rolle spielte. Sicher konnte sich gerade aus diesem Grund die Medizin im Altertum nur bis zu einem gewissen Punkt entwickeln, um dann in einem oberflächlichen Streit um Auslegungen antiker Schriften zu versanden. Erst *Paracelsus,* der „über den Celsus Hinausweisende“, begann eine neue Wissenschaft der Medizin zu begründen, die sich auf der **Beobachtung der Natur** aufbaute. Der Zusammenhang zwischen Natur und Mensch offenbart sich gerade in der Krankheit, so dass *Paracelsus* zugleich Naturforscher und Arzt wurde. Aber es fehlte diesem fahrenden Sucher noch an einem wissenschaftlichen System. Seine ganze Beobachtungsweise ist ungeordnet und sprunghaft. Vieles ist uns schwer verständlich und klingt eher wie die Offenbarung eines Orakels. In der neueren Zeit hat in dieser Richtung erst *Hahnemann* eine strenge Ordnung in die Medizin gebracht. Er beobachtete wie *Paracelsus* die Natur und den Menschen und setzte sie zueinander in Beziehung. Neu an ihm war jedoch, dass er seine Untersuchungen mit einem wissenschaftlich durchdachten System durchführte. Dabei überwand er die geisteswissenschaftlich-philosophische Einstellung des Altertums, die mehr dem Allgemeinen zugewandt war, und begann das Besondere zu studieren. Er prüfte es genauer als seine ärztlichen Zeitgenossen, die zwar in der Anatomie und auch in der Krankheitslehre viele Einzelheiten erforschten. Sie brachten es jedoch nicht fertig, die Begleitumstände einer anatomisch fassbaren Veränderung an einem erkrankten Organ als genau so wesentlich anzusehen wie den Organbefund selbst. *Hahnemann* vernachlässigte letzteres durchaus nicht, sondern verlangte, auch dieses mit großer Genauigkeit zu beachten. Aber er sah bald, dass nur die Gesamtheit der Erscheinungen das Wesen der Erkrankung zeigte.

Er verwahrte sich gegen diejenigen, die hinter den wahrnehmbaren Phänomenen eine „wirkende Ursache" vermuteten. Er handelte getreu dem Leitspruch *Goethes*: *„Suche nur nichts hinter den Phänomenen, sie selbst sind die Lehre."* Er vermied damit die Gefahr der Medizin, zu einer „Vermutungskunst" zu werden, wie er sie im Vorwort zu seinem „Organon" schon gekennzeichnet hatte. Er hielt sich getreu an das, was er wahrnehmen konnte, so wie es sein Zeitgenosse *Goethe* auch lehrte. Dadurch wurde für ihn das, was als körperliche Krankheit in Erscheinung trat, genauso bedeutungsvoll, wie die Umstände, die der Patient nur selbst wahrnehmen kann, nämlich seine Empfindungen. Wir sahen schon, dass letztere in der empfindenden Seele ihre Leibesbildung finden (Astralleib). Diese Leibesbildung spielt für die heutige Medizin ein untergeordnete Rolle, da sie nur „subjektiv" sei, und höchstens als Hinweis auf die „eigentliche" Krankheit zu werten sei, nämlich diejenige, die im sichtbaren Bereich aufzufinden ist.

Der große *Virchow* hat dieser Richtung der Medizin seine Prägung verliehen, indem er das Allgemeine von diesem Bereich möglichst ausschaltete und alles auf die kleinsten Einheiten des physischen Lebens, die Zellen, zurückführen wollte. *„Omnes cellulae e cellulae"* (alle Zellen stammen aus Zellen). Diesen Satz braucht niemand zu bezweifeln, und niemand anderes als *Carus* hat in seinem Werk *„Physis"* dieser Erscheinung des Lebens ein großes Kapitel gewidmet. Er zeigt dort, dass sich in der Zellbildung immer wieder eine Ur-Schöpfung wiederholt. Die Zelle ist als kleinste Kugelbildung das Urbild aller Leibesbildung im Physischen. Sie ist der kleinste Beginn und der Ursprung aller im physischen Bereich erscheinenden Dinge. Die Kugelgestalt, die sich auch bei den Himmelskörpern zeigt, wiederholt sich hier im Mikrokosmischen. Durch das Aneinanderreihen und immer neu sich wiederholende "Schöpfen" der Urgestalt bilden sich erst die physischen Massen, die es ermöglichen, dass nun höher stehende Ideenqualitäten, als die der Kugelbildung, in die Erscheinung treten können. Dadurch entstehen erst die Umformungen der ursprünglichen Kugelgestalt, die uns dann in den physischen Leibern der verschiedenen Lebewesen wahrnehmbar werden.

Wir wollen also alles dieses nicht gering schätzen, was uns Anatomie, Gewebelehre und Krankheitslehre (Pathologie) zur Kenntnis gebracht haben. Alles dieses müssen wir wissen, wenn wir eine Erkenntnis von Gesundheit und Krankheit des physischen Leibes gewinnen wollen. Aber wir dürfen diese Erscheinungen nicht von dem trennen wollen, was gleichzeitig und am gleichen Ort empfindungsmäßig auftritt. So sagt *Hahnemann* in seinem Organon: *„Das Leiden der krankhaft verstimmten geistartigen, unseren Körper belebenden Dynamis (Lebenskraft) im unsichtbaren Inneren und der Innbegriff der von ihr im Organismus veranstalteten, äußerlich wahrnehmbaren, das vorhandene Übel darstellenden Symptome, bilden nämlich ein Ganzes, sind Eins und Dasselbe. Wohl ist der Organismus materielles Werkzeug zum Leben, aber ohne Belebung von der instinktartig fühlenden und ordnenden Dynamis so wenig denkbar, als Lebenskraft ohne Organismus; folglich machen beide eine Einheit aus, obgleich wir in Gedanken diese Einheit, der leichteren Begreiflichkeit wegen in zwei Begriffe spalten."*

Wir spalten also das, was in der Wirklichkeit zusammengehört, durch unsere Gedankenoperationen. Diese Spaltung ist nicht in der Wirklichkeit begründet, sondern nur in der Art unseres Denkens. Die Folgen für unsere Erkenntnisbemühungen sind jedoch fatal. Wir sprechen dann gern von einer Seele, die den Leib als Instrument benutzt, die krank macht und die deshalb ein wenig anrüchig ist. Auf der anderen Seite wird der physische Leib gerne als etwas Rückständiges, Unedles, eben „nur Physisches" und „gar nicht Geistiges" angesehen, dem ein „Höheres" in unserer empfindenden Seele gegenübersteht. Was da höher und was da niedriger ist, darüber lässt sich in jedem Fall durchaus streiten, aber wir wollen diesen Streit als unsinnig gar nicht erst beginnen.

Keines ist ohne das andere in Wirklichkeit denkbar, sondern Leib und Seele sind polar entgegen gesetzte Erscheinungsformen unseres irdischen Daseins.

In dieser Polarität wiederholen sich die schon am Beginn herausgestellten Prinzipien von Wachstum und Form, Werden und Zerstören. Wie der Bildhauer den gewachsenen Stein etwas zerstören muss, um seine Idee zur Darstellung zu bringen, so zerstört auch unsere empfindende Seele das, was unsere lebendig wachsende Seele wuchern lässt. In der Sage des Prometheus ist dieser Vorgang eindringlich geschildert:

Nachts wächst die Leber des an den Felsen des Irdischen Geschmiedeten wieder heran, und bliebe es Nacht, so würde sie weiter wachsen und wachsen. Deshalb kommt der Tag und mit ihm der Adler des Zeus und frisst sie wieder auf, und er würde weiter und weiter fressen, wenn es immer Tag bliebe. Beides muss sich die Waage halten, damit Aufbau und Abbau im rhythmischer Folge sich ablösen.

Und solang du das nicht hast
Dieses Stirb und Werde
Bist du nur ein trüber Gast
Auf der dunklen Erde (Goethe)

In jeder Krankheit ist nun der Rhythmus dieses Ausgleichs irgendwie gestört. Jedes Organ hat für sich gesehen ein besonderes Verhältnis zu den Prinzipien des Aufbaus und des Abbaus. So ist die Leber ein mehr dem Aufbau und die Niere ein mehr dem Abbau zugewandtes Organ. Aber auch hier muss man sehen, dass die Leber z. B. nicht nur ein aufbauendes Organ ist, sondern im Laufe des Tages auch ein abbauendes. Während in der Nacht das Glykogen aufgebaut und gespeichert wird, wird es während des Tages unter dem Einfluss des Insulins wiederum mobilisiert, d. h. abgebaut. Die Niere ist dagegen ein hauptsächlich während des Wachbewusstseins arbeitendes Organ, ein so genanntes Tagorgan. Bei Menschen, die einen gestörten Aufbau haben, arbeitet die Niere auch durchaus in der Nacht mehr, als eigentlich gut ist. Das äußert sich z. B. in einer solchen Erscheinung, wie einem wiederholten Aufwachen durch Harndrang. Solche Menschen haben dann auch meistens einen gestörten Schlaf.

Wenn jedoch tagsüber die Niere nicht genügend als abbauendes Organ wirksam ist, so äußert sich das in einer Schläfrigkeit des Menschen. So spielt im gesamten Organismus jedes Organ eine eigene Rolle. Erkranken diese Organe, so sind sie in ihrem besonderen Verhältnis zu den Prinzipien des Aufbaus und Abbaus gestört. Dient die Niere z. B. in ungenügender Weise dem Abbau, so entstehen überall Schwellungen, dient sie ihm zu sehr, so entsteht Austrocknung. Bei der Leber äußert sich ein zu starker Aufbau in der Fettsucht oder ein zu starker Abbau in der Abmagerung, bei der Lunge in zu starker Schleimbildung einerseits oder zu starker Verhärtung (Fibrose oder Emphysem) andererseits. Überall werden wir polare Entwicklungen des Organlebens in Einseitigkeiten feststellen können. Die Zusammenschau dieser sich meist an mehreren Organen gleichzeitig abspielenden, oftmals entgegengesetzt wirkenden Einseitigkeiten gibt uns erst den Begriff des jeweiligen Krankheitsorganismus und den seines ihm entsprechenden Naturprozesses oder Naturorganismus.

Auch wenn wir bei einer Krankheit feststellen, dass ein Organ besonders betroffen ist, müssen wir uns doch darüber klar sein, dass alle Organe in irgendeiner Form an diesem Krankheitsprozess beteiligt sind. Das kann auch gar nicht anders sein. Wie wir bereits ausgeführt haben, entstehen alle festen Strukturen, die den Organen ihre Form geben, aus dem strömenden, immerfort bewegten Lebendigen.

An diesem Strom sind die Organe im ganzen Leben angeschlossen oder besser, sie entstehen dauernd neu aus diesem Strom und vergehen wieder in ihm. Dieser Strom ist der Blutstrom, der unser ganzes Leben ununterbrochen strömt. Aus ihm heraus haben sich alle Organe gebildet, „abgesetzt“, aber dieses ist nicht endgültig und „einmal fertig“, sondern einem steten Stoffwechsel unterworfen. Aus dem veränderten Blutstrom entstehen auch die krankhaften Veränderungen der Organe, denn alle Krankheiten finden ihren ersten Niederschlag im Blut und seiner Strömung. Da dieses Blut sich allen Organen mitteilt, werden sie auch alle im Sinne der krankhaften „Verstimmung“ (*Hahnemann*) verändert. Das Organ, das nun dieser Verstimmung in seiner eigenen schon einseitigen Struktur besonders ähnelt, wird nun noch weiter in seiner Einseitigkeit verändert bis in seinen anatomischen Aufbau hinein. Wir sind dann gerne geneigt zu sagen, diese oder jene Krankheitserscheinung käme von der Leber oder von der Niere, z. B. ein Hautausschlag. Das ist natürlich nicht so zu verstehen, als ob zuerst die Leber oder die Niere krank würde und dann der Hautausschlag durch diese Krankheit verursacht wird. Es ist vielmehr so, dass die Verstimmung der geistartigen Dynamis sich in Veränderungen des Blutstromes und der Blutbeschaffenheit zuerst zeigt, dem dann in allen Organen eine Veränderung folgt, in einem Organ mehr und im anderen weniger. Dabei ist oft neben den Nieren z. B. das Auge besonders beteiligt oder neben der Leber das Ohr. Der Zusammenhang dieser besonderen Organbezogenheiten war bereits den alten Chinesen in ihrer Akupunkturlehre klar geworden, was man am Verlauf der Meridiane verfolgen kann. So hat das Auge eine besondere Verbindung zum Blasenmeridian und das Ohr eine besondere zum Gallenmeridian. Alle diese Zusammenhänge muss man im Bewusstsein haben, wenn man als Arzt zunächst den Veränderungen an bestimmten Organen begegnet. Ein Kopfschmerz, der mehr in der Stirn oder am Hinterkopf auftritt, der einseitig ist oder die Seiten wechselt, gibt schon durch den Ort seines Auftretens einen Hinweis auf bestimmte Organerkrankungen und damit auch das Wesen des Krankheitsprozesses selbst.

Wir dürfen dabei nur nicht in den oft gemachten Fehler verfallen, die Organerkrankung als die „Ursache“ für die Kopfschmerzen anzusehen. Solche „Meinungen“ dürfen wir auch nicht durch oberflächliche und leichtsinnige Bemerkungen den Patienten gegenüber festigen, weil sonst rasch eine seelische Fixierung (Neurose) auf ein solches Geschehen erfolgt. Versuche ich jedoch, dem Patienten einen übergeordneten Standpunkt der Gesamterkenntnis des Krankheitsprozesses zu vermitteln, was bei der Unbildung oder Verbildung auf diesem Gebiet manchmal schwierig ist, so erlöse ich ihn von seinen „fixen Ideen“ und beginne damit schon den Heilprozess zu unterstützen.

Genauso verhält es sich übrigens bei manchen „Erklärungen“ wohlmeinender Therapeuten, die die „Ursache“ der Erkrankung nun im Ätherleib oder Astralleib vermuten. Dort sind nirgendwo Ursachen zu finden, sondern wir können nur die Veränderungen im Befinden des nun Kranken in Beziehung auf seine Lebensprozesse und seine Empfindungsqualitäten wahrnehmen und ordnen. Wenn wir schon von einer Ursache der Erkrankung reden wollen, so liegt sie nur in der Verstimmung der Dynamis, die *Rudolf Steiner* auch als die Ich-Organisation bezeichnet. Diese Verstimmung findet ihren Ausdruck in den nun wahrnehmbaren Veränderungen. Wir sollten immer versuchen, uns von den falschen Modellvorstellungen der materialistischen Medizin zu lösen, da wir sonst in die Gefahr geraten, diese Denkweise beizubehalten und sie lediglich mit „geisteswissenschaftlichen" Begriffen auszufüllen. So möchte ich diesen Aufsatz mit einem *Goethe*-Gedicht schließen, welches uns bei der Überwindung der Zwiespältigkeit unseres Denkens hilfreich sein kann:

„Was wär ein Gott, der nur von außen stieße,
Im Kreis das All am Finger laufen ließe!
Ihm ziemts die Welt im Innem zu bewegen,
Natur in Sich, Sich in Natur zu hegen,
So daß, was in Ihm lebt und webt und ist,
Nie Seine Kraft, nie Seinen Geist vermißt."

Im nächsten Aufsatz wollen wir dann auf die Entsprechungen von physischer und empfindender Krankheitserscheinung eingehen.

Der Schmerz und andere Empfindungen

Im Grunde gibt es keine Krankheit, bei der nicht auch unser Gemüt, unsere empfindende Seele beteiligt ist. Am meisten wird uns dieses an der Erscheinung des Schmerzes deutlich. Der Schmerz wird als etwas sehr „Subjektives" angesehen. Was bedeutet das? Im Gefühl der vollen Gesundheit fühlen wir uns wohl. Ein anderer Ausdruck dafür ist „behaglich" und die etwas spießbürgerliche Spielart davon ist „gemütlich". Beim Schmerz wird es dann ungemütlich. Keine Sinneswahrnehmung geht uns so „auf die Nerven" wie der Schmerz. Er zeigt uns eine ernsthafte Gefährdung unserer eigenen Existenz an und führt uns oft an den Rand des Todes. Dann sprechen wir vom vernichtenden Schmerz, wie ihn jemand empfindet, der einen Herzinfarkt erleidet. Wir können die verschiedenen Schmerzen unterscheiden, und sie geben schon allein durch ihre besonderen Merkmale einen deutlichen Hinweis auf die Eigentümlichkeit der gestörten Lebensfunktion: Es gibt dumpfe, drückende Schmerzen oder scharfe, stechende Schmerzen. Sie beginnen langsam oder plötzlich oder enden langsam oder plötzlich. Sie können in regelmäßigen Zeitabständen auftreten oder im Zusammenhang mit bestimmten Witterungsverhältnissen oder Tageszeiten. Auch die monatliche Regel der Frau, der

Mond oder der Sonnenstand sind Verhältnisse, die mit Schmerzzuständen vereint beobachtet werden können. Ferner müssen wir die „seelischen Schmerzen“ von den körperlichen unterscheiden. Den Schmerz über den Verlust eines lieben Menschen kennen wir ebenso wie den Schmerz der unglücklichen Liebe. Aber auch Ungerechtigkeiten können uns schmerzen, seien sie uns selbst zugefügt worden, sei es dass wir andere ungerecht behandelt sehen.

Wir sagten schon, dass der Schmerz etwas mit dem Lebenssinn zu tun hat. Wohlbefinden ist die Qualität, die wir dem Lebenssinn zuordnen, und im Wort Gemütlichkeit finden wir seine enge Beziehung zum Gemüt, zu unserem innersten Dasein. Nun hat jeder Sinn seine entgegen gesetzten Qualitätsmerkmale und eine Mitte. Der eine Pol des Lebenssinnes ist der Schmerz, der mit höchster Wachheit und einer Art Zusammenziehung auf eine eng umgrenzte Kleinheit unseres Daseins verbunden ist.

Der Gegenpol ist die Lust, bei der wir ein übersteigertes Wohlbefinden bemerken, das sich bis zum „Außer sich sein“ steigern kann, bis zur Ekstase. Mit dieser Empfindung ist das Gefühl der Weite, der Grenzenlosigkeit verbunden. Auch hier grenzt der Zustand an den Tod, was sich bei gewissen Fiebern, die manchmal mit tobsüchtigen Zuständen verbunden sind, zeigt. Gewisse Geschmacksqualitäten werden diesen beiden Extremen auch zugeordnet: „Der bittere Tod“ oder „einer muss in den sauren Apfel beißen“ und auf der anderen Seite die „süße Seeligkeit“, das „himmlische Vergnügen“. In „*Wanderers Nachlied*“ hat *Goethe* beide Seiten des Lebensgefühls dargestellt:

Der du von dem Himmel bist,
Alle Freud und Schmerzen stillest,
Den, der doppelt elend ist,
Doppelt mit Erquickung füllest,
Ach, ich bin des Treibens müde!
Was soll all die Qual und Lust?
Süßer Friede,
Komm, ach komm, in meine Brust!

Bei allen diesen Umständen spielt jedoch die eigentümliche Veranlagung eines Menschen eine bedeutende Rolle. Die Empfindungsfähigkeit für

Schmerzen aller Art ist von Mensch zu Mensch sehr unterschiedlich. Wo der eine schon schreit, wenn er nur an eine schmerzhafte Situation denkt, z. B. lange, bevor die schmerzhafte Injektionsnadel seine Haut erreicht hat, da verweilt der andere in größter Gelassenheit und verzieht keine Miene, wenn man ihn auch noch so plagt. Was ist es nun, was die Menschen so unterschiedlich auf die Umstände reagieren lässt, die wir gemeinhin als mit Schmerz verbunden ansehen?

Bei der normalen Sinnestätigkeit findet immer ein Akt der Übereinstimmung von Mensch und Welt, von Subjekt und Objekt statt. Man fühlt sich eins mit dem, was man wahrnimmt. Dieses wird durch drei Bedingungen der Sinnestätigkeit möglich:

I. Durch die eigentliche Sinnestätigkeit, die sich auf ein bestimmtes Objekt richtet.
II. Durch die Empfindung, mit der man die besondere Eigenschaft (Qualität) der Gegenstände (z. B. ihre Farbe, ihren Ton, ihre Wärme usw.) unterscheidet und
III. durch den Begriff (das Verständnis), den wir uns von der Sache bilden.

Diese Dreigliederung der Sinneswahrnehmung zerfällt bei der ungestörten Sinnestätigkeit nicht, sondern stellt eine gegliederte Einheit dar (siehe auch *H. J. Scheuerle: „Die Überwindung der Subjekt-/Objektspaltung in der Sinneslehre“,* Thieme-Verlag). Unter dieser Bedingung können wir uns in Übereinstimmung mit dem Wahrnehmungsvorgang fühlen, was wir als angenehm empfinden. Beim Schmerz können wir aus bestimmten Gründen diese Übereinstimmung nicht herstellen. Der Schmerz überwältigt uns. Wann überwältigt uns eine Sache? Wenn wir uns dieselbe nicht mehr in der obengenannten Dreigliederung der Sinneswahrnehmung zu eigen machen können. Dieses lässt sich so schildern: Im Vordergrund bei der schmerzhaften Wahrnehmung steht die besondere Eigenschaft, die Qualität der Sinnestätigkeit, die durch ihre Stärke unsere eigene Organisation überwältigt. Wir haben diesem Eindruck nichts entgegenzusetzen, was ihm angepasst ist, was dieser Stärke entspricht. Es ist wie beim Ballspiel: Wenn ich einen Ball zugeworfen bekomme, der in Gewicht und Umfang der Größe und Stärke meiner Hände entspricht, so kann ich ihn fangen und mir zu eigen machen. Ist er jedoch zu groß, so kann ich ihn nicht fassen, oder er wirft mich um. Alles dieses sind die Umstände, die im Sinnesbereich beim Schmerz vorhanden sind. Ich habe zwar eine Empfindung, ich kann auch einen Begriff dazu bilden, aber meine Zuwendung ist so gut wie nicht gegeben, und meine Übereinstimmung fehlt ganz und gar.

Es hängt nun wiederum von der Stärke der gesamten Persönlichkeit, die schließlich unserer Sinnestätigkeit zugrunde liegt, ab, wie wir den Schmerz aushalten. Es ist bekannt, dass durch eine gewisse Schulung die so genannte Schmerzschwelle sehr erhöht werden kann, so dass ich Schmerzen erst viel später als unerträglich empfinde als vor der Schulung. Das sollen die Fakire im Fernen Osten besonders gut beherrschen, und unter unseren Mitmenschen finden wir manche, die sich gegenüber dem Schmerz besser beherrschen können als andere. Auch bei uns selbst wissen wir, dass wir zu gewissen Zeiten Schmerzen besser ertragen können als zu anderen Zeiten. Hängt das nun von unserem Nervensystem ab, oder was ist der Grund für diese Unterschiede? Da sich unser Nervensystem nicht so schnell ändert, muss der Grund woanders liegen: Er liegt in der Stimmung, in der wir uns befinden. Die Stimmung ist der Ausdruck der Stärke unseres eigentlichen Wesens, unseres Ich: Ist unser Ich stark, so lässt es uns viel ertragen; ist es schwach, so tritt das ein, was schon in der *Odyssee* beschrieben wird:

„Und da lösten sich Knie und liebes Herz des Odysseus,
Als er sie sah sich rüsten und mit den Händen die langen Stangen schwingen
Da sah er vor sich noch ein großes Stück Arbeit“.

Es bedarf des Auftretens der Athene, um ihm wieder Mut einzuflößen:

„Und sie schalt den Odysseus da mit zürnenden Worten:
Nicht mehr, Odysseus ist Mut in dir und Stärke wie damals“ usw.
(„Die Odyssee“, 22. Gesang, Der Freiermord, Übersetzung von Hampe, Reclam Verlag)

Athene ist die gerüstete Göttin, die aus dem Haupt des Zeus entsprungen ist, die dem Odysseus immer dann beisteht, wenn er zu verzagen droht. Was die Griechen noch als ein Göttliches, nicht ganz in ihnen Wohnendes betrachten, erleben wir als ein ganz aus unserem Inneren als Mut, Entschiedenheit, Klarheit und Gewissen Aufsteigendes, eben als unser Ich. Aber dieses Ich ist noch ganz jung und unterschiedlich stark und bedarf noch mancher Übung und Prüfung.

In unseren Schmerzen besteht so eine Prüfung und Übung. Es ist also schließlich unser Ich, welches den Schmerz empfindet, wenn es einen Eindruck nicht verkraften kann.

Die Sinneseindrücke können von außen an den Menschen heran dringen oder auch aus seiner eigenen Organisation stammen. Letztere ist ja bis zu einem gewissen Grad auch Außenwelt, die wir so gut wie möglich verinnerlicht haben. Wird sie nun wieder mehr Außenwelt, als für unser Wohlbefinden zuträglich ist, so besteht hier auch keine Übereinstimmung mit uns selbst, und die Fremdwelt überwältigt uns ebenso wie die eigentliche Außenwelt, was wir als Schmerz empfinden. Dann haben wir eine Nierenkolik oder einen Geschwürsschmerz, ein Nerv entzündet sich usw. Am Beispiel des Schmerzes haben wir nun ausführlich dargestellt, wie unser Verhältnis zu den gestörten Empfindungen ist.

Nun gibt es bestimmte Empfindungen, die uns schon durch ihre Steigerung selbst krank werden lassen. Jeder kennt das Gefühl der Müdigkeit am Abend, und wir empfinden diese nicht als unangenehm, verheißt sich uns doch einen erholsamen Schlaf. Sind wir jedoch nach dem Schlaf müder als am Abend und fehlt uns zudem das Lebensgefühl der Lust, so hängen wir schon morgens herum, sind „sterbensmüde", antriebslos und mögen mit nichts beginnen. Dieser Zustand wird als Depression beschrieben und ist der Ausdruck einer Kraftlosigkeit unseres Ich. Diese Kraftlosigkeit drückt sich dann sowohl in einer äußeren Untätigkeit als auch in einer gewissen Hemmung des Stoffwechsels aus. Meistens ist die Leberfunktion gestört, da der Aufbau nicht richtig stattfindet, Appetitlosigkeit und Darmträgheit sind zusätzliche Erscheinungen. Durch die feinere Beobachtung stellt der erfahrene Arzt dann noch eine Menge zusätzlicher körperlicher Funktionsstörungen und Veränderungen fest, die ihm dann ermöglichen, das Heilmittel nach dem Ähnlichkeitsgrundsatz zu finden. *Hahnemann* hatte von der Natur der Gemüts- und Geisteskrankheiten schon den richtigen Begriff: *„Sie machen jedoch keine von den übrigen scharf getrennte Klasse von Krankheiten aus, indem auch in jeder der übrigen sogenannten Körperkrankheiten die Gemüts- und Geistesverfassung allemal geändert ist, und in allen zu heilenden Krankheitsfallen der Gemütszustand des Kranken als eins der vorzüglichsten mit in den Inbegriff der Symptome aufzunehmen ist, wenn man ein treues Bild von der*

Krankheit verzeichnen will, um sie hienach mit Erfolg homöopathisch heilen zu können.“ (§210 Organon der Heilkunst). Und weiter: *„Fast alle sogenannten Geistes- und Gemütskrankheiten sind nichts anderes als Körperkrankheiten, bei denen das jeder eigentümliche Symptom der Geistes- und Gemütsverstimmung sich unter Verminderung der Körpersymptome (schneller oder langsamer) erhöhet und sich endlich bis zur auffallendsten Einseitigkeit, fast wie ein Lokalübel in die unsichtbar feinen Geistes- oder Gemütsorgane versetzt“.* (§215 Organon der Heilkunst).

Er hat also deutlich beobachtet, wie die Gemütskrankheit eine Art Metarmorphose der Körperkrankheit ist.

Jeder Lebensäußerung liegt die Dynamis in ihrer Stimmung zugrunde. Eine Verstimmung derselben kann sich im Krankheitsfall nur durch Gemütssymptome äußern. Bei dieser Betrachtungsweise entfällt der müßige Streit, welches nun die Ursache und was die Wirkung ist. Ein großes Problem sind neben den weit verbreiteten Schwermutserkrankungen die Krankheitsbilder des Irreseins, die mit Wahnvorstellungen verbunden sind, der so genannte schizophrene Formenkreis. Vom Alkoholdelirium sind uns solche Wahnvorstellungen geläufig, wobei sich zeigt, dass Veränderungen im körperlichen Bereich mit Störungen im Empfindungs- und Wahrnehmungsbereich einhergehen können. Der Alkoholiker sieht in diesem Zustand Ungeziefer umher kriechen, Mäuse laufen usw. Er hält sie für wirklich und will sie fangen oder wegkehren. Bei den wirklich Irren kennen wir den Zusammenhang zwischen körperlichen und geistigen Störungen nur sehr lückenhaft, aber sie müssen nach allen Erfahrungen bestehen.

Hahnemann war nun zu seiner Zeit der erste Arzt, der sich die Behandlung und Heilung eines schizophrenen Irren zur Aufgabe gemacht hatte. Es ist die Krankengeschichte des Herrn *Klockenbrink*, mit dem *Hahnemann* fast ein Jahr lang das Leben teilte, was ihn fast an den Rand seiner Existenz brachte. Jedoch gelang es ihm tatsächlich, mit Hilfe seiner homöopathischen Heilmittel diesen schwer tobsüchtigen Patienten zu heilen. Mit dieser wahrhaft heroischen Tat setzte er den Anfang für eine neue Betrachtungsweise der Geisteskranken, die zu seiner Zeit vorwiegend mit Prügeln, Einsperrungen und anderen Folterungen misshandelt wurden. In der neueren Zeit beginnt die Homöopathie sich auch diesen sonst unheilbaren Kranken immer mehr zuzuwenden. Dabei beobachtet sie sorgfältig die Empfehlung Hahnemanns, beim Gemütskranken vorwiegend die körperlichen Veränderungen bei der Suche nach Krankheitssymptomen zu beachten, da nur durch sie die Möglichkeit besteht, den besonderen Krankheitsprozess wirklich zu verstehen. Aus diesen körperlichen Symptomen bildet sich dann das Arzneimittelbild. Der Arzt wird auch nicht umhin können, bei diesen Krankheiten sehr hohe Potenzierungen der Arznei zu verwenden, will er hilfreich sein. *Rudolf Steiner* hat aus seiner Sicht den Ansatz *Hahnemanns* bestätigt, indem er in seinen medizinischen Vorträgen auf die feinstofflichen Veränderungen in den Organen hingewiesen hat, die man bei der Geisteskrankheit vorfindet. Er hat sich besonders der Behandlung der kindlichen Störungen auf diesem Gebiet gewidmet, da er deutlich sah, dass die Behandlung Erwachsener durch die rechtlichen Umstände so eingeschränkt war, dass auf diesem Gebiet zu seiner Zeit nicht eingegriffen werden konnte. So entwickelte er Anregungen für die Heilpädagogik, die neben der medizinischen Behandlung noch besondere pädagogische Ideen und die Heileurythmie verwendet. Es findet sich hier eine Fortführung der Ideen *Hahnemanns,* die uns zum Ansporn dienen soll, auf diesem Gebiet fleißig weiter zu forschen und zu handeln.

Heilung und Heilmittel

In den vorangegangenen Aufsätzen haben wir schon manches über die Dinge gehört, die mit der Heilung zusammenhängen. Zunächst einmal muss etwas, das heil werden will, vorher „unheil" gewesen sein. Dieses Unheil wird auch Krankheit genannt. Sie entwickelt sich aus dem Zustand einer lebendigen Ordnung, die wir Gesundheit genannt haben, in einen solchen der Unordnung. Bei *Carus* fand sich dann der Begriff des Krankheitsorganismus, so dass wir auch sagen müssen, dass Krankheit nicht einfach nur Unordnung ist, sondern wir sollten es besser Fremdordnung nennen. Eine Ordnung, die unserem eigenen Wesen fremd ist, hat sich in unserer Leibesorganisation breit gemacht. Dabei bewahren wir uns in den einfacheren Zuständen durchaus ein Bewusstsein davon, dass diese Organisation uns nicht entspricht. Bei schweren Geisteskrankheiten wird jedoch diese Möglichkeit, seiner eigenen Krankheit als ein Fremder gegenüberzustehen, fast völlig aufgehoben. Wir sagen dann: *„Er merkt es gar nicht, wie krank er ist".*

Wir könnten nun meinen, dass die Heilung einfach nur ein Wiederherstellen der vorherigen Gesundheit ist. Die tägliche Erfahrung zeigt jedoch etwas gänzlich anderes. Eltern, die ihre Kinder recht gut kennen, und von ihnen wiederum die Mütter, die meist besser beobachten und auf die Einzelheiten achten, stellen fest, dass das von einer Krankheit genesene Kind anders ist als vorher. *„Es hat einen Sprung gemacht, es lernt jetzt besser, es ist nicht mehr so schwierig wie vorher, es ist gewachsen, es hat sich auch im Aussehen verändert usw.“.* Solche Beobachtungen können wir auch beim Erwachsenen machen. Es gibt kaum jemanden, der das nicht bei sich selbst erfahren hat, dass die Krankheit, von der man gesundet ist, ein ganz neues Lebensgefühl vermittelt. Oft tritt eine neue Friedfertigkeit ein, manche Probleme erscheinen leichter lösbar, und manchmal kann man wichtige Entscheidungen treffen, die einem vorher unmöglich waren. Manch einer fühlt sich wie Alexander der Große, der mutig sein Schwert nimmt, und den „gordischen Knoten“, den sein Leben inzwischen gebildet hatte, zerschlägt. Ich erlebte dieses vor einiger Zeit bei einer Krebskranken: Sie war 15 Jahre mit einem Mann verheiratet, der sie ständig tyrannisierte und ihr jede Luft zum eigenen Leben abschnitt. Sie hatte dieses von ihrer Erziehung her als rechtens und als unabänderlich angesehen und nahm sogar Prügel als „gerechte Strafe“ in Kauf. Aber gelitten hat sie unter diesen ständigen Demütigungen schon. Aus dieser Lage bildete sich eine Krebskrankheit, ein bösartiger Knoten in der Brust, einem Organ, das die Opferbereitschaft und Hingabe der Frau symbolisiert. Wird diesem Opfersinn jedoch nicht die nötige Ehrfurcht entgegengebracht, so wird daraus ein Schicksalsknoten. Die Lösung des Knotens ist dann oft der Tod, die vollständige Entsagung. Aber manchmal gelingt es auch, in einer derart verfahrenen Situation noch eine gewisse Heilung zu erzielen. In unserem Fall „ermannte“ und „behauptete“ sich diese Frau und schickte den unwürdigen Mann fort.

Bei jeder Krankheit, und sei es die geringste, geht der Heilung eine Krisis voraus. Dieses Wort stammt von den Griechen und heißt: Wendepunkt, Entscheidung. Bevor die Entscheidung eintritt, wird von dem Kranken ein Opfer verlangt. Er muss sich von etwas trennen, das ihm bis dahin wichtig erschien, das zu ihm gehörte. Im Leiblichen zeigt sich diese Trennung oft an der heftigen Ausscheidung in Form eines Durchfalls, einer Bronchitis, eines Abszesses oder durch den Verlust eines ganzen Organs. Die rätselhafte Stelle aus dem Neuen Testament *„So dich dein Auge ärgert, so reiße es aus und werfe es von dir* (Math. 18,8)" scheint dieser Situation zu entsprechen: Der Mensch wird aufgefordert, etwas von sich zu geben, das ihn verderben würde, wenn er es behalten würde.

Gerade die Selbstbiographie *Goethes, „Dichtung und Wahrheit",* schildert uns die Geschichte der Krankheit mit ihrem Verlauf: Irrung, Wirrung, Trübsal, Krankheit, Krisis, Katharsis (Opferung, Reinigung), Heilung in unübertrefflicher Weise im 6. Buch, Teil 1 und 2. Goethe erlebte seine erste Liebe mit allerhand gesellschaftlichen Komplikationen. Er wird von der Verehrten abgesondert und verfällt durch die Ungewissheit der Zusammenhänge in eine Krankheit, deren homöopathisches Gegenbild die Pflanze *Ignatia* darstellt. Er beschreibt das Ende dieses Zustandes mit folgenden Worten: *„Indessen war denn doch dieser Pfeil mit seinen Widerhaken aus dem Herzen gerissen, und es fragte sich, wie man der inneren jugendlichen Heilkraft zu Hilfe käme? Ich ermannte mich wirklich, und das erste, was sogleich abgetan wurde, war das Weinen und Rasen, welches ich nun für höchst kindisch ansah. Ein großer Schritt zur Besserung! Denn ich hatte oft halbe Nächte durch mich mit in dem größten Ungestüm diesen Schmerzen überlassen, so daß es durch Tränen und Schluchzen zuletzt dahin kam, daß ich kaum mehr schlingen konnte und der Genuß von Speise und Trank mir schmerzlich ward, auch die so nah verwandte Brust zu leiden schien."*

An einer späteren Stelle beschreibt er, wie eine ähnliche Liebesleidenschaft ihn in Krankheit stürzte: *„Allein es war zu spät! Ich hatte sie wirklich verloren, und die Tollheit, mit der ich meine Fehler an mir selbst rächte, indem ich auf mancherlei unsinnige Weise in meine physische Natur stürmte, um der sittlichen etwas zuleide zu tun, hat sehr viel zu den körperlichen Übeln beigetragen, unter denen ich einige der besten Jahre meines Lebens verlor; ja ich wäre vielleicht an diesem Verlust völlig zu Grunde gegangen, hätte sich nicht hier das poetische Talent mit seinen Heilkräften besonders hülfreich erwiesen."* Hier beschreibt Goethe die heilenden Kräfte der Kunst in seinem Fall.

An einer weiteren Stelle beschreibt er dann auch die Wandlung, die nach dem Ausbruch der Erkrankung während der Genesung sichtbar wird: *„Genesung ist jedoch immer angenehm und erfreulich, wenn sie auch langsam und kümmer-*

lich vonstatten geht, und da bei mir sich die Natur geholfen, so erschien ich auch nunmehr ein anderer Mensch geworden zu sein: denn ich hatte eine größere Heiterkeit des Geistes gewonnen, als ich mir lange nicht gekannt, ich war froh mein Inneres frei zu fühlen, wenn mich gleich äußerlich ein langwieriges Leiden bedrohte." Wir haben schon bei der „Heilung" der schönen Dame aus dem *Prokurator* von *Goethe* erfahren, dass etwas in uns lebt, das unseren falschen Neigungen und unseren Kränkungen die Waage halten kann: *„Das gute und mächtige Ich, das so still und ruhig in uns wohnt."*

Alles, was mit Heilung zu tun hat, bedarf jedoch eines **Heilmittels**. Sehen wir uns einmal dieses Wort genauer an: In dem Wort Mittel ist das Wort Mitte die Hauptsache. Die Mitte steht zwischen zwei Polen, zwischen zwei Extremen. In der Krankheit schwanken wir immer zwischen Extremen, Fieber wechselt mit Frost, Lustigkeit mit Traurigkeit, Schwellung mit Austrocknung, Müdigkeit mit Überwachheit usw. Das Mittel fuhrt zur Mitte. In den *„Wahlverwandtschaften"* nennt *Goethe* eine bedeutende Figur den **Mittler**. Er tritt immer dann auf, wenn die Ehe als Symbol einer überpersönlichen Gerechtigkeit in Gefahr ist (die Ehe stammt sprachlich von dem altgermanischen Wort ewe, was einfach Recht, Gesetz bedeutet). Zwar lässt auch *Goethe* in diesem eigentümlichen Werk die Menschen ihre Leidenschaft bis zur bitteren Neige auskosten, aber der Mittler und das durch ihn vertretene Gesetz bleiben unerschüttert. Das Mittel in der Heilkunde steht nicht nur ebenso weit über einer rein zweckmäßigen Deutung (Mittel zum Zwecke der Heilung), sondern es trägt bereits etwas in sich, das über die bloße Substanz, aus der es hergestellt ist, oder was sonst als Heilmittel dient (eine Massage, ein Tee usw.), hinausweist. Eine Substanz oder Tätigkeit wirkt erst dann heilend, wenn sie den Patienten wieder in eine Mitte-Position versetzt. In der Mitte liegt die Heilung. Betrachten wir die Krankheit als eine einseitige Lage als die besondere Betonung einer Einseitigkeit, so ist die Heilung die Gewinnung der Mitte.

Die Potenzierung

Es gelingt uns nie, die Mitte vollständig zu gewinnen. Wir schießen unweigerlich sofort über das Ziel hinaus. Aber das Annähern an die Mitte folgt der Entfernung von der Mitte, wie beim Pendel. Aus diesen abwechselnden

Richtungen entsteht ein Rhythmus. In diesem Rhythmus leben wir eigentlich, in den Einseitigkeiten sterben wir. Deshalb ist unser Zentralorgan, das Herz, ein rhythmisierendes Organ. Gerade bei ihm können wir beobachten, dass nur in dem unablässigen Wechsel von Zusammenziehung (Systole) und Erweiterung (Diastole) das Leben entsteht. Lange, bevor das Blut strömte, pulsierte bereits das Herz.

Nun bestand einer der genialsten Einfalle darin, bei der Heilmittelherstellung das Herz nachzuahmen. Was das Herz bei jedem Herzschlag tut, nämlich das Blut in einem Schlag zu verschütteln, den Blutstrom zu unterbrechen und eine innigste Durchmischung der aus dem Verdauungstrakt anströmenden Blut-, Lymph- und Chylusströme zu vollziehen, wird in der Heilmittelherstellung durch das Verschütteln der Tinkturen mit einem Verdünnungsmittel nachgeahmt. Dieser Einfall stammt von *Samuel Hahnemann*, der so neben dem Ähnlichkeitsgesetz und der Arzneimittelprüfung die Herstellung von Heilmitteln aus den Substanzen der Natur zu einer vorher nie gekannten Vollkommenheit erhoben hat. Wir nehmen das heute alles so selbstverständlich hin und bedenken gar nicht, dass dieser geniale Mann (*„Genie ist Ordnung und Fleiß“, Goethe*) hier der Natur einen Vorgang abgelauscht hat, der geheimnisvoll genug ist. Er nannte diese Aufbereitung der Substanzen Potenzieren. Was geschieht bei der Potenzierung? Es wird die Substanz außerhalb des Organismus in einen Zustand gebracht, der dem Potenzgrad des Organismus entspricht. Unser Herz potenziert jede aufgenommene Substanz zu unserer eigenen Substanz. Das Herz ist der große Potenzierer, der es uns ermöglicht, alles Aufgenommene zu unserem Eigentum zu machen, uns zu Eignern werden zu lassen (das Wort Eigen ist unmittelbar dem Wort Ich - lateinisch ego - verwandt. Eigner, E-Ichner, Eichner). Deshalb geht auch alles Eigene vom Blut aus und wird von dort aus zur Gestalt. So betrachtet *Hahnemann* auch den menschlichen Organismus folgendermaßen: *„Denn der gewöhnlichen Arztschule war es fast unmöglich, sich bei Ansicht und Beurteilung einer Krankheit. ..von diesen materiellen Begriffen loszumachen und die Natur des geistig-körperlichen Organismus für ein* ***so hoch potenziertes Wesen*** *anzuerkennen, daß die Abänderungen seines Lebens in Gefühlen und Tätigkeiten, die man Krankheiten nennt, hauptsächlich, ja fast einzig durch* *dynamische (geistartige) Einwirkungen bedingt und bewirkt werden könnten.“*

Wir müssen das Herz als Symbol des Ichs nehmen und den Blutstrom als das Symbol der Ausgießung des Ichs durch den ganzen Körper: *„Blut ist ein ganz besonderer Saft!"* (*Goethe*). Ein leises Grauen überfällt uns beim Anblick des Blutes. Wir ahnen seine Bedeutung.

Ist nun in der Krankheit dieser Potenzierungsvorgang nicht mehr gelungen, sind wir nicht mehr so hoch potenziert, wie es unserem eigenen Wesen entspricht, so müssen wir der Dynamis, der Ich-Organisation eine Hilfe geben. Sie muss aus der Verwirrung einen Ausweg finden. Wann finden wir einen Ausweg? Wenn wir die Orientierung wieder gewonnen haben. Diese Orientierung besteht für die Ich-Organisation darin, dass wir ihr den Krankheitszustand durch das potenzierte Heilmittel wie eine Art Phantom vorstellen, an dem sie nun die Selbstbesinnung wieder gewinnt. *Hahnemann* bezeichnete diesen Vorgang als Kunstkrankheit. *Rudolf Steiner* drückt es in seiner Sprache folgendermaßen aus: *„Man wird bemerken, daß der Gesamtorganismus in seine regelmäßige Tätigkeit dann wieder eintritt, wenn man die durch den physischen und ätherischen Organismus bewirkte Übertätigkeit des astralischen und des IchOrganismus in irgendeinem Gliede des Leibes ersetzt durch eine von außen bewirkte. Der Organismus hat die Tendenz, seine Mängel auszugleichen. Deshalb stellt er sich wieder her, wenn man eine Unregelmäßigkeit eine Zeitlang künstlich so reguliert, daß man den innerlich hervorgerufenen Vorgang, der aufhören muß, bekämpft durch einen* ***ähnlichen*** *Vorgang, den man von außen her bewirkt.“* So finden wir auch hier bei der Betrachtung des Heilvorgangs eine sinngemäße Übereinstimmung der Denkweise *Hahnemanns* mit der *Rudolf Steiners*.

Wir haben bereits die Beziehung des Wortes Heilmittel zum Begriff der Mitte festgestellt. Die Wiederherstellung der Mitte ist der Sinn des Heilmittels. Wir haben weiter gesehen, dass in der Heilmittelherstellung etwas nachgeahmt wird, was wir täglich vollbringen: Unseren Organismus auf die Höhe zu potenzieren, die unserem Wesen gemäß ist. Wir heilen uns sozusagen ständig selbst. In diesem Vermögen besteht unsere Gesundheit. In der Krankheit verlieren wir dieses Vermögen. Wir haben schon gehört, dass in einem solchen Fall ein der Krankheit ähnlicher Naturprozess aufgesucht werden muss, der dann das Heilmittel darstellt. Wie kommt es nun zu dem Zusammenhang von Naturprozess und Krankheit.

In der schon früher zitierten Rede des Pico della Mirandola heißt es: *„Schon hatte Gott Vater, der Baumeister, das Haus der Welt, wie es uns vor Augen liegt, diesen erhabenen Tempel der Gottheit, nach den Gesetzen verborgener Weisheit erlichtet; die überhimmlische Region hatte er mit Geistern geschmückt, die Bahnen des Äthers mit ewigen Wesen belebt, die Bereiche des schmutzigen Abfalls der unteren Welt hatte er mit allerlei Getier bevölkert. Nun aber, nach Vollendung des Werkes, sehnte sich sein Erbauer nach einem, der den Sinn dieses großen Werkes erwägen, seine Schönheit lieben und seine Größe bewundern könnte. Deshalb dachte er, als schon alles vollbracht war, zuletzt erst an die Erschaffung des Menschen. Es war aber unter den Archetypen keiner mehr, woraus er ein neues Geschöpf hätte bilden, in seinen Kammern nichts mehr, was er dem neuen Sohn als Erbgut hätte schenken können, und es war in aller Welt kein Ort mehr, den jener Betrachter des Universums hätte einnehmen können. Es war schon alles gefüllt; alles unter die oberen, mittleren und unteren Ordnungen verteilt. Nun konnte aber doch die Macht des Vaters nicht aus sozusagen erlahmender Kraft bei seinem letzten Geschöpf versagen, seine Weisheit konnte nicht bei so notwendiger Tat in Ratlosigkeit sich verlieren, und seine wohltätige Liebe konnte nicht zulassen, daß der, der an den anderen Gottes Freigiebigkeit preisen sollte, sie im Blick auf sich selbst verurteilen müßte. So beschloß der Werkmeister in seiner Güte, daß der, dem er nichts Ausschließliches mehr geben konnte, an allem zugleich teil hätte, was den Einzelnen sonst je für sich zugeteilt war. Also ließ er sich auf den Entwurf vom Menschen als einem Gebilde ohne unterscheidende Züge ein.“*

Hier finden wir ein weiteres Zeugnis für den gemeinsamen Ursprung der Naturreiche und des Menschen. Wir haben *Rudolf Steiner* zu dieser Sache schon in einem früheren Aufsatz zitiert, wo er darauf hinweist, dass der Mensch die Naturreiche im Laufe der Entwicklung aus sich herausgesetzt hat. Wir haben ferner schon im Allgemeinen besprochen, wie durch die Ähnlichkeiten zwischen Arzneimittel und Krankheitsbild das Heilmittel gefunden werden kann. Ich will nun versuchen, an einigen Beispielen zu zeigen, wie das praktisch gemacht wird.

I. Fall: Der Arzt wird mitten in der Nacht zu einem fünfjährigen Kind gerufen, das so heftige Ohrenschmerzen hat, dass es wütend schreit und damit das ganze Haus weckt. Schon auf der Straße vor dem Haus hört man das ununterbrochene, nervenzerreißende Schreien. Das lässt nur etwas nach, wenn man das Kind ohne Unterbrechung auf den Armen hin und her trägt, wobei es sogar kurz einschläft. Sobald die erschöpfte Mutter es dann ins Bettchen legt, beginnt es sofort wieder zu schreien, greift heftig nach den Ohren und wirft jedes Spielzeug, das man ihm auf seinen Wunsch hin gibt, wütend von sich. Es hat Fieber und schwitzt am Kopf, die eine Wange ist glühend rot und die andere blass. Obwohl es die Wärmeflasche ablehnt, möchte es doch den Kopf und das Ohr warm halten. Zu allem Überfluss ist noch ein schmerzhafter Durchfall aufgetreten, der Stuhl ist grün und stinkt nach verfaulten Eiern. Die Untersuchung ist schwierig, da das Kind sich nicht anfassen lässt, es reagiert überempfindlich auf die geringste Berührung.

Was für ein Heilmittel müssten wir erwarten? Es muss eine Beziehung zu folgenden Dingen haben:

1. Wärmebildung mit Austrocknungstendenz (Schweiß)
2. Große Empfindlichkeit, d. h. deutliche, feine Strukturen
3. Bildung von riechenden Substanzen (stinkender Stuhl)

Wir sehen, dass der ganze Organismus beteiligt ist. Das Gemüt ist deutlich verändert, es treten widersprüchliche Handlungen auf; geliebtes Spielzeug wird weggeworfen, Ruhe tritt nur in der Bewegung ein, ungleiche Verteilung von Wärme auf die Körperseiten, mangelhafte Verarbeitung der Nahrung, Entzündung im Kopf-Sinnes-Nervenbereich, Bewusstsein im Stoffwechselbereich, Ablehnung von Wärme, obwohl Kälte verschlimmert. Die Not ist also groß, und alle Welt ist alarmiert. Man vermutet gleich beim Erscheinen des Arztes eine Gehirnhautentzündung, und eine gereizte Stimmung hat sich von dem Kind auf die Umgebung übertragen.

Es nützen einem jedoch alle diese Erkenntnisse nicht sehr viel, wenn man nicht weiß, welcher Naturprozess diesen Krankheitserscheinungen entspricht. **In der homöopathischen Arzneimittelprüfung, und nur in ihr, finden sich nun die beschriebenen Krankheitserscheinungen (Symptome) alle wieder**, und zwar beim Prüfungsbild der Kamille. Sie entspricht auch den Forderungen an das Heilmittel, die wir ganz allgemein gestellt haben: Sehr feine Blattstrukturen, gelbe Korbblüten, die immer mit Entzündungen zu tun haben, etwas unangenehm riechendes ätherisches Öl und seine Beziehung zum Verdauungstrakt. Besonders die speziellen Symptome: Besserung durch Umhertragen, wütendes Zurückweisen des Spielzeugs und eine rote Wange sind so charakteristisch, dass die Wahl sehr schnell getroffen ist, und 5 Minuten nach der Gabe einer nicht zu niedrigen Potenz schläft das Kind ruhig ein, und alle Welt ist erleichtert. Der Krankheitsanfall ist damit vorüber, und am nächsten Tag ist das Fieber, die Ohrenschmerzen und der Durchfall völlig behoben.

2. Fall: Der Arzt wird zu einer Patientin gerufen, die seit dem Vortag hoch fieberhaft erkrankt ist. Nachts ist, etwa gegen 3 Uhr, ein heftiger Schmerz in der rechten, seitlichen Brusthälfte aufgetreten, der sich immer mehr verschlimmert hat und der die Patientin zwingt, sich ganz ruhig zu verhalten, weil jede Bewegung das Übel vermehrt. Sie hat sich deshalb auf die schmerzhafte rechte Seite gelegt. Sie hat einen trockenen Mund und trinkt alle Stunde eine halbe Flasche kalten Wassers. Es ist ein trockener Husten aufgetreten, den sie ängstlich zu verhindern sucht und sich dabei mit beiden Händen den Brustkorb festhält. Sie ist vor zwei Tagen beim Skilaufen durch den kalten Westwind und den Schnee kalt geworden. Auch habe sie sich am Abend nach dem Skilaufen sehr ärgern müssen, weil jemand die Heizung in der Wohnung abgestellt hatte. Sie ärgert sich überhaupt gerne und lässt sich leicht aus der Ruhe bringen. Sie ist von kräftigem Körperbau. Es handelt sich um eine beginnende Rippenfellentzündung, vielleicht auch eine Lungenentzündung.

Welches Heilmittel erwarten wir? Einen gewissen Mangel an Standfestigkeit, da jede Bewegung verschlimmert. Dazu passt auch der rasche Ärger, und überhaupt bringt sie alles aus der Ruhe. Das Heilmittel hat auch etwas Plötzliches. Es kann sich schlecht aufrichten (die Patientin liegt auf der schmerzhaften Seite). Auch hier finden wir für die typischen Krankheitserscheinungen in der Arzneimittellehre rasch das Mittel: Bryonia, die Zaunrübe. Sie hat, wie kein anderes, bei der Prüfung Verschlimmerung durch Bewegung, Folgen von Kälte und Ärger und Beziehungen zur rechten Seite (Leber). Die Zaunrübe ist ein Gurkengewächs, das bekanntlich am Boden entlang kriecht oder, wie die Zaunrübe, am Zaun oder einem Busch empor rankt. Mit einer tiefen Pfahlwurzel steht sie unbeweglich in der Erde und wird doch durch jeden Lufthauch erschüttert. Deshalb muss sie sich an etwas Festem anklammern. Die Gurken haben auch etwas Explosives, was man an der Springgurke sehen kann, die bei der zartesten Berührung sofort zerspringt. Wir können gut verstehen, dass eine solche Pflanze viele Schwächen verkörpert, die den Menschen befallen können.

3. Fall: „Der Arzt wird zu einem 2 Monate alten Kind gerufen, das mit 8 Monaten zu früh auf die Welt gekommen ist und seit seinen ersten Lebenstagen an einer allgemeinen weißen Schwellung der Haut leidet. Alle bisherige Behandlung war ohne Erfolg. Bei der Untersuchung ist das Kind unbeweglich. Es rührt kein Glied. Die Augen allein sind lebhaft. Es wimmert ununterbrochen. Wenn man es bewegt, schreit es schrill auf, so dass man einsieht, dass es besser unbeweglich in seiner Wiege bleibt. Die Körperhaut gleicht einem dünnen, mattweißen Wursthäutchen, das mit Wasser gefüllt ist. Die Haut scheint reißen zu wollen. Fingerdruck hinterlässt eine tiefe Grube. Der Körper hat seinen Umfang fast verdoppelt. Nachts ist die Kleine still und unbeweglich, tagsüber aber sehr unruhig. Sie lässt nur einige Tropfen Urin, zu wenig, um ihn untersuchen zu können. Es handelt sich also um ein sehr schweres Krankheitsbild, das praktisch angeboren ist. Die erste Gabe des Medikaments (ein Körnchen) wird in etwas Wasser aufgelöst und gegeben. Das Kind schläft ein. Es erwacht später und nimmt mit Mühe die Brust und schläft dann die ganze Nacht ruhig durch, das erste Mal seit der Geburt. Am nächsten Tag früh um sieben Uhr wird das zweite Körnchen gegeben. Gegen 8 Uhr geht reichlich Wasser ab. Das Kind nimmt dreimal die Brust und lässt häufig Wasser. Die folgende Nacht ist wieder ruhig. Am nächsten Morgen schwimmt das Kind in seinem Urin. Die Haut ist weniger stramm und gespannt. Die Kleine macht ein paar Bewegungen. Alle drei Stunden nimmt sie mit Wohlbehagen die Brust und bricht nicht mehr. Zwischen den Mahlzeiten schläft sie ruhig. Man gibt die Körnchen weiter, jeden Tag eines. Der Urin ist häufig und reichlich. Die Nacht ist wieder völlig ruhig. Am 6. Tag der Behandlung: Die Haut ist rosig, kaum faltig. Das Kind bewegt sich, atmet tief. Der Puls ist kräftig. Es ist gerettet. Sieben Körnchen des Mittels haben die Heilung zustande gebracht." (Aus *Charette, Homöopathische Arzneimittellehre*)

Hier ist es nun nicht so einfach, aus den Krankheitserscheinungen ohne weiteres auf das Heilmittel zu schließen. Auffällig ist die innere Unruhe bei der gleichzeitigen Bewegungsunfähigkeit. Hervorstechend ist das Symptom der allgemeinen Wassersucht und der Unfähigkeit, dieses Wasser auszuscheiden. Es handelt sich also um eine schwere Störung der Nierenfunktion. Man wird ein Heilmittel suchen müssen, welches einer tiefer liegenden Störung des Organismus entspricht. In der homöopathischen Arzneimittellehre finden sich nun die beschriebenen Symptome der außerordentlichen Schwellung und der gleichzeitigen Unfähigkeit Urin zu bilden bei der Honigbiene, Apis melifica. Es wurde in diesem Fall täglich ein Körnchen C 6 gegeben. Vom Bienenstich ist uns bekannt, dass sich unmittelbar nach dem Stich sofort eine erhebliche Schwellung in der Umgebung bildet, die bei Stichen im Inneren des Halses sogar sehr rasch lebensgefährlich werden kann. Ferner ist bei der Bienenstichvergiftung auch das Symptom der mangelnden Urinausscheidung bekannt. Es gibt noch eine ganze Reihe weiterer Symptome, die sehr typisch für Apis sind und bei diesem Fall keine Rolle gespielt haben. Es treten also bei einem Krankheitsfall durchaus nicht alle Krankheitserscheinungen auf, die beim Prüfungsbild bereits registriert worden sind. Genauso wenig treten übrigens bei einem einzigen Prüfer alle Symptome gleichzeitig auf. Der eine Prüfer reagiert auf das Mittel so und der andere so, und alle Symptome, die bei den Prüfungen je aufgetreten sind, werden dann im Prüfungsbild zusammengefasst. Dabei gibt es selbstverständlich Symptome, die bei fast allen Prüfem auftreten, und andere Symptome, die bei einzelnen oder nur bei einem einzigen aufgetreten sind. Entsprechend wertvoll sind dann diese Symptome auch nachher am Krankenbett. Symptome, die eben sehr häufig aufgetreten sind, weisen viel stärker auf das Mittel hin als Symptome, die nicht so häufig aufgetreten sind.

Nun liegen allerdings die meisten Krankheitsfälle nicht so einfach wie die geschilderten, so dass man aufgrund einer nicht sehr gründlichen Arzneimittelkenntnis bereits das Heilmittel feststellen kann. Deshalb muss der Arzt die Mühe auf sich nehmen, die Krankheitsbilder und Arzneimittelbilder in jedem Falle sehr eingehend zu studieren, sich möglichst viel Wissen von den Arzneimittelbildern anzueignen, dass er im gegebenen Fall rasch auf das Mittel stößt. Sobald er mit gutem Grund annehmen kann, dass er es entdeckt hat, muss er jedoch nochmals das ganze Krankheitsbild mit dem gesamten Arzneimittelbild vergleichen, damit er sicher ist, dass er das ähnlichste Mittel gefunden hat. Dann allerdings wird es ihm gelingen, mit der Gabe dieses einzigen Mittels den Fall zu bessern oder zu heilen.

Dabei dürfen wir nicht übersehen, dass die Erscheinungen der Krankheit, die Symptome, uns das Wesen der Krankheit zum Ausdruck bringen. Der Wert der Symptome besteht darin, dass sie die Idee der Störung zur Erscheinung bringen. Ein Schmerz ist nicht die Folge einer „ursächlichen" Erkrankung. Im Schmerz drückt sich die wesentliche Störung selbst aus. Er ist selbst Phänomen, und aus ihm müssen wir die Lehre ziehen. Aber welche Lehre wollen wir aus ihm ziehen? Manche meinen, wir müssten Rückschlüsse auf die Ursache des Schmerzes ziehen. So ist jedenfalls die Denkweise in der herkömmlichen Medizin. So wird gesagt, dass z. B. die Krebsgeschwulst Ursache des Schmerzes sei. Das ist nicht richtig gedacht. Es gibt auch Krebsgeschwülste, die völlig ohne Schmerzen auftreten, und das nicht nur am Beginn der Erkrankung. Wenn ein Schmerz auftritt, dann ist dieses eine Erscheinung, die völlig „gleichberechtigt" neben der Erscheinung der Geschwulst steht. Der Schmerz ist genauso ein Gegenstand der Beobachtung, sowohl für den Arzt als auch für den Patienten. Jedes muss in seiner Bedeutung wahrgenommen werden. Die Wahrnehmung der Bedeutung einer jeden Erscheinung, d. h. das Werten, das Urteil bilden über dieselbe, ist die eigentliche geistige Leistung des Arztes, ist seine „Geisteswissenschaft". Das Feststellen der Phänomene allein genügt nicht, wir müssen ihre Bedeutung verstehen lernen.

Eine wichtige Bedeutung der Symptome ist der Hinweis auf das Heilmittel nach dem Ähnlicheitsgesetz. Nur das kann heilsam sein, was ähnlich ist, was in einer Beziehung zum Krankheitsprozess steht. Eine andere Bedeutung der Symptome besteht darin, uns zu einer Ordnung derselben anzuregen, damit wir einen übergeordneten Standpunkt in der Vielfalt der zunächst scheinbar zusammenhangslosen Symptome gewinnen.

Betrachten wir das Beispiel unseren ersten Krankeitsfalles, dem Kind mit der Mittelohrentzündung und seinem Heilmittel, der Kamille. Es gibt noch viele andere Mittel bei Mittelohrentzündung, die genauso rasch helfen, wenn die Situation des Kindes eine andere ist. Oft sind es die Symptome der Tollkirsche (Belladonna), des phosphorsauren Eisens (Ferrum phosphoricum) oder der Küchenschelle (Pulsatilla). Jedes dieser Mittel stellt nun eine besondere Zusammensetzung in Bezug auf die Eigenschaften dar, die wir physisch, lebendig und beseelt denken. Wir können das Wesen eines Heilmittels durch seine besonderen Beziehungen zu den Bereichen des Physischen, des Ätherischen und des Astralischen erkennen. Die Zusammensetzung der Heilmittel ist in Bezug auf den Menschen einseitig oder auch krankhaft. Die Kamille ist für sich keine Krankheit. Sie lebt ganz normal, so wie sie ist. Aber im Vergleich mit dem Menschen ist sie dann Krankheit. In der Arzneimittelprüfung am Gesunden zeigt sie diese Krankheit in ihrem ganzen Umfang, was sie als Pflanze nur andeuten kann.

Die höhere Wahrnehmung der Krankheitsidee gelingt uns bereits, wenn wir die Symptome des Arzneimittels in ihrer Beziehung zu den Wesensgliedern ordnen. Das gelingt anfangs nur ungenau und anfängerhaft. Bei Fortdauer der Übung durch das immer währende genaue Beobachten auch der scheinbar nebensächlichsten Erscheinung gewinnt das Bild an Fülle und Leben. Gelegentlich hat man eine Ahmung von dem, was *Carus* als Krankheitsorganismus bezeichnet hat. Die Heilpflanze in ihrer gewöhnlichen Erscheinung ist dieser Krankheitsorganismus noch lange nicht. Wer könnte denn aus dem gewöhnlichen Kochsalzkristall die wunderbaren Heilmittelwirkungen dieses Minerals ersehen! Dazu bedarf es der Prüfung am Menschen. Erst am Menschen als dem „Wahrnehmungsorgan der Erde" offenbart sich das Wesen einer jeden Substanz und eines jeden Naturprozesses. Wenn wir uns dann bemühen, dasjenige wahrzunehmen, was sich da offenbart, dann gelingt es uns, Höheres wahrzunehmen als nur Symptome. Aber ohne die Symptome nehmen wir gar nichts wahr. An ihnen können wir uns in der Wahrnehmung schulen und so immer höhere, geistige Wahrnehmungsorgane ausbilden, die uns bei treuer Ausübung der Kunst vielleicht eines Tages mit einer Meisterschaft belohnen. Ich mache diese Bemerkung aus dem Grund, weil manchmal die Bemühungen des homöopathischen Arztes als kleinliche Symptomklauberei verkannt wird. Auch das Gemälde eines Raphael besteht aus einzelnen Pinselstrichen und vielen kleinen Farbmischungen. Ohne diese vielen einzelnen Erscheinungen wäre das Bild ein Nichts. Aber diese Erscheinungen ergeben erst in der Zusammenschau des Bildes das Kunstwerk.

Es ist unmöglich, eine Krankheit nur in der Zusammenschau zu erkennen. Es muss doch etwas da sein, was man zusammenschaut. *Goethes Faust* kann ich auch nicht lesen, wenn nicht jeder Buchstabe an seinem Platz steht, und der geringste Druck- und Kommafehler beleidigt schon den Kenner. Wie könnten wir denn das Wesen einer Krankheit ohne Wahrnehmung der einzelnen Erscheinungen begreifen? Die einzelne Erscheinung ist für sich alleine fast wertlos. Nur im Zusammenhang gewinnt sie ihren Wert, wie der Buchstabe in Goethes Faust. Eines kommt ohne das andere nicht aus. So wenig die Menschen Goethes Faust wahrnehmen können, wenn sie nicht vorher buchstabieren gelernt haben, so wenig kann der Arzt das Wesen der Krankheit erkennen, wenn er nicht das kleine Einmaleins der Symptomensprache, der Symptomenfindung und der Symptomenwertung beherrscht.

Sicherlich ist es auch wichtig, dass der Arzt bei seinen Handlungen und Erkenntnissen von seiner ehrfurchtsvolle Einstellung getragen wird. Es ist auch immer wieder eine wunderbare Erfahrung, wenn es ihm gelingt, durch ein Heilmittel einem Patienten zur Gesundheit zu verhelfen. Dieses ist durchaus kein gewöhnliches Ereignis. Deshalb möchte ich dieses Kapitel mit einem Ausspruch *Goethes* aus Wilhelm Meister beenden:

„Es ist nichts gemeiner und gewöhnlicher als Essen und Trinken; außerordentlich dagegen, einen Trank zu veredeln, eine Speise zu vervielfältigen, dass sie für eine Unzahl hinreiche. Es ist nichts gewöhnlicher, als Krankheit und körperliche Gebrechen; aber diese durch geistige oder geistigen ähnliche Mittel aufheben, lindern, ist außerordentlich. Eben daher entsteht das Wunderbare des Wunders, dass das Gewöhnliche und das Außergewöhnliche, das Mögliche und das Unmögliche eins werden."

Die sozialen Verhältnisse

Der Arzt Prof. Hans Schäfer aus Heidelberg stellte fest, dass die häufigsten zum Tode führenden Krankheiten: Kreislaufkrankheiten, Bronchitis und Lungenkrebs, andere bösartige Geschwülste, Leberschrumpfungen und Verkehrsunfälle durch ungelöste soziale Probleme hervorgerufen werden. Er betont, dass es sich bei der Verursachung dieser Erkrankungen vornehmlich um gesellschaftlich vorgeformte, falsche Verhaltensweisen handelt. Als Ursachen nennt er: seelischen und sozialen Stress, Fehlernährung, Rauchen, Alkoholmissbrauch, Fehlverhalten im Verkehr und Luftverschmutzung. Wenn ein angesehener Wissenschaftler sich so äußert, dann dürfen wir von seiner ernsthaften Sorge überzeugt sein. Da heute das allgemeine Bewusstsein für gesundheitliche Fragen durch die vielen Publikationen geweckt ist, ist die Forderung von Prof. Schäfer nach einer gesunden, selbstverantwortlichen Lebensweise, die die Menschen vor Schädigungen bewahrt, zu akzeptieren. In den vorangegangenen Aufsätzen haben wir uns einen Begriff von der Entstehung der Krankheit gemacht. Wir sind dabei zu dem Ergebnis gekommen, dass der Mensch als Selbstgestalter seines Schicksals, wozu auch seine leibliche Bildung zählt, immer und allein die „Ursache" dessen ist, was Krankheit und Gesundheit in seinem persönlichen Leben bedeutet. Da der Mensch jedoch nicht als isoliertes Wesen auf dieser Welt lebt, und sich ursprünglich aus der Einheit des Ganzen in die Individualität entwickelt hat, so bleibt sein Zusammenhang mit der übrigen Welt und den anderen Menschen trotz seiner Selbständigkeit weiterhin bestehen. Genauso, wie sich die Zellen bei der Entwicklung des leiblichen Organismus gegenüber den anderen Zellen abgrenzen und damit eine gewisse Eigenständigkeit gewinnen, so entwickelt jeder Mensch seine Individualität. Bei der Organismusbildung wird jedoch die Eigenständigkeit der Zelle im gesunden Dasein niemals so weit getrieben, dass eine vollkommene Selbständigkeit besteht. Von Anbeginn bleibt sie in nehmenden und gebenden Zusammenhang bei der Bildung einzelner Organe und schließlich des gesamten leiblichen Organismus. Beim Menschen wird die Vereinzelung wesentlich weiter getrieben, so dass die Gefahr des Auseinanderfallens der Gesamtheit der Menschen, der Menschheit, durchaus gegeben ist. Ein symbolhaftes Bild für dieses Auseinanderfallen der Menschheit ist der Turmbau zu Babel mit der anschließenden Sprachverwirrung, bei der sogar das Einende der Sprache nicht mehr aufrechterhalten werden konnte.

Das Erlebnis der Vereinsamung ist für den Menschen schmerzhaft. Der erste Schrei des Neugeborenen drückt diesen Schmerz am deutlichsten aus. Auch im späteren Leben der Menschen spielt die Überwindung der Vereinsamung eine große Rolle, und Menschen, denen es nicht gelingt, sie zu überwinden, werden dadurch krank. Alle Krankheiten, die aus dieser Bedingung entstehen, können wir als Krankheiten aus sozialer Ursache bezeichnen. Wir dürfen allerdings nicht die sozialen Bedingungen als Ursache im naturwissenschaftlichen Sinn sehen, sondern sie sind Bedingungen, die der Mensch beim Eintritt in das Erdenleben vorfindet. Alles, was der Mensch auf Erden vorfindet, ist für ihn zunächst etwas Fremdes, das er sich einverleiben muss. Ohne Überwindung der Fremdstofflichkeit kann er keine Leiblichkeit bilden, ohne der Überwindung der Fremdheit im sozialen Bereich kann er keine Gemeinschaft bilden. Findet er die Kraft zu diesen Überwindungsprozessen nicht, so bleibt ihm die Welt fremd. Er fühlt sich nicht mit ihr einig und dieses bedeutet wiederum Krankheit.

Wie der Mensch seine Leiblichkeit aus eigener Kraft schafft, so muss er auch seine soziale Umwelt schaffen. Dieses Schaffen der sozialen Umwelt kann man mit der Organbildung im Leiblichen vergleichen. Karl Snell vergleicht diesen Vorgang mit der Fortsetzung der Schöpfungstätigkeit Gottes: (Karl Snell, Schöpfung des Menschen, Verlag Freies Geistesleben Stuttgart 1981*):* *„Hier haben wir Schöpfung, unmittelbar göttliche Schöpfung, wenn wir sie noch heute, wenn wir sie erfahrungsgemäß und mit den Augen sehen wollen.* ***Jede neue Gliederung in dem Organismus der menschlichen sozialen Zustände,*** *jeder neue Anbruch in dem Schacht der Ideen, jedes neue erwachende Schönheitsideal in der schaffenden Phantasie des Künstlers, jeder neu eröffnete, in tiefem Innern erlebte Rapport der sichtbaren und unsichtbaren Welt, jede innige Hingabe an die Gemeinschaft des Geistes und des höheren Menschheitslebens, jede Opferwilligkeit und jeder mächtige Entschluss zum Guten, sie alle sind der immer sprießende Trieb göttlichen Schaffens und Wirkens, sie sind die gegenwärtige Schöpfung, nicht weniger mächtig und gewaltig als diejenige, durch welche die Berge gegründet wurden. ..“*

Die sozialen Bedingungen, nach denen die Menschen ihr Leben gestalten können, sind ihnen nicht von der Natur vorgegeben und wachsen ihnen nicht ohne eigenes Tun zu. Von den Marxisten wird zwar behauptet, dass die Geschichte und die sozialen Gegebenheiten sich nach naturwissenschaftlich erfassbaren Gesetzen abspielen würden, doch lässt sich die Haltlosigkeit dieser Behauptung leicht nachweisen. Der Mensch muss die sozialen Voraussetzungen seines Lebens selbst schaffen. Diese Arbeit kann ihm niemand abnehmen. Aber wie jede Arbeit, so muss auch diese menschliche Arbeit planvoll getan werden. Wo findet nun der Mensch das Maß für die Schaffung seiner sozialen Umwelt? Wenn ein Architekt ein Haus baut, so muss er auch mit verschiedenen Kräften rechnen, z. B. der Schwerkraft. Der Plan eines Hauses wird deshalb immer vom Gesetz der Schwerkraft abhängen. Berücksichtigt der Architekt dieses Gesetz der Schwerkraft nicht, so kann er kein festes Haus bauen. Welche Kräfte muss nun der Mensch berücksichtigen, damit sein Zusammenleben mit den anderen Menschen ermöglicht wird?

Karl Snell spricht von dem Organismus der menschlich-sozialen Zustände. So ist es auch in der Tat. Der Mensch erweitert die Bildung seiner leiblichen Organisation durch die Bildung des über ihn hinausgreifenden Organismus, den wir auch den sozialen Organismus nennen können. *Schiller* spricht in seinen *„Briefen zur ästhetischen Erziehung der Menschheit"* auch vom **sozialen Kunstwerk** und *Rudolf Steiner* hat diese Idee der Bildung des sozialen Organismus im Jahre 1919 erneut öffentlich aufgegriffen. *Wilhelm von Humboldt* hat in seiner Schrift *„Ideen zu einem Versuch, die Grenzen der Wirksamkeit des Staates zu bestimmen"* menschenkundliche Gesichtspunkte zur Grundlage seiner Betrachtungen gemacht. *Schiller* hat in den erwähnten Briefen eine geisteswissenschaftliche Untersuchung über die Gemeinschaftsbildung angestellt. Auch *Goethe* hat sich vielfältig Gedanken über die menschliche Gemeinschaftsbildung gemacht, die wir an verschiedenen Stellen seines großen Werkes auffinden können. Am ausführlichsten, wenn auch recht geheimnisvoll, hat er in dem *„Märchen"* seine Idee offenbart.(Siehe *Lothar Vogel, Die Verwirklichung des Menschen im sozialen Organismus,* Sonderdruck Fragen der Freiheit, Eckwälden 1973)

Karl Snell spricht bereits von der „Gliederung in dem Organismus der menschlich sozialen Zustände". *Rudolf Steiner* hat diesen Gedanken aufgegriffen und das Gesetz der Dreigliederung des menschlichen Organismus folgerichtig auf den sozialen Organismus angewandt: **„Dreigliederung des sozialen Organismus".**

Wie wir aus unseren früheren Betrachtungen wissen, ist das Wesen des Menschen geistiger Natur. Diese geistige Natur ist unbedingt, sie hat ihren Grund in sich selbst und ist insofern göttlicher Natur:

„Ich bin so groß als Gott, er ist als ich so klein Er kann nicht über mich, ich unter ihm nicht sein." (*Angelus Silesius*)

Ein unbedingtes Wesen ist frei. Tritt nun der Mensch in der Leiblichkeit in Erscheinung, so bindet er sich und gibt einen Teil seiner Freiheit auf. In der Leiblichkeit sind wir mit „Dingen" verbunden, verhaftet, und dadurch verliert unser unbedingtes Dasein einen Teil seiner Freiheit in den Bedingungen des weltlichen Daseins. Aus diesen Bedingungen der Leibesbildung rühren nun unsere Bedürfnisse her: Nahrung, Kleidung, Behausung, Besitz, kurz alles, was uns die leibliche Existenz ermöglicht. Da der Mensch aber nicht nur existieren, sondern die Bedingtheit des Daseins auf der Welt überwinden will, beginnt er mit den Dingen etwas, das nicht aus deren Natur stammt. Er beginnt mit ihnen zu spielen. In diesem Spiel stellt der Mensch seine Freiheit in der Bedingtheit der Welt neu her. Dieses hat *Schiller* ausführlich dargestellt: Nur wo der Mensch spielt, ist er frei, nur wo ihm die Möglichkeit des Spiels eröffnet wird, kann er Freiheit herstellen.

Das Problem aller sozialen Gestaltung ist deshalb: Wie können unter den Bedingungen leiblicher Existenz, die ja durch die Notwendigkeit der Bedürfnisse Unfreiheit schaffen, Voraussetzungen geschaffen werden, dass der Mensch im Spiel wieder Freiheit gewinnt.

Im kindlichen Spiel offenbart sich diese geistige Natur des Menschen in unverfälschter Weise. Das Kind schafft aus der Kraft seiner Individualität in, der Phantasie, die Überwindung der Notwendigkeit. Gelingt es, diese Kraft der Phantasie zu erhalten, so wird sie die Quelle der schöpferischen Tätigkeit des Menschen. Die menschliche Arbeit ist eine Weiterentwicklung des kindlichen Spiels. Im Spiel geht das Kind mit den Bedingungen des irdischen Daseins spielerisch um und überwindet damit den Zwang derselben. In der Arbeit durchschaut der erwachsene Mensch die Gesetzmäßigkeiten des irdischen Daseins und kann dieselben nun seinen eigenen Absichten dienstbar machen: Sie zwingen ihn nicht mehr, sondern er bezwingt sie. Im Mythos des Herakles ist diese Befreiung des Menschen vom Zwang der Naturgewalten großartig dargestellt, und Athena als Göttin der Freiheit des Gedankens begleitet ihn als Schutzgöttin bei seinen Taten. **Insofern ist die Arbeit des Menschen Ausfluss seiner geistigen Natur, wie die Phantasie des Kindes oder Künstlers.** Die Arbeit selbst ist schon Kunst, wenn sie wirklich aus Freiheit getan werden kann.

Eine solche Arbeitswelt hatte sich im hohen Mittelalter in Europa zur Zeit der Gotik entwickelt, wo Kunst und Handwerk eins wurden und damit eine vorher nie gekannte Blüte menschlicher Existenz schufen. Hier fand bereits eine soziale Organismusbildung in den freien Städten statt, in der sich die Dreigliederung des sozialen Organismus deutlich nachweisen lässt. Aber wie bei der Entwicklung aller Organismen finden Blütezeiten ein Ende und es schließt sich eine Zeit der Samenbildung an. Gewaltige Umbrüche mussten stattfinden. Wie der Bauer seinen Acker pflügen muss, damit sein Korn im nächsten Jahr wieder keimen und wachsen kann, so muss die menschliche Gesellschaft umgebrochen werden, damit die Samen des neuen sozialen Organismus Grund finden, um Wurzeln schlagen zu können. Alle Katastrophen der Neuzeit, Revolutionen, Kriege, Bedrohungen müssen als solche Umbruchzeiten angesehen werden. Im einzelnen Organismus sind solche Zeiten des Wandels vielfach mit Krankheit verbunden: Altes muss aufgelöst werden, damit Neues entstehen kann. So sind die Kriege usw. Entwicklungskrankheiten des sozialen Organismus, die wie Kinderkrankheiten oft sehr dramatisch verlaufen. Dass dabei einzelne Menschen diese Krankheit als ihre eigene erleben, kann uns nicht wundem, sind sie doch die „Zellen" des sozialen Organismus. Jede Zelle des einzelnen Organismus leidet auch, wenn der Organismus erkrankt, oft so, dass es das Ende der einzelnen Zelle bedeutet. So verstehen wir auch das millionenfache Sterben der Menschen in den Entwicklungskrankheiten des sozialen Organismus besser. So groß das Leid im einzelnen Fall ist, so findet es doch seinen Sinn in doppelter Beziehung: Einmal in der Erfüllung des Einzelschicksals, das ohne Leid nicht möglich ist und in der Entwicklungskrankheit des sozialen Organismus, die solange andauert, wie wir Menschen nicht die Lebensgesetze desselben vollkommen erkannt haben und seine Gestaltung bewusst zu unserer Aufgabe gemacht haben.

Welches sind nun die Lebensgesetze des sozialen Organismus? Sie lassen sich kurz in der Polarität von Freiheit und Bedingtheit zusammenfassen. Freiheit in der Verwirklichung des unbedingten geistigen Wesens des Menschen und Bedingtheit in der leiblichen Verwirklichung des Daseins. In der Freiheit möchte sich der Mensch nicht binden. Deshalb behält alles geistige Streben des Menschen etwas Unwirkliches. In der Leiblichkeit will der Mensch sich bedingen, so dass in diesem Bereich Freiheit letztlich aufgehoben wird. Die eigentliche menschliche Existenz hat immer an beiden Polaritäten teil. Weder in der einen noch in der anderen Seite kann er existieren, so dass er einmal mehr der einen Seite, dann mehr der anderen zuneigt. Aus diesen wechselseitigen Neigungen entsteht ein Rhythmus, in dem die eigentliche menschliche

Existenz sich erst verwirklichen und entwickeln kann. Freiheit und Bindung werden durch eine Steigerung in eine höhere Freiheit verwandelt.

Der soziale Organismus kann sich also nur dann als lebensfähig erweisen, wenn er diese beiden Polaritäten menschlicher Existenz ermöglicht. Es muss einen Bereich geben, der die freie Entfaltung der Entelechie eines jeden Menschen ermöglicht und einen anderen Bereich, der der Bedingtheit der leiblichen Existenz die Grundlage gibt.

Wenden wir uns dem ersten Bereich zu. Zu ihm zählt alles das, was aus dem Eigenwillen eines jeden stammt: Es beginnt mit der Leibesbildung, wo wir trotz aller Bedingtheit der Vererbung usw. einsehen müssen, dass jede Individualität einen großen Grad von Freiheit verwirklicht. Kein Mensch ist das Produkt seiner Eltern, sondern seiner eigenen Intention. Wir haben dieses am Anfang unserer Serie eingehend besprochen. In der weiteren Entwicklung folgt dann das Spiel des Kindes, welches ihm ermöglicht, die ersten Bindungen seiner Leiblichkeit zu überwinden. Dem Spiel, das dem Menschen nicht mehr verloren gehen sollte, folgt das ernsthafte Lernen, welches, wie das Spiel, Freiheit der Entfaltungsmöglichkeiten zur Voraussetzung hat. Dem Lernen folgt das Können, das nun wieder in der Ausübung des Berufes, in der Arbeit, Freiheit der Entfaltung fordert. Dieses kommt in dem Ideal zum Ausdruck, dass jeder Mensch sein eigener Unternehmer sein sollte. Hier müssen wir wieder auf das hohe Mittelalter verweisen, wo in der europäischen Stadtkultur mit ihren vielfach spezialisierten Handwerksberufen ein nie wieder erreichtes Maß an Selbständigkeit der Berufe erreicht worden ist. In unserer heutigen Industriegesellschaft ist dieses alles weit gehend verloren gegangen. Nicht mehr die freie Entfaltung der Persönlichkeit im Arbeitsleben ist die führende Vorstellung, sondern längst überwunden geglaubte Grundsätze der Sklaverei sind maßgeblich. **Da die Arbeit ein unveräußerlicher Ausdruck der Persönlichkeit eines jeden ist, bedeutet Verkauf derselben Menschenhandel**. Die Arbeit ist Ausdruck des geistigen Wesenskerns und insofern gehört sie in der Dreigliederung des sozialen Organismus zum Geistesleben. Es wäre ein großer Irrtum, wenn dort nur das Spiel, die Kunst und das Lernen beheimatet sein dürften. Da die Arbeit immer den Mittelpunkt menschlicher Existenz ausmacht und immer ausmachen wird, so ist sie auch Mittelpunkt des Geisteslebens. Halten wir uns dieses nicht ständig vor Augen, verfallen wir in die größten Irrtümer und versäumen die Schaffung eines gesunden sozialen Organismus.

Betrachten wir die andere Seite menschlicher Existenz, seine Leiblichkeit, so wird sie bedingt durch die Natur. Ihr entnehmen wir unsere Nahrung, die Materialien unserer Kleidung und Behausung, sie ermöglicht uns eine raschere und bequemere Fortbewegung, als nur mit unseren Füßen allein usw. Ihr prägen wir unsere Erfindungen und Umwandlungen durch die Arbeit ein und bedienen uns der dadurch gewonnenen Früchte. Verhalten wir uns so, dass wir gemäß den Gesetzen der Natur verfahren, indem wir als Pfleger, Heger und Kultivator auftreten, so bewegen wir uns in Übereinstimmung mit ihr und damit auch mit uns selbst. Die Tätigkeit der Menschen schafft Werte und deshalb ist der Name Wirtschaft nicht schlecht gewählt, da sie „Wert schafft". Wirtschaft hieß ursprünglich das Gastmahl, der Wirt war der Gastgeber. Betrachten wir also die Wirtschaft als das Gastmahl der Natur, so können wir aus dieser Überlegung einiges lernen. Wenn wir uns dabei als eingeladene Gäste betrachten und die guten Sitten beachten, so ist schon viel geholfen.

In der arbeitsteiligen Wirtschaft tauschen die Menschen seit altersher die von ihnen hergestellten Werte untereinander und ermöglichen sich so ihren gegenseitigen Lebensunterhalt. Je mehr nun ein jeder von dem anderen unterhalten wird, und er seinen eigenen Beitrag möglichst ohne Rest für den Unterhalt der Mitmenschen liefert, um so höher entwickelt sich eine Gesellschaft.

Rudolf Steiner hat diese Tatsache im sozialen Hauptgesetz formuliert: *„Das Heil einer Gesamtheit von zusammenarbeitenden Menschen ist um so größer, je weniger der Einzelne die Erträgnisse seiner Leistung für sich beansprucht, d. h. je mehr er von diesen Erträgnissen an seine Mitarbeiter abgibt, und je mehr seine eigenen Bedürfnisse nicht aus seinen Leistungen, sondern aus den Leistungen der anderen befriedigt werden."* (Geisteswissenschaft und soziale Fragen 1905/6).

Damit kommt zum Ausdruck, dass eine möglichst hohe Arbeitsteilung das Ideal in der Wirtschaft ist. Es wird jedem ermöglicht, gemäß seinen persönlichen Intentionen für die anderen tätig zu werden und er selber muss nicht für die Dinge sorgen, die ihm die anderen durch ihre Arbeitsleistung zur Verfügung stellen.

Wir hätten hiermit eigentlich schon den sozialen Organismus in seinen Grundzügen beschrieben und ihn in einen geistigen und einen leiblichen Pol, ein Geistesleben und ein Wirtschaftsleben gegliedert.

Da nun aber auch im lebendigen Organismus Nerven-Sinnestätigkeit und Stoffwechseltätigkeit nicht ohne weiteres miteinander in Beziehung treten können, da sie sich als Gegensätze sonst vernichten müssten, ist es auch im sozialen Organismus notwendig, eine Verbindung zwischen der Ich-bezogenen Freiheit und dem dort berechtigten Egoismus der Menschen und der gegenseitigen Abhängigkeit und Bedingtheit des Wirtschaftslebens herzustellen. Sonst würden Wasser und Feuer zusammenkommen und alles würde im Chaos versinken. Alle soziale Krankheit rührt nur daher, wenn diese beiden Bereiche ohne Vermittlung aufeinander treffen.

Beim Einzelnen treten Bedürfnisse auf. Diese entstammen seiner geistigen Natur, die sich die Welt einverleiben möchte. Dadurch sind sie notgedrungen egoistisch. Befriedigung finden sie nur durch die Natur oder in einer entwickelten Gesellschaft durch die Arbeitsergebnisse der anderen. Diese anderen sind in genau der gleichen Lage, so dass sich nun von der Bedürfnisseite her lauter gierige Menschen gegenüberstehen, die ihre Bedürfnisse befriedigen müssen. In primitiven Verhältnissen nimmt jeder, was er bekommen kann, mit oder ohne Gewalt, aber doch ohne groß zu fragen. Solche primitiven Verhaltensweisen haben sich durchaus erhalten und brechen bei jedem Menschen sofort wieder hervor, wenn sich Gelegenheit dazu bietet. Niemand ist sich selbst so sicher, dass er nicht Dinge mitgehen ließe, die ihm nicht gehören. „Gelegenheit macht Diebe", sagt deshalb auch der Volksmund. Diese Aneignung fremden Gutes ist ein Urphänomen menschlichen Verhaltens, das er mit der übrigen Natur, insbesondere mit der Tierwelt gemeinsam hat. Nun wäre das nicht so schlimm, wenn alles im Überfluss vorhanden wäre. So soll es ja im Schlaraffenland gewesen sein. Aber wie wir wissen, ist das Paradies Vergangenheit und der Mensch muss im Schweiße seines Angesichts den Acker bestellen, und zwar jeder Mensch. Aber immer haben es gewisse Menschen verstanden, sich dieser allgemeinen Pflicht zu entziehen. Sie lebten von den Früchten der Arbeit anderer, ohne eine eigene Leistung zu erbringen. Sie unterjochten zu diesem Zweck die anderen Menschen und brachten sie in ihre Gewalt. Dieses fand in der Sklaverei seinen deutlichsten Ausdruck

Nun ging es immer in der Geschichte darum, diesen primitiven Zustand zu überwinden. Der Mensch erreicht erst dann seine wahre Freiheit, wenn er sich über die Willkür erhebt. Wie kann der Mensch das? Nur dadurch, dass er das soziale Hauptgesetz dem Sinne nach versteht. Auch sein eigenes Heil wird umso größer, je mehr er von den Erträgnissen der Arbeiten anderer lebt und diese wiederum von den Erträgnissen seiner Arbeit. Aber diese Verhaltensweise wird der Mensch nur dann durchhalten, wenn er sich aus Freiheit und Einsicht diesem Gesetz unterwirft. Das haben die Menschen früh erfahren, dass ein Zusammenleben der vielen Egoisten, die die Menschen nun einmal sind, nur durch Gesetze, die man sich selbst gibt, und denen man seinen Egoismus unterwirft, möglich ist. Deshalb haben sie diejenigen, die ihnen Gesetze gaben, immer hoch verehrt. Der älteste und bekannteste Gesetzgeber war *Moses*, spätere waren *Laotse, Solon, Lykurg*. Mit ihnen wurde das dritte und höchste Glied des sozialen Organismus erlangt, das Rechtsleben. Es hat seinen Ursprung in der Fähigkeit des Menschen, Einsicht in Gesetze zu haben, diese zu finden, zu formulieren und sich ihnen zu unterwerfen. Wenn Kinder sich streiten, so sagt die Mutter zum Schluss: „Nun vertragt euch wieder miteinander!“ Das können schon die Kinder, und einsichtige Erwachsene wissen es genau: Ohne Verträge ist das Leben auf Erden unter Menschen unmöglich.

Im Wirtschaftsleben geht es um den Tausch der Güter, die die geistige Initiative in der Arbeit geschaffen hat. Die Schaffung der wirtschaftlichen Werte selbst ist also kein Wirtschaftsleben, sondern ist Geistesleben, nur der Austausch der Güter ist Wirtschaftsleben. Der Verbrauch der Güter ist wiederum dem geistigen Pol des Menschen, dem Egoismus der Leibesbildung zuzuordnen. Es geht also nur um die Zirkulation. Das hat seine Entsprechung im lebendigen Organismus: Das rhythmisch strömende Blut sowie die Atmung, das ständige Geben und Nehmen, sind selbst weder Produktionsstätten von Blut oder Luft, noch Konsumtionsstätten derselben. Die Funktion von Blutkreislauf und Atmung erfüllt sich in der Zirkulation und im rhythmischen Austausch. Das Wirtschaftsleben muss nach eigenen Gesetzen verlaufen, die auf das Prinzip der Gegenseitigkeit aufgebaut sind. Jeder kann nur dann die Leistungen der anderen beanspruchen, wenn er eigene Leistungen zur Verfügung gestellt hat. Das klingt zunächst hart, aber ohne das geht es nicht. Dieses Prinzip ist aber jedem vernünftigen Menschen einsichtig, und unser Gerechtigkeitsempfinden wird empfindlich gestört, wenn jemand die Früchte meiner Arbeit beansprucht, ohne mir etwas von den seinen zu geben. Aber wie ist es mit den Kindern, Kranken und Alten? Das dürfte kein Problem sein, wie es bisher auch keines war. Sie werden von jedem, der etwas hat und sich als Mensch fühlt, beschenkt: Die Kinder von ihren Eltern, die Alten von den Kindern, die Kranken von den Mitmenschen. Aber die Gesunden, Kräftigen und Arbeitsfähigen sollten alle am gemeinsamen Lebensunterhalt der Menschheit mitwirken, dagegen dürfte sich kein Einwand erheben. Auch sollte niemand Ansprüche auf die Arbeitsergebnisse anderer erheben können, der zwar etwas gearbeitet oder hergestellt hat, wofür aber niemand ein Interesse hat. Arbeiten soll jeder ganz frei dürfen, aber daraus allein leiten sich keine Rechte auf die Arbeitsergebnisse der anderen ab. Erst wenn jemand freiwillig bereit ist, für das Arbeitsergebnis eines anderen von seinem etwas zu geben, ist die Grundlage für den Tausch gegeben. Es kann also gar nicht davon die Rede sein, dass irgend jemand Anspruch an „Die Gesellschaft" auf z. B. ein Grundgehalt haben könnte. *Henry Ford* sagte einmal: „Die Welt schuldet keinem von uns einen Lebensunterhalt, sondern wir alle schulden uns einander den Lebensunterhalt".

Dieses ist also das Prinzip der Gegenseitigkeit, der Brüderlichkeit und des Wirtschaftslebens. Zu letzteren zählen selbstverständlich auch alle Dienstleistungsbereiche. Betrachten wir nämlich jede Arbeit als eine Dienstleistung an den anderen, so fällt der Unterschied zwischen so genannten Handarbeiten und Geistesarbeiten fort. Letztere produzieren lediglich Dienstleistungen, die ohne Zwischenprodukte sofort konsumiert werden. Ein Vortrag, ein Theaterstück und eine Unterrichtsstunde, eine Predigt, eine Sportschau und ein Vergnügungskonzert werden unmittelbar bei der „Herstellung" konsumiert. Sie sind aber auch Dienstleistungen von Menschen für Menschen und deshalb eines Gegenwertes würdig, wenn sie vom „Interessenten" konsumiert werden. Alles das, was sich als höhere Kultur entwickelt, erbringt wiederum Leistungen für die anderen. Es kann sich nur auf der Grundlage einer produktiven Arbeitsteilung entwickeln, da nur dann immer mehr Menschen in die Lage versetzt werden, Arbeiten zu beginnen, die der eigentlichen Kulturentwicklung dienen, was jedoch ganz von der Einsicht und dem Bedürfnis der Mitmenschen abhängt. Kann jemand kein Verständnis für „seine Arbeit" wecken, so muss er es sich aus dem Kopf schlagen, dafür von anderen etwas zu bekommen. Es geht ihm dann so, wie dem Produzenten, der am Bedarf vorbei produziert hat. Er hat auch kein Interesse für seine Arbeitserträgnisse wecken können und bleibt auf seiner Ware sitzen.

Aus diesem Grunde wird von den Menschen die Entwicklung eines Sinnes für die Bedürfnisse der Mitmenschen verlangt, wenn sie im sozialen Organismus gedeihen wollen. So wie im lebendigen Organismus die Organe und Zellen „sinnvoll" aufeinander abgestimmt zusammenarbeiten, was dann Gesundheit bedeutet, müssen die Menschen diesen Sinn nun selbst entwickeln, was manchmal nicht ganz einfach ist. Ich weiß noch genau, welch schmerzliches Erlebnis es für mich war, als ich als 6-jähriger einen „Handel" mit auf dem Müll gefundenen Arzneifläschchen, die ich schön gereinigt hatte, und Blumenketten aus Löwenzahn aufmachte und niemand etwas kaufen wollte. Aber am Beginn jeder Sinnesorganentwicklung steht der Schmerz, auch am Beginn der Entwicklung der sozialen Sinnesorgane. Dieser Schmerz kann nicht verhindert werden, weil man sonst die Entwicklung der sozialen Sinne selbst verhindert. Das muss man allen jenen Weltbeglückern entgegenhalten, die meinen, der soziale Organismus würde sich ohne Geburtswehen entwickeln und man könne den Schmerz vermeiden. Man kann nur lernen, ihn zu ertragen, an ihm ein höheres Bewusstsein zu entwickeln und so in der eigenen Entwicklung voranzuschreiten.

Wir sehen hier, dass Krankheit des Einzelnen und Krankheit des sozialen Organismus vielfältige Beziehungen zueinander haben. Leidet der soziale Organismus, so leiden auch die Menschen. Bildet sich der soziale Organismus gemäß seinen Gesetzen, so können die Leiden zur Heilung führen. Aber vermeiden können wir sie nicht.

Ich möchte dieses Kapitel und damit die Aufsatzreihe mit einem Spruch von *Goethe* aus dem westöstlichen Diwan schließen:

Und nun sei ein heiliges Vermächtnis
Brüderlichem Wollen und Gedächtnis
Schwerer Dienste tägliche Bewahrung
Sonst bedarf es keiner Offenbarung.
(Buch der Parsen)

Dynamis und geistartige Heilmittel

(nach einem Vortrag, gehalten am 19.11.83 in Neu-Ulm, Gemeinschafts-Tagung der baden-.württembergischen und bayrischen Landesverbände des Zentralvereins homöopathischer Ärzte Deutschlands)

Durch die naturwissenschaftlich geprägte Ausrichtung des Medizinstudiums, die sich an der materialistischen Weltanschauung des letzten und dieses Jahrhunderts ausrichtet, ist es auch für die homöopathischen Ärzte oft schwierig, sich den dadurch vermittelten Denkformen zu entziehen. Im Gegenteil besteht immer die Neigung, sich letzteren zu unterwerfen und die Homöopathie so zurechtzutrimmen, dass sie in die zeitgebundenen Denkschablonen passt. So ist es zu der so genannten naturwissenschaftlichen Richtung der Homöopathie in Deutschland gekommen, die schließlich ihren Ursprung gänzlich vergaß, und der es so ähnlich ging wie dem Petrus, der seinen Herrn dreimal verleugnete, ehe der Hahn krähte. Aber so wie dem Petrus beim Hahnenschrei seine Selbstvergessenheit zum Bewusstsein kam, so sind wir durch die apokalyptischen Dimensionen des Medizinbetriebs langsam auch wieder zum Selbstbewusstsein erwacht. Zwar spuken immer noch Deutungen und Anbiederungsversuche durch die Landschaft: Kybernetische Modelle sind so schön plausibel und scheinen fast so einfach, wie manchem Adepten die Homöopathie, und manch einer glaubt noch an die Magie der Statistik. Aber wie im Theater die Statisten seit alten Zeiten nur eine untergeordnete Rolle spielen und die Heroen die Hauptrolle, so sollte es uns nicht schwer fallen, in diesem Wissenschaftsschauspiel wieder den Blick von den Statisten weg auf die Hauptdarsteller zu lenken, die schließlich den wesentlichen Inhalt, den Gehalt der Probleme darstellen und zur Sprache bringen. Ein solcher Hauptakteur ist ohne Zweifel *Hahnemann* gewesen und nicht die doppelt blinden Wahrsager neueren Datums.

Das Motto, das *Hahnemann* seinem Hauptwerk, dem „Organon der Heilkunst" vorangesetzt hat, *„aude sapere"* - *„habe das Herz Einsicht zu haben!"*, wie er es selbst verdeutscht hat -, wird uns das besonders zugemutet, wenn wir auf den Begriff der *„Dynamis"* bei *Hahnemann* stoßen. Nehmen wir es nicht nur so obenhin, sondern nehmen wir den Begriff Dynamis einmal ganz für sich, so fühlen wir uns in die Hierarchien der Schöpferwelten versetzt, wo die Dynamoi, die Throne usw. walten. Es mag uns ein Schaudern überlaufen, das dem des Faust ähnlich sein kann, als er von Mephisto zum ersten mal das Wort *„Mütter"* vernimmt. Entfernt sich *Hahnemann* hier nicht von seinem früher so deutlich eingeschlagenen Weg der rationellen Heilkunde, wie er sie in seiner ersten Ausgabe des Organon nannte? Müssen wir ihm nicht dasselbe vorwerfen, das Faust dem Mephisto vorwirft, als er ihm die Welt der Mütter beschreibt:

„Du sprichst als erster aller Mystagogen,
Die treue Neophyten je betrogen". (Faust II)

Wir müssen tatsächlich das Wagnis auf uns nehmen, ähnlich dem Faust uns mit dieser Welt der Dynamis zu befassen, zumal *Hahnemann* bereits in seiner Vorrede zur sechsten Auflage seine Absage an die materialistische Naturwissenschaft, an den „analytisch- inquisitorischen Weg" (*C. G. Carus*) erteilt:
„Mit dieser (Homöopathik) ist es ganz anders. Sie kann jeden Nachdenkenden leicht überzeugen, daß die Krankheiten der Menschen auf keinem Stoffe, keiner Schärfe, das ist auf keiner Krankheitsmaterie beruhen, sondern dass sie einzig geistartige (dynamische) Verstimmungen der geistartigen, den Körper der Menschen belebenden Kraft (des Lebensprinzips, der Lebenskraft) sind" (Organon S. LXXV).

Weiter sagt er:
*„Denn da die meisten, ja die allermeisten Krankheiten dynamischen (geistartigen) Ursprungs und dynamischer (geistartiger) Natur sind... (*a. a. O. LXXV). Im gleichen Atemzug warnt er davor, in den Fehler zu verfallen, die sich den Sinnen offenbarenden Krankheitserscheinungen dazu zu benutzen, *„Schlüsse auf den unsichtbaren Vorgang der Veränderung im inneren Wesen des Menschen bei Krankheiten zu ziehen" (S.3) „eine innere unsichtbare, apriorische Krankheitsursache zu finden".* (S.5)

Darauf folgt eine nochmalige Steigerung des Krankheitsbegriffes, der gleichzeitig eine Idee des Organismus gibt, die man nicht übersehen sollte:
„Der gewöhnlichen Arztschule war es fast unmöglich, sich von diesen mate-

riellen Begriffen loszumachen und die Natur des geistig-körperlichen Organismus für ein so ***hoch potenziertes Wesen*** *anzuerkennen, daß die Abänderung seines Lebens in Gefühlen und Tätigkeiten, die man Krankheiten nennt, hauptsächlich, ja fast einzig durch dynamische (geistartige) Einwirkungen bedingt und bewirkt werden könnten.“* (a.a.O.S.7)

Man könnte hier einwenden, dass *Hahnemann* als ein Mensch seiner Zeit zu naturphilosophischen Spekulationen neigte, wie sie damals „modern“ waren. Es ist die Zeit von *Schelling und C.G. Carus.* Ihnen allen ist gemeinsam, dass sie der aufkommenden, materialistischen Weltauffassung der neueren Naturwissenschaft eine philosophisch begründete, Natur und Idee synthetisch erfassende Weltanschauung entgegenstellten. Am bekanntesten ist der Kampf *Goethes* gegen die Ansichten *Newtons* zur Farbenlehre. Aber studiert man die Schriften dieser Zeit, so begreift man, dass es diesen Denkern sehr ernst mit ihren Ansichten war. Gerade bei *Goethe* findet man sein ganzes dichterisches Werk durchsetzt mit naturphilosophischen Bekenntnissen, die in seinen naturwissenschaftlichen Schriften durchgängig dargestellt sind.

Wir kennen *Hahnemann* als einen sehr kritischen und gründlichen Denker, der nach seinen eigenen Worten nichts gelten lässt, als was er der Erfahrung verdankt:
„Sollte man es wohl glauben, daß in diesen erleuchteten Zeiten ein Erfahrungswerk wie mein Organon der rationellen Heilkunde, welches bloß aus Erfahrung fließt, bloß auf Erfahrung hinweist und nie anders als durch Gegenerfahrungen und Gegenversuche bestätigt und widerlegt werden könnte,“ (a.a.O.Vorwort von Haehl; S.V.).

Er kanzelt die bisherige zeitgenössische Medizin als *„Vermuthungskunst (ars conjecturalis)“* (a.a.O.S.LXXI) ab. So dürfen wir nicht erwarten, dass er bei so hohen Ansprüchen einen Begriff, wie die geistartige Dynamis und die geistartige Wirkung der Arzneimittel ganz unverbindlich und beliebig gewählt hat. Nachdem *Hahnemann* 20 Jahre nach der Entdeckung des Ähnlichkeitsprinzips im Jahre 1810 die erste Auflage seines Organon veröffentlichte, dürfen wir annehmen, dass er alles, was er darin ausgesagt hat, sehr wohl bedacht hat. Wir dürfen keinesfalls annehmen, dass er die geistartige Dynamis nur vermutet hat. Er war mit Sicherheit von ihrer Existenz überzeugt. In seiner Schrift *Heilkunde der Erfahrung* (1805), die als Vorgängerin des Organon bezeichnet werden kann, spricht er erstmals von der *„rein dynamischen Wirkung der Arzneimittel"*. *„Diese dynamische Wirkung der Arzneien ist so, wie die Vitalität selbst, durch die sie auf den Organismus reflectiert wird, fast rein geistig,. ...(Heilkunde der Erfahrung S. 59)"*. Im übrigen behandelt er in dieser Schrift bereits viele wesentliche Gesichtspunkte, die später im Organon genauer und eingehender behandelt werden. Es fällt auf, dass er der geistartigen Dynamis im Organon einen auffällig breiten Raum einräumt, womit zum Ausdruck kommt, dass er dieser seiner Entdeckung großes Gewicht beimisst.

In der neueren homöopathischen Literatur wird über die Wahl der Arzneimittel, über die Gewissheit in ihrer Wahl, über die Bedeutung der Symptome als Mittel zum Zweck der Heilmittelfindung viel geschrieben und nachgedacht. Die *geistartige Dynamis* wird aber eigentümlicherweise gerne verschwiegen. Schämt man sich dieser Seite der hahnemann´schen Homöopathie? Oder hat man gar keinen Sinn für dieselbe?

Es wird gerne betont, dass *Hahnemann* keine Theorie seiner Heilweise geliefert hätte. Ich möchte dem widersprechen. Gerade in den Sätzen über die geistartige Dynamis und die geistartige Wirkung der Arznei liegt diese angeblich nicht vorhandene Theorie, diese Anschauung des Wesens einer Sache. Wenn *Braun* meint, dass wir heute die Lebenskraft als *„Systemeigenschaft von Regeleinrichtungen und die dabei waltende Dynamis als die Dynamik von Regelkreisen"* begreifen können, so ist das nicht das Verständnis von *Hahnemanns* ureigener Theorie. In den meisten Darstellungen der Homöopathie, die für das breitere Publikum gedacht sind, wird die Anschauung *Hahnemanns* glatt unterschlagen (z.B. *Raspe, Hess, Risch, Vithoulkas).* Lediglich *Kent* hat in seinem Werk *„Lectures on Homoeopathic Philosophy"* ausführlich versucht, dem geistartigen Aspekt der Dynamis gerecht zu werden, auch wenn er eine dualistische Anschauung von Geist und Körper aufzeigt *(„Wille und Intelligenz sind der Mensch, sein Körper ist nur die Wohnung, in der er lebt").* Er kommt damit gewiss von allen Autoren dem Geiste *Hahnemanns* am nächsten. Aber gerade dieses missfällt manchem modernen Homöopathen, der lieber eine Modellvorstellung aus der Kybernetik oder Informatik an die Stelle des Geistes setzen möchte. Um nun die wahre Anschauung *Hahnemanns* genauer kennen zu lernen, möchte ich einige Stellen aus dem *Organon* und aus den *Chronischen Krankheiten* zitieren, an denen er seiner Anschauung Ausdruck verleiht.

„Die Krankheiten können nicht aufhören (geistige) dynamische Verstimmungen unseres geistartige Lebens in Gefühlen und Tätigkeiten, das ist immaterielle Verstimmungen unseres Befindens zu sein. Materiell können die Ursachen unserer Krankheiten nicht sein, da die mindeste fremdartige materielle Substanz, sie scheinet uns auch noch so mild, in unsere Blutgefäße gebracht, plötzlich wie ein Gift von der Lebenskraft ausgestoßen wird, oder, wo dies nicht angeht, den Tod zur Folge hat." (a.a.O.S.15)

„Dies unermüdlich tätige Lebensprinzip sollte z.B. bei 20 Jahre alten Ausschlagskrankheit 20 Jahre lang einen fremdartigen, so feindseligen materiellen Ausschlagsstoff, eine Flechten-, eine Skrofel-, eine Gichtschärfe usw. in den Säften gutmütig dulden?" (aa.O.S.15)

... *„Wer hat je einen Gichtstoff, ein Skrofelgift den Augen darlegen können?"* (a.a.O.S.15) Da werden natürlich die gescheiten Leute sagen: *„Ja, der Hahnemann hatte noch kein richtiges Labor, sonst hätte er solchen Unsinn nicht geschrieben. Denn heute wissen wir doch so viel mehr! Wir wissen doch, dass die hohe Harnsäure die Gicht macht !"* Gewiss, wir müssen zugeben, dass *Hahnemann* natürlich noch nicht wusste, dass die Armut von der Pauvrété kommt!

So sehr *Hahnemann* anfangs von dem *„hochpotenzierten Wesen"* (a.a.O.S.7) des Organismus spricht, so wenig hält er von der Potenz dieses Wesens im Krankheitsfall: *„Die jammervollen, höchst unvollkommenen Anstrengungen der Lebenskraft (der rohen instinktartigen Natur) zur Selbsthilfe in akuten Krankheiten ist ein Schauspiel, das die Menschheit zum tätigen Mitleid und zur Aufbietung aller Kräfte unseres verständigen Geistes auffordert, um dieser Selbstqual durch echte Heilung ein Ende zu machen"* (a.a.O.S. 24, Fußnote)

„Noch mehr, die größten Peiniger unseres irdischen Daseins, die Zunder zu den unzähligen Krankheiten, die chronischen Miasmen (Psora, Syphilis, Sykosis) nimmt die verstandlose Lebenskraft im Körper ohne Bedenken auf,

vermag aber keine derselben nicht einmal zu mindern, geschweige denn eigentätig wieder aus dem Organismus zu entfernen. Vielmehr läßt sie dieselben darin wuchern, bis der Tod oft nach einer langen, traurigen Lebenszeit dem Leidenden die Augen schließt." (a.a.O.S.27)

„Jener rohen, verstandlosen, automatischen Lebensenergie". (a.a.O.S.28)

„Nein ! jene dem Menschen angeborene, das Leben auf die vollkommenste Weise während dessen Gesundheit zu führen bestimmte, herrliche Kraft, gleich gegenwärtig in allen Teilen des Organismus, in der sensiblen wie in der irritablen Faser und unermüdete Triebfeder aller normalen, natürlichen Körper-Verrichtungen ward gar nicht dazu erschaffen, um sich in Krankheiten selbst zu helfen, nicht, um eine nachahmungswürdige Heilkunst auszuüben – nein! Wahre Heilkunst ist jenes nachdenkliche Geschäft was dem höheren Menschengeiste, der freien Überlegung und dem wählenden, nach Gründen entscheidenden Verstande obliegt, um jene instinktartige, verstand- und bewusstlose, aber automatisch energische Lebenskraft, wenn sie durch Krankheit zu innormaler Tätigkeit verstimmt worden, mittels einer, dieser ähnlichen Affektion, von homöopathisch ausgewählter Arznei erzeugt, dergestalt arzneikrank und zwar in einem etwas höheren Grade umzustimmen, dass die natürliche Krankheitsaffektion nicht mehr auf sie wirken könne, und sie so derselben quitt werde, einzig noch beschäftigt bleibend mit der so ähnlichen, etwas stärkeren Arzneikrankheits-Affektion, gegen welche sie nun ihre ganze Energie richtet, die aber bald von ihr überwältigt, sie aber dadurch frei und fähig wird, wieder zur Norm der Gesundheit und zu ihrer eigentlichen Bestimmung, der Belebung und Gesunderhaltung des Organismus zurückkehren, ohne bei dieser Umwandlung schmerzhafte oder schwächende Angriffe erlitten zu haben. Dies zu bewirken lehrt die homöopathische Heilkunst". (a. a. O. S. 37-38)

Hahnemann hatte also ganz differenzierte Beobachtungen der Fähigkeit der Lebenskraft gemacht: Im Gesunden ist sie durchaus in der Lage, alle Funktionen des Organismus aufrecht zu erhalten. Aber für die Krankheit taugt sie nicht viel. Damit steht er ganz im Gegensatz zu den vitalistischen Meinungen derjenigen, die immer davon sprechen, man müsse „die Lebenskraft" stärken, sie unterstützen und dergleichen mehr. *Hahnemann* sagt: *„Wenn sie einmal*

so verstimmt ist, wie es bei den meisten Krankheiten der Fall ist, so ist sie ohne Hilfe durch den menschlichen Geist, durch den heilerischen Verstand, nicht in der Lage, sich selbst zu helfen". Die so genannten „Selbstheilungskräfte", die so gerne bei allen möglichen Erklärungen naturheilkundlicher Richtungen ins Feld geführt werden, existieren für *Hahnemann* nicht. Heilung ist bei ihm eine Umstimmung der verstimmten Dynamis durch das Heilmittel. Heilung ist bei wirklichen Erkrankungen nicht ohne Hilfe durch die Arznei möglich, was er gerade bei den chronischen Krankheiten beobachten konnte. Die Spontanheilung bei akuten Krankheiten ist gegenüber der Kunstheilung durch das Heilmittel immer eine mehr oder minder deutliche Defektheilung und somit keine Wiederherstellung der vollständigen Gesundheit, abgesehen davon, dass viele akute Krankheiten nur ein Aufflackern der latenten Psora sind. Dass das Verschwinden der akuten Symptomatik keine Heilung bedeutet, weiß jeder erfahrene Homöopath.
Es könnte eingewandt werden, dass *Hahnemann* mit seiner Miasmenlehre doch wieder so etwas wie materiell zu denkende Krankheitsverursacher hereinlässt, was unserer modernen, von Bakterien und Viren verseuchten Denkungsart so gut passen würde. Aber man muss *Hahnemann* schon genau studieren, um ihm hier nicht irrtümlicherweise einen Widerspruch nachzuweisen. In § 6 des Organon charakterisiert er genau, was er unter Krankheit versteht : *„Der vorurteilslose Beobachter nimmt an jeder einzelnen Krankheit nichts als äußerlich durch die Sinne erkennbare Veränderungen im Befinden des Leibes und der Seele, Krankheitszeichen, Zufälle, Symptome wahr, das ist, Abweichungen vom gesunden, ehemaligen Zustande des jetzt Kranken, die dieser selbst fühlt, die die Umstehenden an ihm wahrnehmen und die der Arzt an ihm beobachtet. Alle diese wahrnehmbaren Zeichen repräsentieren die Krankheit in ihrem ganzen Umfange, das ist, sie bilden zusammen die wahre und einzig denkbare Gestalt der Krankheit."* Sie ist *„dieses nach außen reflektierende Bild des inneren Wesens der Krankheit, das ist des Leidens der Lebenskraft".* (§7 Organon).

§9 Organon: *„Im gesunden Zustande des Menschen waltet die geistartige, als Dynamis den materiellen Körper (Organismus) belebende Lebenskraft (Autokratie) unumschränkt und hält alle seine Teile in bewundernswürdig harmonischem Lebensgange in Gefühlen und Tätigkeiten, so daß unser inne-*

wohnender, vernünftiger Geist sich dieses lebendigen, gesunden Werkzeugs frei zu dem höheren Zwecke unseres Daseins bedienen kann." In den §§ 11 und 12 beschreibt *Hahnemann* das Entstehen der Krankheit durch rein dynamische Wirkung derjenigen der Lebenskraft feindlichen Kräfte. Die Dynamis selbst vergleicht er mit der Schwerkraft oder auch mit der des Magneten, wobei er allerdings irrtümlich meint, dass diese Kraft von uns nicht wahrnehmbar sei, weil wir sie nicht sehen könnten. Letzteres ist wohl richtig, aber wir haben außer dem Gesichtssinn viele andere Sinne, und jede Wahrnehmung beinhaltet die Tätigkeit von meist mehreren Sinnesbereichen. Eine besondere Wahrnehmungsfähigkeit besteht darin, Vorstellungen zu begreifen, was Hahnemann folgendermaßen beschreibt: *„Der kultivierte, im Vergleichen und Abstrahieren geübte Mensch vermag allein, dabei eine Art übersinnliche Idee zu bilden, welche hinreicht, um, beim Auffassen solcher Begriffe, alles materielle oder mechanische in seinen Gedanken davon entfernt zu halten".* (§11, Fußnote).

Einen weiteren Vergleich zieht er noch heran, um das Verhältnis von verstimmter Lebenskraft und Arzneien zu bestimmen: *„So ist die dynamische Wirkung der krankmachenden Einflüsse auf den gesunden Menschen, sowie die dynamische Kraft auf das Lebensprinzip, um den Menschen wieder gesund zu machen, nichts als Ansteckung und so ganz und gar nicht materiell, so ganz und gar nicht mechanisch".* (§ 11 Organon, Fußnote). Im weiteren wird diese Ansteckung als eine dynamische Kraftwirkung mit der Wirkung des Magneten verglichen, der auch Eisenteile mit Magnetismus „anstecken" kann, *„so wie ein Kind mit Menschen-Pocken oder auch Masern behaftet, dem nahen, von ihm nicht berührten, gesunden Kinde auf unsichtbare Weise (dynamisch) Menschen-Pocken oder die Masern mitteilt, das ist, es in der Entfernung ansteckt, ohne daß etwas materielles von dem ansteckenden Kinde an das anzusteckende gekommen war. .." „Eine bloß spezifische geistartige Einwirkung teilt dem nahem Kinde dieselben Pocken oder Masern-Krankheit mit, wie der Magnetstab der ihm nahen Nadel, die magnetische Eigenschaft".* Man kann sagen, *Hahnemann* hätte noch nichts von Viren und Bakterien und ihrem Übertragungsmechanismus gewusst. Gewiss sind diese neueren Erkenntnisse auch ein Teil der Wahrheit, aber allein die Tatsache, dass eine Virus- oder Bakterieninfektion notwendig ist, sagt noch nicht aus, dass sie als Erklärung für die Erkrankung auch hinreichend ist. Es erfolgt ja schließlich trotz Exposition durchaus nicht zwangsläufig Infektion, da die entsprechende Disposition vorhanden sein muss, was jeder erfahrene Arzt täglich erlebt. In der Fußnote zum §11 führt Hahnemann seine Vorstellungen noch genauer aus, wie er sich die Wirkung der Arzneien vorstellt: *„Und auf ähnliche Weise ist die Wirkung der Arzneien auf den lebenden Menschen zu beurteilen. Die Natursubstanzen, die sich uns als Arzneien beweisen, sind nur Arzneien, in sofern sie die Kraft besitzen, das menschliche Befinden zu ändern durch dynamisch, geistartige Einwirkung auf das geistartige, das Leben verwaltende Lebensprinzip."*

„Das Arzneiliche jener Natur-Substanzen, die wir im engern Sinne Arzneien nennen, bezieht sich bloß auf ihre Kraft, Veränderungen im Befinden des thierischen Lebens hervorzubringen; bloß auf dieses, auf das geistartige Lebensprinzip, erstreckt sich dessen, Befinden ändernder, geistartiger {dynamischer) Einfluß; so wie die Nähe eines Magnetpols dem Stahle nur magnetische Kraft mitteilen kann (und zwar durch eine Art Ansteckung), nicht andere Eigenschaften, (nicht z.B. mehr Härte, oder Dehnbarkeit, usw.). Und so verändert auch jede andere Arzneisubstanz durch eine Art von Ansteckung, das Menschen-Befinden auf eine, ihr ausschließlich eigentümliche Weise, und nicht auf die einer anderen Arznei eigne, so gewiss die Nähe eines Pocken kranken Kindes einem gesunden nur die Menschen-Pocken-Krankheit mittheilen wird und nicht die Masern. Dynamisch, wie durch Ansteckung, geschieht diese Einwirkung der Arzneien auf unser Befinden, ganz ohne Mitteilung materieller Teile der Arzneisubstanz." (§ 11, Fußnote S. 70/71).

Es sind nicht die körperlichen Atome dieser hoch dynamisierten Arzneien noch ihre physische oder mathematische Oberfläche (womit man die höheren Kräfte der dynamisierten Arzneien, immer noch materiell genug, aber vergeblich deuteln will), vielmehr liegt unsichtbarer Weise in dem so befeuchteten Kügelchen oder in seiner Auflösung eine aus der Arznei-Substanz möglichst enthüllte und frei gewordene, spezifische Arzneikraft, welche schon durch Berührung der lebenden Thierfaser auf den ganzen Organismus dynamisch einwirkt (ohne ihm jedoch irgend eine, noch so fein gedachte Materie mitzuteilen) und zwar desto stärker, je freier und immaterieller sie durch die

Dynamisation geworden war.“ {§ 11, Fußnote S. 714.)

„Ist es denn unserm, als so reich an aufgeklärten und denkenden Köpfen gerühmten Zeitalter so ganz unmöglich, dynamische Kraft als etwas Unkörperliches zu denken, da man doch täglich Erscheinungen sieht, die sich nicht auf andere Weise erklären lassen!“ {§ 11 Fußnote S. 71/72).

Hahnemann baut, wie er es selber betont, seine Homöopathie auf der Erfahrung auf. Erfahrungen können wir nur durch Wahrnehmungen erlangen. Eine besondere Art der Wahrnehmung ermöglicht uns, Gedanken und Ideen zu erfassen und dieselben so in unsere Erfahrung zu bringen. Genau dieses spricht *Hahnemann* an, wenn er von uns verlangt *„die dynamische Kraft als etwas Unkörperliches zu denken“,* d.h. zu erfahren. Diese Denktätigkeit ist nun Wahrnehmungsfähigkeit im allerumfassensten Sinn, indem sie es dem Menschen ermöglicht, die den Dingen immanenten Ideen, d.h. ihren geistigen Gehalt, in Erfahrung zu bringen. {vgl. Scheurle). Wir stehen hier vor dem Problem, ob die Erfahrung der Idee der Dynamis durch *Hahnemann* eine vollständige Wahrnehmung ist, oder ob noch andere Sinnes-Modalbereiche bei dieser Erfahrung der Dynamis, nicht nur für *Hahnemann*, eine Rolle spielen könnten. Eine vielleicht nicht ganz deutliche Empfindung sagt manchem von uns, dass *Hahnemann* mit dieser Erfahrung der Dynamis etwas genau so Reales wahrgenommen hat, wie jeder von uns die Realität eines mit den Augen gesehenen und mit den Händen gefühlten Gegenstandes anerkennt. Durch immer wiederkehrende Beschreibungen der Dynamis und ihrer Eigenschaften, und durch Vergleiche möchte *Hahnemann* dem noch nicht zu dieser deutlichen Wahrnehmungsfähigkeit erwachten Leser dieselbe nahe bringen und ihm diese Erfahrung auch ermöglichen. Letztlich bleibt uns nichts anderes übrig, als den Realitätscharakter der Dynamis durch eigene Wahrnehmung anzuerkennen, ebenso wie wir die Farbe Grün eines Baumes nur durch die Betätigung des Sehsinnes realisieren können. Weder in dem einen noch in dem anderen Bereich werde ich dieser mühevollen Eigentätigkeit enthoben, will ich mich von der Wahrheit einer Aussage eines anderen selbst überzeugen (Wahrheit ist das aus der Wahrnehmung entspringende Resultat!).

Im § 12 wird nun über den Zusammenhang von krankhaft verstimmter Le-

benskraft und leiblich wahrnehmbarer Krankheit nachgedacht. In der Fußnote heißt es dann: *„Wie die Lebenskraft den Organismus zu den krankhaften Äußerungen bringt, das ist, wie sie Krankheit schafft; von diesem Wie und Warum kann der Heilkünstler keinen Nutzen ziehen und sie wird ihm ewig verborgen bleiben; nur was ihm von der Krankheit zu wissen nöthig und völlig hinreichend zum Heilberufe war, legte der Herr des Lebens vor seine Sinne“.* Schleicht sich hier nicht doch eine dualistische Auffassung von Lebenskraft und Leiblichkeit ein? Ist es eine Lebenskraft, die auf den Organismus wirkt und ihn zu Äußerungen bringt? Also doch Wirkung von Geist auf Materie? Die Antwort auf diese Frage gibt Hahnemann im §15:
„Das Leiden der krankhaft verstimmten, geistartigen, unseren Körper belebenden Dynamis (Lebenskraft) im unsichtbaren Innern und der Inbegriff der von ihr im Organismus veranstalteten, äußerlich wahrnehmbaren, das vorhandene übel darstellenden Symptome, bilden nämlich ein Ganzes, sind Eins und Dasselbe. Wohl ist der Organismus materielles Werkzeug zum Leben, aber ohne Belebung von der instinktartig fühlenden und ordnenden Dynamis so wenig denkbar, als Lebenskraft ohne Organism; folglich machen beide eine Einheit aus, obgleich wir in Gedanken diese Einheit, der leichteren Begreiflichkeit wegen in zwei Begriffe spalten.“ Hahnemann sagt also deutlich, dass die Spaltung nicht in der Sache begründet ist, sondern in der Art unseres Denkens.

Weil nun die verstimmte Dynamis und die den Sinnen wahrnehmbaren Symptome *„Ein und Dasselbe“* sind, können wir mit Recht behaupten, dass es sonst nichts Wahrnehmbares von der Krankheit geben kann und dass sie auch sonst in keiner Form existiert. In dieser Ansicht werden wir auch durch *Hahnemann* bestärkt, der nichts von einer Arzneischule hält, die sich eine *„divinatorische Einschauung in das innere Wesen der Krankheit“* anmaßt, als ob *„das zu Heilende“*, nämlich die Krankheit, in *„mystisches Dunkel gehüllt, im Innern verschlossen sei.“* (§17 Fußnote 2, s. auch § 14)

Hahnemann erteilt hiermit gewissen mystischen Richtungen der Medizin eine Absage, die hinter den Erscheinungen die eigentliche Realität vermuten oder ersinnen. Er ist sich mit *Goethe* einig, der in dem Gedicht *„Epirrhema“* in dankenswerter Kürze seine Anschauung zu diesem Problem kundgibt:

„Müsset im Naturbetrachten
Immer eins wie alles achten:
Nichts ist drinnen, nichts ist draußen;
Denn was innen, das ist außen.
So ergreifet ohne Säumnis
Heilig öffentlich Geheimnis."

Wir sind also nicht an irgendwelche Über-Sinne verwiesen, deren Entwicklung notwendig sei, um Einsicht in das zu Heilende und in das Heilende zu bekommen. Es ist uns selbstverständlich unbenommen und wir sind sogar dazu verpflichtet, unsere Sinnesorgane weiter zu entwickeln und zu schulen. Insbesondere jener Sinn, der als Denk-Sinn bezeichnet werden kann, ist es, der das Geistige in der Welt wahrnimmt. Seiner Entwicklung sind keine Grenzen gesetzt. So ist es auch durchaus denkbar, dass uns immer höhere Welten der Einsicht erschlossen werden, jedoch ist nirgendwo eine feste Grenze zwischen solchen Welten höherer und nicht so hoher Einsicht festzustellen.

Im § 20 sagt *Hahnemann* dann, dass die dem Wesen der Arznei zugrunde liegende geistartige Heilkraft durch bloße Verstandesanstrengung allein nicht erkennbar sei, sondern ihren Grund immer in der Wahrnehmung hat. *Goethe* nannte diese Fähigkeit des Menschen, im Anschauen die Gründe zu erkennen, *„anschauende Urteilskraft"*. Nur wenn wir diese anschauende Urteilskraft als die eigentliche Fähigkeit des homöopathischen Heilkünstlers anerkennen, können wir unsere Tätigkeit nach *„deutlich einzusehenden Gründen"* ausüben. Denn alles, was *Hahnemann* vom § 26 an über sein Prinzip der Heilung durch die Kunstkrankheit schreibt, ist ohne diese Fähigkeit nicht zu begreifen. Wir können die Gedanken *Hahnemanns* sonst nur als eine mehr oder weniger plausible Arbeitshypothese ansehen, die beliebig durch eine bessere ersetzt werden kann. Aber *Hahnemann* spricht nicht von Hypothesen, sondern es sind Gesetze, die er gefunden hat:

„Dies beruht auf jenem zwar hie und da geahneten, aber bisher nicht anerkannten, aller wahren Heilung von jeher zum Grunde liegenden homöopathischen Naturgesetze..." (§ 26) Wollen wir gescheiten Neuzeitlinge klüger als *Hahnemann* sein, der schließlich das Ähnlichkeitsgesetz und anderes ent-

deckt hat? Wollen wir hier, weil unser Verstand sich sträubt, nicht mehr mitmachen und behaupten, wir wüssten es besser? Vernünftiger wäre es doch, zunächst zu versuchen, *Hahnemanns* Anliegen zu verstehen und dafür unsere ganze Gedankenkraft aufzubieten.

„Was ist das Denken des Menschen, was ist der Mensch? Diese Dinge muss der Homöopath beherrschen, bevor er sich eine Idee von der wahren Ursache aller Krankheit bilden kann und wirklich verstehen will, was Heilung ist.“ (*Kent*). Es ist immer die Frage nach unserer Anschauung vom Menschen und von der Welt, d.h. die Frage der Anthropologie gestellt. So sind *Hahnemanns* Anschauungen auch gar nichts anderes, als eine Anthropologie, die wir benötigen, um richtig handeln zu können. *Kent* versuchte durch gewisse Hilfskonstruktionen der Lehre *Hahnemanns* zu folgen, z.B. wenn er sagt, dass *„die ganze menschliche Physiologie von den höchsten Kommandozentralen des Gehirns geleitet und geregelt wird und jede Krankheit die Folge einer primären Störung dieser neurovegetativen Zentren“* sei. Obwohl sich hier eine gewisse materialistische Denkrichtung einzuschleichen scheint, denkt er richtig weiter und verwendet die Ausdrücke nicht, um einen materialistischen Glauben zu bekennen, sondern um die Zentralisation des Krankheitsprozesses zu illustrieren.

Aber wie leicht wird das Bild mit der Wirklichkeit verwechselt! *Hahnemann* selbst verwendet ja den Be griff der ***Autokratie*** des Menschen (§ 9) als der Instanz, die da waltet, also herrscht, die Selbstherrscherin, wie es übersetzt heißt. Dieses ist nur als etwas von einem Punkt Ausgehendes vorstellbar, wie jeder von uns aus eigener Erfahrung weiß. Es sind die Empfindungen, die mit der Bezeichnung: „Ich bin, ich habe oder ich fühle“ usw. beginnen, die so genannten Ich-nahen Symptome in der Homöopathie, die uns diese Zentralinstanz, die wir selbst als unser Ich bezeichnen, die wir als die eigentlich Leidende empfinden, zum Bewusstsein bringen. Dieser Instanz *„können wir uns wie ein Werkzeug in gesunden Tagen zum höheren Zwecke unseres Daseins bedienen“* (§9). Der physische Ausdruck oder die physische Erscheinung, die diesem Prinzip zugrunde liegt, ist das Zentralnervensystem. Nur dürfen wir uns nicht vorstellen, dass es so geht, wie uns die Hampelmann-Theorie der modernen Nervenphysiologie vorgaukelt. Es ist ein ganz und gar nicht materielles und in Kausalketten verlaufendes Geschehen, wollen wir der *Hahnemannschen* Denkweise folgen.

Hahnemann erklärt die Wirkung der Arznei durch die Arzneikrankheit. Die Arzneikrankheit selbst können wir beim Experiment am Gesunden studieren. Ihre Wirkungen treten beim Kranken genauso auf, wie beim Gesunden. Geben wir dem Kranken eine Arznei, die der natürlichen Krankheit ähnliche Symptome entwickelt, so tritt eine Art Blendeffekt ein: *„Gleich wie von dem stärkeren, in unsere Augen fallenden Sonnenstrahlen das Licht einer Lampenflamme im Sehnerv schnell überstimmt und verwischt wird"* (Fußnote 1 zum §45). Warum das so ist, sagt *Hahnemann* im §45*: „Sobald die neue ähnliche, aber stärkere Krankheitspotenz sich des Gefühls des Kranken bemeistert, (kann) das Lebensprinzip, seiner Einheit wegen, die schwächere ähnliche nicht mehr fühlen....;sie ist erloschen, sie existiert nicht mehr, denn sie ist nie etwas Materielles, sondern nur eine dynamische (geistartige) Affektion. Nur von der neuen, ähnlichen aber stärkeren Krankheitspotenz des Arzneimittels bleibt nun das Lebensprinzip affiziert,* ***doch nur überhingehend"***.

Im § 63 und § 64 betont *Hahnemann* die Autonomie, der Dynamis nochmals, indem er sagt, dass sie die Gegenwirkung *„nach dem Maße ihrer eigenen Energie"* hervor bringt. Hier beschreibt *Hahnemann* das Wesen der Disposition. In dem weiteren Satz schreibt er der Lebenskraft eine weitere Fähigkeit zu, indem sie nämlich nach *„Auslöschen der von außen (...) in ihr bewirkten Veränderung, an deren Stelle sie ihre Norm wieder einsetzt..."*. Er spricht hier also nicht von der Norm, sondern von **ihrer** Norm. Er bringt damit zum Ausdruck, dass jeder Mensch seine persönliche Autokratie, seine persönliche Norm hat. Gesundheit wird bei *Hahnemann* nicht als ein durchschnittlicher Wert, der allen Menschen quasi gleichermaßen zusteht, angesehen, sondern als ein Zustand, der für jeden Menschen individuell verschieden ist.

Die Wirkung der Arznei auf den gesunden Körper ist keine kausale Wirkung im Sinne einer zwangsläufig ablaufenden Ursache-Wirkungskette. Wie schon *Hahnemann* beobachtete, ist das wesentliche die Disposition (*„nach dem Maße ihrer eigenen Energie"),* die Reaktionsbereitschaft oder besser das Aktionspotential des Organismus. Je nach seiner Beschaffenheit agiert er auf Reize verschieden.

Die Physiologie schlägt sich mit diesem Problem auf die eigentümlichste Art herum, indem sie zwar feststellt, dass die Aktivität des Organismus das Aktionsfeld bestimmt, sie aber doch nicht von der Kausalkette abrücken möchte. So kommen dann allerlei theoretische Hemmungsmechanismen zum Einsatz, um zu erklären, warum der eine so und der andere so auf die gleichen Reize reagiert. Warum produziert der eine diese, der andere jene Prüfungssymptome und nicht jeder zwangsläufig die gleichen? Aus dem gleichen Grund natürlich, wie auch keiner eine Krankheit wie der andere hat, er auch verschiedene Symptome produziert, auch wenn nachher das gleiche Mittel herauskommt.

Es ist also etwas eigentümliches, etwas individuelles, etwas, was mit der Autokratie zutun hat. *Hahnemann* beschreibt, dass es eine Art Ablenkungsmanöver ist, welches er mit der Autokratie veranstaltet. Es ist ähnlich, wie bei einem unvernünftigen Kind, das etwas nicht tun soll. Es ist fixiert auf sein unvernünftiges Ziel, z.B. das Kissen auf den Boden zu reißen oder das Laken vom Untersuchungsbett. Was tut die Mutter? Sie lenkt das Kind ab, damit es seine Unvernunft vergisst. So könnte man sich die Krankheit auch als eine tiefe Stufe von Unvernunft, von fehlender Wahrnehmung der eigentümlichen Ordnung vorstellen. Von dieser Unvernunft, von der unser Wille zum Leben da ergriffen ist (aus einem geistartigen Krankheitsprinzip heraus ergriffen), können wir nur durch Ablenkung auf ein harmloseres, aber ähnliches, „Spielzeug“ befreit werden. Die Kunstkrankheit ist wie ein Spielzeug, dass dem ernsten, fixierenden Antispielzeug sehr ähnlich ist, symbolhaft klein, aber doch so mächtig, die Aufmerksamkeit der Dynamis anziehend, dass sie ihre Verhaftung an die Krankheitsgefahr fahren lässt und sich dem harmlosen „Spielzeug“ widmet. Sie nimmt diese auch als Spielzeug (wahr) und erwirbt dadurch wieder die Freiheit des Lebensspielraums, was wir Gesundheit nennen.

Literaturliste:

1)Braun, A. Methodik der Homöopathie, Verlagsbuchhandlung Johannes Sonntag, Regensburg 1975, S.36.

2) Carus, C.G. Physis, Wien 1851.

3) Goethe, J.W. Gedichte, Insel Verlag Frankfurt/M. 1982, S. 911.

4) Goethe, J.W. Faust II, Philipp Reclam jun. Stuttgart 1971; Vers 11958-63, 11745-50; Vers 6287-89, 6276-77.

5) Goethe, J.W. Gedenkausgabe, Artemis Verlag Zürich 1949; Bd. 22 S. 672 ff., Gespräch mit J.A. Falk vom 25.1.1813.

6) Hahnemann, S. Organon der Heilkunst, 6. Auflage, Haug Verlag,Ulm 1958.

7)Hahnemann, S. Chronische Krankheiten, Band IV, S. VI u. IV, Ulm 1959, Haug Verlag,

8)Hess, Die homöopathische Hausapotheke, Hippokrates Verlag, Stuttgart 1981.

9) Kent, J.T. Zur Theorie der Homöopathie, Verlag Grundlagen und Praxis, Leer 1973, S.8.

10) Raspe, Th., Die Natur heilt besser, Herder Verlag, Freiburg i.Brg. 1982.

11) Risch, G., Der sanfte Weg, Schröder Verlag, Kleinjörl b. Flensburg, ohne Jahr.

Obwohl gerade Risch am Schluss seines Buches auf den Zusammenhang der Homöopathie mit dem Inhalt der biblischen Botschaft und damit auf ein überwiegend geistiges Prinzip hinweist, geht er bei der Behandlung der Homöopathie selbst nicht auf diesen geistartigen Aspekt ein. Ebenso Vithoulkas, der nur von der Lebenskraft und von dynamisch spricht, und den Zusatz Hahnemanns "geistartig" einfach ignoriert, obwohl er doch den §9 des Organon vollständig zitiert hat.

12) Scheurle, H.J.Die Überwindung der Subjekt-Objekt Spaltung in der Sinneslehre, Thieme Verlag, Stuttgart 1984, S 163

13) Vithoulkas, G., Medizin der Zukunft, Wenderoth Verlag, Kassel 1979

Homöopathie und Wissenschaft

(Nach einem Vortrag, gehalten auf der Jahrestagung des DZVhÄ in Münster 1984)

„Verachte nur Vernunft und Wissenschaft,
Des Menschen allerhöchste Kraft!
Laß nur in Blend- und Zauberwerken,
Dich von dem Lügengeist bestärken!
So hab ich dich schon unbedingt!“

Diese Worte hat *Goethe* sicherlich nicht ohne Absicht dem Mephisto in den Mund gelegt und zwar am Ende der Szene, in der er mit Faust den Pakt abgeschlossen hat. Die Frage nach der Wissenschaftlichkeit der Homöopathie ist also keine belanglose Frage, auch wenn wir sie uns in der täglichen Arbeit nicht dauernd stellen müssen. Im Grundgesetz Art. 5.3 steht: *„Kunst und Wissenschaft, Forschung und Lehre sind frei.“*

Was versteht man unter Freiheit der Wissenschaft? Auf alle Fälle die Abwesenheit von Macht im Bereich derselben, da Machtausübung die Freiheit einschränkt oder gar nicht entstehen lässt. Was bedeutet die Forderung nach Freiheit der Wissenschaft ? Dass jeder das wissen darf und das lehren darf, was er für richtig hält. Man nennt diesen Zustand der Wissenschaftsfreiheit auch den Wissenschaftspluralismus. Kann es deshalb eine allgemein gültige Wissenschaft geben? Solange man Wissenschaft als einen Weg neben vielen anderen betrachtet, den der Mensch zur Erlangung der Wahrheit zurücklegt, ist es deutlich, dass es hier so viele Wege gibt, wie es Menschen gibt, die wissenschaftlich tätig sind. Deshalb ist so ein Begriff wie „wissenschaftlich allgemein anerkannt“ vom Grundgesetz her nicht vertretbar, da er von der Anschauung ausgeht, dass es eine für jedermann gültige Wissenschaft gäbe und alles andere sei dann unwissenschaftlich.

Diese Denkungsart kommt vom Recht her, wo es selbstverständlich ist, dass Rechte für jedermann eine gleiche Gültigkeit haben. Wo kämen wir denn hin, wenn jeder ein anderes Recht hätte? Dass heute die Verhältnisse so sind, dass man von allgemein gültiger Wissenschaft spricht, kommt vielleicht daher, dass der Staat, der für die Verfassung der für alle gleichen Rechte zuständig ist, die Wissenschaft als ihm zugehörig betrachtet, und umgekehrt nimmt der

Staat immer mehr die Form an, dass allem und jedem ein besonderes Recht in Form bestimmter Vorrechte vor allem sozialstaatlicher Art zugesprochen werden. Eine große Verwirrung ist dann die Folge.

Da nun vom Grundgesetz her Freiheit der Wissenschaft garantiert wird, nehmen sich die homöopathischen Ärzte das Recht heraus, diese ihre Wissenschaft von der Homöopathie zu betreiben und ihre Handlungen als ebenso wissenschaftlich begründet anzusehen, wie irgendjemand sonst, der seine Handlungen als wissenschaftlich begründet bezeichnet. Um nun zu sehen, wie die Wissenschaft von der Homöopathie aussieht, ist es nützlich, sich um den Begriff der Wissenschaft in der Medizin, wozu ja die Homöopathie zählt, zu kümmern.

Was verstehen wir unter dem Begriff der Wissenschaft in der Medizin ?

Dazu ist leider festzustellen, dass es *„bisher eine verbindliche Definition des Begriffes Wissenschaft bisher nicht gibt. So ist es ein beliebtes Spiel im Streit der verschiedenen medizinischen Schulen, sich gegenseitig Unwissenschaftlichkeit vorzuwerfen." (Hensel) (1). Nach Hoffmeister (2) ist Wissenschaft „im weitesten Sinne der Inbegriff dessen, was man weiß", im engeren Sinne eine Tätigkeit, „die einen umgrenzten Gegenstandsbereich systematisch nach ihm angemessenen Methoden erforscht, ordnet und die Fülle der so gewonnenen Erkenntnisse auf umfassende Grundzüge zurückzuführen und aus ihnen zu erklären sucht".*

Es wird hier also von einer induktiven Methode der Wissenschaft gesprochen. Nimmt man diesen allgemeinen Begriff von Wissenschaft als Grundlage, so sollte man nach der Wissenschaftlichkeit in der heutigen Medizin fragen. Da sind nun folgende Gesichtspunkte zu bedenken:

Herbert Hensel (3) sagt: *„Medizin ist Wissenschaft und Kunst zugleich. Sie ist ein auf Wissen gegründetes, auf Handeln zielendes Können. Die Griechen hatten diesem Können den Begriff der techne zugeordnet, worunter sie alles verstanden, was von Menschenhand ausgeht im Gegensatz zur Physis, was ohne menschliches Tun existiert und sich vollzieht. Medizin ist aber nicht nur Anwendung einer sonst theoretischen Wissenschaft, sondern ärztliches Handeln selbst ist bereits Erkenntnisinstrument.....",* z.B. beim Erheben der Vorgeschichte, beim Arzt-Patienten-Gespräch, bei der so genannten Interaktion Arzt-Patient. Ohne Handlung kein Erkennen, ohne Erkennen keine Handlung. *„Oberstes Prinzip äztlicher Tätigkeit ist die Hilfeleistung für den kranken Menschen“*...., der sich das Prinzip der Wissenschaftlichkeit im Zweifelsfall unterzuordnen hat.

Es geht also nicht an, analog dem Juristenspruch ‚fiat iustitia et pereat mundus', einen anderen Satz zu prägen ‚fiat scientia et pereat homo'. Wissenschaft ist also nicht Selbstzweck in der Medizin. *„Ist der Arzt der begründeten Überzeugung, dass eine Therapie wirksam ist, so ist er verpflichtet sie anzuwenden, auch wenn sie derzeit weder wissenschaftlich erklärbar noch allgemein anerkannt ist“.* Gerade dieses wird ständig von Leuten bezweifelt, die nur eine bestimmte Wissenschaftsmethode kennen, obwohl auch im Rahmen dieser Methode aus ärztlich-ethischen Gründen genauso verfahren wird und wurde. Man kann sich trotzdem um Wissenschaftlichkeit bemühen, aber sie *„ist kein absoluter Höchstwert, kein geheiligter Bezirk“*, sondern muss sich gefallen lassen, dass sie im Zusammenhang mit anderen menschlichen Tätigkeiten, z.B. der Hilfeleistung, einen ihr angemessenen Platz einnimmt.

Bei der werktätigen Kunst kommt am Ende ein Werk heraus. Welches Werk kommt bei der Heilkunst heraus? Gemeinhin wird gesagt, dass Gesundheit am Ende der Heilung steht. Dabei wird es meist so gesehen, dass der ursprüngliche Zustand wieder hergestellt wird. Dem ist aber nicht so. Bei sorgfältiger Beobachtung hat der Kranke nicht etwas Verlorenes unverändert wieder gefunden, wie etwa einen verlorenen Geldschein, der durch das Verlorensein sich nicht verändert hat. Nein es ist etwas wesentlich Neues entstanden. Es hat in der Krankheit ein Entwicklungsprozess stattgefunden, wie überhaupt das ganze Leben eine fortwährende Entwicklung und Entfaltung darstellt. In der Krankheit wird manches nur etwas konzentriert durchgemacht, beschleunigt, von oft gewaltigen Umbrüchen begleitet. Der Künstler verwandelt den Stoff und haucht ihm Geist ein. Der Heilkünstler hilft der Menschen, seinen „Stoff“ besonders intensiv zu vergeistigen und den alten Adam abzulegen und dem neuen Adam zur Geburt zu verhelfen. Das hat mit der bildenden Kunst alles gemeinsam. Der Mensch schafft ein Bild seiner selbst.. Wir nähern uns hier der Definition des *Paracelsus*, der sagte: *„Der Patient ist sein Arzt und der Arzt ist sein Helfer“*. Der Helfer dient nur, damit der Hilfsbedürftige selber wieder tun kann. Ist das erreicht, ist die Kunst vollbracht und das Kunstwerk ist der wieder entstandene

Mensch. Es ist ein Teil Auferstehung,welche hier stattfindet und ermöglicht wird durch das Opfer des Helfenden.

Was wird nun heute als Wissenschaft in der Medizin angesehen ?

Der Internist *Bernhard Naunyn* hat einmal gesagt: *„Medizin wird Naturwissenschaft sein, oder sie wird nicht sein“.* Angewandte Naturwissenschaft, so wird die Medizin heute definiert. Nun müssen wir allerdings feststellen, dass wir beim Ansehen der Erfolge dieser naturwissenschaftlichen Medizin zunächst einmal die Ergebnisse der Hilfswissenschaften der Medizin, etwa der Physik und der Chemie, im Auge haben, wenn wir von der erfolgreichen naturwissenschaftlichen Medizin sprechen. Worauf begründen sich die Erfolge, welche Begriffe liegen ihnen zugrunde:

1.) Objektivierbarkeit
2.) Messbarkeit

ad 1) Das Streben nach Objektivierbarkeit ist eine Verabsolutierung und Idealisierung des naiven Objektivismus. Sein Ideal ist das absolute, vom menschlichen Beobachter unabhängige Objekt. Deshalb werden alle Inhalte, die sich diesem objektivistischen Leitbild nicht fügen, aus dem System eliminiert. Das gilt auch für die Physik und die Chemie. Es ist also ein willentlich und wissentlich reduziertes Erkenntnisstreben.

ad 2) Das entscheidende Kriterium, nach dem die Naturwissenschaft ihre Objekte auswählt, ist deren Messbarkeit. Dabei ist die auf mathematische Beherrschung gerichtete operationale Messkunst relativ frei in der Bildung ihrer Bezugssysteme, d.h. der Größenarten, die sie auswählt, wobei sie sich oft von ganz pragmatischen Gesichtspunkten leiten lässt. Wir haben hier als wissenschaftliches Leitbild für die naturwissenschaftliche Medizin die klassische Physik, von der sich die moderne Physik längst losgelöst hat.

Es ist nun die Frage, ob diese Denkweise der klassischen Physik, auf die sich die naturwissenschaftliche Medizin beschränkt hat, den Erscheinungen des lebendigen Organismus, insbesondere des Menschen als beseeltem und geisttragenden Organismus gerecht wird.

Der Physiologe *Emil du Bois-Reymond* und *Ernst Wilhelm von Brücke* haben 1842 folgendes kundgetan: *„Brücke und ich, wir haben uns verschworen, die*

Wahrheit geltend zu machen, dass im Organismus keine anderen Kräfte wirksam sind, als die genauen physikalisch-chemischen". Das ist gewiss keine wissenschaftliche Feststellung, sondern eine Verschwörung für die Verkündigung einer „Wahrheit" oder besser eines Dogmas, das für sich in Anspruch nimmt, wahr zu sein. Dieses Dogma jener Mediziner gilt auch heute noch und ist nur ein wenig erweitert worden durch Begriffe, wie Regelung und Information, die man jedoch auch versucht, auf physikalische Begriffe zu reduzieren.

Die Gesetze der Physik wirken ausnahmslos in Zeit und Raum, d.h. aus einer räumlichen und zeitlichen Anfangsbedingung führen sie zu einem Geschehen in unmittelbarer räumlicher und zeitlicher Nachbarschaft, woraus sich die Kette von Ursache und Wirkung bildet. Daraus folgt, dass die Physik den Begriff der räumlichen Gesamtgestalt nicht kennt. Gerade das ist jedoch kennzeichnend für einen Organismus. Organismen haben eine makroskopische Gesamtgestalt, die im Gegensatz zu anorganischen Körpern aus inneren Bedingungen heraus eine bestimmte Größe erreicht und in ihrem Aufbau nicht homogen ist, sondern eine Gliederung in Organe, Zellen und Zellorganellen, also eine die einzelnen Teile übergreifende höhere Ordnung erkennen lässt. Ebenso haben Organismen eine zeitlich übergreifende Struktur, eine Zeitgestalt. Sie entwickeln sich ohne äußere Ursachen aus innerer Gesetzmäßigkeit in einer zeitlich geordneten Weise und sind in ihren Zeitabläufen rhythmisch gegliedert.

Die organische Raum-Zeitgestalt kann als ein höherer Grad der Individuation gegenüber der Umwelt als bei leblosen Körpern aufgefasst werden. Sie wird auch gegenüber Störungen aus der Umwelt aktiv aufrecht erhalten. In der Beziehung des lebendigen Organismus zur Umwelt sind äußere Faktoren nicht als Ursachen im Sinne der klassischen Physik oder Mechanik, aus denen direkt die Wirkung folgt, sondern weit gehend als Bedingungen und Anstoß für aktive Eigentätigkeit des Organismus zu betrachten. Äußere Belastungen z.B. führen nicht unbedingt zu Verschleiß, sondern zu aktiven Aufbauleistungen. Umgekehrt führt eine künstliche Ruhe zur Degeneration.

Wollen wir von hier ausgehend den Begriff von Gesundheit, Krankheit und Heilung finden, so stellt sich das folgendermaßen dar:

1. Gesundheit bedeutet Aufrechterhaltung der Raum-Zeitgestalt unter welchen Bedingungen auch immer.

2. Krankheit bedeutet die Unfähigkeit (zumindestens die teilweise) diese Gestalt aufrechtzuerhalten.
3. Tod bedeutet das Ende der Raum-Zeitgestalt.
4. Heilung bedeutet die aktive Wiedergewinnung der Raum-Zeitgestalt „Medicus curat, natura sanat".

Die Wirkung von Arzneimitteln spielt sich an spezifisch - organischen und nicht an physiko-chemischen Systemen ab. Die von außen zugeführte Substanz oder was auch immer (Massage, Bäder, Operationen) spielen nur die Rolle von Bedingungen für die aktiven organischen Leistungen. Die so genannten Wirkungsmechanismen der Pharmakologie sind letztlich nichts anderes als rein empirische Beschreibungen und nicht etwa kausale Erklärungen von Arzneimittelwirkungen im Sinne der klassischen Naturwissenschaft. Das zeigt sich z.B. darin, dass es bisher nicht gelungen ist, die so genannten pharmakologischen Eigenschaften einer Substanz aus ihrem physikalisch-chemischen Eigenschaften systematisch vorauszusagen. Das zeigt sich auch darin, dass man nur nach der so genannten Screening-Methode (Schrotschuss) pharmakologisch interessante Substanzen heraus findet. Ein besonderes Problem ist dann noch die Unterscheidung von Tier und Mensch vor allem im Hinblick auf Arzneiversuche. Auch dort gibt es keine systematische Vorhersehbarkeit der eintretenden Wirkungen. Im Tierversuch absolut harmlose Substanzen sind u. U. für den Menschen schädlich.

An diesen Beispielen soll nur gezeigt werden, dass die Klärung des Wissenschaftsbegriffs in der Medizin noch aussteht, und wenn immer wieder von wissenschaftlich anerkannten Methoden in der Medizin gesprochen wird, so handelt es sich hier nur um eine pragmatische Vereinbarung, bestimmte Methoden, die gerade in der Forschung und Lehre von einer Mehrheit angewandt werden, als wissenschaftlich zu bezeichnen und andere Methoden, die nicht von dieser Mehrheit, sondern nur von einer Minderheit verwendet werden, als unwissenschaftlich zu diskriminieren. Genauso wenig wie sich über den Wahrheitsgehalt des Lehrsatzes des Pythagoras durch Mehrheitsbeschluss oder Mehrheitsverhältnisse etwas aussagen lässt, sondern die Wahrheit von jedem Einzelnen erkannt werden muss, genauso wenig ist über die Wissenschaftlichkeit einer Methode entschieden, wenn sie von mehr oder weniger vielen angewandt wird. Wissenschaftlich allgemein anerkannt ist also eine nichts sagende Ausdrucksweise, die uns nicht der Mühe enthebt, jedes Mal neu das Kriterium der Wissenschaftlichkeit bei einer Methode anzuwenden.

Wir hatten am Beginn folgende: Definition von Wissenschaftlichkeit:

1.) *Einen umgrenzten Gegenstandsbereich systematisch*
2.) *nach ihm angemessenen Methoden erforschen,*
3.) *ordnen und*
4.) *die Fülle der so gewonnenen Erkenntnisse auf umfassende Grundsätze zurückführen und aus ihnen erklären".*

Mit dieser Definition wollen wir uns nun der Homöopathie zuwenden, da sie ja laut Mehrheitsbeschluss der wissenschaftlichen Kommission der Bundesärztekammer - einer privat-rechtlichen Vereinigung übrigens - zu den wissenschaftlich nicht allgemein anerkannten Methoden zählt. Dabei befindet sich diese Bundesärztekammer in einem gewissen Zwiespalt, da z.B. die homöopathischen Medikamente von den RVO- und Ersatzkassen ohne Einschränkung bezahlt werden, wenn sie nicht zu teuer sind und den Durchschnitt des Kassenarztes nicht übersteigen. Auch verteilen die Landes-Ärztekammern auf Antrag die Zusatzbezeichnung „Homöopathie" an die Ärzte, die den Nachweis erbringen, dass sie eine zusätzliche Ausbildung in dieser Methode absolviert haben. Es gibt da also eine gewisse Grauzone. Aber alle diese Umstände sind zunächst unbedeutend, wenn wir uns dem Problem der Wissenschaftlichkeit der Homöopathie zuwenden, denn diese muss ja aus sich selbst heraus bewiesen werden können.

Hahnemann beginnt sein Organon folgendermaßen: *„Kein Geschäft ist nach dem Geständnisse aller Zeitalter einmütiger für eine Vermutungskunst erklärt worden, als die Arzneikunst; keine kann sich daher einer prüfenden Untersuchung, ob sie Grund habe, weniger entziehen als sie, auf welcher das teuerste Gut im Erdenleben, Menschen-Gesundheit sich stützt. Ich rechne mir es zur Ehre, in neueren Zeiten der Einzige gewesen zu sein, welcher eine ernstliche redliche Revision derselben angestellt, um die Folgen seiner Überzeugung teils in namenlosen, teils in namentlichen Schriften dem Auge der Welt vorgelegt hat".*

Wir sehen also, dass *Hahnemann* von sich selbst sehr überzeugt war, ja dass er sogar behauptete, dass er der Erste sei, der der Medizin eine Ratio gegeben habe, eine Gesetzmäßigkeit, nachdem sie vorher nur eine Vermutungskunst war. Es ist die Frage, ob unsere heutige, moderne, naturwissenschaftlich orientierte Medizin, von der *Hahnemann* noch nichts wusste, von ihm genauso beurteilt würde. Ich befürchte, sie würde nicht viel besser wegkommen, denn es herrschen nach wie vor mehr Theorien als Erfahrungen, und die Vermutungskunst ist durchaus nicht ausgestorben. Wir bekommen von der pharmazeutischen Industrie ausprobierte Mittel mit bestimmten Indikationen, und dann versucht man nach irgendwelchen Überlegungen mal dieses mal jenes, alle paar Jahre etwas Neues, ohne vorher zu wissen, was herauskommt. Davon gibt es nur wenige Ausnahmen. Nun in diesem gleichen Sinne fortzufahren und in der gleichen Denkweise die Wirkung homöopathischer Medikamente beweisen zu wollen, ist gewiss nicht sinnvoll. Wir müssen also eine dem Gegenstand angemessene Methode entwickeln, wenn wir Erkenntnisse über ihn gewissen wollen.

So wenig ich durch mein Gehör etwas über die Farben erfahren kann, so wenig kann ich etwas über die Wirkungsweise homöopathischer Mittel erfahren, wenn ich das Liebesleben der Blattläuse studiere, oder um der Sache etwas näher zu kommen, die Reaktion von Schwefelsäure und CaCO3 studiere. Wir müssen uns in dem Bereich des lebendigen Organismus und seiner Art, sich der Wahrnehmung zu zeigen, bewegen, wenn wir zu Erkenntnissen kommen wollen, die mit Homöopathie zu tun haben. Man kann natürlich sagen, Kohlen und Äpfel, Menschen und Schweine, sind insofern gleich, als sie alle nach Kilogramm abzuwiegen und in Zentimetern zu messen sind. Dann hört es aber auch schon auf und es nützt nicht viel, wenn ich die Schwärze der Kohle und die roten Wangen der Äpfel, das Quieken des Schweins und den Gesang des Menschen auch auf diese Maßeinheiten von Kilogramm und Zentimeter zurückführe, um festzustellen, dass sie alle tatsächlich eigentlich gleich seien. Einmal geht das kaum und zum anderen ist damit wirklich nichts gewonnen. Stattdessen müssen wir deutlich unterscheiden und die festzustellenden Gesetzmäßigkeiten studieren.

Wenn wir Hahnemanns Behauptung, als Erster der Medizin eine Ratio, d.h. eine Wissenschaft gegeben zu haben, zustimmen wollen, so müssen wir diese Behauptung auf ihre Richtigkeit hin überprüfen. Messen wir deshalb seine Methode mit den Maßstäben von Hoffmeister:

1) *Der umgrenzte Gegenstandsbereich*: Bei ihm handelt es sich um die Erforschung der Wirkung von Arzneimitteln an gesunden und kranken Menschen.
2) *Erforschung nach Methoden, die dem Gegenstandsbereich angemessen sind:* Die Methode der Prüfung am Gesunden führt zu bestimmten Erfahrungen, denen wiederum die Erfahrungen der Anwendung der dabei gewonnenen Erkenntnisse am Kranken gegenüber stehen. Ist dieses eine dem Gegenstand angemessene Methode? Mit Sicherheit, denn sie stellt künstlich die Mannigfaltigkeit der Erscheinungen her, die die Erfahrung am Kranken erkennen kann. Dabei kann zunächst vernachlässigt werden, ob zusätzliche theoretische Überlegungen diese Angemessenheit stärker begründen als die Erfahrung selbst, wie sie sich in der Praxis erwiesen hat.. Nur die Erfahrungen, die aus der Handlung entspringen, können zeigen, ob etwas richtig gedacht war oder nicht.
3) *Ordnung der so gewonnenen Erkenntnisse*: Die durch systematische Beobachtungen gewonnenen Erkenntnisse werden in einer dem Organismus angemessenen Ordnung aufgezeichnet (Kopf-Fuß-Schema der Arzneimittellehre). Es werden weiterhin vergleichende Studien der Symptome der Arzneimittel durchgeführt, daraus wird eine Registrierung der Mittel eines jeden Symptoms vorgenommen (Repertorium). Ferner werden bestimmte übergreifende Ordnungen bestimmter Mittelgruppen im Hinblick auf die chronischen Krankheiten und deren spezielle Symptomatik vorgenommen.
4) *Zurückführung auf umfassende Grundsätze*: Das Gesetz, dass Ähnliches durch Ähnliches geheilt wird, ist der umfassenste Grundsatz (Gesetz), den die Heilkunde je gefunden hat. Weitere Gesetze sind das Gesetz des Heilverlaufs, dass die Krankheitssymptome in der umgekehrten Reihenfolge des Auftretens wieder verschwinden, dass die Heilung in der Besserung von innen nach außen fortschreitet, ferner von oben nach unten. Weiterhin ist die Lehre von den miasmatischen Erkrankungen (chronischen Krankheiten) als aus der Erfahrung abgeleitete, umfassende Gesetzmäßigkeit zu nennen. Im „Organon der Heilkunst“ sind weitere Gesetzmäßigkeiten niedergelegt, als da sind die Auffindung der Arzneimittel gemäß der Gesamtheit der

Symptome des Kranken, wobei die Entdeckung der charakteristischen Symptome eine besondere Entdeckung von weit reichender Bedeutung war. Gar nicht abzuschätzen ist die Entdeckung der Wirkungsumkehr durch Dynamisation und Verdünnung, wodurch Hahnemann den tiefsten Gründen des Werdens von Organismen auf die Spur gekommen ist: ***„So ist denn der menschliche Organismus ein so hoch potenziertes Wesen"*.**

„Es bleibt daher wohl nichts weiter übrig, als zu tun, was unsere Vorfahren getan haben: nicht zu handeln und zu beobachten, ohne zu denken, und nicht zu denken ohne zu handeln und zu beobachten; ja, uns so zu gewöhnen, dass unsere ganze Natur, mit allen ihren Fähigkeiten, zusammen und einzeln, so gut es nur gehen mag, wirken könne .(Goethe, an F.H.Jacobi, 16.8.1799)

Einer Beobachtung *Hahnemanns* möchte ich mich im Besonderen zuwenden, nämlich der Entdeckung der *„Kunstkrankheit"*, weil sich am Begriff derselben am deutlichsten zeigen lässt, dass *Hahnemann* nicht induktiv vorgegangen ist, sondern aus der einmaligen Erfahrung des Chinarinden-Versuchs den generalisierenden Einfall hatte, dass die Wirkung von Arzneimitteln durch Versuche am gesunden Menschen erfahrbar sei. Er hatte einen glänzenden „Einfall", den er dann durch wiederholte Erfahrung bestätigt fand. **Er hatte eine Intuition, wie sie jeder Erfinder haben muss, um etwas Neues in die Welt zu bringen.**

Zunächst prüft er die Substanzen am Gesunden und macht ihn teilweise krank, d.h. er löst Erscheinungen durch die Verfremdung des gesunden Organismus aus. Dieser wird durch die Arzneimittelgabe verändert, vergiftet, er wird seiner selbst, seiner Raum-Zeitgestalt könnte man sagen, entfremdet, er wird gegen seinen Willen verändert, d.h. er wird krank. Allerdings jeder in verschiedener Weise, der eine so, der andere so, aber doch so, dass bei allen ein typisches, immer wieder auftretendes Krankheitsbild entsteht. Der Mensch, der vorher so gut zu unterscheiden war, wird nun typisch krank, er wird zum Typus. Er nähert sich also dem Zustand, den wir für Tier, Pflanze und Mineral als normal ansehen, nämlich bestimmte Eigenschaften immer zu zeigen. Der Mensch als Gesunder zeichnet sich ihnen gegenüber dadurch aus, eben untypisch, im höchsten Maße individuell zu sein. Wird der Mensch nun ohne Arzneiwirkung typisch, d.h. krank, so können wir durch das vorangegangene Studium der Arzneimittelwirkung am Gesunden - aus denen die Arzneimittelbilder hervorgegangen sind, - dieses Kranksein in Beziehung setzen zu dem ihm am ähnlichsten erscheinenden Krankheitsbild. Stellen wir diese Beziehung her, so erkennen wir im Kranken den Naturprozess bzw. seine Annäherung, seine Ähnlichkeit an dem Naturprozess in statu nascendi und können nun durchschauen, d. h. Diagnose treiben, wo es hingeht mit dem Menschen, der da krank wird. Ich muss ihn wachrütteln, wie einen Autofahrer am Steuer seines Wagens, der einzuschlafen droht: *„Erwache, Du nimmst die falsche Richtung!“* Ich mache ihn aufmerksam auf seinen Fehler und fordere ihn auf, wieder richtig zu lenken. Aber nicht ich lenke ihn oder nehme ihm das Steuer ab, sondern ich aktiviere ihn, wieder selbst richtig zu steuern.

Wie erreicht man es, jemanden vom falschen auf den rechten Weg zu bringen. Man überzeugt ihn von der Falschheit seines Tuns. Was heißt überzeugen? Es heißt überzeugen, darüber hinausweisen: „Wenn du so weiter machst, dann wird es Dir schlimm ergehen!" So überzeugt *Hahnemann* den lebendigen Organismus durch eine Art von „Überzeugung“, die Gegenregulation (soweit sie noch möglich ist) einzuleiten, d.h. zu gesunden, zu heilen. Worin besteht diese Überzeugung? In der Kunstkrankheit, die nach der Erfahrung *Hahnemanns* bei der Gabe des homöopathischen Heilmittels auftritt. So wie beim Gesunden diese Kunstkrankheit eintritt, so selbstverständlich auch beim Kranken. Ist nun die Kunstkrankheit der natürlichen Krankheit sehr ähnlich, so wird der Organismus aufmerksam und das, was er vielleicht schon begonnen hat, nämlich die Gegenregulation, wird dann verstärkt, womöglich um ein Vielfaches, wie die Erfahrung lehrt. Es ist dem Resonanzphänomen in der Physik ähnlich, wo geringe Energien durch Aufweckung ähnlicher Strukturen gewaltige Wirkungen erzielen, wenn die Eigenfrequenz, d.h. die Ähnlichkeit getroffen wird.

Dieses ist in groben Zügen der Gedankengang, den *Hahnemann* seiner Heilweise zu Grunde legt. Er leitet ihn aus der Erfahrung ab, wie er sagt, und er wird durch die Erfahrung bestätigt. Nun können wir sowieso nichts von der Welt wissen, wenn wir nichts von ihr erfahren und wir können nur das wissen, was wir erfahren, sonst nichts. Insofern ist *Hahnemann* im Bereich der wissenschaftlichen Erkenntnismöglichkeiten geblieben, „er gewinnt Erkenntnisse“ aus der Erfahrung. Sie ist unbestreitbar der einzige Quelle für dieselben.

Wie erlangt er Erkenntnisse? Durch Beobachtungen, z.B. der Arzneiprüfungen oder des Kranken, was eine dem Gegenstand angemessene Methode ist.

Er ordnet sie wodurch? Durch das Aufstellen des Ähnlichkeitsprinzips werden sie jeweils von Fall zu Fall neu geordnet. Die so gewonnenen Erkenntnisse führt er auf alles umfassende Grundsätze zurück, wovon wir schon das Ähnlichkeitsgesetz und das Gesetz der Kunstkrankheit gehört haben. Es gibt gewiss noch mehr Gesetze, aber das würde den Rahmen dieses Vortrags überschreiten. Er kann sie auch aus diesen Grundsätzen erklären, d.h. einer allgemein gültigen Erkenntnis zuführen. Wir sehen also, dass *Hahnemann* seine Methode sehr streng gefasst hat, und dass sie den Forderungen nach Wissenschaftlichkeit genügt. Damit hoffe ich, die Frage nach der Wissenschaftlichkeit der Homöopathie im positivem Sinne beantwortet zu haben.

Aber wir wollen damit nicht abschließen, das wäre ungerecht der Homöopathie gegenüber. Wir haben anfangs gesagt, Medizin sei auch gleichzeitig Kunst, und *Hahnemann* nennt sein grundlegendes Werk *„Organon der Heil-**kunst**"*. Ist sie denn mehr als Wissenschaft, ist sie auch eine Kunst? Nun, Sie kennen sicher alle die ersten drei Paragraphen des Organon auswendig, so dass ich sie hier nicht wiederholen muss. Er beendet den § 3 drei, nachdem er alle Voraussetzungen aufgezählt hat, mit dem Satz: *„So versteht er zweckmäßig und gründlich zu handeln und ist ein ächter Heilkünstler"*. Nach diesen strengen Anforderungen des Begründers der Homöopathie zu denken, zu beobachten und zu handeln ist schwer und es ist eine hohe Kunst. So wie Sie einen Virtuosen auf seinem Instrument bewundern und es als selbstverständlich ansehen, dass er fehlerfrei spielt und ihm dafür keinen besonderen Beifall zollen, sondern erst wenn er durch die Kunst die Vollkommenheit zeigt, so ist es wie beim Künstler ein langer schwerer Weg mit vielem Üben, die wahre Homöopathie zu erlernen und zu beherrschen. Das kann nur der wissen, der es versucht hat. Aber *Hahnemann* hat einen Trost für seine Schüler bereit, mit dem ich meine Ausführungen abschließen will:

„So viel warne ich im Voraus, dass Indolenz, Gemächlichkeit und Starrsinn vom Dienste am Altare der Wahrheit ausschließt, und nur Unbefangenheit und unermüdeter Eifer zur heiligsten aller menschlicher Arbeiten fähigt, zur Ausübung wahrer Heilkunde. Der Heilkünstler in diesem Geiste aber schließt sich unmittelbar an die Gottheit, an den Weltenschöpfer an, dessen Menschen

er erhalten hilft, und dessen Beifall sein Herz dreimal beseligt."

1) Hensel, H. S.29
2) Hoffmeister, zit. b. Hensel S.29

Literatur verzeichnis:

Hahnemann, S., Organon der Heilkunst, Haug Verlag, Heidelberg 1987

Hensel. H., in Anderegg, J. (Hrsg.),Wissenschaft und Wirklichkeit, Sonderdruck, Vandenhoeck&Ruprecht, Göttingen, o.J.

Hoffmeister., J. Wörterbuch der philosophischen Begriffe, Hamburg 1955, zit. b. Hensel S.29

Der Krankheits- und Konstitutionsbegriff in der Homöopathie

Ein Versuch, die Gemeinsamkeiten und Unterschiede zum Krankheitsbegriff der Hochschulmedizin herauszustellen. (Vortrag, gehalten am 9.5.86 in Karlsruhe auf der Jahreshauptversammlung des DZVhÄ)

Begriff der Krankheit in der Homöopathie

Es ist ohne Zweifel, dass es die Medizin vorwiegend mit Seinszuständen zu tun hat, die man mit dem Begriff Krankheit bezeichnet. Was nun Krankheit sei, was ihr Wesen und ihre Ursache betrifft, so herrscht darüber so viel oder so wenig Einigkeit bei den Medizinern, wie sie sich auch sonst uneinig sind. *Rothschuh* sagt, dass *„Krankheit kein für sich existierendes Phänomen ist, sondern in mehreren Beziehungen auftritt und dabei ganz verschiedene Seiten darbietet, dem Kranken, dem Arzt und der Gesellschaft."*

Für *Hahnemann* spielen diese Überlegungen, mit denen einst *Hippokrates* begonnen hatte, keine entscheidende Rolle. Er begreift Krankheit so, wie es der naive, vorwissenschaftliche Mensch macht: Krankheit ist alles, was nicht Gesundheit ist. Für ihn ist Gesundheit und Krankheit ein Urphänomen oder auch ein Axiom, das jedem unmittelbar einsichtig ist und keiner weiteren Definition bedarf. So sagt er im § 2 Organon: *„Das höchste Ideal der Heilung ist schnelle, sanfte, dauerhafte Wiederherstellung der Gesundheit, oder Hebung und Vernichtung der Krankheit, in ihrem ganzen Umfange..."*

Im § 6 beschreibt er; woran man eine Krankheit erkennen kann: *„...durch die Sinne erkennbare Veränderungen des Leibes und der Seele, Krankheitszeichen, Zufälle; Symptome..., Abweichungen vom Gesunden. ..Zustände des jetzt Kranken, die dieser selbst fühlt, die die Umstehenden an ihm wahrnehmen und die der Arzt an ihm beobachtet, Alle diese wahrnehmbaren Zeichen repräsentieren die Krankheit in ihrem ganzen Umfange, das ist, sie bilden zusammen die wahre und einzig denkbare Gestalt der Krankheit."* Für den Heilkünstler sind diese Zeichen die Krankheit selbst, da *„er das die Krankheit schaffende, geistige Wesen, die Lebenskraft, doch nie sehen kann und sie selbst auch nie, sondern bloß ihre krankhaften Wirkungen zu sehen und zu erfahren braucht, um hiernach die Krankheit heilen zu können..."*. Er **ver-**

neint die Existenz einer primären Krankheitsursache (prima causa morbi) im verborgenen Inneren und verweist uns auf das, was sich den Sinnen darbietet als den Gegenstand des Heilens. Gesundheit bleibt übrig, wenn alle Krankheitssymptome *„gehoben"* sind.

Im § 9 wird die Gesundheit genau beschrieben: *„Im gesunden Zustande des Menschen waltet die geistartige, als Dynamis den materiellen Körper (Organismus) belebende Lebenskraft (Autokratie) unumschränkt und hält alle seine Teile in bewundernswürdig harmonischem Lebensgang in Gefühlen und Tätigkeiten, so dass unser innewohnender, vernünftige Geist sich dieses lebendigen, gesunden Werkzeugs frei zu dem höheren Zweck unseres Daseins bedienen kann."*

Wir können am Kranken zunächst leibliche, physische Veränderungen mit unseren Sinnen wahrnehmen: Form, Farbe, Größe, Bewegung, Töne, Wärme, Kälte, Tastqualitäten, usw.

Der Kranke nimmt jedoch weiter von sich selbst noch mehr wahr: Schmerz, subjektive Wärme und Kälte, Gefühle wie Zorn, Hass, Trauer, die jedoch auch oft unmittelbar wahrnehmbar zum Ausdruck gebracht werden. Was wir am wenigsten „erraten" können, sind seine Gedanken und Vorstellungen, seine Träume, die Triebe, die Absichten, usw. Aber der Kranke kann sie uns mitteilen. Alles dieses gibt für uns das Bild der Abweichung vom vormals gesunden Zustand, d.h. den Inbegriff der Krankheit.

Dabei müssen wir uns klar sein, dass außer diesem alles umfassenden Begriff, nämlich die Gesamtheit der Symptome, für den Homöopathen kein weiterer Krankheitsbegriff existiert. Jeder Kranke produziert seine Gesamtheit der Symptome, die immer von der Symptomenvielheit des anderen Kranken durch irgendetwas unterschieden ist. Den Unterschied zum Krankheitsbegriff der Hochschulmedizin verdeutlicht uns Hahnemann in der Fußnote zum § 8, wo er deutlich macht, dass Krankheit *„ein dynamisch von der krankhaft verstimmten Lebenskraft verändertes Sein des Organismus ist"* und nicht *„ein materielles Ding, ...das nach geschehener Heilung noch in irgendeinem Winkel im Inneren des Körpers liegen geblieben sein könnte, um der einst einmal bei schönster Gesundheit, nach Belieben, mit seiner materiellen Gegenwart*

hervorzubrechen! So krass ist noch die Verblendung der alten Pathologie! Kein Wunder, dass eine solche nur eine Therapie erzeugen konnte, die auf bloßes Ausfegen des armen Kranken losging.“ Gesundheit ist bei Hahnemann Harmonie, Krankheit Verstimmung, beides geistartig gedacht.
In der Hochschulmedizin ist Krankheit ein normativer Begriff. In Fortsetzung der alten Humoralpathologie wird die Zusammensetzung der Körperflüssigkeiten in physiologischen Normen ausgedrückt und in Fortsetzung der bereits in Knidos begründeten Solidarpathologie wird die Form und die Grenzen der Organe genormt. Da man nur hier auf dem scheinbar sicheren Grund von Ausdehnung und Gewicht steht, ergeben sich bei den geistig seelischen Krankheiten schon große Unsicherheiten, was denn eigentlich normal sei.

Hahnemann zieht den intraindividuellen Vergleich vor: Abweichungen vom gesunden Zustande des jetzt Kranken. Er weist uns Homöopathen deshalb auf die fast einzig legitime wissenschaftliche Methode der Dokumentation hin, nämlich des Beweises der Wirksamkeit unserer Heilmittel durch den **intraindividuellen Vergleich nach Martini**. Statistische Untersuchungen lassen sich eigentlich nur bei epidemischen Krankheiten anstellen, und da haben solche die Homöopathen längst geliefert, als die etablierte Medizin noch im Dornröschenschlaf der Unwissenheit schlummerte.

Der Begriff der Konstitution in der Homöopathie

Es ist gewiss, dass sich die Menschen nicht erst dann, wenn sie krank sind, voneinander deutlich unterscheiden. Sie tun das auch sonst. Um nun ihre Individualität auch in diesem gesunden Zustand beschreiben zu können, wurde der Begriff der Konstitution geprägt. Jeder Mensch hat eine besondere Zusammensetzung an Körpermerkmalen, Empfindungsqualitäten, Begabungen, usw., so dass auch hier keiner wie der andere ist. Des weiteren zeigt die Erfahrung, dass es gewisse Konstitutionen gibt, die sich ähneln und deshalb gemeinsame Eigenschaften aufweisen. Ferner zeigt es sich, dass bestimmte typische Konstitutionen zu bestimmten Krankheitszuständen neigen, die Ihnen dann gewissermaßen zugeordnet werden können. So weiß der Homöopath, dass der asthenische, schlanke, blasse, empfindsame Mensch eher dem Krankheitsbild, das Phosphor benötigt, entspricht und dass der vierschrötige, hitzige, kräftige und schmutzige Mensch mehr zu solchen Krankheitszuständen neigt, zu denen Sulfur als Heilmittel passt. Wir sprechen dann von einem Phosphor-Typ oder einer Phosphor-Konstitution oder von einem Sulfur- Typ oder einer Sulfur-Konstitution, ohne uns immer klar zu machen, dass wir damit eigentlich streng genommen schon einen Krankheitszustand bezeichnen.

Jeder Erfahrene weiß jedoch, dass die Übergänge fließend sind und wir nirgends exakte Grenzen zwischen dem eigentlich kranken Zustand und dem vormalig gesunden Zustand ziehen können. Welcher Mensch fühlt sich schon völlig gesund und ist gänzlich zufrieden? Was wir auch tun, alles versetzt uns in einen vom vorangehenden Dasein abweichenden Zustand, und es ist ganz unserem subjektiven Urteil unterworfen, ob wir uns in diesem Zustand gesund oder krank fühlen.

Beispiel: Eine Mannschaft von vier Männern begibt sich auf eine Segelpartie. Es kommt starker Wind auf. Der eine findet das toll, begeisternd und keine Arbeit ist ihm zu viel und kein Manöver zu waghalsig. Er wird durch die Umstände beinah gesünder als vorher. Der zweite misstraut der Sache, z.B. im Hinblick auf die Seetüchtigkeit des Bootes. Er stellt Überlegungen an und macht sich Sorgen, wenn das Schiff sich gar zu sehr neigt, wenn Wasser überkommt oder gar ins Schiff hineinläuft. Zumindest bekommt er kalte Füße. Der dritte schützt Seekrankheit vor, legt sich in die Kajüte, liegt mit angstvoll geöffneten Augen auf der Koje und starrt durch die kleinen Seitenfenster in die aufgewühlte See. Er stirbt fast vor Angst. Krankheit? Sicher doch! Der vierte ist nicht seefest und wird seekrank mit allen Folgen. Er liegt grün und gelb im Wechsel zeigend irgendwo, opfert sein Innenleben und beschließt bei sich: nie wieder! Wir sehen, dass unter völlig gleichen Umständen sowohl Gesundheitsförderung als auch Krankheit entsteht. Jeder reagiert gemäß seiner persönlichen Konstitution, wie wir sagen.
Ist nun die Konstitution schon eine Krankheit oder ist sie keine? Wenn wir den Begriff der chronischen Krankheiten bei Hahnemann ernst nehmen, so ist die Konstitution sicher zumindest schon eine Krankheitsdisposition, denn z.B. eine Calcium carbonicum Konstitution produziert immer wieder gewisse typische Krankheitssymptome, Anfälligkeiten, Unverträglichkeiten, usw..
Hahnemann selbst verwendet den Begriff der Konstitution nur sehr sparsam. In § 81 verwendet er ihn zur Beschreibung *„der vielen Erscheinungsformen*

der Psora", indem er *„von der unbeschreiblichen Manigfaltigkeit der Menschen in ihren angeborenen Körper-Konstitutionen, welche schon für sich so unendlich von einander abweichen"* spricht und sie als einen der Gründe bezeichnet, weshalb die Psora so unendlich verschieden, beim jeweiligen Fall besonders, in Erscheinung tritt.

Im gleichen Sinn verwendet er diesen Begriff in der Einleitung zu den Chronischen Krankheiten. *Hahnemann* selbst ist also keinesfalls der Ansicht, dass es feststehende Konstitutionstypen gibt. Dieser Gedanke taucht dann erst bei *Grauvogl* in aller Breite auf. Bekannt ist dessen Einteilung in die carbonitrogene, die oxygenoide und die hydrogenoide Konstitution. Wir kennen noch weitere Konstitutionslehren: die Bekannteste ist wohl die von *Kretschmer. Grauvogt* ist nun gleichzeitig ein überzeugter Anhänger der Homöopathie. Wir müssen uns fragen, ob seine Lehre noch mit der Homöopathie in Übereinstimmung steht oder ob sie eine erklügelte Konstruktion ist, die ihrem Sinn widerspricht. Dabei handelt es sich durchaus nicht um einen akademischen Streit, denn der Konstitutionsbegriff ist bei den Homöopathen weit verbreitet und bestimmt nicht deshalb, weil er völlig sinnlos oder unnütz wäre.

Schon die drei Miasmen *Hahnemanns* haben deutlich den Charakter einer Konstitutionsbetrachtung, die sich besonders in der latein-amerikanischen Schule um *Orthega* eingebürgert hat. Auch *Dorsci* teilt die Mittel nach konstitutionellen Gesichtspunkten ein, ebenso *Beuchelt. Flury* verwendet in seinem Repertorium Konstitutionsmerkmale, wie die klassischen Temperamente, für die Mittelwahl. Das geschieht auch bei Typisierungen, wie dunkles Aussehen oder helles Aussehen, oder die Einteilung der Mittel nach der Farbe der Haare oder der Augen *(Barthel-Klunker, Synthetisches Repertoriu; Barthel, Repertorium der Charakteristika)*. Es ist eben doch eine Erfahrung, die schon *Hahnemann* bei seinen Arzneimittelprüfungen machte, dass z.B. *„Dunkle mit straffer Faser"* eher die Symptome von Acidum nitricum entwickeln. Bei Nux vomica sagt er: *„Hierher gehört, dass diejenigen Personen sie öfter bedürfen, welche sehr sorgfältigen, eifrigen, feurigen, hitzigen Temperamentes sind, oder tückischen, boshaften, zornigen Gemüts*". Für die Pulsatilla sagt er: *„Es wird daher auch der arzneiliche Gebrauch der Pulsatille um desto hilfreicher sein, wenn in Übeln, zu denen in Rücksicht der Körperzufälle dieses Kraut*

passt, zugleich ein schüchternes, weinerliches, zu innerlicher Kränkung und stiller Ärgernis geneigtes, wenigstens mildes und nachgiebiges Gemüt dem Kranken zugegen ist, zumal, wenn er in gesunden Tagen gutmütig und mild (auch wohl leichtsinnig und gutherzig, schalkhaft) war. Vorzüglich passen daher dazu langsame, phlegmatische Temperamente, dagegen am wenigsten Menschen von schneller Entschließung und rascher Beweglichkeit, wenn sie auch gutmütig zu sein scheinen. Am besten ist's, wenn auch untermischte Frostigkeit nicht fehlt, und Durstlosigkeit zugegen ist."
Für Capsicum sagt er: *„Man findet solche durch Capsicum heilbare Krankheiten bei Personen von straffer Faser seltener."* Zu Phosphor sagt er: *„Doch wird sie in Fällen chronischer (unvenerischer) Krankheiten, wo sich Mangel an Geschlechtstriebe und Schwäche der Zeugungsteile kenntlich macht, oder die weibliche Periode allzu spät zurückkehrt, selten angemessen gefunden werden und ebenso wenig überhaupt bei allzu großer Schwäche und Armut an Lebenskräften."*

Für *Hahnemann* war es kein Bedürfnis, außer den drei Miasmen sonstige konstitutionelle Gesichtspunkte zu entwickeln, um das Verständnis für Krankheitsprozesse zu erhöhen. Erst die genaueren Kenntnisse in Physiologie, pathologischer Physiologie und Anatomie ließ die homöopathischen Ärzte nicht ruhen, auch die Homöopathie in diese Erkenntnisse mit einzubeziehen. Dieses vor allen Dingen aus dem Grund, der Homöopathie eine Wissenschaft, eine Ordnung zu geben, die sie leichter verständlich und daher auch leichter erlernbar macht.

Der genialste Versuch in dieser Richtung wurde von *Grauvogl* unternommen. Es ist unglaublich, in welcher Gründlichkeit er sich mit der pathologischen Anatomie und Physiologie seiner Zeit und mit der Krankheitslehre eines *Virchow* auseinandersetzte. Dabei wies er immer auf die Überlegenheit des *Hahnemannschen* Ansatzes hin und bewies die unendliche Verwirrung, welche die rein am Formalen klebende pathologische Anatomie aus *Virchows* Schule in der Krankheitslehre anrichtete. Er systematisierte die aus der Erfahrung der Arzneimittelprüfungen stammenden Tatsachen und versuchte Gesetzmäßigkeiten zu entdecken. Er verallgemeinerte den Begriff der Sykose, die *Hahnemann* auf die Tripperseuche zurückführte, zur hydrogenoiden Körperkonstitution. *„So viel ist jedenfalls aus den gepflogenen Untersuchungen hervorgegangen, dass es eine Körperkonstitution gibt, welche in manchen Fällen das Erzeugnis der Tripperseuche ist. Man würde sich daher, wie gesagt, sehr irren und glauben, es handle sich dabei nur um die Folgen einer sykotischen, d.h. durch den Tripper verursachten Ansteckung; denn die Ursache derjenigen Erkrankungen, welche Hahnemann unter dem Titel der Sykosis brachte, ist wohl eine, aber nicht die einzige Ursache zur Entwicklung dieser durch größeren Wassergehalt, oder durch hygroskopisches Blut ausgezeichneten Körperbeschaffenheit. ...Gibt der Kranke zu, dass er sich bei Kälte, bei feuchtem Wetter und Regen schlechter befinde, so weiß ich, dass ich unter den seiner Erkrankung ähnlichen Mitteln nur solche zu wählen habe, welche eine reichlichere Verbindung von 0, mit C und H, somit mehr Wärme erzeugen und den Einfluss des Wassers herabsetzen...“*. Wassergehalt und Periodizität kennzeichnen die Mittel der hydrogenoiden Konstitution.

Die oxygenoide Körperkonstitution zeichnet sich durch *„Mangel an Albuminaten und Fett“* aus *„und überhaupt durch den energischen Verbrauch der oxydablen Stoffe.“* Ferner besteht bei ihnen Abneigung gegen Fleisch und Vorliebe für Kohlenhydrate und Verschlimmerung ihrer Beschwerden vor Wetterumschlag zu feuchtem Wetter, insbesondere vor Gewittern oder Schneefall. Es bestehen Hyperaestesien und Rheumatismus. Er ordnet dem Begriff der oxygenoiden Konstitution auch die Syphilis zu. Die carbonitrogene Konstitution wird im wesentlichen auf das Prinzip des Sulfur, des wichtigsten Antipsoricums zurückgeführt.

Es ist schwierig, sich in die *Grauvogl*schen Gedankengänge einzulesen. Gerade hier merkt man, dass es fast unmöglich ist, starre Schemata der lebendigen Vielgestalt der Erscheinungen sowohl im kranken als auch im gesunden Bereich der Menschen aufzustellen. *Grauvogl* versuchte, gewisse Mittel auf Grund der Ähnlichkeit in bestimmten Modalitäten, z.B. ihrem Verhalten bei Feuchtigkeit, zusammenfassen. Er hat auf die Zusammenhänge mit physiologischen Prozessen hingewiesen und hat damit erstmalig naturwissenschaftliche Tatsachen aus Chemie und Physik zur Vervollständigung der homöopathischen Phänomenalität herangezogen. Die kritisch-naturwissenschaftliche Schule in Deutschland ist diesen Weg weitergegangen und hat in Persönlichkeiten wie *Leeser, Stiegele und Mezger* einen gewissen Höhepunkt erreicht.

Der Amerikaner *Gutmann* ist noch einen Schritt weitergegangen, indem er die allgemeinen Kenntnisse, die man über die als Mittel verwendeten Substanzen besitzt, zur weiteren Charakteristik der Arzneimittelbilder heranzog und sie zu den Symptomen derselben in Beziehung setzte.

An dieser Stelle verbindet sich die Homöopathie bis zu einem gewissen Grad mit der naturwissenschaftlichen Denkweise der materialistischen Medizin. Da diese einen sehr einseitigen und ausschnitthaften Aspekt der Gesamtphänomenalität der Medizin darstellt, ist sie für sich allein keinesfalls in der Lage, die Probleme der Medizin, insbesondere das Problem der Heilung zu bewältigen. Es gelingt ihr lediglich, die mechanischen Probleme mittels der Chirurgie und die Defektzustände durch Substitution unterstützend zu behandeln. Alles Übrige muss sie suppressiv behandeln, da sie die Erscheinungen der Krankheit physiologisch erklärt und Schwankungen der Norm, die für alle relativ gleich sein soll, versucht abzudämpfen. Von *Hahnemann* wurde diese Medizinrichtung mit dem Wort *Allopathie* bezeichnet. Es ist die physiologische Medizin, die versucht durch Eingriffe in die pathologische Physiologie, die sie als illegitime Schwankung der gesunden Physiologie betrachtet, eine Restitutio herzustellen, die sie mit der eigentlichen Heilung verwechselt.

Was ihr mangelt, ist der Einheitsaspekt der Homöopathie, die das Geistig-Seelische des Menschen dem physiologischen Aspekt als gleichwertig zuordnet und die Gesamtheit der Erscheinungen zur Grundlage ihrer Betrachtungsweise macht. Im übrigen versucht die naturwissenschaftliche Medizin auch auf der Erfahrung aufzubauen, gleich wie es *Hahnemann* macht. Aber sie lässt nur einen von ihr willkürlich festgelegten Ausschnitt des Erfahrbaren zu und lässt das übrige beiseite, weil es ihrem Weltbild nicht entspricht.

Hahnemanns Weltbild war weiter gefasst. Er zog das Geistige der menschlichen Existenz mit in seine Überlegungen ein. Er klammerte diese Erfahrung, die schließlich jeder gesunde Mensch selbstverständlich machen kann, dass nämlich der Mensch einen Geist und eine Seele besitzt, nicht aus. Die naturwissenschaftliche Medizin meint, sie käme ohne diese Erfahrung aus. Auf der anderen Seite meinen viele Homöopathen, dass sie ohne die Physiologie auskämen. Es mag schon sein, dass wir zur Mittelfindung, d.h. für die praktische Ausübung der Homöopathie, die Kenntnisse der Physiologie nicht benötigen. Das betont *Hahnemann* ganz deutlich: *„habe ich es hier nur mit dem praktischen Teile der Medizin, mit dem Heilen selbst zu tun“.* So mögen die recht haben, die sagen, die Homöopathie bestünde aus nichts anderem, als aus dem praktischen Teil. Da wir aber nicht nur Homöopathen sind, die unseren Patienten helfen wollen, sondern auch nachdenkliche Wesen, die den Dingen auf den Grund gehen möchten, so sollten wir uns als Ärzte einer allgemeinen Wissenschaft der Medizin verpflichtet fühlen und uns um eine Klärung der Phänomene und um eine Ordnung der Erscheinungen bemühen. Diese Bemühung wird uns auch davor bewahren, im esotherischen Getto zu verkümmern, und sie wird den beklagenswerten Zustand beendigen, dass wir uns als unverstandene Verkünder der reinen Lehre oder der reinen Wahrheit fühlen müssen.

Deshalb ist der Ansatz von *Grauvogl* beachtenswert. Wir sollten versuchen, sein Anliegen und das der naturwissenschaftlich-kritischen Richtung besser zu verstehen. Wir könnten gewiss manches dazu gewinnen, ohne dabei in den Fehler zu verfallen, den geistigen Aspekt der Homöopathie zu verlieren. Deshalb sind solche Ordnungen, wie sie *Dorsci* für die Arzneimittel versucht, wie sie *Grauvogl* etwas ausführlicher begründet, wie sie *Gutmann* in seinen Arzneimitteldarstellungen versucht und wie sie zu unser aller Befriedigung *Jürgen Becker* in seiner lebendigen Darstellung der Arzneimittelbilder fertig bringt, keine Gefahr für die Homöopathie. Diese Versuche können die Homöopathie vielmehr fördern, indem vieles, was uns so unverständlich und verwirrend an der Vielgestalt der Arzneimittelbilder erscheint, leichter zu begreifen und zu lernen ist. Ich rede hier nicht einer physiologisch-chemischen „Erklärung“ der homöopathischen Symptome im Sinne einer kausalen Medizin das Wort. Ich möchte nur, dass das fruchtbare der naturwissenschaftlichen Betrachtungsweise nicht verloren geht. Damit würden wir dem Geist *Hahnemanns* nicht gerecht, der schließlich neben der Heilmittelfindung noch etwas ganz bedeutsames entdeckt hat: dass Heilen und Heilmittelwirkung ein geistiges Geschehen ist.
Insofern darf die Homöopathie auch keine Berührungsängste gegenüber den Geisteswissenschaften entwickeln. Wie auf der einen Seite die Physik, Che-

mie, Physiologie und pbysiologische Chemie, ferner Mineralogie, Botanik und Zoologie seit langem als Hilfswissenschaften der Medizin, und damit auch der Homöopathie, anerkannt sind, so dürfen wir uns nicht scheuen, Psychologie, Philosophie, Religion und, horribile dictu, sogar Anthroposophie in ihren Bezügen zur Homöopathie zu betrachten. Damit findet gar keine Verwässerung oder Gefährdung der Homöopathie statt. lm Gegenteil führt sie uns verständnisvolle Freunde zu. Wenn die Homöopathie heute in zunehmenden Maße von Autoren genannt wird, welche das etwas anspruchsvollere Publikum ansprechen, ich nenne nur *Friedjof Capra* und *Thorwald Detlefsen*, so sollten wir alles tun, um diese Zugangsmöglichkeiten zu einem breiteren Verständnis der Homöopathie nicht zurückzuweisen oder gar zu bekämpfen, sondern sie zu festigen und auszubauen. Dazu möchte ich alle Kollegen und Kolleginnen aufrufen und herzlich darum bitten, nicht unnötige Fronten innerhalb unseres doch recht kleinen Kreises aufzubauen. Folgen wir alle dem Motto dieser Tagung: Lebendige Homöopathie, so werden wir sie davor bewahren, dass sie erneut in einen Dornröschenschlaf von 100-jähriger Dauer verfällt.

Literatur

Barthel, H.: Repertorium der Charakteristika, Berg/Starnberger See 1985.

Barthel, H., Klunker, W.: Synthetisches Repertorium, Heidelberg 1978

Beuchelt, H.: Homöopathische Reaktionstypen, 3. Auflage Ulm 1960.

Capra, F.: Wendezeit. Bern-München-Wien 1985.

Detlefsen, T.: Krankheit als Weg, München 1983.

Dorsci, M.: Medizin der Person, 2. Auflage, Heidelberg 1978.

Flury, R.: Realitätserkenntnis und Homöopathie. Bern 1979.

Grauvogl, V.: Lehrbuch der Homöopathie, Band II. Nürnberg 1866 S. 225 ff.

Gutmann, W.: Grundlagen der Homöopathie und das Wesen der Arznei. Karl F. Haug Verlag, Heidelberg 1979.

Hahnemann, S.: Organon der Heilkunst, 6. Auflage, Karl f. Haug Verlag, Heidelberg 1986.

Hahnemann, S. : Reine Arzneimittellehre, Band I S. 193, Band II S. 274, Band VI S. 84 Hahnemann, S.: Die Chronischen Krankheiten, Band V. 3. Nachdruck, Karl F. Haug Verlag,Heidelberg, 1983, Ulm 1956,

Rothschuh, K.E.: Was ist Krankheit, Darmstadt 1975.

Können wir unsere Patienten leiden?

Betrachtungen zur Kunst der Aufzeichnung des Bildes der Krankheit.

(Vortrag auf der Hainstein - Tagung August 1994 in Eisenach/Thüringen)

Heinz-Hartmut Vogel in Dankbarkeit zu seinem 80. Geburtstag am 22. August1994 gewidmet. Ihm und seinem Bruder Lothar Vogel verdanke ich meinen Zugang zu Hahnemann und Goethe.

Sehr verehrte Anwesende, liebe Freunde,

meine Absicht ist, eine alltägliche Arbeit von uns Therapeuten unter einem ganz bestimmten Gesichtswinkel zu betrachten. Gehen wir daran, einen Patienten kennen zu lernen, seinen Fall aufzunehmen, so benutzen wir zu diesem Zweck bestimmte Mittel, die wir uns in der Ausbildung angeeignet haben. Bei *Hahnemann* wird diese spezielle Arbeit als die *„Herstellung des Bildes der Krankheit"* beschrieben. Er sagt: *„Zur Begründung der Heilung gehört ein treues Bild der Krankheit in ihren Zeichen...."(1).* Um diese Fähigkeit zu erlangen, machen wir eine Ausbildung durch, d.h. wir stellen etwas her, das den Begriff des Bildes im Wort Ausbildung bereits enthält.

Bildung kennen wir auch aus der Entwicklungsgeschichte des Individuums, in der z.B. Organe gebildet werden. Eine besondere Sorte von Organen sind die Sinnesorgane. Ich möchte mit Ihnen zusammen versuchen, die Ausbildung der speziellen Sinnesorgane zu verfolgen, die wir als Therapeuten bilden (müssen), wenn wir bei der Herstellung des Bildes der Krankheit erfolgreich sein wollen. Ferner möchte ich versuchen darzustellen, dass diese Sinnesbildung etwas mit unserer Leidensfähigkeit zu tun hat und komme damit zu meinem Thema:„Können wir unsere Patienten leiden*?"*

„Ich kann dich gut leiden" klingt anders als *„Ich liebe dich!"* Es charakterisiert einen Menschen, ob er seine Sympathie, d.h. sein „Mitleiden" einem anderen Menschen gegenüber, in der ersten oder in der zweiten Form vorträgt. Wem werden wir wohl mehr Dauer geben wollen, der ersten oder der zweiten Version?

In der ersten Version: *„Ich kann dich gut leiden"* liegt anscheinend mehr Tiefe und Wirklichkeitssinn, denn Liebe und Leid sind nicht von ungefähr schon in ihrer sprachlichen Qualität nicht unähnlich.

Kommen Leidende zu uns, so wenden wir uns ihnen zu. Sie verlangen Zuwendung mehr als alles andere. Wie sehr wir uns ihnen zuwenden müssen, werden wir später noch etwas genauer erörtern. Dazu hat uns *Hahnemann*, der Begründer der Homöopathie - einer besonderen Art von Pathos/ Leid - einiges Grundsätzliches zu sagen.

Wenden wir uns dem Leidenden zu, so tun wir dieses, um uns ein Bild von ihm zu machen, d.h. um ihn wahrzunehmen, ihn so zu nehmen, wie er wahrhaftig ist, und nicht anders, z.B. so, wie wir ihn vielleicht gerne hätten.

Um etwas wahr*nehmen* zu können, benötigen wir Instrumente, was sich in dem Wort „nehmen" ausdrückt. Gewöhnlich nehmen wir etwas in die Hand, z.B. ein Brötchen aus dem Brotkorb. Zu diesem Zwecke ist die Hand - jenes wundersame Gebilde, über das wiederum Hahnemann seine Abschlussrede beim Abgang von der Fürstenschule St.Afra gehalten hat (2)- zweckmäßig mit Fingern ausgestattet, und diese wiederum mit Sehnen, Muskeln, Tastorganen usw., um dem *Zweck*, uns ein Brötchen auf den Frühstücksteller zu befördern, zu genügen.

Zum Wahrnehmen des Patienten können wir unter anderem auch die Hand benutzen. Sind wir z.B. ohne Augenlicht, d.h. blind, so bleibt uns gar nichts anderes übrig, als das zu tun, was der homöopathische Therapeut oft etwas vernachlässigt, nämlich die Hand zum Zwecke der Wahrnehmung zu benutzen, nachdem er zur Begrüßung dem Patienten nach guter deutscher Sitte wenigstens die Hand gereicht und dessen Hand erfasst hatte, und dabei mit etwas Aufmerksamkeit schon einiges wahrnehmen konnte, was sich so beim Händedruck eben wahrnehmen lässt. Wir können also unseren Patienten berühren, wenn er sich von uns berühren lässt und wir es nicht so machen, wie der Erzschelm Mephisto es dem Schüler im Faust vorschlägt:

„Vor allem lernt die Weiber führen.
Es ist ihr ewig Weh und Ach
So tausendfach
Aus einem Punkte zu kurieren.

Ein Titel muss sie erst vertraulich machen,
Dass eure Kunst viel Künste übersteigt
Zum Willkomm tappt ihr dann nach allen sieben Sachen,
Um die ein andrer viele Jahre streicht"

- diesmal auf einen männlichen Therapeuten bezogen und eine weibliche Person in noch nicht zu fortgeschrittenem Alter.

Gewöhnlich üben wir unseren Beruf unter Zuhilfenahme der Augen aus, und nehmen nun das alles mit Augen wahr, was sich dem Sinn des Auges offenbaren mag. Weitere Sinne stehen uns zur Verfügung, z.B. die Ohren, um Töne wahrzunehmen, ein Sprachsinn, um Worte wahrzunehmen, ein Geruchsinn, um Ausdünstungen wahrzunehmen, usw.

Die Sinnesorgane Augen, Ohren, Tastsinn, usw. nehmen wir als gegeben hin. Aber nach unserem Begründer der Homöopathie *Hahnemann* können wir dabei nicht stehen bleiben. Er sagt uns in einem - nicht allzu vielen Homöopathen bekannten - Fragment Näheres über jenen speziellen Sinn, den wir entwickeln müssen, zusätzlich zu dem, was wir zunächst als gegeben hinnehmen:

„Die Beobachtung des Heilkünstlers setzt eine, bei gemeinen Ärzten auch nicht in mittelmäßigem Grade anzutreffende Fähigkeit und Übung voraus, die Erscheinungen bei den natürlichen Krankheiten sowohl, als bei den durch Arzneien in ihrer Prüfung am gesunden Körper erregten Krankheitszuständen genau und treffend wahrzunehmen und mit den passensten, natürlichen Ausdrücken zu bezeichnen.
Um das an Kranken zu Beobachtende genau wahrzunehmen, muss man alle seine Gedanken darauf richten, sich gleichsam aus sich selbst setzen, und sich, so zu sagen, an den Gegenstand mit aller Fassungskraft anheften, damit uns nichts entgehe, was wirklich da ist, zur Sache gehört und durch jeden offenen Sinn empfangen werden kann.".... (3)

Man muss *„sich gleichsam aus sich setzen":* Verweilen wir ein wenig bei diesem Ausdruck. Es ist der Zustand, der demjenigen polar entgegengesetzt ist, den wir z.B. dann einnehmen, wenn wir meditieren, wenn wir uns ganz in uns selbst versenken. Hahnemann verlangt von uns, dass wir ganz aus uns herausgehen, dass wir ganz von uns selbst absehen, dass nur das noch eine Rolle spielt, was der Patient selber ist.

„.... *was durch jeden offenen Sinn empfangen werden kann":* Wenn also unsere Augen geschlossen sind oder unsere Ohren verstopft, so haben wir keine offenen Sinne. Der Sinn für ihre Nacktheit ging Adam und Eva auch erst auf, nachdem er vom Apfel gegessen hatte: *„Da wurden ihrer beiden Augen aufgetan und sie wurden gewahr, daß sie nackt waren und flochten Feigenblätter zusammen und machten sich Schürzen"* heißt es in der Genesis. Und nachdem Gottvater ihnen gehörig den Marsch geblasen hatte, sagte er weiter: *„Siehe Adam ist geworden wie unser einer und weiß, was gut und böse ist, „* so dass also in Erfüllung gegangen war, was die Schlange der Eva vorausgesagt hatte*: „Gott weiß, daß welches Tages ihr davon esset, so werden eure Augen aufgetan und ihr werdet sein wie Gott und wissen, was gut und böse ist. - Eritis sicut deus scientes bonum et malum".* Nur das mit dem Tod, das hatte sie falsch ausgesagt *("..Ihr werdet mitnichten sterben").* Ein Sinn wurde ihnen geöffnet für das Gute und Böse. Von wem wurde er geöffnet? *„Von meiner Muhme, der Schlange"* sagt Mephisto, also vom Bösen, um das Böse als solches sehen zu können.

Um also etwas wahrnehmen zu können, muss der Sinn erst geöffnet werden. Wir können nicht davon ausgehen, dass unser Sinn am Beginn unserer homöopathischen Laufbahn offen genug ist, um dem zu genügen, was Hahnemann vom ärztlichen Beobachter verlangt. Es muss etwas getan werden, um den Sinn zu eröffnen.

Vielleicht auch eine kleine Versuchung? *„Versuch macht klug"* sagt der Volksmund, und meint natürlich damit die alte Geschichte mit der Schlange und dem Versucher. Bei dem Wort Versucher fallen uns natürlich einige Querverbindungen ein: Die Köchin versucht die Speise, bevor sie dieselbe auftischt, sie schmeckt sie ab, wie man so sagt. Schmecken heißt auch *„Sapere",* und da fällt uns der Leitspruch der Aufklärung ein, den *Hahnemann* seinem „Organon der Heilkunst" vorangestellt hat: „AUDE SAPERE" - „WAGE ZU WISSEN" - „HABE DAS HERZ EINSICHT ZU HABEN" oder vielleicht auch „WAGE ZU SCHMECKEN", z.B. ein Quentchen Chinarinde zum Zwecke des Versuchs auf die Zunge zu nehmen und die „bittere" Wirksamkeit einer solchen Medizin zu „schmecken", zu „erfahren", zu „wissen", oder wir werden an den Aufsatz *Goethes „Der Versuch als Vermittler von Objekt und Subjekt"* erinnert.(4)

Dieser Zeitgenosse *Hahnemanns*, nämlich *Goethe*, hat sich u. a. mit der Entstehung des Sehsinns befasst, die er in der Einleitung zur Farbenlehre so beschreibt:

„Das Auge hat sein Dasein dem Licht zu verdanken. Aus gleichgültigen, tierischen Hülfsorganen ruft sich das Licht ein Organ hervor, das seinesgleichen werde; und so bildet sich das Auge am Licht fürs Licht, damit das innere Licht dem Äußeren entgegen trete.
Hierbei erinnern wir uns der alten ionischen Schule, welche mit so großer Bedeutsamkeit immer wiederholte: nur von Gleichem werde Gleiches erkannt, wie auch der Worte eines alten Mystikers, die wir in deutschen Reimen folgendermaßen ausdrücken möchten:

Wär' nicht das Auge sonnenhaft,
Wie könnten wir das Licht erblicken?
Lebt' nicht in uns des Gottes eigene Kraft,
Wie könnt uns Göttliches entzücken?

Jene unmittelbare Verwandtschaft des Lichtes und des Auges wird niemand leugnen, aber sie beide als eins und dasselbe zu denken, hat mehr Schwierigkeit. Indessen wird es fasslicher, wenn man behauptet, im Auge wohne ein ruhendes Licht, das bei der kleinsten Veranlassung von innen oder von außen erregt werde. Wir können in der Finsternis durch Forderungen der Einbildungskraft uns die hellsten Bilder hervorrufen. Im Traume erscheinen uns die Gegenstände wie am vollen Tage. Im wachenden Zustande wird uns die leiseste Lichteinwirkung bemerkbar, ja wenn das Organ einen mechanischen Anstoß erleidet, so springen Licht und Farben hervor."(5)

Goethe sagt auch: *„Das Auge ist das letzte, höchste Resultat des Lichtes auf den Körper. Das Auge als ein Geschöpf des Lichtes leistet alles, was das Licht leisten kann" (6).*

Betrachten wir die „Gesten", die vom Säugetierorganismus bei der Entwicklung der Sinnesorgane geleistet werden, so bildet sich zunächst die Augenanlage durch eine Ausstülpung des Nervensystems, die Augenblase: (*" So muß sich der Beobachter gleichsam aus sich selbst setzen.")* - um dann in der Gegen-Geste durch Einstülpung den Augenbecher zu bilden, der wie eine Gralschale zur Empfängnis des Lichtes zubereitet ist.

Beim Wahrnehmen ist die aktive Seite, das Ausstülpen, das sich an den Gegenstand Heften, deutlich als aktives Moment zu bemerken. In der Polarität des Sinnens, des Verinnerlichen, des sich Bewusstwerden des Wahrgenommenen, ist die andere Seite des nicht zu trennenden Vorganges zu sehen. Subjekt - Objekt, das alte Problem der Erkenntnistheorie, hier im Bild als Analogon erlebbar, heute mit der Verherrlichung des Objektiven und der Verdammung des Subjektiven, in der Polarität der naturwissenschaftlichen Medizin einerseits und Psychologie andererseits ein getrenntes Phantomdasein führend. In der Homöopathie wie in der Wirklichkeit nie zu trennen, wie *Hahnemann* es auch im §15 ausspricht, wo es zwar nicht um Subjekt und Objekt in der Sinnesphysiologie geht, aber in Analogie um eine andere Einheit:

„Das Leiden der krankhaft verstimmten, geistartigen, unseren Körper belebenden Dynamis (Lebenskraft) im unsichtbaren Innern und der Inbegriff der von ihr im Organismus veranstalteten, äußerlich wahrnehmbaren, das vorhandene Übel darstellende Symptome, bilden nämlich ein Ganzes, sind Eins und Dasselbe. Wohl ist der Organismus das materielle Werkzeug zum Leben, aber ohne Belebung von der instinktartig fühlenden und ordnenden Dynamis so wenig denkbar, als Lebenskraft ohne Organismus; folglich machen beide eine Einheit aus, obgleich wir in Gedanken diese Einheit, der leichteren Begreiflichkeit wegen in zwei Begriffe spalten." (7)

An diesen Äußerungen der beiden genannten Zeitgenossen zeigt sich eine unabweisbare Übereinstimmung ihrer Weltansichten: Keine Trennung von Dingen, die immer nur als Einheit existieren.

„Der verwundete Heiler" ist unser Thema. Um wahrnehmen zu können, muss man sich öffnen, sich entäußern, aus sich heraustreten. Zu diesem Zwecke müssen heile Begrenzungen, Umhüllungen verletzt werden, Dehiszenz muss auftreten, diese ist schmerzvoll. Eine offene Wunde erst ist zu höchster Empfindung fähig, im abgeschlossenen, umpanzerten Dasein ist Empfindung unmöglich. In der Embryonalentwicklung findet die Dehiszenz der äußeren Begrenzungen der sich entwickelnden Sinnesorgane vorbereitend statt: was sich im Verborgenen entwickelt hat, was dem Licht und den anderen Entitäten der Welt entgegen gewachsen ist, muss sich nun zur Außenwelt öffnen, muss eine Trennung des Heilen vornehmen, eine Durchtrennung der Grenz-

fläche, was allemal schmerzhaft ist. Es entsteht das Wunder eines Sinnesorgans: das Auge.

Der erste Sinneseindruck des Menschen ist mit der ersten Äußerung des Neugeborenen verbunden, dem Schrei, der den Schmerz zum Ausdruck bringt, mit dem das Ende der relativ heilen, umhüllten Welt des vorgeburtlichen Daseins erlebt wird. Hüllen werden zerrissen, man wird ausgetrocknet, man wird aus dem wohltemperierten Swimmingpool *„durch den Abfluss gequetscht",* um dann als Erstes geblendet zu werden. Wahrhaftig kein Vergnügen, wovon *Ludwig Janus* (welch trefflicher Name!) in seinem Buch *„Wie die Seele entsteht"* zahlreiche Zeugnisse ablegt. (8) Auch hier ein Beleg dafür, dass die erste bewusste Wahrnehmung der Welt, der erste Sinneseindruck, schmerzhaft ist.

Leidvoll ist es, wenn einem die Augen geöffnet werden, was auch im späteren Leben nichts von seinen Schmerzhaftigkeit verliert, wenn wir nach *Sankaran* in der Heilung von unseren *basic delusions* Abschied nehmen müssen und gezwungen werden, die Welt so zu sehen, wie sie wirklich ist.(9)

Verweilen wir einen Moment bei der Betrachtung des Auges: in seiner endgültigen Form ist es im vorderen Teil eigentümlich aufgebaut. In der Peripherie sehen wir die dichte Sklera, die nach außen hin weiß ist. Sie ist lichtundurchlässig. In Richtung Zentrum schließt sich dann die Iris an, die Regenbogenhaut, wunderbar beweglich, ein Netz feinster Gefäße, im Zentrum die Pupille bildend und abgrenzend. *Lothar Vogel* beschreibt es weiter so:

„Die Iris wurzelt im vorderen Rand des Ziliarmuskels und ist von der Rückseite her stets tief schwarz durch die Einlagerung dunkler Pigmente. An der Vorderseite, in die das Licht in feinste Gefäßnetze eindringt, erscheinen mannigfaltige, individuelle (und sogar vom Seelischen her wechselvolle) Farben von blau bis tief dunkelbraun. Alle Irisfarben, aber vor allem die blaue Farbe, gehören zu den schönsten Beispielen der Farbentstehung nach der goethischen Farbenlehre - blau: durchlichtete Sphäre vor Finsternis. (Licht scheint in Trübes und erzeugt so die blaue Farbe vor dem dunklen Hintergrund). Da man an der Iris wie an keiner anderen Stelle des ganzen Leibes Blutkapillaren unmittelbar in wechselnden Zustandsformen beobachten kann, ist es möglich, von hier aus solche Leibesprozesse zu beobachten, die sich

unmittelbar auf den kapillaren Blutstrom auswirken (Augendiagnose). Durch die Irismuskulatur kann die Pupille verengt oder erweitert werden (Ergänzung der Akkomodationsvorgänge). Nicht nur die Lichtverhältnisse bewirken die Veränderungen, sondern auch rein seelische Vorgänge." (10)

Wie sehr können wir im Blick eines Menschen unmittelbar seinen Geist- und Gemütszustand, von dem *Hahnemann* so viel spricht, wahrnehmen. Gute Beobachter erleben diesen unmittelbar.

Die Schöpfung des Auges durch das Licht findet sich auch durch Empedokles beschrieben:

„Wie wenn zu einem Gang durch Winternacht
Jemand ein Licht bereitet, Feuers Glanz
In Leuchtern zündet, die vor Winden schirmen -
Zwar wehren sie den Schwall der Winde ab,
Doch Licht sprüht aus, weil es viel feiner ist,
Und glänzt zum Himmel unermüdlich strahlend -
So barg Urfeuer sich im Rund des Auges,
Von Häuten, dünnen Binden eingeschlossen,
Die wunderbare Poren fein durchbohrten -
Zwar dämmten sie das rings erquollne Nass,
Doch Licht drang durch, weil es viel feiner war.
Das gütige Licht empfing nur wenig Erde.
Aus diesen Elementen fügte Liebe,
Die nimmermüden Augen.... (zit. bei Vogel) (11).

Oder wie es *Carus* übersetzt:

„Wie wenn Wanderung sinnend ein Mann anzündet die Fackel,
In der stürmischen Nacht ein Strahl des lodernden Feuers,
Jene umschließt mit der Blend', abwehrend umwehende Lüfte,
Daß sich breche an ihr Andrang der nächtlichen Windsbraut;
Vor nun springet das Licht und schimmert weit in die Ferne,
Hell erleuchtend den Pfad mit unverlöschlichen Strahlen;
Also, brennend in häutiger Blend', unalterndes Feuer
Zart umschleiert entströmt's der rundlichen Sehe,
Weil die Tiefe umwallender Wasser jene beschränket;
Vor nun springet das Licht und schimmert weit in die Fern."(12)

Wie überhaupt *Carus*, jener große Verehrer *Goethes* und Zeitgenosse *Hahnemanns* in seinen Betrachtungen zur Physiologie und Psychologie die wahre Grundlage geschaffen hat, eine menschengemäße neue Medizin zu begründen, deren pharmakologischer Teil durch die Homöopathie bereits eine entscheidende Erneuerung erfahren hat, und die nun dringend einer Erweiterung der anderen medizinischen Disziplinen bedarf, damit endlich das unselige Schisma in der Medizin beendet wird, das *Coulter* so ausgezeichnet beschreibt. (13)

Um nun die Idee weiterzuentwickeln, dass Sinnesorganbildung und Leiden notwendig etwas miteinander zu tun haben, möchte ich jene Stelle aus dem zweiten Teil des Faustes vorzutragen, in der *Goethe* auf seine Weise die Essenz seiner Farbenlehre zum Ausdruck bringt:

„In Dämmerschein liegt schon die Welt erschlossen
Der Wald ertönt von tausendstimmigem Leben,
Talaus talein ist Nebelstreif ergossen,
Doch senkt sich Himmelsklarheit in die Tiefen,
Und Zweig und Äste, frisch erquickt, entsprossen
Dem duftgen Abgrund, wo versenkt sie schliefen;
Auch Farb' an Farbe klärt sich los vom Grunde,
Wo Blum und Blatt von Zitterperle triefen:
Ein Paradies wird um mich her die Runde.

Hinaufgeschaut! - der Berge Gipfelriesen
Verkünden schon die feierlichste Stunde;
Sie dürfen früh des ewigen Lichts genießen,
Das später sich zu uns herniederwendet.
Jetzt zu der Alpe grüngesenkten Wiesen
Wird neuer Glanz und Deutlichkeit gespendet,
Und stufenweis herab ist es gelungen -
Sie tritt hervor!- Und leider schon geblendet,
Kehr ich mich weg, vom <u>Augenschmerz</u> durchdrungen.

So ist es also, wenn ein sehnend Hoffen
Dem höchsten Wunsch sich traulich zugerungen
Erfüllungspforten findet flügeloffen;
Nun aber bricht aus jenen ewigen Gründen

Ein Flammenübermaß, wir stehn betroffen;
Des Lebens Fackel wollten wir entzünden,
Ein Feuermeer umschlingt uns, welch ein Feuer!
Ist's Lieb? Ist's Haß? Die glühend uns umwinden,
Mit Schmerz und Freuden wechselnd ungeheuer,
So daß wir wieder nach der Erde blicken,
Zu bergen uns in jugendlichstem Schleier.

So bleibe denn die Sonne mir im Rücken!
Der Wassersturz, das Felsenriff durchbrausend,
Ihn schau ich an mit wachsendem Entzücken.
Von Sturz zu Sturzen wälzt er jetzt in tausend,
Dann abertausend Strömen sich ergießend,
Hoch in die Lüfte Schaum an Schäume sausend.
Allein wie herrlich, diesem Sturm ersprießend,
Wölbt sich des Bogens Wechseldauer,
Bald rein gezeichnet, bald in Luft zerfließend,
Umher verbreitend duftig-kühle Schauer!
Der spiegelt ab das menschliche Bestreben.
Ihm sinne nach, und du begreifst genauer:
Am farbigen Abglanz haben wir das Leben. (14)

Goethe spricht hier deutlich aus, dass der Anblick des direkten Lichtes nicht nur unerträglich ist, sondern uns nichts bringt. Das Eigentliche *„bleibe uns im Rücken"*, denn das Leben stellt sich im *„farbigen Abglanz"* dar.

Ja, es ist der *„farbige Abglanz"*, der sich uns unter anderem in den Leiden der Patienten darstellt. Wir haben nicht die unmittelbare Essenz des Leidens, wir haben nicht seine zentrale Idee, wir haben nicht seine zentrale Täuschung (delusion), aus der das gestörte Verhalten des Patienten erwächst, unmittelbar vor uns. Wir haben nur mehr oder weniger deutlich an der Symptomatologie das Erscheinungsbild seiner Krankheit, sein Leiden, das sich unserem Sinn öffnet.

Hahnemann äußert sich zu diesem Thema ausführlich in der Fußnote zum § 6:

„Ich weiß daher nicht, wie es möglich war, daß man am Krankenbette, ohne auf die Symptome sorgfältigst zu achten und sich nach ihnen bei der Heilung genau zu richten, das an der Krankheit zu Heilende bloß im ver-

borgnen und unerkennbaren Innern suchen zu müssen und finden zu können sich einfallen ließ, mit dem prahlerischen und lächerlichen Vorgeben, daß man das im unsichtbaren Innern Veränderte, ohne sonderlich auf die Symptome zu achten, erkennen und mit (ungekannten!) Arzneien wieder in Ordnung bringen könne und daß so Etwas einzig gründlich und rationell kurieren heiße?

Ist denn das, durch Zeichen an Krankheiten sinnlich Erkennbare nicht für den Heilkünstler die Krankheit selbst — da er das die Krankheit schaffende, geistige Wesen, die Lebenskraft, doch nie sehen kann und sie selbst auch nie, sondern bloß ihre krankhaften Wirkungen zu sehen und zu erfahren braucht, um hienach die Krankheit heilen zu können? Was will nun noch außerdem die alte Schule für eine prima causa morbi im verborgnen Innern aufsuchen, dagegen aber die sinnlich und deutlich wahrnehmbare Darstellung der Krankheit, die vernehmlich zu uns sprechenden Symptome, als Heilgegenstand verwerfen und vornehm verachten? Was will sie denn sonst an Krankheiten heilen als diese?"(15)

In den Krankheitserscheinungen (Symptomen) offenbart sich die Krankheitsidee. Indem wir nach der Herstellung des Bildes der Krankheit dasselbe betrachten, so finden wir im Arzneimittel, das diese Gesamtheit der Symptome enthält, die Idee der Krankheit wieder. Dabei muss uns klar sein, dass weder die Gesamtheit der Symptome eines Arzneimittels mit der Idee desselben identisch ist, noch die Gesamtheit der Symptome des Patienten mit der Idee der Krankheit. Diese Idee eröffnet sich demjenigen, der einen Sinn für diese Idee gebildet hat: Ich erkenne nur das, was ich schon kenne (Nur Gleiches erkennt Gleiches s. o.). **Im Vorgang der DIA-GNOSIS verbindet der Therapeut beide Symptomenkomplexe zu der übergeordneten Einheit und identifiziert Krankheit und Heilmittel als ein und dasselbe.**

Gehen wir noch einmal zurück zu unserer Sinnesorganbildung: Noch etwas anderes lässt sich am Augenorgan ableiten: Die Linse ist ein modifiziertes Doppelprisma, in der sich die Lichtstrahlen brechen, wie wir aus der Optik wissen. Und zwar brechen sich die Lichtstrahlen umso stärker, je länger der Weg ist, den sie durch das Prisma nehmen müssen. Man könnte auch sagen, dass die Lichtstrahlen die Linse „durchleiden" und deshalb aus ihrer Richtung abgelenkt, gebrochen werden. So erinnert uns dieser Ausdruck aus der Optik an das menschliche Leid: Ein gebrochenes Herz, ein gebrochenes Bein, beides mit Schmerzen verbunden.

Goethe sagt: *„Die Farben sind Taten des Lichts, Taten und Leiden. In diesem Sinne können wir von denselben Aufschlüsse über das Licht erwarten."(*16)

Davor sagt er.

*„Denn eigentlich unternehmen wir umsonst, das Wesen eines Dinges auszudrücken. Wirkungen werden wir gewahr und eine vollständige Geschichte dieser Wirkungen umfasste wohl allenfalls das Wesen jenes Dinges. Vergebens bemühen wir uns, den Charakter eines Menschen zu schildern; man stelle dagegen seine Handlungen, seine Taten zusammen, und ein Bild des Charakters wird uns entgegentreten."(*17)

So findet sich in den Leiden, die das Licht am Prisma erfährt, eine Offenbarung seines Wesens in der Entstehung der Farben, wodurch uns das Wesen des Lichtes ins Bewusstsein tritt. Gleichermaßen tritt uns das Wesen eines Menschen in seinen Leiden entgegen, wird durch dieselben offenbar. Nicht nur dem Beobachter, sondern auch dem Menschen selbst wird sein Wesen bewusst. Oft etwas schmerzlich wird ihm die alte Aufforderung *„Mensch, erkenne dich selbst"* beigebracht. Es wird ihm sein Sinn für sich selbst geöffnet. Dabei erfährt jede Arzneimittel/Krankheitsidee eine individuelle Palette von Zufällen (Symptomen). Jeder Patient bildet sozusagen eine individuelles Prisma, in dem sich die bestimmte Krankheitsidee individuell variiert.

Geht der Mensch durchs Leben, so erfährt er Widerstände der mannigfaltigsten Art. Denken wir nur daran, unter welchen Umständen die Zeugung eines Menschen stattfindet, welche Widerstände oft überwunden werden müssen, bis es dazu kommt, welche Leiden erzeugt werden und wie selten glückliche Umstände begleitend sind. Dann findet die Implantation des befruchteten Eies statt. Es werden die Gefahren der Schwangerschaft und Geburt durchlebt usw. Überall müssen gewaltige Widerstände überwunden werden, um das Eigene zu verwirklichen, um die Entelechie ins Dasein treten zu lassen. Dieses alles bedeutet im realen Leben: Leiden. In diesen Leiden offenbart sich das Wesen des Menschen: Wie geht er mit seinen Begegnungen (Begegnung bedeutet immer, dass etwas gegen uns steht!) um, was macht er aus ihnen. Hier wird sein Charakter offenbar. Unsere Überlegungen gehen immer dahin:

Was ist das Problem? Warum reagiert der eine so und der andere anders gegenüber der gleichen Situation. Hierzu ein Beispiel aus der homöopathischen Praxis von *Jacqueline Barbancey*:

Monsieur und Madame D., beide 42 Jahre alt, stellen mir ihre beiden Adoptivkinder, Bruno, 8 Jahre und Joelle, 5 Jahre, zur homöopathischen Behandlung und pädagogischer Beratung vor.

Bruno wurde mit 3 Jahren der Jugendfürsorge unterstellt und kam aus verschiedenen Gründen nacheinander in drei verschiedene Pflegestellen, bevor er mit 2 Jahren und 7 Monaten von Familie D. adoptiert wurde. Zu dieser Zeit schlief er viel und aß wenig und bewegte sich ungeschickt und zog es vor zu sitzen. Er spielte wenig und sprach nur ein paar Worte.

Im Verlauf des ersten Monats, den er in der Familie verbrachte, nahm sein Appetit sehr schnell zu, sein Schlaf verkürzte sich, es gab sogar einige Episoden nächtlicher Unruhe. Tagsüber war er inzwischen sauber. Dann ereignete sich das, was seine Eltern „die Explosion" nennen: innerhalb weniger Tage kam Bruno mit einem reichen Vokabular heraus, das seinem Alter angemessen war, er zeigte deutlich ein Bedürfnis nach Unabhängigkeit (er wollte alleine essen) und nach mimischer und motorischer Aktivität. Er suchte Kontakt zu seiner Umgebung und schien sie aufzufordern, seine Freude zu teilen, denn er, der bis dahin ein wenig teilnahmslos erschien, war liebevoll und fröhlich geworden.

Seit damals hat er sich ohne Verzögerung entwickelt. Bei der Untersuchung ist es ein sehr schönes, braunhaariges Kind, mit warmer Haut, gut entwickelter Muskulatur, etwas geblähtem Oberbauch, er macht einen lebhaften Eindruck.

Probleme gibt es recht wenige: In der Schule wird bemängelt, dass er seine Banknachbarn zum Lachen bringt.... Er hat jedoch eine schnelle Auffassungsgabe, im Mündlichen ist er sehr gut - er hat ein exzellentes visuelles und auditives Gedächtnis - aber seine schriftlichen Noten sind nur mittelmäßig: seine Schularbeiten macht er nur unordentlich und ohne Sorgfalt... „am allerliebsten mag er Fußball und Radfahren". Zu Hause ist er ein sehr spontanes und zärtliches Kind, hilfsbereit, wenn er nicht gerade durch ein Spiel oder eine Beschäftigung „gefangen genommen" ist, gelegentlich wütend, aber ohne nachtragend zu sein oder zu schmollen. Leider kann er nicht aufhören, dauernd seine kleine Schwester zu necken, was zu Streit führt.

Während die Mutter dies erzählt, zeigt Brunos Gesichtsausdruck weder Verlegenheit noch Gekränktsein, seine Augen sprühen vor Schalk. Das ist offensichtlich nicht die Reaktion eines eifersüchtigen Kindes, was seine Mutter bestätigt, indem sie erzählt, dass er ganz natürlich mit seiner Schwester teilt und ihr sogar kleine Geschenke macht. Er ist ihr gegenüber ganz und gar nicht empfindlich. Ich hatte natürlich auch schon bemerkt, dass er sichtlich darauf brannte, in einer Arztpraxis herumzutoben. Auch verpasste er seiner Schwester diskrete Rippenstöße, um seiner Langeweile zu entkommen....

Joelle, ein zierliches, blondes Mädchen mit blauen Augen, wollte den Stuhl, den ich ihr beim Hereinkommen angeboten hatte, nicht nehmen, sie setzte sich, den Daumen im Mund, hoch auf die Knie ihrer Mutter und war sehr angespannt und aufmerksam. Bruno war drei Jahre alt, als sie mit drei Wochen in die Familie kam. Ihre Adoption lief über eine private Organisation.
Sie war und ist „delikat": ihr Appetit ist wie der eines Vögelchens: klein und gleichzeitig sehr wählerisch, sie schläft schlecht ein (ihre Mutter muss die ganze Zeit bei ihr bleiben und ihr Geschichten erzählen). Viele kleine Krankheiten, nichts Schlimmes - vielleicht war das wiederholte Fehlen im Kindergarten nicht immer gerechtfertigt. An den hat sie sich übrigens nur unter großen Schwierigkeiten gewöhnt, sie hat große Angst, sich von der Mutter zu trennen. Die lauten und lebhaften Kinder schüchtern sie ein, die sich scheut, zu rennen, zu springen, zu klettern. Immer hängt sie am „Rockzipfel" der Kindergärtnerin, genauso wie zu Hause, wo sie ganz abhängig ist von der Mutter, und versucht, sie in allem nachzuahmen.

Monsieur D., der mit seinem Sohn viel spielt und bastelt, wagt kaum, sich mit Joelle zu befassen: jedes Anspornen, jede kleinste Rüge ruft eine Flut von Tränen hervor, ein verzweifeltes Schluchzen, das nur durch Liebkosen zu beruhigen ist.

Und natürlich findet Bruno es äußerst amüsant, diesen Mechanismus, der so treulich funktioniert, durch ein paar Foppereien auszulösen...

Sulphur als Bruder von Pulsatilla - das sind die Überraschungen der Adoption.... oder der Vererbung. Natürlich war es an der Zeit, dass Bruno ein liebe-

volles und stabiles Heim fand. Ohne Zweifel wäre er sonst einer dieser „falschen (affektiven) Spätentwickler" geworden, die trotz normalen Anlagen praktisch zu richtigen werden. Bemerkenswert und charakteristisch für Sulphur ist die kurze Zeit, die er brauchte, um sich bei seinen Adoptiveltern einzugewöhnen ("nach einem Monat fühlte er sich ganz wie zu Hause"), und sein gutes sich Einfügen (er weiß, dass er adoptiert ist), und das mit 2 1/2 Jahren, drei verschiedenen Pflegestellen....

Joelle war seit ihrer dritten Lebenswoche in der Familie (nach einer Zeit im Entbindungsheim, wie so viele Kinder), seither war sie nie mehr getrennt von ihren Eltern. In der Tat hängen die kleinen, familiären Probleme sehr mit ihrer zerbrechlichen Persönlichkeit zusammen. Während die Kinder im Nebenzimmer spielen, machte Madam D. folgende Bemerkung: „In fünf Jahren noch wird man sagen, dass sie sich noch nicht an uns gewöhnt hat, oder dass sie Angst hat, dass wir sie verlassen....".

Mag es nun auf eine Prägung durch ein frühkindliches Gefühl des Nichtgeliebtwerdens und der Zurückweisung zurückführen oder nicht, auf die Angst der Auflösung der Symbiose, die die Geburt darstellt...Wenn es sich um Pulsatilla handelt, sollte man lieber daran denken....

*Diese Beobachtung scheinen mir die Grenzen des Einflusses durch die Umgebung, so wichtig er auch immer sein mag, zu demonstrieren: Familienkonstellation; Haltung der Eltern, soziales und schulisches Milieu, das genetische Kapital, als Basis der somatischen Struktur und der psychischen Anlagen, ist genauso in die Betrachtung mit einzubeziehen."(*18)

Kehren wir zurück zu *Hahnemann*, um weiter an unserem Vorhaben zu arbeiten, die Ausbildung unseres speziellen Sinnes zu verstehen:

„Diese Fähigkeit, genau zu beobachten ist wohl nie ganz angeerbt; sie muss größtenteils durch Übung erlangt, durch Läuterung und Berichtigung der Sinne, das ist, durch strenge Kritik unserer schnell gefassten Ansichten der Außendinge vervollkommnet und die dabei nötige Kälte, Ruhe und Festigkeit im Urteile muss unter steter Aufsicht eines Misstrauens in unserer Fassungskraft gehalten werden.

Die hohe Wichtigkeit dieses unseres Gegen standes muss Leib und Seele auf die Beobachtung hinrichten und eine vielfach geübte Geduld, von Kraft des Willens gestützt, muss es dieser Richtung bis zur Vollendung der Beobachtung erhalten.“ (19)

Auch hier finden wir wieder einen Ausdruck, der den leidenden Aspekt des Beobachters kennzeichnet, nämlich die Geduld. Leiden erdulden wir, weil wir ihnen nicht entrinnen können. Ebenso müssen wir lernen, die Leidensgeschichte unserer Patienten zu erdulden, wenn wir ihnen helfen wollen.

Um unsere Leidensfähigkeit in dieser Beziehung zu üben, gibt uns Hahnemann eine weitere Anweisung:

„Uns zu dieser Fähigkeit zu erziehen, dient Vertrautheit mit den besten Schriften der Griechen und Römer, um die Geradheit im Denken und Empfinden, so wie die Angemessenheit und reine Einfachheit im Ausdrucke unserer Empfindungen zu erlangen; ...”. (19)

Nichts ist dienlicher, als die Sagen des klassischen Altertums, ferner die Ilias und Odyssee immer wieder zu lesen. Es sind die klassischen Sagen und Tragödien, welche zentrale Themen menschlichen Leidens in aller Feinsinnigkeit abhandeln, wie sich dieses in der späteren Dichtkunst fortsetzt, wobei die klassischen Dramen und Musikschöpfungen von unschätzbarem Wert sind. Eine sehr subtile Schilderung menschlicher Wandlung durch Leid findet in den Märchen der Völker statt, von denen uns besonders die Volksmärchen in den Sammlungen der Gebr. Grimm nahe stehen. Wir wollen auch die Geschichten, Gleichnisse und Wunder des Alten und Neuen Testamentes erwähnen, über die *Goethe* sich folgendermaßen äußerte:

„Durch Wunder und Gleichnisse wird eine neue Welt aufgetan. Jene machen das Gemeine ausserordentlich, diese das Ausserordentliche gemein.-........Es ist nichts gemeiner und gewöhnlicher als Essen und Trinken; ausserordentlich dagegen einen Trank zu veredeln, eine Speise zu verviefältigen, dass sie für eine Unzahl hinreiche. Es ist nichts gewöhnlicher als Krankheit und körperliche Gebrechen; aber diese durch geistige, oder geistigen ähnliche Mittel aufheben, lindern, ist ausserordentlich und eben daher entsteht das Wunderbare des Wunders, dass das Gewöhnliche und das Ausserordentliche, das Mögliche und Unmögliche eins werden...” (21)

Hahnemann fährt fort, indem er uns neben der Beobachtung des Leidens anderer auf die Möglichkeit der Erfahrung eigener Leiden durch Versuche mit Arzneimitteln an uns selbst hinweist :

„Die beste Gelegenheit, unseren Beobachtungssinn zu üben und zu vervollkommnen, ist bei Versuchen an uns selbst....... Bei Fortsetzung dieser sorgfältigen Aufspürung aller in und an sich hervorgehenden Veränderungen erlangt der Beobachter die Fähigkeit, alle, auch noch so zusammengesetzte, Empfindungen, die er von der Versuchsarznei erfahren, und alle, auch die feinsten, Abänderungen seines Befindens wahrzunehmen, und den in ihm deutlich gewordenen Begriff davon in angemessenen, erschöpfenden Ausdrücken niederzuschreiben..." (22)

Hahnemann geht dann weiter auf die Bemühungen der üblichen Mediziner ein, Krankheiten zu beschreiben und zu verallgemeinern, wo man doch nur durch strenge Individualisierung der Sache gerecht werden kann: ....

„So oberflächlich und nachlässig kann das wichtigste aller irdischen Geschäfte, die Beobachtung der Kranken und der unendlichen Verschiedenheiten ihres abgearteten Befindens nur von Menschenverächtern getrieben werden, denen es weder darum zu thun ist, die Krankheitszustände nach ihrer Eigenthümlichkeit zu unterscheiden, noch für die Besonderheit des Falles das einzig angemessene Heilmittel wählen zu wollen.
Der gewissenhafte Arzt, der im Ernste die zu heilende Krankheit in ihrer Eigenheit aufzufassen strebt, um das treffende Heilmittel ihr entgegensetzen zu können, wird unendlich sorgfältiger in der Unterscheidung des Wahrzunehmenden zu Werke gehen; ihm wird kaum die Sprache zureichen, um die zahllosen Abweichungen der Symptome im kranken Menschenbefinden durch angemessene Worte auszudrücken; ihm wird keine, auch noch so sonderbare, Empfindung entgehen, welche die an ihm selbst versuchte Arznei in seinem Gefühle erzeugte, die er nicht durch den passenden Ausdruck in der Sprache wieder zu geben vermöchte, um beim Heilen auf das treffend gezeichnete Krankheitsbild die treffend ähnlich wirkende Arznei anpassen zu können, wodurch, wie er weiss, einzig geheilt wird.
So wahr ist es, dass nur der sorgfältige Beobachter ein ächter Heilkünstler wird." (23)

Ich hoffe, dass es mir gelungen ist, Ihnen Anregungen gegeben zu haben, wie man die *„Ausbildung von diagnostischen Sinnesorganen"* in einer gewiss unüblichen Art betrachten kann. Dass es auch etwas mit unserem Thema des verletzten Heilers zu tun hat, ist sicher nicht ganz abzuweisen.

In der Heilkunde - wie auch besonders in der Homöopathie - wird derjenige, der sich nicht verletzen lassen will, kein Heilkünstler werden. Wenn er *„sich nicht leiden kann",* wird er auch seine Patienten nicht leiden können. Darum sind wir gezwungen, uns jedenfalls etwas ans Kreuz des Leidens nageln zu lassen, damit wir ein wenig in die Lage versetzt werden, mit unseren „geistartigen" Mitteln Heilung zu ermöglichen.

(Unterstreichungen in zit. Texten stammen vom Vortragenden).

Literaturverzeichnis:

(1) Hahnemann E, S. 21 f

(2) Hahnemann, Valediktion: „Zu seinem Abschied trug Hahnemann eine von ihm gewählte, lateinisch verfasste Abhandlung vor, in der er die Zweckmässigkeit der menschlichen Hand zu Ehren des Schöpfers preist".(Joseph M. Schmidt)

(3) Hahnemann RAL 4, 21 (Der ärztliche Beobachter)(Ein Bruchstück)

(4) Goethe G.A. 16, 844 (Zur Wissenschaftslehre)

(5) Goethe, G.A. 16, 20 (Schriften zur Farbenlehre,)

(6) Goethe, zit. b.Vogel (M), S.107

(7) Hahnemann, ORG S. 73

(8) Janus, S. 25 ff., besonders S. 103 ff.

(9) Sankaran, S. 120, wo Sankaran die Idee entwickelt, dass jeder Krankheit eine „basic delusion"(b.d.), eine Grundtäuschung, zugrunde liegt. Gelingt es uns, den Patienten mit seiner b.d. zu konfrontieren, so tritt Heilung ein. Jedes hom. Arzneimittel repräsentiert eine solche b.d., und in der von Hahnemann so bezeichneten Kunstkrankheit führen wir dem Patienten ein Phantom seiner b.d. vor, welches Erlebnis dann in ihm die Selbstheilung auslöst. Hahnemann formulierte diese Idee bereits früher: „Können wir Ärzte aber dieser instinktartigen Lebenskraft ihren Krankheits-Feind, durch Einwirkung homöopathischer Arzneien auf sie, gleichsam vergrössert - selbst nur um etwas jedesmal vergrössert vorhalten und entgegenstellen - und vergrössern wir auf diese Art für das Gefühl des Lebens-Prinzips, das Bild des Krankheits-Feindes durch täuschend ähnlich die ursprüngliche Krankheit nachbildende homöopathische Arzneien, so veranlassen und zwingen wir nach und nach diese instinktartige Lebens-Kraft, allmälig ihre Energie zu erhöhen....., dass sie wieder Selbstherrscherin in ihrem Organismus werden.....kann. (Hahnemann, CK 4, VI.)

(10) Vogel (M), S.112

(11) Vogel (N), S. 167

(12) Carus S. 427

(13) Coulter beschreibt in seinem dreibändigen Werk die Entwicklung zweier getrennter, antagonistischer Systeme in der Medizin (Schisma) seit dem Altertum, beginnend mit Hippokrates und der Schule von Kos einerseits und Demokrit und der auf ihn sich gründenden Schule von Knidos andererseits.

(14) Goethe, G.A. 5, 291 f. (Faust 2. Teil)

(15) Hahnemann (ORG) S. 65

(16) Goethe, G.A.16, 9 (Vorwort zur Farbenlehre)

(17) Goethe, G.A.16, 9 (Vorwort zur Farbenlehre)

(18) Barbancy, S. 87-94 (Sulfur und Nux vomica)

(19) Hahnemann, RAL 4, 20

(20) Hahnemann, RAL 4, 22

(21) Goethe, G.A. 8, 177 (Wanderjahre)

(22) Hahnemann, RAL 4, 23

(23) Hahnemann, RAL 4, 25

Barbancey, J., Pratique homéopathique en psycho-pathologie, 1981 o.Ort., teilweise als Manuskript übersetzt von U.Kessler, unveröffentlicht

Carus, C.G., System der Physiologie, Zweiter Teil, Leipzig 1849

Coulter, H.L., Divided Legacy, A History of the Schism in Medical Thought, Vol.I, Washington 1975

Goethe, J.W., Gedenkausgabe der Werke, Briefe und Gespräche, Zürich 1949 (G.A.)

Hahnemann, S. Hahnemanns Valediktion, gehalten am 24.4.75, veröffentlicht in: Erich Preuss: Der zwanzigjährige Hahnemann. Leipzig 1930, zit. in Joseph M. Schmidt, Die philosophischen Vorstellungen Samuel Hahnemanns, München 1990

Hahnemann, S., Die Chronischen Krankheiten, Nachdruck Ulm 1956 (CK)

Hahnemann, S., Reine Arzneimittellehre, Nachdruck Ulm 1955 (RAL)

Hahnemann, S., Organon der Heilkunst, 6. Aufl., Nachdruck Ulm 1958 (ORG)

Hahnemann, S., Heilkunde der Erfahrung, Heidelberg 1989 (E)

Janus, L., Wie die Seele entsteht, Hamburg 1991

Sankaran, R., The Spirit of Homoeopathy, Bombay 1991

Vogel, L., Der dreigliedrige Mensch, Dornach1979 (M)

Vogel, L., Das Naturgedicht, Göppingen 1986 (N)

(Zuerst veröffentlicht in dem Sammelband zur Hainsteintagung „Der verletzte Heiler" des Haug Verlags, dem ich für die Rückgabe der Rechte herzlich danke.)

Menschenbild und Bild der Krankheit gestern und heute.

Beim Generalthema der 150. Jahrestagung des Deutschen Zentralvereins homöopathischer Ärzte in Mainz an Christi Himmelfahrt 1998 ging es um die Zukunft der Homöopathie, und am Vortragstag speziell um *„Der Weg zum Patienten und seiner Arznei"*. Die Frage konnte hierbei lauten: *„Zu wem als Patienten, der ja ein Mensch ist, sollen wir also den Weg finden? Zum höchst entwickelten Tier, zum Nachkommen der Hominoiden - Homo sapiens, eine Art der Säugetiere, wie es im Lexikon steht - ? Wie soll seine Arznei beschaffen sein: Ein Derivat chemisch-physikalischer Überlegungen oder seine höchstpersönliche Arznei, die ihm Heilung bringen soll und die aus dem Naturzusammenhang stammt, in den der Mensch eingebettet ist?"* So sollte der heutige Tag und das gestellte Thema auch ein Anlass sein, sich auf die eigentlichen Grundlagen der Homöopathie zu besinnen.

Zur Grundlage einer Heilwissenschaft gehört allemal ihr **Bild vom Menschen**, allgemein als Anthropologie bezeichnet, wobei die Frage nach der Abstammung des Menschen ebenso wichtig ist, wie seine Stellung im Kosmos schlechthin (Frage der geisteswissenschaftlichen Anthropologie).

Ich möchte mein Thema insofern etwas einschränken, indem ich die Zeit des „gestern" auf die Lebenszeit *Hahnemanns* beschränke und die Zeit des „heute" mit der Gegenwart gleichsetze. Ich möchte meine Betrachtungen vor allem im Hinblick auf die Homöopathie und die innere Einstellung von uns Homöopathen bei ihrer praktischen Ausübung anstellen.

Versuchen wir zunächst, uns über das Menschenbild klar zu werden, welches *Hahnemann* in seinem Werk vermittelt:

In der Vorrede zur *Heilkunde der Erfahrung* schildert *Hahnemann* den Menschen als das bedürftigste, hilfloseste Wesen in der ganzen Natur, das zusätzlich noch, *weit zahlreicheren Krankheiten ... unterworfen ist als die Tiere, denen gegen die unsichtbaren Feinde des Lebens eine geheime Hilfswissenschaft angeboren ward, der Instinkt, welcher dem Menschen fehlt."*
Er ruft aus: *„Wo ist die Güte des Schöpfers, die den Menschen, und nur ihn allein, unter allen Tieren der Erde in den Bedürfnissen des Lebens enterben konnte?*

Siehe, der Urquell der Liebe enterbte im Menschen nur seine Tierheit, um ihn desto reicher mit dem Funken der Gottheit, einem Geiste auszustatten, welcher dem Menschen die Fülle aller Bedürfnisse und alles erdenklichen Wohlseins aus sich selbst hervorbringe und aus sich selbst die namenlosen Vorzüge entwickele, welche den Erdensohn über alles, was da lebet, emporheben - einem Geiste, welcher, selbst unvernichtbar, auch seiner Hülle, der zerbrechlichen Tierheit, stärkere Mittel zur Erhaltung, zum Schutze, zur Verteidigung, zum Wohlbehagen zu erschaffen befähigt ist, als keine der begünstigsten Kreaturen unmittelbar von der Natur erhalten zu haben sich rühmen kann." (1)

Wir finden bei *Hahnemann* ein Bild des Menschen, das von dem tiefen Glauben an göttliches Wirken, der von einer Schöpfung durch ein höchstes Wesen ausgeht

Des Weiteren haben wir - wenn wir uns das Menschenbild *Hahnemanns* klar machen wollen - auf seinen Krankheitsbegriff einzugehen: Schon in der *Heilkunde der Erfahrung* nennt er die **Wirkung der Arzneien** und die **„Vitalität selbst... fast rein geistig"(1)** und im Organon (2) sagt er dann, dass **„die meisten, ja die allermeisten Krankheiten dynamischen (geistartigen) Ursprungs und dynamischer (geistartiger) Natur sind, ihre Ursache also nicht sinnlich zu erkennen ist....",** wobei er sich durchaus bewusst ist, dass er keinesfalls die Ursachen **„im unsichtbaren Inneren"** mit den zunächst nicht sichtbaren pathologischen Veränderungen der Organe verwechselt, sondern **„die Krankheitsursache ist nicht erkennbar und nicht zu finden"** eben weil man eine geistartige Ursache sinnlich nicht wahrnehmen kann. Sie sind „...(geistige) **dynamische Verstimmungen unseres geistartigen Lebens in Gefühlen und Tätigkeiten, das ist, immaterielle Verstimmungen unseres Befindens." (2)**

Im § 1 des Organon (Fußnote) verwahrt sich Hahnemann gegen **„das Zusammenspinnen leerer Einfälle und Hypothesen über das innere Wesen des Lebensvorgangs und der Krankheitsentstehungen im unsichtbaren Innern".** Gerade hörten wir von ihm über die geistartige Dynamis usw. und nun das! Es erscheint uns zunächst als ein Widerspruch, denn woher sollen wir wissen, dass es eine *„geistartige Dynamis"* gibt, so wenig wir zunächst wissen können, ob es einen Schöpfergott gibt, von dem doch *Hahnemann* als dem selbstverständlichsten der Welt spricht. Sind das denn keine Hypothesen und leere Einfälle? (2)

Für uns stellt sich prinzipiell die Frage, ob wir uns nur das aus *Hahnemanns* Werk herausklauben dürfen, was uns handhabbar erscheint, z.B. die Herstellung von potenzierten Arzneien, von denen dann *Hahnemann* auch schon wieder sagt, dass ihre Wirkung **„so ganz und gar nicht materiell, so ganz und gar nicht mechanisch"** sei (§11, Fußnote) und die Anwendung dieser Arznei nach dem Ähnlichkeitsprinzip als heuristischer Methode, ohne dass wir dabei den Anspruch des Verstehen wollen unseres Handelns erheben. (2)

Wir kennen alle die zahlreichen Bemühungen, die Wirksamkeit homöopathischer Arzneien auf irgendeine Weise physikalisch-naturwissenschaftlich zu erklären, vor allem, um auf dem Parkett der modernen Wissenschaft anerkannt wandeln zu können. Ob da nun die Photonen bemüht werden oder die „Gestaltkraft" des Wassers, oder der Herr *Beneviste* sich für uns stark macht, es sind dieses alles Versuche, die *Hahnemann* als untauglich abgelehnt hat und die erheute ebenso ablehnen würde. Er spricht vielmehr im § 20 des Organon: ***„Diese im innern Wesen der Arzneien verborgene, geistartige Kraft, Menschenbefinden umzuändern und daher Krankheiten zu heilen, ist an sich auf keine Weise mit bloßer Verstandes-Anstrengung erkennbar; bloß durch ihre Aeußerungen beim Einwirken auf das Befinden der Menschen, läßt sie sich in der Erfahrung, und zwar deutlich wahrnehmen." (2)***

Am deutlichsten beschreibt jedoch *Hahnemann* im § 9 seinen anthropologischen Ansatz: ***„Im gesunden Zustande des Menschen waltet die geistartige, als Dynamis den materiellen Körper (Organism) belebende Lebenskraft (Autocratie) unumschränkt und hält alle seine Theile in bewundernswürdig harmonischem Lebensgange in Gefühlen und Thätigkeiten, so daß unser inwohnende, vernünftige Geist sich dieses lebendigen, gesunden Werkzeugs frei zu dem höhern Zwecke unsers Daseins bedienen kann"***, und um keine Zweifel an seinem monistischen Weltbild aufkommen zu lassen, fügt er im § 15 sein Bekenntnis für die Einheit von Dynamis und physischem Organismus hinzu: ***„Das Leiden der krankhaft verstimmten, geistartigen, unsern Körper belebenden Dynamis (Lebenskraft) im unsichtbaren Innern und der Inbegriff der von ihr im Organism veranstalteten, äußerlich wahrnehmbaren, das vorhandene Uebel darstellenden Symptome, bilden nämlich ein Ganzes,***

sind Eins und Dasselbe. Wohl ist der Organism materielles Werkzeug zum Leben, aber ohne Belebung von der instinktartig fühlenden und ordnenden Dynamis so wenig denkbar, als Lebenskraft ohne Organism; folglich machen beide eine Einheit aus, obgleich wir in Gedanken diese Einheit, der leichtern Begreiflichkeit wegen in zwei Begriffe spalten." (2)

Wir trennen ja auch nicht das Spiel des Schauspielers von seiner realen Person, keines von beiden wäre ohne das andere als solches existent, wenn wir es begrifflich auch unterscheiden können. Zwar können wir den Grund der Tätigkeit des Schauspielers scheinbar leichter durchschauen. Aber nur weil wir den Grund des Krankheitsschauspiels nicht so leicht durchschauen, berechtigt uns das noch lange nicht, die Dinge in zwei wesentlich voneinander getrennte Entitäten aufzuteilen.

Der Mensch ist also aus der Sicht *Hahnemanns* ein sich selbst bestimmendes Wesen, dazu angelegt, zu seinem natürlichen Dasein einen „höheren Zweck" desselben zu verfolgen, d.h. eine Entwicklung durchzumachen, lernfähig zu sein. Der Mensch existiert für ihn als ein geistiges Wesen, das sich in den sinnlich wahrnehmbaren Erscheinungen seiner Körperlichkeit und seiner Werke offenbart.

Unsere modernen, mehrheitlich vertretenen Anschauungen über das Wesen des Menschen gehen davon aus, dass der Mensch ein so genanntes natürliches Wesen ist, d.h., dass er sich eigentlich nicht von anderen Wesen der Natur unterscheidet. Damit sind diese Anschauungen bis zu einem gewissen Grad mit Goethe einig, der sagt:

„Natur! Wir sind von ihr umgeben und umschlungen - unvermögend aus ihr herauszutreten, und unvermögend tiefer in sie hinein zu kommen. Ungebeten und ungewarnt nimmt sie uns in den Kreislauf ihres Tanzes auf und treibt uns mit sich fort, bis wir ermüdet sind und ihrem Arme entfallen.

Sie schafft ewig neue Gestalten; was da ist, war noch nie, was war, kommt nicht wieder - alles ist neu, und doch immer das Alte.

Wir leben mitten in ihr und sind ihr Fremde. Sie spricht unaufhörlich mit uns und verrät uns ihr Geheimnis nicht. Wir wirken beständig auf sie und haben doch keine Gewalt über sie." ...(3)

Um den Menschen zu verstehen, müssen wir deshalb zunächst die Natur verstehen, ihre Herkunft und ihre Gesetze. Die moderne Natur-Wissenschaft geht dabei immer noch von der Vorstellung aus, dass alle natürlichen Vorgänge auf physikalisch-chemischen Prozessen beruhen, deren Gesetzmäßigkeiten sich in mess- und wägbaren Daten zum Ausdruck bringt (*Galilei*: „...zu messen, was man messen könne, und messbar zu machen, was man noch nicht messen könne"). Dabei werden eindeutig definierbare Kausalgesetze und ihnen unterworfene Wirkungen festgestellt und erwartet.

Es ist unbestritten, dass es einen weiten Bereich natürlichen Daseins gibt, das mit diesem reduktionistischen (einschränkenden) Wissenschaftsbegriff des Messbaren erfasst, methodisch erforscht und beherrscht werden kann. Ihm verdanken wir schließlich alle Errungenschaften, mit denen uns die moderne Medizin und auch Technik versieht. Diesem Wissenschaftsbegriff liegt die Vorstellung zugrunde, dass wissenschaftlich nur das erforschbar ist, was letztlich „in Mechanik auflösbar ist" (*Helmholtz* 1869 auf der Innsbrucker Naturforscherversammlung). Unbestreitbar ist aber auch, dass in zunehmenden Maß der Mangel dieses reduktionistischen Wissenschaftsbegriffs bemerkt wird. Bewegungen wie die Psychosomatik, die Psychoanalyse und eine neue medizinische Anthropologie (*Gion Condrau*) legen Zeugnis ab von einem Sinneswandel. Auch die Bemühungen der Erfahrungsheilkunde und der so genannten biologischen Medizin weisen in diese Richtung.

Dabei wird kaum die Frage nach dem Ursprung der Natur als solcher in einer vom heutigen naturwissenschaftlichen Weltbild abweichenden Form gestellt. Es gilt im allgemeinen als unbestritten, dass alles sich - wie auch immer - aus einem unorganischen, d.h. unbelebten Zustand am Weltenbeginn dem Zufall folgend mit Hilfe der Methode von Versuch und Irrtum durch Auslese des Geeignetsten letztlich zur Mannigfaltigkeit unserer Welt, in der wir leben, heraufgebildet hat. Seele und Geist sind dann sozusagen die Sahnehäubchen auf der Torte des Entstandenen.

Gott sei eine Schöpfung der menschlichen Phantasie und habe in wissenschaftlichen Kreisen nichts zu suchen. Ethik sei ein lästiges Accessoir überholter Zeiten, und Ethikkommissionen scheinen dafür da zu sein, die letzten Übrigbleibsel dieser völlig „unnatürlichen" Erscheinung zum Verschwinden zu bringen. Denn Naturwissenschaft sei wertfrei (womit natürlich nicht gesagt sein soll, dass sie vielleicht auch sonst keinen Wert hätte!). Der Mensch sei im Sinne der modernen Naturwissenschaft vollständig aus seinen physikalisch-chemisch erfassbaren Gegebenheiten zu verstehen oder würde doch zumindest eines Tages dadurch verständlich sein.

Keinesfalls wird daran gedacht, dass es etwa so zugegangen sein könnte, wie es sich *Hahnemann* bei der Entstehung der Krankheiten vorstellt, dass nämlich ***„Wenn der Mensch erkrankt, so ist ursprünglich nur diese geistartige, in seinem Organism überall anwesende, selbstthätige Lebenskraft (Lebensprincip) durch den, dem Leben feindlichen, dynamischen Einfluß eines krankmachenden Agens verstimmt; nur das zu einer solchen Innormalität verstimmte Lebensprincip, kann dem Organism die widrigen Empfindungen verleihen und ihn so zu regelwidrigen Thätigkeiten bestimmen, die wir Krankheit nennen, denn dieses, an sich unsichtbare und bloß an seinen Wirkungen im Organism erkennbare Kraftwesen, giebt seine krankhafte Verstimmung nur durch Äußerung von Krankheit in Gefühlen und Thätigkeiten, (die einzige, den Sinnen des Beobachters und Heilkünstlers zugekehrte Seite des Organisms), das ist, durch Krankheits-Symptomen zu erkennen und kann sie nicht anders zu erkennen geben." (§11Org.) (2)***

Hahnemann sieht demnach den Ursprung der Krankheit eindeutig im geistigen Bereich und gar nicht irgendwo im Körperlichen. Das wird in der Fußnote zum §11 noch ausführlich dargelegt. Für ihn gilt zum Mindesten in diesem Bereich das Primat des Geistigen. Nehmen wir seine Bemerkung über einen Schöpfergott ernst und nicht nur als „gaukelnden Witz", so dürfte es sich anbieten, dass auch er der Überzeugung anhängt, dass die Natur („Das Werdende, das ewig wirkt und lebt" *Goethe*) ihren Ursprung in einem Geistigen hat, nämlich in Gott, an dessen geistigem Wesen wohl kaum zu zweifeln ist.

Gehen wir in die Zeit *Hahnemanns* zurück: Wenn wir die oben aufgezeigten Anschauungen *Hahnemanns* vertiefen wollen, müssen wir uns bei seinen Zeitgenossen umsehen, denn er lebte - wie auch wir - in einem geistigen Umfeld, in dem sich bei anderen Zeitgenossen das findet, welches für ihn nicht im Vordergrund stand, z.B. die Frage nach dem Ursprung der Natur.

Mir ist besonders *Carl Gustav Carus*, Arzt aus Dresden - bekannt auch als Maler und enger Freund von *Caspar David Friedrich* - , durch sein wissenschaftliches Werk als derjenige begegnet, der im Zeitalter der aufkommenden materialistischen Naturwissenschaft eine medizinische Wissenschaft in Hinblick auf Physiologie, Psychologie, Morphologie und Entwicklungsgeschichte begründete, die leider heute völlig vergessen ist und die doch geeignet ist, *Hahnemanns* Anschauungen von vielen Seiten her zu unterstützen, zu erweitern und zu vervollständigen. *Carus* hatte sich insbesondere *Goethe* und seine naturwissenschaftlichen Anschauungen zur Grundlage seiner weiteren Forschungen gemacht und stand über Jahre mit *Goethe* in brieflichem Kontakt und wissenschaftlichem Austausch.

In einem 1822 gehaltenen Vortrag vor der *Gesellschaft Deutscher Naturforscher und Ärzte*, zu deren Begründern *Carus* gehörte, mit dem Titel **„Welches sind die Anforderungen an eine künftige Bearbeitung der Naturwissenschaften"** entwirft *Carus* die grundsätzlichen Züge seines Anliegens:

Der Mensch tritt der Natur entgegen und nimmt eine unendliche Mannigfaltigkeit der Erscheinungen wahr. Er durchdringt diese Erscheinungen, ordnet sie und entdeckt in der Mannigfaltigkeit Gesetzmäßigkeiten, die ihn letztlich dazu führen, die Natur trotzdem als eine Einheit anzusehen, in der jedes Einzelne sich aufgehoben in einer gemeinsamen Welt wieder findet. Alles und Jedes ist gemeinschaftlichen Gesetzen unterworfen, derer sich die menschliche Vernunft und der menschliche Verstand bemächtigt. Dieses wird nun nach *Carus* bestimmt durch das der Wissenschaft *„eigentlich höchstes und herrlichstes Ziel..., welches...bestehe im vollkommensten Vereinleben des Menschen mit göttlichem Wesen, dessen irdisches Abbild zu seyn, seine hohe Bestimmung ist, und in einem Darthun dieses Vereinlebens durch Anerkennung von Wahrheit, Schönheit und Güte, als den einzigen Bestimmungsgründen aller unserer Kräfte. Fragen wir nun, welche Bedeutung die Wissenschaft, und die Naturwissenschaft überhaupt, bey solcher Stellung des Menschen haben könne, und es erscheint nur eine Antwort möglich, nämlich, dass dem Menschen in ihr und durch sie in der Gesammtheit der Welt klar werde, wie eine harmonische Entfaltung von Vernunftgesetzen und Naturbildungen in innerer*

Wahrheit, Schönheit und Güte das Grundwesen alles Daseyns erfülle, und wie dadurch dem Menschen, als Gliede dieses Daseyns, eine ewige Anregung geworden sey, sein eigenes Leben nach gleichen Massen immer tüchtiger zu gestalten. Dieses anerkannt, so ist klar, dass zweyerley der Wissenschaft obliegt, nämlich einerseits ein anhaltendes treues, Grosses und Kleines mit gleicher Liebe umfassendes Beobachten der Natur, wie sie unsrer eigenen Natur, unsrer sinnlichen Seite sich darstellt, ein Eindringen in die unendliche Mannigfaltigkeit der Gestalten und Wirkungen, welche am Weltganzen wie an jeder Naturindividualität sich darbieten, und ein so scharfes als einfaches Darstellen der Ergebnisse, welche eine solche Naturbeobachtung liefert.- Andererseits aber wird gefordert ein gleich inniges und anhaltendes Hinwenden der uns innewohnenden anderen Seite unserer Existenz, die der Vernunft, nach Erforschung jener unendlichen Mannigfaltigkeit ewiger Gesetze, welche in und aus der Einheit göttlichen Wesens sich entfalten, und indem sie die Gesammtheit der Natur durchdringen, durch ihre ernste Würdigung unserm Innern erst die volle Befriedigung jeglicher Anschauung der Welt geben können. Aus welchem allen sich dann ergiebt, dass der Mensch, um diesen zweyen Forderungen der Wissenschaft Genüge zu leisten, gleich streng und tätig auf Schärfe seiner Sinne und Reinheit ihrer Beobachtung zu halten, als an innerer Läuterung des Geistes, an Befreiung desselben von jegliche Verworrenheit und Schlechtheit, mit reinem Willen zu arbeiten habe;...." (4)

In *Carus'* Forderung der treuen Beobachtung der Natur finden wir die Forderungen *Hahnemanns* wieder, wie er sie insbesondere in seinem Fragment *„Der ärztliche Beobachter"*(5) beschreibt und wie sie uns allen bei der Fallaufnahme in der Homöopathie immer wieder abverlangt wird, ebenso wie in der treuen Aufzeichnung der Beobachtungen bei einer Arzneimittelprüfung. Insofern wird die Homöopathie der einen Seite der Naturwissenschaft gerecht, indem sie die Mannigfaltigkeit der Welt der Symptome beobachtet. In der Aufspürung der allgemeinen Gesetzmäßigkeiten, die bei der Beobachtung von Krankheiten festgestellt werden können, und wie sie *Hahnemann* uns bei der Lehre der chronischen Krankheiten beispielhaft vor Augen führt, oder bei der Entdeckung der Gesetze der Potenzierung oder der rechten Gabe (§3 Organon) bewegt sich die Homöopathie auf der ideellen Seite der Naturwissenschaft und wird damit der zweiten Seite gerecht. Auch bei *„der Herstel-*

lung des Bildes der Krankheit" finden sich wieder diese zwei Seiten wissenschaftlichen Handelns: In der Beobachtung des Kranken wird die Menge der Symptome beobachtet und treulich aufgezeichnet und in der Auffindung des passenden Heilmittels wird der Idee des Heilmittels nachgespürt, welcher dieser Kranke trotz seiner völlig individuellen Symptomatik unterliegt: Der eine bekommt Pulsatilla wegen seiner Gastritis und der andere wegen seines Schnupfens, und beiden wird mit dem gleichen Mittel geholfen, weil ihr Krankheitsprozess der gleichen Gesetzmäßigkeit unterliegt.

Ein weiteres Werk *von Carus* möchte ich uns Homöopathen ans Herz legen: ***„Zwölf Briefe über das Erdleben".*** In dieser Schrift entwickelt *Carus* ein Bild der Entwicklung des Kosmos und der Erde, das von einem ganz anderen Geist naturwissenschaftlicher Forschung geprägt ist: Er geht ähnlich wie *Hahnemann* von der Vorstellung aus, dass alles Entstandene seinen Ursprung im Geiste hat: „*...die organische Wesenheit des Weltalls und aller durch göttliche Idee gestalteten Natur, d.i. aller Welterscheinung, anzuerkennen, und schon von hier aus ein unorganisches Reich, ein Reich des Todten als unmöglich zu betrachten, vielmehr immer nur verschiedene Reiche des Lebens zu unterscheiden. In allem Organischen, Gliedbaulichen, ist ja dasselbe Einleben einer Idee in das elementare Werdende der Natur, dasselbe in fortwährender Entwicklung irgendeiner Individualität bestehende Leben anzuerkennen, gleichviel ob von werdenden Sonnensystemen oder einer werdenden Pflanze die Rede ist; und nicht minder organisch, d.h. nicht minder zu einem grösseren Organismus gehörig, ist der Fels zu nennen mit seinen kristallinischen Fügungen, oder die Quelle mit ihren rhythmischen Strömungen in Beziehung zum Erdganzen, als dem Knochengebilde mit seinen Krystallfasern, oder der Blutstrom mit seinem pulsirenden Wellenschlag in Beziehung auf das Leben des Tieres.-" (6)*

Man kann nun behaupten, dass die Ausübung der homöopathischen Wissenschaft und Kunst durchaus möglich ist, ohne dass der Arzt eine Menschenbild und damit verbunden ein Bild der Natur besitzt, das seinem Ausüben der Homöopathie adäquat ist. So sagt schon *Schiller* über die Wissenschaft:

Einem ist sie die hohe, die himmlische Göttin, dem andern
Eine tüchtige Kuh, die ihn mit Butter versorgt. (7)

Im eigentlich ärztlichen Tun, wie überhaupt in allem Tun, richten wir uns keinesfalls nur nach der Naturwissenschaft. Letztere wird heute unter dem Postulat der „Wertfreiheit" betrieben, und man sieht es als großen Fortschritt an, dass die Moral in der Wissenschaft kein Recht besitzt. Aber indem wir handeln, müssen wir immer moralisch handeln, da wir sonst Probleme bekommen. Da wir als Heilkünstler um das Handeln nicht herumkommen, müssen wir uns auch um die Moral kümmern. Und die wird uns von der Naturwissenschaft im heutigen Sinne quasi untersagt. Wir sollen als Ärzte wissenschaftlich handeln, d.h. wertfrei, d.h. amoralisch. So hatte es die medizinische Wissenschaft leicht, vom moralisch schon sehr fragwürdigen Tierversuch ausgehend auch beim naturwissenschaftlichen Menschenversuch keine allzu großen Hemmungen zu haben. Die dabei auftretenden Probleme sind uns allen bekannt und finden gerade jetzt in der Diskussion um die Genmanipulation einen erneuten Höhepunkt.

Innerhalb der heutigen Wissenschaftslandschaft wird sich die Homöopathie nur halten können, wenn sie ihren hohen wissenschaftlichen Anspruch unter eine höhere Zielsetzung stellt, wie sie uns *Hahnemann* schon vorgegeben hat. Ich fordere deshalb uns Homöopathen auf, sich darüber Klarheit zu verschaffen, ob wir weiterhin der Anerkennung durch eine rein materialistisch, dogmatisch festgelegten Wissenschaft unterwerfen wollen, oder ob wir uns auf die Ursprünge ***der*** Naturwissenschaft besinnen, die zu *Hahnemanns* Zeiten den Weg zu einer der Homöopathie gemäßen Naturanschauung angeboten hat. Diesen Weg - Methodos - zu betreten und zu verfolgen, ist es durchaus nicht zu spät. Ganz im Gegenteil: „Es ist an der Zeit", wie es im Goethemärchen heißt.

Das Wahre war schon längst gefunden,
Hat edle Geisterschaft verbunden;
Das alte Wahre, fass es an! *(Goethe, in „Vermächtnis" 1828)*

So möchte ich meine Ausführungen mit der Vorerinnerung abschließen, die *Hahnemann* seinem ersten Auflage des Organon vorangestellt hat, und das seinen moralischen Anspruch über alle Wissenschaft stellt.

Vorerinnerung zur ersten Auflage 1810 unter dem Titel:„Organon der rationellen Heilkunde".

Kein Geschäft ist nach dem Geständnisse aller Zeitalter einmüthiger für eine Vermuthungskunst (ars conjecturalis) erklärt worden, als die Arzneikunst; keine kann sich daher einer prüfenden Untersuchung, ob sie Grund habe, weniger entziehen, als sie, auf welcher das theuerste Gut im Erdenleben, Menschengesundheit sich stützt.

Ich rechne mirs zur Ehre, in neuern Zeiten der einzige gewesen zu seyn, welcher eine ernstliche, redliche Revision derselben angestellt, und die Folgen seiner Ueberzeugung theils in namenlosen, theils in namentlichen Schriften dem Auge der Welt vorgelegt hat.

Bei diesen Untersuchungen fand ich den Weg zur Wahrheit, den ich allein gehen mußte, sehr weit von der allgemeinen Heerstraße der ärztlichen Observanz abgelegen. Je weiter ich von Wahrheit zu Wahrheit vorschritt, desto mehr entfernten sich meine Sätze, deren keinen ich ohne Erfahrungsüberzeugung gelten ließ, von dem alten Gebäude, was aus Meinungen zusammengesetzt, sich nur noch durch Meinungen erhielt.

Die Resultate meiner Ueberzeugungen liegen in diesem Buche.

Es wird sich zeigen, ob Aerzte, die es redlich mit ihrem Gewissen und der Menschheit meinen, nun noch ferner dem heillosen Gewebe der Vermuthungen und Willkürlichkeiten anhängen, oder der heilbringenden Wahrheit die Augen öffnen können.

Soviel warne ich im Voraus, daß Indolenz, Gemächlichkeit und Starrsinn vom Dienste am Altare der Wahrheit ausschließt, und nur Unbefangenheit und unermüdeter Eifer zur heiligsten aller menschlichen Arbeiten fähigt, zur Ausübung der wahren Heilkunde. Der Heilkünstler in diesem Geiste aber schließt sich unmittelbar an die Gottheit, an den Weltenschöpfer an, dessen Menschen er erhalten hilft, und dessen Beifall sein Herz dreimal beseligt. (2)

Ihm zu folgen fordere ich uns Homöopathen auf, damit die Homöopathie in Zukunft das erfüllt, woran es unserer Welt so mangelt: **Wahrheit, Schönheit und Güte zum Maßstab der Wissenschaft zu machen**

Literatur:

(1) Hahnemann, S. : Kleine medizinische Schriften, Heilkunde der Erfahrung, Nachdruck, Haug Verlag, Heidelberg 1971

(2) Hahnemann, S., Organon der Heilkunst, 6. Auflage, Haug Verlag, Ulm 1958

(3) Goethe, W., Sämtliche Werke in 18 Bänden, Bd. 16, S. 921, Artemis Verlag, Zürich 1977

(4) Carus, C.G., 1822, zit. in: Meyer-Abich, A., Biologie der Goethezeit, Hippokrates Verlag, Stuttgart 1948, S. 208 f.

(5) Hahnemann, S., RAL, Bd. 4, Nachdruck, Haug Verlag, Ulm 1955

(6) Carus, C.G., Zwölf Briefe über das Erdleben, S.19, Balz'sche Buchhandlung, Stuttgart 1841

(7) Goethe und Schiller, Xenien, Nr. 62, in Goethe, Artemis Gedenkausgabe, Bd.2, S. 451, Artemis Verlag, Zürich 1961

In Dankbarkeit und Verehrung meinem Lehrer Otto Eichelberger, dem die geisteswissenschaftliche Begründung der Homöopathie ein Herzensanliegen war und ist, zu seinem 80. Geburtstag am 8.Mai 1998 gewidmet.

(Vortrag, gehalten an Christi Himmelfahrt 1998 anlässlich der **150. Jahreshauptversammlung** des deutschen Zentralvereins homöopathischer Ärzte in Mainz)

Anmerkung: Ich kann mich noch gut an jene Jahreshauptversammlung der deutschen homöopathischen Ärzte in Mainz erinnern: Ich hatte mir mit diesem Vortrag vorgenommen, die Seelen aufzurütteln, die Zukunft der Homöopathie gründlich zu überdenken. Als ich nun meinen Vortrag beginnen wollte, versagte mir die Stimme im wahrsten Sinne des Worte, indem sie plötzlich heiser bis zur Stimmlosigkeit wurde. Es war mehr als peinlich. Aber mein Freund *Jürgen Becker* stand mir bei, ich gewann meine Stimme wieder und konnte meinen Vortrag halten. Ein Echo darauf habe ich nicht bekommen, ich habe auch bald vergessen, dass ich diesen Vortrag überhaupt dort gehalten hatte. Aber das Besondere war, dass am gleichen Tag, wohl direkt danach, *Claus Schamell* einen Vortrag über *Sehgal* und seine Methode hielt. Es fiel mir wie Schuppen von den Augen. Zwar hatte mir nach dem Vortrag ein Kollege die Bücher von *Sehgal*, die zum Verkauf angeboten waren, vor der Nase weg geschnappt, aber die hatte ich trotzdem alsbald beschafft und nahm sie in den anschließenden Urlaub auf Korsika ans Meer mit, um sofort mit dem Studium zu beginnen. Nicht nur das, sondern nach einigen Tagen konnte ich meine frischen Kenntnisse an einem Fall erfolgreich erproben, was sich danach mit der mir eigenen Begeisterung in der täglichen Praxis fortsetzte.

Inzwischen habe ich begriffen, dass alles seine gute Weile braucht. *Claus Schamell* sagte zu mir, dass ich wohl der einzige gewesen sei, der auf seinen Vortrag hin so schnell eingestiegen sei. Mir fällt es nicht leicht, einzusehen, dass es Menschen gibt, denen es so schwer fällt, das Richtige begreifen. Aber ich hatte auch die für mich notwendige Zeit warten müssen.

Goethe, Hahnemann und die Homöopathie

(Nach einem Vortrag, gehalten am 27.08.1999 in Berlin)

Guten Abend, liebe Freunde, ich begrüße Sie recht herzlich und freue mich, dass Sie meinem Vortrag über dieses Thema lauschen wollen. Morgen ist Goethes 250. Geburtstag, wie alle Welt weiß, der überall entsprechend gefeiert wird. Ich möchte ganz besonders meinen Kollegen Gawlik hier begrüßen, und ich bedanke mich bei Ihnen, dass Sie, lieber Herr Gawlik, hierher gekommen sind, um zuzuhören. Es ist immerhin eine gewisse Mühe, die Sie da auf sich nehmen und für mich ist es eine große Ehre!

„Am 28. August 1749 mittags mit dem Glockenschlag zwölf kam in Frankfurt am Main jenes wunderbar begabte Kind auf die Welt, in welchem sich ein Geist erschließen sollte Deutschland, ja der Menschheit, zu größtem Erfreuen und zur größten Förderung höherer Erkenntnis und schönern Lebens. Die Konstellation war glücklich, die Sonne stand im Zeichen der Jungfrau und kulminierte für den Tag. Jupiter und Venus blickten sich freundlich an, Merkur nicht widerwärtig; Saturn und Mars verhielten sich gleichgültig, nur der Mond, der soeben voll ward, übte die Kraft seines Gegenscheins um so mehr, als sogleich seine Planetenstunde eingetreten war, und die Astrologen, die später diese Aspekte als günstige Vorbedeutung geltend zu machen gar wohl wussten, behaupteten, dass von ihm die Verzögerung der Geburt des Kindes ausgegangen sei, welche nicht eher habe erfolgen können, als bis diese Stunde vorübergegangen.

Der Mensch liebt es, in neuen und großen Erscheinungen, die heran- und herein treten ins Leben, Erklärungen zu suchen, welche ihm das Wunder deutlich machen sollen, das sich vor seine Augen begibt und das nicht weniger Wunder bleibt, wenn auch gewisse Einwirkungen und Vorbereitungen bei demselben zugegeben werden mussten. So blickten die Völker von jeher gern zum Himmel auf, wenn ein Wendepunkt ihrer Existenz herankam und forschten in der Bilderschrift der Gestirne nach künftigen Geschicken, und wenn einerseits bestimmte Beziehungen überall unnachweisbar genannt werden müssen, so liegt doch immerfort darin, als ein Schönes und Rührendes, der unerschütterliche Glaube an die Welt als ein Ganzes, als ein einiger, großer, nach mysteriösen Gesetzen sich regender Organismus, als eine Gesamtheit, wo jeder Teil auf das Ganze und auf andere Teile, und das Ganze auf jeden Teil die entschiedenste Beziehung ausübt.

In diesem Sinne ist es, dass Goethe jene Besonderheiten der Himmelsläufe bei seiner Geburt nicht verschmäht hat, in seine Lebensgeschichte aufzunehmen."

So beginnt *Goethe* seine eigene Lebensbeschreibung in Wahrheit und Dichtung, und so begann vor 150 Jahren, d.h. morgen vor 150 Jahren mittags um 12 Uhr *Carl Gustav Carus*, ein Zeitgenosse *Goethes*, seine Festrede zu dessen 100. Geburtstag mit dem Titel „*Goethe und seine Bedeutung für diese und die künftige Zeit*".

Wir haben heute Persönlichkeiten, die sagen, dass *Goethe* eigentlich erst jetzt langsam in seiner Bedeutung erkannt wird. Dieser Meinung bin ich auch, dass es sich bei ihm nicht um etwas handelt, was nur eine historische Bedeutung hat, sondern dass er und insbesondere sein Werk etwas ist, das für unsere Gegenwart mit Sicherheit zunehmend Bedeutung bekommt und für unsere weitere Zukunft auch.

Beschäftigen wir uns zunächst mit dem Verhältnis von *Goethe* zur Homöopathie:

Geht man von dem aus, was *Goethe* über *Hahnemann* und die Homöopathie geäußert hat, so ist das nicht sehr viel. Ich habe einiges gefunden, u.a. einen Brief, den ich Ihnen vorlesen werde. Es ist ein Brief an das Ehepaar *Willemer*, das er in Mainz aufgesucht hatte. Mit *Marianne Willemer* hat er zusammen den Westöstlichen Divan gedichtet, schon ein Alterswerk. Sie war eine seiner späten Liebesbeziehungen, die zu diesen Dichtungen des Westöstlichen Divan geführt haben. Er bekam nach einem Besuch bei *Willemers* einen Brief von ihnen, auf den er antwortet. Es war ein Brief zu seinem Geburtstag im Jahre 1820, und am 2. September schreibt er unter anderem Folgendes:

„*...Eine Bemerkung jedoch kann ich, als akademischer Bewohner, hiebey nicht unterlassen; die Frankfurter Juweliere müssen von der Theorie des Doctor Hahnemann in Leipzig, eines freilich jetzt in der ganzen Welt berühmten Arztes, vernommen und sich das Beste davon zugeeignet haben. Dieser lehret nämlich: dass der millionste Teil einer angedeuteten, kräftigen Arznei die vollkommenste Wirkung hervorbringe und jeden Menschen zur höchsten Gesundheit wiederherstelle. Nach diesem Grundsatz haben jene Goldkünstler* *bey der Behandlung des Mittel = Juwels verfahren und ich glaube jetzt eifriger denn je an die Lehre des wundersamen Arztes, seitdem ich die Wirkung einer allerkleinsten Gabe so lebhaft gefühlt und immer wieder empfinde. Wundersam genug ist es, wie sich eine von der Welt bisher so sehr angefochtene Lehre durch ein auffallendes Beispiel aus einem ganz fremden Felde legitimiert und bekräftigt. Möge dem Fürsten Schwarzenberg, welcher sich einer solchen Kur wegen jetzt in Leipzig aufhält, es eben so gedeihen als mir, so wird es jenem Arzt an Ruhm und Lohn keineswegs gebrechen".*

Es handelte sich um ein Amulett, das er von *Marianne Willemer* geschickt bekam, in welches einige Haare von ihr eingearbeitet waren. Es war sozusagen ein ganz kleiner Teil von *Marianne Willemer*, und der übte auf ihn die zauberhafteste Wirkung aus, wie es eben so ist, wenn man eine Art Fetisch seiner Geliebten sein Eigen nennt. Dieser Brief an *Willemers* hat Professor *Nager*, der ein Buch über „*Goethe und die Medizin*“ geschrieben hat - ein sehr lesenswertes Buch, weil er viele Dinge aufführt, die *Goethes* Beziehung zur Medizin, die ja sehr vielfältig war, von Anbeginn seines Lebens an darstellt - zu folgender Bemerkung veranlasst:

„Hahnemannjünger mag es erfreuen und ermutigen, dass der alte Goethe ein entschiedener Anhänger der Homöopathie war. Klassische Schulmediziner werden es seiner Placeboempfänglichkeit anlasten, wenn er im September 1820 seinen Willemer Freunden begeistert schreibt:...." und dann diesen Brief zitiert, den ich eben vorgelesen habe.

Weitere Stellen finden sich im Gesamtwerk *Goethes*, soweit es in der Weimarer Ausgabe (WA) veröffentlicht ist, in denen sich *Goethe* zur Homöopathie äußert, und sie belegen, dass er eine deutliche Vorstellung von der Homöopathie hatte:

In den Tag- und Jahresheften 1820 findet sich folgende Stelle:

„Beide (Graf Paar, Adjudant des Fürsten von Schwarzenberg, und Anton Prokesch) von der Hahnemannschen Lehre durchdrungen, auf welche der Fürst (= Schwarzenberg) seine Hoffnung gesetzt hatte, machten mich damit umständlich bekannt, und mir schien daraus hervorzugehen, dass, wer auf sich selbst aufmerksam, einer angemessenen Diät nachlebt, bereits jener Methode sich unbewusst annähert."

und

„Vorgenannte Freunde (Paar und Prokesch) überraschten mich, da wir gar manches, besonders die Hahnemannische Heilmethode besprachen." (Goethes Tagebücher WA.III 7, S.213)

ferner

„Nebenstehende Expeditionen ausgefertigt: An Graf Paar nach Leipzig, Hahnemannische Lehre Manuskript mit Dank für Brief und Besuch." (a.a.O.III 7, S. 221),

„...Dr. Necher, Seiner Königlichen Hoheit Infant von Spanien, Herzog von Lucca Leibarzt und Hofrath, ein entschiedener Hahnemannier, welcher mir das bekannte Credo umständlich mit vollkommenster Überzeugung vortrug. (a.a.O. III 11, S. 218).

„...Die alte tüchtige F.v.D besorgt um ihre Enkelin. Man kriegt von Homojopathen keine Explikation, weil sie keine Raison haben." (a.a.O. III13, S. 60).

" Hier zu Lande spielt man ein curioses Spiel mit Ablehnen und Abdämmen der Neuerungen jeder Art. Z:B: durch Magnetismus zu curieren ist verboten, auch nach der Hahnemannschen Methode darf niemand practizieren; nun aber hat der sehr kranke und wahrscheinlich incurable Fürst Schwarzenberg Vertrauen zu dem neuen Theophrastus Paracelsus und erbittet sich Urlaub von dem Kaiser und Erlaubniss, auswärts sein Heil zu suchen, welches ihm dann auch nicht versagt wird." (a.a.O. IV 33, S. 18).

„Sie erhalten hierbey, mein Theuerster, das kurz gefasste Glaubens-Bekenntnis eines Hanemannschen Schülers. Möge diese fassliche Übersicht, aus der man kürzlich sieht, worauf es eigentlich ankommt, uns zu heitern und belehrenden Gesprächen bey längeren Abenden Gelegenheit geben." (a.a.O. IV 33, 197).

„Mit tausend Dank sende die mitgeteilte Handschrift zurück, wovon ich die Copie einem würdigen Arzte mitgeteilt. Nächsten Winter soll sie uns Anlass zu bedeutender Unterhaltung geben und Gelegenheit, an den Wunderarzt, nach glücklich gelungener Cur des verehrten Fürsten, mit Freuden zu gedenken." (a.a.O. IV 33, S. 218).

Das hat *Goethe* selbst über die Homöopathie geäußert. Zu diesem Brief vom 2.Sept.1820 hat Nager die etwas spöttische Bemerkung über die angebliche „Placebo-Empfänglichkeit" *Goethes* gemacht. Das ist sicher aus seiner Sicht ganz verständlich, da er ein Schulmediziner ist. Aber sein ganzes Buch durchzieht eine große Verehrung für *Goethe.*

Goethe und Hahnemann waren Zeitgenossen. Sie lebten fast gleichzeitig. *Goethe* von 1749 -1832 und *Hahnemann* von 1755 -1843. Letzterer ist mit 88 Jahren älter geworden als *Goethe*, der 83 Jahre lebte. Die Geburtsstunde von *Goethe* war mittags um 12 Uhr, am helllichten Tag. Die Geburtsstunde *Hahnemanns* war genau um Mitternacht. Hier schon eine deutliche Polarität der beiden Persönlichkeiten, die sich später auch an anderen Zügen zeigt. Um Mitternacht, die Mohrenapotheke hat bei *Hahnemann* eine Rolle gespielt, wieder das Schwarze, währenddessen bei *Goethe* die Sonne, das Licht sein ganzes Leben bestimmte. Für *Goethe* war das Licht das allerwichtigste, sein letztes Wort soll angeblich gewesen sein: „Mehr Licht", und deshalb habe ich auch gesagt, wir müssen in diesem Saal mehr Licht haben, wenn wir über *Goethe* sprechen.

Gemeinsam war ihnen ein großer Wandertrieb. *Goethe* reiste während seines Lebens ca. 40 000 km. Das war für die damaligen Verkehrsverhältnisse eine ganze Menge. Er ist zwar nicht nach Amerika gekommen, auch nicht nach Asien, nicht einmal bis Griechenland, aber was er auf seinen Reisen gesehen hat, das übersteigt vieles, was wir heutigen Touristen sehen, die wir zwar zum Fenster hinausgucken und trotzdem nichts sehen. Er bereiste Mitteleuropa und Italien, wie wir wissen, und lebte immer im Licht, er hatte es nicht schwer mit seinem Lebensunterhalt. Sein Elternhaus war vermögend, und später lebte er bei seinem wirklich großzügigen Fürsten in einem gesicherten Wohlstand. Er war, würden wir heute sagen, auf der Sonnenseite des Lebens angesiedelt.

Auch *Hahnemann* ist sehr viel herumgekommen. Bei ihm war das etwas anders als bei *Goethe,* er war von der Not umher getrieben, einen Ort nach dem anderen aufzusuchen, um irgendwo seine Existenz zu finden, und er fand sie und fand sie nicht. An wie viel Stellen hat er angefangen zu leben oder auch seinen Beruf auszuüben, bis er dann in Köthen eine gewisse Ruhe fand. Sein Vater war Arbeiter, er konnte ihm das Schulgeld nicht bezahlen und schon gar nicht das Studium. Alles musste er sich erkämpfen, kein großzügiger Mäzen nahm ihm die Bürde des Lebensunterhaltes ab. Als am Ende seines Lebens in Köthen ein bescheidener Wohlstand und eine gewisse Ruhe eingetreten war, wurde er wieder gestört, indem er nach Paris gelockt wurde vom weiblichen Element, dass ewig Weibliche zog ihn hinan, die *Melanie*. Erstmals war ihm dort ein wenig die Sonnenseite des Lebens begegnet, nachdem er vorher sein Hauptwerk im wahrsten Sinne des Wortes der Nacht abgerungen hatte, der Zeit, wo er zur geistigen Arbeit kam, nachdem der Tag in mühseliger Plackerei für Haushalt und die vielen Kinder verbracht war.

Goethe war in Weimar zur Ruhe gekommen und war von dort aus immer unterwegs, aber er hatte immer sein Standquartier gehabt, von dem er ausgegangen ist, und das war bei *Hahnemann* nicht so. Als er zum Schluss in Köthen war, hat er mit Sicherheit von dort aus nicht mehr viele Reisen unternommen, bis er dann nach Paris gelockt wurde. Beide zeigen diese große Unruhe, und da finden wir noch einen dritten im Bunde unter den berühmten Medizinern, und zwar den *Paracelsus*, der vom Wandertrieb besessen war. *Hahnemann* hat diesen Wandertrieb nicht so von sich aus gehabt, aber wie wir es auch nehmen, es ist so gewesen. Wenn etwas mit uns passiert, gehört es immer zu unserem Wesen, auch wenn wir es nicht aus Überzeugung oder innerstem Trieb heraus machen. Wanderung hat immer etwas mit Wandlung zu tun, es sind ganz ähnliche Begriffe. Die Fähigkeit zur Wandlung ist ihnen beiden in hohen Maßen zuteil geworden.

Beide haben starke Beziehungen zu ihrem Vater gehabt. Bei *Hahnemann* war es der Vater gewesen, der ihm eine strenge Schulung zur Selbstbesinnung angedeihen ließ. In der Hahnemannbiographie von *Fritsche* heißt es:

„Ging der im Selbstdenken geübte Porzellanmaler (sein Vater) zur Fabrik, kam es bisweilen vor, dass er seinen Sohn in ein Zimmer mit vorher geschlossenen Fensterladen sperrte und ihm dort streng und wohlwollend zugleich das Geistige durch Klären eines bestimmten Satzes als Übung anbefahl. Nach seiner Rückkehr aus der Fabrik wünschte er dann vom Ergebnis einer solchen Klausur zu hören. Früh genug wurde also der junge Hahnemann zu einem von Büchern und äußeren Anregungen unabhängigen Operieren mit dem zielstrebig gezügelten Gedanken vertraut gemacht."

Eine weitere Regel, die der eigenwüchsige Pädagoge seinem Kind fest einprägte, verlangte „beim Lernen und Hören nie der leidende Teil zu sein".

Das zeichnete später *Hahnemann* aus, dass in seinen Anschauungen die „Selbstherrschaft", die „Autokratie" des Organismus, wegführen sollte von der Situation, die in der Krankheit herrscht, nämlich „ein leidender Teil" zu sein, der die Selbstständigkeit zumindest teilweise verloren hat. Lernen und Hören, was nur in den Menschen hinein gegeben wird, schien ihm wertlos und als Ballast ungesund. Verhält sich der Lernende aber aktiv, befindet er sich von Anfang in kraftvoller Auseinandersetzung mit dem, was im zufließt oder übermittelt wird, so erfahren Seele und Geist eine Steigerung zu höherem, reinerem Dasein. Auch in der Anwendung des homöopathischen Mittels sollte der Organismus nicht einfach passiv das Heilmittel aufnehmen, sondern dasselbe als Aufforderung zur Selbsttätigkeit auffassen.

Desgleichen sagte *Goethe*, dass er von seinem Vater Wesentliches mitbekommen hat. So der berühmte Spruch:

„Vom Mütterchen hab' ich die Frohnatur,
Die Lust am Fabulieren,
Vom Vater hab' ich die Statur,
Des Lebens ernstes Führen."

Dieses ernste Führen des Lebens ist *Goethe* vom Vater her zugekommen. Er war in dieser Beziehung ein strenger Vater, indem er gewisse Dinge von ihm forderte.

Beide begannen schon sehr früh in ihrer Kindheit und Jugend die Schule der Selbstbeherrschung. Daraus entsprang bei beiden ihr höchst anspruchsvolles und trotz seiner Verbreitung einsames Werk, das sich durch die fortwährende Wandlung im Sinne einer Entwicklung auszeichnete. Beide sind nie stehen geblieben bei irgendwelchen festen Ergebnissen. Jede Ausgabe des Organon ist neu geschrieben, gewandelt worden, mit neuen Ideen bereichert, ohne das Wesentliche aufzugeben.

Hahnemann sagte von seinem Vater: *„Keine erhabenen Begriffe von dem Urwesen der Schöpfung, der Würde der Menschheit und ihre herzerhebende Bestimmung schien er zu haben, die mit seiner Handlungsweise nur je im Widerspruch gestanden hätten. Dies gab mir die Richtung von Innen."* Vor einem solchen Hintergrund zeigt sich eine tiefe Religiosität, die jedoch keine Konfessionsgläubigkeit darstellt.

Goethe findet in seiner pantheistischen Anschauung der Welt auch einen eigenen Gottesbegriff ferne jeder kirchlichen Konfession.

Für *Hahnemann* war der Beruf des Arztes, des Heilkünstlers, sein fortwährendes Problem, das Thema seines ganzen Lebens, seitdem er sich mit der Medizin beschäftigt hat. Schon in der Abschlussrede nach seiner Schulzeit wählt er das Thema der menschlichen Hand, deren Wunderwerk er wahrnimmt und der Gottheit die Ehre erweist, sie für ein solches Werk in den höchsten Tönen zu preisen.

„Des Arztes einziger Beruf ist, kranke Menschen gesund zu machen, was man heilen nennt" (§1 des Organon).

Der **einzige** Beruf ist es....Ihn hat alles nur im Hinblick auf seinen Beruf interessiert, der ihn zu ständigem Handeln zwang, das nur er ganz allein zu entscheiden und zu verantworten hatte, für das er sich den hohen Anspruch gesetzt hatte, immer *„...nach deutlich einzusehenden Gründen"* (§ 3 Organon) zu handeln, was die eigentliche Voraussetzung für verantwortliches Handeln ist.

Bei *Goethe* gab es keinen Beruf im bürgerlichen Sinn. Er fühlte sich zu Vielem berufen: Er war Jurist, dann Staatsminister, Dichter, Schriftsteller, Naturwissenschaftler, Maler, Regisseur, Intendant, Zeremonienmeister, in vielem Dilettant und Privatier. Es gibt nichts, womit er sich nicht beschäftigt hätte, gar nichts ließ ihn gleichgültig, er wusste alles in den Reigen seiner Interessen und Wirksamkeiten aufzunehmen. *„Handeln nach deutlich einzusehenden Gründen?"* Nichts lag ihm ferner, dem immer neu der Liebe Verfallenen, der „verantwortungslos" aus Weimar flüchtete, fast niemanden vorher informierte und sich darauf verließ, dass sein „Fürst" sich fürstlich benehmen würde, wenn er sich einen wer weiß wie langen „Urlaub" nahm.

Wie häufig war *Goethe* schwer krank, dem Tode nahe, im Gegensatz zu *Hahnemann,* der sich bis ins hohe Alter guter Gesundheit erfreute.

Sie sind beide keine Mystiker gewesen. Mystiker, das bedeutet (von myein): „die Augen schließen". Nein, sie haben die Augen offen gehalten, sie sind beide mit offenen Augen durch die Welt gegangen. Portraits von beiden zeigen, dass sie außerordentliche Augen hatten. Bei *Goethe* ist es ganz klar, diese großen Augen, aber auch bei *Hahnemann* muss ein sehr intensiver Blick vorhanden gewesen sein: *der sorgfältige Beobachter*. Nur die Erfahrung galt beiden etwas. Wenn man heute die Homöopathie in irgendeiner Weise mit Mystik in Zusammenhang bringt, so ist das ein Fehler. Sie hat mit Mystik nichts zu tun, mit innerer Versenkung. Sicher ist innere Versenkung notwendig, um bestimmte Dinge zu erreichen. Das Wichtigste ist für *Goethe* und *Hahnemann*, die Welt zu betrachten, die Welt zu erforschen, die Welt wahrzunehmen, „wahr" zu nehmen im wahrsten Sinne des Wortes, die Wahrheit zu nehmen und nicht irgendetwas, was man sich im Kopf ausgedacht hat.

Eine große Strenge beherrscht *Hahnemanns* Werk, eine strikte Konsequenz. Eine einzige Arznei, eine einzige Gabe zur Zeit, und das nach deutlich einzusehenden Gründen. Ganz klar, warum man etwas gibt, nicht nach irgendwelchen Gründen. Eine kantianische Disziplin durchzieht sein Werk, aber auch sein Leben. Er hat sehr diszipliniert gelebt. Sonst hätte er die Nöte, die er durchmachen musste, nicht durchstehen können. Nichts lenkte ihn ab von dem einmal eingeschlagenen Weg. Er wird berühmt, auch berüchtigt. Ein schwieriger Charakter, ein einsamer Mensch, der sich mit allen anlegt, die nicht das machen und tun, wie er es sich vorgestellt hat. *„Macht's nach, macht's genau nach",* bis in die Einzelheiten hinein. Er streitet sich mit seinen homöopathischen Kollegen, welche die Sache etwas anders sehen, die es etwas verwässert sehen, die mit der übrigen Medizin zusammen gehen wollen. Nein, das geht nicht, sagte er. Er hat wenige Freunde gehabt, er lebte in Köthen allein mit seiner Familie, pflog keinen gesellschaftlichen Umgang, hatte kaum Kontakt zu seinen Kollegen.

Dagegen scheint *Goethe*, dieses hoch begabte Kind einer wohlhabenden Familie, zunächst viel unsteter zu sein. Viele Interessen erregen seine Aufmerksamkeit. Er ist überall zu Hause: Kunst, Literatur, Dichtung, Juristerei, Naturwissenschaften, überall glänzt er, wenn auch in unterschiedlichem Maße. In Weimar hat er dann seinen juristischen Beruf wirklich ausgeübt, als Staatsminister. Es ist nicht so gewesen, dass er gar keinen Beruf richtig ausgeübt hätte, sondern er hat diesen sehr pedantisch und sehr pflichtbewusst ausgeübt: Jeden Tag ist er seiner Arbeit nachgegangen. Jahrelang steht dort die Pflicht im Vordergrund. Aber er ist trotzdem vielseitig in seinen Interessen, was man auch an seinem Werk ablesen kann. Wie viele Dinge hat er angefangen und nicht vollendet. Wie viele Fragmente hat er hinterlassen. Es ist kaum etwas so vollkommen zu Ende gewirkt worden, wie z.B. das Organon von *Hahnemann*. Sechs Auflagen. Jedes Mal ist etwas erweitert, durchgearbeitet, aber im Prinzip ist es so geblieben von Anfang an. Das ist ein Block, der immer nur noch etwas verfeinert worden ist, den *Hahnemann* mit seinem Organon zurückgelassen hat.

Bei *Goethe* ist es von Anbeginn seines bewussten Lebens etwas, das so im Vordergrund steht, das sich wie ein roter Faden durch sein ganzes Leben hindurch zieht, ob das seine Dichtung ist oder sein wissenschaftliches Bestreben: das ist sein Verhältnis zur Natur. Ich lese diese berühmte Stelle vor, um Ihnen das wieder ins Gedächtnis zu rufen, aus Dichtung und Wahrheit, wie er von Anbeginn sein Verhältnis zur Natur gestaltet hat:

„Es versteht sich von selbst, dass wir Kinder, neben den übrigen Lehrstunden, auch eines fortwährenden und fortschreitenden Religionsunterichts genossen. Doch war der kirchliche Protestantismus, den man uns überlieferte, nur eine Art von trockener Moral. An einen geistreichen Vortrag war nicht gedacht, und der Vortrag konnte weder der Seele noch dem Herzen zusagen. Deswegen ergaben sich gar mancherlei Absonderungen von der gesetzlichen Kirche. Es entstanden die Separatisten, Pietisten, Herrenhuter, die Stillen im Lande und wie man sie zu nennen und zu bezeichnen pflegte, die aber alle bloß die Absicht hatten, sich der Gottheit besonders durch Christum mehr zu nähern als es ihnen unter der Form der öffentlichen Religion möglich zu sein schien.

Der Knabe hörte von diesen Meinungen und Gesinnungen unaufhörlich sprechen.... Die mehr oder weniger Abgesonderten waren immer die Minderzahl, aber die Sinnesweise zog an durch Originalität, Herzlichkeit, Beharren und Selbständigkeit. Man erzählte von diesen Tugenden und ihren Äußerungen allerlei Geschichten.....

Dieses und dergleichen mag wohl Eindruck auf den Knaben gemacht und ihn zu ähnlichen Gesinnungen aufgefordert haben. Genug, er kam auf den Gedanken, sich dem großen Gotte der Natur, dem Schöpfer und dem Erhalter des Himmels und der Erden, dessen frühere Zornesäußerungen schon lange über die Schönheit der Welt und das mannigfaltige Gute, das uns darin zuteil wird, vergessen waren, unmittelbar zu nähern; der Weg dazu aber war sehr sonderbar.

Der Knabe hatte sich überhaupt an den ersten Glaubensartikel gehalten. Der Gott, der mit der Natur in unmittelbarer Verbindung stehe, sie als sein Werk anerkenne und liebe, dieser schien ihm der eigentliche Gott, der ja wohl auch mit dem Menschen wie mit allem übrigen in ein genaues Verhältnis treten könne, und für denselben ebenso wie für die Bewegung der Sterne, für Tages- und Jahreszeiten, für Pflanzen und Tiere Sorge tragen werde. Einige Stellen des Evangeliums besagten dieses ausdrücklich. Eine Gestalt konnte der Knabe diesem Wesen nicht verleihen; er suchte ihn also in seinen Werken auf und wollte ihm auf gut alttestamentliche Weise einen Altar errichten. Naturprodukte sollten die Welt im Gleichnis vorstellen. Über diesen sollte eine Flamme brennen und das zu seinem Schöpfer sich aufsehnende Gemüt des Menschen bedeuten. Nun wurde aus der vorhandenen und zufällig vermehrten Naturaliensammlung die besten Stufen und Exemplare herausgesucht; allein wie solche zu schichten und aufzubauen sein möchten, das war nun die Schwierigkeit. Der Vater hatte einen schönen, rotlackierten, goldgeblümten Musikpult, in Gestalt einer vierseitigen Pyramide mit verschiedenen Abstufungen, den man zu Quartetten sehr bequem fand und der in der letzten Zeit nur sehr wenig gebraucht wurde. Dessen bemächtigte sich der Knabe und baute nun stufenweise die Abgeordneten der Natur übereinander, so dass es recht heiter und zugleich bedeutend genug aussah. Nun sollte bei einem frühen Sonnenaufgang die erste Gottesverehrung angestellt werden; nur war der junge Priester nicht mit sich einig, auf welche Weise er eine Flamme hervorbringen sollte, die doch zur gleichen Zeit einen guten Geruch von sich geben müsse. Endlich gelang ihm ein Einfall, beides zu verbinden, indem er Räucherkerzchen besaß, welche wo nicht flammend doch glimmend den angenehmsten Geruch verbreiteten. Ja, dieses gelinde Verbrennen und Verdampfen schien noch mehr das, was im Gemüte vorgeht, auszudrücken als eine offene Flamme. Die Sonne war schon längst aufgegangen, aber Nachbarhäuser verdeckten den Osten. Endlich erschien sie über den Dächern; sogleich ward ein Brennglas zur Hand genommen, und die in einer schönen Porzellanschale auf dem Gipfel stehenden Räucherkerzen angezündet. Alles gelang nach Wunsch und die Andacht war vollkommen. Der Altar blieb als eine besondere Zierde des Zimmers, das man ihm im neuen Hause eingeräumt hatte, stehen. Jedermann sah darin nur eine wohlaufgeputzte Naturaliensammlung; der Knabe hingegen wusste besser, was er verschwieg......"

Das hat er für sich behalten. Das ist *Goethe* gleich am Beginn, dass er in der Natur das göttliche Wirken sucht, dass er den Gott nicht irgendwo im Jenseits sucht, sondern in der Natur. Das ist ihm das Allerwichtigste. So geht es sein ganzes Leben hindurch.

Goethe hat sich sehr früh beginnend mit der Medizin beschäftigt, wofür es ja zahllose Belege gibt. Beginnend schon mit seiner Geburt, die Anlass für eine bessere Hebammenausbildung gab, da es schwierig war, den neu Geborenen zu seinem ersten Atemzug zu bewegen. Dann hat er gleich bei Beginn seiner Studien in Straßburg medizinische Vorlesungen gehört, denn er war ja während seiner Leipziger Zeit schwer erkrankt gewesen, was ihm Anlass war, sich mit alchimistischen Studien zu befassen, die ja auch von Ärzten, wie *Paracelsus,* intensiv gepflegt worden waren. Er sagte später einmal: *„Die Medizin beschäftigt den ganzen Menschen, weil sie sich mit dem ganzen Menschen beschäftigt".* Also die Medizin ist ein ganz besonderes Fach, weil sie eben den ganzen Menschen als Thema hat. Im Faust sind diese Bezüge unübersehbar. Faust selbst ist Arzt, wie auch der Vater von Faust es war. Wilhelm Meister, eine der wichtigsten Gestalten in *Goethes* Werk, wird nach langer Wandlung, nach langen Wanderjahren, dann als *„Entsagender"* Wundarzt, eigentümlicherweise Wundarzt.

Im Faust ist ja diese berühmte Stelle, da sagt Mephisto:

„Ich bin des trockenen Tons nun satt,
Muss wieder recht den Teufel spielen.
Der Geist der Medizin ist leicht zu fassen,
Ihr durchstudiert die groß' und kleinen Welt,
Um es am Ende gehn zu lassen
Wie's Gott gefällt.
Vergebens, dass sie ringsum wissenschaftlich schweift,
Ein jeder lernt nur was er lernen kann,
Doch den Augenblick ergreift,
Das ist der rechte Mann.
Ihr seid doch ziemlich wohl gebaut
An Kühnheit wirds euch auch nicht fehlen
Und wenn ihr euch nur selbst vertraut,
Vertrauen euch auch andere Seelen.

Besonders lernt die Weiber führen,
Es ist ihr ewig Weh und Ach
So tausendfach
Aus einem Punkt zu kurieren
Und wenn ihr halbwegs ehrbar tut,
Habt ihr sie alle unterm Hut.
Ein Titel muss erst vertraulich machen,
Dass eure Kunst viel Künste übersteigt,
Zum Willkomm tappt ihr dann nach allen sieben Sachen
Um die ein andrer viele Jahre streicht.
Versteht das Pülslein wohl zu drücken,
Und fasset sie mit feurig schlauen Blicken
Wohl um die schlanke Hüfte frei
Zu sehn wie fest geschnürt sie sei.

Schüler:
Das sieht schon besser aus,
Man sieht doch wo und wie.

Mephisto:
Grau teurer Freund ist alle Theorie
Und grün des Lebens goldnerer Baum.

Schüler:
Ich hör euch zu, mir ist als wie ein Traum...

So geht es weiter, dass er sich über die Medizin so ironisch äußert, über die damalige Medizin. Das zurecht, und würde er das gegenwärtige „Geschäft" der Medizin sehen, würde er seine Ansichten kaum ändern müssen..

Wenn *Goethe* sich zur Medizin äußert, so ist das immer vor dem Hintergrund zu sehen, dass sein Verhältnis zur Natur auch da eine große Rolle spielt, denn alle die Themen, welche die Medizin betreffen, betreffen auch die Natur. Er hat die naturwissenschaftlichen Forschungen, die er durchgeführt hat, was er da veröffentlicht hat, was er da geforscht hat, fast höher bewertet, als seine poetischen Werke. Seine Dichtungen selbst sind durchsetzt mit seiner Naturanschauung. Was sind denn Dichtungen? Dichtungen sind Verdichtungen, dass man etwas auf den Punkt bringt. Und niemand hat Dinge so auf den

Punkt gebracht, vor allem in seinen Gedichten, wie *Goethe*. Eine unglaubliche Verdichtung geistiger Prinzipien findet da statt. Man kann auch diese Dinge nicht trennen von seiner Gottesanschauung, von seinen Bekenntnissen zu einem höheren Dasein. Er sagt:

Was wär ein Gott, der nur von außen stieße
Im Kreis das All am Finger laufen ließe!
Ihm ziemts, die Welt im Innnern zu bewegen,
Natur in Sich, Sich in Natur zu hegen,
So dass, was in Ihm lebt und webt und ist,
Nie Seine Kraft, nie Seinen Geist vermisst.

Also in allem sucht er die göttlichen Kräfte auf, er ist ein wahrer Pantheist.

Hahnemann hat uns sein Organon, sein Werkzeug hinterlassen, *Organon der Heilkunst*. Das ist eine anspruchsvolle Anleitung zum therapeutischen Handeln. Eine strenge Anweisung, Paragraphen, wie ein Gesetzeswerk gegliedert, apodiktisch, imperativ, konsequent, unduldsam gegen Abweichungen und Abirrungen, voller Polemik gegen die Allopathie, gegen die andere Medizin, jene *„Vermuthungskunst"* seiner Zeit, wie er sie nannte. Voller Polemik gegen die Abweichler von der Reinen Lehre, ein reiner Fundamentalist würden wir heute sagen.

Hahnemann weist nie auf *Goethe* hin. Es ist als ob er nie etwas von ihm gewusst hätte. Versucht man aus seinen Briefen etwas herauszufinden, nirgendwo eine Stelle, wo *Goethe* erwähnt wird, so ist das vergebliche Mühe. Es geht ihm immer nur um die Homöopathie. An irgendeiner Stelle hat er einmal etwas über *Kant* gesagt, aber sonst nur über die Homöopathie, also nicht nur die Medizin, sondern nur die Homöopathie ganz gezielt. Zwar hat er dann im Alter mit seiner Melanie in Paris die Theater aufgesucht, dort wird er wohl im Wesentlichen französisches Theater gesehen haben, er sprach ja fließend französisch, wohl kaum *Schiller* und *Goethe*. In Köthen weiß ich nicht, ob er im Theater war, ob man da Theater gespielt hat. Es könnte sein, denn an diesen Fürstenhöfen wurde Theater gespielt, aber er hat sich wohl nie damit abgegeben. Man kann sich kaum vorstellen, dass *Hahnemann* während seiner Zeit in Köthen ein Theater besucht hätte. Zu solchen Vergnügungen reichte seine Zeit und auch sein Verlangen nicht. Er war pedantisch, er ging jeden Tag zur gleichen Stunde mit seinen Töchtern spazieren (ähnlich Kant, der in Königsberg auf die Minute genau seinen gewohnten Spaziergang machte, dass man die Uhr danach stellen konnte) und lebte nur seinem Beruf, sonst nichts.

Er hätte vielleicht in die Nachbarstädte fahren können, wo überall Theater waren, nach Weimar, nach Leipzig, nach Berlin. Aber das war damals nicht so leicht möglich, man konnte nicht mit dem Zug schnell hinfahren oder mit dem Auto, sondern das waren beschwerliche Reisen. Er lebte ganz für sich, hatte einen gewissen Namen, der auch weit über seinen Ort hinaus drang, aber er ging nirgendwo anders hin. Er lehnte es ab, Patienten aufzusuchen, die mussten ihn aufsuchen, er war sehr eigenwillig und stolz.

Goethe war wirklich berühmt, wie auch die anderen Größen der Klassik und der Romantik. Es gab Periodika, Zeitschriften, es gab Werkausgaben. Man weiß nicht, ob *Hahnemann* sich mit diesen Dingen beschäftigt hat. Er ging ganz und gar in seinem eigenen Werk auf, war auf seine Praxis konzentriert, abgesehen von der Zeit, in der er in Leipzig Vorlesungen gehalten hat. Aber diese Vorlesungen waren für Mediziner nicht besonders attraktiv, höchstens wegen der Komik. Die Studenten gingen hin, um sich über ihn lustig zu machen, aber was er dort vortrug, hat nur ganz wenige wirklich interessiert. Nur wenige haben begriffen, wen sie da vor sich hatten. Theologen seien die meisten von seinen Hörern gewesen.

„An ihren Werken sollt ihr sie erkennen", heißt es. So wurde *Hahnemann* an seiner erfolgreichen Praxis gemessen, aber nur wenige hielten sich an seine Anweisungen: „Macht´s nach aber macht´s genau nach"! An dieser Genauigkeit hapert es bis heute, dass man es wirklich genau nachmacht.

Aber da *Hahnemann* und *Goethe* einem gemeinsamen Zeitalter entstammen und auch einer Region angehören - die Orte, an denen sie wirkten, lagen gar nicht so weit auseinander - da hätte man eigentlich erwarten können, dass irgendwelche Verbindungen entstehen. Aber damals waren die Welten eben relativ klein. Trotzdem ist da etwas, was einem keine Ruhe lässt, dass zwei bedeutende Persönlichkeiten in einem gemeinsamen Zeitalter gelebt haben um die französische Revolution herum, die wirklich alles umgedreht hat in der damaligen Welt, und dass die nichts miteinander zu tun haben sollen.

Goethe hat wie *Hahnemann* heftige Kritik am damaligen Medizinwesen geübt, z.B. in Faust I im Schülergespräch:

"Wer will etwas Lebendiges erkennen und beschreiben,
Sucht erst den Geist herauszutreiben,
Dann hat er die Teile in der Hand,
Fehlt leider nur das geistig Band"

Goethe verspottet die Medizin, wie sie damals war. Wie anders war dagegen die Lehre von *Hahnemann,* dieses Organon:

„Das höchste Ideal der Heilung ist schnelle, sanfte, dauerhafte Wiederherstellung der Gesundheit oder Hebung und Vernichtung der Krankheit in ihrem ganzen Umfange auf dem kürzesten, zuverlässigsten, unnachteiligsten Wege nach deutlich einzusehenden Gründen"...usw.

Hahnemanns Lehre zeigt ein ganz streng durchgeführtes Konzept. Die damalige Medizin war dagegen eine reine Vermutungskunst, die gar kein Konzept hatte. Man hatte „Systeme" theoretischer Art als Postulate aufgestellt, wonach sich die Ärzte richten sollten.

Das alte Problem des Geist – Seele – Dualismus beschäftigte auch Hahnemann: in den Paragraphen 9 -15 im Organon stellt er seine Anschauung vom *„materiellem Körper (Organism)"* und *„belebender Lebenskraft (Autocratie)"* dar. *Hahnemann* geht von der Einheit des Daseins aus. Es gibt keinen eigentlichen Leib-Seele-Dualismus bei ihm. Es sind für ihn nur begriffliche Unterscheidungen, aber das Leben ist etwas Einheitliches. Das kommt eindeutig im §15 zum Ausdruck:

„Das Leiden der krankhaft verstimmten, geistartigen, unsern Körper belebenden Dynamis (Lebenskraft) im unsichtbaren Innern und der Inbegriff der von ihr im Organismus veranstalteten, äußerlich wahrnehmbaren, das vorhandene Übel darstellende Symptome, bilden nämlich ein Ganzes, sind Eins und Dasselbe. Wohl ist der Organism materielles Werkzeug zum Leben, aber ohne Belebung von der instinktartig fühlenden und ordnenden Dynamis so wenig denkbar, als Lebenskraft ohne Organism; folglich machen beide ein Einheit aus, obgleich wir in Gedanken diese Einheit, der leichtern Begreiflichkeit wegen in zwei Begriffe spalten."

In dieser Betonung der Einheit von Seele und Geist ist er mit *Goethe* einig.

Für *Hahnemann* war Krankheit eine Verstimmung der *Dynamis*, dieses allgemeinen Lebensprinzips, das sowohl die Lebensvorgänge als auch Geist und Gemüt des Menschen umfasst. Es ist dieses sich den materiellen Körper zum Werkzeug schaffende Geistkraftwesen *Dynamis*, das durch Verstimmung erkrankt, das die Krankheitserscheinungen = Symptome hervorruft, wobei diese Krankheitssymptome immer einseitige Übersteigerungen natürlicher Zustände der in uns wohnenden Kräfte darstellen. Nicht einzelne Organkrankheiten als selbstständige Entitäten sind das Problem bei *Hahnemann*, sondern die *Dynamis* insgesamt ist erkrankt, es sind Abwandlungen eines *Urphänomens*, die in den Krankheitserscheinungen auftreten.

Goethe hat sich immer dagegen gewehrt hat, dem Menschen eine Sonderstellung in der Natur dadurch zu verschaffen, dass man sagte, der Mensch sei deshalb etwas besonderes gegenüber den Tieren, weil er keinen Zwischenkieferknochen besitze. Dieses äußere Merkmal sollte den Menschen vom Tier unterscheiden. Das hat *Goethe* nicht eingesehen: Er hat so lange geforscht, bis er den Zwischenkieferknochen entdeckt hat, dass der beim Menschen genauso vorhanden ist wie beim Tier Denn *Goethe* sah den einheitlichen Bauplan der Wirbeltiere, der für ihn selbstverständlich auch für den Menschen Gültigkeit hat. Der Unterschied des Menschen zum Tier lag für ihn ganz woanders, aber nicht in diesen angeblichen körperlichen Besonderheiten. Es war für *Goethe* völlig unannehmbar, dass der Mensch auf diese Weise eine Sonderstellung in der Natur einnehmen sollte, und er hat nicht eher geruht und war erst dann befriedigt, als er dieses *missing link* in der Naturwissenschaft entdeckt hatte. *Goethe* beschäftigte sich mit vielen wissenschaftlichen Problemen, welche für die Medizin von Bedeutung sind. Man denke nur an die Farbenlehre.

Mit den Problemen der Anatomie, der Physiologie, der Unterschiede der Naturreiche und ähnlichen wissenschaftlichen Problemen hat sich *Hahnemann* nicht beschäftigt. Er streift die Probleme nur insofern, als sie ihm zur Begründung seiner therapeutischen Handlungen notwendig erschienen. Er war durchaus belesen und kannte sicher die damals herrschenden Anschauungen der Wissenschaften insofern sie die Medizin betrafen. Aber er nahm sie nicht zur Begründung seiner Handlungsanweisungen, aus welchen das

Organon besteht. Ihm eigen war eine große Ehrfurcht vor der Schöpfung und den Wundern ihrer Bildung. Das zeigt sich bereits in der Abschlussrede von *St.Afra* über die menschliche Hand. Eine tief religiöse Haltung durchzieht *Hahnemanns* ganzes Werk. Aber die Probleme der Wissenschaft haben ihn nur am Rande berührt. Er war ein handelnder Mensch, weshalb ihn als jungen Menschen schon die Hand zur Bewunderung der Weisheit des handelnden Schöpfers aufrief. Der Handelnde bedarf der Gründe, aus denen heraus er Handelt. Für seine Handlungsweise benötigt der Mensche ethischer Grundsätze, die er aus der Religion gewinnt, nicht aus der Wissenschaft. Für die Wissenschaft ist die Erthik manchmal ein Hinderungsgrund für ihr Tun, weshalb heute die Notwendigkeit von Ethik Kommissionen vorhanden ist. Die Menschen handeln nicht mehr aus einer ethisch-religiösen Grundstimmung heraus moralisch richtig, sondern die rationale Wissenschaft drängt die Ethik in den Hintergrund. Diese Problematik bestand für *Hahnemann* nicht. Für *Goethe* übrigens genau so wenig, denn auch bei ihm entspringt alle Handlung aus einer religiösen Überzeugung.

Hahnemann beschäftigte sich nicht mit dem Sinn von Krankheit, ein Thema, das für *Goethe* von großer Wichtigkeit ist. Was haben Krankheiten für einen Sinn für den Menschen, für seine Biographie, wie dienen sie seiner Entwicklung? Das ist bei *Goethe* ein großes Thema. Ich denke da an das Bekenntnis *Goethes* zum Christentum in *Wilhelm Meisters Wanderjahren*:

„Nun ist aber von der dritten Religion zu sprechen, gegründet auf der Ehrfurcht vor dem was unter uns ist; wir nennen sie die christliche, weil sich in ihr eine solche Sinnesart am meisten offenbart; es ist ein Letztes, wozu die Menschheit gelangen konnte und musste. Aber was gehörte dazu, die Erde nicht allein unter sich liegen zu lassen und sich auf einen höhern Geburtsort zu berufen, sondern auch Niedrigkeit und Armut, Spott und Verachtung, Schmach und Elend, Leiden und Tod als göttlich anzuerkennen, ja Sünde selbst und Verbrechen nicht als Hindernisse, sondern als Fördernisse des Heiligen zu verehren und lieb zu gewinnen. Hiervon finden sich freilich Spuren durch alle Zeiten, aber Spur ist nicht Ziel, und da dieses einmal erreicht ist, so kann die Menschheit nicht wieder zurück, und man darf sagen, dass die christliche Religion, da sie einmal erschienen ist, nicht wieder verschwinden kann, da sie sich einmal göttlich verkörpert hat, nicht wieder aufgelöst werden mag.

Hahnemann schaut nur auf die Aufgabe des Arztes, nämlich kranke Menschen gesund zu machen. Er fragt sich nur: Wie kommen Krankheiten zustande? Durch eine Verstimmung der Dynamis, in welcher Beziehung auch immer, und wie kann ich Mittel finden, um diese Verstimmung wieder aufzuheben. Das ist *Hahnemanns* einziges Thema. Er ist ein Mensch, der tätig sein will und der versucht, diese seine Tätigkeit zu begründen. Das ist sein ganzes Bestreben. Dabei ist ihm durchaus bewusst, dass es nicht nur Heilmittel aus heilkräftigen Substanzen sein müssen, sondern dass auch die Einbildungskraft selbst in der Lage ist, das Lebensprinzip zu verstimmen. Das sagt er in der Fußnote zum § 17:

„Sowie auch die höchste Krankheit durch hinreichende Verstimmung des Lebensprinzips mittels der Einbildungskraft zuwege gebracht und so auf gleiche Art wieder hinweg genommen werden kann. Ein ahnungsartiger Traum, eine abergläubische Einbildung oder eine feierliche Schicksals-Prophezeiung des, an einem gewissen Tage oder zu einer gewissen Stunde unfehlbar zu erwartenden Todes, brachte nicht selten alle Zeichen entstehender und zunehmender Krankheit des herannahenden Todes und den Tod selbst zur angedeuteten Stunde zuwege, welches ohne gleichzeitige Bewirkung der (dem von aussen wahrnehmbaren Zustande entsprechenden) inneren Veränderung nicht möglich war; daher wurden in solchen Fällen, aus gleicher Ursache, durch eine künstliche Täuschung oder Gegenüberredung nicht selten wiederum alle den nahen Tod ankündigenden Krankheitsmerkmale verscheucht und plötzlich Gesundheit wieder hergestellt, welches ohne Wegnahme der todbereitenden, innern und äußern krankhaften Veränderungen mittels bloß moralischen Heilmittel nicht möglich gewesen wäre."

Er erkennt also, dass es von vornherein nicht unbedingt Medikamente sein müssen, die da gegeben werden müssen, sondern der Mensch selber hat die Möglichkeit, sich etwas so einzubilden im wahrsten Sinne des Wortes, sich selbst zur Vorstellung zu werden, dass er dann an der Wirkung dieser Vorstellung wirklich stirbt. Also moralische Heilmittel lässt *Hahnemann* auch durchaus gelten, wobei er offen lässt, ob das Ähnlichkeitsprinzip selbst eine Rolle spielen kann. Eigentlich ist er einer psychotherapeutischen Behandlung gegenüber offen. Aber es ist nicht sein Anliegen. Er baut auf Heilmittel, die er aus der Natur gewinnt.

Für *Goethe* spielt das Ähnlichkeitsprinzip in der moralisch-therapeutischen Anwendung auch eine Rolle. Wie er überhaupt in der Theaterdichtung die alte Tradition der Griechen aufnimmt, durch Beispiele bei den Menschen eine innere Wandlung, das heißt Heilung, anzuregen. Zum Ähnlichkeitsprinzip als therapeutischem Mittel greift *Goethe* im Singspiel *Lila*:

Goethe fühlte sich als moralischer Leibarzt des herzoglichen Paares. Es hatte zwischen Karl August und der Herzogin Luise eheliche Verstimmungen gegeben. Diese Verstimmungen rührten daher, dass der junge, lebenslustige Herzog ein wildes Leben führte, welches mit Seitensprüngen verbunden war. Dem konnte seine Frau Luise nicht folgen, sie versank in Depressionen und wurde schwermütig. *Goethe* fühlte sich veranlasst, hier etwas zu tun. *Kurt May* sagt dazu Folgendes:

..."Die kleine, freie Dichtung ist dem Wunsch Goethes entsprungen als Verehrer, Freund und moralischer Leibarzt des herzoglichen Paares, die ehelichen Verstimmungen zwischen Karl-August und Luise zu mildern und zu heilen. Die zarte Gefühligkeit der Herzogin und die derbe übermäßige Lebenslust und Kraft des jugendlichen Herzogs hinderten ein harmonisches Zusammenleben. Durch diese Spannung der Gegensätze ist Luise, die äußerlich kalt erschien, schwermütig geworden. Der Seelenarzt in diesem dramatischen Spiel macht sein Meisterstück nach dem Motto: Phantasie soll man durch Phantasie kurieren. Lila in ihrer krankhaften Ängstlichkeit wähnt, der Gatte sei gefangen worden durch den Zauberer Oger und seine Dämonen. So wird ihr von der Hofgesellschaft unter Leitung des Magus diese Geisterwelt vorgespielt. Sie selbst wird hineingezogen in diesen Kreis und findet sich plötzlich in seinem Bann - aber nur, damit sie sich aus diesem gesunkenen Zustand wieder erhebe, aus Träumen und Phantasien in die Wirklichkeit erwachend zurückkehre, vor die Frage gestellt, wie sie den Dämonen entgehe, wie sie den Gatten und sich selbst mit ihm wieder befreie.

Feiger Gedanken
Bängliches Schwanken,
Weibisches Zagen,
Ängstliches Klagen
Wendet kein Elend,
Macht dich nicht frei.

Allen Gewalten
Zum Trutz sich erhalten,
Nimmer sich beugen,
Kräftig sich zeigen
Rufet die Arme
Der Götter herbei.

Die Macht dieses Liedes ruft sie aus ihrer Verirrung zurück auf den Weg zur Tat, befreit sie von der Lebensangst. Der weise Seelenarzt aber verkündet die schlichte aber bedeutsame Lehre:' Der Mensch hilft sich selbst am Besten. Er muss wandeln, sein Glück zu suchen, er muss zugreifen, es zu fassen; günstige Götter können leiten, segnen.... Gehe vorwärts und du erlangst deinen Wunsch.'

Ein interessantes Stück, wo das homöopathische Prinzip in Form eines Schauspiels verwendet wird: Phantasie durch Phantasie zu heilen. Es heißt da, alle Kuren haben nicht anschlagen wollen. Lucie sagt: *„Und es kommt alle Tage ein neuer Zahnbrecher, der unsere Hoffnungen und Wünsche missbraucht."* Die ganze Krankheit ist ausgebrochen durch die falsche Nachricht vom Tod des Mannes.

Symptome: Folgen von schlechten Nachrichten. Großes Misstrauen herrscht bei ihr über das, was geschehen ist. Folgen von Schreck. Furcht vor jedem in der Umgebung. Glaubt, der Mann sei ein Gespenst. Zorn durch Behandlung. Flucht in den Wald. Versteckt sich. Furcht vor Gespenstern. Wenn man dieses jetzt homöopathisch aufarbeitet, kommt man vielleicht auf *Hyoscyamus*.

Veratio, der Arzt sagt: *'Wenn wir Phantasie durch Phantasie kurieren könnten, so hätten wir ein Meisterstück gemacht.'* .. *'Lassen Sie uns der gnädigen Frau die Geschichte ihrer Phantasien spielen.'* ... Der Patientin sollen ihre eigenen Phantasien vorgespielt werden, um ihre Krankheit zu überwinden, wobei sie selbst eine Rolle im Spiel übernimmt. Veratio:*'Zuletzt wird dann Phantasie und Wirklichkeit zusammentreffen'.*

Es gibt einen weiteren bemerkenswerten Satz, in dem der Heilungsverlauf nach der „Gabe" des Heilmittels geschildert wird. Es sieht zunächst so aus, als ob die zu Heilende *Lila* (das ist die Kranke) nach anfänglicher, deutlicher Besserung wieder in ihren alten Zustand zurückfällt, als ob die „Kur" doch vergeblich sei.

Magus (=Veratio): *'....Diese Rückfälle müssen uns nicht erschrecken. Jede Natur, die sich aus einem gesunkenen Zustand erheben will, muss oft wieder nachlassen, um sich von der neuen, ungewohnten Anstrengung zu erholen.... Wir müssen nicht verzagen, wir haben mehr solcher Szenen zu erwarten.'* Er schildert, wie sie am Anfang eine gewisse Besserung erfährt und dann wieder zurückfällt - aber es ist nicht mehr so schlimm wie vorher- , um ein gewisses Ausruhen zu haben vor dem erneuten Anlauf zu weiterer Genesung. Das finden wir ähnlich beschrieben bei dem indischen Homöopathen *Sehgal*, der sagt, dass nach anfänglicher Besserung die Symptome wiederkehren werden, aber jedes mal etwas abgeschwächt, wenn das Mittel gut gewählt war.

Oder folgender Satz:*' auch der Himmel führt oft Unglückliche zusammen, dass beider Elend gehoben werde'.* Wir finden in diesem Singspiel Lila wichtige Stadien der Krankheit, die der Heilung zustrebt, dargestellt, ist erst einmal das Mittel gefunden, nämlich hier die ähnliche Krankheit, im Spiel dargestellt von Außenstehenden, die jedoch den Patienten durch sein Mitspiel in der Hauptrolle mit einbeziehen. Im Zusammentreffen von Phantasie und Wirklichkeit - Krankheit und (arzneilicher) Schauspiel-Kunstkrankheit - wird der Patient aus seinen falschen Sicht der Wirklichkeit wieder in die ungeteilte Sicht derselben, die auch als Wahrheit (der Arzt heißt Veratio = der die Wahrheit – Wirklichkeit vermittelnde) bezeichnet werden kann, und damit in die Gesundheit geführt.

Es lässt sich an diesem Beispiel gut darstellen, wie *Goethe* intuitiv das Generelle des Heilungsverlaufes erfasste, den wir aus der Erfahrung kennen, und wie ihn erstmals *Sehgal* aus Indien in aller Deutlichkeit zur Darstellung gebracht hat: Das Wichtigste ist die krankhafte Veränderung des Geist - Gemützustandes, die uns zu einer eindeutigen Mittelwahl führt. Der Arzt heißt *Veratio*, abgeleitet von Veritas. Veritas ist die Wahrheit, die Realität im Gegensatz zur Täuschung, zur Delusion, zur Wahnidee, wie es im Repertorium heißt. Delusion kommt von deludere, d.h. ich treibe mein Spiel mit jemandem, ein missbräuchliches Spiel. Von dem Wort „deludere" kommt auch das Wort „Luder", wenn jemand mit jemandem anderen ein übles Spiel treibt. Unter Luder wird im allgemeinen ein weibliches Wesen gesehen, aber das können genauso gut Männer sein, ist ja auch ein Neutrum, das Luder.

Goethe legt sein Verhältnis zur Medizin als Wissenschaft und Heilkunst in vielen seiner Werke dar, und es gibt noch weitere Stellen, die man zur Homöopathie in Beziehung setzen könnte. Insbesondere seine Erkenntnismethode ist der *Hahnemanns* sehr verwandt. Dazu liegt schon eine ältere Untersuchung von *Siekmann* aus dem Jahre 1941 (!) vor: *„Hahnemann und Goethe".Ein erkenntnistheoretischer Versuch*, eine sehr lesenswerte Studie, welche die Geistverwandtschaft der beiden auf einem sehr wichtigen Gebiet aufzeigt.

Hahnemann sieht am Beginn der Krankheit (der „Ursache" der Krankheit) die Verstimmung der Dynamis.

§11.Organon:
„Wenn der Mensch erkrankt, so ist ursprünglich nur diese geistartige, in seinem Organism überall anwesende, selbstthätige Lebenskraft (Lebensprincip) durch den, dem Leben feindlichen, dynamischen Einfluß eines krankmachenden Agens verstimmt; nur das zu einer solchen Innormalität verstimmte Lebensprincip, kann dem Organism die widrigen Empfindungen verleihen und ihn so zu regelwidrigen Thätigkeiten bestimmen, die wir Krankheit nennen, denn dieses, an sich unsichtbare und bloß an seinen Wirkungen im Organism erkennbare Kraftwesen, giebt seine krankhafte Verstimmung nur durch Aeußerung von Krankheit in Gefühlen und Thätigkeiten, (die einzige, den Sinnen des Beobachters und Heilkünstlers zugekehrte Seite des Organisms), das ist, durch Krankheits-Symptomen zu erkennen und kann sie nicht anders zu erkennen geben „

Die Dynamis wird also von *Hahnemann* als „geistartig" bezeichnet. Sie ist es, die im gesunden Zustande - von ihm als *Autokratie* bezeichnet, als Selbstherrscherin - den materiellen Körper belebt in Gefühlen und Tätigkeiten, wie er das im §9 ausdrückt:

„Im gesunden Zustande des Menschen waltet die geistartige, als Dynamis den materiellen Körper (Organism) belebende Lebenskraft (Autocratie) unumschränkt und hält alle seine Theile in bewundernswürdig harmonischem Lebensgange in Gefühlen und Thätigkeiten, so daß unser inwohnende, vernünftige Geist sich dieses lebendigen, gesunden Werkzeugs frei zu dem höhern Zwecke unsers Daseins bedienen kann."

Hahnemann gliedert sehr deutlich: Dynamis und Geist sind zwei verschiedene Dinge, sie sind nicht identisch. Der menschliche Geist ist das oberste Prinzip. Die Anthroposophen würden sagen, es ist das ICH, währenddessen unter der Dynamis eine Zusammenfassung der anderen von *Rudolf Steiner* so bezeichneten Wesensglieder, des Astralleibes und des Ätherleibes, gemeint ist.

Bei *Goethe* finden wir wiederum einen Begriff, der von ihm häufig benutzt wird, den er aus der Philosophie entlehnt hat, den Begriff der *Entelechie.* Entelechie kommt aus dem Griechischen und heißt: das innewohnende Ziel, das innewohnende Prinzip. Also das Ziel, das dem Menschen innewohnt, wohin er strebt, man könnte auch sagen: sein Lebenszweck, seine Lebensabsicht, nicht zu verwechseln mit Schicksal. Im *Faust II* heißt es:

„Wenn starke Geisteskraft
Die Elemente
An sich herangerafft,
Kein Engel trennte
Geeinte Zwienatur
Der innigen beiden,
Die ewige Liebe nur
Vermags zu scheiden." (Zeilen 11964-72)

Bei *Goethe* ist es ganz klar, dass die Dinge eine innige Verbindung miteinander eingehen, und dass diese innige Verbindung so stark ist, dass sie nicht so ohne weiteres zu scheiden ist. Es handelt sich hier um die Himmelfahrt des Faust im zweiten Teil, wo die Auflösung des physischen Körpers oder die Trennung des physischen Körpers von der geistigen Entelechie beschrieben wird. Dazu sagt *Goethe* an einer anderen Stelle in *Eckermanns* Gesprächen:

„Die Hartnäckigkeit des Individuums und dass der Mensch abschüttelt, was ihm nicht gemäß ist, ist mir ein Beweis, dass so etwas existiere...", nämlich eine Entelechie, ein solch geistiges Prinzip. Dass der Mensch also nur das an sich heranlassen will und aufnimmt, was ihm gemäß ist und dass er alles andere versucht abzuschütteln. *Goethe* hat diese Ideen von *Leibniz* übernommen, der für Entelechie den Begriff der Monade hatte.

Hahnemann führt aus, wie er sich vorstellt, dass Heilung zustande kommt. Daran kann man auch seine Weltanschauung studieren, die sonst nur sehr pragmatisch ist. In seinem Organon hat er im Wesentlichen pragmatische Dinge dargestellt und hat nur an bestimmten Stellen Einblick in seine Weltanschauung gegeben. In Band IV der *Chronischen Krankheiten* steht im Vorwort ein Erklärungsversuch für die homöopathische Heilung:

„Unleugbar ist es, dass unsere Lebenskraft ohne Zuthun wahrer Heilmittel menschlicher Kunst, selbst nicht die kleinen, schnell verlaufenden Krankheiten, (wenn sie ihm nicht gar unterliegt) besiegen und eine Art Gesundheit wieder herstellen kann, ohne einen Theil (oft einen großen Theil) der flüssigen und festen Theile des Organismus durch sogenannte Crisis aufzuopfern, wie ich anderswo gezeigt habe. Wie sie dies eigentlich bewirkt, wird uns ewig unbekannt bleiben; soviel ist jedoch sicher, dass sie selbst diese nicht direkt, selbst diese nicht ohne solche Aufopferung besiegen kann. - Die chronischen, aus Miasmen entsprungenen vermag sie auch nicht mit solchen Verlusten allein zu heilen und wahre Gesundheit herzustellen..., es doch immer die Lebenskraft selbst ist, welche obsiegt, wie die Landes-Armee doch die Siegerin zu nennen ist, welche den Feind aus dem Lande treibt, obgleich nicht ohne Unterstützung ausländischer Hilfs-Truppen. Die organische Lebenskraft unseres Körpers ist es, welche natürliche Krankheiten aller Art selbst direkt und ohne solche Aufopferung heilt, sobald sie durch die richtigen (homöopathischen) Arzneien in den Stand gesetzt wird, zu obsiegen, was freilich ohne die Hülfs-Macht, ohne diese Unterstützung nie vermochte; denn diese unsre organische Lebenskraft ist, allein genommen, nur hinreichend, das Leben in gutem Gange zu erhalten, solange der Mensch nicht durch die feindlichen Einwirkung krankmachender Potenzen krankhaft umgestimmt wird.
Diesen letzteren ist sie <u>allein</u> letztlich nicht gewachsen;.....
Nur die homöopathische Arznei kann diese Übermacht dem kranken Lebens-Prinzip verleihen.
Für sich selbst setzt dieses uns belebende Prinzip, als nur organische, bloß zur Erhaltung ungestörter Gesundheit bestimmte Lebenskraft dem anrückenden Krankheits-Feinde nur einen schwachen, dann dem wachsenden, sich verstärkenden Uebel einen größeren, aber dem feindlichen Eindringen immer (im besten Falle) nur gleichen, bei schwächlichen Kranken nicht einmal gleichen, oft nur schwächern Widerstand entgegen;- zu überwiegender, unschädlicher Gegenwehr ist sie nicht fähig, nicht berufen, nicht geschaffen.

Können wir Ärzte aber dieser instinktartigen Lebenskraft ihren Krankheitsfeind durch Einwirkungen homöopathischer Arzneien auf sie, gleichsam vergrößert - selbst nur um etwas jedesmal vergrößert vorhalten und entgegenstellen - und vergrößern wir auf diese Art für das Gefühl des Lebens-Prinzips, das Bild des Krankheits-Feindes durch täuschend ähnlich die ursprünglichen Krankheit nachbildende homöopathische Arzneien, so veranlassen und zwingen wir nach und nach diese instinktartige Lebenskraft, allmälig ihre Energie zu erhöhen und immer mehr und so weit zu erhöhen, dass sie endlich weit stärker, als die ursprüngliche Krankheit war, dass sie wieder Selbstherrscherin in ihrem Organismus werde, selbst wieder die Zügel der Gesundheits-Führung halten und fernerhin leiten kann, indes die Schein-Vergrößerung der Krankheit, durch die homöopathischen Arzneien erzeugt, von selbst verschwindet, sobald wir, beim Erblicken der hergestellten Übermacht der Lebenskraft, das ist, der hergestellten Gesundheit, aufhören, diese Mittel anzuwenden."....

So sieht *Hahnemanns* Vorstellung von der Wirksamkeit der homöopathischen Arznei aus: nach dem Prinzip: *„auf einen Schelmen anderthalbe"* wird die Dynamis durch eine Täuschung wie im Singspiel *Lila* durch den täuschenden Schein des Spiels aus ihrer Selbstvergessenheit gerissen, ermannt sich (nicht *weibisches Zagen* wie im Singspiel *Lila*) und tritt dem Krankheitsfeind entschieden entgegen. Es wirkt wie Propaganda im Krieg, bei der die Gefahr, die durch den Feind droht, gewaltig übertrieben wird, um den Kampfeswillen der eigenen Truppen zu vergrößern. Haben wir uns dann noch zu der Anschauung durchgerungen, Krankheit prinzipiell als Täuschung anzusehen *(Sankaran)*, so wird hier Täuschung durch eine ähnliche Täuschung aufgehoben (... *„durch täuschend ähnlich...nachbildende homöopathische Arzneien...*).

Hahnemann sagt an einer anderen Stelle, dass diese homöopathische Behandlung dazu dienlich ist, den Organismus wieder *heraufzustimmen*. Also es hat vorher eine „Herabstimmung" stattgefunden, und diese Herabstimmung bedeutet Krankheit.

Für *Hahnemann* ist es wichtig, dass die Krankheitserscheinungen selbst die Gesamtheit der Krankheit darstellen. Das sagt er im § 15 Organon:

Das Leiden der krankhaft verstimmten, geistartigen, unsern Körper belebenden Dynamis (Lebenskraft) im unsichtbaren Innern und der Inbegriff der von ihr im Organism veranstalteten, äußerlich wahrnehmbaren, das vorhandene Uebel darstellenden Symptome, bilden nämlich ein Ganzes, sind Eins und Dasselbe. Wohl ist der Organism materielles Werkzeug zum Leben, aber ohne Belebung von der instinktartig fühlenden und ordnenden Dynamis so wenig denkbar, als Lebenskraft ohne Organism; folglich machen beide eine Einheit aus, obgleich wir in Gedanken diese Einheit, der leichtern Begreiflichkeit wegen in zwei Begriffe spalten.

Hahnemann sagt ganz deutlich, dass die belebende Dynamis eine Einheit mit dem Organismus bildet, dass nicht eines auf das andere wirkt, dass nicht eines die Ursache von dem anderen ist, sondern dass der belebte Organismus eine Offenbarung des Dynamis genannten Lebensprinzips ist.

Goethe sagt:

Müsset im Naturbetrachten
Immer eins wie alles achten.
Nichts ist drinnen, nichts ist draußen,
Denn was innen das ist außen.
So ergreifet ohne Säumnis
Heilig öffentlich Geheimnis."

Für *Goethe* war es genau das gleiche wie für *Hahnemann*:: es sind immer nur zwei Seiten der gleichen Sache. Wenn wir ein Fünfmarkstück haben, können wir auch nicht sagen, die eine Hälfte ist jetzt der Adler und die andere Hälfte die Ziffer, sondern sie gehören zusammen, sie sind nicht voneinander zu trennen. Wenn wir sie in der Mitte durchsägen ist es kein Fünfmarkstück mehr. Und so kann man auch die Dinge hier nicht trennen, ein Organismus ohne Lebenskraft gedacht ist unsinnig, und eine Lebenskraft ohne Organismus desgleichen. Die Dynamis lebt nicht für sich. *„Sucht nur nichts hinter den Phänomenen, sie selbst sind das Zeichen"*, sagt *Goethe* in der Farbenlehre.

Scheinbar finden wir bei *Hahnemann* auch einen Dualismus, indem er sagt, dass wir die Lebenskraft selbst nicht studieren könnten, wir könnten das Eigentliche nicht sehen. Da scheint er so zu denken, wie Kant, der dem Menschen abspricht, „Das Ding an sich" wahrnehmen zu können. Im §15 überwindet er die kantianische Sicht ganz eindeutig. Er war auch hier der „Selbst-Denker", der sich wohl anregen ließ, aber nie eine Lehre und einen Glauben übernahm, die ihm nicht einleuchteten. Er wird als „Deist” bezeichnet, womit man religiöse Freidenker meinte. (*Haehl* Bd.I, S. 275, s. a. Bd.II, Anlage 176/177). Er findet Gott in der Natur, er verehrt ihn in seinen Schöpfungen und entwickelt seine eigene Religion ähnlich *Goethe.* Beide sind Anhänger der Aufklärung, beide Mitglieder von Freimaurer-Orden.

Hahnemann hat sich nie mit den Theorien seiner Zeit über das Wesen der Krankheit anfreunden können. Sie suchten die eigentliche Krankheit im verborgenen Inneren als etwas ganz und gar Selbständiges wie so eine Art Gespenst, das ein Eigenleben führt. Heute sind an diese Stelle die Krankheitsgespenster der naturwissenschaftlichen „Ursachen”, die Bakterien, die Viren, der Sauerstoffmangel, die hormonellen Entgleisungen, die Stoffwechselanomalien usw. getreten. Dieser Dualismus von zwei verschiedenen Welten und seine Überwindung ist das große Problem, das bei *Goethe* nie aufgetreten ist, sondern für ihn war es immer eine Einheit. Es gab immer nur Seiten der gleichen Sache, und das gleiche ist auch, meine ich, bei *Hahnemann* vorhanden, der Ursache und Wirkung nicht unterscheidet, sondern sie als zwei Seiten einer Sache beschreibt.

Schon *Siekmann* hat sich in seiner Arbeit über *Goethe* und *Hahnemann* ausführlich mit der Anschauung des letzteren über die Kausalität auseinandergesetzt und festgestellt, dass er das Kausalitätsdenken unerbittlich verdammte, es hasste und nicht oft genug gegen dasselbe polemisierte.

Hahnemanns Chinarindenversuch hätte niemals zu dem Ergebnis geführt, zu dem es dann gekommen ist, nämlich dem Ähnlichkeitsprinzip, wenn er irgendeiner Theorie seiner Zeit angehangen hätte, sondern er war vorurteilslos. Er hat die Sache einfach so angesehen wie sie ist; die Idee der Wirkung des ähnlichen Heilmittels war nur zu empfangen, wenn er vorurteilslos war. Diese Vorurteilslosigkeit war die große Tat *Hahnemanns*, dass er die Dinge nicht aus der Sicht der damaligen Theorien, die in der Medizin herrschten, gesehen hat. Er konnte warten, bis ihm das „Phänomen selbst die Lehre” gegeben hat.

Goethe geht davon aus, dass wir in den Phänomenen selbst die Gesetzmäßigkeit entdecken können, und dass es sich nicht um etwas handelt, das hinter den Phänomenen als unsichtbares Prinzip - für uns unerforschlich - wirkt. Das ist die Theorie, die in der konventionellen Medizin herrscht, dass wir nach

Kant die Wirklichkeit selbst nicht erkennen, sondern nur die Wirkungen der „Wirklichkeit". Dieser kantianische Glaube, der damals begann, die ganze Wissenschaft zu beherrschen, dass wir zu dem Ding an sich nicht vorstoßen können, das war für *Goethe* kein Problem. Auch *Hahnemann* hat sich von der kantianischen Beschränkung der Erkenntnisfähigkeit des Menschen nicht beeindrucken lassen, sondern hat das aufgenommen, was er vorurteilslos beobachtete. Er war wie ein vollkommen reines Gefäß oder ein weißer Hintergrund, auf dem sich alles abbilden konnte. Er wollte nichts haben, was von vornherein durch Theorien belastet ist. Er hat es gewagt, zu *„schmecken"* bei seinem Chinarinden versuch. *„Aude sapere*": „Wage zu schmecken" heißt auch: „Wage zu wissen". Er hat das Abenteuer der Vernunft gewagt, von dem *Kant* spricht, und er hat es bestanden: Sich nämlich auf nichts und auf gar nichts anderes zu stützen, als auf seine eigene Wahrnehmung und auf sein eigenes Urteil.

Kant ging davon aus, dass das Ding an sich nicht zu erkennen sei, sondern nur dessen Auswirkungen auf unsere Sinnesorgane würden unsere Wahrnehmung ausmachen. Das hat dann zu diesem Dualismus und Parallelismus der modernen Medizin geführt, dass wir die Welt angeblich nicht als solche sehen, sondern nur das wahrnehmen, was unsere Sinnesorgane uns mitteilen, dass unsere Erkenntnis ganz subjektiver Natur ist. Wir sehen uns angeblich hier nicht so, wie wir uns sehen, behauptet die Wissenschaft, und Menschen, die davon ausgehen, dass wir die Wirklichkeit so wahrnehmen, wie sie tatsächlich ist, werden als „naive Realisten" disqualifiziert. Für *Goethe* ist Erfahrung das unmittelbar Gegebene. So ist es auch für *Hahnemann*: Er erkennt das Gegebene als Phänomen und begreift es als das Seiende selbst. Das Erkennen liefert uns im Begriff dasjenige, was uns die reine Erfahrung vorenthält, was uns dann die Vernunft befriedigt. Der Mensch fügt als vernünftiges Wesen im Begriff der reinen Erfahrung das hinzu, was diese uns zunächst vorenthält. Reine Erfahrung ohne Hinzufügung des Begriffs wäre ein zusammenhangloses Aggregat von Erfahrungsakten. Diese erkenntnistheoretische Unterscheidung von reiner Erfahrung und Begriff wird in dieser Strenge weder von *Goethe* noch von *Hahnemann* vorgenommen.

Für *Kants* Lehre ist der Ausgangspunkt der Erfahrung die den Sinnen gegebene Welt in ihrer Mannigfaltigkeit in Raum und Zeit. Letztere sind nicht wegzudenken, sie sind die Vorbedingungen der sinnlichen Wahrnehmung. Vom Ding an sich weiß ich nichts. Frage: Wie müssen uns die Dinge erscheinen, um Gegenstand unseres Wissens zu sein? Da sagt er: Sie werden in ihrer Mannigfaltigkeit durch unseren Verstand zusammengefasst, z.B. bei dem Prinzip von Ursache und Wirkung. Wie etwas uns erscheint, hängt von unserer Organisation ab. Unsere Organisation bedingt, wie uns etwas erscheint. Es erscheint niemals, wie es wirklich ist, sondern nur wie unsere Organisation es abbildet. Ideen bedeuten also die Zusammenfassung durch den Verstand, womit die Erscheinungen in einen Zusammenhang gebracht werden. Das Ding an sich ist die Objektwelt, und das Ding für uns ist die Subjektwelt. Wir sind ein erkennendes Subjekt und wir erkennen die Objektwelt nur als Subjekt und insofern nicht als das wirklich Seiende. Er sagt, vom Grund der Dinge haben wir keine Ahnung. Der ist und bleibt uns verborgen.

Bei *Goethe* gibt es den Begriff des Urphänomens. Er sagt, dass notwendige Zusammenhänge von Erscheinungen bestehen. Z.B. gibt es ein Naturgesetz, dass Körper sich ausdehnen, wenn sie erwärmt werden. Oder die mechanischen Grundgesetze. Das sind notwendige Bewegungsvorgänge. *Goethe* sagt dann zu dem Problem, wie man die Welt erkennt: *„Das höchste wäre zu begreifen, dass alles Faktische schon Theorie ist. Die Bläue des Himmels offenbart uns das Grundgesetz der Chromatik. Man suche nur nichts hinter den Phänomenen, sie selbst sind die Lehre."* Hier findet sich der deutliche Gegensatz zur aufkommenden Naturwissenschaft, dass er nichts hinter den Phänomenen sucht, sondern er versucht, die Phänomene selbst in ihrer Gesetzmäßigkeit darzustellen.

Die moderne Naturwissenschaft ist eine Methode, um auf induktivem Weg zu Erkenntnissen zu gelangen. Man geht von Beobachtungen und Experimenten aus, die dann zur Erkenntnis der besonderen Gesetzmäßigkeiten der Naturvorgänge führen sollen. Dabei versucht man objektiv zu sein, d.h. Bedingungen bei der Beobachtung zu schaffen, welche die subjektiven Bedingungen des (scheinbar von seinen Sinnesorganen abhängigen und durch ihn bedingten) Beobachters möglichst ausschalten. Das ist die so genannte Objektivität der heutigen Naturwissenschaft. Man möchte das Subjekt des Beobachters nach Möglichkeit nicht dabei haben, um dadurch scheinbar das Problem zu umgehen, das *Kant* gesehen hat, indem er sagt, dass die Welt uns so erscheint, wie unsere Organisation es zulässt. Es werden jetzt anstelle der menschlichen Organisation Apparate gesetzt, die diesen Mangel scheinbar nicht haben, sondern „objektiv" erkennen. Es soll ganz objektiv sein, ganz vom Beobachter abgehängt. Denn es sollen aus den gefundenen Gesetzmäßigkeiten Schlussfolgerungen auf zukünftige Ereignisse möglich gemacht werden. Alles soll sich durch mathematische Formeln ausdrücken lassen.

Nun ist das große Problem, dass durch die Auswahl der Bedingungen viele real existierende Zusammenhänge ausgeklammert werden müssen, um überhaupt zu einem Ergebnis zu kommen. Auf diese Weise entsteht notwendiger Weise ein sehr reduziertes Weltbild. Es wird soviel weg geschnitten von der Gesamtheit der Erscheinungen, dass zum Schluss die Wirklichkeit fast ausgeklammert ist und nur noch das vorliegt, was man bedingungsgemäß haben möchte. Vollständig übersehen wird, dass schlussendlich es immer der Mensch ist, der die Apparate abliest und so den Erkenntnisprozess wieder dem „verdammten" Subjekt unterwirft. Was man auch anstellt, man entgeht der eigentlichen Erkenntnisproblematik nur scheinbar, um sich dann einer „Schein–Objektivität" zu erfreuen.

Hahnemann lebte in einer Zeit, wo die so genannten exakten Naturwissenschaften noch nicht in dem Maße herrschend waren, wie sie es heute sind. Zu seiner Zeit wurde der Maßstab für die Wissenschaftlichkeit durch die Philosophie gesetzt, und die war durch *Kant* geprägt. Dieser hat durch die Meinung, dass man das Ding an sich nicht erfahren kann, die Voraussetzung für die moderne Naturwissenschaft gesetzt, die dadurch mit einem sehr reduziertes Weltbild auskommen muss.

In seinen Untersuchungen über die Erkenntnisfähigkeit des Menschen hatte *Kant* die Meinung gebildet, dass der menschliche Verstand nicht die Fähigkeit besitzt, ein Ganzes als ein Ganzes zu erkennen, um von dieser Erkenntnis des Ganzen dann zu den Teilen überzugehen. Denn wenn das so wäre, dann wäre das ein Verstand, welche die Natur nachschaffen würde, und dem nicht, wie dem unseren, die Teile in der Hand blieben, und ihm leider das geistige Band fehlt. *Kant* hat das so ausgedrückt, dass wir dann eine Intelligenz haben müssten, die göttlicher Natur wäre, welche die Natur nachschaffen könnte, das wäre ein *intellectus archetypus*. Aber wir sind nach seiner Ansicht nur

mit einem *intellectus ectypus* ausgestattet und deshalb gezwungen, uns von den Teilen aus an die Gesetzmäßigkeiten heranzutasten.
Mit dieser Philosophie hat sich auch *Hahnemann* auseinandergesetzt, als er sich in seinem Organon mit der Erkenntnisfähigkeit des Menschen für die im unsichtbaren Inneren schaffenden Dynamis auseinandersetzt.
So sagt er dann im §12 in der Fußnote:

„Wie die Lebenskraft den Organism zu den krankhaften Aeußerungen bringt, d.i. wie sie Krankheit schafft, von diesem Wie und Warum kann der Heilkünstler keinen Nutzen ziehen und sie wird ihm ewig verborgen bleiben; nur was ihm von der Krankheit zu wissen nöthig und völlig hinreichend zum Heilberufe war, legte der Herr des Lebens vor seine Sinne."

Hier drückt er sich im Sinne von *Kant* aus. Er unterstellt, dass der Heilkünstler über das Wie und Warum der im Inneren wirkenden Lebenskraft eben nichts wissen kann, das wird ihm ewig verborgen bleiben. Aber im §15 sagt er dann:

„Das Leiden der krankhaft verstimmten, geistartigen, unsern Körper belebenden Dynamis (Lebenskraft) im unsichtbaren Innern und der Inbegriff der von ihr im Organism veranstaltenden äußerlich wahrnehmbaren, das vorhandene Uebel darstellende Symptome, bilden nämlich ein Ganzes, sind Eins und Dasselbe. Wohl ist der Organism materielles Werkzeug zum Leben, aber ohne Belebung von der instinktartig fühlenden und ordnenden Dynamis so wenig denkbar, als Lebenskraft ohne Organism; folglich machen beide eine Einheit aus, obgleich wir in Gedanken diese Einheit, der leichteren Begreiflichkeit wegen in zwei Begriffe spalten."

Hier sagt *Hahnemann*, dass es keine Trennung, keine Dualität in der Sache gibt, sondern in der Natur unseres Denken liegt es, die Dinge *„der leichteren Begreiflichkeit wegen"* zu trennen.

Auch im § 21verwendet er wieder diesen Begriff der Erkenntnis „an sich" für „das heilende Wesen", als wenn das als solches irgendwo vorhanden wäre.

§ 21 Organon: *Da nun, was niemand läugnen kann, das heilende Wesen in Arzneien nicht an sich erkennbar ist und bei reinen Versuchen, selbst vom scharfsinnigsten Beobachter, an Arzneien sonst nichts, was sie zu Arzneien oder Heilmitteln machen könnte, wahrgenommen werden kann, als jene Kraft, im menschlichen Körper deutliche Veränderungen seines Befindens hervorzubringen, besonders aber den gesunden Menschen in seinem Befinden umzustimmen und mehre, bestimmte Krankheitssymptome in und an demselben zu erregen, so folgt: daß wenn die Arzneien als Heilmittel wirken, sie ebenfalls nur durch diese ihre Kraft Menschenbefinden mittels Erzeugung eigenthümlicher Symptome umzustimmen, ihr Heilvermögen in Ausübung bringen können, und daß wir uns daher nur an die krankhaften Zufälle, die die Arzneien im gesunden Körper erzeugen, als an die einzig mögliche Offenbarung ihrer inwohnenden Heilkraft, zu halten haben, um zu erfahren, welche Krankheits-Erzeugungskraft jede einzelne Arznei, das ist zugleich, welche Krankheits-Heilungskraft jede besitze.*

In der Fußnote zum § 25 geht *Hahnemann* dann genauer auf den Begriff der Erfahrung ein:

„Ich meine nicht eine solche Erfahrung, deren unsere gewöhnlichen Practiker alter Schule sich rühmen, nachdem sie Jahre lang mit einem Haufen vielfach zusammengesetzter Recepte gegen eine Menge Krankheiten gewirthschaftet haben, die sie nie genau untersuchten, sondern sie schulmäßig für schon in der Pathologie benannte hielten, und in ihnen einen (eingebildeten) Krankheitsstoff zu erblicken wähnten, oder eine andere hypothetische, innere Abnormität ihnen andichteten. Da sahen sie immer etwas, wußten aber nicht, was sie sahen; Erfolge, die nur ein Gott und kein Mensch aus den vielfachen, auf den unbekannten Gegenstand einwirkenden Kräften hätte enträthseln können, Erfolge, aus denen nichts zu lernen, nichts zu erfahren ist. Eine fünfzigjährige Erfahrung dieser Art ist einem fünfzig Jahre langen Schauen in ein Kaleidoscop gleich, was, mit bunten, unbekannten Dingen angefüllt, in steter Umdrehung sich bewegt; tausenderlei sich immerdar verwandelnde Gestalten und keine Rechenschaft dafür!

Hier schildert *Hahnemann* das Vorgehen der damaligen Mediziner – Schule, die in eine bunten Mischung aus allerhand festgestellten Erscheinungen bestand, denen aber keine eigentlicher Sinn abgewonnenen werden konnte. Eine dem Zufall überlassene Anhäufung von so genannten Tatsachen, die je nachdem der einen oder der anderen Theorie zu Illustration dienten. Aus ihnen konnte nichts wahrhaft Gesetzmäßiges gewonnen werden. Heute unterwirft man diese Kaleidoskope einer rigorosen Reduzierung der die Zusammensetzung bildenden Elemente und unterwirft das Ergebnis der Statistik - doppelt verblindet - , um damit wiederum vorher formulierte Vorurteile – Hypothesen genannt - zu „beweisen". Man verwirft sie, sobald neue Elemente des Kaleidoskops ein anderes Bild ergeben.

Hahnemann unterscheidet davon die „reine Erfahrung", die aus sorgfältigen Versuchen gewonnen ist. Das sind die Erfahrungen, die er durch die Arzneimittelprüfungen gewonnen hat. *Hahnemann* fand das Gesetz der Ähnlichkeit durch Intuition. Es war ein „blitzartiger" Einfall beim Chinarindenversuch, der nicht abgeleitet worden ist von vielen Experimenten, sondern es ist ihm „eingefallen", er fand es in einem Augenblick. Er hat die Gesamtheit des vorhandenen Gesetzes gesehen, und hat dann angefangen, es in der Realität zu prüfen. Er hat das betätigt, was *Kant* als *intellectus archetypus* bezeichnet (s.o.). Er ist hier deduktiv vorgegangen. Er hat es keineswegs durch „Erfahrung vielfältiger Art" gefunden. Die Erfahrung hat es ihm dagegen vielfach immer wieder bestätigt.

Goethe ist bei der Herstellung des Begriffs der Urpflanze anders vorgegangen, indem er sie real in der Natur gesucht hat. In Italien, bei der italienischen Reise, ist es ganz deutlich zu sehen, wie er dieser Idee nachgegangen ist. Er sagte sich, es muss doch irgendwo eine Pflanze geben, die so einfach gebildet ist, dass sich daraus alle anderen Pflanzen ableiten lassen. Bis er dann irgendwann gemerkt hat, dass es eine Idee ist. Das hat ihm *Schiller* auch gesagt, als *Goethe* ihm davon berichtete. Er hatte diesen Einfall, dass es eine solche Urpflanze geben müsse, und er glaubte, sie könnte auch in der Realität aufgefunden werden. In dem bekannten Gespräch mit *Schiller* wendet er ihm gegenüber ein, dass es ihm keine abstrakte, gedankliche Idee sei, sondern dass er dann wohl sein Idee *„mit Augen sehen könne"*.

Goethe hat diese Idee der Urpflanze in Italien gefunden, in den botanischen Gärten, die er besucht hat: *„Eine solche muss es doch geben, woran würde ich sonst erkennen, dass dieses oder jenes Gebilde eine Pflanze sei, wenn sie nicht alle nach einem Muster gebildet werden."* Später hat er an *Herder* geschrieben: *„Ferner muss ich dir vertrauen, dass ich dem Geheimnis der Pflanzenzeugung ganz nahe bin und dass es das Einfachste ist, was nur gedacht werden kann. Die Urpflanze wird das wunderlichste Geschöpf von der*

Welt, um welches mich die Natur selbst beneiden soll. Mit diesem Modell und dem Schlüssel dazu kann man alsdann noch Pflanzen ins unendliche erfinden, die konsequent sein müssen, das heißt die, wenn sie auch nicht existieren, doch existieren könnten, nicht etwa malerische und dichterische Schatten und Scheine sind, sondern eine innere Wahrheit und Notwendigkeit haben. Das selbe Gesetz wird sich auf alles Lebendige ausdehnen". Im Anschluss an die Entdeckung der Urpflanze hat *Goethe* die Metamorphosenlehre entwickelt.

1790 machte *Hahnemann* seinen Chinarindenversuch und entdeckte das Gesetz der Ähnlichkeit beim Heilen. *Goethe* begründet 1790 die Metamorphosenlehre der Pflanze, wo er postulierte, dass die Pflanze aus einem Urelement heraus entsteht, nämlich aus dem Blatt. Das Blatt bildet alle weiteren Organe der Pflanze. Er ist hier auch einem Urgesetz der Natur auf die Spur gekommen. Dieses Prinzip hat er dann später weiterentwickelt, als ersagte: das ganze Knochenskelett der Wirbeltiere ist eine Metamorphose der Wirbel. 1790 ist uns auch sonst in Erinnerung als Datum der französischen Revolution. In dieser Zeit hat ein großer Umbruch in der Welt stattgefunden, äußerlich wie innerlich, und bei *Goethe* und *Hahnemann* sind die wichtigsten von ihnen gefundenen Gesetze fast zur gleichen Zeit entdeckt worden: von *Goethe* das Gesetz der Metamorphose als Bildungsprinzip der organischen Welt und von *Hahnemann* das Ähnlichkeitsgesetz als Heilungsprinzip schlechthin. Dabei geht es nicht um die erstmalige Anwendung dieser Gesetzlichkeiten in der Lebenswirklichkeit, sondern um ihre Entdeckung als Gesetze..

Hahnemann stellt durchaus fest, dass schon sehr lange vor ihm das Ähnlichkeitsprinzip in der Heilkunde angewandt wurde, und dass es durchaus Ähnlichkeiten anderer Art gibt, die mit dem Prinzip des Leidens und Erkennens zu tun haben. Auch das Prinzip der Metamorphose oder Wandlung wurde selbst praktisch längst genutzt, ehe es von *Goethe* als Gesetz der Natur entdeckt wurde. So war es durchaus klar, dass Wandlungen verschiedener Art immer von Menschen benutzt wurden, z.B. im religiös - kultischen Bereich wurde das Prinzip der Wandlung angewandt.

Es ist *Hahnemann* nicht bewusst gewesen, dass er die von *Kant* gezogenen Grenzen des Verstandes überschritten hat, als er das Ähnlichkeitsgesetz intuitiv erfasste und es nur noch anwenden musste, um es immer wieder durch die Erfahrung bestätigt zu finden. *Hahnemann* hat immer gesagt, er habe es durch die Erfahrung gewonnen, aber diese war eine Erfahrung höherer Art, es war eine Intuition.

Hahnemann hat sich mit *Kant* auf seine Art auseinandergesetzt: *„Ich verehre Kant sehr, vorzüglich deshalb, weil er Grenzen der Philosophie und alles menschlichen Wissens da verzeichnete, wo die Erfahrung aufhört. Wenn der übrige Teil des von ihm Gedachten und Geschriebenen aber auch etwas klarer und deutlicher sich vor seinem inneren Blicke entfaltet gehabt hätte, so würde er, deucht mich, sich nicht in die Wolken oft so dunkler Phrasen haben einhüllen dürfen. Die ganz reife Philosophie, glaube ich, müßte wohl jedem Gebildeten leicht verständlich sein, so verständlich, dass an keinen Missverstand zu denken wäre. Doch meine Geringfügigkeit glaubt dies nur, vielleicht habe ich Unrecht. Deshalb ist mir an Plato nur da etwas wert, wo er ganz verständlich und einleuchtend spricht............*

Erst das Gesetz und dann die Bestätigung durch die Mannigfaltigkeit und nicht umgekehrt, dass wir sozusagen aus der Mannigfaltigkeit dann zum Schluss allgemeine Prinzipien oder Gesetze nach dem modernen Wissenschaftsprinzip von Versuch und Irrtum ableiten.

Goethe war sich seiner eigenen Denkungsart dagegen durchaus bewusst. In seinem kleinen Aufsatz über die „Anschauende Urteilskraft" setzt er sich mit der Lehre von *Kant* auseinander:

„Als ich die Kantische Lehre, wo nicht zu durchdringen, doch möglichst zu nutzen suchte, wollte mir manchmal dünken, der köstliche Mann verfahre schalkhaft ironisch, indem er bald das Erkenntnisvermögen aufs Engste einzuschränken bemüht schien, bald über die Grenzen, die er selbst gezogen hatte, mit einem Seitenwink hinausdeutete. Er mochte freilich bemerkt haben, wie anmaßend und naseweis der Mensch verfährt, wenn er behaglich mit wenigen Erfahrungen ausgerüstet, sogleich unbesonnen abspricht und voreilig etwas festzusetzen, eine Grille, die ihm durchs Gehirn läuft, den Gegenständen anzuheften trachtet. Deswegen beschränkt unser Meister seinen Denkenden auf eine reflektierende, diskursive Urteilskraft, untersagt ihm eine bestimmende ganz und gar. Sodann aber, nachdem er uns genugsam in die Enge getrieben, ja zur Verzweiflung gebracht, entschließt er sich zu den liberalsten Äußerungen und überlässt uns, welchen Gebrauch wir von der Frei-

heit machen wollen, die er einigermaßen zugesteht. In diesem Sinne war mir folgende Stelle höchst bedeutend:

"Wir können uns einen Verstand denken, der, weil er nicht wie der unsrige diskursiv, sondern intuitiv ist, vom synthetisch Allgemeinen, der Anschauung eines Ganzen als eines solchen, zum Besonderen geht, das ist, von dem Ganzen zu den Teilen. - Hierbei ist gar nicht nötig zu beweisen, dass ein solcher Intellectus archetypus möglich sei, sondern nur, dass wir in der Dagegenhaltung unseres diskursiven, der Bilder bedürftigen Verstandes (Intellectus ectypus) und der Zufälligkeit einer solchen Beschaffenheit auf jene Idee eines Intellectus archetypus geführt werden, diese auch keinen Widerspruch enthalte."

Kant unterscheidet hier zwei Verstandesfähigkeiten, einmal diesen *Intellectus archetypus*, d.h. einen, der die Dinge von der Gesamtheit, von dem Ganzen als solchem, her erfasst, und auf der anderen Seite den diskursiven, dem der Bilder bedürftigen Verstandes, den *Intellectus ectypus*, der uns zugebilligt wird.

Goethe fährt jetzt weiter fort, nachdem dieses Zitat von *Kant* zu Ende ist:

„Zwar scheint der Verfasser hier auf einen göttlichen Verstand zu deuten, allein, wenn wir ja im Sittlichen durch Glauben an Gott, Tugend und Unsterblichkeit uns in eine obere Region erheben und an das erste Wesen annähern sollen, so dürft' es wohl mit den Quellen derselbe Fall sein, dass wir uns durch das Anschauen einer immer schaffenden Natur zur geistigen Teilnahme an ihren Produktionen würdig machten. Hatte ich doch erst unbewusst und aus innerem Trieb auf jenes Urbildliche, Typische rastlos gedrungen, war es mir sogar geglückt, eine naturgemäße Darstellung aufzubauen, so konnte mich nunmehr nichts weiter verhindern, das Abenteuer der Vernunft, wie es der Alte vom Königsberge selbst nennt, mutig zu bestehen."

Goethe sagt von sich, dass er über das hinausgeht, was *Kant* dem Menschen zubilligt. Dass er nämlich diesen von *Kant* so bezeichneten „synthetischen Verstand" hat, der nicht von den einzelnen Tatsachen ausgehen muss, um sich dann mit Mühe alles zusammenzuklauben, sondern dass er tatsächlich etwas intuitiv erfassen kann in seiner Gesamtheit, um damit den sinnlichen Tatsachen der Mannigfaltigkeit der Welt gerecht zu werden.

Ich beende meinen Vortrag am Vorabend von Goethes 250. Geburtstag mit einem Gedicht Goethes.

In diesem Gedicht, welches er „Dem Physiker" widmet, greift er die Anschauung an, dass der Mensch das Wesentliche nicht wahrnehmen kann. Er greift ein Lehrgedicht des Physikers Albrecht von Haller auf, das er in sein Gedicht einbaut (kursiv gedruckt!), und gleichzeitig widerspricht er der darin geäußerten Meinung und bezeichnet den Autor als einen Philister :

Allerdings

„Ins Innere der Natur", -
Oh du Philister!
„Dringt kein erschaffener Geist."
Mich und Geschwister
Mögt ihr an solches Wort
Nur nicht erinnern.
Wir denken: Ort für Ort
Sind wir im Inneren.
„Glückselig wem sie nur
Die äußere Schale weist!"
Das hör ich sechzig Jahre wiederholen
Ich fluche drauf, aber verstohlen;
Sage mir tausend tausendmale:
Alles gibt sie reichlich und gern;
Natur hat weder Kern
Noch Schale,
Alles ist sie mit einem Male.
Dich prüfe du allermeist,
Ob du Kern oder Schale seist.

Damit beende ich meine Ausführungen über Goethe und Hahnemann.

Ich danke für Ihre Aufmerksamkeit.

Literatur:

Carus. C.G.: Goethe - Denkschrift, IMW. Keiper Verlag, Berlin 1938

Eckermann, J.P., Gespräche mit Goethe, in Goethe Gedenkausgabe, Artemis Verlag Zürich u. Stuttgart 1962, am 11.März 1828 und auch

Gespräch mit Falk am 25.Januar 1813, a.a.O, Gespräche Erster Teil

Fritsche, H., Samuel Hahnemann, Ernst Klett Verlag, Stuttgart 1954

Goethe, J.W., Tag- und Jahreshefte, WA I 36, Deutscher Taschenbuch Verlag München 1987, S. 183

Goethe, J.W., Dichtung und Wahrheit, Artemis Verlag, Zürich u. Stuttgart, 1962, S. 51f.

Goethe, J.W., Die Weimarer Dramen, Artemis Verlag, Zürich u.Stuttgart, 1962 S.861 ff.u. 1244 f.

Haehl, R., Samuel Hahnemann, Haug Verlag, Ulm, o.J., Vorwort d.Verf. 1922

Hahnemann, S., Organon der Heilkunst, Haug Verlag Ulm 1958

Hahnemann, S., Die chronischen Krankheiten, Bd.IV, Haug Verlag Ulm, 1956

Nager, F., Goethe - Der heilkundige Dichter, Insel Verlag, Frankfurt/Main und. Leipzig 1994, S.120, zit. nach Goethes Briefe, WA IV 33, S. 191 f.

Sankaran, R., The Spirit of Homoeopathiy, Selbstverlag, Bombay, 1991

Siekmann, H.E., Hahnemann und Goethe, Hippokrates, Stuttgart, 12 (1941), 33/34

Homöopathische Heilmittel, warum gibt es sie ?

(Nach einem Vortrag, gehalten am 25.03.04 in Bad Boll)

Motto:
Was kann der Mensch im Leben mehr gewinnen,
Als dass sich Gott-Natur ihm offenbare?
Wie sie das Feste lässt zu Geist zerrinnen,
Wie sie das Geisterzeugte fest bewahre. (Goethe)

Hahnemann sagt in seinem *Organon der Heilkunst* im § 3, dass bei richtiger Wahl des homöopathischen Heilmittels ***Heilung eintreten muss***. Das ist eine sehr kühne Behauptung, die so schnell keiner der heutigen Mediziner von irgendeinem Heilmittel oder sagen wir besser Pharmakon behaupten wird. Auch wir Homöopathen haben mit diesem Ausspruch Schwierigkeiten, denn wir sind uns bei der Wahl des Heilmittels keineswegs immer sicher, ob wir alle die Bedingungen wirklich erfüllt haben, die *Hahnemann* in dem angeführten §3 ausführt, damit als Endergebnis die gewisse Heilung steht.

Wenn aber überhaupt Heilungen im wahrsten Sinne des Wortes als möglich erwogen werden, so ist das an und für sich schon ungeheuerlich, denn die moderne Medizin ist sich eigentlich sicher, dass es immer nur die Natur des Patienten ist, die die Heilung vollbringt und nicht die von ihr angewandten Pharmaka. Denn die meisten Anwendungen der heutigen konventionellen Medizin sind so genannte Palliativ-Behandlungen, d.h. man tut etwas zur Erleichterung der Beschwerden, die man doch nicht heilen kann. Im übrigen ist vieles in der Medizin Ersatz für nicht mehr Vorhandenes, z.B. Hormone oder Insulin.

Wie kommt es nun, dass homöopathische Mittel Heilung bewirken, wie wir oft zu unserem eigenen Erstaunen feststellen müssen? Meist wird das Problem in der hohen Verdünnung gesehen, die bei der Herstellung der homöopathischen Heilmittel vorgenommen wird. Aber das ist eine andere Sache, denn homöopathische Heilmittel sind sie nicht deswegen, weil sie hoch verdünnt sind, sondern weil sie nach dem Ähnlichkeitsprinzip angewandt werden. Dann helfen sie auch durchaus, wenn sie gar nicht verdünnt werden. *Hahnemann* hat die ersten 10 Jahre seiner homöopathischen Praxis nur mit unverdünnten Einzelmitteln seine Prüfungen am Gesunden vorgenommen und auch damit homöopathische Kuren vorgenommen.

Die Prüfungen hat er ja aus seinem Erlebnis mit der China-Rinde abgeleitet, das Ihnen allen bekannt sein dürfte. Er zog aus diesem einmaligen Erlebnis den verallgemeinernden Schluss, dass es auf die Ähnlichkeit der krankmachenden Wirkung des Pharmakons mit den Erscheinungen der natürlichen Krankheit ankommt, wenn man die Heilwirkung erzielen will. Es kommt also auf Ähnlichkeiten an.

Was liegt nun vor, wenn wir solche Ähnlichkeiten erforschen? Das erste, was uns dazu einfällt, ist ein Lehrsatz aus der Physik, der da heißt: Gleichnamige Pole stoßen sich ab, ungleichnamige Pole ziehen sich an. Gleichnamig, das ist gleich zu setzen mit dem Ähnlichen, denn wir verwenden Heilmittel, die der Krankheit in ihren Wirkungen ähnlich sein müssen, damit Heilung eintritt. Man könnte also schließen, dass hier etwas ähnliches stattfindet, wie in der Physik bei dem Magnetismus, dass Ähnliches sich gegenseitig abstößt.

Hahnemann sieht das auch so: Er sagt, dass das zugeführte Arzneimittel beim Patienten eine Kunstkrankheit erzeugt, wie sie ja auch bei der Arzneimittelprüfung entsteht, wenn der gesunde Prüfer das Arzneimittel einnimmt. Die beim Patienten zusätzlich entstandene Kunstkrankheit wird dann die ähnliche natürliche Krankheit „abstoßen“, vertreiben und sie selbst wird verschwinden, sobald man die Einnahme des Arzneimittels beendet, da sie nur durch den künstlichen Reiz der eingenommenen Mittels aufrecht erhalten wird. Deshalb soll man das Mittel nicht mehr einnehmen, wenn seine Wirkung begonnen hat, d.h. in den meisten Fällen nach der ersten und einmaligen Einnahme, auch wenn es sich um eine ganz niedrige Potenz handelt. Jetzt verstehen Sie auch, weshalb der richtige, nach *Hahnemann* handelnde Homöopath sein Mittel nur einmal verabreicht und dann abwartend beobachtet, ob eine Veränderung beim Kranken eintritt.

Dieses nun zum Prinzip der Anwendung der uns zur Verfügung stehenden Mittel. Aber warum passiert es überhaupt, dass uns aus der uns umgebenden Natur, zu der wir schließlich auch gehören, überhaupt Arzneimittel zur Verfügung stehen? Wie kommt es, dass wir bei der Einnahme solcher Natursubstanzen Kunstkrankheiten entwickeln, die unseren natürlichen Krankheiten, die aus uns selbst entstehen, so ähnlich sind, dass wir diese beiden Krankheitsarten miteinander vergleichen können?

Wenn wir den Menschen untersuchen, vor allem den toten Menschen, den Leichnam, so stellen wir fest, dass er aus den gleichen Grundsubstanzen besteht, wie alle uns umgebende Natur, seien es nun Mineralien, Pflanzen oder Tiere. Bei den Tieren stellen wir auch noch eine erstaunliche Ähnlichkeit der Organe bei Mensch und Tier fest, die bei den höher entwickelten Säugetieren frappierend ist. Daraus hat man geschlossen, dass wir zum Mindesten mit den Tieren eine gewisse Verwandtschaft aufweisen, von deren uns ähnlichsten Vertretern wir auch abstammen sollen.

Gerade letzterer Schluss ist manchmal sehr nahe liegend, wenngleich jeder von uns Probleme bekommen wird, wenn er einen Mitmenschen einer solchen Verwandtschaft verdächtigt. Aber in der Umgangssprache, vor allem wenn sie zur Darstellung gegensätzlicher Ansichten benutzt wird, ist es Allgemeinbrauch, Menschen mit Viechern zu vergleichen, wenn man nicht gar ein Organ heranzieht, das allen sich ernährenden Tieren gemeinsam ist. Manchmal kommt man nicht umhin, die Tierwelt heranzuziehen, wenn man menschliches Betragen in kurzen Worten charakterisieren will: blöde Kuh, sturer Bock, alte Ziege, dummer Hund, lustiger Vogel, stumm wie ein Fisch, um nur einige harmlose Vergleiche zu bringen. Jedes Kind begreift das sehr schnell, und niemand vergisst diese vergleichende Psychologie des kleinen Mannes sein Leben lang.

Mit den Pflanzen ist das schon nicht so gängig, aber man sagt: schön wie eine Rose oder schüchtern wie ein Gänseblümchen, stachelig wie ein Kaktus oder schlank wie ein Birke, standfest wie eine Eiche oder schwach wie ein schwankendes Rohr. Eine primitive Heilkunde, die Signaturenlehre, hat sich auf solche Ähnlichkeiten berufen.

Bei den Mineralien kennen wir Älteren noch: hart wie Kruppstahl, aber dann fällt uns schon so schnell nichts mehr ein. Da muss schon die dichtende Phantasie auftreten, um von Augen zu sprechen, die strahlen wie Diamanten.

Wie dem auch sei, es bestehen auf alle Fälle viele Ähnlichkeiten von uns mit der Natur außer uns, von der Goethe in seinem berühmten Aphorismus „Die Natur“ sagt:

Natur! Wir sind von ihr umgeben und umschlungen – unvermögend, aus ihr heraus zu treten, und unvermögend, tiefer in sie hinein zu kommen. Ungebeten und ungewarnt nimmt sie uns in den Kreislauf ihres Tanzes auf und treibt sich mit uns fort bis wir ermüdet sind und ihrem Arme entfallen.
Sie schafft ewig neue Gestalten; was da ist, war noch nie; was war kommt nicht wieder – alles ist neu und doch immer das Alte. ......

Wenn wir bei Menschen Ähnlichkeiten untereinander feststellen, dann schließen wir gerne auf Verwandtschaft. Verwandtschaft bedeutet aber, dass wir einem gemeinsamen Stamm angehören, der für die Familie dann der Stammbaum wird, der sich nach oben hin immer mehr verzweigt und nach unten immer mehr zum gemeinsamen Stamm wird, der ursprünglich aus einer gemeinsamen Einheit entsprungen sein muss, wie auch der natürliche Baumstamm, der aus einem Samenkorn oder noch ursprünglicher aus einem Flüssigkeitstropfen entstanden ist, der in der Blüte des alten Baumes durch die Befruchtung mit dem Blütenstäubchen sich bilden konnte.

So ähnlich sehen wir es auch bei der Entwicklung der etwas höheren Lebewesen, die ausnahmslos alle aus dem sozusagen Nichts eines einem Flüssigkeitstropfen ähnlichen Etwas, das wir „Ei“ benennen, das von einem genauso aus „Nichts“ bestehenden Samenfaden getroffen wurde, entstanden sind.

Im Wort „Ei“ haben wir auch schon den Anfang des Wortes Eins oder Einheit. Damit ist gesagt, dass alles Lebendige aus einer undifferenzierten Einheit entstanden ist. Durch Teilung dieser Einheit und der immer größer werdenden Menge dieser Einheiten, Zellen genannt, die sich dann auch immer mehr ganz verschieden entwickeln und sich in Organen darstellen, die ja nicht aus Zellen zusammengesetzt sind, sondern die sich auch aus jeweils einem ursprünglich Einheitlichen vermehren und dadurch vergrößern, entsteht dann zuletzt das Organismus genannte Wesen, das ein mehr oder weniger selbstständiges Leben beginnt.

Dabei müssen wir sehen, dass auch das selbstständigste Wesen nie den Zusammenhang mit der ganzen übrigen Natur verliert, sondern sein Angewiesensein auf dieselbe ist jedem einsichtig. Die Erforschung dieser Abhängigkeiten wird in der Ökologie betrieben, wobei auch der nicht ökologisch angebaute, Gen- manipulierte Weizen seinen Zusammenhang mit der Natur nicht verloren hat, genauso wenig wie die Atomrakete der „das Gute“ in der Welt Verteidigenden gegen die Massenvernichtungswaffen der „Schurken“ ohne Beachtung der Schwerkraft dorthin fliegen kann, wo sie das „Böse“ dann austilgen soll.

Wir müssen aus den für uns beobachtbaren Naturzusammenhängen deshalb den zwingenden Schluss ziehen, dass nirgends eine Zusammensetzung lebendiger Wesen aus herumliegenden oder -fahrenden Elementen stattfindet, wie man sich das manchmal so vorstellt. Das soll sich angeblich so abgespielt haben, wie ein Puzzle, das wir aus seiner Schachtel auf den Boden geschüttet haben, sich zufällig so ganz von alleine zu dem Bild zusammenfügt, aus dem es ursprünglich geschnitten wurde. Nein, noch anders soll es zugegangen sein, nicht einmal ein Bild war da, sondern nur farbige Atome, zusammen mit Papiermolekülen, die sich dann zufällig zu Elementen des Puzzles zusammengefügt haben usw. Das wäre so, als wenn Sie einen Haufen Sand, einen Haufen Ziegel, einige Sack Zement, Armiereisen und was sonst noch nötig ist, auf einen Haufen werfen würden, und dann entsteht nach einigen Jahrmillionen ihre Garage, weil es diesen Teilen plötzlich eingefallen ist, sich zur Garage zusammenzufügen. Ja, da lachen Sie! Aber das ist Wissenschaft. Diese gescheiten Leute bekommen es ja nicht einmal gebacken, was ein gewöhnliches Huhn jeden Tag in immer gleich bleibender Qualität zur Verfügung stellt: Ein ganz gewöhnliches Hühnerei.

Wir müssen mit Faust ausrufen:

Da steh ich nun, ich armer Tor
Und bin so klug als wie zuvor
Und weiß, dass wir nichts wissen können
Das will mir schier das Herz verbrennen.

Doch das können wir immerhin wissen: nämlich, dass wir einen gemeinsamen Ursprung haben müssen, und dass sich dieser Ursprung aus einer ursprünglichen Einheit herleitet, und dass diese ursprüngliche Einheit so klein gewesen sein muss, wie eine unbefruchtete Eizelle eines Menschen, genau so undifferenziert und einem Nichts gleichend.

In deinem Nichts hoff ich das All zu finden

ruft Faust aus, bevor er zu den *Müttern* hinabsteigt. Vorher hat Mephisto diese Welt der Mütter beschrieben:

Mephistopheles: *Ungern entdeck ich höheres Geheimnis.-*
Göttinnen thronen hehr in Einsamkeit,
Um sie kein Ort, noch weniger eine Zeit;
Von ihnen sprechen ist Verlegenheit.
Die Mütter sind es!

Faust aufgeschreckt*: Mütter!*
Meph.*: Schauderts dich?*
Faust*: Die Mütter! Mütter! – ,s klingt so wunderlich!*
Meph.: *Das ist es auch. Göttinnen, ungekannt*
...
Euch Sterblichen, von uns nicht gern genannt.
Nach ihrer Wohnung magst ins Tiefste schürfen;
Du selbst bist schuld, dass ihrer wir bedürfen.
Faust*: Wohin der Weg?*
...
Meph.: *Kein Weg! Ins Unbetretene,*
Nicht zu Betretende! Ein Weg ins Unerbetene,
Nicht zu Erbittende! Bist Du bereit?-
Nicht Schlösser sind, nicht Riegel wegzuschieben,
Von Einsamkeiten wirst umhergetrieben.
Hast du Begriff von Öd und Einsamkeit?
...

Meph.:*Ein glühender Dreifuss tut dir endlich kund*
Du seist im tiefsten, allertiefsten Grund.
Bei seinem Schein wirst du die Mütter sehn:
Die einen sitzen, andre stehn und gehn,
Wies eben kommt. Gestaltung, Umgestaltung
Des ewigen Sinnes ewige Unterhaltung.
Umschwebt von Bildern aller Kreatur,
...

Goethe war ein gewisser Anhänger des *Platon*, der in seinem Höhlengleichnis dieses Verhältnis des Menschen zu den bildenden Ideen erstmalig deutlich gemacht hat. Dieses hier nun auszuführen, erlaubt die gegebene Zeit nicht. So viel nur, dass wir uns vorstellen müssen, dass jedem in der Welt real existierendem Wesen, sei es nun Mineral, Pflanze oder Tier, die Idee seiner Existenz vorangeht, und jemand hat einmal diese Ideen als die Gedanken Gottes bezeichnet. Alle Ideen kommen aus Gott, er wird in der Mannigfaltigkeit der Erscheinungen offenbar. Der Theologe *Oettinger* hat gesagt: *„Die Substanz ist das Ende der Wege Gottes.“* An dieser Stelle möchte ich noch ein Gedicht von *Goethe* anführen, in dem er seine Weltanschauung deutlich macht, die davon ausgeht, dass die von Anbeginn der Schöpfung bestehende Einheit des Daseins nie aufgegeben wurde, sondern fortbesteht. Sie stellt sich auch nicht einen Schöpfergott vor, der die Welt aus sich herausgesetzt hat, sondern der sich in ihr verkörpert hat, der in ihr offenbar wird.

Was wär ein Gott, der nur von außen stieße,
Im Kreis das All am Finger laufen ließe!
Ihm ziemts, die Welt im Innern zu bewegen,
Natur in Sich, Sich in Natur zu hegen,
So dass, was in Ihm lebt und webt und ist,
Nie Seine Kraft, nie Seinen Geist vermisst.

So denke ich, dass wir in den von uns verwendeten Substanzen auch diesen Geist Gottes nicht zu vermissen brauchen, sondern dass wir ihn ansprechen können, wenn wir die rechte Sprache kennen.

Da nun der Mensch gemäß Überlieferung Gott ähnlich ist, so muss in ihm auch von der Veranlagung her diese Ideen-Mannigfaltigkeit Gottes innewohnen. Dazu hat ein Gelehrter aus der Renaissance, nämlich *Pico della Mirandola* etwas gesagt, das ich ihnen jetzt vorlesen möchte:

Über die Würde des Menschen.

Ehrwürdige Väter! In den Schriften der Araber habe ich gelesen, der Sarazene Abdala habe auf die Frage, welche Erscheinung auf der Bühne dieser Welt am meisten zu bewundern sei, geantwortet, dass nichts bewundernswerter erscheine als der Mensch. Zu dieser Äußerung stimmt das bekannte Wort des Merkur: Ein großes Wunder, Asklepius, ist der Mensch.

Unbefriedigt ließen mich aber bei der Frage nach dem Sinn dieser Worte die vielfach und zahlreich beigebrachten Argumente von der Vorzüglichkeit der menschlichen Natur: Der Mensch sei ein Vermittler zwischen den Geschöpfen, da er Verkehr hätte mit den höchsten und über die tiefer stehenden herrsche; begabt mit Sinnenschärfe, mit forschendem Verstand und mit dem Licht des Geistes, sei er der Dolmetsch der Natur, er sei das Zwischenstück zwischen Zeit und Ewigkeit, er sei (wie die Perser sagen) das einigende Band der Welt, ja ihre hochzeitliche Verbindung, er, der – wie David bezeugt – nur wenig hinter den Engeln zurückstehe. Gewichtige Gründe gewiss, aber so Grund legend nicht, dass von ihnen das Privileg auf höchste Bewunderung abgeleitet werden könnte. Denn warum sollen wir dann nicht eher die Engel und die seligen Chöre des Himmels bewundern?

Ich glaube nun erkannt zu haben, warum der Mensch das glücklichste Wesen und mithin allgemeiner Bewunderung wert ist, und wie man seine Stellung in der Ordnung des Universums zu verstehen hat, um die ihn nicht nur die Tiere, sondern auch die Gestirne und die überirdischen Geister beneiden. Unglaubwürdig und wunderbar! Aber das muss es wohl sein. Beruht doch gerade darauf die Tatsache, dass man sagt und glaubt, der Mensch sei ein Wunder sowohl wie ein mit allem Recht bewundernswertes Wesen. Aber hört, worum es sich handelt, ehrwürdige Väter, und schenkt mir freundlich Eure wohlwollende Aufmerksamkeit:

Schon hatte Gott Vater, der Baumeister, das Haus der Welt, wie es uns vor Augen liegt, diesen erhabenen Tempel der Gottheit, nach den Gesetzen verborgener Weisheit errichtet; die übersinnliche Region hatte er mit Geistern geschmückt, die Bahnen des Äthers mit ewigen Wesen belebt, die Bereiche des schmutzigen Abfalls der unteren Welt hatte er mit allerlei Getier bevölkert. Nun aber, nach der Vollendung seines Werkes, sehnte sich sein Erbauer nach einem, der den Sinn dieses großen Werkes erwägen, seine Schönheit lieben und seine Größe bewundern könnte. Deshalb dachte er, als schon alles (wie Moses und Timaeus bezeugen) vollbracht war, zuletzt erst an die Erschaffung des Menschen. Es war aber unter den Archetypen keiner mehr, woraus er ein neues Geschöpf hätte bilden, in seinen Kammern nichts mehr, was er dem neuen Sohn als Erbgut hätte schenken können, und es war in aller Welt kein Ort mehr, den jener Betrachter des Universums hätte einneh-

men können. Es war schon alles gefüllt; alles unter die oberen, mittleren und unteren Ordnungen verteilt. Nun konnte aber doch die Macht des Vaters nicht aus sozusagen erlahmender Kraft bei seinem letzten Geschöpf versagen, seine Weisheit konnte nicht bei so notwendiger Tat in Ratlosigkeit sich verlieren, und seine wohltätige Liebe konnte nicht zulassen, dass der, der an den anderen Gottes Freigiebigkeit preisen sollte, sie im Blick auf sich selbst verurteilen müsste. So beschloss der Werkmeister in seiner Güte, dass der, dem er nichts Eigenes mehr geben konnte, an allem zugleich teilhätte, was den einzelnen sonst je für sich zugeteilt war. Er ließ sich also auf den Entwurf vom Menschen als einem Gebilde ohne unterscheidende Züge ein, er stellte ihn in den Mittelpunkt der Welt und sprach zu ihm: „Keinen festen Ort habe ich dir zugewiesen und kein eigenes Aussehen, ich habe dir keine dich allein auszeichnende Gabe verliehen, da du, Adam, das Aussehen, die Gaben, die du dir wünscht, nach eigenem Willen und Ermessen erhalten und besitzen sollst. Die beschränkte Natur der übrigen Wesen wird von Gesetzen eingegrenzt, die ich gegeben habe. Du sollst deine Natur ohne Beschränkung nach deinem freien Ermessen, dem ich dich überlassen habe, selbst bestimmen. Ich habe dich in die Weltmitte gestellt, damit du um so leichter erkennen kannst, was ringsum in der Welt ist. Ich habe dich nicht himmlisch noch irdisch, nicht sterblich noch unsterblich geschaffen, damit du dich frei, aus eigener Macht, selbst modellierend und bearbeitend zu der von dir gewollten Form ausbilden kannst. Du kannst ins Untere, zum Tierischen, entarten; du kannst, wenn du es willst, in die Höhe, ins Göttliche wiedergeboren werden.

Welche Freigiebigkeit Gottes, was für ein bewundernswertes Glück für den Menschen, dem gegeben wurde, zu haben, was er wünscht, zu sein, was er wollte. Die Tiere bekommen, wie Licilius sagt, bei ihrer Geburt aus dem Mutterbeutel all ihren zukünftigen Besitz schon mit. Die höchsten Geister waren von Anfang an oder bald darauf das, was sie von Ewigkeit zu Ewigkeit sein werden. Im Menschen aber sind bei seiner Geburt von Gott Vater vielerlei Samen und Keime zu jedweder Lebensform angelegt; und welche er hegt, die wachsen und tragen Frucht in ihm: sind es Keime pflanzlichen Daseins, so wird er dahin vegetieren; des Sinnlichen, so wird er wie ein Tier werden; des Verstandes, so wird er ein himmlisches Lebewesen; des Geistes, so wird er ein Engel sein und Gottes Sohn. Doch wenn er an keiner ge-

schöpflichen Möglichkeit Genüge findet und sich zurück zieht auf das Zentrum seiner selbst und so mit Gott e i n Geist wird im einigen dunklen Grund Gottes des Vaters, der über die Dinge gesetzt ist, so wir er über allen Dingen stehen............

Es wird also geschildert, wie der Mensch bei seiner Erschaffung von allen Wesen der Natur etwas zugeteilt bekommen hat. Diese ihm eigentlich fremden Elemente dienen ihm nun zur Verwirklichung seines eigenen Wesens. Solange diese Elemente ihm dienen, ist alles in Ordnung. Dazu bedarf es der Herrschaft des Menschen über seine Diener, die immer ein Interesse daran haben, ihr eigenes Leben lieber zu führen, als einem über ihm stehenden Wesen dienstbar zu sein. Aber es ist hier Selbstbeherrschung angesagt, nicht Herrschaft über etwas außer uns. Goethe hat dazu in einem Gespräch mit Falk am 25.Januar 1813 einige Ausführungen gemacht, die ich hier nur erwähnen möchte, da sie meine Anschauungen unterstützen (das Gespräch ist im Anhang zu finden).

Nicht immer gelingt dem Menschen diese anhaltende Selbstbeherrschung, und dann beginnen die Elemente in ihm ihr Eigenleben zu entfalten, nämlich dann, wenn die Herrscherin, die Dynamis, die Autocratie (Organon § 9), verstimmt ist. Dieses spezielle Eigenleben ähnelt dann bis zu einem gewissen Grad dem Leben der außer uns gesondert lebenden Naturwesen, was wir nach dem Ähnlichkeitsverfahren feststellen können. Der Mensch nimmt also im Krankheitsfall bestimmte Züge dieser Wesen an.

Es ist demnach so, dass der Mensch alle Elemente der Natur in sich hält und sich dienstbar macht. Krankheit tritt immer dann auf, wenn eines dieser Elemente sein Eigenleben so stark entfaltet, dass es das Eigensein des Menschen zurückdrängt. Heilung ist deshalb nur dann möglich, wenn wir den Menschen dadurch aus seiner Selbstvergessenheit befreien, dass wir ihm ein der natürlichen Krankheit möglichst Ähnliches zum Bewusstsein bringen, damit er dadurch wieder zum Selbstbewusstsein erwacht und seinen eigenen Weg in Freiheit fortsetzt.

Zur Herstellung homöopathischer Heilmittel werden also Substanzen aus der Natur benutzt, wozu auch solche zählen, die durch den Menschen selbst eine neue Zusammensetzung erfahren haben, wie das schon von Hahnemann selbst vorgenommen wurde, z.B. bei Causticum und Hepar sulfuris. Bei dem Herstellungsprozess werden die Substanzen einem Prozess unterworfen, der in einer stufenweisen Verdünnung durch eine Trägersubstanz unter Verreibung und Verschüttelung durchgeführt wird. Diesen Prozess hat *Hahnemann* selbst mit dem Begriff „Dynamisierung“ bezeichnet, da er feststellen konnte, dass durch ihn eine Zunahme der Heil-Kraft festzustellen ist.

Der große Homöopath *Pierre Schmidt* hat die Verschüttelung mit der Herztätigkeit verglichen: *„...die physiologische Dynamisationen, welche aus der physiologischen Manipulation jeder Substanz, die in unseren Körper eingeführt wird, resultiert: Sie kommt mit dem Blut zum Herzen, wird verdünnt, geschüttelt, also auch dynamisiert und vitalisiert, wobei das Herz als perfekter Dynamisator wirkt.*“ In der Tat ähnelt die Technik der Verschüttelung, die *Hahnemann* lehrt („kräftige Schläge des Fläschchens gegen eine ledernen Buchrücken“) sehr dem Herzschlag, der wirklich ein Schlag ist und nicht das relativ sanfte Tun einer Pumpe, als welche das Herz von der „Wissenschaft“ immer noch angesehen wird. Dabei ist das Herz keinesfalls eine Pumpe, dafür wäre es viel zu schwach, um die tatsächlichen Widerstände der Reibung in den Blutgefässen überwinden zu können, sondern es ist ein „Unterbrecher“ des ständigen Blutumlaufs, der auch ohne Herz stattfindet (bei niederen Lebewesen). In dieser schlagartigen Unterbrechung sind vielerlei „offenbare Geheimnisse“ verborgen, über die wir ein anderes mal sprechen wollen. Jedenfalls potenziert das Herz die von uns aus der „Fremde“ aufgenommenen Substanzen und macht sie zu den unseren, macht sie uns ähnlich, assimiliert sie. So jedenfalls können wir uns das vorstellen. Ich will das hier nicht beweisen, so wenig ich beweisen kann, dass die Schöpfung sich so zugetragen hat, wie es in der Bibel steht oder wie es *Pico della Mirandola* gesehen hat. Aber so ganz aus der Luft ist der Gedanke auch nicht gegriffen.

Was ist denn schon ein Beweis! Er muss auf die Kenntnisse zurückgreifen, die derjenige besitzt, dem ich etwas beweisen will. Besitzt er diese Kenntnisse nicht, so kann ich ihm nichts beweisen. Nehmen wir als Beispiel den bekannten Satz des Pythagoras: Nur wer die Grundelemente der Mathematik begriffen hat, wird der Beweisführung folgen können. Bei unseren Gedanken über die Schöpfung ist es nicht anders: Wer von den Vorurteilen der heutigen Wissenschaft ausgeht, wird unseren Gedanken nicht folgen können. Ich kann einem Farbenblinden die Existenz von Farben nicht beweisen. In der heutigen Wissenschaft wird dem Doppelblindversuch eine beweisende Qualität zugesprochen. Aber was jeder gesunde Sinn sehen und jede Vernunft einsehen kann, das gilt nicht als Beweis! Lassen wir uns also nicht abschrecken und uns nicht den Schneid abkaufen!

Aber wie wir oben gesehen haben, gelingt es uns nicht, die Substanzen, die wir aufgenommen haben, vollständig ihrer eigenen Natur zu entkleiden, so dass sie dieselbe immer wieder geltend machen können. Haben wir ein starkes Herz, sind wir mutig und selbst beherrscht, wird es ihnen nicht so leicht gelingen. Sind wir selbstvergessen, entmutigt und fremd bestimmt, hat das „krank machende Agens" leichteren Zutritt zu uns, dann kann es uns verstimmen.

Vielleicht ist es mir erlaubt, noch einige Gedanken anzufügen, die mir gekommen sind, als ich über das Problem der „Geistartigkeit" der homöopathischen Arznei nachgedacht habe. Denn so wird sie von *Hahnemann* bezeichnet: ... *„Und auf ähnliche Weise ist die Wirkung der Arzneien auf den lebenden Menschen zu beurtheilen. Die Natur-Substanzen, die sich uns als Arzneien beweisen, sind nur Arzneien insofern sie (jede eine eigne spezifische) Kraft besitzen, das menschliche Befinden zu ändern durch dynamische, geistartige Einwirkung (mittels der lebenden, empfindlichen Faser) auf das geistartige, das Leben verwaltende Lebensprincip..." (aus Fußnote zum § 11 Organon)".*

Im Vorwort zum Organon bezeichnet er den menschlichen Organismus als ein ***„hoch potenziertes Wesen*** *(„denn der gewöhnlichen Arzt-Schule war es fast unmöglich, sich bei Ansicht und Beurtheilung einer Krankheit und eben so wenig bei Aufsuchung der Cur-Indication von diesen materiellen Begriffen loszumachen und die Natur des geistigkörperlichen Organism's für ein* ***so hoch potenzirtes Wesen*** *anzuerkennen, daß die Abänderungen seines Lebens in Gefühlen und Thätigkeiten, die man Krankheiten nennt, hauptsächlich, ja fast einzig durch dynamische (geistartige) Einwirkungen bedingt und bewirkt werden könnten.").* Das kommt also unsere Anschauung nahe, die vom Herzen als dem Organ spricht, das die aufgenommenen Substanzen durch seine Schläge „potenziert" und sie so dem Menschen assimiliert, d.h. angleicht. Sie werden seinem geistigkörperlichen Organismus angeglichen, d.h. insofern vergeistigt, als wir ein vergeistigtes Wesen sind, jedenfalls bis zu einem gewissen Grad und in unterschiedlichem Maße.

Indem wir Substanzen der uns umgebenden Natur potenzieren, vergeistigen wir sie ebenfalls, denn nur so können sie ihre *„geistartige"* Wirkung entfalten. Wir können auch mit *Hahnemann* sagen, dass wir im Potenzieren die Substanz vergeistigen *(„... und ebenso entwickelt Reiben der Arznei-Substanz und Schütteln ihrer Auflösung (Dynamisation, Potenzirung) die medicinischen, in ihr verborgen liegenden Kräfte und enthüllt sie mehr und mehr, oder vergeistiget vielmehr die Materie selbst, wenn man so sagen darf" (Fußnote zum § 269).)*

Als ich diese Gedanken niederschreibe, ist Ostern, das Fest der Auferstehung Christi. Das ist durch das Mysterium gekennzeichnet, dass der Körper Christi am Ostermorgen nicht mehr in der Grabkammer zu finden war: Er war auferstanden! Daran rätseln die Gläubigen immer noch herum. Später kommt es dann sogar zur „Himmelfahrt Christi", an welchem Feiertag jedes Jahr eigentümlicher Weise die deutschen homöopathischen Ärzte in ehrwürdiger Tradition ihre Jahresversammlung abhalten, ein eigentümlicher „Zufall". Vielleicht hängt es mit dieser Vergeistigung der Substanz zusammen, die wieder auf den Weg zu ihrem geistigen Ursprung gebracht worden ist, so eine Art Erlösung aus dem irdischen Grab. Denn wir müssen uns Not gedrungen mit der Vorstellung befreunden, dass schon die Schöpfung als solche ein Opfer der Gottheit darstellt, sich nämlich selbst in der Welt zu verkörpern, sich Ihrer selbst zu entäußern. Der Opfertod Christi ist dann der Punkt der Umkehr, der Erlösung. So wird auch die Substanz wirklich durch die Verreibung und die anschließende Lösung im wahrsten Sinne erlöst. Nur so kann sie heilsam wirken, so wie Christus nur heilsam wirken kann, weil er, nachdem er durch Tod und Hölle gegangen ist, wieder zum Himmel auffährt.

Matthias Grünewald hat im Isenheimer Altar die Auferstehung Christi so dargestellt, dass ER in der Sonne erscheint, als der wahre Sonnengeist. So ist es auch die Sonne, die Licht, Wärme und Leben spendet, ohne die wir in ewiger Finsternis nur tot sein könnten. So findet auch der Faust aus der Todesnacht den Ausweg, indem die Osterglocken erklingen und der Chor der Engel verkündet: *„Christ ist erstanden!"* Das findet seine Fortsetzung dann im allbekannten Osterspaziergang und in dem herrlichen Beginn des 2.Teils des Faust, wo das Erscheinen der Sonne als *„höchsten Repräsentanten der*

Gottheit" in der herrlichsten Form dargestellt worden ist, zu der der Mensch überhaupt fähig ist.

Ich hoffe, dass ich mit diesen Gedanken aus dem Bereich der Religion niemandem zu nahe getreten bin, aber ich denke, dass wir erst dann Frieden auf der Welt haben werden, wenn die heute so streng getrennten Bereiche des menschlichen Geistes sich ihrer gemeinsamen Wurzel wieder bewusst werden und die dogmatischen Begrenzungen, die in der Geschichte begründet sind, zum Verschwinden bringen.

Wie nun die Heilung der eingetretenen Krankheit im Menschen vorzustellen ist, darüber möchte ich später etwas sagen. Denn auch dazu hat sich Hahnemann selbst schon einige Gedanken gemacht, die zu vertiefen sich bestimmt lohnt.

Anhang: Goethes Gespräch mit J.D. Falk am 25. Januar 1813

An Wielands Begräbnistage bemerkte ich eine so feierliche Stimmung in Goethes Wesen, wie man sie selten an ihm zu sehen gewohnt ist. Es war etwas so Weiches, ich möchte fast sagen, Wehmütiges in ihm: seine Augen glänzten häufig, selbst sein Ausdruck, seine Stimme waren anders als sonst. Dies mochte auch wohl der Grund sein, dass unsere Unterhaltung diesmal eine Richtung ins Übersinnliche nahm, was Goethe in der Regel, wo nicht verschmäht, doch lieber von sich ablehnt; völlig aus Grundsatz, wie mich dünkt, indem er, seinen angebornen Neigungen gemäß, sich lieber auf die Gegenwart und die lieblichen Erscheinungen beschränkt, welche Kunst und Natur in den uns zugänglichen Kreisen dem Auge und der Betrachtung darbieten. Unser abgeschiedener Freund war natürlich der Hauptinhalt unsers Gespräches. Ohne im Gange desselben besonders auszuweichen, fragte ich bei irgendeinem Anlasse, wo Goethe die Fortdauer nach dem Tode, wie etwas, das sich von selbst verstehe, voraussetzte: Und was glauben Sie wohl, daß Wielands Seele in diesen Augenblicken vornehmen möchte?

Nichts Kleines, nichts Unwürdiges, nichts mit der sittlichen Größe, die er sein ganzes Leben hindurch behauptete, Unverträgliches, war die Antwort. Aber, um nicht mißverstanden zu werden, da ich selber von diesen Dingen spreche, müßte ich wohl etwas weiter ausholen. Es ist etwas um ein achtzig Jahre hindurch so würdig und ehrenvoll geführtes Leben; es ist etwas um die Er-

langung so geistig zarter Gesinnungen, wie sie in Wielands Seele so angenehm vorherrschten; es ist etwas um diesen Fleiß, um diese eiserne Beharrlichkeit und Ausdauer, worin er uns alle miteinander übertraf!
Möchten Sie ihm wohl einen Platz bei seinem Cicero anweisen, mit dem er sich noch bis in den Tod so fröhlich beschäftigte?
Stört mich nicht, wenn ich dem Gange meiner Ideen eine vollständige und ruhige Entwicklung geben soll! Von Untergang solcher lohen Seelenkräfte kann in der Natur niemals und unter keinen Umständen die Rede sein; so verschwenderisch behandelt sie ihre Kapitalien nie. Wielands Seele ist von Natur ein Schatz, ein wahres Kleinod. Dazu kommt, daß sein langes Leben diese geistig schönen Anlagen nicht verringert, sondern vergrößert hat. Noch einmal: bedenkt mir sorgsam diesen Umstand! Raffael war kaum in den Dreißigen, Kepler kaum einige vierzig, als beide ihrem Leben plötzlich ein Ende machten, indes Wieland
Wie? fiel ich hier Goethe mit einigem Erstaunen ins Wort, sprechen Sie doch vom Sterben, als ob es ein Akt von Selbständigkeit wäre?
Das erlaube ich mir öfters, gab er mir zur Antwort, und wenn es Ihnen anders gefällt, so will ich Ihnen darüber auch von Grund aus, weil es mir in diesem Augenblicke erlaubt ist, meine Gedanken sagen.
Ich bat ihn dringend, mir dieselben nicht vorzuenthalten :
Sie wissen längst, hub er an, daß Ideen, die eines festen Fundaments in der Sinnenwelt entbehren, bei all ihrem übrigen Werte für mich keine Überzeugung mit sich führen, weil ich der Natur gegenüber wissen, nicht aber bloß vermuten und glauben will. Was nun die persönliche Fortdauer unserer Seele nach dem Tode betrifft, so ist es damit auf meinem Wege so beschaffen. Sie steht keineswegs mit den vieljährigen Beobachtungen, die ich über die Beschaffenheit unserer und aller Wesen in der Natur angestellt, im Widerspruch; im Gegenteil, sie geht sogar aus denselben mit neuer Beweiskraft hervor. Wieviel aber, oder wie wenig von dieser Persönlichkeit übrigens verdient, daß es fortdauere, ist eine andere Frage und ein Punkt, den wir Gott überlassen müssen. Vorläufig will ich nur dieses zuerst bemerken: ich nehme verschiedene Klassen und Rangordnungen der letzten Urbestandteile aller Wesen an, gleichsam der Anfangspunkte aller Erscheinungen in der Natur, die ich Seelen nennen möchte, weil von ihnen die Beseelung des Ganzen ausgeht, oder noch lieber Monaden - lassen Sie uns immer diesen Leibnizischen Ausdruck beibe-

halten! Die Einfachheit des einfachsten Wesens auszudrücken, möchte es kaum einen bessern geben. - Nun sind einige von diesen Monaden oder Anfangspunkten, wie uns die Erfahrung zeigt, so klein, so geringfügig, dass sie sich höchstens nur zu einem untergeordneten Dienst und Dasein eignen; andere dagegen sind gar stark und gewaltig. Die letzten pflegen daher alles, was sich ihnen naht, in ihren Kreis zu reißen und in ein ihnen Angehöriges, das heißt in einen Leib, in eine Pflanze, in ein Tier, oder noch höher herauf, in einen Stern zu verwandeln. Sie setzen dies so lange fort, bis die kleine oder große Welt, deren Intention geistig in ihnen liegt, auch nach außen leiblich zum Vorschein kommt. Nur die letzten möchte ich eigentlich Seelen nennen. Es folgt hieraus, daß es Weltmonaden, Weltseelen, wie Ameisenmonaden, Ameisenseelen gibt, und daß beide in ihrem Ursprunge, wo nicht völlig eins, doch im Urwesen verwandt sind. - Jede Sonne, jeder Planet trägt in sich eine höhere Intention, einen höhern Auftrag, vermöge dessen seine Entwicklungen ebenso regelmäßig und nach demselben Gesetze, wie die Entwicklungen eines Rosenstockes durch Blatt, Stiel und Krone, zustande kommen müssen. Mögen Sie dies eine Idee oder eine Monade nennen, wie Sie wollen, ich habe auch nichts dawider; genug, daß diese Intention unsichtbar und früher als die sichtbare Entwicklung aus ihr in der Natur, vorhanden ist. Die Larven der Mittelzustände, welche diese Idee in den Übergängen vornimmt, dürfen uns dabei nicht irre machen, Es ist immer nur dieselbe Metamorphose oder Verwandlungsfähigkeit der Natur, die aus dem Blatte eine Blume, eine Rose, aus dem Ei eine Raupe und aus der Raupe einen Schmetterling heraufführt. Übrigens gehorchen die niedern Monaden einer höhern, weil sie eben gehorchen müssen, nicht aber, daß es ihnen besonders zum Vergnügen gereichte. Es geht dieses auch im ganzen sehr natürlich zu. Betrachten wir zum Beispiel diese Hand. Sie enthält Teile, welche der Hauptmonas, die sie gleich bei ihrer Entstehung unauflöslich an sich zu knüpfen wußte, jeden Augenblick zu Diensten stehen. Ich kann dieses oder jenes Musikstück vermittelst derselben abspielen; ich kann meine Finger, wie ich will, auf den Tasten eines Klaviers umherfliegen lassen. So verschaffen sie mir allerdings einen geistig schönen Genuß; sie selbst aber sind taub, nur die Hauptmonas hört. Ich darf also voraussetzen, daß meiner Hand oder meinen Fingern wenig oder gar nichts an meinem Klavierspiele gelegen ist. Das Monadenspiel, wodurch ich mir ein Ergötzen bereite, kommt meinen Untergebenen wenig zugute, außer, daß ich sie vielleicht ein wenig ermüde. Wie weit besser stände es um ihr Sinnenvergnügen, könnten sie, wozu allerdings eine Anlage in ihnen vorhanden ist, anstatt auf den Tasten meines Klaviers müßig herumzufliegen, lieber als emsige Bienen auf den Wiesen umherschwärmen, auf einem Baume sitzen oder sich an dessen Blütenzweigen ergötzen. Der Moment des Todes, der darum auch sehr gut eine Auflösung heißt, ist eben der, wo die regierende Hauptmonas alle ihre bisherigen Untergebenen ihres treuen Dienstes entläßt. Wie das Entstehen, so betrachte ich auch das Vergehen als einen selbständigen Akt dieser nach ihrem eigentlichen Wesen uns völlig unbekannten Hauptmonas. - Alle Monaden aber sind von Natur so unverwüstlich, daß sie ihre Tätigkeit im Moment der Auflösung selbst nicht einstellen oder verlieren, sondern noch in demselben Augenblicke wieder fortsetzen. So scheiden sie nur aus den alten Verhältnissen, um auf der Stelle wieder neue einzugehen. Bei diesem Wechsel kommt alles darauf an, wie mächtig die Intention sei, die in dieser oder jener Monas enthalten ist. Die Monas einer gebildeten Menschenseele und die eines Bibers, eines Vogels, oder eines Fisches, das macht einen gewaltigen Unterschied. Und da stehen wir wieder an den Rangordnungen der Seelen, die wir gezwungen sind anzunehmen, sobald wir uns die Erscheinungen der Natur nur einigermaßen erklären wollen. *Swedenborg* hat dies auf seine Weise versucht und bedient sich zur Darstellung seiner Ideen eines Bildes, das nicht glücklicher gewählt sein kann. Er vergleicht nämlich den Aufenthalt, worin sich die Seelen befinden, mit einem in drei Hauptgemächer eingeteilten Raume, in dessen Mitte ein großer befindlich ist. Nun wollen wir annehmen, daß aus diesen verschieden Gemächern sich auch verschieden Kreaturen, zum Beispiel Fische, Vögel, Hunde, Katzen, in den großen Saal begeben; eine freilich sehr gemengte Gesellschaft!

Was wird davon die unmittelbare Folge sein? Das Vergnügen, beisammen zu sein, wird bald genug aufhören; aus den einander so heftig entgegengesetzten Neigungen wird sich ein ebenso heftiger Krieg entspinnen; am Ende. wird sich das Gleiche zum Gleichen, die Fische zu den Fischen, die Vögel zu den Vögeln, die Hunde zu den Hunden, die Katzen zu den Katzen gesellen, und jede von diesen besondern Gattungen wird auch, wo möglich, ein besonderes Gemach einzunehmen suchen. Da haben wir völlig die Geschichte von unsern Monaden nach ihrem irdischen Ableben. Jede Monade geht, wo sie hingehört, ins Wasser, in die Luft, in die Erde, ins Feuer, in die Sterne; ja, der

geheime Zug, der sie dahin führt, enthält zugleich das Geheimnis ihrer zukünftigen Bestimmung. An eine Vernichtung ist gar nicht zu denken; aber von irgendeiner mächtigen und dabei gemeinen Monas unterwegs angehalten und ihr untergeordnet zu werden, diese Gefahr hat allerdings etwas Bedenkliches, und die Furcht davor wüßte ich auf dem Wege einer bloßen Naturbetrachtung meinesteils nicht ganz zu beseitigen.
Indem ließ sich ein Hund auf der Straße mit seinem Gebell zu wiederholten Malen vernehmen. Goethe, der von Natur eine Antipathie wider alle Hunde besitzt, fuhr mit Heftigkeit ans Fenster und rief ihm entgegen:
Stelle dich wie du willst Larve, mich sollst du doch nicht unterkriegen!
Höchst befremdend für den, der den Zusammenhang Goethescher Ideen nicht kennt; für den aber, der damit bekannt ist, ein humoristischer Einfall, der eben am rechten Orte war.!
Dies niedrige Weltgesindel, nahm er nach einer Pause und etwas beruhigter wieder das Wort, pflegt sich über die Maßen breit zu machen; es ist ein wahres Monadenpack, womit wir in diesem Planetenwinkel zusammengeraten sind, und möchte wenig Ehre von dieser Gesellschaft, wenn sie auf andern Planeten davon hörten, für uns zu erwarten sein.
Ich fragte weiter: ob er wohl glaube, daß die Übergänge aus diesen Zuständen für die Monaden selbst mit Bewußtsein verbunden wären ?
Worauf Goethe erwiderte:
Daß es einen allgemeinen historischen Überblick, sowie, daß es höhere Naturen, als wir selbst, unter den Monaden geben könne, will ich nicht in Abrede sein. Die Intention einer Weltmonade kann und wird manches aus dem dunkeln Schoße ihrer Erinnerung hervorbringen, das wie Weissagung aussieht und doch im Grunde nur dunkle Erinnerung eines abgelaufenen Zustandes, folglich Gedächtnis ist; völlig wie das menschliche Genie die Gesetztafeln über die Entstehung des Weltalls entdeckte, nicht durch trockne Anstrengung, sondern durch einen ins Dunkel fallenden Blitz der Erinnerung, weil es bei deren Abfassung selbst zugegen war. Es würde vermessen sein, solchem Aufblitzen im Gedächtnis höherer Geister ein Ziel zu setzen, oder den Grad, in welchem sich diese Erleuchtung halten müßte, zu bestimmen. So im allgemeinen und historisch gefaßt, finde ich in der Fortdauer von Persönlichkeit einer Weltmonas durchaus nichts Undenkbares. Was uns selbst zunächst betrifft, so scheint es fast, als ob die von uns früher durchgangenen Zustände

dieses Planeten im ganzen zu unbedeutend und zu mittelmäßig seien, als daß vieles daraus in den Augen der Natur einer zweiten Erinnerung wert gewesen wäre. Selbst unser jetziger Zustand möchte einer großen Auswahl bedürfen, und unsere Hauptmonas wird ihn wohl ebenfalls künftig einmal summarisch, das heißt in einigen großen historischen Hauptpunkten zusammenfassen. Wollen wir uns einmal auf Vermutungen einlassen, setzte Goethe hierauf seine Betrachtungen weiter fort, so sehe ich wirklich nicht ab, was die Monade, welche wir Wielands Erscheinung auf unserem Planeten verdanken, abhalten sollte, in ihrem neuen Zustande die höchsten Verbindungen dieses Weltalls einzugehen. Durch ihren Fleiß, durch ihren Eifer, durch ihren Geist, womit sie so viele weltgeschichtliche Zustände in sich aufnahm, ist sie zu allem berechtigt. Ich würde mich so wenig wundern, daß ich es sogar meinen Ansichten völlig gemäß finden müßte, wenn ich einst diesen Wieland als einer Weltmonade, als einem Stern erster Größe, nach Jahrtausenden wieder begegnete und sähe und Zeuge davon wäre, wie er mit seinem lieblichen Lichte alles, was ihm irgend nahe käme, erquickte und aufheiterte. Wahrlich, das nebelartige Wesen irgendeines Kometen in Licht und Klarheit zu verfassen, das wäre wohl für die Monas unseres Wielands eine erfreuliche Aufgabe zu nennen; wie denn überhaupt, sobald man die Ewigkeit dieses Weltzustandes der sich für Monaden durchaus keine andre Bestimmung annehmen läßt, als daß sie ewig auch ihrerseits an den Freuden der Götter als selig mitschaffende Kräfte teilnehmen. Das Werden der Schöpfung ist ihnen anvertraut. Gerufen oder ungerufen, sie kommen von selbst auf allen Wegen, von allen Bergen, aus allen Meeren, von allen Sternen; wer mag sie aufhalten? Ich bin gewiß, wie Sie mich hier sehen, schon tausendmal da gewesen und hoffe wohl noch tausendmal wieder zu kommen.

Um Verzeihung, fiel ich ihm hier ins Wort: ich weiß nicht, ob ich eine Wiederkunft ohne Bewußtsein eine Wiederkunft nennen möchte! Denn wieder kommt nur derjenige, welcher weiß, daß er zuvor da gewesen ist. Auch Ihnen sind bei Betrachtungen der Natur glänzende Erinnerungen und Lichtpunkte aus Weltzuständen aufgegangen, bei welchen Ihre Monas vielleicht selbsttätig zugegen war; aber alles dies steht doch nur auf einem Vielleicht; ich wollte doch lieber, daß wir über so wichtige Dinge eine größere Gewißheit zu erlangen imstande wären, als die wir uns durch Ahnungen und jene Blitze des

Genius verschaffen, welche zuweilen den dunkeln Abgrund der Schöpfung erleuchten. Sollten wir unserm Ziele nicht näher gelangen, wenn wir eine liebende Hauptmonas im Mittelpunkte der Schöpfung voraussetzten, die sich aller untergeordneten Monaden dieses ganzen Weltalls auf dieselbe Art und Weise bediente, wie sich unsre Seele der ihr zum Dienste untergebenen geringern Monaden bedient ?

Ich habe gegen diese Vorstellung, als Glauben betrachtet, nichts, gab Goethe hierauf zur Antwort, nur pflege ich auf Ideen, denen keine sinnliche Wahrnehmung zugrunde liegt, keinen ausschließenden Wert zu legen. Ja, wenn wir unser Gehirn und den Zusammenhang desselben mit dem Uranus und die tausendfältigen einander durchkreuzenden Fäden kennten, worauf der Gedanke hin und her läuft! So aber werden wir der Gedankenblitze immer dann erst inne, wann sie einschlagen. Wir kennen nur Ganglien, Gehirnknoten; vom Wesen des Gehirns selbst wissen wir soviel als gar nichts. Was wollen wir denn also von Gott wissen? Man hat es Diderot sehr verdacht, daß er irgendwo gesagt: wenn Gott noch nicht ist, so wird er vielleicht noch. Gar wohl lassen sich aber nach meinen Ansichten von der Natur und ihren Gesetzen Planeten denken, aus welchen die höheren Monaden bereits ihren Abzug genommen, oder wo ihnen das Wort noch gar nicht vergönnt ist. Es gehört eine Konstellation dazu, die nicht alle Tage zu haben ist, daß das Wasser weicht und daß die Erde trocken wird. So gut wie es Menschenplaneten gibt, kann es auch Fischplaneten und Vogelplaneten geben. Ich habe in einer unserer früheren Unterhaltungen den Menschen das erste Gespräch genannt, das die Natur mit Gott hält. Ich zweifle gar nicht, daß dies Gespräch auf andern Planeten viel höher, tiefer und verständiger gehalten werden kann. Uns gehen vor der Hand tausend Kenntnisse dazu ab. Das erste gleich, was uns mangelt, ist die Selbstkenntnis; nach dieser kommen alle übrigen. Streng genommen kann ich von Gott doch weiter nichts wissen, als wozu mich der ziemlich beschränkte Gesichtskreis von sinnlichen Wahrnehmungen auf diesem Planeten berechtigt, und das ist in allen Stücken wenig genug. Damit ist aber keineswegs gesagt, daß durch diese Beschränkung unserer Naturbetrachtungen auch dem Glauben Schranken gesetzt wären. Im Gegenteil kann, bei der Unmittelbarkeit göttlicher Gefühle in uns, der Fall gar leicht eintreten, daß das Wissen als Stück Werk besonders auf einem Planeten erscheinen muß, der aus seinem ganzen Zusammenhange mit der Sonne herausgerissen, alle und jede Betrachtung unvollkommen läßt, die eben darum erst durch den Glauben ihre vollständige Ergänzung erhält. Schon bei Gelegenheit der Farbenlehre habe ich bemerkt, daß es Urphänomene gibt, die wir in ihrer göttlichen Einfalt durch unnütze Versuche nicht stören und beeinträchtigen, sondern der Vernunft und dem Glauben übergeben sollen. Versuchen wir von beiden Seiten mutig vorzudringen, nur halten wir zugleich die Grenzen streng auseinander! Beweisen wir nicht, was durchaus nicht zu beweisen ist! Wir werden sonst nur früh oder spät in unserm sogenannten Wissenswerk unsere eigne Mangelhaftigkeit bei der Nachwelt zur Schau tragen. Wo das Wissen genügt, bedürfen wir freilich des Glaubens nicht, wo aber das Wissen seine Kraft nicht bewährt oder ungenügend erscheint, sollen wir auch dem Glauben seine Rechte nicht streitig machen. Sobald man nur von dem Grundsatz ausgeht, daß Wissen und Glauben nicht dazu da sind, um einander aufzuheben, sondern um einander zu ergänzen, so wird schon überall das Rechte ausgemittelt werden.

Es war spät geworden, als ich heute Goethe verließ. Er küßte mir die Stirn beim Abschiede, was sonst nie seine Gewohnheit ist. Ich wollte im Dunkeln die Treppe herunter gehen; aber er litt es nicht, sondern hielt mich fest beim Arm bis er jemand geklingelt, der mir leuchten mußte. Noch in der Tür warnte er mich, daß ich auf meiner Hut sein und mich vor der rauhen Nachtluft in acht nehmen sollte. Weichmütiger, als bei Wielands Tode, habe ich Goethe nie zuvor gesehen und sah ihn auch nachher nie wieder so. Sein heutiges Gespräch enthält übrigens den Schlüssel zu manchen, ebenso paradoxen, als liebenswürdigen Seiten seines so oft mißverstandenen Charakters.

Vorwort

Bei dem folgenden Aufsatz handelt es sich um die Ausarbeitung eines Vortrags für eine Tagung des Seminars für freiheitliche Ordnung. Ich habe den Artikel in diese Sammlung aufgenommen, da eine anthropologische Betrachtung für Interessenten der Homöopathie nicht abträglich ist. Sie hilft ein wenig dem Mangel ab, der bei der Homöopathie oft zu Problemen führt. Einerseits möchte man dem Anspruch genügen, nach einer wissenschaftlich begründeten Methode medizinisch tätig zu sein, andererseits fehlt gerade die der Homöopathie adäquate Wissenschaft und Wissenschaftsmethodik. Die der konventionellen Medizin ist nicht hinreichend, die Probleme der Homöopathie zufrieden stellend zu beantworten, was auch daran liegt, dass erstere ihre Methode als für alle Phänomene der medizinischen Welt als die einzig gültige betrachtet. Der Leser wird auch hier feststellen, dass ich u. a. *Goethe* und *Carus* immer wieder heranziehe, um Dinge zu erläutern, die auf andere Weise nur sehr schwierig beschrieben werden können. Es wäre zu wünschen, dass in zunehmendem Maße eine auf *Goethe* basierende Wissenschaftsmethodik entwickelt wird, die der Homöopathie den sicheren, wissenschaftlichen Grund liefern kann.

Die Teile und das Ganze.

Was nicht mehr entsteht, können wir uns als entstehend nicht denken; das Entstandene begreifen wir nicht. (Goethe; Maximen und Reflexionen in Wilhelm Meisters Wanderjahre, Artemis Gedenkausgabe 1949, S. 578)

Faust: Nun gut wer bist du denn?
Mephisto: Ein Teil von jener Kraft,
die stets das Böse will, und stets das Gute schafft.
...
F.: Du nennst dich einen Teil, und stehst doch ganz vor mir?
M.: Bescheidne Wahrheit sprech ich dir.
Wenn sich der Mensch, die kleine Narrenwelt,
Gewöhnlich für ein Ganzes hält:
Ich bin ein Teil des Teils, der anfangs alles war,
Ein Teil der Finsternis, die sich das Licht gebar,

Das stolze Licht, das nun der Mutter Nacht
Den alten Rang, den Raum ihr streitig macht.
Und doch gelingts ihm nicht, da es, so viel es strebt,
Verhaftet an den Körpern klebt:
Von Körpern strömts, die Körper macht es schön,
Ein Körper hemmts auf seinem Gange;
So, hoff ich, dauert es nicht lange,
Und mit den Körpern wirds zugrunde gehn. (Goethe, Faust I)

Wann sprechen wir von den Teilen und wann vom Ganzen?

Beginnen wir mit den Teilen: Sie haben ihren Sinn nur dadurch, dass sie einem Ganzen angehören oder ihm angehört haben, sonst wären sie nicht das, was sie sind, nämlich Teile. Wenn wir also von Teilen sprechen, dann müssen diese einen Hinweis auf das Ganze in sich tragen, dem sie angehören (oder angehört haben).

Wir sprechen z.B. von einem ganzen Volk, von einer ganzen Stadt, von der ganzen Welt, vom ganzen Kosmos, wobei wir das Ganze vom Begriff der Gesamtheit abgrenzen, die mehr die Sammlung von Einzelnem umfasst, das einer Gesamtheit angehört.

Man könnte auch sagen: die Gesamtheit der Teile sei das Ganze. Aber da regt sich schon unser Widerstand. Wir denken z.B. an den Streit zwischen den Ansichten *Newtons* und denen *Goethes*. Zwar stellen beide fest: Das Licht wird durch ein Prisma gebrochen und bildet dabei an den Rändern zwischen Hell und Dunkel die Spektralfarben. Während aber *Goethe* sagt: Das Licht bildet die Farben (sie sind „*Taten und Leiden des Lichts*") bei seiner Begegnung mit der Finsternis, meint *Newton*, das (weiße) Licht sei zusammengesetzt aus den Farben, und das Prisma würde nun das Licht in seine Bestandteile zerlegen.

Hier zeigt sich eine weit reichende Auseinandersetzung, die mit Beginn der Neuzeit angefangen hat. Letzten Endes geht es um die Frage: Ist die Welt aus ihren (einzelnen) Elementen zusammengesetzt (worden), oder ist die Welt das Ergebnis einer Teilung (Gliederung) eines ursprünglich Ganzen. Der Streit ist bis heute nicht entschieden, so dass wir die Gelegenheit nicht verpassen wollen, noch in den Kampf einzugreifen, um ihn im Sinne „der Wahrheit“ zu entscheiden.

So steht es in den Büchern: Der Mensch z.B. „zerfällt“ in Kopf, Gliedmassen und Rumpf, was zwar noch niemand gesehen hat, denn selbst wenn er gestorben ist, bleibt seine Gesamtgestalt durchaus lange erhalten, und sei es nur in Form des Skelettes. Es bedarf schon der aktiven Mithilfe vieler Organismen, um dieses Kunstwerk der Natur zu zerstören.

„Wenn starke Geisteskraft
Die Elemente
An sich herangerafft,
Kein Engel trennte
Geeinte Zwienatur
Der innigen Beiden
Die ewige Liebe nur
Vermags zu scheiden” (Goethe, Faust II Vers. 11954 ff.))

Diese Organismen nehmen sich, was sie brauchen können, und schon sind die Elemente in einen neuen Lebenskreislauf aufgenommen. So ähnlich geht es allen gestorbenen Organismen, und sogar unlebendige Dinge, wie das so beliebte Auto, fällt bei außer Dienststellung nicht einfach in seine Teile auseinander, sondern es bedarf einiger Mühe und einigen Aufwands, um es zu „entsorgen”.

Es ist klar, dass dieses „Zerfallen” des Menschen in Kopf, Gliedmaßen etc. nicht wörtlich gemeint ist, sondern es wird damit eine gedankliche Operation bezeichnet, die eine ideelle Trennung meint.

Gerade an so einem Gegenstand, wie dem Auto, kann man die Frage von den Teilen und dem Ganzen gut studieren: Es werden wohl Teile zu einem Ganzen zusammengefügt. Das geschieht aber nicht spontan, sondern gemäß einem vorher gebildeten Plan. Und der hat seine Beginn ganz analog einem Embryo: ihm geht eine zunächst „kleine” Idee (man könnte auch sagen, ein „Gedanke”) von einer Gesamtheit oder einem Ganzen voraus, die erst mit der Zeit eine „zunehmende” Gestalt annimmt und dabei in eine immer genauere Differenzierung übergeht. Ehe ein modernes Auto konkret entsteht, wird ein Milliardenaufwand an Planung getrieben, um nachher ein funktionsfähiges und verkäufliches Produkt herstellen zu können. Die Hauptarbeit ist der endgültige Plan, eine rein geistige Angelegenheit. Der Zusammensetzung aus den Teilen geht ein Prozess voraus, der durchaus nicht unwesentlich ist, und dem anschließend Ziel gerichtete Handlungen folgen, die die notwendigen Teile zusammenfügen. Diese würden sich bis zum Jüngsten Tag nicht „von alleine" oder „durch den Zufall" aus sich selbst zusammenfügen. Ganz im Gegenteil: sie nutzen jede sich bietende Gelegenheit auseinander zu fallen, wenn man ihnen nur die Möglichkeit dazu gibt, was jeder Autofahrer erleben kann, wenn er sein Fahrzeug unvermittelt bestimmten Kräften aussetzt. Das Automobil ist eine der vielen Schöpfungen des Menschengeistes, dieses göttlichen Anteils des Menschen. Aber was ist so ein Fahrzeug trotz allem Erfindungsreichtum im Vergleich zu der Kompliziertheit eines lebendigen Wesens, sei das nun eine Pflanze, ein Tier oder gar der Mensch! Welch ein Erfindungsreichtum drückt sich in den Naturreichen aus!

So erschien neulich ein Bericht mit der Überschrift „Der richtige Weg", wobei es um das Problem ging, wie sich der Mensch und die Tiere in einer zunächst unbekannten Gegend zurecht finden. Dabei wurde zu Forschungszwecken ein Roboter entwickelt, der mit Minikamera und natürlich Computer ausgerüstet in virtuellen Umgebungen eine rudimentäre Karte seiner Umgebung anfertigt und später zur Orientierung nutzt. Der Forscher stellte nach langjähriger Arbeit fest, dass „der Roboter mit seinem rundum Blick und seiner Bildauflösung heute einer kleinen Fliege ähnelt. Die sieht auch nicht viel - was sie aber mit ihrem nur Milligramm schweren Gehirn an blitzschnellen Manövern und an Orientierungsaufgaben leistet, ist erstaunlich. Davon ist der Roboter noch weit entfernt."

Am Beginn des *Johannes-Evangeliums* steht der etwas rätselhafte Satz:
„Im Anfang war das Wort, und das Wort war bei Gott; und Gott war das Wort. Alle Dinge sind durch dasselbe gemacht, und ohne dasselbe ist nichts gemacht, was gemacht ist."
Vielleicht können wir es besser verstehen, wenn wir dieses Wort in einen Zusammenhang bringen mit den Ideen, die die Macht haben, etwas zu „machen". Nun ist da im *Johannes-Evangelium* bestimmt etwas sehr viel Höheres und auch Mächtigeres mit dem „Wort" oder griechisch „Logos" gemeint, als wir mit unserem Alltagsbegriff von einem Wort fassen, das ja von uns oft genug nur zum „schwätzen" gebraucht wird. Es ist sozusagen das Schöpfer-

prinzip selber, also Gott, damit gemeint. Dasselbe oder derselbe geht nach dieser Lehre allem „Gemachten", allem Geschaffenen voraus.

Damit bin ich anscheinend etwas abgewichen von der Diskussion über unser Thema. Aber wenn man vom Ganzen reden soll, muss man aufs Ganze gehen, wie z.B. Faust, der beim Anblick des Zeichen des Makrokosmos im Erahnen der „wirkenden Natur" voller Wonne ausspricht:

„Wie alles sich zum Ganzen webt,
Eins in dem andern wirkt und lebt!...." (Goethe, Faust I, Vers 447),

und wie er dann kläglich versagen muss, als er nur dem Erdgeist standhalten soll. Wir können nachempfinden, wie es jemandem ergeht, der versucht, den Kräften der Natur nachzuspüren.

„Wer das Höchste will, muss das Ganze wollen, wer vom Geiste handelt, muss die Natur, wer von der Natur spricht, muss den Geist voraussetzen oder im Stillen mitverstehen" Mit diesem Zitat Goethes begründet Carl Gustav Carus seinen Satz: *„Alle Philosophie setzt Gott voraus und ist nur möglich unter dieser Voraussetzung."* (zit. nach Carus, C.G., Natur und Idee, Wien 1861, S.2)

Gott ist also das Ganze, das allem vorausgeht. So steht auch in der Genesis, im ersten Buch Mosis: *„Am Anfang schuf Gott Himmel und Erde" und weiter „Und Gott sprach: „Es werde Licht!" und es ward Licht. Und Gott sah, dass das Licht gut war. Da schied Gott das Licht von der Finsternis."* Die weitere Schöpfung wird dann als eine Aufeinanderfolge von Gegensetzungen oder Polarisierungen geschildert: Tag und Nacht, Abend und Morgen, Erde und Meer, Sonne und Mond, Mann und Weib. Wie bedeutend das Wort, der Logos auch hier wieder auftritt, indem durch das Aussprechen des Gewollten dieses auch erscheint! Da besteht ein gewisser Unterschied zu uns Menschen. Auf unser Wort gehorcht bestenfalls der Hund, manchmal auch die Kinder. Beim Ehepartner ist es schon eine Ausnahme.

Auf der anderen Seite kann man aber auch sagen, wenn der Mensch als die Krone der Schöpfung angesehen werden kann, so ist das darin begründet, dass auch er wie Gott Worte bilden kann, um das auszusprechen, was seine Seele bewegt, was Tiere nur durch unartikulierte Laute können. So heißt es auch, dass der Mensch zum Bilde Gottes geschaffen wurde. *Carus* führt denn auch aus: *„So z.B. der Satz des* Cartesius*: „Ich denke, also bin ich"; er deutet eben sowohl als der von* Oken*: „Gott ist gleich Zero" immer nur auf eine und dieselbe Basis des Göttlichen, denn nur als ein Göttliches mich ursprünglich erkennend, kann ich als ein Denkendes mich denken, und nur das Zero, das ist das Absolute, als den ewigen göttlichen Urgrund voraussetzend, aus welchem durch Gegensetzung alles Werden und Sein stetig hervorgehe, wird es möglich, dasselbe mit Gott zu identifizieren und zur Basis aller philosophischen Betrachtung zu erheben."*

Wir können deshalb davon ausgehen, dass im Urgrund des noch nicht in Erscheinung Getretenen, am „Anfang", der jedoch als solcher, ohne den Zeitbegriff zu haben, nicht zu einem definierten Zeitpunkt stattfand, das Chaos, das Nichts, war, von dem Faust sagt:" ...

„In deinem Nichts hoff' ich das All zu finden" (Goethe, Faust II, Vers 6256).

Bei *Hesiod* und nach ihm bei *Ovid* ist das Chaos der Anfang aller Dinge, der ungeordnete Urstoff, *„der im Widerstreit befindliche Samen von Dingen, die keinen rechten Zusammenhang hatten." „Der gähnende Raum, in dem alle Urstoffe noch ungesondert enthalten sind"*.

In der Edda heißt es „Gähnung grundlos". Bei *Carus* wird es in philosophischer Klarheit folgendermaßen ausgedrückt: „Denken wir das allgemeine ewige Werden durchdrungen durch ein ewiges göttliches Sein, aber durchaus noch, ohne dass durch letzteres das erstere zu irgend einer Differenz bestimmt werde, so bezeichnen wir ein solches noch völlig indifferentes Werden als Ursubstanz, oder, angemessen den ältesten Überlieferungen indischer und griechischer Philosophie, als Aether[1].

Carus leitet alles Erscheinende aus dieser *„ewig bewegten Ursubstanz"* ab und sagt dann, dass alles Erschienene sich aus diesem gemeinsamen Ursprung herleitet, weshalb alles den gleichen Gesetzen unterworfen ist, die den

[1] Der Aether (àkà'sa - leuchtend - glänzend) erfüllt hier den Weltraum und ist Träger des Schalles und Erreger des Lebens.
Aither wird auch bei den Griechen hergeleitet von aitheo - brennen, oder aei thein - ewig bewegt sein.

Kosmos beherrschen, als da sind Wärme, Elektrizität, Galvanismus, Magnetismus und Innervation. Jede Erscheinung ist bedingt durch Polarität oder auch Auseinandersetzung. Solange etwas unbestimmt bleibt und sich nicht „entgegensetzt", kann es nicht in Erscheinung treten.

Goethe hat sich mit diesem Thema auf seine Weise auseinandergesetzt. Er hatte 1783 ein Fragment veröffentlicht, DIE NATUR, in dem er die Unmöglichkeit für den Menschen postuliert, sich von der Natur unabhängig zu machen. Im Übrigen ist dieses Fragment ein Hymnus, der Seinesgleichen sucht. Als ihm dieser Aufsatz im hohen Alter (1828) vorgelegt wurde, kommentierte er ihn in einem Brief: „*.....Man sieht die Neigung zu einer Art Pantheismus, indem den Welterscheinungen ein unerforschliches, unbedingtes, humoristisches, sich selbst widersprechendes Wesen zum Grunde gedacht ist, und es mag als Spiel, dem es bitterer Ernst ist, gar wohl gelten.*
Die Erfüllung aber, die ihm fehlt, ist die Anschauung der zwei großen Triebräder aller Natur: der Begriff von Polarität und von Steigerung, jene der Materie, insofern wir sie materiell, diese ihr dagegen, insofern wir sie geistig denken, angehörig; jene in immer währendem Anziehen und Abstoßen, diese in immer strebendem Aufsteigen. Weil aber die Materie nie ohne Geist, der Geist nie ohne Materie existiert und wirksam sein kann, so vermag auch die Materie sich zu steigern, so wie sichs der Geist nicht nehmen lässt, anzuziehen und abzustoßen; wie derjenige allein zu denken vermag, der genugsam getrennt hat, um zu verbinden, genugsam verbunden hat, um wieder trennen zu mögen."

Der von *Carus* so genannte Aether als die „*Ursubstanz"*, die selbst als solche nicht in Erscheinung tritt, und die sich durch Entgegensetzung als Erscheinung manifestiert, steht nun zu den einzelnen chemischen Elementen in der gleichen Beziehung, wie das Zero (= die Null = 0, die nicht von ungefähr durch einen Kreis dargestellt wird als der geschlossensten, alles enthaltenden geometrischen Figur), aus dem durch Zerlegung (Polarisierung) in + und - die unendliche Zahlenreihe hervorgeht, zu den einzelnen Zahlen. Dabei „*ist der Äther jenes allgemeine durchaus indifferent Existierende, welches, eben dieser vollkommnen Indifferenz wegen, zugleich das von der allerleisesten Wirkung - von einem Gedanken schon - leichtest zu Polarisierende bleibt." ......"*
„*Indem wir also die Gesammtheit der Welt, mit all ihren verschiedenen Sub-*

stanzen und in all ihren verschiedenen Formen, anzusehen haben als stetige Differenzierung aus der Indifferenz des Aethers, durch ewiges göttliches Denken gesetzt.... ." Carus geht von der Vorstellung eines nie getrennten Daseins des schöpferischen Prinzips von der geschaffenen Schöpfung aus, womit er sich in guter Gesellschaft befindet:

Was wär ein Gott, der nur von aussen stiesse,
Im Kreis das All am Finger laufen liesse!
Ihm ziehmts, die Welt im Innern zu bewegen,
Natur in Sich, Sich in Natur zu hegen,
So dass, was in Ihm lebt und webt und ist,
Nie Seine Kraft, nie Seinen Geist vermisst. (Goethe)

Es gibt weitere Mythen, die von der Entwicklung des Getrennten aus der Einheit berichten. Einer der größten ist der Mythos vom Gott Eros, der bei *Hesiod* unmittelbar aus dem Chaos sich absondert, gleichzeitig mit Gaia, der Erde und Tartaros, dem dunklen Raum unter der Erde. Hier finden wir sofort als ersten Schritt die Polarisierung und mit Eros bereits die Steigerung, die als Kraft das sich Sondernde wieder zusammenführen will, jedoch auf einer höheren Ebene. An diesen Eros erinnert *Platon* im *Gastmahl*, den er als den „ältesten Gott" bezeichnet, als den *„Spender höchster Gaben."... „Eros ist von allen Göttern der älteste und ehrwürdigste und der hohe Herr aller, die im Leben und nach dem Tode zur Tugend und zum Heile gelangen wollen." Eryximachos: „Dass aber ...Eros in jeder Begierde, in allem Sehnen herrscht und im Tier, in der Pflanze, in der ganzen Natur lebt, das glaube ich gerade in der Heilkunst erfahren zu haben. ...die Heilkunst lehrt uns die beiden Neigungen der Natur kennen: die Neigung, Elemente aufzunehmen, und die Neigung, Elemente abzustoßen, und wer hier die gesunde Neigung von der kranken zu unterscheiden weiß, der ist der beste Arzt, ... Denn die feindlichen Elemente in der Natur müssen wir miteinander versöhnen, wir müssen in ihnen Neigung zueinander erwecken. ...und unter diesen Gegensätzen Neigung, den Eros erwecken - das verstand Asklepios, unser Ahnherr, und aus dieser Erkenntnis bildete er ... unsere Kunst."*

Aristophanes fährt dann später fort, indem er die Bildung der Geschlechter als Teilung aus dem ursprünglich Einheitlichen schildert: „ *...dieses mannweibliche Geschlecht hatte einst Gestalt und Namen des männlichen und* *weiblichen Geschlechtes zu einem einzigen vereinigt, ... die ganze Gestalt jedes Menschen war damals rund, der Rücken und die Seiten bildeten eine Kugel. ... Groß und übermenschlich war ihre Kraft, ihr Sinnen war verwegen, ja sie versuchten sich sogar an den Göttern."* Es wird dann geschildert, wie die Götter dem Übermut der Menschen dadurch ein Ende machten, dass sie diese einfach mitten durch schnitten. Man lese die genauen Einzelheiten im Original nach. *„Als nun auf diese Weise die ganze Natur entzwei war, kam in jedem Menschen die große Sehnsucht nach seiner eigenen Hälfte, und die beiden Hälften schlugen die Arme umeinander und verflochten ihre Leiber und wollten wieder zusammenwachsen und starben vor Hunger, wild und wirr, denn keine wollte ohne die andere etwas tun. ... Von dieser Zeit, Freunde, ist Eros den Menschen eingeboren und da, damit er die Menschen zu ihrer alten Natur zurückführe und aus zwei Wesen eines bilde und so die verletzte Natur wieder heile."* (Plato, Gastmahl, übers. v. Rudolf Kassner1959 Eugen Diedrichs-Verlag, Düsseldorf-Köln)

Übrigens befindet sich dieser Mythos mit dem der Bibel in Übereinstimmung, indem dort der zweigeschlechtlichen Bildung durch Teilung des Adam in zwei Geschlechter bei der Bildung der Eva aus der Rippe des Adam eine Schöpfung des Menschen vorausging, bei der es heißt: *„Und Gott schuf den Menschen ihm zum Bilde, zum Bilde Gottes schuf er ihn; und schuf sie einen Mann und ein Weib."* Bei *Martin Buber* heißt es: *„Gott schuf den Menschen in seinem Bilde, im Bilde Gottes schuf er ihn, männlich, weiblich schuf er sie."* Gehen wir davon aus, dass Gott das Prinzip der Einheit ist, so dürfte es nicht schwer fallen, sich hier einen hermaphroditischen Menschen im Sinne des platonischen Kugelmenschen vorzustellen, aus dem erst später Adam und Eva als zwei Geschlechter in Erscheinung treten.

Wir müssen uns überhaupt dieses ganze Schöpfungsgeschehen nicht gar so „irdisch" handfest vorstellen. Das dürfte nach unseren heutigen Maßstäben alles noch etwas vom Chaos beibehalten haben. Hätten wir es mit unseren heutigen Sinnen erleben müssen, es wäre uns gewiss so vorgekommen, wie *Buber* es schildert: *„Im Anfange schuf Gott Himmel und Erde. Die Erde aber war Irrsal und Wirrsal. Finsternis über Urwirbels Antlitz. Braus Gottes schwingend über dem Antlitz der Wasser."* Es gab ja noch kein Licht!

Nun ist heute diese Schöpfung, dieses Polarisieren, in Erscheinung treten, anscheinend beendet und gewissermaßen zur Ruhe gekommen. Das bereits Existierende wird nur ständig verwandelt, aber in der Summe scheint es dasselbe zu bleiben. Das scheint insbesondere für die Materie, aber gleichermaßen auch für die Energie zu gelten. Es ist allerdings durchaus vorstellbar, dass aus dem undifferenzierten Äther ständig Neues in Erscheinung tritt und umgekehrt Erschienenes wieder entdifferenziert, um in den Äther zurückzukehren.

Wie dem auch sei, es gilt jetzt noch einen Blick zu werfen auf die menschliche Gesellschaftsbildung, auf die Bildung von Gemeinschaften, wie Familie, Gemeinden, Völkerschaften, Staaten und der Menschheit, die alles umfasst.

Die Menschheit tritt uns in der erkennbaren Geschichte bereits als eine differenzierte entgegen. Ihr vorausgehend hat die stufenweise Entwicklung und Differenzierung der Natur stattgefunden, deren Uranfänge allerdings ebenfalls nicht „nachweisbar" sind, soweit man unter Nachweis eine Aufeinanderfolge von miteinander verbundenen Vorgängen versteht, von denen ein Vorgang notwendig den vorangegangenen voraussetzt. In den Mythen haben sich die Völker von dieser Art „Buchhaltung" der Schöpfung eine wenig künstlerisch freigemacht, indem sie in die Auseinandersetzung der Kräfte in eindrucksvollen Bildern und Gestalten sozusagen personifiziert haben, womit sie unserem Bedürfnis nach Verständnis des Unbegreiflichen entgegenkommen, und uns wenigstens eine Ahnung des Geschehens vermitteln. Jedenfalls sind die überlieferten Mythen schöner und eigentlich auch verständlicher, als die Mythen der materialistischen Wissenschaften der Neuzeit, denen nur solche Bilder wie „Urknall" und „Ursuppe" einfallen, was immer man sich darunter vorstellen soll.

Insbesondere die Mythen und Sagen der Griechen und Germanen sind uns nicht umsonst am nächsten, und sie beflügelten die bildenden und freien Künste bis in die Neuzeit zu den herrlichsten Schöpfungen.

Einen besonderen Stellenwert unter den übrigen Künsten nimmt eine Kunst ein, die heutzutage nicht mehr zu den eigentlichen Künsten gezählt wird. Wahrscheinlich deshalb, weil ihr mehr noch als den anderen Künsten die Qualitäten der Kunst im strengen Sinn immer mehr abhanden gekommen ist: die Staatskunst, jene Kunst, die das Zusammenleben der Menschen durch ordnende Gesetze erst zu einer Höherentwicklung sowohl des einzelnen Menschen als auch der Menschheit schlechthin befähigt. Diese Staatskunst war ein Thema von höchster Aktualität zu Zeiten der großen französischen Revolution, mit dem sich *Schiller* in seinen „Briefen zur aesthetischen Erziehung der Menschheit", *J.G.Fichte* in seinen „Reden an die deutsche Nation" und *Herder* in „Zur Philosophie und Geschichte" auseinandersetzt. *Schiller* spricht dort vom „Sozialen Kunstwerk", das noch zu schaffen sei.

Hier ist das Material, an dem sich der Künstler versuchen muss, der Mensch oder besser die Menschheit. So wie sich der Maler mit der Natur der Farben befassen muss, der Musiker mit der Natur der Töne usw. so muss sich der soziale Künstler mit der Natur des Menschen befassen, will er ein Kunstwerk auf diesem Gebiet schaffen. *Lothar Vogel* sagt dazu: *„Das soziale Kunstwerk ist die Manifestation der bisher verborgenen Schöpferkraft des Ichs, die ohne dieses ewig verborgen bleiben muss."* Er schließt mit diesem Satz an *Goethes* Ausspruch über das *„Schöne als der Manifestation geheimer Naturgesetze"* an und führt den Gedanken von *Karl Snell* fort: *„Hier haben wir Schöpfung, unmittelbar göttliche Schöpfung, wenn wir sie noch heute, wen wir sie erfahrungsmäßig und mit Augen sehen wollen. Jede neue Gliederung in dem Organismus der menschlich sozialen Zustände,.. sie sind die gegenwärtige Schöpfung. ..."*

Um nun hier an unserem Thema weiterzuarbeiten, bemerken wir auch bei der Bildung der menschlichen Gemeinschaften gewisse Gesetzmäßigkeiten. Denn hier ist zu beobachten, dass sich Familien zu Stämmen zusammen schließen, Stämme zu Völkern, und diese zu Staaten, aus denen dann durch weitere Metamorphosen Nationen hervorgehen, die dann als fernes Ziel eine Menschheit bilden, die erst wirklich das innewohnende Ziel erreicht, nämlich für die Schöpfung der Erde einen höchsten Abschluss zu bilden, wobei der Mensch dann die Bezeichnung Krone der Schöpfung erst wahrhaft verdient.

Wir beobachten im Verlaufe der uns bekannten Geschichte der Menschheit immer ein zahlreiches Auftreten der Menschen. Es ist uns nirgendwo bekannt geworden, dass sich ein Stamm aus einer Familie im Laufe von Generationen gebildet hätte, sondern es sind immer Völker mit einer gewissen Menge von Menschen in Erscheinung getreten. Bedeutende Staatenbildungen haben immer erst dann stattgefunden, wenn genügend Menschen unter einer Herrschaft zu einer solchen Staatenbildung fähig waren. Bis in die heutigen Zeiten hinein ist das so geblieben, man denke nur an Deutschland, das erst im 19. Jahrhundert einen bedeutenden Staat gebildet hat, dem dann auch ein noch sehr rohes Selbstverständnis als Nation folgte, deren Geburtswehen wir noch in deutlicher Erinnerung haben. Wobei das Selbstverständnis dieser Nation noch sehr unreife, man möchte sagen pubertäre Züge trägt.

Einer solchen Bildung einer Nation geht allemal eine geistige Strömung voraus, die sozusagen den ideellen Kern eines nationalen Bewusstseins bildet. Diese Bildung einer Nation setzt vor allem eine gemeinsame Sprache voraus, die die Grundlage einer gemeinsam verstandenen Gesetzgebung darstellt. Die Gesetzgebung selbst ist der Akt einer oder weniger Persönlichkeiten, die das im Volke bis dahin unbewusst Gelebte, nur gewissermaßen gefühlte Übereinkommen in der Art des Zusammenlebens kodifizieren und zu Gesetzesschriften konkretisieren. (s. Gesetzestafeln des Moses, die des Hammurabi von Babylon, die des Lykurg in Sparta und die des Solon in Athen). Hierbei ist zu beachten, dass neben der Sprache auch die Schrift erfunden werden musste, um dieses „Skelett" der Staatenbildung zu ermöglichen. (Die Idee, die kodifizierte Gesetzgebung als Skelett der Staatenbildung zu beschreiben, stammt von *Carl Gustav Carus*, der in seinem Buch *„Natur und Idee"* sich bei der Entwicklung der genetischen Methode seiner Natur-Philosophie mit der Staatenbildung beschäftigte).

Um nun jedoch von der rohen Gesetzesbildung des funktionierenden Staates zu der aufzusteigen, die zur Entwicklung einer Nation führt, bedarf es notwendig geistiger Befruchtungen der Gesetzesgeber, die nicht unbedingt von den dazu Berufenen ausgehen müssen. So ist der Bildung z.B. des Grundgesetzes der Bundesrepublik Deutschland eine Zeit vorangegangen, die als solche gerne vergessen wird, wenn es um die Frage des „Woher" dieses Grundgesetzes geht. Sie liegt mit Gewissheit vor der Bildung des großdeutschen Staates bismarckscher Prägung oder gar der Großmannssucht eines *Hitler*. Was sich im ausgehenden Mittelalter als Selbstverwaltung freier Reichsstädte anbahnte, im Reich als eine lose nationale Zusammenschließung andeutete, dann in der Kleinstaaterei der Epoche nach *Napoleon* eher rückschrittlich war, formierte sich – vorerst allerdings nur im geistigen Bereich - in einer nicht wieder erlebten Blüte der Dichtkunst und Philosophie in der Zeit um

Goethe und vor und noch nach ihm. Man denke nur an solche Geister wie *Wilhelm v. Humboldt, Herder, Schiller* usw. und nicht zuletzt *Goethe*, deren Bedeutung für unsere Grundgesetzbildung nicht hoch genug veranschlagt werden kann. Hier finden sich die geistigen Wurzeln des Grundgesetzes von 1949, dem die Würde des Menschen als höchstes und unbedingt zu schützendes Gut vorangestellt wurde, eine Tatsache, deren Bedeutung von den meisten Menschen gar nicht begriffen wird.

Diese Dinge sind deshalb zu erwähnen, weil sie die Voraussetzung dafür bilden, dass aus der noch rohen, relativ ungegliederten Masse eines Volkes durch die immer verfeinerte Gesetzgebung eine fortschreitende Gliederung des Staatslebens stattfindet, die wiederum die Voraussetzung für eine immer größere Entfaltung des freien Geistes darstellt, aus der allein sich ein höheres, gemeinsames Bewusstsein entwickeln kann, das man als wirkliches *„Nationalbewusstsein[2]"* bezeichnen kann. Ist dasselbe auch heute nur sehr rudimentär entwickelt und lebt sich in einer gewissen Kindlichkeit z.B. in der Freude an sportlichen Siegen aus, so ist trotzdem nicht zu übersehen, dass auch Ansätze zu einem höheren Bewusstsein zu Tage treten, die sich besonders an der Frage der Gerechtigkeit entzünden.

Insbesondere wird die Bildung eines sich höher entwickelnden Gemeinwesens deshalb behindert, weil die notwendige Gliederung desselben nicht stattfindet, was wiederum damit zusammenhängt, dass die freie Entfaltung geistiger Fähigkeiten durch die mangelnde Gliederung verzögert wird. Wir sehen hier, wie eines das andere förmlich bedingt. Vor allem ist an eine weitere Entflechtung des für fast alles zuständigen Staates zu sorgen. In viel größe-

---

[2] Das deutsche Nationalbewusstsein hat nach dem 2. Weltkrieg durch die beschämenden Tatsachen aus der nationalsozialistischen Diktatur verständlicherweise sehr gelitten. Was sich vorher in einem unerhörten Hochmut ergangen hatte, sich in einem unberechtigten, stolzen Wahn über die anderen Völker erhoben hatte, lag nun in einer genau so krankhaften Weise den Siegern um Gnade bettelnd zu Füssen. Das hat sich bis heute immer noch nicht zu einem gesunden Selbstbewusstsein gewandelt. Es liegt aber auch daran, dass Deutschland sein Aufgabe als Mittelland Europas immer noch nicht verstanden hat. Würden die Ideen, die aus der Zeit Goethes stammen, endlich ernst genommen, könnte Deutschland eine heilende Wirkung auf die ganze Welt ausüben. Aber wenn man die möglichen Heilmittel für den sozialen Organismus nicht entwickelt, sondern sich lieber dem „Mainstream" des Ungeistes anschließt, muss man sich nicht wundern, dass die Welt ungehindert der nächsten Katastrophe entgegeneilt.

rem Maß bedarf es einer föderalistischen Aufgliederung des staatlichen Zusammenlebens. Das Schul- und Universitätswesen gehört der freien Initiative der Menschen überlassen, es muss dem dafür inkompetenten Staat entzogen werden, wie es nicht umsonst im Grundgesetz vorgesehen ist.

Das Gesundheitswesen ist von den staatlichen Gängelungen zu befreien und ebenfalls der freien Initiative der Menschen zu überlassen. Der Staat sollte sich endlich auf seine eigentliche Aufgabe besinnen, nämlich das Gesetzesleben so zu gestalten, dass jeder das Recht auf freie Entfaltung seiner Persönlichkeit wahrnehmen kann und nicht durch staatliche Regelungen daran gehindert wird. Um hier Abhilfe zu schaffen, bedarf es entschiedener Schritte, die aber nur erfolgen werden, wenn Menschen für dieselben „begeistert" werden können. Geschieht dieses nicht, so bleibt die Begeisterung an nationalen Spielen hängen, wovon das Kriegsspiel nur eine besonders abscheuliche Abart ist.

Um noch einmal auf *Carus* zurückzukommen, so ist er der Überzeugung, *„dass erst in der christlichen Zeit überhaupt von vollkommener Durchbildung eines in gesetzlicher Freiheit sich entwickelnden Staatslebens die Rede sein konnte, eine Durchbildung, welche, wenn sie auch ihr eigentliches Ideal noch lange nicht erreicht hat, doch schon merkwürdig voransteht alle Dem, was einzeln hie und da durch Zusammentreffen günstiger Umstände in heidnischen Staaten früher möglich werden konnte, ja welche noch viel weiter vorgeschritten sein würden, lastete nicht immer noch der rechtlose Zustand der Staaten gegeneinander auf jedem einzelnen dergestalt, dass namentlich die in's Ungemessenene sich steigernde Vergrösserung des Kriegswesens eine Störung freierer Entwicklung aller anderen staatlichen Funktionen bedingen muss, und somit der eigentlichen moralischen Entwicklung des ganzen Staatswesens fort und fort unübersteigliche Hindernisse sich entgegengesetzt finden."* (a.a.O. S. 488)

Goethe hat sich in geheimnisvoller Art zum Thema *„Gliederung des Ganzen"* in seinem *„Märchen"* geäußert, welches den Abschluss der *„Unterhaltungen deutscher Ausgewanderter"* bildet, die in der Folge der Ereignisse der Französischen Revolution geschrieben wurden. Man kann sie als das *„offenbare Geheimnis"* Goethes zu den Fragen moderner Staatsbildung betrachten. Es wird dort von den vier Königen geredet, die am Schluss des Märchens eine bestimmte Rolle spielen: der eherne König gibt dem *„neuen König"* das Schwert in eherner Scheide. *„Das Schwert an der Linken, die Rechte frei!"* (die Kraft des Schaffens in der Wirklichkeit); der silberne König gibt ihm das Zepter, das der neue König mit der linken Hand ergreift: *„Weide die Schafe!"* (die ordnende Kraft des Rechts); der goldene König drückt ihm den Eichenkranz (Krone) aufs Haupt: *„Erkenne das Höchste"* (Kraft der Erkenntnis). In dieser „Dreigliederung" kann man auch dic Gliederung in die Legislative (Erkenntnis des Rechts), Judikative (Urteilen des Rechts), Exekutive (Gesetzesgewalt, Durchsetzung des Rechts in der Wirklichkeit) entdecken. Findet diese Gliederung nicht in der notwendigen Reinheit statt, ergeben sich die größten Probleme, wie wir sie in unseren modernen, demokratischen Staaten jeden Tag beobachten können.

Aber auch eine *„Drei**gliederung** des sozialen Organismus" (R. Steiner)* deutet sich an, die bereits in den drei großen Forderungen der französischen Revolution an geklungen ist. Freiheit in der geistigen Entfaltung des Menschen, Brüderlichkeit als Formel der Gerechtigkeit im Austausch der Produkte menschlicher Arbeit und Gleichheit in den Rechtsbeziehungen der Menschen. Diese Forderungen lassen sich aber nicht durch den modernen Einheitsstaat sauber verwirklichen (für den im Märchen der „jüngste" König steht, der aus den in seinen Königsbrüdern säuberlich getrennten Metallen „gemischt" besteht und dadurch auf Dauer nicht lebensfähig ist). Im Geistesleben (Wissenschaft, Kunst und Religion im engeren Sinn) müssen sich frei von staatlicher Bevormundung und Alimentierung die Menschen aus ihrer eigenen Initiative frei entfalten (können). Im Rechtsleben müssen gebunden durch Gesetze sich alle Menschen den gleichen „Spielregeln" des Miteinanderlebens unterwerfen, wobei sich die Menschen gleich berechtigt an der Bildung der Gesetze beteiligen müssen (dürfen). Im Austausch der in arbeitsteiliger Wirtschaft erarbeiteten Leistungen herrscht das freie, aber brüderliche Verhältnis ohne Lenkung durch Dritte (Staat oder Geistesleben), nur geordnet durch für alle gleiche Gesetze. Nur in einer solchen Gliederung des Ganzen kann der Mensch seine persönliche „Steigerung" aus der Entgegensetzung zu den anderen Individualitäten erlangen. *(„Jedes, auch das bestorganisierte menschliche Individuum wird jede ihm mögliche Höhe seiner psychischen Fähigkeiten schlechterdings nur erreichen unter Bedingung der Einwirkung anderer Indi-*

vidualitäten" (Carus a. a. O. S. 467). (s. a. Dieter Suhr, *Die Entfaltung der Menschen durch die Menschen*)

Für die Gliederung des Sozialen Organismus in seine Teile gilt das Gleiche, wie bei der Bildung anderer Organismen: Es findet eine Teilung und Gliederung statt, die nie den Zusammenhang mit dem vorangehenden und weiter bestehenden Ganzen verliert. Jeder Teil (Glied) hat seinen Sinn nur durch seinen Zusammenhang mit dem Ganzen und dadurch auch mit den anderen Teilen (Gliedern). Eine Zusammensetzung des sozialen Organismus aus für sich selbstständig existierenden Teilen (Gliedern) ist schlechterdings undenkbar; es bleibt nur eine Gliederung des Ganzen in immer feinere Ausgestaltungen, damit der unendlichen Vielfalt der Veranlagungen der Individuen eine angemessene Entfaltung ermöglicht wird.

Die Beispiele des Hervorgehens der Teile aus dem Ganzen ließen sich noch unendlich fortsetzen, und es ist besonders für den Historiker ein unerschöpfliches Thema. Man beschäftige sich nur mit der Geschichte des Hellenismus im alten Griechenland. Ist doch dieses Land schon von seiner Geographie her das am schönsten gegliederte Land der Erde, dem als weitere bedeutende Gliederung dann das Kind dieser Kultur, nämlich Europa, folgt. Auch hier gibt die geographische Gliederung schon die Bedingung vor, dass sich ein sehr differenziertes Volks- und Staatsleben entwickeln kann und muss. Möge das Zeitalter der oft kriegerischen Entgegensetzung der europäischen Völker nun gefolgt werden von einer Entfaltung der Kräfte, die erst durch den freien Austausch der Nationen in allen Gliederungen ermöglicht werden kann.

Mit der Idee der *„Dreigliederung des sozialen Organismus"* hat *Rudolf Steiner* der Forderung entsprochen, bei der Gestaltung des sozialen Kunstwerkes die Natur des Menschen zu Grunde zu legen. Er selbst begründete die Lehre von der Dreigliederung des menschlichen Organismus, welche sich aus der realen Beobachtung des Menschen zwanglos ergibt. Auch hier zeigt sich, wie bei jedem Organismus, eine fortschreitende Gliederung in der körperlichen und auch geistig-seelischen Entwicklung im Laufe des Lebens, beginnend mit der Embryonalentwicklung und nicht endend im fortschreitenden Leben, sofern der Mensch sich immer neuen Reifeprozessen seines Lebens nicht entzieht (*Goethe* sprich hier von *„wiederholten Pubertäten").*

Zusammenfassend können wir feststellen, dass nur in der Gliederung des „Ganzen" das Heil liegen kann, nicht aber in der Teilung alleine. Ohne Teilung keine Gliederung, aber ohne Gliederung kein Sinn.

Zum Abschluss noch eine Passage aus Goethes Märchen: „*...Der Mann mit der Lampe führte nunmehr den schönen, aber immer noch starr vor sich hinblickenden Jüngling vom Altare herab und gerade auf den ehernen König los. Zu den Füssen des mächtigen Fürsten lag ein Schwert, in eherner Scheide. Der Jüngling gürtete sich. - Das Schwert an der Linken, die Rechte frei! rief der gewaltige König. Sie gingen darauf zum silbernen, der sein Zepter gegen den Jüngling neigte. Dieser ergriff es mit der linken Hand, und der König sagte mit gefälliger Stimme: Weide die Schafe! Als sie zum goldenen Könige kamen, drückte er mit väterlich segnender Gebärde dem Jüngling den Eichenkranz auf das Haupt und sprach: Erkenne das Höchste!*
Der Alte hatte während des Umgangs den Jüngling genau bemerkt. Nach umgürteten Schwert hob sich seine Brust, seine Arme regten sich und seine Füße traten fester auf; indem er den Zepter in die Hand nahm, schien sich die Kraft zu mildern und durch einen unaussprechlichen Reiz noch mächtiger zu werden; als aber der Eichenkranz seine Locken zierte, belebten sich seine Gesichtszüge, sein Auge glänzte von unaussprechlichem Geist, und das erste Wort seines Mundes war Lilie.
Liebe Lilie! rief er, als er ihr die silbernen Treppen hinauf entgegeneilte; denn sie hatte von der Zinne des Altars seiner Reise zugesehen: liebe Lilie! was kann der Mann, ausgestattet mit allem, sich köstlicheres wünschen als die Unschuld und stille Neigung, die mir dein Busen entgegenbringt? O! mein Freund, fuhr er fort, indem er sich zu dem Alten wendete und die drei heiligen Bildsäulen ansah, herrlich und sicher ist das Reich meiner Väter, aber du hast die vierte Kraft vergessen, die noch früher, allgemeiner, gewisser die Welt beherrscht, die Kraft der Liebe. Mit diesen Worten fiel er dem schönen Mädchen um den Hals; sie hatte den Schleier weggeworfen und ihre Wangen färbten sich mit der schönsten unvergänglichsten Röte.
Hierauf sagte der Alte lächelnd: Die Liebe herrscht nicht, aber sie bildet, und das ist mehr."

"So herrsche denn Eros, der alles begonnen" (Goethe Faust II, Vers 8479)

Beim ***Seminar für freiheitliche Ordnung e.V.*** Bad Boll handelt es sich um eine Vereinigung von Persönlichkeiten, die es sich zur Aufgabe gemacht haben, heilende Impulse für den sozialen Organismus zu entwickeln. Ich bin selbst seit über 30 Jahren aktives Mitglied und habe in der vom Seminar herausgegebenen Zeitschrift „Fragen der Freiheit" einige Artikel veröffentlicht.

Interessenten können sich über die Tätigkeiten des Seminars unter folgender Adresse informieren:
Seminar für freiheitliche Ordnung, Badstr. 35, 73087 Boll
Tel.: 07164 3573
Internet: www.sffo.de
E-mail: info@sffo.de

Das Wesen des Organismus

Motto: Ewig fließt ein Wort aus Gottes
Munde, das Wort: es werde. Mit
Diesem Wort sind die Himmelsräume
erfüllt und ewig ruft ein Stern
dem anderen zu: Es werde ! (Zendavesta)

Der Begriff Organismus leitet sich aus dem griechischen Wort *Organon* = Werkzeug ab. Im weiteren wird er benutzt, um lebendige Gebilde von unlebendigen zu unterscheiden. So gibt es beispielsweise eine organische Chemie und eine anorganische Chemie. Wir finden den Begriff auch in unserem Wort Organ wieder, welches in wechselnder Bedeutung in Gebrauch ist:

1. Organ, wie Niere, Herz usw innerhalb eines lebendigen Organismus.
2. Als Begriff für eine Möglichkeit der Publizistik, z.B. ein Presseorgan oder das Organ eines Verbandes z. B. *Fragen der Freiheit* als Organ des *Seminars für freiheitliche Ordnung*.
3. Im Rechtsleben: Ein relativ selbstständiges Glied z. B. Staatsorgane, der Bundestag, das Bundesverfassungsgericht oder die Bundesbank sind solche Organe innerhalb eines Staates, woraus sich dann wieder im übertragenen Sinn der Begriff des Staates als diesen Organen übergeordnetes Gebilde angesehen werden kann, so dass man z.B. von einem staatlichen Organismus sprechen kann, ein Begriff, der als sozialer Organismus im letzten Jahrhundert von verschiedenen Autoren verwandt wurde und in dem erweiterten Begriff des dreigegliederten Organismus von Rudolf Steiner intensiviert wurde.

Um einen Begriff des Organismus zu erhalten, ist es gut, sich einer Methode zu bedienen, die heute weit gehend verlassen ist - nämlich der genetischen Methode (von Genesis = Schöpfung, genero = ich bringe hervor, erschaffe, auch: abstammend oder erfinden).

Es gibt zwei Betrachtungsweisen des lebendigen Organismus, einmal die analytisch inquisitorische Weise (wie Carus sie charakterisiert hat) und die andere, auch synthetisch-contemplative Weise genannt. Beide Weisen haben ihre Berechtigung und ergänzen sich eigentlich wunderbar, indem in der Ersteren insbesondere das Gewordene in Beobachtung genommen wird, im wesentlichen also das, welches Materie geworden ist und eine bestimmte Form angenommen hat.

Die andere Weise versucht mehr einen Überblick über die Teile zu erhalten, indem auch bei Mangel der genauen Kenntnisse im einzelnen doch das Wesentliche einer organischen Erscheinung zur Kenntnis gelangt. So wie Goethe es als "das geistige Band" bezeichnet, ohne welches uns die Teile in der Hand bleiben und uns das Wesen nicht mehr erkennen lassen.

Um nun der Fülle der Erscheinungen im Organischen Herr zu werden - sei es der durch die analytische Methode gewonnenen - sei es der durch die synthetischen Methode gewonnenen - gibt es nur eine Möglichkeit, uns vor der völligen Verwirrung im Ganzen der Natur zu bewahren: Wir müssen immer vom Einfachen zur Mannigfaltigkeit der Phänomene fortschreiten. Wir gehen damit den Weg der Natur, die bei ihren Bildungen immer den Weg vom Einfachen zum Mannigfaltigen fortschreitet, sie zeigt diesen Weg in der Ent - Wicklung, im Auseinanderlegen der Bildungen und sie betätigt sich nie zusammensetzend, wie wir es tun, wenn wir z.B. eine Maschine bauen.

Ein Organismus ist auf dem Höhepunkt der Entwicklung ein unendlich kompliziertes Gebilde, das uns eher verwirrt als aufklärt in seiner unendlichen Vielzahl gegenseitiger Abhängigkeiten, Beeinflussungen und Möglichkeiten. Dieses gilt auch vom sozialen Organismus, dessen Erkenntnis deshalb so schwierig ist, weil heute überwiegend die analytisch-inquisitorische Methode angewandt wird, um seine Gesetzmäßigkeiten zu erforschen. Man hat unendlich viele Daten, Statistiken, Fakten, vieles in Zahlen ausgedrückt, vieles durch Formeln verallgemeinert. Und trotzdem fehlen an entscheidenden Stellen die rechten Einsichten, die zur Lösung der anstehenden Probleme die Vorraussetzung sind.

Bemühen wir uns also, nach der genetischen Methode das Wesen eines Organismus zu verstehen.

Man sagt, der Organismus sei etwas Selbstständiges, das sein Eigensein gegenüber den Einflüssen der Umwelt aufrecht erhalten kann. Aber jeder weiß auch, dass auf der anderen Seite jeder Organismus ohne seine Umwelt nicht existieren könnte, kein Wesen, ob nun ein so genanntes Anorganisches oder Organisches ist deshalb als isoliert für sich allein existierend zu sehen.

Ein Stein, den ich in die Hand nehme, fällt wieder zur Erde zurück, wenn ich ihn loslasse. Er hängt schon durch die Schwerkraft mit der Erde zusammen. Er entstammt der Erde und diese wiederum entstammt dem Kosmos, jenem unendlichen höchsten Organismus, dessen ewige Sphären dem menschlichen Bewusstsein kaum fassbar sind, in dem sich Leben, Licht und Kräfte in unfassbaren Dimensionen ausleben.

Aus diesem Kosmos sondert sich nun der einzelne Organismus ab und beginnt sein Dasein in einer Form, die uns an ein Phänomen erinnert, das alltäglich ist: Am klaren Himmel zeigen sich mit einem mal Wolken, die sich zusammenziehen, den Himmel bedecken, dunkler werden und infolge Abkühlung sich zu Wassertropfen verdichten, die nun jeder einzeln sich bildend der Erdschwere verfallen und zur Erde niederstürzen, um dort das feuchte Element zu bilden: Rinnsale, Bäche, Flüsse, Ströme und das graue Salzmeer. In diesem feuchten Element sondert und entwickelt sich der Anfang jedes lebendigen Organismus, immer einem lebendigen Organismus entstammend in Form der sich sondernden Eizelle, die - nach der Befruchtung beginnend - sich durch immer wieder Neusetzen dieser Urzelle vermehrt und an Größe gewinnt unter Aufnahme der dazu notwendigen Elemente seiner Umwelt.

Wir kennen diese Entwicklung vom Regentropfen, von der Bildung des Gesteines aus der sich kristallisierenden Minerallösung. Wir kennen es von der Entwicklung des Keimes aus dem Samen der Pflanze und wir kennen es von der Embryonalentwicklung der Tiere.

Der Einfachheit halber verweilen wir bei der letzteren und machen uns an ihrem Beispiel die Entwicklung des lebendigen Organismus klar:

Wir wissen alle, dass sich nach der Befruchtung die gebildete Eizelle beginnt zu teilen. Dabei müssen wir beachten, dass die Eizelle nicht ein Gebilde ist wie ein Hühnerei mit fester Schale usw., sondern es ist ein fast vollständig flüssiges Gebilde, das so klein ist, dass wir es mit bloßem Auge nicht sehen können. Auch wenn wir es von der Größe her sehen könnten, wäre es kaum sichtbar, da es durchsichtig und flüssig ist, wie ein Wassertropfen, der ja auch für sich existiert ohne eine Wandung zu haben. Die winzige, befruchtete Eizelle ist schon abgegrenzt gegen ihre Umgebung, aber unterscheidet sich in ihrem flüssigen Zustand in Wirklichkeit kaum von derselben. Diese Isolierung von der Umgebung gewinnt sie erst im Laufe ihrer fortschreitenden Entwicklung, die sich nun dadurch auszeichnet, dass sich durch die fortgesetzte Teilung des ursprünglich Einen und somit durch das in einem fort sich neu Setzende des ursprünglich Einen eine Vermehrung stattfindet. Aus dieser Vermehrung resultiert schließlich auch das Wachstum dieser Zellkolonie. An dieser Stelle müssen wir beachten, dass das ursprünglich Eine nie seine Einheit aufgibt. Es bleibt immer das Eine. Was stattfindet, ist lediglich eine Gliederung des Einen in sich, verbunden mit einer physischen Massenzunahme, mit einer Körperbildung. Die ursprünglich eine, unabgegrenzte, flüssige Eizelle differenziert sich durch Teilung und bildet so im Laufe der Entwicklung sich besonders, speziell ausbildende Zellkolonien, die nun für das als Einheit fortbestehenden Eine Organe darstellen, die eine spezielle Aufgabe im Leben des Einen erfüllen.

Wenn sich in der ursprünglich primitiv bleibenden Zelle des Protozoons das sich innerhalb dieser Zelle abspielende Leben mit Aufnahme und Abgabe (Stoffwechsel) abspielt - und völlig hinreichend vollkommen sich abspielt - so ist das nun in dem sich differenzierenden Organismus geteilt. Es setzt eine Arbeitsteilung ein, bei der jedes der sich bildenden Organe dem Ganzen in einer speziellen Weise dient und wiederum vom Ganzen selbst in seiner Existenz erhalten wird. In unserem Organismus bedienen unsere Organe sich ständig gegenseitig und ermöglichen uns das Leben, damit wir zu unserm Eigensein in einem höheren Bewusstsein aufsteigen können. So drückt es unser großer Lehrer *Hahnemann* in seinem Organon der Heilkunst im §9 folgendermaßen aus:
„Im gesunden Zustande des Menschen waltet die geistartige, als Dynamis den materiellen Körper (Organism) belebende Lebenskraft (Autokratie) unumschränkt und hält alle seine Teile in bewunderswürdig harmonischen Lebensgange in Gefühlen und Tätigkeiten, so dass unser innewohnende, vernünftige Geist sich dieses lebendigen, gesunden Werkzeugs frei zu dem höheren Zweck unseres Daseins bedienen kann."

Fassen wir nochmals zusammen:
1. Alle Anfänge der unserer Beobachtung zugänglichen Organismen beginnen als flüssige Sphären, das heißt als Eitropfen. Diese Sphäre ist die einfachste Gestalt und die Flüssigkeit ist die indifferenteste Daseinsform der

Materie. In der Entwicklung findet also eine Differenzierung sowohl durch die Form als auch in der Substanz statt.

2. Das fortgesetzte Entstehen bildet sich nun aus dem Einfachsten
a) durch innere Differenzierung des Gegebenen, das heißt Teilung, fort
b) durch Anziehung gleich einfacher Substanz.
Der Organismus wächst also nicht durch Anlegen fertiger Massen von außen, sondern ist Produkt des sich von innen heraus in Vieles sich gliedernden Einen.

Es ist analog der Entstehung der Zahlen: Wir haben die 0, die sich durch Differenzierung nach zwei Seiten in die plus eins und die minus eins scheidet, d.h. teilt.
Der Naturforscher Onken sagt deshalb: „Gott ist Zero (Null)."

Wir haben hier den Anfang des Organismus betrachtet. Ist es denn ein Anfang? Für eine endliche irdische Betrachtung sehr wohl. So gibt es auch ein Ende des Organismus, wie wir alle wissen aus der täglichen Erfahrung. Und trotzdem wissen wir auch, das es nur scheinbar so ist. In Wirklichkeit ist der beginnende Organismus nur die Fortsetzung von schon vorher bestehendem Lebendigem, so dass wir in kühnem Gedankenflug zurückgehend sagen können: Aller Anfang liegt in der Einheit, die alles in sich beschließt. Denn nur aus diesem alles enthaltenden Urzustande kann sich durch Differenzierung das später Sonderliche gebildet haben. Wir nennen diesen Urzustand auch Gott, so wie Goethe es ausdrückt:

„Gottes ist der Orient,
Gottes ist der Okzident.
Nord und südliches Gelände
Ruht im Schatten seiner Hände." (Divan)

So können wir unseren Ursprung, was unsere physische Existenz betrifft, letztlich immer auf Gott zurückführen, wie auch ein jedes Geschöpf: Auf das nicht Differenzierte, auf den Urzustand, auf die Null, den Kreis, die Sphäre, oder auch auf das „Heilige".

Und das Ende des Organismus? Er löst sich auf, gibt die Elemente wieder frei, die er sich für sein differenziertes Dasein zusammengerafft hatte, wie es Goethe ausdrückt:

„Wenn starke Geisteskraft
Die Elemente
An sich herangerafft
Kein Engel trennte
Geeinte Zwienatur
Der innigen Beiden
Die ewige Liebe nur
Vermag's zu scheiden." (Faust II, 11958)

So löst sich der Organismus auf, seine Elemente verflüssigen sich, er verwest, sein Wesen kehrt ins All zurück und nur ein Geisteskeim bleibt erhalten, ähnlich dem Samenkorn der Pflanze und wartet, bis ihm der Boden bereitet ist, um in eine erneute Existenz einzutreten.

Wie unterscheidet sich der Organismus von der Maschine, mit der er so gerne verglichen wird?

Carus hat dieses gut zusammengefasst: *„Schon aus den bisher erhobenen Eigentümlichkeiten des Organismus ergibt sich hinreichend die wesentliche Verschiedenheit jedes Solchen von dem, was Mechanismus oder Maschine genannt wird, und wie sehr alle irren, welche von der Vergleichung des Letzteren mit dem Ersteren besondere Aufschlüsse über dessen eigentliches Sein und Leben erwarten. Die durchgreifendste Verschiedenheit liegt natürlich in der durchaus anderen Entstehung, denn wie auf einer Seite alles durch Differenzierung, d.h. Teilung, so auf der anderen alles auf Zusammensetzung* (man kann dies kurz ausdrücken, indem man sagt: „Im Organismus ist stets das Ganze früher als die Teile, in allem Künstlichen, bloß Mechanischen, stets die Teile früher als das Ganze."), *dort alles von innen ausgehend, hier alles von außen, hier somit alles fort und fort nur sich abnutzet ohne Widererzeugung, dort sich zwar immer wieder zerstörend, aber auch immer wieder, soweit das Leben reicht, sich erneuernd und sich wieder herstellend; endlich dort alle Bewegung eigentümlich, hier alles Bewegende ein Fremdes, und zwar ein Fremdes, bei welchem wir zuletzt immer wieder auf ein Organisches zurückkommen, welches dann aber meistens der Mensch selbst ist.*
Das künstlichste Urwerk, welches sogar manche organische Bewegungen für den Unwissenden auf täuschende Weise nachahmt, es zeigt, wenn wir ganz auf den Grund gehen, und seinem Gang im Einzelnen folgen, doch immer nur

die Fortsetzung der Einwirkung dessen, der die besonderen Elemente desselben so zusammensetzte und so richtete, daß ihr eigenes elementares Leben, z.B. ihre Schwere oder ihre Elastizität oder ihre Elektrizität, nun eine ihnen zuerst durch die Hand des Künstlers gegebene Bewegung so lange fortsetzt, als die Elemente aushalten; und ebenso bei jeder Dampfmaschine, jeder Mühle, usw.
Kurz, wir werden so deutlich gewahr, das eigentliche Grundprinzip ist in der Maschine und im Organismus ein so total verschiedenes, dass schon deshalb nie der Schluss von dem Einen auf das Andere eine wirkliche Wahrheit geben könnte."

Aber wir können auch sagen, dass sich in der Maschine wie in jedem Werkzeug lediglich der speziell menschliche Organismus schöpferisch betätigend fortsetzt. Indem der Mensch erfindet, schafft er sich differenzierte Werkzeuge, um seine aus ihm entstandenen Ideen zu verwirklichen, Häuser zu bauen, Autos, Schiffe, Flugzeuge, Musikinstrumente; usw. Alles sind erweiterte Organe des Menschen, deren er sich bei Bedarf bedient. Sie haben ihren Ursprung auch im Lebendigen oder aus ihm heraus gestaltet und haben insofern auch Ähnlichkeiten mit ihm, was am deutlichsten an den einfachen Werkzeugen des Alltags gesehen werden kann. Sie sind im Grunde lediglich Differenzierungen der menschlichen Fähigkeiten, die dann auch in der Arbeitsteilung ihren Ausdruck finden. Also findet unter den Menschen die Arbeitsteilung der Werkzeuge und der Fähigkeitenbildung statt.
Damit setzt sich nun etwas von dem fort, das schon bei der Bildung der Organismen beobachtet werden konnte: Je höher sie in der Entwicklung fortscheiten, um so stärker ist in ihnen die Arbeitsteilung der Organe ausgebildet. So arbeitet nun die Arbeitsteilung der Menschen auf ein einen weiteren Organismus hin, den wir als *Menschheit* begrifflich fassen.

Bevor wir nun den Begriff der Menschheit näher beleuchten, soll noch auf ein weiteres Phänomen aufmerksam gemacht werden, welches für den Organismus charakteristisch ist: Ein Organismus bildet nicht nur im räumlichen Sinne eine eigentümliche Existenz. Zunächst sei darauf hingewiesen, dass dieser Organismus nie derselbe ist, aber doch immer der gleiche. Was heißt das ?

Der Organismus weist einen Stoffwechsel auf. Es findet eine fortgesetzte Einscheidung und fortgesetzte Ausscheidung statt. Gleichzeitig zeigt sich ein fortgesetzter innerer Umbau, d.h. Strukturen werden zerstört und andere werden aufgebaut. (Platon: *„Der Leib hört nie auf unterzugehen.“)* In der jugendlichen Entwicklung zeigt sich das vor allen Dingen im Wachstum, hört aber im ganzen Leben nicht auf und ist vor allem bei Krankheitsprozessen gut zu studieren, wo oft massive Umbau-, Abbau- und Aufbauvorgänge stattfinden. Als einfachstes Beispiel sei an die Wundheilung erinnert. Alle diese Erscheinungen spielen sich nicht nur in der räumlichen Dimension ab, sondern sie haben noch eine zeitliche Dimension. Jeder Organismus hat seine zeitliche Geschichte und bildet insofern einen „ideellen Organismus“ (Carus), im Gegensatz zum „realen Organismus“, der aber auch nur immer momentan real ist. Im nächsten Augenblick ist er schon ein anderer ("siehe er geht vorüber..“).

Es ist nun die Frage, welcher der beiden so unterschiedenen Organismen der Eigentliche sei, der sich ständig Wandelnde reale Organismus, dessen Existenz uns ständig zwischen den Fingern zerrinnt, oder jener ideelle Organismus.

So sehen wir in dem realen Organismus immer nur ein Fragment des "eigentlichen" Organismus. Er stellt nur ein Unvollständiges dar, da er niemals alles gleichzeitig von diesem Organismus darstellen kann, was von ihm potentiell realisierbar ist. Im ideellen Organismus finden wir in der Zeit nacheinander auftretenden fragmentarischen Zustände, die unter dem Begriff des "Selbstes" zusammengefasst werden können, beginnend mit seinem Entstehen und endend mit seinem Vergehen. Hier ist der Organismus in Wahrheit selbst und ist dem menschlichen Begreifen eigentlich nur als ein übersinnliches, ideelles Gebilde fassbar. Carus fasst es folgendermaßen zusammen: *"Organismus ist das irgendwie zeitlich und räumlich sich Darbilden und Darleben eines geistigen Vor- oder Urbildes, und in so weit allemal eine fragmentarische und unvollkommene Wiederholung des Weltganzen ("Ur-Organismus - Makrokosmos), deren Bedeutung daher notwendig immer ein umso höhere sein wird, je näher ihr geistiges Urbild dem wahren und höchsten göttlichen Mysterium, und je mehr in ihrem sich Darbilden und Darleben die Gliederung in Einzelnes der Unendlichkeit des Weltganzen dadurch sich nähert, dass stets Einheit in Allen und größte Mannigfaltigkeit Aller untereinander besteht.“*

Wenden wir nun den Begriff des Organismus auf den einzelnen Menschen an, so ergibt sich, dass in ihm die höchst mögliche Stufe der Individuation, der Besonderheit, als Einzelner innerhalb der Naturreiche zur Ausbildung gelangt. Dieses hat sich im Tierreich bereits schon vorgebildet, als auch dort im Leib das Individuum lebendig wird und sich eine zunehmende Konstellation der Lebendigkeit in zentral wichtigen Organen, wie z.B. Hirn und Herz vollzogen hat.

Der Mensch unterscheidet sich vom Tier nicht so sehr im Bezug auf die Individuation, die er selbstverständlich auch erreicht. Hervorzuheben ist, dass der Mensch im Gegensatz zum Tier seine in ihm vorhandenen Anlagen nie zur organischen Ausbildung gelangen lässt, sondern sich hier völlig zurückhält.

Wie er auch als ein zu früh geborener Embryo bezeichnet wurde, so bleibt er, was seine organische Ausbildung betrifft, weit gehend in diesem alle Möglichkeiten sich erhaltenen quasi embryonalen Zustand, den das Tier alsbald verlässt, und je niedriger im Tierreich stehend, um so früher seinem perfekten Endzustand zustrebt, in dem es dann in seiner Einseitigkeit gewiss jede menschliche Erfindung hinter sich lässt, man denke nur an die Perfektion tierischer Flug- oder Schwimmorgane. Was den Menschen auszeichnet, ist seine potentielle Offenheit für alle nur denkbaren (vorstellbaren) Entwicklungen, die dann aber in organischer Bildung rudimentär bleiben und nur im Krankheitsfall tierähnliche Spezialbildungen in Form von Missbildungen aufweisen. Im Kranksein selbst entwickelt der Mensch allerdings Züge, die ihn - in fortschreitender Entwicklung der Krankheit - den in der Natur für sich existierenden einzelnen Organismen immer ähnlicher werden lassen, welches insbesondere in der homöopathischen Arzneimittelprüfung deutlich zum Ausdruck kommt.

Der Mensch hat nun die Fähigkeit, auf Grund seines sich im geistigen Bereich entwickelnden Produktionslebens tätig zu werden. Die Bildekräfte, die sich in den Spezialorganen der tierischen Organe *erschöpfen* im wahrsten Sinne des Wortes, bleiben dem Menschen frei erhalten und ermöglichen es ihm, geistig produktiv im Leben tätig zu werden. In seiner Erfindungsgabe scheinen ihm keine Grenzen gesetzt, sei es in Erschaffung von Werkzeugen aller Art, Maschinen, etc., sei es in der Erfindung von Organisationsformen menschlichen Zusammenlebens, d.h. der Bildung ideeller Organismen der mannigfaltigsten Art.

Hier finden wir nun auch im Ablauf der Geschichte die interessantesten Zustände der Bildung solcher Organismen. Deren zunehmende Differenzierung

wird Kulturentwicklung genannt. Es bilden sich geschlossene Kulturen. Sie haben ihre Entwicklung, wie jeder Organismus, sie haben ihre Geschichte oder auch Biographie, und am Ende, wenn die geistigen Organisationskräfte nachlassen oder verschwinden, steht dann der Untergang auch höchstentwickelter Kulturen. Wir sehen, wie sich aus dem Menschheitsstrom, der sich über die Erde ergießt in Form von Völkerwanderungen und ursprünglich einheitlichen Rassen ohne besondere Kulturbildungen (die indogermanische Rasse) dann durch Differenzierung in einzelne Völker sich scheinbar völlig unabhängig voneinander verschiedene Kulturen entwickeln. Es entwickelt sich aus einer relativ undifferenzierten Einheit eine differenzierte Vielheit von Völkerschaften und Kulturen, die aber wiederum in Beziehung zueinander treten im Laufe der Geschichte.
Sie führen Kriege miteinander, sie vermischen sich, usw. Als großartigstes Beispiel sei der Zug Alexander des Großen aufgeführt. In dieser Weise sind die historischen Völker und Kulturen ständig am Organismus der Menschheit bildend tätig.

Dieses Geschehen kann in der gesamten Geschichte der Menschheit in ideeller Weise studiert werden. Wie dieses geschieht, hat *Schiller* in großartiger Weise in seiner Antrittsvorlesung in Jena *„Was heißt und zu welchem Ende studiert man Universalgeschichte"* dargestellt:
Wie der philosophische Kopf (im Gegensatz zum Brotgelehrten) gleichsam sich über die Grenzen des individuellen Lebens hinwegsetzend, die Vergangenheit erforscht, ihre Lehren erkennend, ihre Erfahrungen summiert und aus diesem allen hervorgehend ein Blick in die Zukunft wirft, eine Schau der weiteren Entwicklung der Menschheit (potentiell) entwirft, und so in den Herzen der Menschen Ideale entwirft, die zur Verwirklichung in der realen Welt drängen:
„Unser menschliches Jahrhundert herbeizuführen, haben sich, - ohne es zu wissen oder es zu erzielen - alle vorhergegangenen Zeitalter angestrengt. Unser sind alle Schätze, welche Fleiß und Genie, Vernunft und Erfahrung im langen Alter der Welt endlich heimgebracht haben. Aus der Geschichte erst werden Sie lernen, einen Wert auf die Güter zu legen, denen Gewohnheit und unangefochtener Besitz so gern unsere Dankbarkeit rauben: kostbare, teure Güter, an denen das Blut der Besten und Edelsten klebt, die durch die schwere

Arbeit so vieler Generationen haben errungen werden müssen! Und welcher unter Ihnen, bei dem sich ein heller Geist mit einem empfindenden Herzen gattet, könnte dieser hohen Verpflichtung eingedenk sein, ohne daß sich ein stiller Wunsch in ihm regte, an das kommende Geschlecht die Schuld zu entrichten, die er dem vergangenen nicht mehr abtragen kann? Ein edles Verlangen muß in uns erglühen, zu dem reichen Vermächtnis von Wahrheit, Sittlichkeit und Freiheit, das wir von der Vorwelt überkamen und reich vermehrt an die Folgewelt wieder abgeben müssen, auch aus unseren Mitteln einen Beitrag zu legen und an dieser unvergänglichen Kette, die durch alle Menschengeschlechter sich windet, unser fliehendes Dasein zu befestigen. Wie verschieden auch die Bestimmung sei, die in der bürgerliche Gesellschaft Sie erwartet - etwas dazusteuern können Sie alle! Jedem Verdienst ist eine Bahn zur Unsterblichkeit aufgetan, zu der wahren Unsterblichkeit, meine ich, wo die Tat lebt und weitereilt, wenn auch der Name ihres Urhebers hinter ihr zurückbleiben sollte.“ (Schiller, Werke, Bd.4, S.438; Insel Verlag, Frankfurt a.M. 1966)

Wir fassen nochmals zusammen: Organismus ist das sich in Raum und Zeit verwirklichende geistige Vorbild oder Urbild. Dabei finden wir in seiner Entstehung eine fortschreitende Entwicklung im Raume durch Zunahme der Größe bei gleichzeitiger Differenzierung durch Teilung in Organe.

Nach Ausbildung des Organismus in seinem reifen Stadium finden wir einen Austausch und eine wechselseitige Beziehung mit seiner Umwelt, d.h. mit anderen Organismen unter Behauptung seines Eigenseins. Diese Behauptung des Eigenseins findet unter ständiger Zerstörung und Neubildung der eigenen Organe statt bei gleichzeitiger Weiter(Höher) - Entwicklung des Organismus. Er endet mit Ablauf seiner ihm innewohnenden Entelechie nach Erreichen seines in ihm vorgestellten Zieles durch den Tod des einzelnen Organismus.
Finden wir nun im einzelnen Organismus dieses stete Fortschreiten in seinem Leben unter dem Phänomen der Verwandlung = Metamorphose, so treffen wir dieses Phänomen ebenso bei den ideellen Organismen, die uns in Form von Familien, Volks- und Staatenbildungen entgegentreten. Wie nun der Mensch im Laufe der unserer Erkenntnis zugänglichen Geschichte als handelndes Geschöpf auf dieser Erde erscheint, so findet sich in seiner individuellen Entwicklung eine Erinnerung an diese immer wieder stattfindende Metamorphose alles Entstehenden - Werdenden.

Er entwickelt sich - wie auch die ganze Welt - vom Einfachen zum Differenzierten, vom Unbestimmten zum Bestimmten, er stellt eine Herausbildung von innen dar, d.h. die Idee des Geschöpfes lebt sich zunächst in indifferent - unbestimmten Formen dar, um dann im Laufe seiner Entwicklung sich zu immer feineren und vollendeteren Formen durchzuringen, um sein eigentliches Wesen in der eigentlichen Form zu offenbaren.

Es findet sich in der Erdentwicklung ein Fortschreiten vom massenhaft Groben zum differenziert Feinen ab. Erst in den späteren Perioden der Erdentwicklung finden sich deshalb die Voraussetzungen, dass der Mensch als das empfindlichste Geschöpf der Erde Lebensbedingungen für seine Verwirklichung im irdisch-leiblichen Leben vorfindet.

Es übersteigt den Rahmen unseres Vortrags, jetzt noch näher auf dieses erste Auftreten des Menschengeschlechtes auf der Erde einzugehen, das sicher nicht von der Vorstellung ausgehen kann, dass irgendwie einmal ein Affenpaar menschliche Kinder hatte, die sich dann wie die Fliegen vermehrten. Vielmehr dürfen wir die Vorstellung vertreten, dass die geistigen Urbilder menschlicher Wesen längst existierten und in irgendeiner Weise auch ihr irdisches Dasein vorbereiteten. Nur werden es Gebilde gewesen sein, die im körperlichen Bereich - wenn überhaupt - embryonischen Gebilden ohne eigentlich feste Struktur in Form von ausgebildeten Knochen ähnelten. Als sie dann die ihnen gemäßen Lebensbedingungen vorfanden, wandelten sie sich zu Formen, die dann auch erkennbare Überreste hinterließen.

Wie dem auch gewesen sein mag: die Menschen traten in geschichtlich nachweisbaren Zeiten immer als ganze Völker auf. Mit Beginn der Sprache konnten sie Überlieferungen ihrer Geschichte in Form von Sagen und Mythen weitergeben. Mit dem Auftreten der Schriftkunst waren dann erstmals Dokumente auffindbar, die uns heute ermöglichen, zunehmend Genaueres über ihr Zusammenleben zu erfahren.

Aber auch hier sind wir in der Lage, im sich heute abspielenden Leben im kleinen Umfang die geschichtliche Entwicklung zusammengedrängt zu beobachten: Wir finden in der Familienbildung und in dem Zusammenleben der Generationen von Eltern; Kindern und Enkeln andeutungsweise diese Entwicklung ideeller Organismen fortlaufend erneut wieder. Nie ist eine solche

Familienbildung etwas schon einmal Dagewesenes. Es ist immer wieder ein erneuter Schöpfungsakt, der sich hier zusammenfindenden, einmaligen Individuen mit ihrer persönlichen Entwicklungsgeschichte. So hat jede Familie über Generationen hin ihre eigene Geschichte, beginnend aus unbekannten Anfängen und irgendwo endend mit den letzten Mitgliedern, die als Hagestolze ohne Nachfahren zu Ende gehen. Wo findet sich beispielsweise noch eine Familie Goethe?
In gleicher Weise bilden nun Völker Organismen höherer Ordnung durch ihre Gliederung in Familien und Stämme. Solche Völker, in denen die Familienclans noch alles bedeuten, finden sich heutzutage z.B. noch in der Türkei, wo sich in den verschiedenen Regionen diese Macht der Familienzusammenschlüsse aber auch sehr unterscheidet. In diesen oft sehr archaischen Völkern treten nun im Laufe der Geschichte durch den Einfluss einzelner hoch stehender Persönlichkeiten Entwicklungen ein, die einem solchen Volk differenzierende Strukturen geben. Es sind die großen Gesetzgeber, deren berühmtestes Beispiel Moses darstellt, der mit den Gesetzestafeln dann geschriebene Gesetze in das Zusammenleben des israelischen Volkes brachte. Eine Struktur, die bis heute nicht ihre Kraft der Formgebung verloren hat und die durch spätere Persönlichkeiten wie Jesus Christus und Mohammed bis heute nachwirkende Metamorphosen erfahren hat.

Carus hat die Gesetzgebung der Völker einmal mit der Skelettbildung verglichen, die der Gestalt erst Form und Aufrichtekraft verleiht. Die Gesetze ermöglichen jetzt in zunehmenden Maße eine Gliederung der Völker durch eine Ordnung der Beziehung der Individuen untereinander. Es findet sich die Möglichkeit, dass die gegenseitige Hilfe die Vorraussetzung schafft für eine Höherentwicklung der Völkerschaft, indem sie ihre geordnete Staatenbildung hervorruft.

Wir finden, dass der Mensch erst dadurch zum Menschen wird, dass er aus seinem Inneren heraus - durch sein Zusammenleben mit anderen Menschen - sein eigentlich menschliches Selbst erst im Laufe seines Lebens entfaltet (siehe auch Dieter Suhr, *Entfaltung der Menschen durch die Menschen*). Er wird selbstbewußter Geist, soweit es ihm immer möglich ist. Ein Volk wird analog dazu erst dadurch zum Staate, das es in seiner Gesamtheit ein Selbstbewußtsein ausbildet. Dieses Selbstbewußtsein eines Volkes spiegelt sich in der Gesetzgebung desselben wieder (siehe Grundgesetz der BRD nach

1945), es spiegelt sich in seinen kulturellen Leistungen wieder und in seiner Bedeutung, die es durch sein Wirken im Weltganzen aufweist. So finden sich die USA in einer anderen Weise im Weltganzen eingebunden als das russische Reich. Denken wir nur an die Charakteristik, die *Toqueville* diesen beiden Antipoden der Neuzeit erstmals gab. Denken wir an die Rolle der Völker und Staaten in Europa, wie sie - sich ergänzend, bekämpfend, versöhnend - die Neuzeit gestaltet haben und sie noch gestalten.

Wie ein undurchschaubares Leben die Völker durchwirkt, in ihnen Instinkte hervorruft, sie zu irrationalen Handlungsweisen veranlassen, und wie diesem, dem unbewussten Stoffwechsel des einzelnen Organismus entsprechende Leben, sich die formenden, klärenden Gedanken der Wissenschaft und die gefühlsmäßigen Einflüsse der Kunst auf das Geschehen wandelnd einleben.

Wie Irrtümer und Irrglauben solange fehlerhafte Entwicklungen begünstigen, bis die Folgen zu so unabwendbaren Schäden geführt haben, dass sie das Bewusstsein wecken, das für die Erkenntnis der besseren Gesetze notwendig ist. So finden Entwicklungen statt, die wie schwere Krankheiten der Völker verlaufen, mit den typischen Abläufen, wie wir sie von Individuen gewöhnt sind: Infektion, Inkubation, Ausbruch der Krankheit, Ablauf und Krisis, endend mit Tod oder Genesung. Wer das Jahr1945 bewusst erlebt hat, wird verstehen, was ich hier andeute. Aber auch das Studium der Geschichte kann an diesen analogen Phänomenen nicht vorüber gehen. All dieses weist uns darauf hin, dass Staaten Organismen sind. Wollen wir ihr Wohlergehen fördern, so sind wir gehalten, uns an die Lebensgesetze von Organismen zu halten. Jede Zuwiderhandlung gegen diese Gesetze hat notwendig fatale Folgen.

So sollten wir gerade unter diesem Gesichtspunkt genauere Überlegungen anstellen, ob ein geeintes Europa gedeihen kann, wenn ihm eine künstliche Einheit durch Zusammensetzen aus heterogenen Gebilden zu einem Esperantostaat verpasst wird.

Carus äußert sich bereits vor über hundertfünfzig Jahren zu dieser Frage: *„Zuerst könnte man freilich hier die Frage aufwerfen, ob nicht überhaupt eigentlich die gesamte Menschheit berufen sei, einen einzigen Staat zu bilden? - Indes bleibt dies umso mehr ein naturwidriger Gedanke, als die Stammverschiedenheit der einzelnen Völker so außerordentlich groß ist, die*

Entwicklung des Staates aber zunächst allemal das unbewußte und später selbstbewußte Streben gerade EINES BESTIMMTEN VOLKES zur Einheit voraussetzt, folglich jeder Versuch, die Einigung der gesamten Menschheit zu einem Staate ohne ein solches Streben erzwingen zu wollen, nie zu etwas anderem, als zu einem Zusammensetzen aus verschiedenen Elementen, d.h. also zu einem durchaus naturwidrigen und anorganischen Verfahren führen müßte, ja schon überhaupt deshalb nie realisiert werden könnte.
Anmerkung: Das notwendige Scheitern aller Versuche kühner Eroberer, auch nur sehr verschiedene Völker dauernd und innig zu einem Staate zusammenzufügen, ist eine Tatsache, womit die Geschichte auf die Wahrheit der obigen Sätze hindeutet. Dass dagegen die gesamte Menschheit, wenn alle ihre großen Volksstämme durch innere Entwicklung einst zu eigentümlichen Staaten geworden sein sollten, dann alle diese zu einem großen Staatenbunde vereinigen könnte und sollte, ist sogar eine Forderung, welche die Philosophie als höchstes Ziel allgemeiner Menschheitsentwicklung allerdings aussprechen muß; ob jedoch auch ein solches Ideal jemals erreichbar sein werde, darf mit Recht bezweifelt werden. - Es ist in dieser Beziehung noch zu bemerken, das schon Verbindung einzelner Staaten, und das Einfügen kleinerer Staatenteile in Größere, aus obigen Gründen von jeher die Veranlassung unendlicher Zerwürfnisse unter Staaten und Völkern gewesen ist." (Carus S. 477*)* Carus, C.G., Natur und Idee, Wien 1861, Die Menschheit S.447 ff, welchem Kapitel auch die vorangegangenen Zitate von Carus entnommen sind.)

Unsere Erfahrungen mit Österreich-Ungarn am Beginn des ersten Weltkrieges, mit der UdSSR und neuerdings mit Jugoslawien sind warnende Beispiele, wie ungut es ist, Entwicklungen vorgreifen zu wollen, wenn die Vorraussetzungen für ein gutes Ende nicht gegeben sind.

Ich möchte meine Ausführungen mit einem Zitat von *Carl Snell* abschließen: *"Wenn wir für die Schöpfung der natürlichen Organismen, bei welchen direkte Erfahrung uns abgeht, wenigstens Analogien der Erfahrung suchen müssen, so können wir dieselben wohl finden; nur müssen wir sie da suchen, wo sie allein zu finden sind, d.h. wo wir noch Schöpfung, wenn auch keine Schöpfung natürlicher Organismen, vor uns haben. Und es fragt sich, ob Schöpfung nicht noch täglich unter unseren Augen stattfindet. Man denkt sich gewöhnlich die Schöpfungstätigkeit Gottes als einen einzelnen in der Urzeit*

vorgegangenen Akt oder auch als mehrere in den Urzeiten wiederholte Akte. In denselben soll Gott seine Schöpfungstätigkeit konzentriert und dann sein Werk mehr oder weniger, darüber ist man natürlich sehr im Streit und im Unklaren, sich selbst überlassen haben.
Aber woher weiß man denn, daß die Schöpfung nicht ein ewiger und als solches der Idee Gottes allein würdiger Akt ist, daß sie heute und in jedem Augenblick weniger stattfindet, als vorher, das sie nicht immer gleichstark aus unsichtbaren Quellen fließt und daß sie nicht ebenso zum Leben der Gottheit gehört, als Atmen und Blutumlauf zu dem Unsrigen? Die Schöpfungstätigkeit ergreift nur andere und andere Sphären ihrer Wirksamkeit, bis zu einem stetigen Fortschritt der Vertiefung aus dem Äußeren in das Innere begriffen und nimmt jedes Produkt einer vorrausgegangenen Arbeit als Stütze, Grundlage und Vorraussetzung einer neuen in sich auf. ...

Hier haben wir Schöpfung, unmittelbar göttliche Schöpfung, wenn wir sie noch heute, wenn wir sie erfahrungsgemäß und mit Augen sehen wollen. Jede neue Gliederung in dem Organismus der menschlich-sozialen Zustände, jeder neue Anbruch in dem Schachte der Ideen, jedes neuerwachende Schönheitsideal in der schaffenden Phantasie des Künstlers, jede neueröffnete im tiefen inneren erlebte Rapport der sichtbaren und unsichtbaren Welt, jede innige Hingabe an die Gemeinschaft des Geistes und des höheren Menschheitslebens, jede Opferwilligkeit und jeder mächtige Entschluß zum Guten, sie alle sind der immer sprießende Trieb göttlichen Schaffens und Wirkens, sie sind die gegenwärtige Schöpfung, nicht weniger mächtig und gewaltig als diejenige, durch welche die Berge gegründet wurden, und diejenige, durch welche nach unermeßlichen Ergüssen aus dem Luftkreis und dröhnenden Bewegungen der Tiefe ein neuer Himmel und eine neue Erde vor den erstaunten Geschöpfen sich auftat.
Diese rastlos arbeitende Schöpfung ist die wahre Allgegenwart Gottes, sein immer neuverkündigtes lebendiges Wort. Ewig fließt sagt die Zendavesta, ein Wort aus Gottes Munde, das Wort: Es werde. Mit diesem Wort sind die Himmelsräume erfüllt und ewig ruft, wie es daselbst heißt, ein Stern dem anderen zu: Es werde." (Snell, Karl, Schöpfung des Menschen, Vorlesungen über die Abstammung des Menschen, Stuttgart 1981)

AUCH IM VERLAG ERSCHIENEN:

Das Grundlagenwerk

Dr. M.L. Sehgal

Wiederentdeckung der Homöopathie

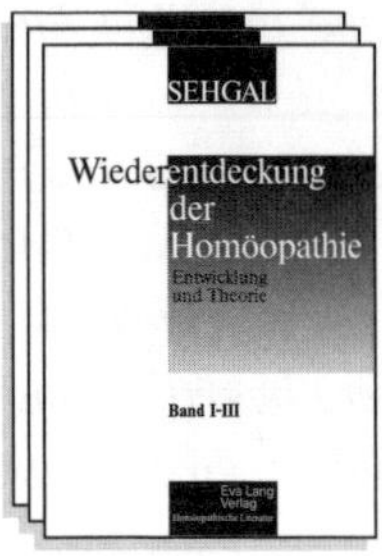

In sehr anschaulicher Weise berichtet der Autor, wie er empirisch auf diese Methode stieß, nämlich einzig aufgrund der präsenten, prädominanten und persistierenden Geist/Gemütshaltung zu verordnen. Er demonstriert anhand vieler Fälle und Beispiele die praktische Umsetzung seiner Methode.

...Er hat Zeichen gesetzt, als jener Originaldenker, die neue Richtungen und Dimensionen auf ihrem Gebiet aufzeigen. Jedes Wort, das er gesagt oder geschrieben hat, hat seine Bedeutung und muss den wahren Verfechtern der Homöopathie, zur Kenntnis gebracht werden. ***Dr. H.L. Chitkara***

Die drei Bände umfassen alle vom Entdecker dieser Methode veröffentlichten Schriften (ROH I-VIII) originalgetreu in deutscher Übersetzung. Der Inhalt: Theorie und Praxis der Methode, die Geschichte ihrer Entdeckung, Definitionen und Versionen der Repertoriumsrubriken (ca. 700), Arzneimittelbeschreibungen, Fallbeispiele, Casemanagement, Verlaufsbeobachtung, Dosierungshinweise, usw. Ein wahrhaft interessantes, lehrreiches und umfassendes Grundlagenwerk, ein Muss für jeden der sich mit der Methode beschäftigen will.

3 Bände • 1200 Seiten • Broschur ISBN: 3-937466-00-2

Eva Lang

Das Neue Repertorium homoeopathicum

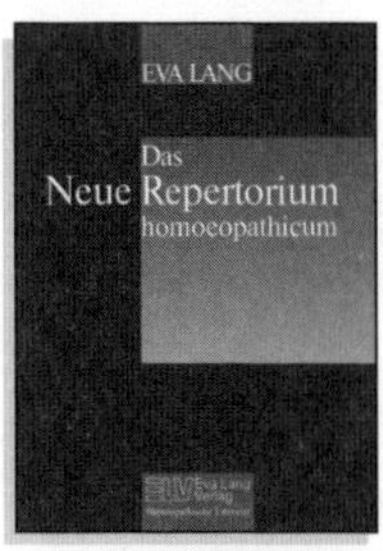

Ein völlig neues Repertorium. Ein Werk, das nicht nur die verschiedenen Rubriken-Übersetzungen und Arzneimittel aller heute gängigen Repertorien in sich vereint, sondern daneben auch die Rubriken in ihrer analogen und erweiterten Be-Deutung erläutert, interpretiert und dieses beispielhaft durch Patientenäußerungen ergänzt. Ein wahrer Quantensprung in der Transformation der Patientenäußerungen in Rubriken. Dieses Repertorium umfasst die am häufigsten verwendeten Geist-Gemütsrubriken (ca. 800) der Sehgal-Methode. Neben der genauen deutschen Übersetzung der Rubrik steht zur weiteren Verifizierung das englische Original. Anders lautende Übersetzungen heute gängiger Repertorien sind vermerkt und fließen als Querverweise ein, sodass sich jeder schnell und sicher in dem Werk zurecht finden wird. Die Arzneimittel basieren auf dem Original Kent und dem Synthetischen Repertorium von Horst Barthel. Ergänzungen neuerer Repertorien *(Synthesis 9, Complete, Universale, Murphy)* wurden eingefügt und entsprechend kenntlich gemacht. Eine wirklich große, lang erwartete Hilfe für all diejenigen, die sich mit dem Geist-Gemütszustand des Patienten auseinandersetzen.

744 Seiten • gebunden ISBN: 3-937466-01-0

AUCH IM VERLAG ERSCHIENEN

Das Audio-CD Programm

Über die Jahre haben wir die besten, absolut hörenswerten und interessanten und Vorträge zur Sehgal-Methode für sie aufgenommen und auf CD's fixiert. Das reichhaltige Programm finden Sie im Internet unter: www.evalangverlag.de

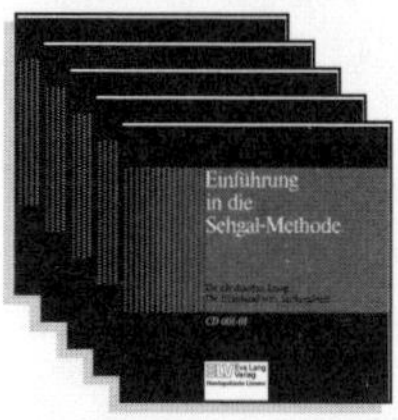

Dr. Gerhardus Lang, Dr. Ekkehard von Seckendorff

Einführung in die Sehgal-Methode

Sehr lebhaft und lehrreich. Die beiden langjährigen Therapeuten verstehen es phantastisch, die Sehgal-Methode einfach und durch viele Fälle und Anamnesedarstellungen praxisnah und fundiert zu vermitteln.....

5 Audio CD's • 302:65 Minuten • ISBN 3-937466-02-9

Die Seminarmitschriften Band V bis XII

Die sehr eindrucksvollen, praxisnahen Seminare mit den Drs. Sanjay und Yogesh hinterlassen ein tieferes Verständnis der Geist/Gemütshaltung des Patienten während seiner Krankheit und ihren Entsprechungen in den Arzneimitteln. Sehr präzise, erklären die sie die genaue Be-Deutung der Rubriken und wie sie direkt oder analog zur Ähnlichkeitsfindung herangezogen werden können ...

Jeder Band beinhaltet ein thematisch gegliederte, fast wörtliche Wiedergabe eines Seminars in deutscher Sprache, sowie einen ausführlichen, alphabetisch geordneten Rubrikenindex in deutscher sowie in englischer Sprache.

Die Seminare:

Regelmäßig veranstalten wir Seminare mit Drs. Sanjay und Yogesh Sehgal.

Informationen zu den zweimal im Jahr stattfindenden aktuellen Seminaren erfahren Sie auf unserer Website. Dort finden Sie auch die neueste Sehgalliteratur und weitere Audio-Vorträge.

Auskunft, Information und Bestellung per:

Internet: www.evalangverlag.de

Fax: 0049-(0)4792-952385
Tel.: 0049-(0)4792-4224

oder Post: Eva Lang Verlag
Bergstraße 8
D-27726 Worpswede